Sheila Kitzinger

Schwangerschaft und Geburt

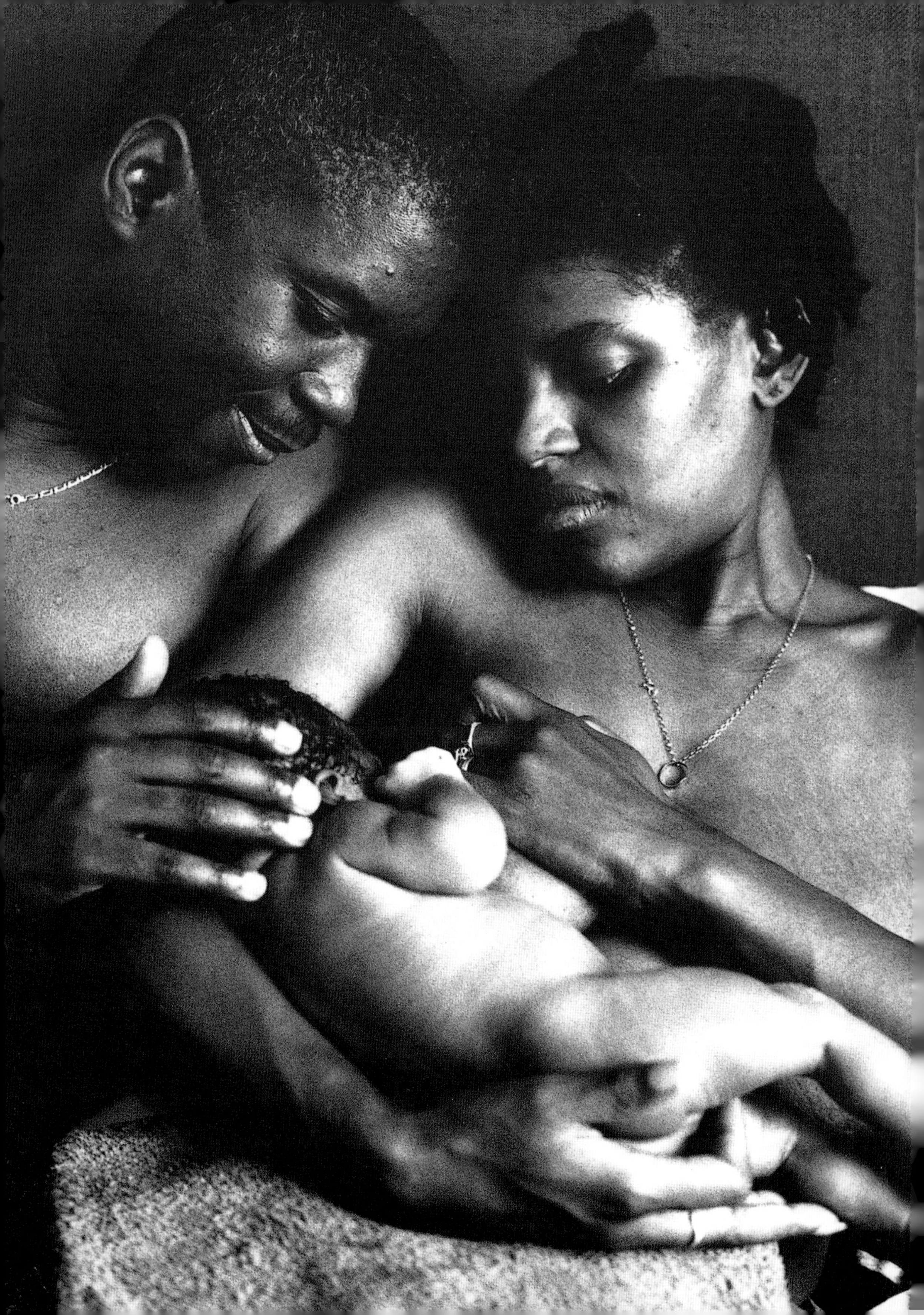

Sheila Kitzinger

Schwangerschaft und Geburt

Das umfassende Handbuch für werdende Eltern

Schwarz-weiß-Fotos von Marcia May

Kösel

Übersetzung aus dem Englischen: Maria Andreas, München, auf der Grundlage der Erstübersetzung von Inge Olivia Wacker, Magnetsried.
Die Originalausgabe erschien 1977 unter dem Titel »The New Pregnancy and Childbirth« bei Penguin Books Ltd, London. Konzeption und Ausführung: Dorling Kindersley Limited, London.

ISBN 3-466-34388-7

Vollständig überarbeitete, erweiterte und neu ausgestattete 10. Auflage,
112–131 Tausend

Satz: Kösel, Kempten.
Druck und Bindung: Wing King Tong, Hongkong.
Farbfotos: Andy Crawford.
Illustrationen: Joanne Acty, Karen Cochrane, Halli Verrinder.
Umschlag: Kaselow Design, München.
Umschlagmotiv: TCL/Bavaria Bildagentur, Gauting.

10 11 12 13 14 · 03 02 01 00

Inhalt

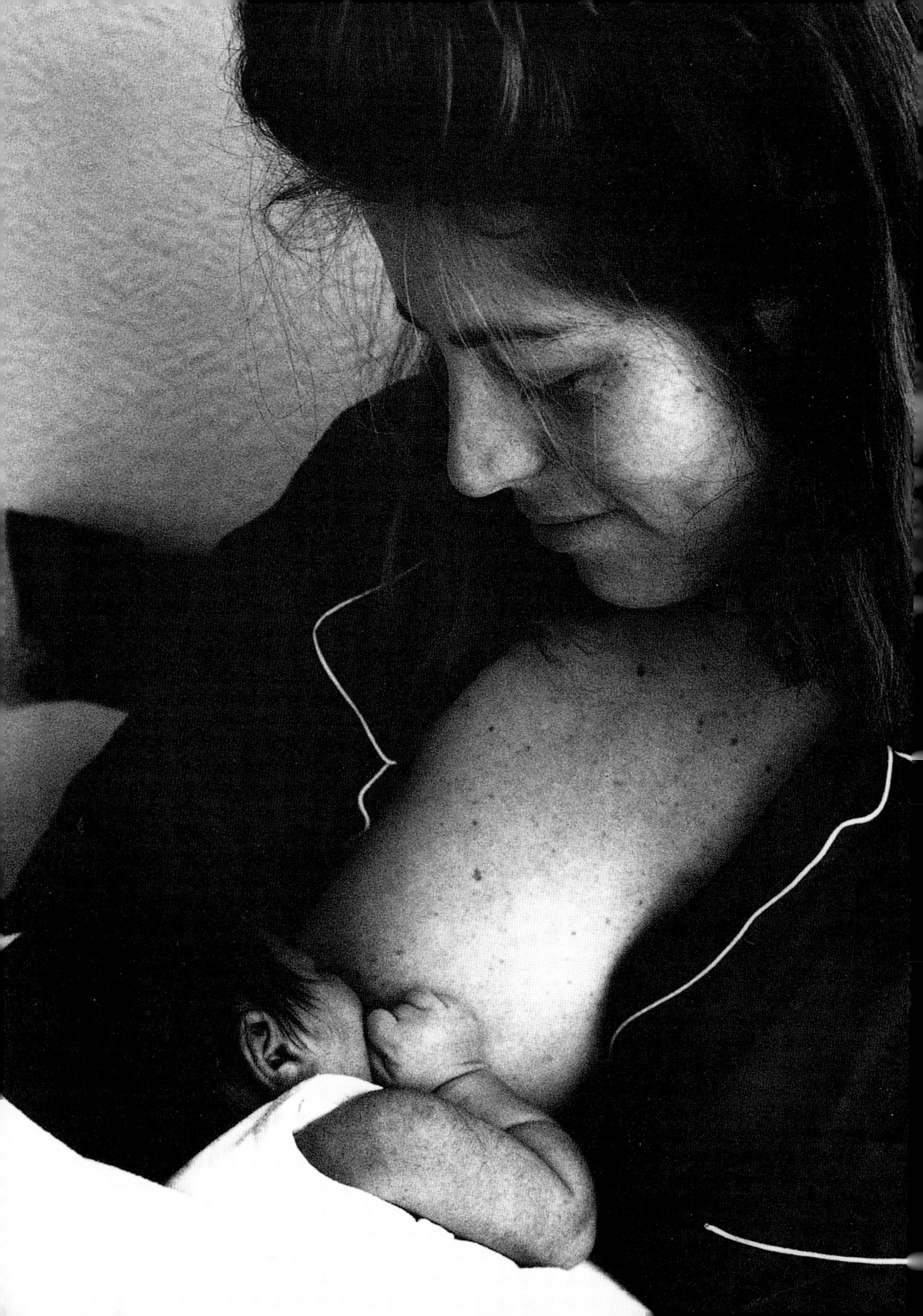

Einführung

Als ich in den 60er-Jahren mit Geburtsvorbereitung und Schwangerschaftsberatung begann, gab es auf diesem Gebiet kaum Angebote. Nur die wenigsten Frauen konnten Atem- und Entspannungsübungen bei Krankengymnastinnen lernen (die damals keine besondere Ausbildung in Geburtsvorbereitung hatten) und mit Hebammen sprechen, die sie auf das »Zu-Erwartende« vorbereiteten.

Es gab lediglich ein paar Bücher: von Grantly Dick-Read, Kathleen Vaughan, Minnie Randall, Helen Heardman, Velvovsky und Lamaze, die Pionierarbeit leisteten. Einige von ihnen gingen zwar auch auf die Geburtsangst ein, doch las man nichts über die gesellschaftlichen Ursachen des mangelnden Vertrauens zu unserem Körper, nichts über den Leistungsdruck, dem Frauen durch ein übermächtiges Gesundheitswesen ausgesetzt sind, das sie zu passiven Patientinnen abstempelt.

Nach der Geburt meines ersten Kindes, als ich Kurse bei der heutigen National Childbirth Trust zu geben begann, sprach ich mit Geburtshelfern aus der damaligen Sowjetunion, die die Psychoprophylaxe in einigen größeren Kliniken eingeführt hatten (ein auf Atemtechniken beruhendes Übungssystem) und sehr stolz darauf waren, da »es nun keine Geräusche mehr auf der Entbindungsstation gab«. Was für ein Fortschritt, Frauen ruhig zu stellen!

Nachdem die Psychoprophylaxe über Frankreich auch nach Großbritannien gelangt war, erzählte mir eine Frau, dass ihr einen Tag nach der anstrengenden Zangengeburt, bei der sie auch Schmerzmittel bekommen hatte, ihre Geburtsvorbereiterin mitteilte: »Das haben Sie aber nicht besonders gut gemacht!« Frauen, die damals Schmerzmittel oder Eingriffe benötigten, mussten sich oft genug anhören, dass sie versagt hätten. Frauen hatten die Wahl, entweder alles dem Arzt zu überlassen oder im Alleingang ohne Hilfe und Ermunterung zu gebären.

Seitdem sind einschneidende Veränderungen geschehen, und das ist hauptsächlich den Frauen in der Geburtsvorbereitung zu verdanken, die sich international verbündet haben. Das Recht der Frauen auf ausführliche und korrekte Informationen und auf ihre persönliche Entscheidungsfreiheit über ihren Körper ist heute überall anerkannt.

Diese Neuauflage von *Schwangerschaft und Geburt* spiegelt die vielen Veränderungen wider, die sich aus der Weigerung der Frauen ergaben, noch länger in Unwissenheit über ihren Körper sowie ärztliche Behandlungsweisen zu bleiben. Es beschreibt den Mut und das wachsende Selbstvertrauen der Frauen, die vielen Wege, wie sie zueinander fanden, um die Erfahrungen, die sie als Frauen teilen, zu erforschen und zu verstehen.

***Die Geburt eines Babys** ist ein normaler biologischer Vorgang. Aber er reicht weit über das rein Biologische hinaus: Für ein Baby zu sorgen ist ein Akt der Liebe (Abb. links).*

Um aktiv am Geburtsvorgang beteiligt zu sein und sich nicht passiv einer »Entbindung« zu überlassen, ist eine gute Vorbereitung nötig, damit Sie früh lernen, sich auf die Arbeit Ihrer Gebärmutter einzustellen und Atmung, Entspannung, verschiedene Haltungen, Massage und Konzentration gezielt für die Wehenarbeit anzuwenden. Dieses Buch enthält hierzu viele praktische Hinweise. Es geht dabei nicht nur um Übungen. Eine natürliche Geburt hat viel mit Harmonie und Rhythmus zu tun: Jede neue Kontraktionswelle bringt Sie der Geburt Ihres Babys näher. Das ganze Geschehen ist viel umfassender als die Summe der Einzelvorgänge, und alle Übungen und Techniken, die Sie gelernt haben, gehen auf im überwältigenden Geburtserlebnis, vor dem wir nur staunen können.

In diesem Buch werden die verschiedenen Möglichkeiten beschrieben, damit Sie entscheiden können, wie Sie Ihr Kind gebären wollen, in welcher Umgebung und in wessen Obhut, wie Sie Ihre eigene Rolle sehen und Ihr Kind willkommen heißen möchten. Sie finden Vorschläge, wie Sie am besten mit Ihrem Arzt reden, Ihre Anliegen und Ängste vorbringen und sich an wichtigen Entscheidungen beteiligen können. Das Buch will außerdem ein Wegweiser durch die einzelnen Phasen der Schwangerschaft und Geburt sein. Dabei benutze ich einige der in Ihrem Mutterpass oder bei Untersuchungen verwendeten Ausdrücke, damit Sie Bescheid wissen, was gemeint ist. Doch mein Schwerpunkt liegt auf dem Erfahrungsaspekt: wie Sie die Geburt *erleben*.

Die wichtige Rolle des werdenden Vaters ist im Buch durchgehend berücksichtigt, und ich mache Vorschläge, wie er Ihnen während der Schwangerschaft, der Geburt und in der Zeit danach am besten helfen kann. Durch ein Baby verändern sich die Lebensweise eines Paares, die Empfindungen der Partner füreinander und die Art ihrer Partnerschaft. Oft ist das für den Mann ebenso wie für die Frau mit emotionalen Problemen verbunden, was viel zu wenig berücksichtigt wird.

Die meisten Eltern gewinnen Selbstvertrauen, wenn sie weder Regeln beachten noch Erwartungen erfüllen müssen, sondern ihr Baby viel streicheln, im Arm halten und liebevoll mit ihm schmusen. Ich möchte in diesem Buch gerne zeigen, wie ein Paar oder auch eine Frau allein – ob zu Hause oder in der Klinik – eine schöne Geburtsatmosphäre schaffen kann, die sich auf die Beziehungen in der Familie günstig auswirkt.

Schwangerschaft und Geburt sind die natürlichsten Vorgänge der Welt. Sie fühlen diese Welle von Leben in sich, Sie spüren, wie Ihr Körper heranreift, schwer von der Frucht tief in seinem Innern, schließlich die Flut von Vitalität, wenn Ihre Gebärmutter sich mit jeder Wehe zusammenzieht und Ihnen Ihr Baby immer näher bringt. Das ist zutiefst befriedigend. Sie wachsen dabei, erfahren mehr über sich und Ihren Partner, entwickeln mehr Verständnis und Bewusstheit. Dieses Buch will Ihnen dabei helfen, die Geburt intensiv zu erleben und voll zu genießen.

HINWEIS

Für speziell interessierte Leser wird im fortlaufenden Text, jeweils durch ein Sternchen (*) gekennzeichnet, auf wichtige wissenschaftliche Untersuchungen verwiesen. Die entsprechende Literatur ist im Anhang unter der betreffenden Seitenzahl aufgeführt.

DANK DER AUTORIN

Viele Menschen haben zu diesem Buch beigetragen, ihr Wissen und ihre speziellen Fähigkeiten eingebracht. Danken möchte ich vor allem Penny Simkin aus Seattle, die viele hilfreiche Vorschläge gemacht hat. Sie arbeitet mit äußerster Akribie und setzt sich leidenschaftlich dafür ein, die Geburtsbedingungen für die Frauen weltweit zu verbessern. Auch Kay Millar, die in Oxford Kurse für aktive Geburt leitet, war eine großartige Mitarbeiterin. Sie hat im Fotostudio die Aufnahmen aller Übungsfolgen überwacht und dafür gesorgt, dass die Übungen nicht nur richtig, sondern auch klar nachvollziehbar dargestellt sind. Von Marcia May stammen die einfühlsamen Aufnahmen der Geburten. Für mich ist es wunderbar, mit einer Fotografin zusammenzuarbeiten, die meine Überzeugungen so sehr teilt. Vreni Booth, eine auf der Grundlage von Feldenkrais arbeitende Bewegungstherapeutin, hat mir mit ihrem konstruktiven Ansatz geholfen, die Rückbildungsübungen zu überdenken. Die Hebamme Nicky Leap, die auf einigen der Geburtsfotos zu sehen ist, gehört zu den kreativsten und mutigsten Vordenkerinnen in der heutigen Geburtshilfe. Auch meine Gespräche mit Dr. Michel Odent sind für mich von großem Wert. Dankbar bin ich auch Prof. Lesley Page vom Queen Charlotte's Hospital in London für die vielen Gespräche über die Zukunft der Hebammen in der Geburtshilfe und ihre Bedeutung für die Frauen und Familien. Außerdem möchte ich Dr. Iain Chalmers danken, dem früheren Direktor der British National Perinatal Epidemiology Unit und heutigen Leiter des Cochrane Institute. Er hat Enormes geleistet, um in der Geburtshilfepraxis die Vorteile und Risiken verschiedener Methoden aufzuzeigen, damit die Frauen selbst entscheiden können, was für sie persönlich in Frage kommt. Die Institutsbibliothek war für mich eine wichtige Quelle neuen Materials für dieses Buch.

Beverley Lawrence Beech von der Association for Improvements in the Maternity Services und Janet Balaskas, Gründerin des Active Birth Movement, haben mit ihrer Kraft und Energie meine eigene Vitalität gestärkt.

Dieses Buch verdankt viel dem Verständnis meiner Tochter Tess. Während ich dies schreibe, haben wir ihren drei Tage alten Sohn Josh hier, der wie ihre anderen beiden Kinder zu Hause im Wasser geboren wurde, in einer Atmosphäre der Liebe und festlichen Freude.

Ihre Schwangerschaft Woche für Woche

Diese Übersicht zeigt, was in jeder Schwangerschaftswoche mit Ihnen und Ihrem Baby geschehen kann. Erwarten Sie jedoch nicht, dass die Merkmale der jeweils beschriebenen Woche genau auf Sie zutreffen, denn der zeitliche Verlauf ist bei jeder Frau etwas unterschiedlich. Da die Schwangerschaftsdauer medizinisch vom ersten Tag Ihrer letzten Periode an berechnet wird, beginnt die Übersicht in der 3. Woche einer 40 Wochen dauernden Schwangerschaft: der Woche der Empfängnis.

3. WOCHE

Sie haben einen Eisprung, und Ihr Ei wandert in einem der beiden Eileiter zur Gebärmutter. Während des Geschlechtsverkehrs ist es von einer der vielen Millionen Samenzellen Ihres Partners im Eileiter befruchtet worden.

Ihr Baby besteht jetzt aus einer Anhäufung von Zellen, die sich auf ihrem Weg durch die Eileiter ständig vermehren. Am Ende der dritten Woche erreicht das befruchtete Ei Ihre Gebärmutter. Nachdem es etwa drei Tage lang in der Gebärmutterhöhle herumgeschwebt ist, nistet es sich in der Gebärmutterschleimhaut ein.

4. WOCHE

Es wird Ihnen kaum etwas Besonderes auffallen, manche Frauen haben aber einen merkwürdigen, metallischen Geschmack im Mund.

Das Ei wird kurze Zeit nach seiner Einnistung von den Blutgefäßen der Gebärmutterschleimhaut ernährt. Um das Ei herum bildet sich die Plazenta.

5. WOCHE

Sie beginnen nachzudenken, ob Sie schwanger sein könnten. Sie fühlen sich so, als könnte Ihre Periode jeden Augenblick einsetzen. Ihre Brüste sind etwas vergrößert und sehr empfindlich, und vielleicht müssen Sie öfter als sonst Ihre Blase entleeren.

Der Embryo ist 2 mm lang und wäre inzwischen mit dem bloßen Auge erkennbar. Die Wirbelsäule bildet sich, und das Gehirn besteht aus zwei Lappen.

6. WOCHE

Vielleicht ist Ihnen morgens oder beim Kochen übel. Ihre Scheide hat eine leicht bläuliche oder violette Farbe. Ihre Gebärmutter ist jetzt so groß wie eine kleine Orange.

Das Baby hat Kopf und Rumpf sowie Anlagen für das Gehirn. Winzige Stummel der Gliedmaßen sind vorhanden. Am Ende dieser Woche nimmt der Kreislauf seine Funktion auf. Mund und Kiefer mit jeweils zehn Zahnknospen entwickeln sich.

7. WOCHE

Wenn Sie lange Zeit stehen, wird Ihnen manchmal schwindelig. Ihre Brüste sind merklich größer geworden, und Ihre Brustwarzen treten stärker hervor. Kleine Drüsen (Montgomery-Drüsen) auf Ihrem Warzenhof vergrößern sich und erscheinen als kleine Erhebungen. Ihr Arzt kann Ihre Schwangerschaft jetzt vermutlich durch eine vaginale Untersuchung feststellen.

Die Entwicklung der Arme und Beine ist schnell vorangegangen. Am Ende dieser Glieder sind kleine Vertiefungen, die späteren Finger und Zehen. Das Rückenmark und das Gehirn sind fast vollständig angelegt, der Kopf ähnelt schon dem eines Menschen. Das Baby misst jetzt etwa 1,3 cm.

8. WOCHE

Vielleicht sind Ihnen bestimmte Speisen zuwider, dafür schmecken Ihnen andere, die Sie vorher nicht besonders mochten. Viele Schwangere vertragen Alkohol oder Zigaretten nicht mehr, auch wenn diese früher ein Genuss waren, und verrauchte Räume finden sie sehr unangenehm. Vielleicht lässt sich Ihr Haar schwerer frisieren als sonst, oder Sie haben leichten Ausfluss.

Beim Baby sind jetzt alle inneren Organe angelegt. Die Augen und Ohren wachsen, und das Gesicht bekommt mehr und mehr menschliche Züge. Der Herzschlag kann bereits mit einem Ultraschallgerät nachgewiesen werden. Es ist knapp 2,5 cm groß.

9. WOCHE

Vielleicht fallen Ihnen Hautveränderungen aufgrund der Schwangerschaftshormone in Ihrem Körper auf. Ihre Falten glätten sich. Ihr Zahnfleisch wird dieser Hormone wegen weicher, und Sie sollten von jetzt an besonders sorgfältig auf die Zahnpflege achten. Ihre Schilddrüse kann unter Umständen stärker hervortreten.

Arme und Beine des Babys entwickeln sich sehr rasch, die Finger und die Zehen sind deutlicher zu erkennen. Das Kind macht leichte Bewegungen, um seine Muskeln zu üben, doch das spüren Sie noch nicht. Zu diesem Zeitpunkt wiegt das Baby etwa so viel wie eine Weintraube.

10. WOCHE

Ihre Gebärmutter hat jetzt die Ausmaße einer mittelgroßen Orange, befindet sich aber noch im Becken. Sie sollten jetzt anfangen, einen gut sitzenden BH zu tragen. Wenn Sie sich einen verstellbaren besorgen, dann reicht die Körbchengröße vielleicht die ganze restliche Schwangerschaft aus.

Die Plazenta, mit der das Baby verbunden ist, nimmt jetzt die Progesteronproduktion auf. Die Fuß- und Handgelenke des Kindes bilden sich, auch sind bereits die Finger und Zehen klar zu erkennen. Das Baby ist mittlerweile 4,5 cm groß.

11. WOCHE

Wenn Sie in den letzten Wochen unter Übelkeit gelitten haben, geht es Ihnen von nun an wahrscheinlich besser. Das Blutvolumen in Ihrem Kreislauf hat zugenommen und wird sich bis etwa zur 30. Woche weiterhin vergrößern. Sie sollten sich jetzt um einen Vorbereitungskurs kümmern, weil diese häufig sehr früh ausgebucht sind.

Bei Ihrem Baby haben sich die Hoden oder die Eierstöcke gebildet, so wie alle anderen wichtigen Organe auch. Da ihre Entwicklung größtenteils abgeschlossen ist und sie nur noch wachsen, besteht nach dem Ende der 12. Woche lediglich ein relativ geringes Risiko angeborener Fehlbildungen.

12. WOCHE

Wahrscheinlich waren Sie jetzt bei der ersten Vorsorgeuntersuchung. Sie werden dabei vollständig untersucht, und Ihr Arzt kann von außen Ihre Gebärmutter ertasten, da sie sich jetzt oberhalb des Beckens befindet. Von nun an werden Sie bis zur 32. Woche alle vier Wochen zur Vorsorge gehen.

Der Kopf des Babys rundet sich immer mehr. Es hat nun Augenlider. Seine Muskeln entwickeln sich, und es bewegt sich schon mehr. Es ist etwa 6,5 cm groß, wiegt aber noch nicht mehr als 18 g.

13. WOCHE

Ihre Morgenübelkeit hat am Ende dieser Woche wahrscheinlich ganz aufgehört, spätestens ist dies zur 16. Woche geschehen. Von jetzt an vergrößert sich Ihre Gebärmutter merklich und regelmäßig.

Die Fruchtblase mit dem Fruchtwasser wirkt als Polster gegen Stöße, hält Ihr Baby gleich bleibend warm und erlaubt ihm, sich frei zu bewegen, den Kopf zu drehen oder sich zu strecken.

14. WOCHE

Sie sind nicht mehr so müde wie zu Anfang der Schwangerschaft und haben wahrscheinlich recht viel Energie. Vielleicht nehmen Sie jetzt in der Mitte Ihres Bauches einen nach unten verlaufenden dunklen Streifen (Linea nigra) wahr; er verschwindet nach der Geburt wieder. Ihre Brustwarzen und der Warzenhof werden dunkler. Die Gebärmutter hat jetzt die Größe einer Pampelmuse.

Das Baby hat Augenbrauen und ein paar Haare auf dem Kopf. Es trinkt vom Fruchtwasser und scheidet es wieder aus. Es erhält all seine Nahrung über die Plazenta und ist 8 bis 9 cm groß.

15. WOCHE

Ihre Kleidung wird zu eng. Es ist besser, sich nicht in enge Jeans zu zwängen. Um sich dem erhöhten Blutvolumen in Ihrem Körper und dem Sauerstoffbedarf des Babys anzupassen, erbringt Ihr Herz eine um 20% höhere Leistung.

Die Haare am Kopf Ihres Babys und auch seine Augenbrauen werden dichter. Wenn das Kind ein Gen für dunkle Haare besitzt, dann beginnen die Pigmentzellen der Haarfollikel in diesem Stadium, schwarzes Pigment zu produzieren.

16. WOCHE

Ihr zweiter Vorsorgetermin ist herangerückt. Manche Ärzte machen jetzt einen Ultraschall, um die Umrisse des kindlichen Kopfes und des Körpers zu erkennen. Sie fühlen zarte Bewegungen in Ihrem Bauch. Ihre Taille verschwindet immer mehr. Melden Sie sich jetzt zu einem Geburtsvorbereitungskurs an, wenn Sie das noch nicht gemacht haben.

Das Baby ist jetzt vollständig entwickelt. Von nun an verbringt es seine Zeit in der Gebärmutter damit, zu wachsen und heranzureifen, bis es außerhalb des Mutterleibs überleben kann. Überall an seinem Körper beginnt die Lanugobehaarung (Flaumhaare des Fetus) zu wachsen, die dem Spiralmuster der Haut folgt. Das Kind ist mittlerweile 16 cm groß und wiegt etwa 135 g.

17. WOCHE

Vielleicht schwitzen Sie jetzt stärker (bedingt durch das zusätzliche Blut in Ihrem Kreislauf) und haben eine verstopfte Nase – häufige Begleiterscheinungen, die nach der Geburt wieder verschwinden. Sie können vermehrten Scheidenausfluss haben.

Das wachsende Baby hat den Gebärmutterfundus bis zur Mitte zwischen Schambein und Nabel hochgedrückt. Jetzt ist das Kind schwerer als die Plazenta. Wahrscheinlich nimmt es Geräusche wahr – und wird auch davon aufgeschreckt.

18. WOCHE

Wenn dies Ihr erstes Kind ist, dann spüren Sie jetzt vielleicht erstmals einen Stoß, der bestimmt nicht auf Verdauungsstörungen zurückzuführen ist. Endlich wissen Sie, dass Sie wirklich ein Baby im Bauch haben! Wenn Sie schlecht schlafen, dann machen Sie es sich mit mehreren Kissen bequemer.

Ihr Kind ist jetzt 20 cm groß und erprobt seine Reflexe. Viele Babys werden abends besonders aktiv, sie treten, greifen und saugen.

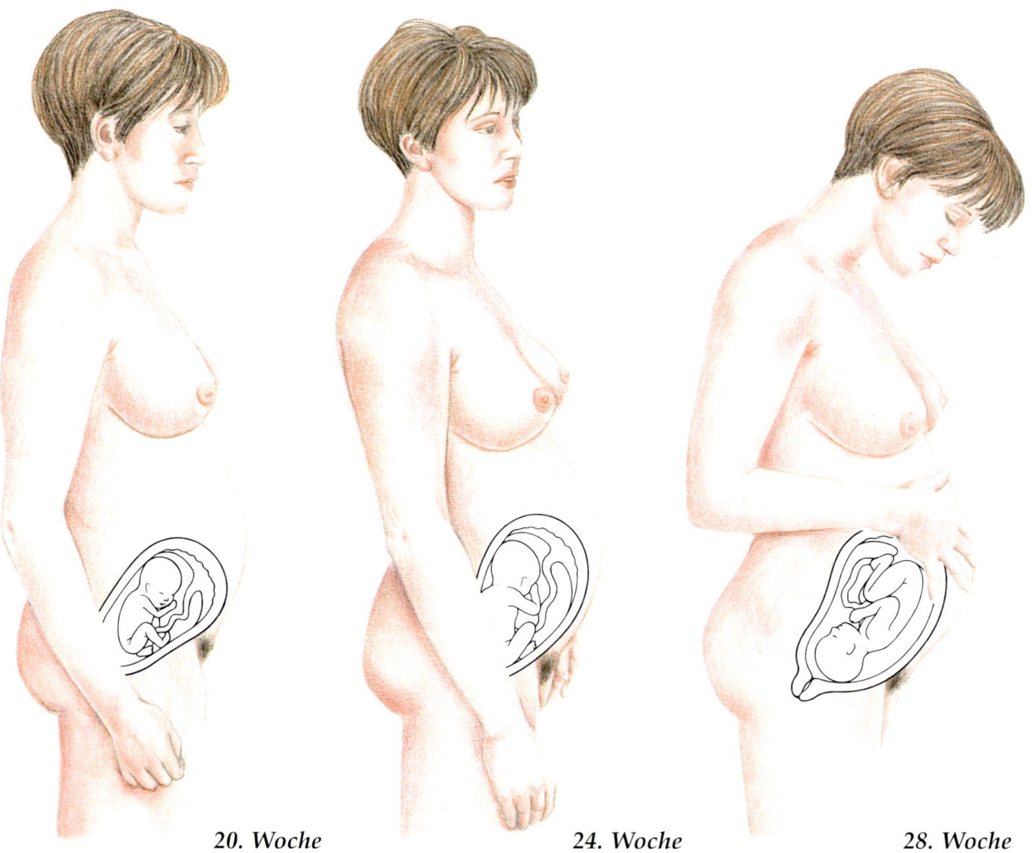

20. Woche *24. Woche* *28. Woche*

19. WOCHE

Sie sollten jetzt mit Übungen für eine tiefe Entspannung und eine gleichmäßige, rhythmische Atmung beginnen. Nehmen Sie sich täglich etwas Zeit dafür. Sie stellen vielleicht fest, dass Sie am Gesäß und am Bauch zunehmen.

Informieren Sie sich schon jetzt über finanzielle Hilfen. In Bayern z.B. gibt es die Landesstiftung »Hilfe für Mutter und Kind«. Der Antrag auf eine Beihilfe muss dort bis zur 20. Woche gestellt sein.

Beim Baby bilden sich hinter den Zahnknospen für die Milchzähne die Anlagen für die bleibenden Zähne.

20. WOCHE

Ihr Baby wird immer lebhafter, und vielleicht können Sie sogar seine Bewegungen beobachten. Die weiter wachsende Gebärmutter drückt gegen Ihre Lungen und schiebt Ihren Bauch heraus. Ihr Bauchnabel kann plötzlich durchgedrückt sein und bis zum Ende der Schwangerschaft so bleiben. Ihr Brustkorb hat sich ausgedehnt, und wenn Sie noch keinen verstellbaren BH haben, sollten Sie einen besorgen.

Hauttalg vermischt mit Hautzellen bildet die Käseschmiere (Vernix). Dieser Schutz haftet an den Lanugohaaren auf der gesamten Haut des Babys, besonders an den stärker behaarten Stellen und in den Hautfalten. Das Kind ist etwa 25 cm groß.

21. WOCHE

Möglicherweise haben Sie Sodbrennen – ein brennendes Gefühl im unteren Brustkorb – und stoßen sauer auf. Lassen Sie sich von Ihrem Arzt Tabletten zur Verminderung der Magensäure verschreiben.

Das Baby wiegt knapp 450 g. Es kann sich im Fruchtwasser immer noch frei bewegen, und manchmal spüren Sie sein Strampeln ziemlich weit oben im Bauch, manchmal in Schambeinnähe.

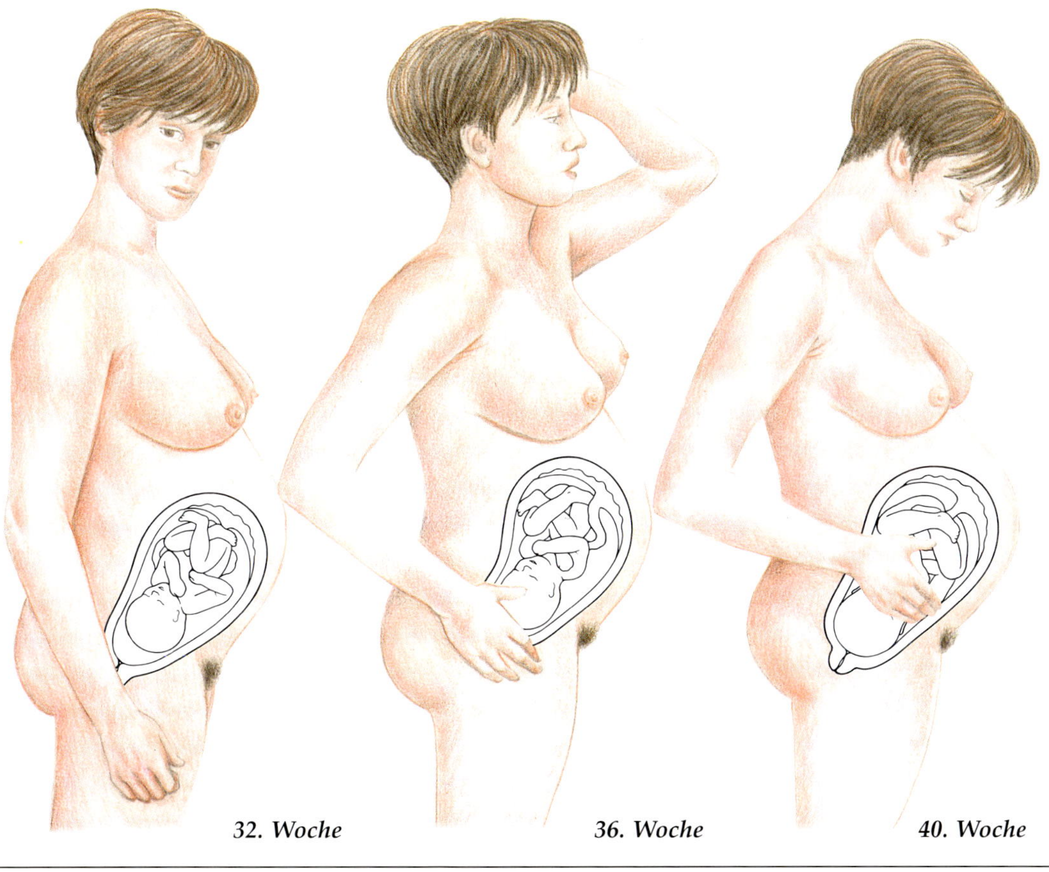

32. Woche *36. Woche* *40. Woche*

22. WOCHE
Ihr Zahnfleisch kann aufgrund der Schwangerschaftshormone anschwellen.

Beim Baby bilden sich Finger- und Zehennägel. Es entwickelt einen Rhythmus seiner Wach- und Schlafzeiten. Am lebendigsten ist es, wenn Sie sich ausruhen.

23. WOCHE
Durch Ihre Bauchdecke hindurch lassen sich die einzelnen Körperteile des Babys ertasten (palpieren). Manchmal sticht seitlich unten am Bauch die sich dehnende Gebärmuttermuskulatur. Wenn Sie ruhen, sollte das aufhören.

Etwa in diesem Stadium werden die (schmerzlosen) Schwangerschaftswehen, eine Art Probewehen, deutlicher spürbar. Sie umfangen und massieren das Kind in regelmäßigen Abständen. Seine Finger- und Fußnägel sind fast vollständig entwickelt.

24. WOCHE
Die nächste Vorsorgeuntersuchung steht an. Ihr Arzt kann die Herztöne des Babys jetzt über ein Stethoskop hören. Der Gebärmutterfundus hat inzwischen Ihre Nabelhöhe überschritten.

Das Kind wächst schnell. Es ist jetzt fast 32 cm groß und wiegt über 0,5 kg. Seine lebenswichtigen Organe sind zwar schon recht reif, doch seine Lungen sind noch nicht weit genug entwickelt, als dass es außerhalb der Gebärmutter überleben könnte.

25. WOCHE
Sie können jetzt und später einen Krampf in den Beinen bekommen. Vermeiden Sie es, Ihre Zehen nach unten zu strecken. Auch kann Ihr Kind jetzt auf die Blase drücken, so dass Sie häufig ein wenig Wasser lassen müssen.

Die Knochenkerne des Babys beginnen sich zu verdichten, und durch seine Haut sind winzige Adern zu sehen.

26. WOCHE
In Ihrer Haut können sich an Stellen, die von unten her gedehnt werden, (Schwangerschafts-)Streifen bilden. Diese verblassen nach der Geburt.

Wenn Sie sprechen, dringt Ihre Stimme auch zu Ihrem Baby durch. Sein Körper ist mit flaumigen Härchen bedeckt, die durchscheinende Haut wird allmählich undurchsichtig.

27. WOCHE
Von nun an nehmen Sie bis zur 36. Woche ziemlich regelmäßig zu. Vielleicht überlegen Sie sich, was Sie für das Kind besorgen wollen, bevor Ihr Bauch so dick geworden ist, dass Einkaufen weniger angenehm wird.

Die Haut des Babys ist faltig, wird aber durch die Käseschmiere geschützt und ernährt.

28. WOCHE
Vielleicht tropft jetzt manchmal Vormilch, das Kolostrum, aus Ihrer Brust heraus. Wenn Sie Rhesus-negativ sind, wird eine Antikörper-Untersuchung gemacht.

Das Herz Ihres Babys schlägt schneller, wenn Sie sprechen, und es wird Ihre Stimme nach der Geburt erkennen. Ihr Kind ist jetzt 38 cm groß und wiegt etwa 1 kg.

29. WOCHE
Wahrscheinlich haben Sie das Gefühl, als würden Ihre inneren Organe vom Baby weggedrängt. Sie spüren Druck auf Ihrem Zwerchfell, der Leber, dem Magen und dem Darm.

Der Kopf des Kindes hat jetzt mehr oder weniger die richtige Proportion zum Körper.

30. WOCHE
Sie sollten beim Stehen und Sitzen unbedingt an eine gute Haltung denken, auch wenn das Gewicht Ihres Babys Sie aus dem Gleichgewicht zu bringen scheint.

Ihr Kind spürt wahrscheinlich sehr stark die Schwangerschaftswehen, die in regelmäßigen Abständen immer wieder auftreten, auch wenn Sie sie kaum wahrnehmen.

31. WOCHE
Bei Anstrengung kommen Sie leicht außer Atem. Das Atemvolumen hat sich effektiv von 500 cm^2 Luft bei jedem Einatmen auf 800 cm^2 vergrößert.

Auch wenn Sie sehr atemlos sind, bekommt Ihr Baby genügend Sauerstoff. Es wiegt jetzt etwa 1,6 kg. Bei Hitze und nach einer üppigen Mahlzeit kann Ihr Kind müde werden.

32. WOCHE
Bei jeder Vorsorgeuntersuchung werden die Lage des Babys, sein Wachstum und die Herztöne überprüft. Von nun an sollten Sie alle zwei Wochen zur Vorsorge gehen.

Das Kind ist jetzt 42 cm groß. Es ist bis auf die Lungen vollkommen entwickelt, doch die Fettschicht unter der Haut bildet sich erst ganz allmählich. Wenn es jetzt zur Welt käme, müsste es immer noch im Brutkasten versorgt werden.

33. WOCHE
Wahrscheinlich können Sie nun das Gesäß Ihres Babys von seinem Fuß oder Knie unterscheiden. Seine Bewegungen empfinden Sie nun als Stöße und Tritte, da es schon zu groß ist, um sich im Fruchtwasser zu tummeln.

Ihr Kind hat jetzt wahrscheinlich die (am häufigsten vorkommende) Kopflage eingenommen: Bis zur Geburt wird es sie beibehalten. Von jetzt an wird Ihnen unter Umständen schwindelig, wenn Sie flach auf dem Rücken liegen.

34. WOCHE
Inzwischen hat vermutlich der Geburtsvorbereitungskurs angefangen.

Ihr Baby kann zwischen hell und dunkel unterscheiden, und wenn Sonne auf Ihren Bauch scheint, ist es in rotes Licht getaucht.

35. WOCHE
Sie haben jetzt vielleicht manchmal Rückenschmerzen. Das kommt daher, dass die Bänder und Muskeln, die die Gelenke in Ihrem Kreuz unterstützen, nachgeben.

Ihr Baby drückt mit seinem Po gegen Ihr Zwerchfell. Es ist jetzt ungefähr 44 cm lang und wiegt ca. 2,5 kg.

Einstellen ins Becken
In den letzten sechs Wochen vor der Geburt senkt sich Ihr Baby ins Becken. Wenn Sie auf dem Rücken liegen, macht sich das vielleicht nicht bemerkbar, doch wenn Sie sich aufsetzen, rutscht der vorangehende Körperteil des Babys ins Becken hinunter.

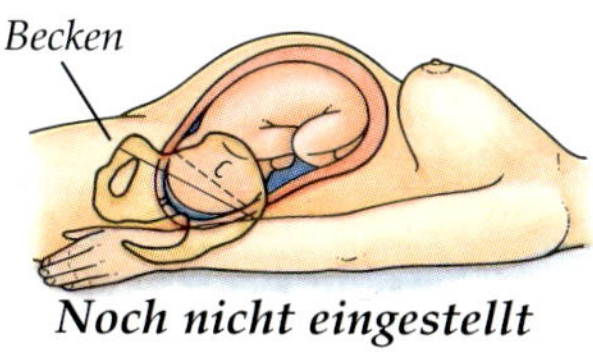

Noch nicht eingestellt

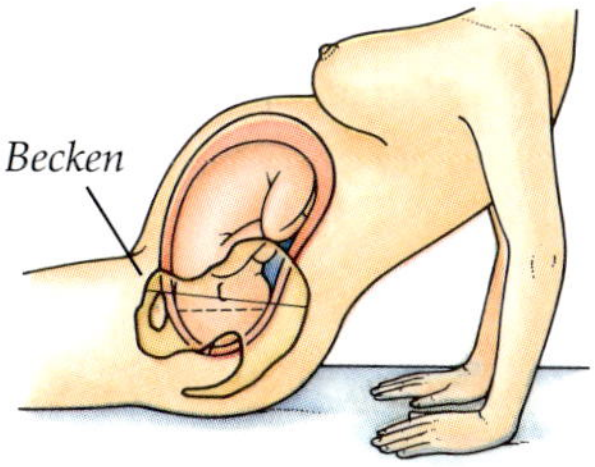

Eingestellt

36. WOCHE
Von nun an werden Sie wöchentlich zur Vorsorge bestellt. Wenn dies Ihr erstes Kind ist, senkt es sich voraussichtlich diese oder nächste Woche oder hat sich bereits gesenkt. Ihr Bauch rutscht etwas tiefer, und Sie atmen leichter, aber müssen öfter die Blase entleeren.

Das Baby ist fast vollständig ausgereift, und der vorangehende Teil, bereit zur Geburt, kann sich jetzt jederzeit ins Becken einstellen. Das Kind ist etwa 49 cm groß.

37. WOCHE
Falls Sie sich für eine Klinikgeburt entscheiden, werden Sie Gelegenheit bekommen, die Geburtsräume der Klinik zu besichtigen.

Das Baby übt vielleicht schon das Atmen, obwohl noch keine Luft in seinen Lungen ist. Auf diese Weise gelangt Fruchtwasser in seine Luftröhre, und es bekommt Schluckauf!

38. WOCHE
Wahrscheinlich fällt Ihnen auf, dass das Baby sich jetzt weniger mit dem ganzen Körper bewegt, sondern mehr mit Füßen und Knien stößt. In Ihrer Scheide nehmen Sie ein Vibrieren wahr, wenn es mit dem Kopf gegen die Beckenbodenmuskulatur schiebt.

In diesem Stadium kann das Kind täglich bis zu 28 g an Körpergewicht zunehmen.

39. WOCHE
Ihr Muttermund macht sich für die Geburt bereit. Sie können sehr starke Vorwehen (Senkwehen) haben.

Das Fruchtwasser erneuert sich alle drei Stunden. Im Darm des Babys befindet sich das schwarz-grüne Kindspech (Mekonium). Es besteht aus Ausscheidungen der Verdauungsdrüsen des Babys, vermischt mit Gallenfarbstoff, Lanugohaaren und Zellen der Darmwände, und wird nach der Geburt ausgeschieden.

40. WOCHE
Der lang ersehnte Tag rückt näher, und vermutlich haben Sie die Schwangerschaft gründlich satt. Vielleicht bekommen Sie leichten Durchfall.

Das Baby ist etwa 55 cm groß. Der vorangehende Körperteil drückt gegen den weichen Muttermund. Sie spüren links oder rechts unter den Rippen heftige Stöße.

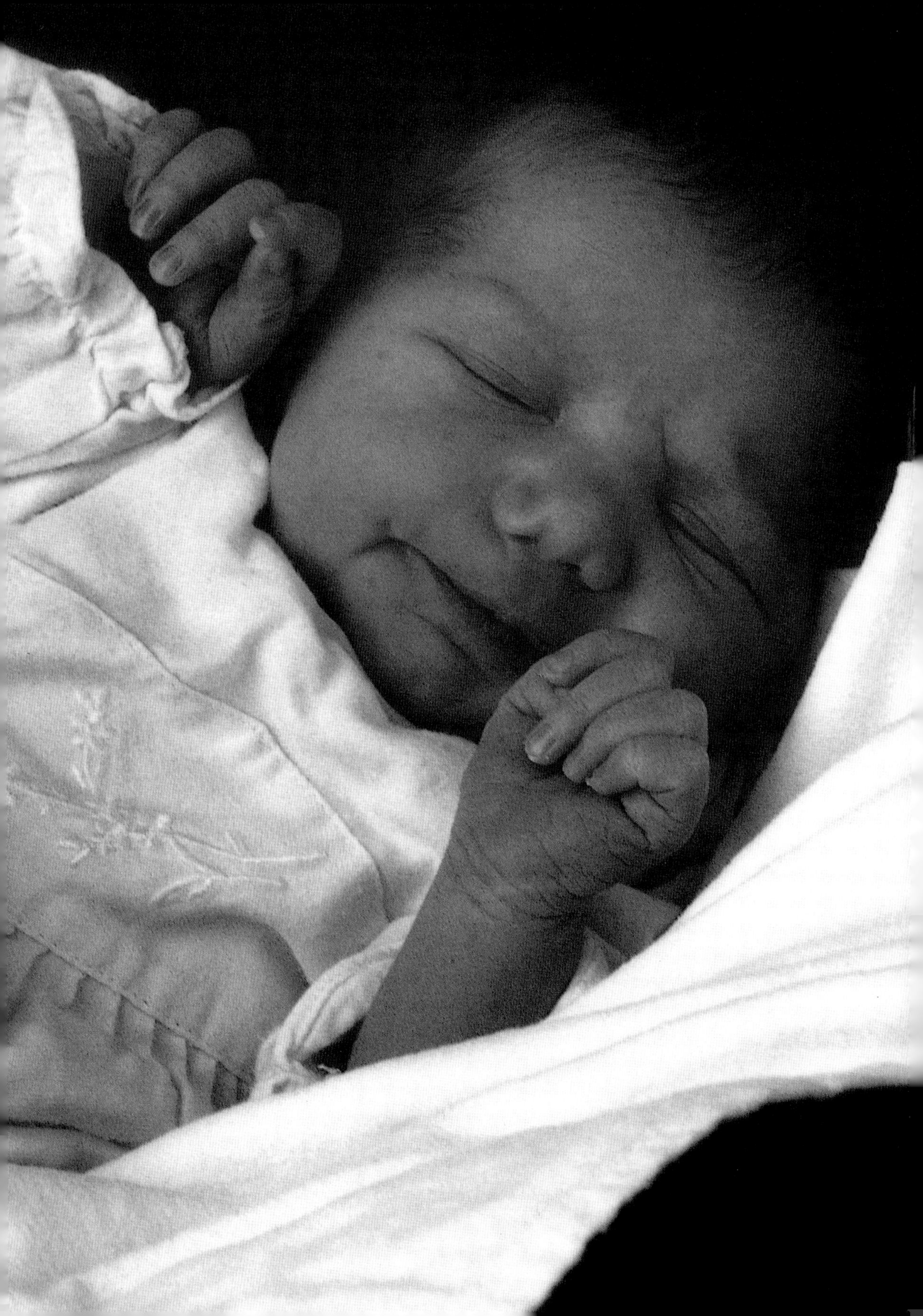

Die ersten Wochen der Schwangerschaft

Sie sind schwanger

Manche Frauen wissen vom Moment der Empfängnis an, dass sie schwanger sind, bei anderen ist die Periode so unregelmäßig, dass sie über ein längeres Ausbleiben nicht beunruhigt sind. Für die meisten ist dies jedoch das erste Anzeichen.

Vielleicht ist Ihre Periode fünf Tage überfällig, und Sie fragen sich, ob Sie sich im Datum geirrt haben. Vielleicht haben Sie ausgerechnet diesmal die letzte Periode im Kalender nicht notiert. Sie liegen nachts wach und grübeln darüber nach, was das Ausbleiben Ihrer Tage veranlasst haben könnte. Es vergehen weitere drei Tage, und allmählich wird Ihnen klar, dass Sie schwanger sein könnten. Wann gehen Sie am besten zum Arzt, und ab wann kann eine Schwangerschaft mit Sicherheit festgestellt werden?

WANN LÄSST SICH EINE SCHWANGERSCHAFT FESTSTELLEN?

War es bisher üblich, nach zwei ausgebliebenen Perioden zum Arzt zu gehen, spricht heute viel dafür, eine Schwangerschaft so früh wie möglich festzustellen. In diesen ersten Wochen, bevor der Embryo nicht einmal Haselnussgröße hat, entwickeln sich die wichtigsten Körperorgane und das Gehirn. Je eher Sie wissen, ob Sie schwanger sind, umso früher können Sie gut für sich und Ihr Kind sorgen.

Wenn Sie Medikamente einnehmen, werden Sie alle für das Baby schädlichen Präparate absetzen wollen (siehe S. 100).

Sollten Sie einen Schwangerschaftsabbruch erwägen, ist eine frühe Feststellung der Schwangerschaft sehr wichtig: Ein Abbruch in der achten Woche ist viel sicherer und nervenschonender als nach der zehnten.

WIE WIRD EIN SCHWANGERSCHAFTSTEST GEMACHT?

Eine Schwangerschaft kann heute bereits an dem Tag festgestellt werden, an dem Sie normalerweise Ihre Periode bekommen müssten; zuverlässiger sind die Ergebnisse jedoch, wenn Sie vier Tage warten – was sicherlich schwer fällt, wenn Sie beunruhigt oder voller Erwartung sind. Bei einer Schwangerschaft gelangt durch den Embryo das Hormon Humanes Choriongonadotropin (HCG) in Ihren Blutkreislauf. Etwa sieben Tage nach der Empfängnis lässt es sich im Urin erstmals nachweisen, die Menge steigt ständig und verdoppelt sich jeden zweiten oder dritten Tag bis zur höchsten Konzentration am 60. Tag nach der Empfängnis – 74 Tage nach Beginn der letzten Periode.

Das Hormon lässt sich durch einen einfachen Test nachweisen. Sie können entweder bei Ihrem Arzt oder in der Apotheke eine Urinprobe abgeben oder selbst einen Test machen. Auf jeden Fall sollten Sie den Morgenurin verwenden und nachts nichts getrunken haben, denn dann enthält der Urin die höchste Hormonkonzentration.

Tests zum Selbermachen Es gibt viele verschiedene Tests, aber bei den meisten müssen ein bis zwei Tropfen Urin mit den beiliegenden Chemikalien vermischt werden. Sollten Sie schwanger sein, verhindert je nach Test das vorhandene HCG entweder, dass die Mixtur gerinnt (Ringtest), oder es verändert die Farbe der Chemikalie im Teströhrchen oder Stäbchen (Farbtest). Je nach Marke können manche Tests (z. B. PréTest) bereits sieben Tage nach der Empfängnis, manche nach etwa 14 Tagen (z. B. Femtest, Clear Blue) HCG im Urin nachweisen. Je früher Sie den Test durchführen, desto unsicherer ist natürlich das Ergebnis.

Manchmal stellt eine Frau zehn bis zwölf Tage nach der Befruchtung eine leichte Schmierblutung fest, was sie vielleicht veranlassen könnte zu glauben, dass sie nicht schwanger sei (schließlich beginnt bei vielen Frauen die Menstruation mit einer Schmierblutung). Ausschlaggebend für die Berechnung der Schwangerschaft ist immer der Beginn der letzten Regelblutung.

Wenn das Ergebnis negativ ist, Ihre Periode nach ein paar Tagen immer noch nicht eingesetzt hat, wiederholen Sie den Test. Möglicherweise war die Empfängnis später als angenommen und beim ersten Test im Urin noch nicht genug HCG zum Nachweis einer Schwangerschaft vorhanden. Bekommen Sie Ihre Periode unregelmäßig oder in größeren Zeitabständen, ist ein falsches Ergebnis wahrscheinlich. Man kann davon ausgehen, dass bei einer von etwa zehn Befruchtungen das Ei sich nicht in der Gebärmutter einnistet. In diesem Fall ist das Testergebnis positiv, ein weiterer Test nach ein paar Tagen ergibt ein negatives Ergebnis. Bei manchen Tests wird empfohlen, ihn nach drei bis fünf Tagen zu wiederholen. Viele Ring- und manche Farbtests enthalten deshalb zwei Testmengen.

»Ich wollte es lieber selbst herausfinden und nicht vom Arzt erfahren. Ich wusste nicht, wie ich auf eine Schwangerschaft reagieren würde.«

Beim Arzt Normalerweise wird dort ein Urintest oder eine vaginale Untersuchung durchgeführt. Der Arzt führt dabei zwei Finger so weit wie möglich in Ihre Scheide ein, mit der anderen Hand drückt er am oberen Ende der Gebärmutter auf Ihren Bauch. Sind seit dem ersten Tag Ihrer letzten Periode mehr als sechs Wochen vergangen, kann der Arzt den weicher gewordenen, leicht vergrößerten unteren Teil der Gebärmutter ertasten. Der Muttermund, der in die Scheide hineinragt, fühlt sich fester an als der untere Teil der Gebärmutter. Diese Veränderung nennt man Hegar-Zeichen und kann ungefähr ab dem zweiten Schwangerschaftsmonat festgestellt werden. Die Untersuchung ist unter Umständen etwas unangenehm, schmerzt aber nicht. Wenn die Finger eingeführt werden, atmen Sie langsam durch den Mund aus und atmen dann ruhig weiter.

Der Geburtstermin

Zum Errechnen des Geburtstermins geht man vom ersten Tag der letzten Periode aus. Wenn Sie das Datum nicht mehr genau wissen, sollten Sie es grob schätzen. Die Dauer Ihrer Schwangerschaft bezieht also zusätzlich die Zeit vom Beginn Ihrer letzten Periode bis zur Empfängnis mit ein. Da der Eisprung meist in der Mitte zwischen zwei Perioden stattfindet, werden bei der medizinischen Berechnung zwei Wochen hinzu addiert. Durchschnittlich dauert eine Schwangerschaft von der Empfängnis an 266 Tage. Ihr Arzt erhält also Ihren voraussichtlichen Geburtstermin, indem er 280 Tage oder 40 Wochen zum ersten Tag Ihrer letzten Periode hinzuzählt.

Diese medizinische Berechnungsmethode ist jedoch willkürlich und führt zu keinem genauen Ergebnis. Betrachten Sie den errechneten Geburtstermin als ein ungefähres Datum, und rechnen Sie nicht damit, dass genau an diesem Tag die Geburt beginnen wird.

Wenn Sie gerade erst die Pille abgesetzt haben, folgt auf die erste Blutung nach der letzten Pilleneinnahme vielleicht kein Eisprung. Es kann mehrere Monate dauern, bis sich der natürliche Zyklus wieder eingespielt hat. Bis dahin können Sie nicht genau voraussagen, wann oder ob Sie einen Eisprung haben. All dies ist für eine exakte Berechnung eines Geburtstermins von großer Bedeutung, da es sonst eventuell zu einer unnötigen Geburtseinleitung kommen könnte (siehe S. 324). Am besten warten Sie nach Absetzen der Pille drei Monate, bis Sie versuchen, schwanger zu werden. Während dieses Zeitraums sollten Sie andere Verhütungsmethoden anwenden.

Sie werden trotz Empfängnisverhütung schwanger

Wenn Sie zur Verhütung eine Spirale verwenden und schwanger werden, ist die Gefahr einer Fehlgeburt größer. Gehen Sie möglichst bald zum Arzt, denn die Spirale sollte nach Möglichkeit zu Beginn der Schwangerschaft entfernt werden. Der von manchen Ärzten empfohlene Schwangerschaftsabbruch ist nicht notwendig, wenn Sie das Baby wollen. Selbst wenn es für die Entfernung der Spirale bereits zu spät sein sollte, muss dies kein Problem bedeuten. Bei vielen Frauen wird nach einer komplikationslosen Schwangerschaft und Geburt die Spirale zusammen mit der Plazenta ausgestoßen.

Sie können schwanger werden, wenn Sie die Pille vergessen, sich übergeben oder Antibiotika eingenommen haben, so dass die Hormone vom Körper nicht aufgenommen werden konnten. Nehmen Sie nach Beginn der Schwangerschaft die Pille mehrere Monate lang weiter, besteht ein leicht erhöhtes Risiko, dass Ihr Kind mit angeborenen Schäden zur Welt kommt. Die meisten Frauen bringen jedoch gesunde Kinder zur Welt.

WANN WIRD MEIN BABY GEBOREN?

An dieser Tabelle können Sie den prognostizierten Geburtstermin ablesen. Suchen Sie in den Spalten mit den fett gedruckten Zahlen den ersten Tag Ihrer letzten Periode. Das Datum darunter ist der errechnete Geburtstermin (ET), 280 Tage später. Es ist jedoch völlig normal, wenn Ihr Baby schon zwei Wochen früher oder erst zwei Wochen später kommt.

Januar	**1**	**2**	**3**	**4**	**5**	**6**	**7**	**8**	**9**	**10**	**11**	**12**	**13**	**14**	**15**	**16**	**17**	**18**	**19**	**20**	**21**	**22**	**23**	**24**	**25**	**26**	**27**	**28**	**29**	**30**	**31**
Okt./Nov.	8	9	10	11	12	13	14	15	16	17	18	19	20	21	22	23	24	25	26	27	28	29	30	31	1	2	3	4	5	6	7
Februar	**1**	**2**	**3**	**4**	**5**	**6**	**7**	**8**	**9**	**10**	**11**	**12**	**13**	**14**	**15**	**16**	**17**	**18**	**19**	**20**	**21**	**22**	**23**	**24**	**25**	**26**	**27**	**28**			
Nov./Dez.	8	9	10	11	12	13	14	15	16	17	18	19	20	21	22	23	24	25	26	27	28	29	30	1	2	3	4	5			
März	**1**	**2**	**3**	**4**	**5**	**6**	**7**	**8**	**9**	**10**	**11**	**12**	**13**	**14**	**15**	**16**	**17**	**18**	**19**	**20**	**21**	**22**	**23**	**24**	**25**	**26**	**27**	**28**	**29**	**30**	**31**
Dez./Jan.	6	7	8	9	10	11	12	13	14	15	16	17	18	19	20	21	22	23	24	25	26	27	28	29	30	31	1	2	3	4	5
April	**1**	**2**	**3**	**4**	**5**	**6**	**7**	**8**	**9**	**10**	**11**	**12**	**13**	**14**	**15**	**16**	**17**	**18**	**19**	**20**	**21**	**22**	**23**	**24**	**25**	**26**	**27**	**28**	**29**	**30**	
Jan./Feb.	6	7	8	9	10	11	12	13	14	15	16	17	18	19	20	21	22	23	24	25	26	27	28	29	30	31	1	2	3	4	
Mai	**1**	**2**	**3**	**4**	**5**	**6**	**7**	**8**	**9**	**10**	**11**	**12**	**13**	**14**	**15**	**16**	**17**	**18**	**19**	**20**	**21**	**22**	**23**	**24**	**25**	**26**	**27**	**28**	**29**	**30**	**31**
Feb./März	5	6	7	8	9	10	11	12	13	14	15	16	17	18	19	20	21	22	23	24	25	26	27	28	1	2	3	4	5	6	7
Juni	**1**	**2**	**3**	**4**	**5**	**6**	**7**	**8**	**9**	**10**	**11**	**12**	**13**	**14**	**15**	**16**	**17**	**18**	**19**	**20**	**21**	**22**	**23**	**24**	**25**	**26**	**27**	**28**	**29**	**30**	
März/April	8	9	10	11	12	13	14	15	16	17	18	19	20	21	22	23	24	25	26	27	28	29	30	31	1	2	3	4	5	6	
Juli	**1**	**2**	**3**	**4**	**5**	**6**	**7**	**8**	**9**	**10**	**11**	**12**	**13**	**14**	**15**	**16**	**17**	**18**	**19**	**20**	**21**	**22**	**23**	**24**	**25**	**26**	**27**	**28**	**29**	**30**	**31**
April/Mai	7	8	9	10	11	12	13	14	15	16	17	18	19	20	21	22	23	24	25	26	27	28	29	30	1	2	3	4	5	6	7
August	**1**	**2**	**3**	**4**	**5**	**6**	**7**	**8**	**9**	**10**	**11**	**12**	**13**	**14**	**15**	**16**	**17**	**18**	**19**	**20**	**21**	**22**	**23**	**24**	**25**	**26**	**27**	**28**	**29**	**30**	**31**
Mai/Juni	8	9	10	11	12	13	14	15	16	17	18	19	20	21	22	23	24	25	26	27	28	29	30	31	1	2	3	4	5	6	7
September	**1**	**2**	**3**	**4**	**5**	**6**	**7**	**8**	**9**	**10**	**11**	**12**	**13**	**14**	**15**	**16**	**17**	**18**	**19**	**20**	**21**	**22**	**23**	**24**	**25**	**26**	**27**	**28**	**29**	**30**	
Juni/Juli	8	9	10	11	12	13	14	15	16	17	18	19	20	21	22	23	24	25	26	27	28	29	30	1	2	3	4	5	6	7	
Oktober	**1**	**2**	**3**	**4**	**5**	**6**	**7**	**8**	**9**	**10**	**11**	**12**	**13**	**14**	**15**	**16**	**17**	**18**	**19**	**20**	**21**	**22**	**23**	**24**	**25**	**26**	**27**	**28**	**29**	**30**	**31**
Juli/Aug.	8	9	10	11	12	13	14	15	16	17	18	19	20	21	22	23	24	25	26	27	28	29	30	31	1	2	3	4	5	6	7
November	**1**	**2**	**3**	**4**	**5**	**6**	**7**	**8**	**9**	**10**	**11**	**12**	**13**	**14**	**15**	**16**	**17**	**18**	**19**	**20**	**21**	**22**	**23**	**24**	**25**	**26**	**27**	**28**	**29**	**30**	
Aug./Sept.	8	9	10	11	12	13	14	15	16	17	18	19	20	21	22	23	24	25	26	27	28	29	30	31	1	2	3	4	5	6	
Dezember	**1**	**2**	**3**	**4**	**5**	**6**	**7**	**8**	**9**	**10**	**11**	**12**	**13**	**14**	**15**	**16**	**17**	**18**	**19**	**20**	**21**	**22**	**23**	**24**	**25**	**26**	**27**	**28**	**29**	**30**	**31**
Sept./Okt.	7	8	9	10	11	12	13	14	15	16	17	18	19	20	21	22	23	24	25	26	27	28	29	30	1	2	3	4	5	6	7

Dasselbe Risiko für Ihr Baby bestünde auch bei der Einnahme von Tabletten mit Geschlechtshormonen (Östrogen und Gestagen), wie sie bis vor kurzem manchmal noch bei ausgebliebener Periode verschrieben wurden. Andere therapeutische Methoden sind vorzuziehen.

SCHWANGERSCHAFT UND AIDS

Wenn Sie befürchten, dass Sie oder Ihr Partner mit dem HIV (Humanes Immundefekt-Virus) infiziert sein könnten, entscheiden Sie sich vielleicht vor dem Schwangerwerden oder in der Frühschwangerschaft zu einem HIV-Test. Durch den Test wird nicht das Virus selbst nachgewiesen, sondern die Antikörper im Blut, die sich nach einer Infektion bilden.

Selbst wenn die infizierte Schwangere keine Symptome hat, kann sie den Virus auf das Ungeborene übertragen. Dennoch kommen 85% der Babys HIV-positiver Mütter gesund zur Welt. Da sich die Babys oft auf dem Weg durch den Geburtskanal anstecken, scheint ein Kaiserschnitt das Infektionsrisiko zu halbieren. Fragen Sie Ihren Arzt nach dem aktuellsten Forschungsstand.

Auch wenn ein Kind bei der Geburt mit dem HI-Virus infiziert wurde, besteht eine kleine Chance, dass sich die Symptome vorerst nicht entwickeln: 6% der HIV-positiven Babys zeigen mit fünf Jahren immer noch keine Symptome, sind also nicht an AIDS (acquired immune deficiency syndrome) erkrankt.

Vor dem HIV-Test haben Sie sich sicherlich über die gesellschaftlichen, seelischen und körperlichen Konsequenzen bei einem positiven Ergebnis Gedanken gemacht. Nach heutigem Wissensstand besteht für jeden HIV-Positiven die 10- bis 30-%ige Wahrscheinlichkeit, innerhalb von vier Jahren an dem Immundefekt-Syndrom zu erkranken. Da sich die Schwangerschaft auf das Immunsystem auswirkt, kann sie also bei einer HIV-positiven Frau, die bisher keine Symptome zeigte, den Ausbruch der ersten Symptome beschleunigen. Die Krankheit kann sowohl während der Schwangerschaft als auch kurz nach der Geburt ausbrechen.

Babys HIV-positiver Mütter haben immer Antikörper im Blut. Einige Arten von Antikörpern können jedoch in den Kreislauf des Babys übergehen, ohne dass es mit dem Virus infiziert wird. Wenn die Mutter während der Schwangerschaft gesund war, bestehen gute Aussichten, dass beim Kind die von ihr stammenden Antikörper innerhalb von 6 bis 18 Monaten verschwinden. Es kann jedoch bis zu einem Jahr dauern, bis nach zahlreichen Tests sicher gesagt werden kann, ob das Baby das Virus hat oder nicht. War das erste Kind der Frau bereits infiziert, ist mit 66%-iger Wahrscheinlichkeit auch ihr nächstes Kind daran erkrankt. Das Risiko ist also groß, dass ein im Uterus infiziertes Baby mit Geburtsschäden oder einem AIDS-typischen Gesicht (sehr kleiner Kopf, eckige Stirn, flache Nase, blaue Augäpfel, weit auseinander liegende Augen und dicke Lippen) zur Welt kommt.

Antikörper-Tests können noch drei, manchmal sogar sechs Monate nach einer Ansteckung negative Ergebnisse zeigen. Es ist sinnvoll, nach zwölf Wochen einen weiteren Test machen zu lassen, falls Sie oder Ihr Partner mit dem Virus Kontakt hatten und insbesondere, wenn Sie noch ganz am Anfang der Schwangerschaft stehen und entschlossen sind, einen Abbruch vornehmen zu lassen, falls Sie HIV-positiv sind. Kein Test ist frei von Irrtümern. Der in der BRD meistens verwendete Anti-HIV-Elisa-Test hat jedoch eine hohe Sicherheitsquote.

FRÜHE ANZEICHEN EINER SCHWANGERSCHAFT

Veränderungen der Brust Außer dem Ausbleiben der Periode können schon sehr früh Anzeichen einer Schwangerschaft vorhanden sein. Zur Vorbereitung auf die Milchbildung verändert sich in den ersten Wochen die Brust. Die Warzenhöfe werden dunkler, die kleinen Erhöhungen (Montgomery-Drüsen) treten stärker hervor. Hellhäutige Frauen können das verzweigte Netzwerk der Blutgefäße in ihren Brüsten deutlicher als zuvor erkennen. Die Brust wird empfindlich und fühlt sich schwer an. Frauen mit kleinen Brüsten stellen oft schon früh fest, dass ihr Busen größer wird.

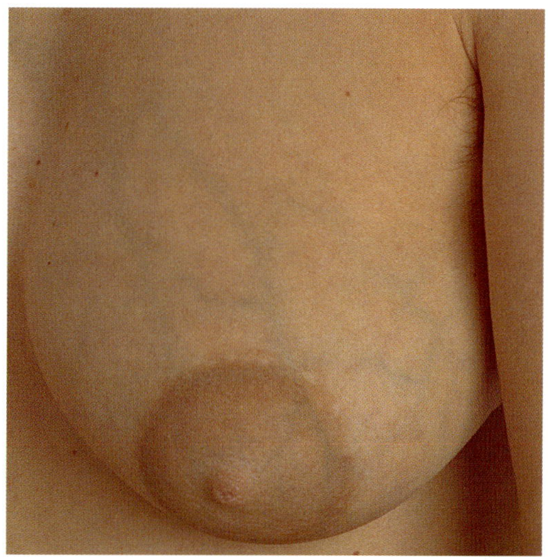

Die ersten körperlichen Veränderungen *stellen Sie vielleicht an Ihren Brüsten fest. Die Adern treten stärker hervor, der Warzenhof wird dunkler.*

Müdigkeit In der Schwangerschaft finden enorme Veränderungen im Stoffwechsel statt, Ihr ganzer Körper stellt sich um. Deshalb sind Sie vielleicht öfter müde. Viele Frauen klagen in den ersten acht bis zehn Wochen über große Müdigkeit. Doch das lässt nach, wenn Ihr Körper sich auf die Schwangerschaft eingestellt hat. Wenn Sie müde sind, dann verstehen Sie dies als Botschaft Ihres Körpers und legen sich früh schlafen oder ruhen sich nach der Arbeit aus.

In der zweiten oder dritten Schwangerschaft leiden Sie vielleicht mehr darunter, weil Sie, durch Ihr erstes Kind ständig in Trab gehalten, erschöpft sind. Hier gibt es nur eine Lösung: Versuchen Sie, sich täglich wenigstens etwas Zeit für sich zu nehmen, in der Sie von häuslichen Pflichten frei sind. Schon eine voll genossene halbe Stunde am Abend, in der Ihr Partner sich um das Kind und den Abwasch kümmert, kann sehr entspannend sein. (Mehr über zweite und weitere Schwangerschaften ab S. 170.)

Übelkeit Ein weiteres häufiges Anzeichen ist Übelkeit. Sie tritt oft am Morgen auf, wenn Ihr Blutzuckerspiegel niedrig ist, aber auch häufig am frühen Nachmittag. Einigen Frauen ist lediglich übel, andere müssen sich übergeben. Durch Müdigkeit wird die Übelkeit noch verstärkt, ebenso durch einen leeren Magen. Häufigere, leichte Mahlzeiten zwischendurch, die z.B. aus Keksen oder Bananen bestehen, vermindern dieses Hungergefühl. Wenn Sie unter Morgenübelkeit leiden, können eine Tasse Tee und Zwieback oder trockener Toast gleich nach dem Aufwachen helfen. Auch ein Imbiss am späten Abend kann gut tun. Meiden Sie fette Speisen, Tabak und Alkohol sowie starke Gerüche, vor allem Küchendünste, Abgase und Parfums. Wenn Übelkeit und Erbrechen nicht nachlassen, sprechen Sie mit Ihrem Arzt über mögliche Medikamente. Bei einigen Frauen wird das Erbrechen zu einer richtigen Krankheit (siehe S. 135), bei den meisten hört die Übelkeit jedoch im vierten Schwangerschaftsmonat auf.

Es gibt Anhaltspunkte dafür, dass Frauen, die unter Schwangerschaftserbrechen leiden, weniger zu Fehlgeburten neigen. Dieser Gedanke kann tröstlich sein. Jedoch tritt diese Übelkeit nicht in allen Kulturen auf. Nach Margaret Mead halten einige Gesellschaften Neuguineas Furunkel für ein typisches Schwangerschaftssymptom. Einige Jamaikanerinnen glauben an ihre Schwangerschaft erst dann, wenn sie einen Fruchtbarkeitstraum von reifen, aufplatzenden Früchten hatten. Solche Träume sind zu Beginn der Schwangerschaft typisch. Alle Frauen scheinen auf bestimmte Zeichen zu warten, um sagen zu können: »So geht es mir, deshalb bin ich wohl schwanger.«

Vielleicht tritt bei Ihnen Übelkeit erst beim zweiten oder dritten Kind auf. Da dies mit Überforderung zusammenhängen kann, lässt die Übelkeit in den ersten drei Monaten wahrscheinlich nur dann nach, wenn es Ihnen gelingt, mehr Ruhe zu finden.

Gespaltene Reaktionen auf die Schwangerschaft

Auch dann, wenn Sie sich ein Kind sehr gewünscht haben, kann die Gewissheit, wirklich schwanger zu sein, zwiespältige Gefühle auslösen: Triumph (»Wir haben es geschafft!«), Bedrängnis (»Es gibt kein Zurück – was nun?«), Angst (»Meiner Mutter ist es damals so schlecht gegangen – halte ich die Schmerzen aus?«), Befürchtungen (»Werden wir uns noch genauso lieben?«) und Zweifel (»Wird er mich noch begehren, wenn ich immer dicker werde?«). Überraschenderweise reagieren viele Frauen auf ihre erste Schwangerschaft ängstlich und finden, dass es »zu früh« passiert sei, auch wenn sie erst nach sorgfältiger Überlegung auf Verhütungsmittel verzichtet hatten.

Wenn Sie gar nicht vorhatten, schwanger zu werden, kommen Sie sich vielleicht wie in einer Falle vor. Doch seltsamerweise empfinden gerade dann viele Frauen ein merkwürdiges Vergnügen darüber, dass ihre Fruchtbarkeit über ihr bewusstes Wollen triumphiert hat. Vielleicht wirft Ihnen Ihr Partner vor, dass Sie »ihn ausgetrickst« hätten und ihm gegenüber nicht offen waren. Unter solchen

Umständen kann die Schwangerschaft einen Konflikt zwischen Ihnen heraufbeschwören.

Die Einstellung zum Muttersein Vielleicht wird Ihr Selbstvertrauen erschüttert, weil Sie meinen, aus Mangel an Mutterinstinkt in Ihrer neuen Rolle zu versagen. Doch mütterliches Verhalten ist nur zum geringen Teil instinktiv angeboren. In unserer Gesellschaft geht für eine junge Mutter, die vielleicht noch nie richtig mit einem Neugeborenen in Kontakt kam, das Lernen erst richtig los, wenn das Baby da ist.

Keine Angst, das Baby bringt Ihnen alles bei. Sie werden nicht von Anfang an eine Expertin sein, doch Ihr Baby sorgt dafür, dass Sie sehr bald eine werden.

Das Gefühl, ausgeliefert zu sein Vielleicht empfinden Sie es als bedrohlich, dass Ihre ganz intime Beziehung zu dem Mann, den Sie lieben, auf einmal der Öffentlichkeit preisgegeben ist, nicht nur wegen der sichtbaren Rundung Ihres Bauches, sondern auch wegen des Ausgeliefertseins bei der ärztlichen Vorsorge. Dieses Gefühl wird vielleicht noch durch die überschwängliche Freude der Eltern, die sich schon lange ein Enkelkind wünschten, und ihre ständigen gut gemeinten Ratschläge verstärkt.

Doch Ihr Körper trägt Leben in sich. Dieses Wunder kann niemand sonst so erfassen wie Sie. Sie legen die Hand auf Ihren Bauch und versuchen, den Keim des Lebens in sich wachsen zu spüren. Sie denken daran, wann Sie mit Ihrem Partner zusammen waren und wann »es« passiert ist.

Ihre Einstellung zum Körper Wenn Sie zu Beginn der Schwangerschaft ein angespanntes Verhältnis zu Ihrem Körper haben, dann melden Sie sich zu einem Schwangerenkurs oder bei einer Tanzgruppe für Schwangere an. Eine Liste mit Kontaktadressen finden Sie auf S. 413. Sollten Sie keinen speziellen Kurs für Schwangere belegen können, ist es von Vorteil, der Gruppenleiterin mitzuteilen, dass Sie schwanger sind, damit sie sich besser auf Ihre Situation einstellen kann.

Bewegen Sie sich viel an der frischen Luft. Machen Sie ein paar Mal täglich die vorgeschlagenen Übungen auf S. 124–125, um Ihren Kreislauf anzuregen; auf diese Weise tanken Sie Energie. Gehen Sie auch regelmäßig schwimmen, wenn Ihnen das Freude macht.

In einigen Ländern ist Massage ein sehr angenehmer Bestandteil der Schwangerschaftstherapie (siehe S. 186–194). Sie tut Ihnen besonders gut, wenn es Ihnen schwer fällt, sich bewusst zu entspannen. Vielleicht können Sie Ihren Partner dazu ermuntern.

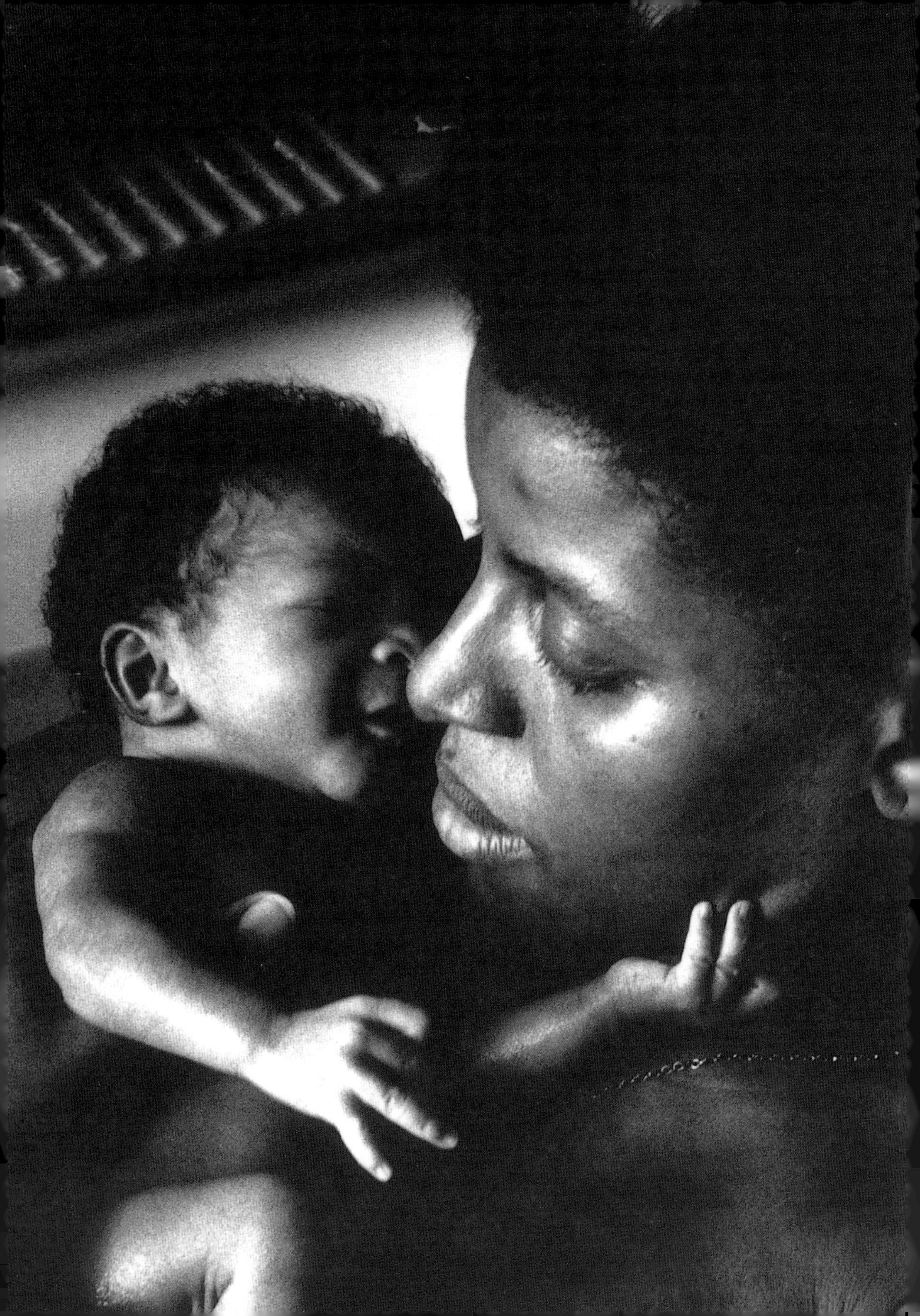

Die Gefühle Ihres Partners Nicht nur Sie müssen sich seelisch auf die Schwangerschaft einstellen, sondern auch Ihr Partner. Er macht zwar nicht die körperliche Veränderung während der Schwangerschaft durch wie Sie, doch die emotionale Auseinandersetzung ist für ihn deshalb nicht geringer. Das Vaterwerden ist für ihn ein wichtiger Einschnitt in seinem Leben. Bei Männern beginnt dieser Prozess des Vaterwerdens oft erst dann, wenn offiziell feststeht, dass ihre Partnerin schwanger ist, d.h. ihr Körper sich deutlich verändert hat und die Bewegungen des Babys nun auch für ihn spürbar sind.

Freude, Stolz und Staunen über das Wunder liegen vielleicht im Widerstreit mit anderen, weniger positiven Gefühlen. Wenn die junge Familie vor finanziellen Schwierigkeiten steht, empfinden Männer die Verantwortung für das neue Leben oft als schwere Last. Sie können die Schwangerschaft unter Umständen als Falle empfinden. Vielleicht hatte der Mann sich ein freies, ungebundenes Leben ohne Kinder vorgestellt. Sein Beruf wird für ihn möglicherweise wichtiger, weil er vor der Ankunft des Babys unbedingt Erfolge vorweisen möchte. Der schwangere Körper seiner Partnerin kann sogar Angst auslösen. Womöglich ist er in dem falschen Glauben, dass sein sexuelles Begehren eine Gefahr für das ungeborene Kind im Bauch der Frau darstellen könnte.

Ein gemeinsames Gespräch über Ihre Gefühle

Es nützt nichts, diese zwiespältigen Gefühle für sich zu behalten. Sprechen Sie gemeinsam darüber. Ängste erfüllen eine positive Funktion, indem sie Anstöße geben, sich Alternativen zu überlegen, Bewältigungsstrategien zu entwickeln, vorauszuplanen, sich innerlich und auch ganz praktisch auf die Zukunft vorzubereiten.

Gehen Sie z.B. manchen aufdringlichen Verwandten so lange aus dem Weg, bis Sie sich ihnen wieder gewachsen fühlen. Nehmen Sie Ihren Partner zu den Vorsorgeuntersuchungen beim Arzt oder bei der Hebamme mit, damit er Ihnen durch seine Anwesenheit Kraft gibt und Sie unterstützt. Lesen Sie gemeinsam Bücher über Schwangerschaft und Geburt; dann werden Sie bald wissen, welche aktive Rolle ein Mann bei der Geburt übernehmen kann. Wenn Sie zusammen im Bett kuscheln und gegenseitig Ihre Körper erkunden, verständigen Sie sich wortlos durch liebevolle Berührung und Zärtlichkeit.

Die Schwangerschaft ist nicht nur eine Wartezeit, sondern auch eine Chance, gemeinsam herauszufinden, was in Ihrer Beziehung wichtig ist und welche Art von Umgebung Sie beide für Ihr Kind schaffen möchten. Dabei geht es nicht primär um das Kinderzimmer oder die Babyausstattung. Vielmehr können Sie beide sich gegenseitig helfen, Mutter und Vater zu werden und in die neue Verantwortung der Elternschaft allmählich hineinzuwachsen. Unter solchen günstigen Voraussetzungen wird dann nicht nur ein Baby geboren, sondern eine Familie.

***Die Erkenntnis,** dass in Ihnen ein kleines Lebewesen wächst, kann Sie mit Ehrfurcht erfüllen, manchmal aber auch einfach überwältigen (Abb. links).*

Allein stehende Frauen

Schwangerschaft und Geburt sind keine leichte Zeit, wenn Sie keinen Partner haben, der Ihnen täglich Liebe und Fürsorge entgegenbringt. Die volle Verantwortung für ein kleines Leben zu übernehmen ist für allein erziehende Frauen weitaus schwieriger. Doch viele von ihnen haben es geschafft, und ihre Kinder sind glücklich und gesund.

Allein lebende Frauen haben aus sehr unterschiedlichen Gründen ein Kind. Manche unterbrechen die Schwangerschaft nicht, weil sie darauf hoffen, dass das Baby sich von selbst verabschieden wird. Andere bringen ein Wunschkind zur Welt, »bevor es zu spät ist«. Andere wiederum lieben den Vater des Kindes und glauben, dass mit einem Baby die Beziehung fortbestehen könne, doch dann stehen sie allein da. In anderen Fällen stirbt der Mann, bevor das Kind auf der Welt ist. Es gibt auch lesbische Mütter, die durch ein Kind oft großen Rückhalt von ihrer Partnerin bekommen.

»Für mich war es eine große Hilfe, dass Jane bei mir war. Sie hatte selbst drei Kinder bekommen und wusste genau, was ich empfand. Sie schlug z.B. vor, mir vorzustellen, wie sich mein Muttermund bei den Wehen öffnet; sie massierte mir den Nacken mit Lavendelöl und atmete mit mir, wenn es schwierig wurde.«

Welche Gründe es auch geben mag, die finanziellen Probleme können erdrückend sein. Es ist mitunter sehr schwierig, Kind und Berufstätigkeit miteinander zu vereinbaren. Setzen Sie sich im Voraus mit diesen Themen auseinander, und reden Sie auch mit Freunden darüber. Beachten Sie ebenfalls die auf S. 413–414 angegebenen Einrichtungen. Manche können Ihnen vielleicht auch bei der Lösung praktischer Probleme, z. B. der Suche nach einer Wohnung, einer Pflegestelle oder Kinderbetreuung, sowie bei der Wahrnehmung Ihrer Rechte und bei Vergünstigungen weiterhelfen.

Melden Sie sich so früh wie möglich zu einem Geburtsvorbereitungskurs an (siehe S. 176). Viele Frauen warten bis zum Schluss, und dann sind häufig alle Kurse belegt.

In Vorbereitungskursen sind Paare, die nicht vorhaben zu heiraten, keine Seltenheit. Seien Sie der Kursleiterin gegenüber offen, damit sie die Möglichkeit hat, Sie kennen zu lernen. Vielleicht können Sie mit ihr eine Einzelstunde vereinbaren und Ihre Probleme dort besprechen.

Psychische Unterstützung bei der Geburt

Machen Sie sich Gedanken über die Geburt und ob Sie jemanden dabeihaben möchten. Sie können sich sehr verlassen fühlen, wenn Ihnen niemand Mut zuspricht. Es könnte Ihr Partner, eine gute Freundin, eine Geburtsvorbereiterin, eine »Doula« – Ihre persönliche Geburtsbegleiterin (siehe S. 184) –, Ihre Schwester oder Ihre Mutter dabei sein, jemand, der Ihnen wirklich hilft. In den meisten Kliniken ist es heutzutage üblich, dass eine Begleitperson anwesend ist. Sprechen Sie mit Ihrem Arzt und Ihrer Geburtsvorbereiterin darüber, notfalls schreiben Sie an die Klinikverwaltung oder den Chefarzt.

Auch wenn Sie niemanden haben, der bei der Geburt dabei sein wird, sollten Sie mit dem Arzt und der Hebamme darüber sprechen. Fragen Sie, ob es in der Klinik Geburtsbegleiter gibt und Sie die Person vorher kennen lernen können. Auch wenn der Arzt der Auffassung ist, dass schließlich die Hebamme für Sie da sei, leistet eine Bezugsperson während der Geburt noch etwas anderes: Sie ist Ihnen eine gute Freundin, unterstützt Sie emotional und stärkt Ihre Atmung. In einer Universitätsklinik kann das auch eine Medizinstudentin sein oder eine Hebammenschülerin. Angenommen, es steht Ihnen bei der Geburt niemand zur Seite: Freunden Sie sich mit den Hebammen an, und bitten Sie sie um Hilfe. Leider herrscht in den meisten Kliniken Schichtwechsel, und sich auf zwei oder drei Hebammen hintereinander einzustellen ist für eine Frau in den Wehen anstrengend. Es gibt aber auch Hebammen, die allein für Sie da sind.

Alleine zurechtkommen

Wenn der Vater Ihres Kindes keine Verantwortung übernehmen oder nicht einmal Ihre Schwangerschaft zur Kenntnis nehmen will, werden Sie wütend und gekränkt sein. Eine Frau, die trotz ärztlich bescheinigter Unfruchtbarkeit schwanger geworden war, sagte: »Mir war gar nicht klar, welche Bedeutung seine Ehe hatte. Als ich ihn am nötigsten brauchte, musste ich mich damit abfinden, dass er seine Ehe aufrecht erhalten wollte und sehr an seinen Kindern hing. Meine Schwangerschaft war ihm äußerst peinlich! Ich fühlte mich sehr allein. Den größten Teil der Schwangerschaft über hörte ich nichts von ihm, weil er mit seiner Familie in den Sommerferien verreist war.«

Eine andere Frau wurde im vierten Monat von ihrem Mann verlassen, weil er die Vorstellung eines dritten Kindes nicht ertragen konnte. Er war schon mehrmals vorher für kurze Zeit verschwunden, und das Kind wurde während einer Versöhnung gezeugt. Sie hatte große Angst, dass er plötzlich wieder vor der Tür stehen würde, und fühlte sich weiteren Szenen und Auseinandersetzungen nicht mehr gewachsen. Ihre Schwangerschaft war dadurch sehr belastet und schwierig. Die Geburt zog sich hin und endete mit einer Zangenentbindung.

Eine Universitätsdozentin, die sich für das Kind und gegen den Mann entschieden hatte, berichtete, dass zwar die Kollegen ihren Entschluss akzeptierten, sie jedoch Angst hatte, es ihrer Familie zu sagen: »Meine Mutter warf mir vor, verrückt geworden zu sein, und fragte, wie sie das je ihren Freundinnen beibringen könne. Ich stellte sie mir alle beim Kaffeekränzchen vor und dachte: ›Mein Gott, das kann sie nie.‹ Ich glaubte, meine 80-jährige Großmutter würde es am schwersten verstehen, doch im Gegenteil.« Nach der Geburt war die Mutter stolz auf ihr Enkelkind.

Andere Frauen erleben, wie sie sich bewusst von ihren Eltern lösen. Eine Frau meinte: »Eigentlich habe ich mich von *ihnen* und ihren Werten abgewendet, als ich mich für das Kind entschied.« Doch ganz egal, wie unabhängig Sie sich auch von Ihren Eltern fühlen, solche Verbindungen völlig abreißen zu lassen, kann sehr schmerzlich sein.

Vielleicht fühlen Sie sich schuldig oder sorgen sich, Ihrem Kind Ihre eigenen Ansichten aufzuzwingen. Die Medien berichten gern davon, wenn sich Schauspielerinnen und Popstars Babys »leisten«, ohne in einer festen Beziehung zu leben. Verklärende Fotos vom Mutterglück illustrieren Reportagen, die den Eindruck erwecken, als wären Babys im Moment – wie andere Modeaccessoires auch – »voll im Trend«. Doch diesen prominenten Frauen fehlt es nicht am nötigen Kleingeld, um ein Kindermädchen und andere Hilfen in Anspruch zu nehmen. Die Entscheidung, ein Kind alleine großzuziehen, stellt jedoch die meisten von uns vor große praktische Probleme.

Allein lebende Mütter betonen immer wieder, dass sie Hilfe brauchen und bereit sein müssen, diese anzunehmen. Lebenswichtige Fragen sollten unbedingt vorab geklärt werden: Wo wohnen Sie? Wovon werden Sie leben? Können Sie weiterhin Geld verdienen? Ab wann? Sie müssen sich auch überlegen, wie Sie mit dem Baby mobil bleiben, wie sich Sexualität, Muttersein und andere für Sie wichtige Dinge miteinander vereinbaren lassen und wie Sie sich fühlen, wenn Sie manches wegen dem Baby aufgeben müssen. Viele dieser Probleme stellen sich auch für Frauen mit einem festen Partner, doch allein lebende Frauen sind davon weitaus stärker betroffen. Um das alles durchzuhalten, müssen Sie das Kind wirklich wollen.

Wie Sie planen und sich vorbereiten

Im Laufe der Geschichte sind die meisten Kinder zu Hause auf die Welt gekommen. Entbindungskliniken wurden noch im 19. Jahrhundert für obdachlose Frauen eingerichtet und stellten im Grunde eine Erweiterung der Armenhäuser dar; viele der dort geborenen Kinder kamen anschließend in ein Waisenhaus. Medizinstudenten konnten in diesen Entbindungskliniken aktive Geburtshilfe erlernen und praktizieren, doch da die Ärzte noch nicht steril arbeiteten, verbreiteten sich Infektionen sehr schnell – mit der Folge, dass außerordentlich viele Babys und Mütter starben. Kliniken waren somit die gefährlichsten Orte, an denen Frauen gebären konnten.

Natürlich haben sich die Verhältnisse mittlerweile geändert. Doch trotz großer medizinischer Fortschritte und obwohl die meisten Ärzte Klinikgeburten empfehlen, ziehen heute viele Frauen wieder eine Hausgeburt vor, da diese ihren individuellen Bedürfnissen oft mehr entspricht.

An welchem Ort möchten Sie Ihr Kind zur Welt bringen?

Schon möglichst früh lohnt es sich, darüber nachzudenken, ob Sie Ihr Kind zu Hause oder in der Klinik zur Welt bringen möchten – wenn Sie sich für die Klinik entscheiden, sollten Sie sich überlegen, welche in Frage kommen könnte. Im Verlauf der Schwangerschaft können Sie Ihre Entscheidung natürlich ändern, doch es ist leichter, sich von einer Hausgeburt auf eine Klinikgeburt umzustellen als umgekehrt. Falls Sie eine Hausgeburt in Erwägung ziehen, sollten Sie das beim Arztbesuch gleich ansprechen; dann halten Sie sich beide Möglichkeiten offen. Sollte Ihr Arzt Hausgeburten skeptisch gegenüberstehen, können Sie einen anderen konsultieren. Im Grunde brauchen Sie für eine Hausgeburt gar keinen Arzt, sondern lediglich eine Hebamme. Erkundigen Sie sich, wer dafür in Frage kommt, und nehmen Sie frühzeitig Kontakt zu ihr auf.

»Ich informiere mich über verschiedene Alternativen – auch über die Hausgeburt, weil ich mir eine möglichst natürliche Geburt wünsche.«

Es ist sehr hilfreich, wenn Sie sich eine Liste der Dinge machen, die Ihnen bei der Geburt und in der Zeit unmittelbar danach wirklich wichtig sind, um dann besser entscheiden zu können, welche Umgebung Ihren Bedürfnissen eher entspricht, Ihr Zuhause oder die Klinik.

Klinikgeburt

Die meisten Frauen entscheiden sich in erster Linie deshalb für eine Klinik, weil sie überzeugt sind, dass sie dort die besten Voraussetzungen vorfinden. Sie möchten sichergehen, dass zum Vorteil ihres Babys alle modernen medizinischen Erkenntnisse und Apparate zur Verfügung stehen. Einige Frauen haben vor allem beim ersten Kind Angst vor der Geburt und fühlen sich unter einem Ärzteteam wohler, das auch mit eventuell auftretenden Komplikationen sofort zurechtkommt. Frauen, die sich vor einer schmerzhaften Geburt fürchten, entschließen sich wegen bestimmter Schmerzmittel, die lediglich im Krankenhaus verabreicht werden können, für eine Klinikgeburt. Sie möchten das Risiko vermeiden, zu Hause ohne Schmerzmittel auskommen zu müssen.

Andere Frauen haben einen guten Kontakt zu ihrem Frauenarzt und möchten ihn deshalb bei der Geburt dabeihaben. Manche Frauen entscheiden sich für die Klinik, weil sie sich dort von Haushalt und Familie erholen können. Es kommt auch vor, dass die Partner auf eine Klinikgeburt drängen, weil eine Hausgeburt für sie zu beunruhigend wäre. Vielleicht haben sie Angst davor, womöglich selbst der Geburtshelfer sein zu müssen.

Medizinische Gründe für eine Klinikgeburt

Für manche Frauen ist es ratsam, in der Klinik zu gebären, das gilt insbesondere für Schwangere mit Diabetes mellitus, einem Herzfehler oder einem Nierenschaden. Ihr Arzt wird Sie auch in die Klinik einweisen, wenn Sie eine schwere Präeklampsie bekommen (siehe S. 139) oder die Geburt drei Wochen vor dem Termin einsetzt. Wahrscheinlich wird man Ihnen zu einer Klinikgeburt raten, wenn sich Ihr Kind in einer Steißlage (Beckenendlage) befindet, da es dann meistens gleich nach der Geburt Hilfe bei der Atmung braucht (siehe S. 366). Es muss zwar nicht unbedingt zu Komplikationen kommen, doch manche Umstände bedeuten eben ein gewisses Risiko. Wenn Sie z. B. über 40 Jahre alt sind und Ihr erstes Kind bekommen, wird die Geburt länger dauern als bei jüngeren Frauen, und viele Ärzte raten Ihnen, in die Klinik zu gehen, damit bei der Geburt helfend eingegriffen werden kann. Manche Ärzte meinen sogar, alle Erstgebärenden (Primiparae) sollten in die Klinik gehen, da immer ein gewisses Risiko bestünde, selbst wenn die Schwangerschaft völlig normal verlief.

Wenn Sie bei bisherigen Geburten entweder vor oder nach der Entbindung schon einmal starke Blutungen hatten, sollten Sie ebenfalls besser in die Klinik gehen, weil Sie im Wiederholungsfall möglicherweise sehr schnell eine Bluttransfusion brauchen. Andererseits stellen sich folgende Fragen: Wurde die Blutung vielleicht erst durch bestimmte Eingriffe ausgelöst? Verringert sich die Wahrscheinlichkeit einer Blutung, wenn die Wehen natürlich verlaufen? Das trifft auch zu, wenn sich bei einer früheren Geburt die Plazenta

***Manche Frauen** entscheiden sich deshalb für eine Hausgeburt, weil sie dann ganz persönlich von einer einzigen Hebamme betreut werden (Abb. rechts).*

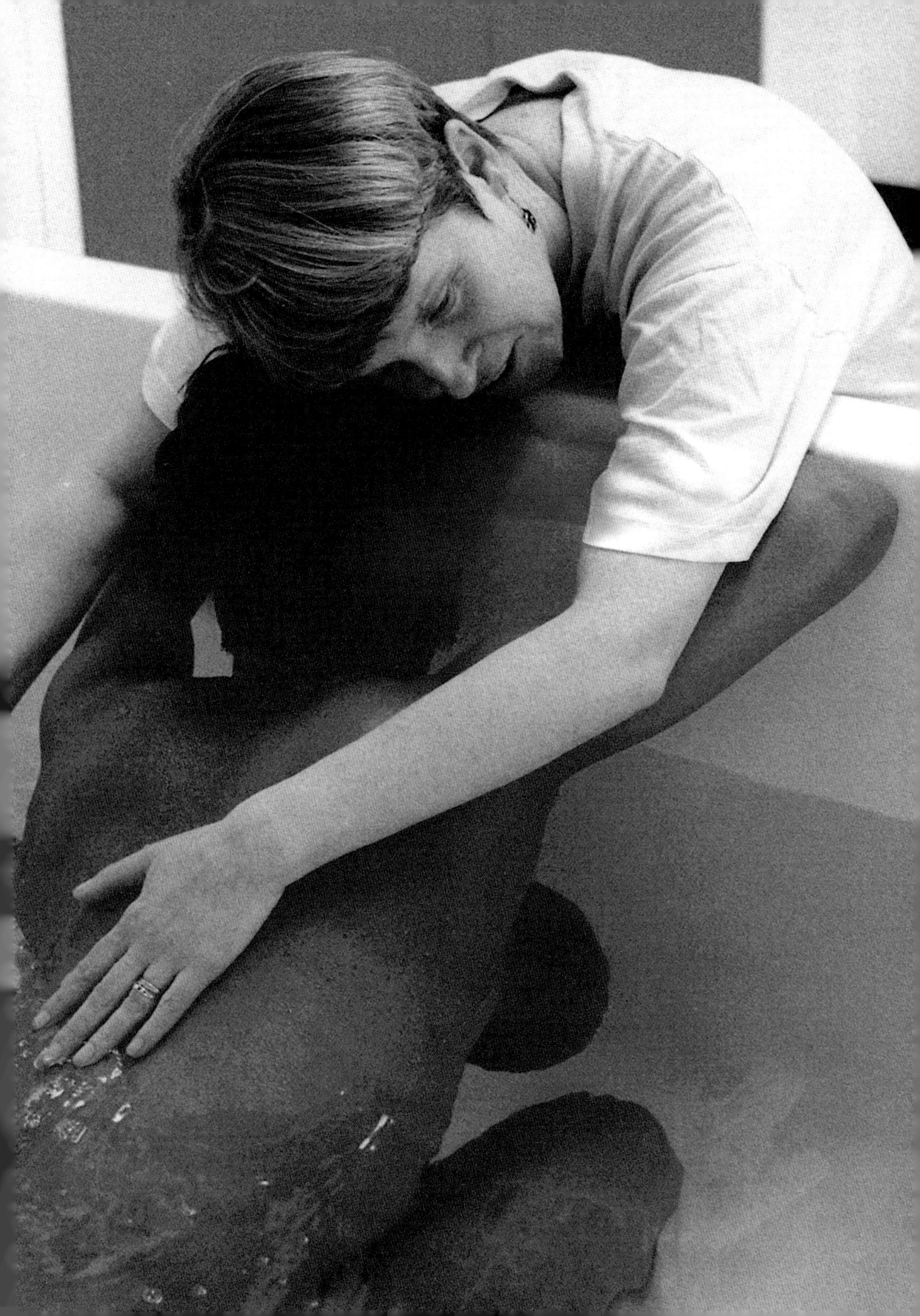

nicht gelöst hat. Manchmal führen die klinischen Eingriffe selbst weitere Geburtskomplikationen herbei.

Wenn Sie sehr klein sind (unter 1,55 m), ist Ihr Becken vielleicht für das Baby zu eng, wobei es viele kleine Frauen gibt, die leichte Geburten haben. Bei jedem Hinweis auf ein Missverhältnis zwischen Kind und Beckenbreite sollten Sie sich auf eine Klinikgeburt einstellen. Wenn Sie drei oder mehr Fehlgeburten hatten, können sich ebenfalls Probleme ergeben – wenn auch meist alles ohne Komplikationen verläuft. Auch wenn Sie bei einer schwierigen Geburt ein Kind verloren haben, werden Sie sich vergewissern wollen, dass es in Ihrer Geburtsklinik eine Säuglingsintensivstation gibt. Bei Zwillingen raten Ärzte zur Klinik, weil diese meist früher kommen und weniger wiegen. Obendrein besteht die Gefahr, dass der zweite Zwilling stecken bleibt. Doch wenn beide Zwillinge mit dem Kopf nach unten liegen und voll ausgetragen sind, können Sie bedenkenlos einer Hausgeburt vertrauen.

»Der Arzt in der Klinik war sehr nett. Er erzählte mir, seine Frau und er hätten selbst erst vor drei Monaten ein Baby bekommen. Da fühlte ich mich gleich viel wohler.«

WELCHE KLINIK?

Wenn Sie sich für eine Klinikgeburt entschieden haben, müssen Sie sich mit den verschiedenen Alternativen innerhalb des Kliniksystems auseinander setzen.

In größeren oder auch kleineren Kliniken mit Belegbetten überwacht meist der Arzt, bei dem Sie in Behandlung sind, die Geburt, zumindest in der letzten halben Stunde. Was nicht heißt, dass Sie sich automatisch für die Klinik entscheiden müssen, in der Ihr Frauenarzt Belegbetten hat. Prüfen Sie selbst, welche der nachstehenden Gesichtspunkte für Sie wichtig sind.

Art der Klinik In großen Kliniken, z.B. Universitätskliniken, haben Sie als Privatpatientin den Vorteil, vom Chefarzt bzw. Oberarzt betreut zu werden. Als Allgemeinpatientin wird Ihre Geburt dort von dem Arzt überwacht, der gerade anwesend ist, und das kann auch ein Assistenzarzt sein. Die Größe einer Klinik bietet nicht unbedingt eine Gewähr für bestmögliche apparative und fachliche Betreuung.

Personelle Besetzung Auf jeder Entbindungsstation sollte mindestens ein voll ausgebildeter Geburtshelfer Tag und Nacht sowie an Wochenenden anwesend sein. Zu jeder Tages- und Nachtzeit muss mindestens eine Hebamme bereitstehen. Wenn Sie eine Risikoschwangere sind, sollten Sie auch darauf achten, dass ein Arzt anwesend ist, der über Anästhesieerfahrung verfügt.

Medizinische Ausrüstung Meist hat heute jede moderne Klinik Zugang zu einer Blutbank, damit Transfusionen ohne Zeitverlust möglich sind. Eine fachgerechte Narkose muss jederzeit möglich sein, so dass ein Kaiserschnitt ohne Verzug durchgeführt werden kann. Die zur künstlichen Beatmung und Reanimation notwendigen Geräte müssen vorhanden sein, damit das Neugeborene im Notfall behandelt werden kann. Bringen Sie auch in Erfahrung, wie es um eine optimale Versorgung des Babys bestellt ist oder wie lange unter Umständen der Transport in eine Neugeborenenintensivstation dauern würde.

Alle diese Punkte betreffen Sicherheitsfaktoren für den Notfall. Wenn seitens der Ärzte auf Sicherheit hingewiesen wird, die Kliniken zu bieten haben, sollten Sie auch prüfen, ob die Voraussetzungen für eine solche Sicherheit in Ihrer Klinik auch tatsächlich vorhanden sind.

Emotionale Atmosphäre Wenn Sie Ihren Partner oder eine Freundin dabeihaben möchten, machen Sie das von Anfang an deutlich. Finden Sie heraus, wie das Klinikpersonal zu ausgedehntem Mutter-Kind-Kontakt, Anlegen gleich nach der Geburt und Stillen nach Bedarf ohne Zufüttern eingestellt ist, falls Sie das wünschen. Wenn Sie sich auf eine sanfte Geburt einstellen, dann bringen Sie in Erfahrung, welche Ansichten zu Schmerz- und Betäubungsmitteln und zum Dammschnitt vorherrschen, wie viel Zeit Ihnen in der Austreibungsphase gelassen wird und wann gewöhnlich abgenabelt wird. Entscheidend ist, dass das Klinikpersonal aus innerer Überzeugung eine natürliche Geburt ermöglicht.

An manchen Kliniken ist es möglich, sich die Hebamme selbst auszusuchen. In der Regel geht das nur, wenn frei niedergelassene Hebammen dort arbeiten, die in ihrem Dienstplan flexibel sind. Bei einer solchen Regelung haben Sie den Vorteil, dass Sie die Hebamme schon vorher kennen und vielleicht auch von ihr vorbereitet werden, so dass ein Vertrauensverhältnis zwischen Ihnen beiden entstehen kann.

Rooming-in Von Klinik zu Klinik wird das Rooming-in unterschiedlich gehandhabt. An manchen Kliniken gibt es trotzdem feste Fütterungszeiten. Teil-Rooming-in bedeutet, dass das Kind nachts und zur Besuchszeit ins Kinderzimmer muss. Bei uneingeschränktem Rooming-in hingegen können Sie Ihr Kind immer bei sich haben, nach Bedarf stillen und selbst versorgen – erfahrenes Klinikpersonal wird Sie darin entsprechend unterstützen.

Ambulante Geburt In einigen Kliniken besteht die Möglichkeit, einige Stunden nach der Geburt, wenn keine Komplikationen mehr zu erwarten sind, wieder nach Hause zu gehen. Wenn eine Hausgeburt für Sie nicht das Richtige ist, Sie jedoch einen längeren Aufenthalt in der Klinik und mehrere Tage Trennung von Ihrem größeren Kind scheuen, kann die ambulante Geburt für Sie vielleicht eine gute Lösung sein.

Das Geburtszimmer

Bis vor kurzem wurden die Geburtsräume bzw. Kreißsäle ausschließlich unter dem Aspekt ausgestattet, dass Ärzte und Hebammen bequem darin arbeiten können – ohne Rücksicht auf die Gebärende. Das hat sich in vielen Kliniken geändert, und es gibt heute Geburtsbetten und andere Geräte, die den Schwangeren beim aufrecht Sitzen, Knien, Hocken oder Stehen festen Halt bieten. Doch die Geburtshilfepraxis schränkt die Möglichkeit der freien Bewegung oftmals wieder ein. Wenn Sie eine Periduralanästhesie bekommen oder an medizinische Geräte wie einen Tropf oder Herzton-Wehenschreiber angeschlossen werden – oder beides –, können Sie sich unter Umständen überhaupt nicht mehr bewegen. In England und Wales geben 87% der Kliniken an, dass die Frauen ihre Gebärposition frei wählen können, doch Forschungen haben ergeben, dass 74% der Frauen in Rückenlage gebären.*

Es zeigte sich zudem, dass Frauen, die in der Eröffnungsphase der Geburt aufrecht bleiben können, weniger Schmerzen haben und folglich weniger schmerzlindernde Medikamente brauchen; der Muttermund öffnet sich schneller als im Liegen. Auch die Herzfrequenz ihrer Babys liegt mit größerer Wahrscheinlichkeit im Normalbereich.*

»Letztes Mal war ich bei den Wehen zur Rückenlage gezwungen und fühlte mich wie in einer Zwangsjacke. Dieses Mal war es viel besser, weil ich mich frei bewegen konnte; ich hatte das Gefühl, die Dinge im Griff zu haben, und konnte mit dem Schmerz leichter umgehen.«

Auch in der Austreibungsphase verringert eine aufrechte Haltung den Schmerz sowie den Medikamentenbedarf und erleichtert das Schieben; es gibt weniger Dammrisse und mehr normale vaginale Geburten – rundum ein positiveres Geburtserlebnis.* Wenn Sie sich vor der Geburt Kliniken ansehen, achten Sie besonders darauf, wie Sie dort verschiedene Gegenstände und Simse als Stützen benutzen können, um Ihr Becken frei zu bewegen. Bitten Sie um einen Sitzsack oder fragen Sie, ob Sie selbst einen mitbringen dürfen.

Für die Wehen bieten die Kliniken heute oft einen Schaukelstuhl an, für die Geburt einen Gebärstuhl und Stangen, an denen Sie sich festhalten können. Manche Häuser verfügen über raffinierte Geburtsbetten oder moderne Stühle, die sich in fast jede Position verstellen lassen. Entscheidend ist jedoch, ob Sie die Geräte selbst bedienen können oder auf jemand anderen angewiesen sind. Ein noch so interessantes Design hilft nicht, wenn es Ihre Bewegungsfreiheit einschränkt. Längeres Sitzen auf einem starren Hocker oder Stuhl mit nicht verstellbarer Rückenlehne ist problematisch, weil der Vulvabereich dann anschwellen und sich das Blut stauen kann, so dass bei der Geburt stärkere Blutungen auftreten können.* Letzten Endes gibt es keine bessere Stütze als den Geburtshelfer, der Sie hält, egal wie Sie sich bewegen möchten.

Vielleicht steht auch eine Wanne oder ein Wasserbecken zur Verfügung – allerdings sind diese meistens nur für die Wehenphase vorgesehen und nicht für die eigentliche Geburt. Dieses Angebot sollten Sie unbedingt nutzen: Ein Wasserbecken lindert den Schmerz ungemein und bietet Ihnen eine intime Rückzugsmöglichkeit für die Wehen. In größeren Becken können Sie sich frei bewegen, und es gibt genügend Platz, um darin auch Ihr Baby zur Welt zu bringen.

Wenn in Ihrer Klinik kein Becken installiert ist, können Sie eventuell eine tragbare Wanne von zu Hause mitnehmen. Sprechen Sie mit den Klinikhebammen darüber. Adressen, über die Sie Wasserbecken ausleihen können, finden Sie im Anhang des Buches (siehe S. 414).

Hausgeburt

Es ist zwar heute immer noch üblich, die Kinder in der Klinik zur Welt zu bringen, doch die Zahl der Frauen, die sich für eine Hausgeburt entscheiden, steigt ständig. Es gibt eine Reihe von Gründen, die Frauen dazu veranlassen:

Die meisten von ihnen, die schon einmal ein Kind in der Klinik zur Welt gebracht haben, sagen, dass sie die Hausgeburt beim zweiten Baby viel mehr genossen haben. Andere wiederum entscheiden sich gleich für eine Hausgeburt, weil sie ihr Kind nicht in der sterilen Krankenhausatmosphäre gebären möchten. Sie möchten eigene Entscheidungen treffen und auf »sanfte« Art gebären, ohne sich in die Rolle einer Patientin drängen lassen zu müssen, die sich nach Klinikregeln und Vorschriften zu richten hat. Sie wollen vermeiden, den Raum wechseln zu müssen, etwa vom Bett in den Kreißsaal. Sie möchten frei umhergehen und die Haltungen einnehmen können, die für sie angenehm sind. Arzt und Hebamme sind zwar gern gesehene Gäste, daheim bestimmen die Frauen jedoch selbst.

»Meine achtjährige Tochter hatte während meiner Wehen einen Geburtstagskuchen für das Baby gebacken, und nachher feierten wir mit Kuchen, Champagner und Limonade.«

Einige Frauen sind der Überzeugung, dass die Geburt als Akt der Liebe eine sehr persönliche und intime Angelegenheit ist und in der Atmosphäre einer vertrauten Umgebung ihren Lauf nehmen sollte. Sie möchten sicher sein, dass der Vater des Kindes oder eine Freundin die ganze Zeit dabei sein, aktiv Anteil nehmen und sie bei der Geburtsarbeit emotional unterstützen kann. Manche wünschen sich, dass der Vater selbst das Kind mit seinen Händen in Empfang nimmt. Sie wollen, dass das Baby ohne Apparaturen und grelles Licht zur Welt kommt und zärtlich willkommen geheißen wird. In den meisten Kliniken können heute die Väter zwar dabei sein, aber sie werden zwischendurch häufig hinausgeschickt, oft gerade dann, wenn die Frau ihren Partner am meisten braucht.

Eine Hebamme lernt *die von ihr betreute Frau in der Schwangerschaft kennen; Routineuntersuchungen sind ein Teil dieser Beziehung (Abb. rechts).*

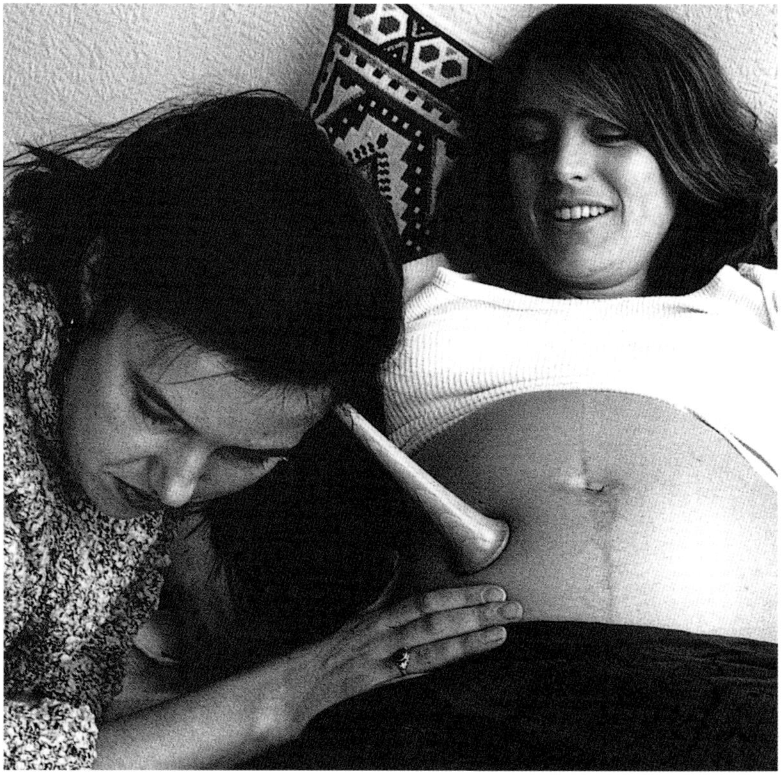

Ihr Blutdruck *steigt weniger schnell, wenn Sie zufrieden und entspannt sind (Abb. unten).*

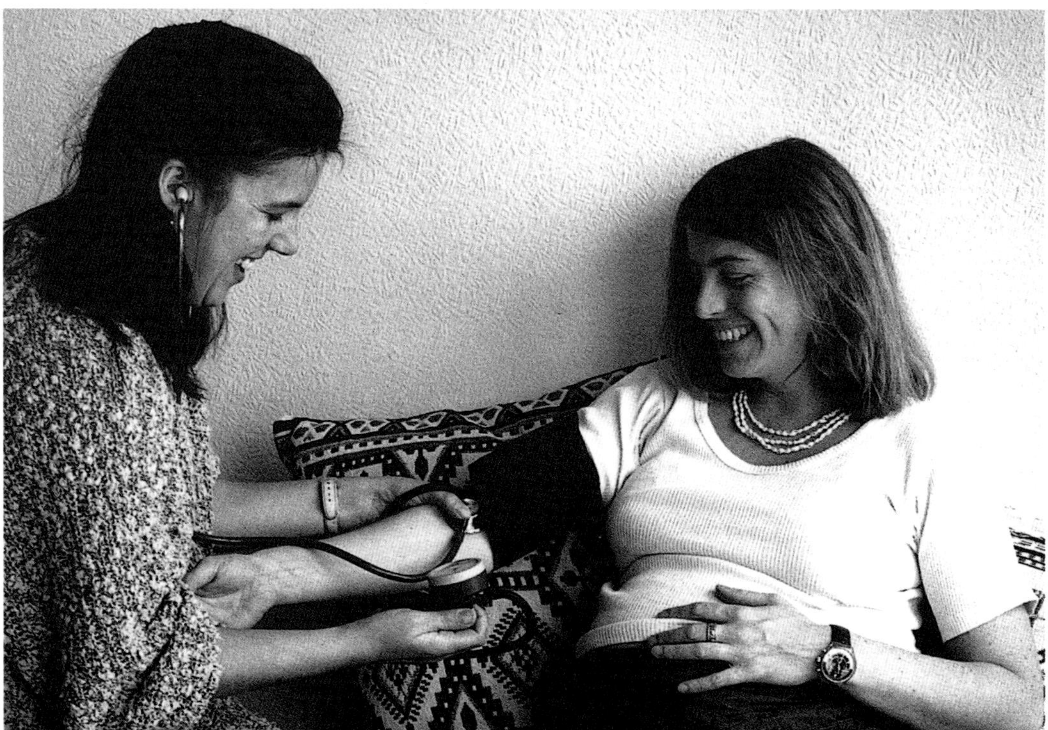

Die Bedeutung der Eltern-Kind-Bindung

Untersuchungsergebnisse über die Entstehung einer Bindung zwischen Mutter, Vater und Baby weisen auf die Bedeutung der Zeit unmittelbar nach der Geburt hin, in der die Eltern ihr Kind kennen lernen und ein Gefühl der Zusammengehörigkeit entwickeln. In manchen Kliniken werden die Eltern immer noch von ihrem Neugeborenen getrennt, und die Zeit für Zärtlichkeiten ist begrenzt oder entfällt ganz. Die Routine ist dort wichtiger als die emotionalen Abläufe. Viele Frauen haben den Verdacht, dass medizinische Eingriffe häufig unnötig sind und dass es zu Hause einfacher sei, natürlich und ohne Medikamente zu gebären. Sie sind der Überzeugung, dass eine ungetrübte Wahrnehmung der Vorgänge eine wichtige Erfahrung für sie ist und dass Medikamente für ihr ungeborenes Baby schädlich sein können.

Eine schwangere Frau, die eine schwierige Klinikgeburt gehabt hatte, meinte: »Dieses Mal möchte ich mein Kind auf natürliche Weise zur Welt bringen. Beim ersten Kind haben sie alles Mögliche mit mir gemacht, schließlich bekam ich eine Periduralanästhesie, und es wurde eine Zangengeburt. Ich bin sicher, dass mein Körper weiß, was er zu tun hat, wenn ich den Dingen ihren freien Lauf lasse, herumgehe, mich entspanne und mich in meinem eigenen Zuhause wohl fühle.«

Wenn Sie bereits Kinder haben, ist es Ihnen vielleicht wichtig, dass sie die Geburt als einen normalen, freudigen Bestandteil des Lebens erleben und nicht als einen operativen Eingriff. Manche Frauen möchten ihre Kinder während der Wehen bei sich haben, und manche möchten sie auch an der Geburt teilhaben lassen. In den meisten Kliniken ist das nicht möglich. Mütter, die ihre Kinder noch nie für eine längere Zeit allein gelassen haben, befürchten oft, dass eine Trennung zu emotionalen Problemen und Verhaltensschwierigkeiten führt. Andere können niemanden finden, der sich während ihres Klinikaufenthalts um die Familie kümmert.

Sind alle bisherigen Schwangerschaften und Geburten komplikationslos verlaufen, besteht auch bei der vierten oder fünften Geburt kein zusätzliches Risiko bei einer Hausgeburt. In manchen Fällen verweigern Ärzte jedoch dann ihre Zustimmung, auch wenn sie sich vorher entgegenkommend gezeigt haben. Eine Frau berichtete z. B., dass ihre Ärztin vor der Schwangerschaft beim dritten Kind einer Hausgeburt im Prinzip zugestimmt habe, dann jedoch »alles daransetzte, uns umzustimmen. Sie konnte nicht verstehen, dass niemand da war, der sich um die älteren Kinder zu Hause kümmerte, und weshalb mein Mann nicht bei mir hätte sein können, wenn ich nicht zu Hause blieb ... Oft kam ich weinend heim. Wäre ich nicht so entschlossen gewesen oder ohne den Rückhalt meines Mannes, hätte ich aufgegeben.« Wenn Sie sich für eine Hausgeburt entschieden haben und bei Ihrem Arzt kein Verständnis finden, können Sie sich an eine der auf S. 413–414 angegebenen Einrichtungen wenden.

Eintragungen im Mutterpass und ihre Bedeutung

+/0/oB	Häufig verwendete Zeichen: + = ja, vorhanden, sichtbar; 0 = nein, nicht nachweisbar; oB = ohne Befund.
Serologische Untersuchungen	Blutuntersuchungen: Vermerkt werden die Blutgruppenzugehörigkeit bezüglich des Rhesusfaktors, der Antikörper-Suchtest sowie der Röteln-HAH-Test. Fragen Sie Ihren Arzt, wenn Sie Eintragungen nicht verstehen.
Gravida	Diese Zahl zeigt an, um die wievielte Schwangerschaft es sich handelt.
Para	Diese Zahl gibt Aufschluss über die Anzahl der bisherigen Geburten. Beim ersten Kind werden Sie als Primipara, als Erstgebärende, bezeichnet.
Zyklus	Hinsichtlich der Terminbestimmung wird hier eingetragen, in welchen Abständen und wie lange Sie Ihre Periode haben bzw. wann Ihre letzte Periode stattfand.
Konzeptionstermin	Soweit bestimmbar, wird hier der Tag, an dem Sie wahrscheinlich schwanger geworden sind, vermerkt. Sollten Sie das Empfängnisdatum genau wissen, geben Sie es an.
Gravidogramm	In dieser Tabelle wird der Schwangerschaftsverlauf festgehalten.
• Schwangerschaftswoche	In der 1. Spalte wird der rechnerisch bestimmte Termin nach der letzten Periode eingetragen, in der 2. Spalte der z.B. aufgrund von Ultraschall korrigierte Termin.
• Fundusstand	Hier wird vermerkt, wie weit die Gebärmutter nach oben gewachsen ist. Bezugspunkte sind die Symphyse (Schamfuge), dann der Nabel und schließlich der Rippenbogen. Sy + 2 bedeutet, dass Ihr Fundus zwei Querfinger über der Schamfuge zu spüren ist. N + 2 heißt, dass Ihr Fundus jetzt bis zwei Querfinger über den Nabel reicht (etwa 22. Woche). Rbg. – 1: Ihr Fundus befindet sich einen Querfinger unter dem Rippenbogen (etwa 36. Woche). Wenn sich gegen Ende der Schwangerschaft (ca. 4 Wochen vor der Geburt) Ihr Baby ins Becken einstellt, sinkt der Fundus wieder. Sie können den Fundusstand bei sich selbst Woche für Woche beobachten, indem Sie sich auf den Rücken legen und mit Ihren Handflächen auf Ihrem Bauch den festen oberen Bereich Ihrer Gebärmutter ertasten, der sich wie eine Muskelschicht anfühlt.
• Kindslage	Normalerweise liegt das Kind gegen Ende der Schwangerschaft mit dem Kopf nach unten: SL = Schädellage oder KL = Kopflage. Es wird unterschieden nach I.v. HHL = linke vordere Hinterhauptslage (am häufigsten), II.v. HHL = rechte vordere HHL, I.hi. HHL = linke hintere HHL, II.hi. HHL = rechte hintere HHL. BEL = Beckenendlage.
• Herztöne	Hier trägt der Arzt ein, wo und wie deutlich er die kindlichen Herztöne gehört hat. Ihr Nabel (+) ist der Bezugspunkt; $(+_{\times})$ z.B. bedeutet, dass er sie rechts unterhalb Ihres Nabels am besten hören konnte.
• Kindsbewegung	Hier sollte das Datum der ersten Kindsbewegung vermerkt werden, ein wichtiger zusätzlicher Anhaltspunkt für die Bestimmung des voraussichtlichen Geburtstermins. Auf Befragen der Mutter wird hier z.B. (+) = selten, + = oft oder ++ = sehr oft vermerkt.
• Ödeme/Varikosis	Wasseransammlungen/Krampfadern. Wasseransammlungen führen zum Anschwellen des Gewebes an Füßen und Gelenken, im Gesicht und an der Vulva. Starke Wasseransammlungen können ein Hinweis auf EPH-Gestose (Präeklampsie) sein.

• RR	Abkürzung für Blutdruck (nach Riva-Rocci, der den Messapparat entwickelte), der in zwei Werten angegeben wird, z.B. 130/80. Der Druck, der sich bei jedem Herzschlag aufbaut, wird als *systolischer Blutdruck* (erster Wert) bezeichnet. Zwischen den Schlägen entspannt sich der Herzmuskel, und der Druck sinkt. Der niedrigere Wert wird als *diastolischer Blutdruck* (zweiter Wert) bezeichnet. Als Bluthochdruck wird ein Ergebnis gewertet, wenn der systolische Wert über 160 und der diastolische über 95 liegt.
• Hb (Ery)	Hämoglobin ist die sauerstofftransportierende Substanz in den roten Blutkörperchen (Erythrozyten). Wenn Ihr Hämoglobinwert niedriger ist als 12 g/% oder 75% (bezogen auf einen Normalwert von 16 g pro 100 ml, also 16 g/% = 100%), gelten Sie als anämisch und bekommen Eisen verschrieben. Wegen des größeren Blutvolumens im Kreislauf haben die meisten Schwangeren einen verringerten Hämoglobinwert.
• Sediment	Bei der Untersuchung mit einem Laborstreifen (Stix) kann sich ein pathologischer (krankhafter) Befund ergeben. Dann wird durch Zentrifugieren Harnsediment gewonnen und mikroskopisch untersucht.
• Bakteriologischer Befund	Falls Nitrit im Urin nachgewiesen wird, sind Bakterien vorhanden. Es wird eine Kultur mit Antibiogramm angelegt, das Auskunft gibt, gegen welche Medikamente die Bakterien resistent sind.
• Urin	Ihr Urin wird auf das Vorhandensein von *Zucker* (manchmal ein Zeichen für Diabetes mellitus), von *Eiweiß* (ein mögliches Zeichen für Präeklampsie), von *Nitrit* (ein möglicher Hinweis auf eine bakterielle Entzündung der Nieren, des Harnleiters oder der Blase) und auf *Blut* (ebenfalls Anzeichen für Entzündungen oder für Nierensteine) untersucht.
• Vaginale Untersuchung	Folgende Abkürzungen werden häufig verwendet: MM = Muttermund (z.B. geschlossen, 1 cm); CK = Cervikalkanal, Gebärmutterhalskanal; Po = Portio, unterer Teil des Gebärmutterhalses (z.B. 1, 2, 3 cm oder voll erhalten); BE = Beckeneingang bei Angaben über den Höhenstand des Kopfes.
Ultraschalldiagnostik	SSL = Scheitel-Steißlänge (gemessen ab 8. bis etwa 14. Woche)/FS = Fruchtsackdurchmesser (gemessen ab 3. bis etwa 14. Woche); BIP = biparietaler Durchmesser, d.h. Durchmesser des kindlichen Kopfes von Schläfe zu Schläfe. Th Ø bedeutet Durchmesser des Thorax (Brustkorb); FW = Fruchtwassermenge, hier wird ein Schätzwert aufgrund von Erfahrung bei der Beurteilung des Ultraschallbildes angegeben. Plazenta bezieht sich auf den Sitz des Organs: Hw bedeutet Hinterwand der Gebärmutter, Vw Vorderwand, F Fundus. Bei einer Placenta praevia ist die Öffnung des inneren Muttermundes teilweise (marginalis bzw. partialis) oder ganz (totalis) von der Plazenta bedeckt.
Cardiotokografische Befunde	Sie geben Aufschluss über die Elektronische Herzton-Wehen-Überwachung (CTG).
Normenkurven	Eine in den rosa Bereichen durchgeführte Ultraschalluntersuchung gibt in der 16. bis 20. Woche Hinweise darauf, in welcher Schwangerschaftswoche Sie tatsächlich sind; in der 32. bis 36. Woche wäre es sinnvoll, den Sitz der Plazenta und ihre Funktionsfähigkeit festzustellen. Diese beiden Untersuchungen werden von den gesetzlichen Kassen empfohlen.
Anti-D-Prophylaxe	Spritze zur Verhinderung von Antikörperbildung bei Rhesus-negativer Mutter, wenn das Kind Rhesus-positiv ist.
Abschlussuntersuchung/Epikrise	Darin werden Daten der abschließenden Entlassungsuntersuchung (wie z.B. Geburtsmodus, Gewicht, Besonderheiten) vermerkt.

Veränderungen in der Geburtshilfe

Anfang der 90er-Jahre änderte sich die offizielle Gesundheitspolitik in Sachen Geburt. Das spiegelt sich z.B. im von der britischen Regierung in Auftrag gegebenen Bericht über »Veränderungen im Geburtswesen« wider. Als erstes Prinzip gilt, dass »bei der medizinischen Geburtshilfe die Frau im Mittelpunkt stehen muss. Sie allein muss entscheiden können, was mit ihr geschieht. Frauen sollen selbst wählen können, wo ihre Babys zur Welt kommen, und ihr Recht auf diese Entscheidung soll respektiert werden.«* Ziel war es, dass jede Frau die Gelegenheit bekommen sollte, mit nur einer Hebamme in Kontakt zu treten, die für Kontinuität garantiert und sie bei der Planung der Geburt aktiv unterstützt.

Die Betreuung durch eine einzige Hebamme wird bereits in einigen Kliniken verwirklicht; es lohnt sich, danach zu fragen, da es viele Vorteile bringt. Wenn eine Hebamme ihre Patientin gut kennt und nicht für verschiedene Frauen verantwortlich ist, braucht die Gebärende laut Umfrage weniger Schmerzmittel. Sie benötigt mit geringerer Wahrscheinlichkeit eine Periduralanästhesie oder Geräte wie einen Herzton-Wehenschreiber. Auch verringert sich das Risiko eines Dammschnitts. Gut betreute Frauen sehen der Geburt mit positiveren Gefühlen entgegen und schätzen ihre eigene Vorbereitung und Fähigkeit zu gebären besser ein. Die meisten Frauen, die von einer einzigen Hebamme betreut werden, beschrieben die Geburt als »schwere Arbeit, aber wunderbares Erlebnis«*.

Die britischen Hebammen werden von ihrem Zentralverband darauf aufmerksam gemacht, den Frauen Wahlmöglichkeiten einzuräumen: »Die praktischen Maßnahmen müssen ... vernünftig und relevant sein und den individuellen Bedürfnissen der Patientinnen entsprechen.«* Zur Benutzung eines Wasserbeckens heißt es: »Wassergeburten fallen in den normalen Aufgabenbereich der Hebamme, die dafür verantwortlich ist, sich neue Kenntnisse anzueignen und die richtige Hilfe zu leisten.«

Auch in zahlreichen anderen Ländern setzt ein allmähliches Umdenken in der Geburtshilfe ein. Vielerorts wird versucht, den Empfehlungen der Weltgesundheitsorganisation zu entsprechen. Hier ein Auszug aus einem Kurzbericht der WHO (»Bedarfsgerechte Technologie nach der Geburt«, Oktober 1986): »Es gibt bestimmte grundlegende Rechte (...) in der Schwangerschaftsnachsorge. Dazu gehören beispielsweise das Recht auf freie Wahl des Entbindungsortes und des primären Geburtshelfers, Erhaltung der körperlichen Unversehrtheit und Wahrung der Privatsphäre von Mutter und Kind, Respektierung der Geburt als ganz individuelle, sexuelle und familiäre Erfahrung (...). Alle Eltern und Neugeborenen haben das Recht, vom Zeitpunkt der Geburt an in engem Kontakt zu sein. Auf jeden Fall sollte ein enger Kontakt zwischen der Mutter und dem Säugling gefördert werden (...).

Die Vorsorgeuntersuchungen

Zu einer glücklichen Geburt gehört eine gute Vorsorge, damit Sie zuversichtlich sein können, dass Sie und Ihr Baby gesund sind. Noch wichtiger als die medizinische Vorsorge ist aber, wie Sie für sich selbst sorgen. Dazu gehört, dass Sie mit den Belastungen des Alltags richtig umzugehen lernen und ein gutes Körpergefühl entwickeln. Geburtsvorbereitung empfiehlt sich vom sechsten Monat an, doch sollten Sie sich schon vorher über die verschiedenen Möglichkeiten informieren und auch einige Übungen machen.

Die Schwangerenvorsorge ist seit dem 19. Jahrhundert nach und nach entstanden, und wir wissen nicht genau, welche Maßnahmen aus dem Gesamtkatalog von allgemeinem Wert sind, welche am besten für Risikofälle geeignet und welche heute überflüssig sind. Viele Maßnahmen bringen keine zuverlässigen Ergebnisse. Das intrauterine Wachstum z. B. gibt sehr häufig Anlass zu Verwirrungen, denn vielen Frauen wird gesagt, dass ihr Baby zu langsam wächst, während sich später herausstellt, dass alles in Ordnung war. Dennoch kann eine sorgfältige Schwangerenvorsorge mitunter über Leben und Tod des Babys entscheiden – und in seltenen Fällen auch über das der Mutter.*

Leider muss man sich bei den Vorsorgeuntersuchungen meist auf längeres Warten einstellen. Nehmen Sie sich ein Buch oder eine Handarbeit mit, oder freunden Sie sich mit anderen künftigen Müttern an, die mit Ihnen warten.

Immer mehr Männer wollen heute ihre Partnerinnen bei den Vorsorgeuntersuchungen begleiten (manche Kliniken fordern die Väter sogar dazu auf), doch häufig ist man nicht darauf eingestellt, und der Mann wird dann gebeten, im Wartezimmer zu bleiben. Wenn es Ihnen jedoch wichtig ist, dass Sie beide mit dem Arzt sprechen und dass Ihr Partner nicht nur bei der Geburt, sondern auch während der Schwangerschaft mit einbezogen wird, dann lohnt es sich, darauf zu beharren. Machen Sie sich vorher über alle offenen Fragen und Probleme Gedanken. Viele Frauen schreiben sie auf, damit sie beim Arzt in der knappen Zeit nichts vergessen. Wenn Sie für die Geburt besondere Wünsche haben, dann sagen Sie das dem Arzt und bitten ihn, Ihre Angaben in der Karteikarte zu vermerken und dafür zu sorgen, dass diese in der Geburtsklinik vorliegt.

Der Nutzen so mancher Schwangerschaftsuntersuchungen, die früher unumstritten waren, wird heute jedoch in Frage gestellt. An vielen Orten laufen Forschungen, ob sie ihren Zweck überhaupt erfüllen oder etwa mehr schaden als nützen. Wenn es berechtigte Zweifel an einer Untersuchungsmethode oder anderen Eingriffen gibt und Sie gebeten werden, an einer Studie teilzunehmen, sollten Sie sich gründlich überlegen, worauf Sie sich einlassen. Sie haben das Recht, über sämtliche Forschungsprojekte, an denen Sie teilnehmen, voll informiert zu werden; Sie können zustimmen oder ablehnen und Ihre Teilnahme jederzeit zurückziehen.

Routineuntersuchungen

Wenn feststeht, dass Sie schwanger sind, stellt Ihr Arzt Ihnen einen Mutterpass aus; wenn Sie schon Kinder haben, trägt er die Daten in den vorhandenen Mutterpass ein (siehe S. 40–41). Die erste Vorsorgeuntersuchung findet etwa im dritten Monat statt. Bis zum siebten Monat gehen Sie am besten alle vier Wochen zum Arzt, danach alle 14 Tage. Vielleicht bittet man Sie im letzten Schwangerschaftsmonat, jede Woche zur Untersuchung zu kommen.

Bei jeder Vorsorgeuntersuchung werden Sie gewogen. Durch das wachsende Baby werden Sie regelmäßig zunehmen (siehe S. 94).

Beim ersten Arztbesuch werden Ihre Herztöne abgehört. Sie verändern sich im Laufe der Schwangerschaft, vielleicht werden auch Herzgeräusche entdeckt. Das ist völlig normal. Außerdem wird Ihre Blutgruppe bestimmt und festgestellt, ob Ihr Baby aufgrund des Rhesusfaktors erkranken könnte (siehe S. 113). Ihre Blutprobe wird auf Syphilis sowie auf Immunität gegen Röteln und möglicherweise auch auf Toxoplasmose untersucht. Darüber hinaus wird ein Abstrich am Gebärmutterhals gemacht und auf Chlamydien (Bakterien) untersucht. Eine HIV-Untersuchung findet nur mit Ihrem Einverständnis statt. Vielleicht wird Ihnen eine Amniozentese angeboten (siehe S. 226). Bei jedem Termin wird Ihr Blutdruck abgenommen, Ihr Urin getestet und Ihr Gewicht, die Fundushöhe und die kindlichen Herztöne (sobald hörbar) registriert.

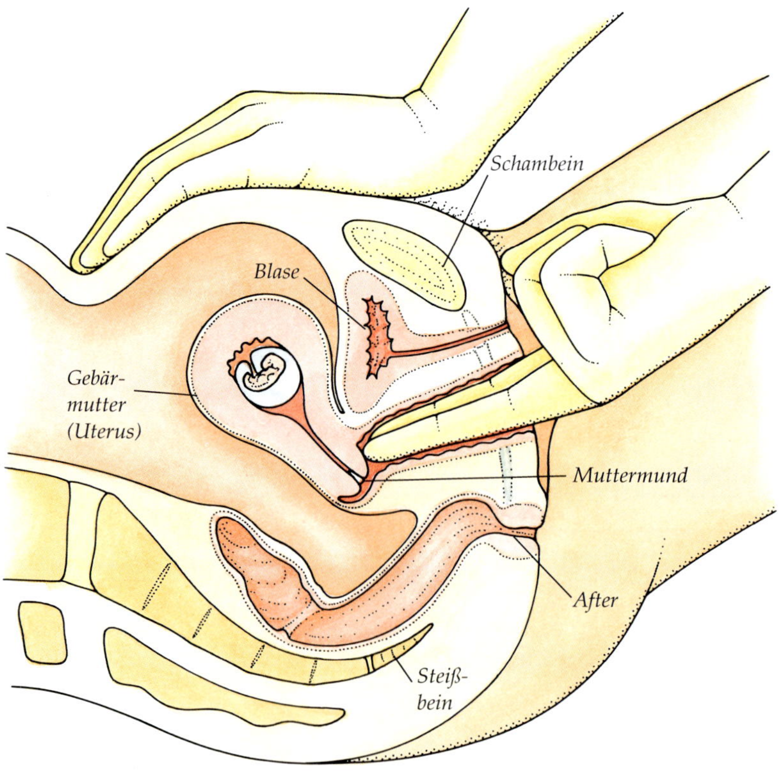

Vaginaluntersuchung
Nach der sechsten Woche kann der Arzt oder die Hebamme eine leichte Vergrößerung und Erweichung der Gebärmutter feststellen. Der Embryo ist gut geschützt und wird durch die Untersuchung keinesfalls gefährdet.

Etwa in der 16. Schwangerschaftswoche kann eine Untersuchung auf Anzeichen für Missbildungen wie Spina bifida oder das Down-Syndrom durchgeführt werden (siehe S. 220–223). Darüber hinaus wird das Blut regelmäßig auf Anämie getestet (siehe S. 143). Doch was früher als »Schwangerschaftsanämie« behandelt wurde, ist in der Regel ein normales Absinken des Hämoglobinspiegels, bedingt durch das vergrößerte Blutplasmavolumen. Im Körper einer Schwangeren fließen etwa 35% mehr Blut. Früher glaubte man, der Hämoglobinspiegel müsse durch Eisenpräparate angehoben werden. Doch Frauen, deren Hämoglobinspiegel sinkt, tragen ihre Babys mit größerer Wahrscheinlichkeit voll aus und bekommen Kinder mit einem guten Geburtsgewicht. Sinkt der Hämoglobinspiegel nicht, liegt das Risiko eines niedrigen Geburtsgewichts und einer Frühgeburt deutlich höher.*

Schwangere Frauen können Eisen aus der Nahrung besser aufnehmen. Wenn Sie Orangensaft statt Kaffee oder Tee trinken, die beide die Eisenresorption hemmen, wird Ihr Körper das Eisen, das in der Nahrung natürlich vorhanden ist, gut nutzen.*

Zu jedem Zeitpunkt der Schwangerschaft kann Ihnen eine Ultraschalluntersuchung vorgeschlagen werden; so um die 10. Woche herum ist sie bereits Routine. Doch können Sie ablehnen, wenn Sie nicht möchten. Am Ende der Schwangerschaft kann eine Ultraschallaufnahme die Größe des kindlichen Kopfs im Verhältnis zum Becken zeigen. Wiederholte Ultraschalluntersuchungen während der Schwangerschaft erlauben Rückschlüsse auf das Wachstum Ihres Babys und den erwarteten Entbindungstermin.

Bei der ersten Vorsorgeuntersuchung werden Sie wahrscheinlich vaginal untersucht, bei den folgenden tastet man Uterus und Baby meist über Ihren Bauch. Dabei sollten Sie langsam ausatmen, Ihren Bauch völlig entspannen, dann langsam weiteratmen und bei jedem Ausatmen mehr loslassen. Dadurch lässt sich die Lage des Kindes leichter feststellen, und auch für Sie ist es viel angenehmer.

Zunächst wird der Abstand zwischen dem Schambein und dem Baby und dann der obere Teil der Gebärmutter ertastet. Das wird als Funduspalpation bezeichnet. Dann bewegt der Arzt die Hände seitwärts am Baby entlang, um Rücken und Gliedmaßen zu erfühlen. Der Körperteil des Babys, der sich über dem Muttermund befindet, ist der vorangehende Teil. Der Arzt oder die Hebamme wendet Ihnen jetzt den Rücken zu und schiebt die Hände seitlich beckenwärts, um festzustellen, ob der Kopf, der Steiß oder ein anderer Körperteil vorangeht. Der vierte Handgriff ist etwas unangenehm, aber schnell vorüber. Der Arzt übt oberhalb Ihres Schambeins mit gespreizten Fingern Druck aus, um die genaue Lage des vorangehenden Teils im Verhältnis zu Ihrem Becken zu ertasten.

Nutzen Sie gegen Ende der Schwangerschaft die Gelegenheit zu erfahren, wie Ihr Baby liegt, und über alles zu sprechen, was Sie beunruhigt. Achten Sie auf die Kindsbewegungen, und informieren Sie Ihren Arzt über jede auffällige Veränderung.

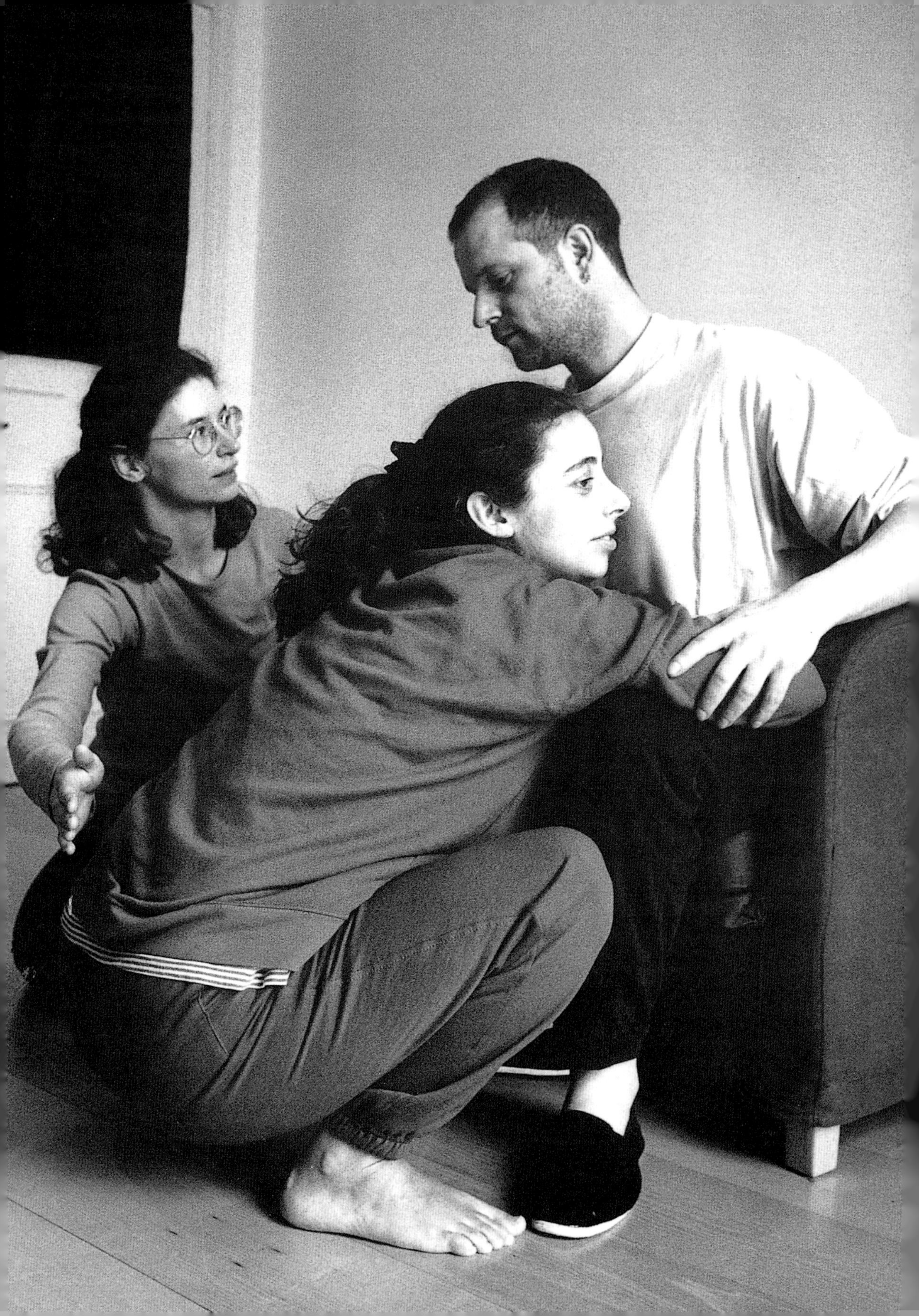

Mit den Ärzten reden

Einige Frauen haben ein gutes Verhältnis zu ihrem Frauenarzt und deshalb wenig Schwierigkeiten, über ihre Wünsche zu sprechen. Doch in der Regel ist die Zeit für den Austausch zwischen Patientin und Arzt knapp bemessen, und manchmal fällt es beiden schwer, die förmliche Arzt-Patient-Beziehung, die von Autorität und Unterordnung geprägt ist, zu durchbrechen.

Die Schwangerschaft ist ein physiologischer Prozess, und die Entwicklung zur Patientin verläuft emotional. Obendrein kommen neue soziale Beziehungen auf Sie zu. Dazu gehören die Begegnungen mit den Angestellten in der Arztpraxis und in der Klinik. Sie müssen sich also nicht nur mit Ihren körperlichen Veränderungen und Ihren Gefühlsschwankungen vertraut machen, sondern auch neue Fertigkeiten im Umgang mit Menschen entwickeln, damit Sie einen befriedigenden Dialog mit Ihren Betreuungspersonen führen können. Das ist besonders wichtig, wenn Sie es bei den Vorsorgeuntersuchungen und während der Geburt immer wieder mit anderem Schichtpersonal zu tun haben. Die fehlende Kontinuität ist für viele Frauen ein Hauptkritikpunkt an der Klinikgeburt.*

Einige Frauen sind in der Schwangerschaft sehr verletzlich und brechen in Spannungssituationen leicht in Tränen aus, selbst wenn (oder gerade weil) sie das auf keinen Fall wollen. Solche unkontrollierbaren Gefühlswallungen sind jedoch völlig normal, doch im Gespräch mit Ihrem Arzt fühlen Sie sich dadurch vielleicht in einer schwächeren Position.

Deshalb nehmen Sie bei solchen Gelegenheiten am besten Ihren Partner oder eine gute Freundin mit. Sprechen Sie jedoch Ihre Wünsche mit diesem Menschen zunächst eingehend durch. Vielleicht können Sie die ärztliche Begegnung proben, so dass Sie in der Diskussion schon geübt sind und eine Strategie entwickeln können. Gehen Sie nicht gleich von einer Abwehrhaltung des Klinikpersonals aus – wahrscheinlich werden Sie angenehm überrascht sein. Stellen Sie sich aber darauf ein, wohl durchdachte Gründe für Ihre Wünsche vorbringen zu müssen.

Sie sollten über die Themen, die Sie besprechen wollen, gut informiert sein. In der letzten Zeit sind zahlreiche Untersuchungen über psychische und soziale Aspekte bei der Schwangerenbetreuung sowie Berichte zur Technologie der modernen Geburtshilfe und aktiven Geburtsleitung in Zeitschriften veröffentlicht worden. Es ist nützlich, wenn Sie die Quellen angeben können und einige der wichtigsten Feststellungen gut kennen. Wenden Sie sich an Ihre Geburtsvorbereiterin oder an einschlägige Einrichtungen, die Ihnen vielleicht weiterhelfen können (siehe S. 413–414).

Bereiten Sie Ihre Fragen vor

Schreiben Sie sich die Themen, die Sie besprechen wollen, am besten auf. Aufgrund der Gedächtnislücken in der Schwangerschaft

In Geburtsvorbereitungskursen *lernen Sie verschiedene Haltungen und Bewegungen, die Ihnen bei einer aktiven Geburt helfen (Abb. links).*

fallen Ihnen vielleicht manche Fragen beim Arzt nicht mehr ein. Zudem scheinen sich einige Ärzte ausschließlich für den unteren Teil Ihres Körpers und nicht für Sie als Person zu interessieren. Doch nicht in jeder Klinik sind dieselben Eingriffe vorgesehen. Deshalb sagen Sie am besten möglichst früh, was Sie wollen. Vielleicht haben Sie Wünsche, die den normalen Abläufen in Ihrer Klinik nicht entsprechen, jedoch erfüllt werden können, wenn Sie sie ausdrücklich äußern. Fragen stellen können Sie z.B. zur Ultraschalluntersuchung (siehe S. 223), zur Einleitung und Beschleunigung der Wehen, zum routinemäßigen Einlauf oder Abführzäpfchen, zum Wehentropf, zur Dauerüberwachung am Herzton-Wehenschreiber, zum Dammschnitt, zur Anwendung der Zange (siehe S. 334) oder zum Kaiserschnitt. Wie steht es mit Schmerzmitteln und Periduralanästhesie (siehe S. 309)? Können Sie Ihr Baby Tag und Nacht bei sich haben? Gibt es in der Klinik eine spezielle Hebamme oder Schwester, die Sie beim Stillen unterstützt? Möglicherweise können Sie schon ihren Namen erfahren. Stellen Sie zur Vermeidung späterer Missverständnisse klare Fragen.

Wenn Sie vorher keinen extra Termin für ein längeres Gespräch vereinbart haben, kommen Ihnen – wenn das Wartezimmer sehr voll ist – vielleicht Skrupel, so viel Zeit für sich in Anspruch zu nehmen. Dennoch sollten Sie auf Ihre Fragen hinweisen und sich erkundigen, ob eine Besprechung möglich ist oder ob bei der nächsten Untersuchung etwas mehr Zeit für Sie reserviert werden könnte. Sie brauchen sich nicht dafür zu entschuldigen, schließlich sind Sie keine Gebärmaschine!

Sitzen Sie während des Gesprächs entspannt, achten Sie darauf, dass Ihre Finger und Zehen nicht verkrampft sind, und atmen Sie aus, bevor Sie zu sprechen beginnen. Stellen Sie Blickkontakt zum Gesprächspartner her, und sprechen Sie ihn mit Namen an.

Frauen, die nervös sind, sprechen oft mit einer zu hohen Stimmlage. Senken Sie die Stimme, damit sie nicht zu fordernd klingt. Vielleicht lächeln Sie nervös, ohne es zu merken. Für Ihren Gesprächspartner kann das verwirrend sein, da er annimmt, dass Sie zufrieden sind, obwohl das nicht so ist. Oder der Arzt lächelt selbst, weil er möchte, dass Sie seinen Standpunkt akzeptieren; wahrscheinlich erwidern Sie dann ganz spontan dieses Lächeln und erwecken fälschlicherweise einen zufriedenen Eindruck.

Vermeiden Sie Aggressivität. Wenn Sie die Fassung verlieren, hält man Sie vielleicht für schwierig oder neurotisch. Falls Sie auf Widerstand stoßen oder vermittelt bekommen, dass Sie nicht kompetent genug sind, dann wiederholen Sie nachdrücklich Ihre Wünsche und begründen diese. Vielleicht sprechen Sie gezielt weniger wichtige Dinge an, um so Kompromissmöglichkeiten zu finden. Angriffslust führt erfahrungsgemäß nur zu mehr Widerstand. Teilen Sie Ihrem Arzt stattdessen mit, wie zufrieden oder wie enttäuscht Sie sind. Versuchen Sie, »Ich-Aussagen« statt »Sie-Aussagen« zu verwenden. Sagen Sie: »Ich möchte lieber …« oder: »XY ist mir unangenehm.« Seien Sie freundlich, aber bestimmt. Ihr medizinisches Wissen über Ihren Körper mag gering sein, dennoch wissen Sie intuitiv sehr viel über ihn, weil Sie ja schließlich darin leben. Manche Ärzte glauben, ein kleines Gespräch, bei dem Sie ohne Slip auf dem Rücken liegen, reiche aus. Sie dürfen ruhig sagen, dass Sie Ihre Fragen lieber besprechen möchten, wenn Sie angezogen sind und einander gegenübersitzen. Schlägt er Ihnen Untersuchungen oder Eingriffe vor, die Sie nicht wünschen, sagen Sie einfach: »Nein danke« und wiederholen das, falls nötig. Wenn Sie damit Schwierigkeiten haben sollten, dann üben Sie in weniger beängstigenden Situationen, Ihre Meinung zu äußern, z. B. bei Kollegen am Arbeitsplatz oder in Ihrer Familie. Beschweren Sie sich in Geschäften, in denen Ihnen minderwertige Ware verkauft wurde, erklären Sie Ihren Gästen, die um Mitternacht noch bei Ihnen herumhängen, dass Sie müde sind, oder lassen Sie in Restaurants nicht zufrieden stellende Speisen zurückgehen.

»Ich bin es nicht gewöhnt, so bestimmt aufzutreten, aber mein Arzt kam gut damit zurecht, und wir hatten einige lebhafte Auseinandersetzungen.«

Wenn Sie noch Bedenkzeit wollen, können Sie auf jeden Fall sagen: »Das möchte ich noch einmal überdenken. Kann ich mir kurz ein paar Stichworte notieren?« Erwecken Sie nicht den Eindruck, als würden Sie sich die Antworten für Ihren nächsten Angriff notieren. Hören Sie konzentriert zu, und wiederholen Sie wichtige Aussagen: »Sie meinen also …?«, »Verstehe ich Sie richtig, dass …?« Sie können auch die Schlussfolgerungen hinzufügen, die sich Ihrer Meinung nach daraus ergeben. Wenn ein Arzt z. B. sagt: »Bei einer vaginalen Untersuchung oder einer Zangengeburt ist der Ehemann nur im Weg«, könnten Sie fragen: »Meinen Sie, dass seine Anwesenheit gefährlich ist, weil Ihre Urteilsfähigkeit dadurch beeinträchtigt wäre?« Kaum ein erfahrener Frauenarzt würde das bejahen, sondern vielmehr erwidern, dass er schon Männer erlebt hat, die in Ohnmacht gefallen sind. Darauf könnten Sie entgegnen: »Dann ist Ihnen ein Mann, der ruhig bleibt und seine Frau emotional unterstützt, sicherlich lieber?«

Wenn Sie mit dem Gespräch sehr unzufrieden sind, sollten Sie überlegen, den Arzt zu wechseln oder sich nach einer anderen Klinik umzusehen. Warten Sie aber ein paar Tage, um Abstand zu gewinnen. Sie können dem Arzt einen Brief schreiben, in dem Sie Ihren Schritt freundlich erläutern, und auch der Klinikverwaltung und dem Chefarzt eine Kopie zuschicken.

Oft sind solche drastischen Schritte gar nicht nötig, und Sie werden feststellen, dass Sie durchaus in der Lage sind, sich Gehör zu verschaffen. Eine gute Verständigung mit Ihrem Arzt bedeutet, dass Sie, auch wenn sich aus medizinischen Gründen nicht alle Ihre Wünsche verwirklichen lassen, zumindest aktiven Einfluss bei den Entscheidungen haben. Und vielleicht verbessern Sie damit auch die Bedingungen für andere Frauen.

Wie Sie Ihren eigenen Geburtsplan erstellen

Einige dieser Fragen werden Sie beim Aufstellen Ihres Geburtsplans beschäftigen. Manche haben für Sie vielleicht keine Bedeutung, andere wiederum werden Ihnen fehlen. Diese Liste wird Sie bei Ihren Überlegungen unterstützen.

- Wen möchten Sie während der Wehen und der Geburt gern dabeihaben? Möchten Sie die Zahl der Betreuungspersonen einschränken?
- Was steht für Sie bei den Wehen an erster Stelle? Kommt es Ihnen noch auf andere Dinge an als auf die Sicherheit für Ihr Baby und Sie selbst?
- Möchten Sie sich vorbehaltlos Ihren Betreuungspersonen anvertrauen, oder wollen Sie über alle Entwicklungen voll informiert werden, um sich an den Diskussionen und Entscheidungen beteiligen zu können?
- Wie wollen Sie mit den Schmerzen umgehen, die während der Wehen wahrscheinlich auftreten werden?
- Gibt es Dinge, die Sie gern ins Geburtszimmer mitnehmen möchten, z.B. Bilder, vertraute Gegenstände, Kerzen, Duftöle, Musik oder Kissen, auf die Sie sich stützen können, um bequeme Haltungen einzunehmen?
- Haben Sie besondere Wünsche für die Geburt selbst, z.B. gedämpftes Licht, Dammschnitt oder nicht, eine besondere Art, das Baby zu gebären und zu empfangen?
- Gibt es für Sie etwas Wichtiges, was Sie während der Wehen tun möchten, z.B. duschen, baden oder in ein Wasserbecken steigen, alternative Methoden der Schmerzlinderung nutzen, laut schreien dürfen?
- Was halten Sie von üblichen medizinischen Eingriffen während der Wehen wie Sprengen der Fruchtblase, hormonelle Stimulierung der Gebärmutter, elektronische Herztonüberwachung, Tropf, Schmerzmittel, aktive Geburtsleitung?
- Möchten Sie, dass die Nachgeburtsphase durch Hormongaben und kontrollierten Zug an der Nabelschnur sofort nach der Geburt beschleunigt wird? Oder soll die Plazenta auf natürliche Weise geboren werden?
- Haben Sie spezielle Wünsche für die Stunde nach der Geburt, z.B. dass Sie Ihr Baby mit Hautkontakt bei sich im Bett behalten dürfen oder mit Ihrem Partner und Ihrem Kind allein gelassen werden, um ungestörte Intimität zu genießen? Soll der Kinderarzt Ihr Baby in Ihrer Gegenwart untersuchen?
- Wie viel Zeit wollen Sie in den 24 Stunden nach der Geburt mit Ihrem Baby verbringen? Möchten Sie es z.B. bei sich im Bett haben, in einem Bettchen neben sich oder im Säuglingszimmer? Sind Sie bereit, nachts geweckt zu werden, wenn Ihr Kind hungrig ist, oder möchten Sie lieber, dass man Sie schlafen lässt?
- Wie soll Ihr Baby ernährt werden? Möchten Sie, falls Sie stillen wollen, dass mit Fläschchennahrung, Traubenzucker oder Wasser zugefüttert wird, oder soll Ihr Kind ausschließlich Muttermilch bekommen?
- Was ist für Sie nach der Geburt sonst noch wichtig – soll z.B. ein männliches Baby beschnitten werden? Möchten Sie, dass Ihr Partner über Nacht bei Ihnen beiden bleiben kann?

Ihren Geburtsplan aufstellen

Ein Geburtsplan ist eine Liste, auf der Ihre Prioritäten und Wünsche für die Geburt und die Zeit unmittelbar danach festgehalten werden. Am besten arbeiten Sie ihn aus, nachdem Sie mit Ihren Betreuern gesprochen und Ihre Wünsche mit ihnen diskutiert haben. Das sollte früh genug geschehen, um mit der Klinik oder der Hebamme über Änderungen in der Geburtsroutine zu verhandeln. Ziehen Sie Kopien, und geben Sie eine davon Ihrer Ärztin und eine der Klinik oder der Hebamme.

Wenn Sie schon ein Kind haben, wissen Sie ziemlich genau, worauf es für Sie bei der medizinischen Betreuung ankommt. Auch wenn Sie selbst im Gesundheitswesen arbeiten oder den Geburtsberichten anderer Frauen zuhören, dürften Sie bald klare Vorstellungen Ihrer Wünsche entwickeln. Dazu gehört auch der äußere Rahmen für die Geburt – z.B. High-Tech mit Periduralanästhesie oder ohne Medikamente und mobil.

Manche finden einen Geburtsplan absurd, weil niemand im Voraus weiß, wie eine Geburt ablaufen wird. Das stimmt natürlich. Aber wenn Sie ein Picknick planen und nicht mit Sicherheit wissen, wie das Wetter sein wird, überlegen Sie sich Alternativen. Dasselbe gilt für die Geburt. Sie wissen, was Sie wollen, auch wenn es nicht genau so abläuft wie erwartet.

Ehrfürchtig-blindes Vertrauen kann für Ärzte und Hebammen auch zur Last werden, und viele arbeiten lieber mit Frauen, die selbst überlegen, was sie wollen und eigene Entscheidungen treffen. Doch auch heute gibt es noch Betreuer, die sich durch Geburtspläne bedroht fühlen und sie als Angriff auf ihre Autorität und Sachkenntnis empfinden, wie jener Geburtshelfer, der sagte, er könne keine »Beifahrer ausstehen, die dem Fahrer immer dreinreden«. Doch wenn sich Frauen von ihren Betreuungspersonen völlig abhängig machen, kann das bedrohlicher sein als eine offene Konfrontation, denn wenn etwas schief geht und das Baby einen Schaden davonträgt, schlägt das totale Vertrauen oft abrupt ins Gegenteil um und endet in einem Rechtsstreit. Frauen, die Ärzte wegen Kunstfehlern verklagen, sind in den wenigsten Fällen diejenigen, die selbst Verantwortung übernehmen, das Für und Wider verschiedener Methoden abwägen und eigene Entscheidungen fällen. Den Vorwurf, ein Geburtsplan zeige einen Mangel an Vertrauen dem Arzt oder der Hebamme gegenüber, können Sie entkräften, indem Sie ihn *gemeinsam* erarbeiten. Dann erfährt Ihre Betreuungsperson viel von Ihnen, und Sie erfahren viel von ihr. Das kommt der Beziehung zwischen Ihnen sehr zugute. Häufig hört man den Vorschlag, einfach nur nett zu den Ärzten zu sein, dann bekäme man schon, was man wolle. Doch nett sein genügt oft nicht. Der Arzt, der den Wunsch nach einer »natürlichen Geburt« mit der Bemerkung vom Tisch fegt: »Selbstverständlich können Sie eine natürliche Geburt haben. Jede Geburt ist natürlich«, oder der Ihnen sagt: »Von mir aus können Sie sich an den Kronleuchter hängen«, ist wahrscheinlich der Typ von Arzt, der Sie am Herzton-Wehenschreiber festschnallt und womöglich schnell mit dem Messer bei der Hand ist. Wenn Sie Ihre Vorstellungen schriftlich festhalten und Ihre Erwartungen selbstbewusst äußern, sind Ihre Chancen auf Einlösung Ihrer Wünsche größer, als wenn Sie die fügsame Patientin spielen. Geburtspläne sind ein wichtiger Teil einer aktiven Auseinandersetzung mit der Geburt. Auch dann ist ein Geburtsplan nützlich, wenn die Frau eine Periduralanästhesie wünscht oder überzeugt ist, dass beizeiten eine Weheneinleitung angezeigt ist.

Was im Geburtsplan stehen soll Einiges wird klar verständlich sein, z. B. Punkte wie »Ich möchte mein Baby sofort in den Arm nehmen und Hautkontakt zu ihm haben« oder »Ich möchte, dass man mir hilft, mein Baby selbst aus meinem Körper herauszuheben«. So etwas gehört für Ihre Hebamme oder Ärztin vielleicht schon zum Normalfall. Andere Wünsche sind komplizierter und diskussionsbedürftig. Welche Eingriffe können z. B. in Erwägung gezogen werden, wenn sich die Wehen lange hinziehen? Bei der aktiven Geburtsleitung wird die Gebärmutter jeder Frau, deren Muttermund sich nicht einen Zentimeter pro Stunde öffnet, künstlich durch Hormone stimuliert, die durch einen Tropf in den Kreislauf gelangen. Dabei geht man davon aus, dass Wehen nie länger als zwölf Stunden dauern sollten. Die irischen Geburtshelfer, die dieses System der Geburtsleitung entwickelt haben, behaupten, das entspräche ganz dem Wunsch der Frauen, die eben gern wüssten, ob ihr Baby um 11 Uhr, 18 Uhr oder noch später zur Welt kommt. Angeblich sinkt dadurch auch die Kaiserschnittrate, was sich allerdings durch eine neue britische Studie mit 2000 Frauen nicht bestätigen ließ.*

»Mein Partner und ich haben beim Aufstellen des Geburtsplans herausgefunden, was das Wichtigste für uns ist, so dass wir mit der Hebamme darüber diskutieren konnten.«

In der Dubliner Klinik, in der diese Methode erstmals durchgeführt wurde, stand jeder Frau eine persönliche Hebamme zur Verfügung. Eine nachträgliche Analyse der klinischen Daten und Kontrolluntersuchungen zeigte jedoch, dass nicht die hormonelle Stimulierung, sondern vielmehr die Gegenwart einer persönlichen Betreuungsperson die Kaiserschnittrate bei diesen Frauen sinken ließ.* Vielleicht begrüßen Sie das gesamte Verfahren der aktiven Geburtsleitung, vielleicht möchten Sie aber auch nur Teile daraus in Anspruch nehmen, z. B. eine Hebamme zu bekommen, die so lange bei Ihnen bleibt, bis Ihr Baby da ist. Vielleicht möchten Sie auch eine »Doula« (siehe S. 184) bei sich haben.

Es könnte auch sein, dass Sie bestimmte Eingriffe nach Möglichkeit ganz vermeiden wollen. Dazu gehört für manche Frauen der Dammschnitt, mit dem die Vaginalöffnung beim Durchtreten des Babys vergrößert wird. Zahlreiche Studien belegen, dass eine Frau nach der Geburt am wenigsten Beschwerden hat, wenn ihr geholfen wird, ihr Kind sanft, ohne Schnitt oder Riss zur Welt zu bringen.

Erkundigen Sie sich nach der Dammschnittrate, und bitten Sie ausdrücklich um eine Hebamme mit viel Dammschutz-Erfahrung. Forschungen haben auch ergeben, dass die meisten Risse klein sind – ersten oder zweiten Grades – und besser heilen als Dammschnitte. Halten Sie in Ihrem Geburtsplan also fest, dass Sie einen Dammschnitt ablehnen und lieber einen Riss in Kauf nehmen, falls sich der Damm nicht schützen lässt. Auf keinen Fall soll ein Dammschnitt ohne Ihre vorherige Zustimmung gemacht werden.

Wenn Sie Ihren Geburtsplan aufstellen, ist es von Vorteil, die üblichen Praktiken der Geburtshelfer in Ihrer Klinik zu kennen. Eine Studie in Großbritannien zeigte, dass es bezüglich der Geburtspraktiken je nach Region zu erstaunlichen Abweichungen kommt.

Fassen Sie Ihren Geburtsplan knapp, auf höchstens zwei Seiten Länge. Halten Sie ein Exemplar davon zusammen mit den Dingen bereit, die Sie beim Beginn der Wehen in die Klinik mitnehmen möchten. Sorgen Sie dafür, dass alle Ihre Geburtsbegleiter ebenfalls wissen, was in Ihrem Plan steht. Doch Geburtspläne sind nicht in Granit gemeißelt. Stellen Sie sich vielmehr vor, dass er ein Ausdruck Ihrer Individualität ist, eine Art Selbstbeschreibung Ihrer Person, so dass ein Arzt oder eine Hebamme, die Ihnen zum ersten Mal bei den Wehen begegnen, eine Vorstellung davon bekommen, wie mit Ihnen umgegangen werden soll. Setzen Sie Ihren Geburtsplan dazu ein, einen positiven Dialog mit Ihren Betreuungspersonen zu eröffnen.

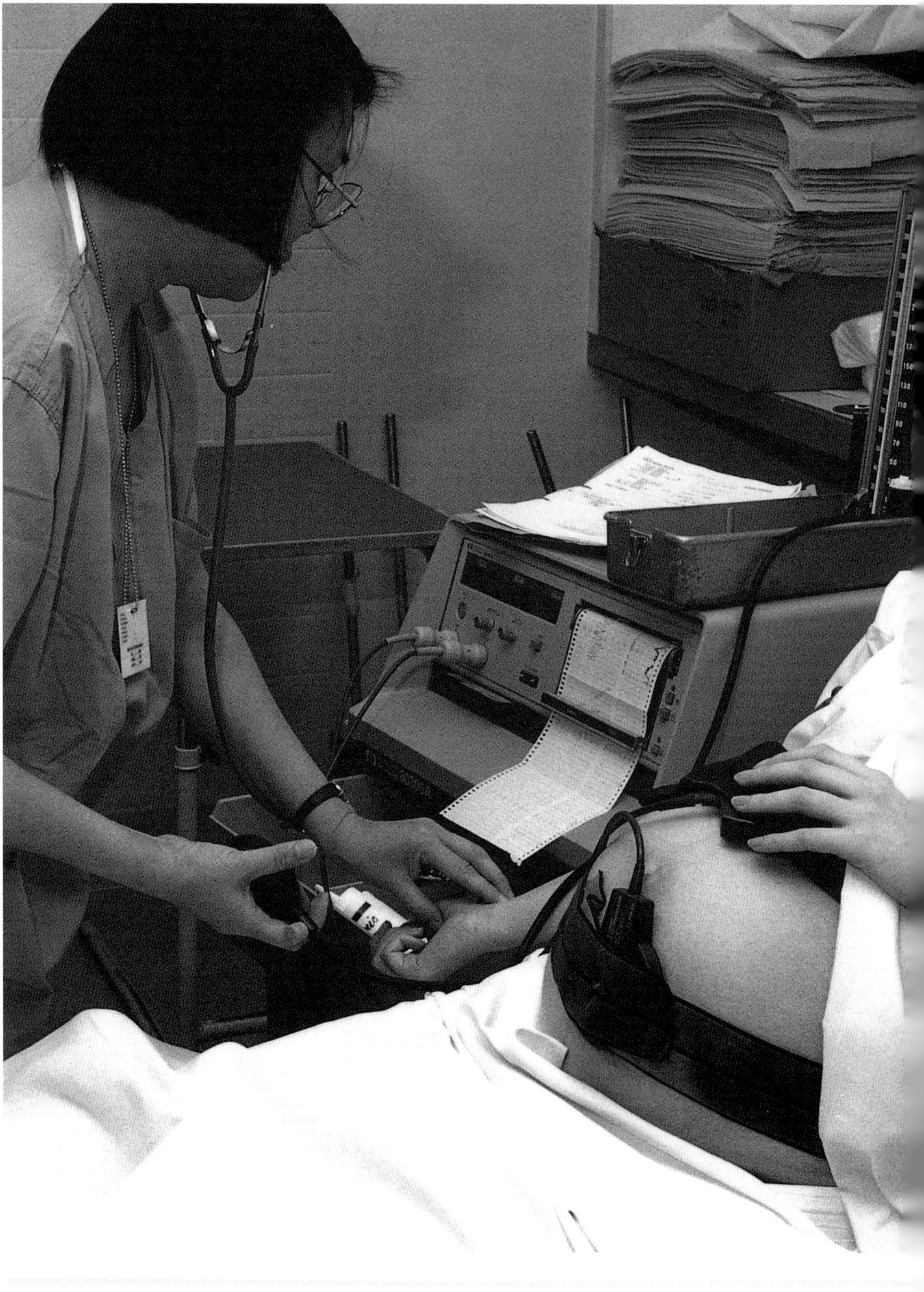

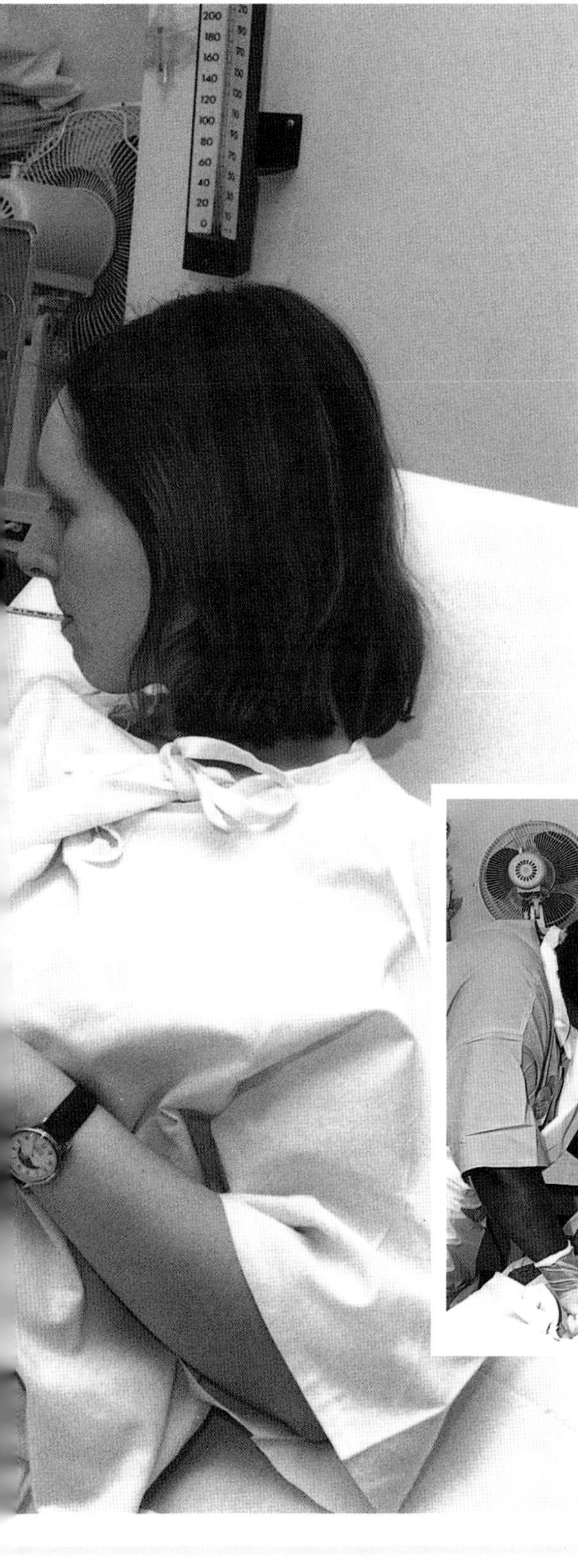

Eine Klinikgeburt

Louises erste Geburt war anstrengend, und sie hatte Angst, dass auch beim zweiten Mal die Wehen sehr lange dauern würden. Doch meistens geht es beim zweiten Mal schneller, wenn sich das Baby in der richtigen Lage befindet.

Die Geburtsarbeit dauert viereinhalb Stunden, und Louise braucht keine Schmerzmittel. Sie ist an einen Herzton-Wehenschreiber angeschlossen. Am Bauch befestigte Elektroden zeichnen die Stärke der Gebärmutterkontraktionen und den kindlichen Herzschlag auf.

Gerade war Schichtwechsel, und Louise wird von einer neuen Hebamme betreut (Abb. unten). Sie hat zu pressen begonnen, im Sitzen, abgestützt von Schaumstoffkeilen. Ihr wird heiß, und die Hebamme stellt den Ventilator an.

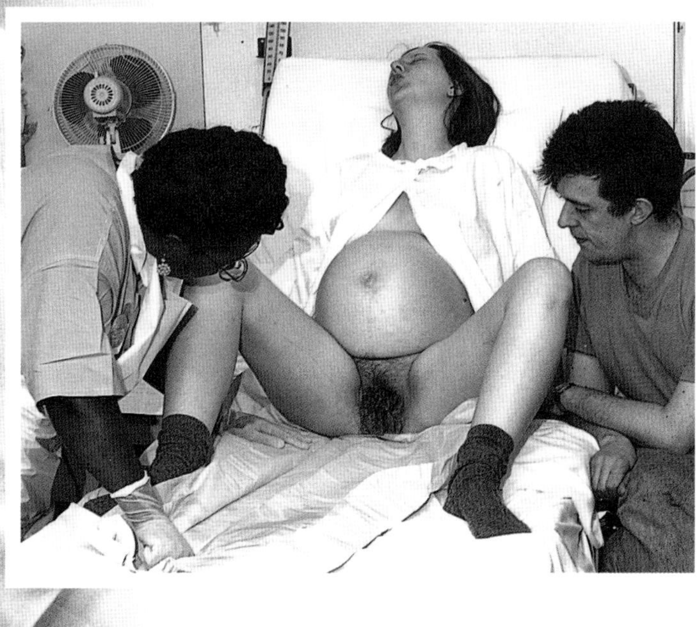

Allmählich wird für Louise das Pressen schwierig, und sie möchte eine nach vorn gebeugte Haltung einnehmen. Sie begibt sich in den Vierfüßlerstand, den sie bequemer findet. Ihr Dammgewebe dehnt sich elastisch, als das Köpfchen des Babys durchtritt. Die Hebamme stützt den Kopf und fasst das Baby dann unter den Schultern, während sie es heraushebt.

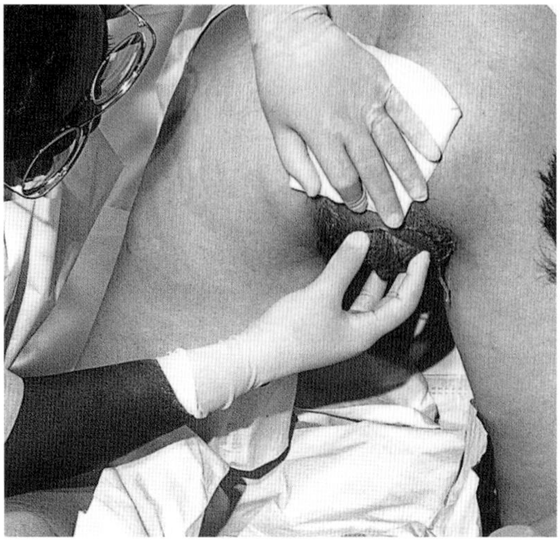

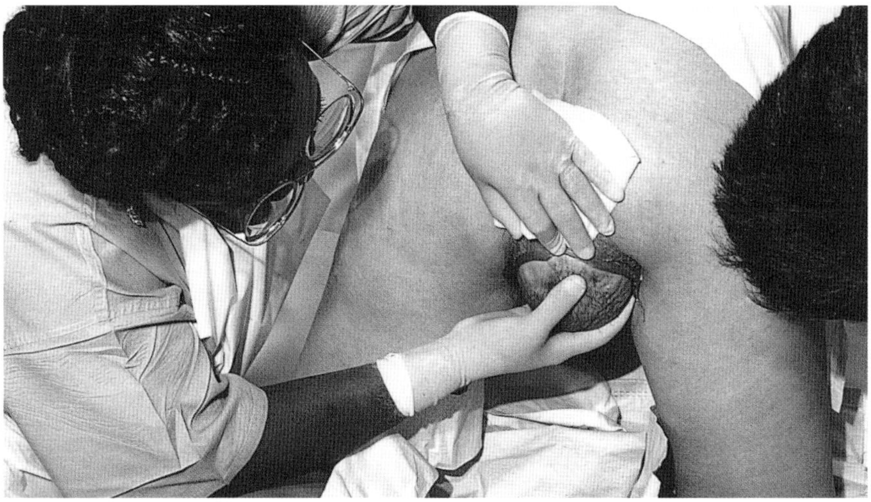

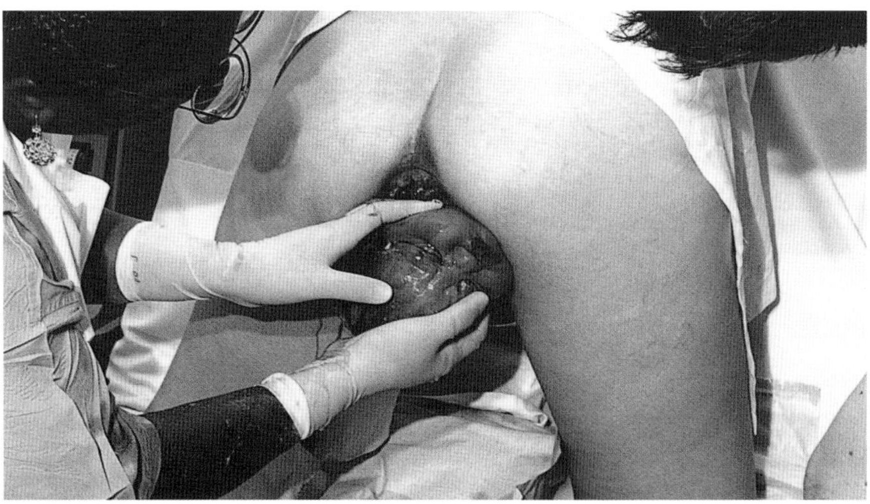

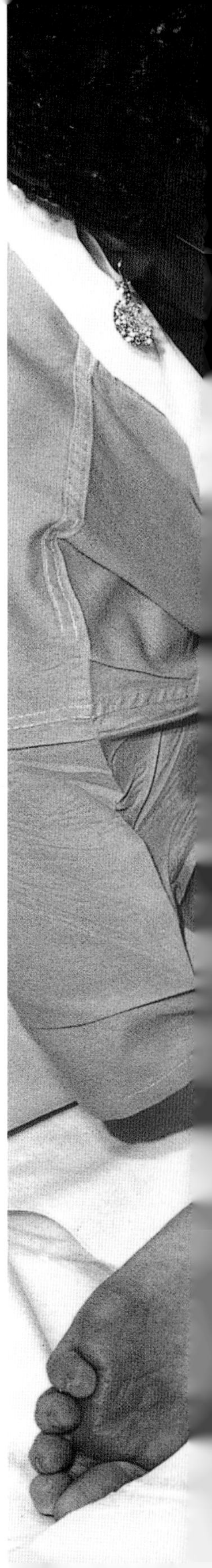

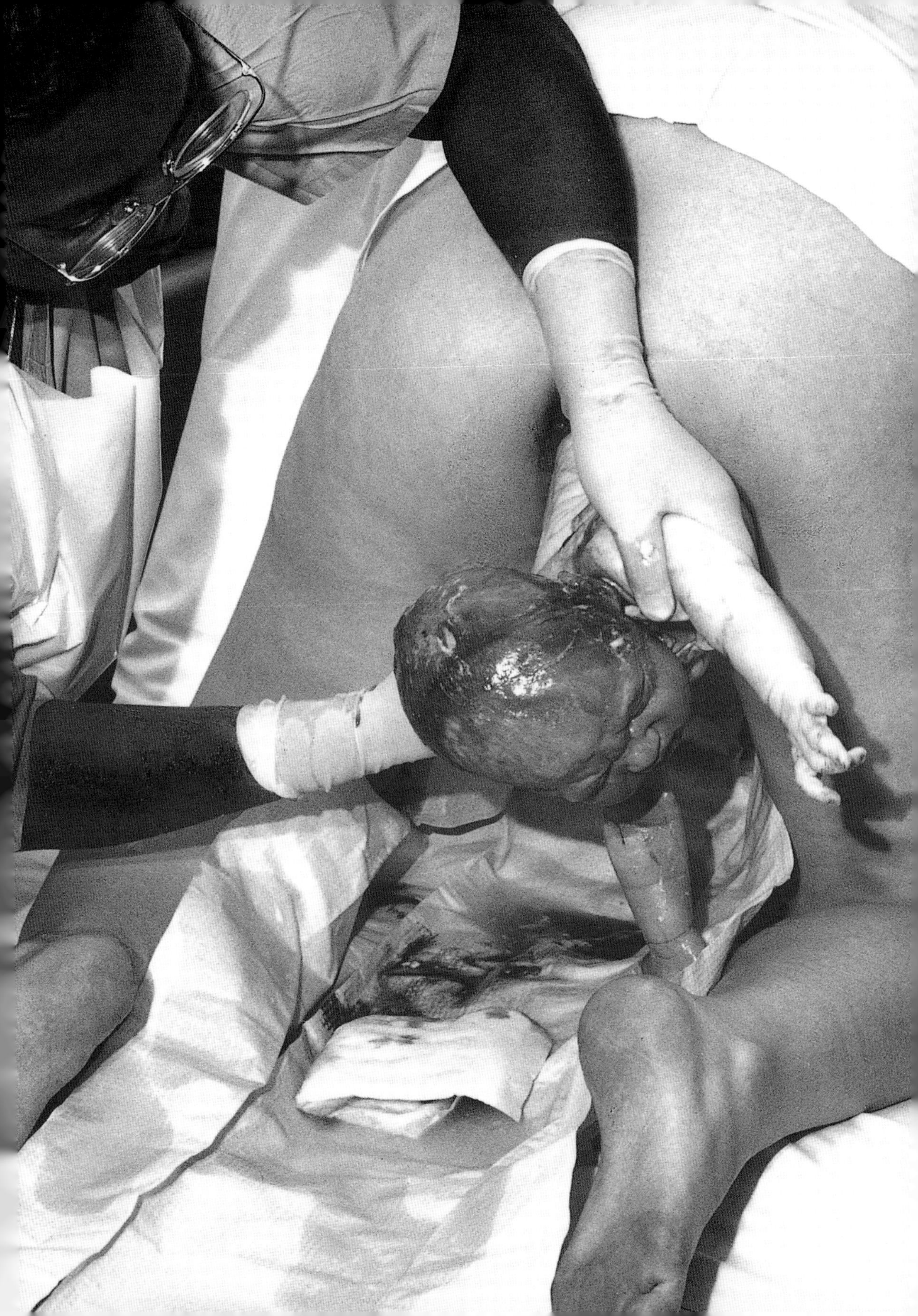

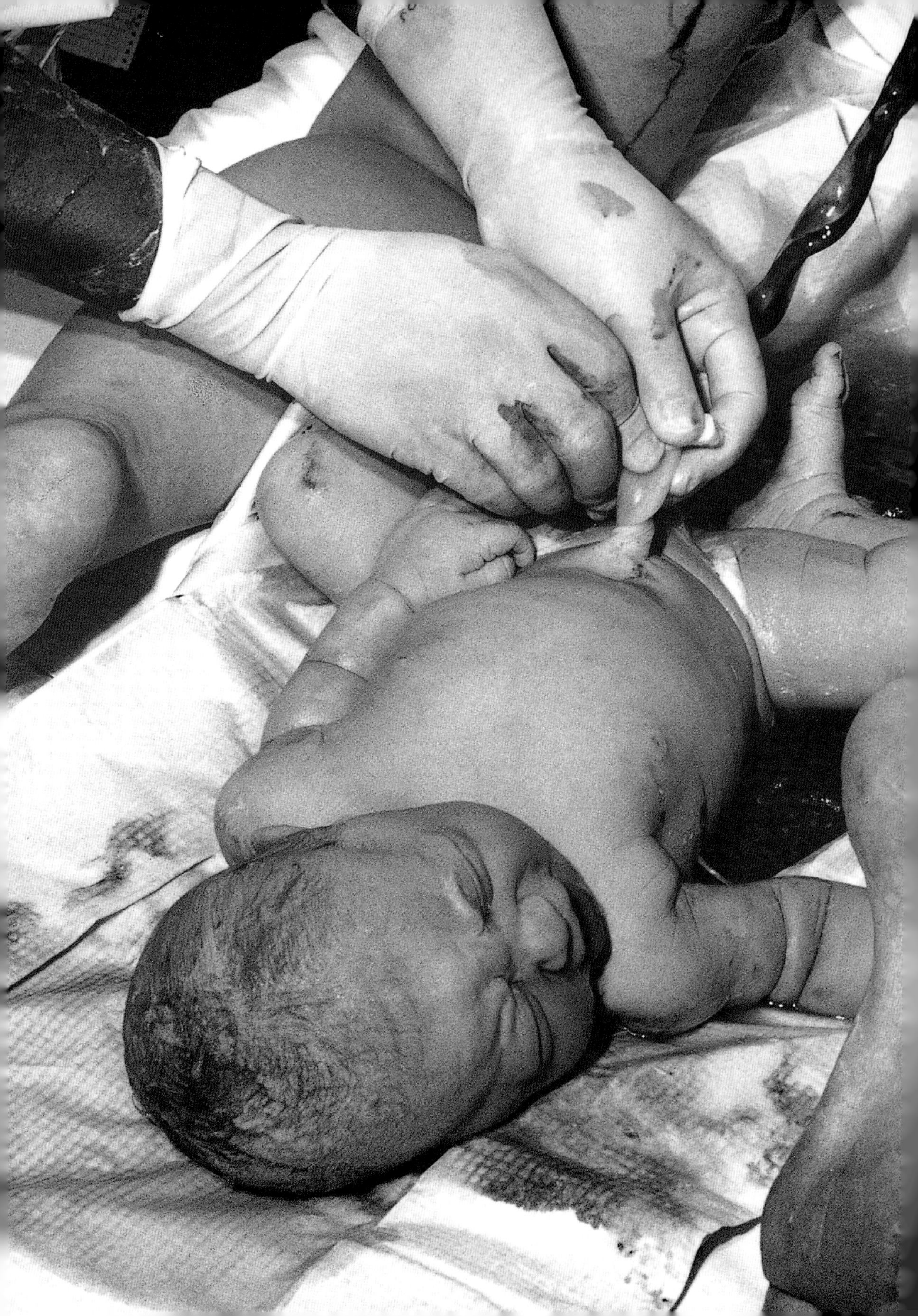

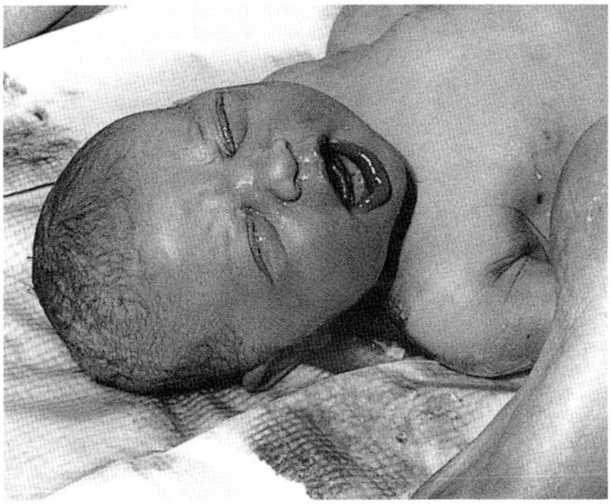

Das Baby kommt zwischen den Beinen der Mutter zur Welt. Die Hebamme klemmt die Nabelschnur ab und durchtrennt sie, dann legt sie das Baby der Mutter in die Arme. Es war kein Dammschnitt erforderlich, und Louise hat nur einen kleinen Labialriss, den die Hebamme sofort näht. Das Baby wiegt über 4 kg und ist viel schwerer als das erste. Später sagt die Hebamme: »Louise hat ihre Atmung wunderbar eingesetzt. Ihr Partner hat ihr den Rücken massiert und sie ermutigt, verschiedene Haltungen einzunehmen, damit das Baby leichter nach unten rutscht.«

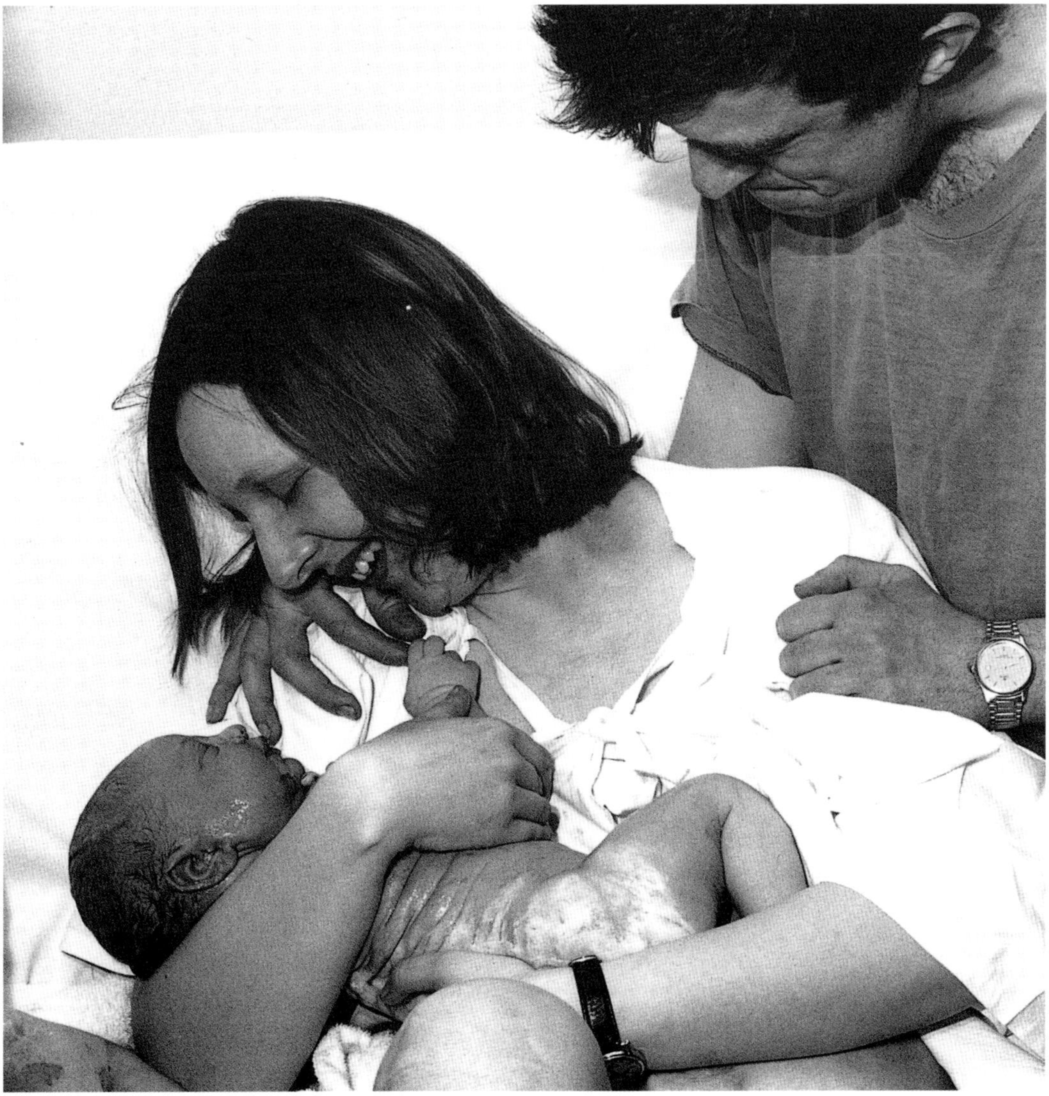

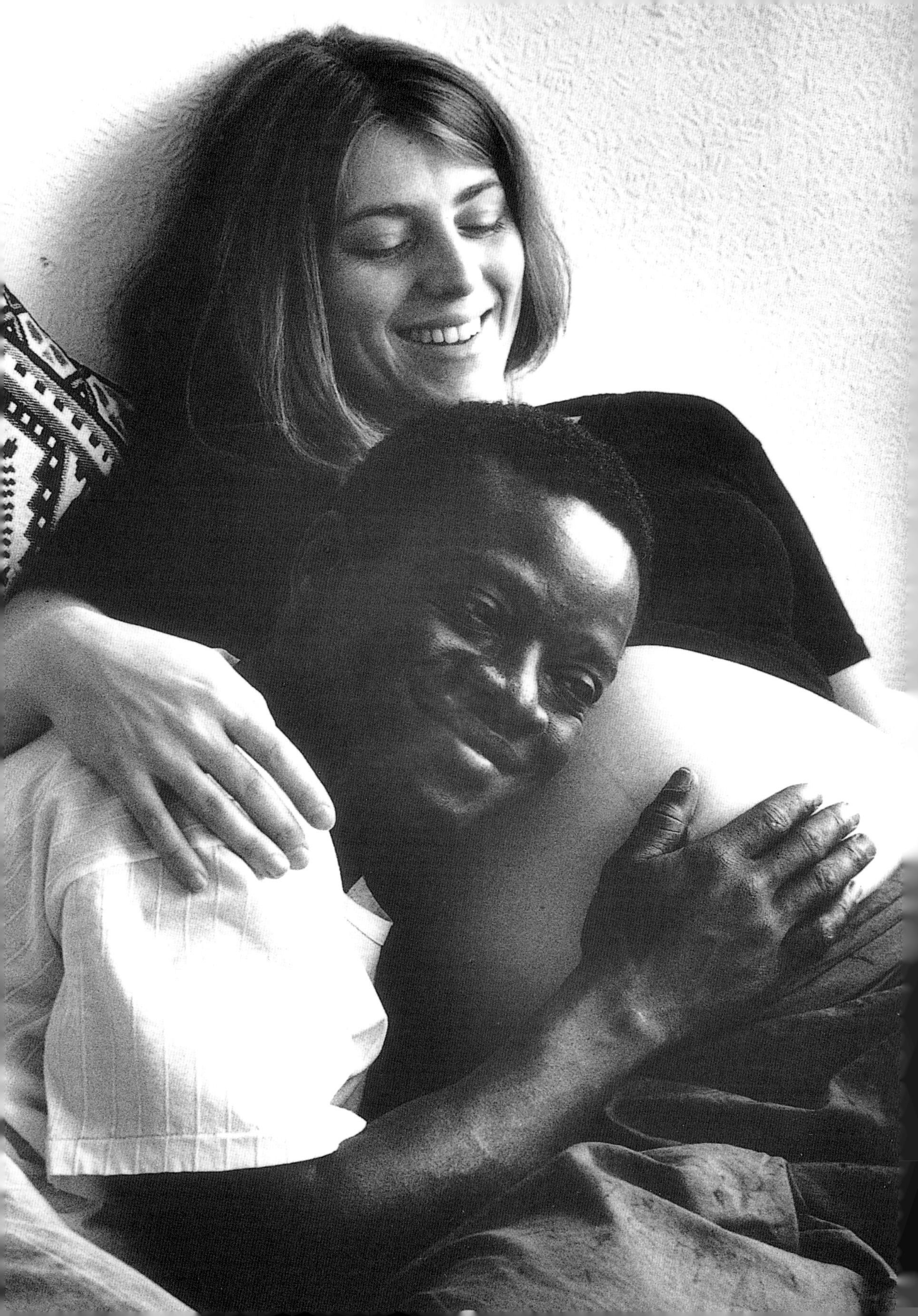

Körperliche und emotionale Veränderungen in der Schwangerschaft

In der Gebärmutter

In den ersten Tagen entwickelt sich das Leben in Zellen, die sehr viel kleiner sind als ein Stecknadelkopf. Da sich dieser Vorgang in so winzigem Maßstab abspielt, ist es manchmal kaum vorstellbar, dass wirklich ein Baby in Ihrem Inneren entsteht. Und selbst wenn Sie beginnen, sich allmählich mit diesem Gedanken vertraut zu machen, merken andere noch nichts. Vielleicht kommt es Ihnen so vor, als hätte in Ihnen eine Explosion stattgefunden, die nur niemandem auffällt. Das zufällige Zusammentreffen einer Samenzelle (von 400 Millionen) mit einer reifen Eizelle löst eine Reihe von spannenden Ereignissen aus, aber auf so winzigem Raum, dass Sie die erstaunlichen Lebensprozesse in Ihrem Bauch nicht spüren können, auch wenn Sie nachzuvollziehen versuchen, was vor sich geht.

Die Befruchtung

Zum Zeitpunkt der Geburt eines Mädchens befinden sich in ihren beiden Eierstöcken fast 500 000 einzellige Eier, die jedoch erst nach Einsetzen der Periode zu reifen beginnen. Jede Zelle, die sich zu einem befruchtungsfähigen Ei entwickelt, erhält Nahrung von fast 5000 anderen Eizellen, die selber nie zur Reife kommen. Von Ihrer ersten Periode an bis zu den Wechseljahren können bis zu 4000 Eier heranreifen. Jeden Monat setzt bei 100 bis 150 Eizellen die Reife ein, doch gewöhnlich gelangt nur eines zur vollständigen Reife und ist so befruchtungsfähig. Diese regelmäßig stattfindenden Vorgänge des Monatszyklus werden von verschiedenen Hormonen gesteuert.

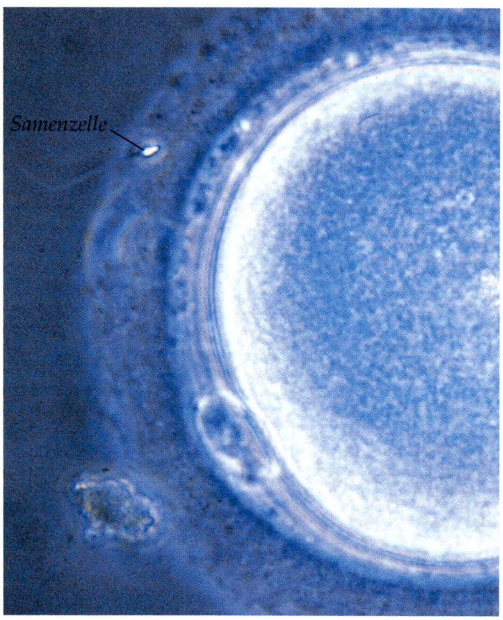

Eine Samenzelle *befruchtet das Ei, nachdem sie durch die äußere Zellmembran gedrungen ist.*

Die Länge dieses Zyklus beträgt etwa einen Monat. Er beginnt, wenn ein von der Hirnanhangdrüse ausgeschüttetes Hormon den Eierstock anregt, ein Ei reifen zu lassen. Bei diesem Reifevorgang wird vom Eierstock das Hormon Östrogen freigesetzt. Dadurch erhält die Hirnanhangdrüse das Signal, die Hormonausschüttung einzustellen, damit keine weiteren Eier heranreifen. Östrogen bewirkt die Regeneration der während der zuvor stattgefundenen Menstruation teilweise abgestoßenen Gebärmutterschleimhaut. Etwa in der Mitte des Zyklus springt das Ei aus dem aufplatzenden Eibläschen (einer Kapsel, die sich auf der Oberfläche des Eierstocks hochwölbt). Nach dem Eisprung wird die Eizelle von den Fimbrien des Eileiters eingefangen. Die Eizelle ist mit bloßem Auge kaum zu

Der Menstruationszyklus

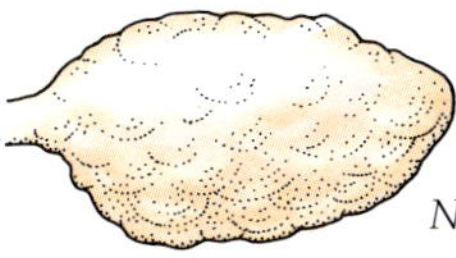

Eierstock
Schematische Darstellung des Eierstocks einer erwachsenen Frau von außen.

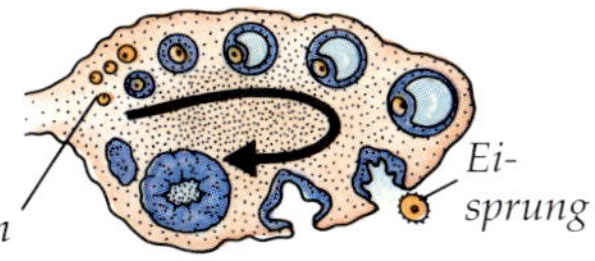

Schnitt durch einen Eierstock
Die schematische Darstellung zeigt die Entwicklungsphasen des Follikels (Eibläschen) während eines Monatszyklus.

Der Menstruationszyklus
Während im Eierstock ein Ei reift, baut die Gebärmutter die Schleimhaut auf, die überwiegend aus gewundenen Arterien und Drüsenschläuchen besteht. Wird die reife Eizelle nicht befruchtet, stößt die Gebärmutter die obere Schicht der Schleimhaut ab.

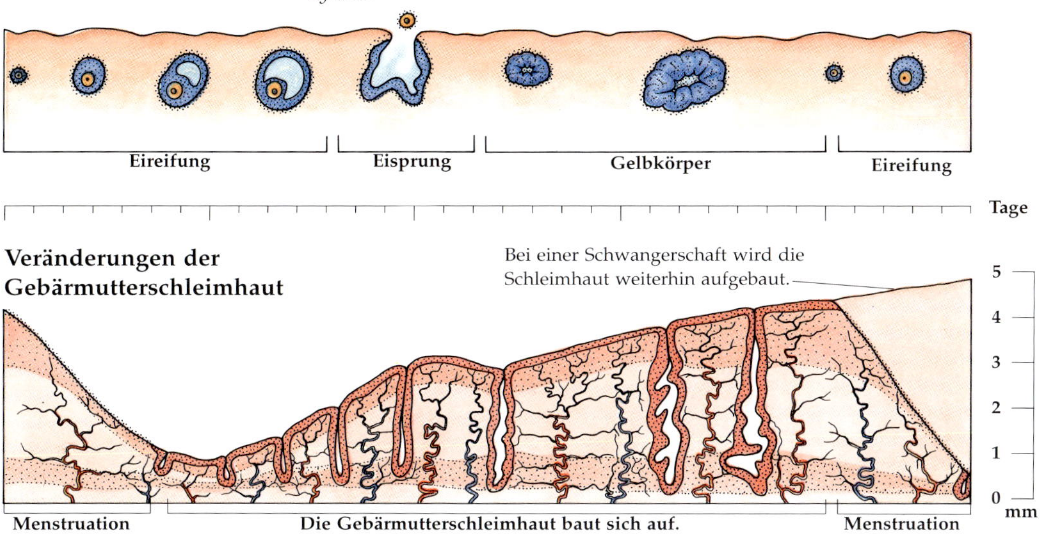

erkennen – wenn sie mit einer noch winzigeren Samenzelle zusammentrifft, kann sich daraus ein Mensch entwickeln. Das Eibläschen bildet sich zum Gelbkörper um und sondert Progesteron ab, durch das die Wirkung des Östrogens fortgesetzt wird. Wenn das Ei innerhalb einiger Tage nicht befruchtet wird, bildet sich der Gelbkörper im Laufe von zwei Wochen zurück. Das Progesteron bleibt aus, wodurch sich die Gebärmutterschleimhaut abbaut und es zu einer Regelblutung kommt.

Von den winzigen Samenzellen ergeben 30000 nebeneinander aufgereiht nur den Durchmesser eines Flaschenhalses. Im Samenerguss eines Mannes sind bei jedem Orgasmus viele Millionen von Samenzellen enthalten. Doch nur 2000 überleben den anstrengenden Weg durch die Scheide und die Gebärmutter zu den Eierstöcken, bis eine Samenzelle auf ein reifes Ei stößt; danach verhindert eine chemische Barriere das Eindringen von weiteren Samenzellen.

Die wie eine Kaulquappe aussehende Samenzelle verdankt ihre Beweglichkeit einem langen, peitschenden Schwanz. Der runde Kopf enthält den Zellkern mit den Genen. Wenn eine Samenzelle auf das Ei trifft, dringt sie tief ein – und beider Zellkerne verschmelzen miteinander. In diesem Moment treffen die Erbanlagen der Eltern zusammen (Konjugation).

Die weiblichen Geschlechtsorgane

Beim Eisprung wird das reife Ei, das sich in einem der beiden Eierstöcke entwickelt hat, sogleich von den Fransen (Fimbrien) des Eileiters aufgefangen. Im Eileiter kann das Ei nach dem Geschlechtsverkehr von einer Samenzelle befruchtet und zur Gebärmutter weitertransportiert werden, wo es sich einnistet. Wenn es nicht zur Befruchtung kommt, wird das Ei zusammen mit derGebärmutterschleimhaut abgestoßen und fließt durch den Muttermund und die Scheide ab: Die Menstruationsblutung tritt ein.

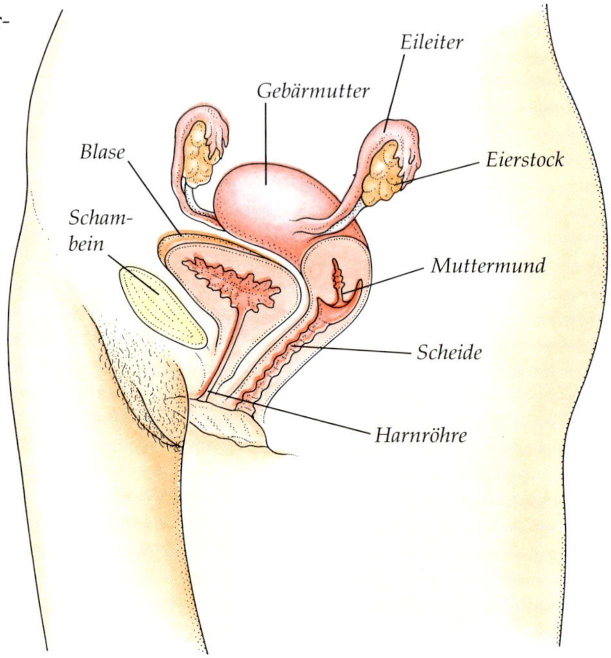

Die männlichen Geschlechtsorgane

In beiden Hoden, die vom Hodensack umgeben sind, reifen Samenzellen heran, die im Nebenhoden gespeichert werden. Wenn ein Mann sexuell erregt ist, erigiert sein Penis, die Verbindung von der Blase zu den Spritzgängen schließt sich, so dass sie für die Samen frei bleiben. Beim Eintritt in die Spritzgänge ist der Samen mit Sekreten der Bläschendrüsen, der Bulbourethraldrüsen und der Prostata vermischt. Ein Teelöffel voll dieser Samenflüssigkeit, die Millionen von Samenzellen enthält, wird beim Orgasmus durch die Harnröhre ausgestoßen.

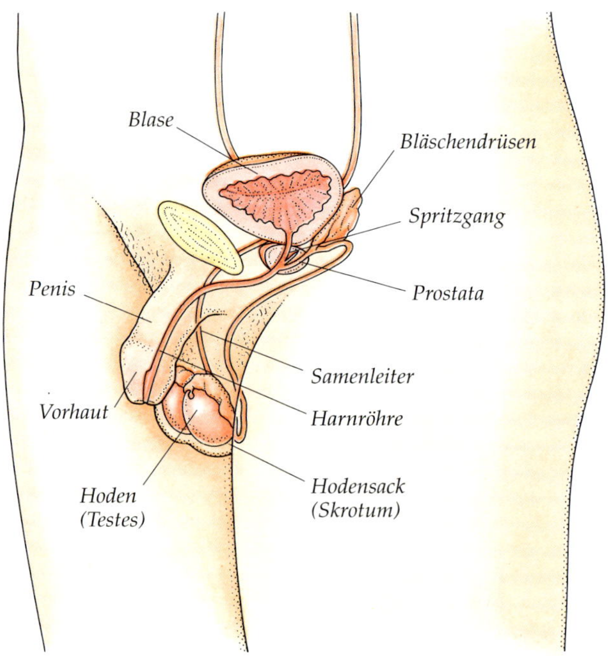

Vererbung

Jeder Zellkern im Körper – mit zwei Ausnahmen – enthält 46 Chromosomen, also 23 Chromosomenpaare. Die Ausnahmen sind die Eizelle und die Samenzelle, die 23 anstatt 46 Chromosomen enthalten. Chromosomen sind stäbchenförmige Gebilde, die an ägyptische Hieroglyphen erinnern. Jedes enthält Tausende von Genen.

Wenn die Zellkerne einer Samen- und einer Eizelle miteinander verschmelzen, vereinigen sich die Chromosomenpaare – und jedes der darin enthaltenen Gene. Die neu entstandene Zelle enthält jetzt wie jede andere Zelle des menschlichen Körpers 46 Chromosomen. Nun stehen die körperlichen Merkmale fest, und die Zelle kann zu einem Menschen heranwachsen.

JUNGE ODER MÄDCHEN?

Von den 23 Chromosomenpaaren in jeder menschlichen Zelle ist eines geschlechtsbestimmend. Die zwei Geschlechtschromosomen der weiblichen Zelle werden mit XX bezeichnet, die der männlichen mit XY. Da die Eizelle und die Samenzelle nur die Hälfte des normalen Chromosomensatzes enthalten, besitzt jede Eizelle 22 Chromosomen und ein Geschlechtschromosom, das ein X-Chromosom ist, ebenso jede Samenzelle 22 Chromosomen und ein Geschlechtschromosom, das entweder X oder Y sein kann. Davon hängt das Geschlecht des Babys ab. Wird das Ei von einer Samenzelle mit einem X-Chromosom befruchtet, entsteht ein Mädchen. Bei der Befruchtung durch eine Samenzelle mit einem Y-Chromosom ent-

Geschlechtschromosomen
Da ein Y-Chromosom dominant ist, entwickelt sich aus einem Ei, das von einer Samenzelle mit einem Y-Chromosom befruchtet wurde, ein Junge. Wenn das Ei von einer Samenzelle mit einem X-Chromosom befruchtet wurde, entsteht ein Mädchen.

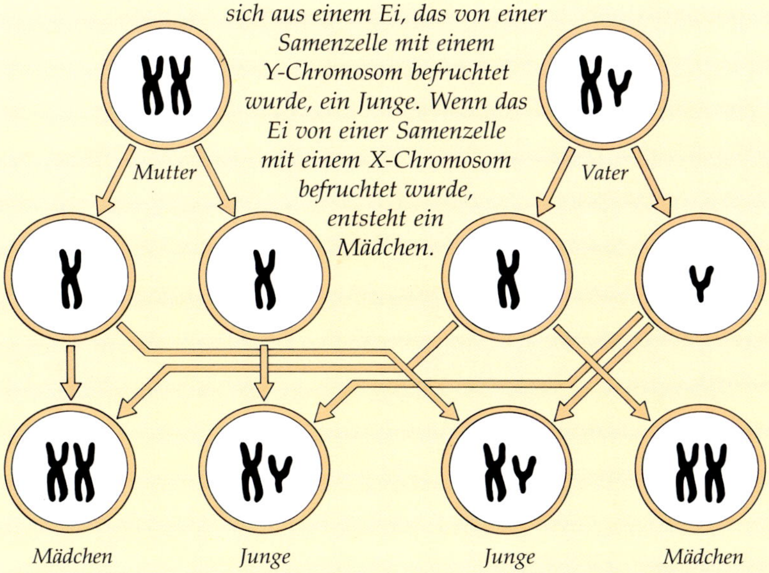

Das Geschlecht Ihres Babys

Die Eizellen der Frau und die Samenzellen des Mannes enthalten je 23 einzelne Chromosomen, die sich paarweise verbinden. Eines der 23 einzelnen Chromosomen ist jeweils ein Geschlechtschromosom. Eine Eizelle enthält immer ein Geschlechtschromosom X (weiblich), das einer Samenzelle (also beim Mann) kann entweder X oder Y sein.

steht aus der XY-Verbindung ein Junge. Die Chancen, ob man einen Jungen oder ein Mädchen bekommt, stehen mit 50:50 genau gleich, statistisch gesehen hat es aber den Anschein, dass mit zunehmendem Alter der Mutter und mit der Anzahl der Geburten die Wahrscheinlichkeit, ein Mädchen zu gebären, leicht ansteigt.

Das Geschlecht des Babys wird zwar vom Geschlechtschromosom der Samenzelle bestimmt, doch hängt es auch von dem Milieu ab, in das die Samenzellen gelangen. Wenn die Sekretionen bei der Frau alkalisch oder sauer sind, überleben einige Samenzellen den langen Weg besser als andere. Man nimmt zwar an, dass ein saures Milieu die Empfängnis eines Jungen, ein alkalisches die eines Mädchens begünstigt, doch gibt es kaum Beweise, dass man das Geschlecht des Kindes wesentlich beeinflussen kann, etwa durch Spülungen vor dem Geschlechtsverkehr.

DOMINANTE UND REZESSIVE GENE

Wenn ein Y-Chromosom mit einem X-Chromosom zusammentrifft, dominiert das Y, und es entsteht ein Junge. Ebenso hat beim Zusammentreffen anderer Gene immer eines den Vorrang. Von jedem Elternteil erhält ein Baby die Hälfte seiner Gene. Wenn ein Gen mit der Anlage für braune Augen vom einen Elternteil auf ein Gen mit der Anlage für blaue Augen vom anderen Elternteil trifft, dominiert immer das Gen für braune Augen. Das heißt nicht, dass ein Kind von einem braunäugigen und einem blauäugigen Elternteil immer braunäugig sein wird. Doch das Gen für braune Augen gilt als *dominant*, das für blaue Augen als *rezessiv*. Angenommen, jemand mit braunen Augen hat vom einen Elternteil ein rezessives Gen für blaue Augen erhalten, bleibt ihm diese Erbanlage für blaue Augen als rezessives Gen erhalten. Wenn sie oder er ein Kind von jemandem mit braunen Augen bekommt, der ebenfalls ein rezessives Gen für blaue Augen besitzt, stehen die Chancen 1:3, dass beide Eltern ihre rezessiven Gene für blaue Augen auf ihr Kind übertragen und dies dann blauäugig ist. Das als einfaches Beispiel dafür, wie die Vererbung in jeder Generation für Vielfalt sorgt.

FEHLERHAFTE GENE

Manchmal haben Gene einen Defekt, doch da gewöhnlich gesunde über fehlerhafte Gene dominieren, wird fast immer für eine normale Entwicklung des Babys gesorgt. Gelegentlich befinden sich fehlerhafte Gene in den Geschlechtschromosomen, doch dann sind nur Kinder eines Geschlechts davon betroffen. Farbenfehlsichtigkeit ist z.B. bei einigen Frauen in den Erbanlagen einer ihrer zwei X-Chromosome vorgegeben. Wenn sich also auf einen Jungen ein X-Chromosom mit einem fehlerhaften Gen überträgt, ist er farbenblind, weil er kein zweites X-Chromosom mit einem dominanten Gen hat. Farbenblindheit vererbt sich so in abwechselnder Generationsfolge von übertragenden Müttern auf Jungen. Die Bluterkrankheit wird auf die gleiche Weise vererbt.

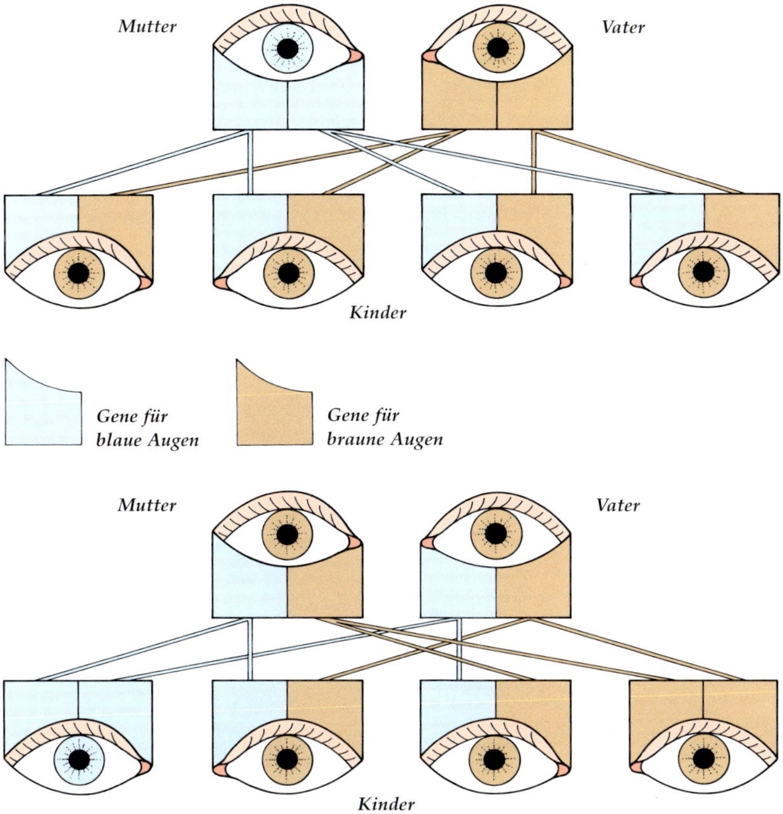

Dominante und rezessive Gene
Wenn auf einem Chromosomenpaar mehrere verschiedene Gene sitzen, befolgt die Zelle nur die Anweisungen des dominanten Gens, das die Informationen des anderen, rezessiven Gens überdeckt. Damit sich ein rezessives Gen durchsetzen kann, muss ein Kind von seinen Eltern zwei rezessive Gene erben.

Blaue oder braune Augen?
Wenn beide Eltern ein Gen für braune Augen und eines für blaue haben, besteht für jedes Kind die Chance von drei zu eins, dass es braune Augen bekommt.

Wenn Sie die Möglichkeit der Vererbung von Krankheiten oder Missbildungen in Ihrer Familie oder der Ihres Partners auf Ihre Kinder befürchten, dann sprechen Sie nach Möglichkeit noch vor der Schwangerschaft mit Ihrem Arzt darüber oder setzen sich gleich am Anfang der Schwangerschaft mit einer genetischen Beratungsstelle in Verbindung. Dort kann man Ihnen die mathematische Wahrscheinlichkeit einer Schädigung Ihres Kindes mitteilen und Sie über die Tests (siehe S. 220–230) informieren. Wenn sich herausstellt, dass sich Ihr Kind nicht normal entwickelt, können Sie einen Abbruch vornehmen lassen, allerdings *nur auf Ihren Wunsch hin.*

Der Beginn der Schwangerschaft

Die Erbanlagen des werdenden Kindes stehen im Moment der Befruchtung fest. Doch die Empfängnis ist ein Entstehungsprozess und kein Ereignis eines Sekundenbruchteils. Unmittelbar nach Eindringen des Samenfadens teilt sich die Eizelle. Auf ihrem Weg durch den Eileiter zur Gebärmutter, wo sie vier Tage nach dem Eisprung ankommt, hat sie sich mehrmals geteilt. Inzwischen ist aus ihr eine Anhäufung von Zellen entstanden; sie wird als Keimblase (Blastozyste) bezeichnet und erinnert an eine kleine Brombeere, die innen hohl ist. Die Keimblase bewegt sich etwa bis zum siebten Tag frei in der Gebärmutterhöhle und nistet sich dann in der Gebärmutterschleimhaut ein – ein Vorgang, der nach etwa vier Tagen abgeschlossen ist.

Einigen Keimblasen gelingt es nicht, sich in der Gebärmutterwand einzunisten, so dass sie mit der nächsten Regelblutung weggeschwemmt werden. Bis zu dieser Entwicklungsphase ist bei Ihnen noch keine Regelblutung ausgeblieben.

DIE EINNISTUNG (IMPLANTATION)

Die Zellen haben sich jetzt verhundertfacht. Die Keimblase gibt Enzyme ab, die in die Gebärmutterschleimhaut eindringen, so dass sich das Gewebe auflöst und Blut und Zellen frei werden, von denen sich die Keimblase ernährt. Die Güte dieser »Nährlösung« hängt davon ab, wie gut die Gebärmutterschleimhaut auf eine Schwangerschaft vorbereitet ist. Manchmal enthält sie nicht genügend Nährstoffe zur Aufrechterhaltung der Schwangerschaft (eine mögliche Ursache für Unfruchtbarkeit), und es kommt zu einem Abgang, der wie eine verspätete, starke Periodenblutung verläuft.

DIE ANFÄNGLICHE ENTWICKLUNG

In der zweiten Lebenswoche des befruchteten Eies differenzieren sich die Zellen. Eine gewisse Anzahl entwickelt sich zur Fruchtblase, einer mit salzigem Wasser gefüllten Hülle, in der das Baby heranwachsen wird. Eine weitere Zellanhäufung wird zum Dottersack, aus dem der Embryo unter anderem Blutkörperchen bilden

Embryonalentwicklung

Der menschliche Embryo von der 5. bis zur 9. Woche wird hier in dreifacher Lebensgröße und (im Umriss) in Lebensgröße gezeigt. In der 5. Woche ist er so groß wie ein Reiskorn, hat aber bereits die Anlagen eines Gehirns und einer Wirbelsäule. In der 7. Woche haben sich Ansätze zu Armen und Beinen gebildet, in der 8. Woche sind sie als solche schon zu erkennen.

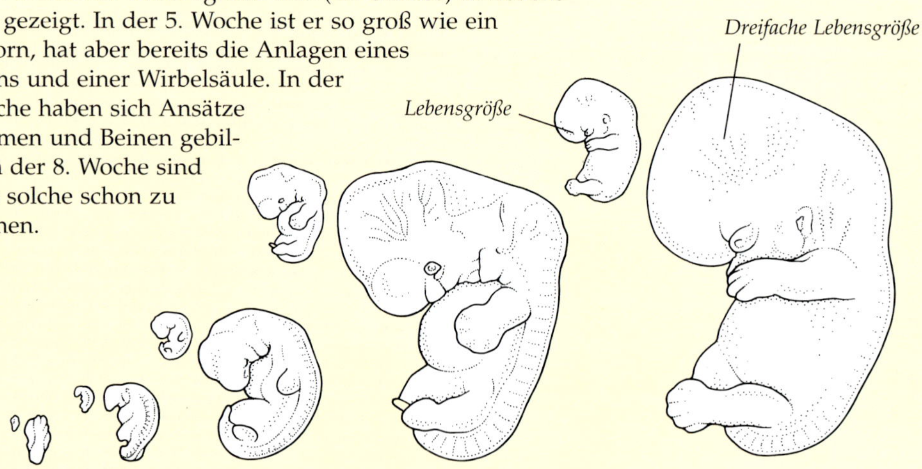

kann. Aus einer anderen Gruppe entsteht die Plazenta (siehe S. 70). Zwischen diesen Gebilden befinden sich Zellen, aus denen sich das Baby entwickelt. Anfangs sind sie nur eine Embryonalscheibe, doch in der dritten Woche wachsen sie in die Länge, bis deutlich ein Kopf- und ein Schwanzende zu erkennen sind. Der Dottersack ist durch einen Stiel mit der Mitte der Embryonalscheibe verbunden. Zu diesem Zeitpunkt ist Ihre Periode eine Woche überfällig. Sie sind noch nicht sicher, vermuten aber vielleicht schon, dass Sie schwanger sind.

Die 6. Schwangerschaftswoche Seit der Verschmelzung von Samen- und Eizelle sind drei bis vier Wochen vergangen, seit etwa zwei Wochen warten Sie auf Ihre Periode. Nach der medizinischen Berechnungsmethode (siehe S. 20) sind Sie ungefähr in der 5. oder 6. Schwangerschaftswoche. Aus der Zellansammlung hat sich jetzt ein Embryo entwickelt: Kopf und Hals, Anlagen für Augen und Ohren sowie Gehirn und Herz, das bereits schlägt, sind vorhanden. Das Herz hat jedoch nur zwei statt vier Abteilungen, die sich bald entwickeln werden. Blutkreislauf und Verdauungssystem haben sich gebildet, Nieren und Leber sowie winzige Stummel, aus denen sich später Arme und Beine entwickeln.

Ein Zellspross entsteht, der Rückenstrang, der später zur Wirbelsäule wird und die erste Andeutung des Skeletts darstellt. Der Embryo entwickelt sich vom Kopfende aus. In diesem Stadium ist das untere Ende des Rückens noch kaum ausgebildet und sieht mehr wie ein Schwanz aus. Der Embryo, der jetzt die Größe einer Kaffeebohne hat, ähnelt einem winzigen Seepferdchen.

Die 7. Schwangerschaftswoche Eine Woche später ist der Embryo etwa so groß wie eine dicke Bohne. Sein Körper hat jetzt die Form eines Babys, wenn sich auch der Kopf in einem merkwürdigen Winkel zum Körper befindet. Nasenlöcher, Lippen, Zunge und sogar die Anlagen für die ersten Zähne sind zu sehen. Im Herzen haben sich vier Abteilungen entwickelt. Aus den Stummeln sind Arme und Beine geworden, allerdings noch ohne Hände und Füße.

Die 8. Schwangerschaftswoche Das Baby ist noch nicht einmal so groß wie Ihr kleiner Zeh. Es schwebt in seiner Fruchtblase wie ein Astronaut im Raum. Das Herz hat seine Tätigkeit, die es ein ganzes Leben lang ausführen wird, aufgenommen. Das Gehirn schimmert durch eine pergamentartige Haut, durch die winzige Blutgefäße zu erkennen sind. Die Kiefer sind noch nicht voll ausgebildet, und die Ohren sitzen noch sehr tief. Die Augen sind mit einer intakten Haut bedeckt, die sich dann teilt und die Augenlider bildet. Der Kopf ist gegenüber dem Körper relativ groß. Die Gliedmaßen werden länger und bilden Ellenbogen und Knie. Schon jetzt probiert das Baby ein paar zaghafte Tritte, auch wenn Sie seine Bewegungen noch nicht spüren können.

Hände und Füße
Sie entwickeln sich unterschiedlich schnell; bis zur 13. Woche sind die Füße eine Woche zurück.

Hände

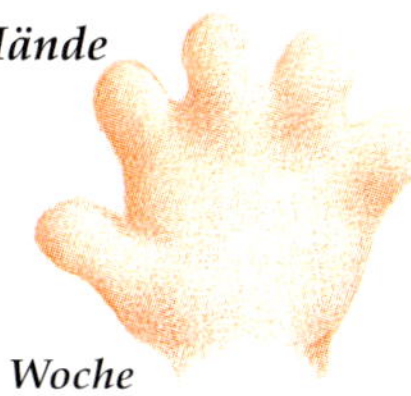

7. Woche

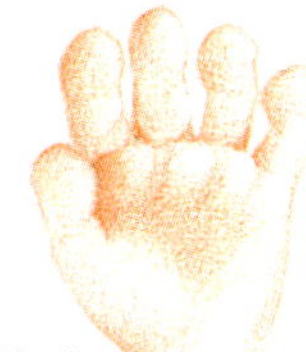

8. Woche

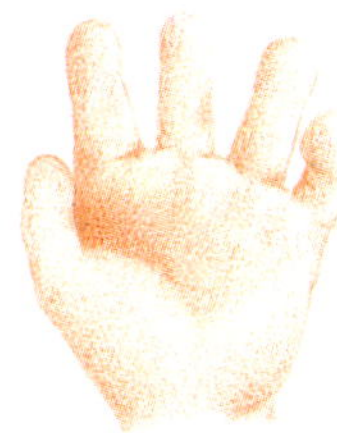

13. Woche

Füße

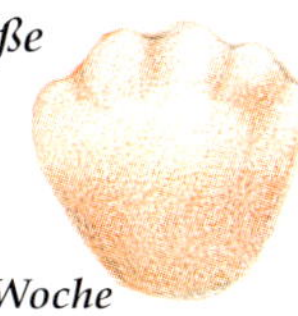

7. Woche

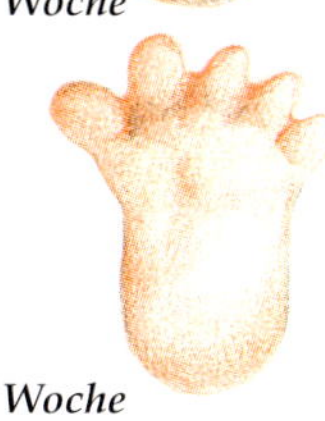

8. Woche

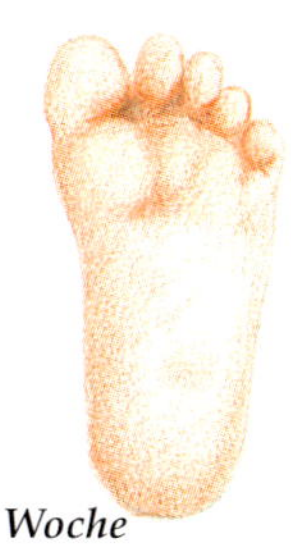

13. Woche

Im Verlauf des nächsten Monats ist die Entwicklung aller Organe abgeschlossen. Das Gesicht wächst von oben aus, und wenn sich die untere Partie bildet, streckt sich der Hals, und es entsteht ein Kinn. Nase und Ohrmuscheln sind vollständig ausgeformt. Finger und Zehen sind zu erkennen, aber durch eine Haut noch miteinander verbunden. Allmählich entwickeln sich auch die Geschlechtsteile, das Geschlecht des Babys ist allerdings noch schwer festzustellen. Durch die Nabelschnur fließt Blut zwischen dem Embryo und den an der Uteruswand angehefteten Membranen. Der Embryo erhält erstmalig über diese Membran Nahrung, die Plazenta nimmt ihre Funktion auf.

Die Plazenta

In den ersten Schwangerschaftswochen bildet sich aus einer Zellgruppe die Plazenta. Dieses Organ dient der Ernährung des Babys und dem Abtransport seiner Abfallstoffe. Aus der Außenschicht der Zellgruppe entsteht eine Membran mit hunderten kleiner Wurzeln, die in das Gebärmuttergewebe eindringen. Zu keinem Zeitpunkt der Schwangerschaft fließt Ihr Blut direkt zum Baby. Es durchfließt das Gewebe auf der mütterlichen Seite der Plazenta, und das Blut des Babys fließt durch das Gewebe auf der anderen Seite zurück. Die beiden Kreislaufsysteme sind durch die Membran getrennt. Chemische Stoffe können so von einem Blutkreislauf in den anderen dringen, doch vermischen sich die beiden Kreislaufsysteme normalerweise nie. Das Baby kann also eine andere Blutgruppe als Sie haben und doch alle Nährstoffe aus Ihrem Blut erhalten. Auf die gleiche Weise werden seine Abfallprodukte durch die Plazenta in Ihren Blutstrom geleitet, um von Ihren Nieren ausgeschieden zu werden.

Das Baby macht zwar Atmungsbewegungen, atmet aber noch nicht. Es erhält den Sauerstoff aus Ihrem Blut und gibt Kohlendioxid dorthin ab. Der Sauerstoff geht auf die gleiche Weise durch die Membran in sein Blut über wie der Sauerstoff aus der Luft durch die Häute Ihrer Lungen. Die Plazenta wirkt also wie ein Kaffeefilter. Veränderungen Ihres Blutes aufgrund von Belastungen, Krankheit oder Giftstoffen, die Sie aufnehmen, beeinträchtigen jedoch die Qualität der Stoffe, die durch die Membran hindurchfließen.

Es dauert nur eine halbe Minute, bis das Blut vom Herzen des Babys zur Plazenta und wieder zurück zum Herzen geflossen ist. Im vierten Schwangerschaftsmonat fließen bereits 27,5 l Blut pro Tag durch die Plazenta, am Ende der Schwangerschaft sind es 330 l.

Wenn die Plazenta mit ihrer Arbeit beginnt, übernimmt sie allmählich die Produktion einer Reihe von Hormonen wie z. B. Östrogen und Progesteron, die normalerweise von Drüsen abgesondert werden. Östrogen regt das Gebärmutterwachstum an und bewirkt, dass sich die Milchdrüsen in Ihrer Brust ausbilden. Das Progesteron verhindert, dass es zu starken Kontraktionen der Gebärmutter kommt, die Ihr Kind während der Schwangerschaft gefährden könnten, und sorgt so dafür, dass die Geburt nicht vorzeitig beginnt. Ist das Baby geburtsreif, fällt der Progesteronspiegel. Inzwischen hat die Gebärmutter eine außerordentliche Empfindsamkeit gegenüber dem Östrogenspiegel im Blut entwickelt. Wenn also die Plazenta weniger Progesteron produziert, dominiert das Östrogen. Es löst die Geburt aus und sorgt dafür, dass sich die Gebärmutter bis zum Ende der Nachgeburtsphase kontinuierlich kräftig zusammenzieht.

Das Wachstum des Babys

Mit 12 Wochen Der Embryo hat einen großen Kopf und einen kleinen, runden Rumpf. Die Geschlechtsorgane sind erkennbar, aber noch nicht voll ausgebildet. Die Augen sind geschlossen, die Netzhaut scheint dunkel und rund durch die transparente Haut hindurch. Zehen und Finger sind ausgeformt, die Arme haben im Verhältnis zum Körper die richtige Länge, und die Fingernägel

Der Blutkreislauf

Das Blut wird über die Plazenta vom mütterlichen Blut mit Sauerstoff angereichert und fließt durch die Nabelschnur zum Kind. Bevor es zum Herzen gelangt, vermischt es sich mit einem Teil des sauerstoffarmen Blutes, das schon durch das Baby hindurchgeflossen ist. Dieses Gemisch fließt durch das Herz und wird in den Kopf und den Körper des Babys gepumpt, wobei Sauerstoff verbraucht wird. Damit wieder Sauerstoff zugeführt wird, fließt es über das Herz zur Plazenta zurück, wobei die Lunge im Wesentlichen umgangen wird. Bei der Geburt schließen sich die Blutgefäße um den Nabel herum sofort, und der Blutkreislauf des Babys stellt sich rasch auf Eigenversorgung um: Seine Lungen übernehmen nun die Aufgabe der Sauerstoffanreicherung.

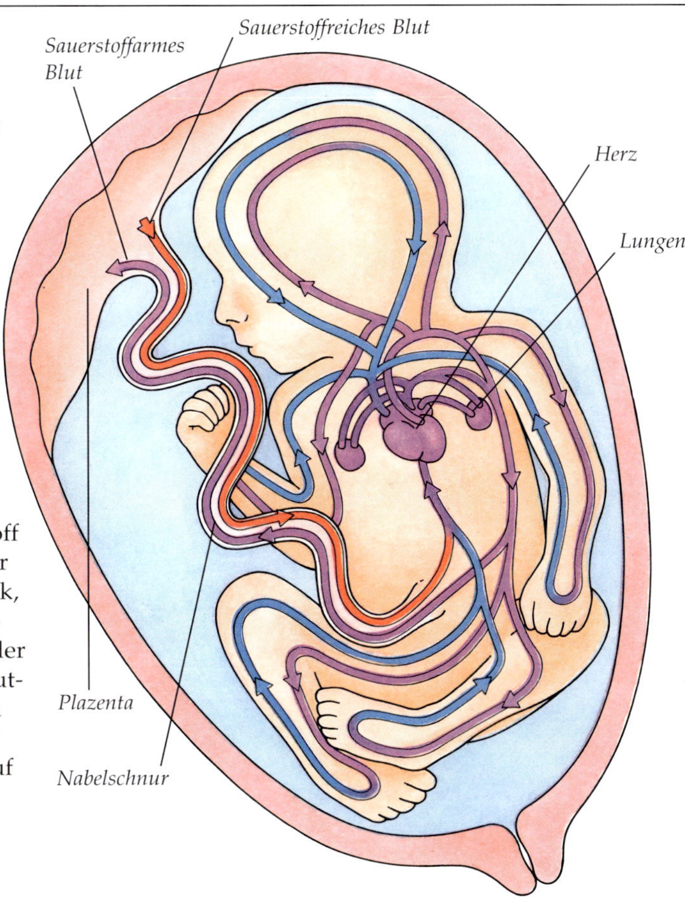

beginnen zu wachsen. Bei den Rippen und der Wirbelsäule setzt jetzt die Verknöcherung ein. Ihr Kind bewegt sich kräftig. Zwar spüren Sie davon noch nichts, doch es stößt mit den Füßen, bewegt seine Zehen, dreht seine Fuß- und Handgelenke, macht Fäuste, presst die Lippen zusammen, runzelt die Stirn und verändert seinen Gesichtsausdruck. Es schluckt Fruchtwasser, stößt es wieder aus dem Mund oder scheidet es über die Blase aus. In der Gebärmutter ist noch Platz genug, so kann das Baby sich in seinem eigenen Meer tummeln.

Mit 16 Wochen Das Baby, jetzt Fetus genannt, wächst zwar schnell, doch würde es immer noch leicht in einer Tasse Platz finden. Das Gesicht nimmt ausgeprägte menschliche Züge an, das Kinn ist jedoch noch klein und der Mund relativ breit. Die Augen sind sehr groß und noch geschlossen. Das Kind ist mit einem feinen Flaum, sogenannten Lanugohaaren, bedeckt. Frühestens jetzt können Sie seine Bewegungen spüren, die sich anfangs wie Schmetterlingsflattern oder emsig dahinflitzende kleine Fische anfühlen, doch bald empfinden Sie sie unverwechselbar als die strampelnden Bewegungen neuen Lebens.

Mit 20 Wochen Das Baby ist jetzt halb so groß wie bei der Geburt und hat etwa das Gewicht einer großen Salatzwiebel (250 g). Sie könnten es in Ihrer Handfläche tragen. Die geschlossenen Augen stehen noch hervor, weil das Gesicht noch keine Rundungen hat. Das Haar auf dem Kopf beginnt zu wachsen, es sind ganz feine Augenbrauen vorhanden. Das Kind kann jetzt schon schwierigere Bewegungen ausführen und nuckelt vielleicht schon am Daumen.

Wahrscheinlich fällt Ihnen auf, dass es zeitweise zu schlafen scheint und sich dann wieder lebhaft bewegt (oft dann, wenn Sie sich gerade hingelegt haben, um zu schlafen). Zum Teil liegt das daran, dass das Baby sich besser bewegen kann, wenn Sie liegen. Auch wird es in Ihrem Becken automatisch gewiegt, wenn Sie in Bewegung sind; es schläft also, wenn Sie besonders aktiv sind.

Mit 24 Wochen Das Baby ist jetzt ungefähr so groß wie Ihr Telefonhörer (32 cm). Es ist mit Käseschmiere (Vernix), einer cremigen Substanz bedeckt, die die Haut vor dem Fruchtwasser schützt. An behaarten Stellen bleibt diese Käseschmiere haften, und viele Babys haben bei der Geburt noch etwas davon auf der Haut. Vielleicht fällt Ihnen auf, dass Ihr Kind auf laute Geräusche und Musik reagiert, besonders auf blecherne Blasinstrumente.

Die Klangmuster von Babyschreien sowie die Sprechweise ihrer Mütter wurden mit Spektrographen aufgezeichnet: Es zeigte sich, dass das Spektrogramm des ersten kindlichen Schreis dem mütterlichen Sprechklang sehr ähnelt – selbst wenn das Baby schon im siebten Monat geboren wird. Es hat der Stimme seiner Mutter aufmerksam zugehört und ihre Spracheigenheiten übernommen.

Veränderungen der Gebärmutter

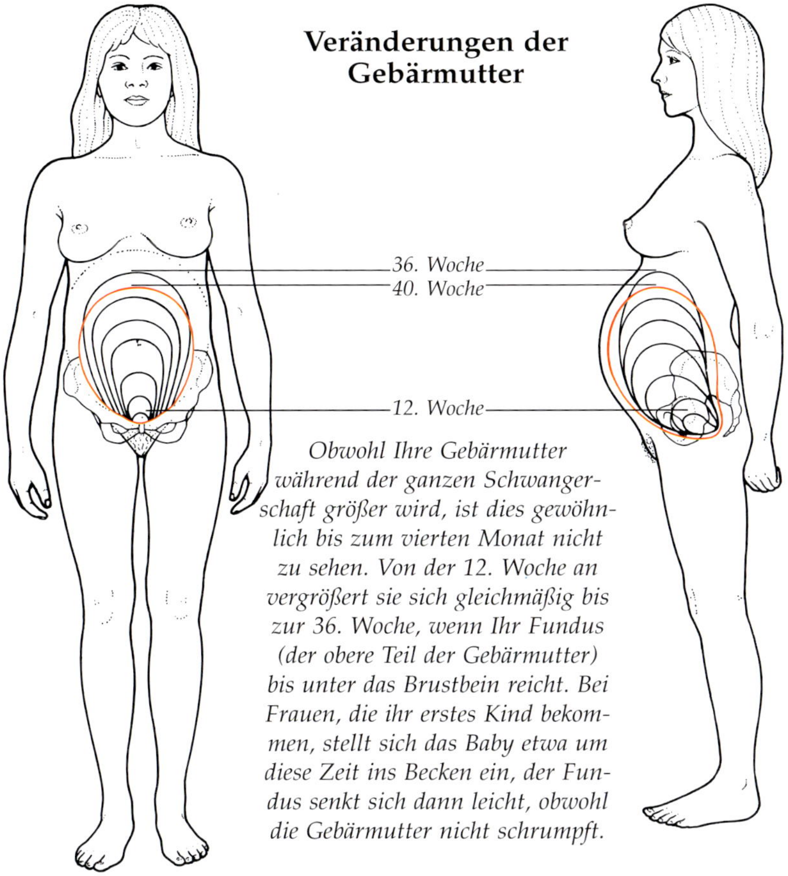

Obwohl Ihre Gebärmutter während der ganzen Schwangerschaft größer wird, ist dies gewöhnlich bis zum vierten Monat nicht zu sehen. Von der 12. Woche an vergrößert sie sich gleichmäßig bis zur 36. Woche, wenn Ihr Fundus (der obere Teil der Gebärmutter) bis unter das Brustbein reicht. Bei Frauen, die ihr erstes Kind bekommen, stellt sich das Baby etwa um diese Zeit ins Becken ein, der Fundus senkt sich dann leicht, obwohl die Gebärmutter nicht schrumpft.

Mit 28 Wochen Der Fetus wiegt nun etwa 1000 g und gilt juristisch als lebensfähig. Sollte er dieses Stadium nicht überleben, wird er nicht als Fehlgeburt, sondern als Totgeburt registriert. Bei einer Geburt in diesem Entwicklungsstadium hat das Baby bei moderner Intensivbehandlung eine Überlebenschance von ca. 60 bis 70%. Das Hauptproblem besteht meistens darin, dass die Lungen noch keine cremige Oberflächensubstanz (Oberflächenfaktor) gebildet haben, die verhindert, dass die Lungenbläschen beim Ausatmen zusammenfallen. Es hat sich auch bisher nur sehr wenig Fett unter der Haut gebildet, so dass der Temperaturausgleich noch nicht funktioniert.

Das Kind füllt jetzt den ganzen Platz in der Gebärmutter aus. Irgendwann im 7. Monat rutschen die meisten Babys mit dem Kopf nach unten und haben es dann wieder bequemer. Jetzt können Sie vielleicht schon den Po des Babys von seinem Fuß oder Knie unterscheiden. Wenn Sie in der Badewanne liegen, können Sie zuschauen, wie Ihr Kind sich von der einen Seite Ihres Bauches zur anderen dreht. Die Bewegungen der Füße und Knie sind ruckartiger als die des ganzen Körpers. Handbewegungen sind als leichtes Flattern spürbar, wie Seeanemonen, die im Wasser wedeln. Auch Ihr Partner oder Freunde können die Bewegungen jetzt fühlen. Am

Ende der Schwangerschaft können Sie die lebhafteste Zeit oft schon vorhersagen. Viele Babys sind zwischen acht und elf Uhr abends am aktivsten.

Mit 32 Wochen Bis zum achten Monat hat sich ausreichend Oberflächenfaktor in der Lunge gebildet, und das Baby braucht nur noch eine genügend dicke Fettschicht als Temperaturschutz, bevor es geboren werden kann. Es ist lebhaft und stößt mit seinen Füßen so energisch, dass Sie manchmal den Atem anhalten. Dann wieder zappelt es in heftigen Schüben, und Sie befürchten womöglich, es habe einen epileptischen Anfall. Gewöhnlich ist das auf einen heftigen Schluckauf zurückzuführen, der entsteht, wenn das Baby Fruchtwasser geschluckt hat.

Mit 36 Wochen Irgendwann zwischen der 36. und 40. Woche (vom ersten Tag Ihrer letzten Periode an gerechnet) senkt sich Ihr Baby wahrscheinlich, wobei sich sein Kopf ins Becken einstellt. Das ist ein gutes Zeichen und lässt darauf schließen, dass das Baby Ihr Becken ohne Schwierigkeiten passieren kann. Sein Köpfchen fühlt sich oft an wie eine Kokosnuss, die zwischen Ihren Beinen hängt. Auf einem harten Stuhl sitzt es sich jetzt sehr unbequem. Vielleicht empfinden Sie in Ihrer Scheide manchmal merkwürdige Vibrationen, die sich wie leichte Stromstöße anfühlen (siehe auch S. 231). Wenn Sie in Rückenlage untersucht werden, kann der Eindruck entstehen, Ihr Baby hätte sich noch nicht gesenkt. Doch wenn Sie sich aufsetzen, stellt sich sein Köpfchen wieder ins Becken ein.

Wenn sich das Baby gesenkt hat, scheint es sich nicht mehr so frei bewegen zu können, und Sie spüren hauptsächlich seine Beine, den Kopf, wenn es Ihren Beckenboden als Trampolin benutzt, und die schwächeren Bewegungen seiner Arme. Doch auch jetzt sollte kein Tag vergehen, an dem es sich nicht irgendwie bemerkbar macht (siehe S. 237). Die letzten Wochen können sehr erschöpfend und ermüdend sein. Bei der Geburt ist das Baby dreimal so schwer wie in der 28. Woche, wiegt zwischen 2,5 und 5 kg und ist 44 bis 55 cm groß. Es ist jetzt für seine Reise ins Leben bereit.

WACHSTUMSMUSTER

Babys entwickeln sich nicht alle im selben Tempo. Ein Baby kann fast doppelt so viel wiegen wie ein anderes; trotzdem gelten beide als normal. Eine ständige Gewichtszunahme in der Schwangerschaft ist beruhigend, weil man dann annehmen kann, dass sich das Baby gut entwickelt. Doch bei vielen Frauen bleibt das Gewicht irgendwann in der Schwangerschaft stehen, dafür nehmen sie bis zur nächsten Vorsorgeuntersuchung wieder mehr zu. Der Verdacht auf verzögerte Entwicklung kann große Sorge auslösen, doch sind die Diagnosemethoden ungenau und führen oft zu falschen Ergebnissen. Eine Studie hat gezeigt, dass auf eine richtige Diagnose 2,5 falsche Diagnosen kommen.*

Die ersten Kindsbewegungen

Jahrhundertelang galt eine Schwangere in der Gesellschaft erst nach den ersten Kindsbewegungen als richtig schwanger; eine Abtreibung davor war reine Frauensache. Nur die Frau selbst wusste, wann sie die Bewegungen ihres Babys zum ersten Mal spürte – eine ureigene, persönliche Erfahrung. Weder die Mediziner noch die Kirche oder der Staat hatten Kontrolle darüber.

Heute vertreten die Ärzte die Meinung, dass sich die Mutter-Kind-Beziehung, das sogenannte Bonding, per Ultraschall herstellen ließe. Nach der Ultraschalluntersuchung in der 16. oder 18. Woche überreichen sie den Frauen ein Foto ihres Babys. Es gibt jedoch noch keine Studien, die beweisen, dass Frauen danach eine bessere Bindung zu ihrem Baby entwickeln. Studien über schwangere Raucherinnen, die ihre Babys durch Ultraschall gesehen haben, ergaben, dass die Mütter danach nicht weniger rauchten. Es lässt sich also nicht mit Sicherheit sagen, dass Ultraschall Bonding fördert.* Ob das gelingt, hängt vielmehr davon ab, wie gut die Kommunikation mit dem Arzt während der Untersuchung verläuft. Die Schwangere sollte mit ihm auf jeden Fall über das Bild sprechen können.

Vielleicht hüten Sie die Ultraschallaufnahme wie einen großen Schatz. Sie ist der Beweis, dass wirklich Leben in Ihnen existiert. Andererseits mag sich ein Gefühl des Unbehagens einstellen, wie bei einem unerlaubten Eindringen. Schon lange vor Erfindung des Ultraschallgeräts entwickelten die Mütter eine Bindung zu ihren ungeborenen Babys. Sie brauchten kein äußeres Bild, weil ihnen die Stöße, Purzelbäume und das Strampeln Beweis genug waren.

Es ist sehr aufregend, wenn Sie zum ersten Mal spüren, wie sich Ihr Baby bewegt. Doch passiert noch mehr: Hier beginnt eine gemeinsame Reise der Schwangeren und ihres Ungeborenen, bei der beide miteinander in Kontakt sind. Mit Ihrem Kind führen Sie ständig vertraute Gespräche. Manchmal drücken Sie mit der Hand auf seinen Rücken, und seine raschen Bewegungen werden langsamer; Sie haben Ihr Baby beruhigt. Wenn Sie Ihren Bauch massieren, spielen Sie miteinander: Ihr Kind reagiert mit Drehungen, Wegtauchen und tanzenden Bewegungen. Wenn Sie eine Übung im Vierfüßlerstand machen, fällt Ihr Baby von der Wirbelsäule weg nach unten in die Wiege Ihrer Bauchmuskeln. Es ist, als würde es mitüben. Im Laufe der Wochen kann es die blubbernden Geräusche Ihrer Verdauungsorgane hören, das kontinuierliche Schlagen Ihres Herzens und Laute aus der Außenwelt – den Staubsauger, Hundegebell, Motorengeräusche, Musik, Fernsehen und Radio, Kinderstimmen und Ihre Stimme mit allen Gefühlsnuancen, dem Wechsel in Rhythmus, Lautstärke und Tonhöhe, Ihr Sprechen, Singen, Flüstern, Rufen und Summen. In der 24. Woche fängt ein Baby an, Sprachlauten zuzuhören und sie zu erfassen. Eine Frau, die ihrem Kind zuhört, weiß, dass es auch ihr zuhört, und entwickelt bereits Monate zuvor eine Bindung zu ihm.

Die ersten 40 Lebenswochen

Die folgenden Seiten zeigen die Entwicklungsstadien eines Babys von der Empfängnis bis zu den letzten Wochen in der Gebärmutter. Auf den Zeichnungen ist der Weg des Eies durch den Eileiter, wo es befruchtet wird, zur Gebärmutter dargestellt. Dabei findet eine Teilung des einzelligen Eies in über hundert Zellen statt.

Das Wachstum der Keimblase

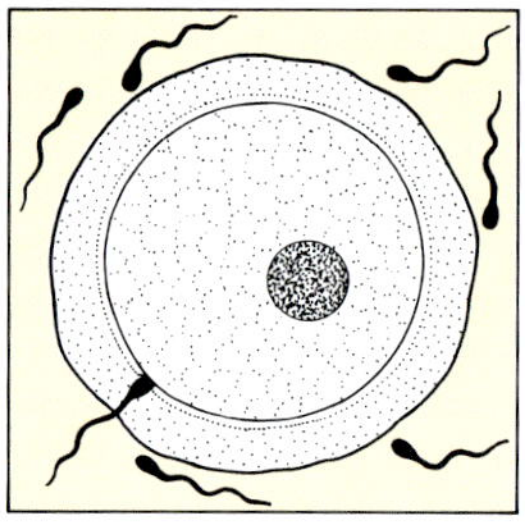

1 *Eine der Samenzellen, die den Eileiter erreicht haben, dringt in das reife Ei ein.*

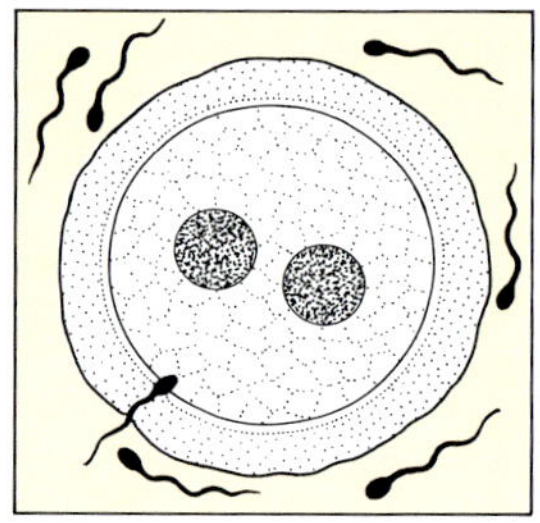

2 *Der Kopf trennt sich vom Schwanz und nähert sich dem Eizellkern.*

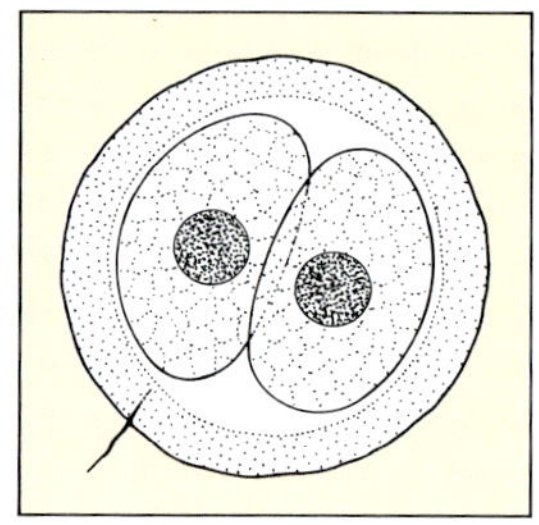

3 *Die Chromosomen der zwei Zellkerne ordnen sich paarweise zu einem zweizelligen Ei an.*

Die Gebärmutter und die Eileiter

Die Gebärmutter liegt tief im Becken, zwischen Blase und Darm, umfangen von den elastischen Muskeln des Beckenbodens (siehe S. 118). Die Eileiter zweigen seitlich ab und enden wie Seeanemonen in »Wedeln«, den Fimbrien, die die Eierstöcke halten.

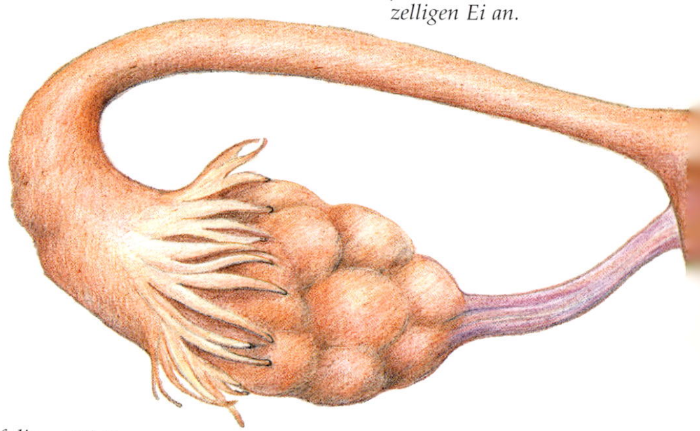

Ein reifes Ei wird vom Eierstock abgestoßen

Das Ei ist nur 12 bis 24 Stunden befruchtungsfähig. Eine Samenzelle gräbt sich mit dem Kopf hinein, ihr Schwanz fällt ab. Das Ei nimmt den Samen auf. Nach vier Tagen haben sich 32 Zellen gebildet, nach fünf Tagen 90.

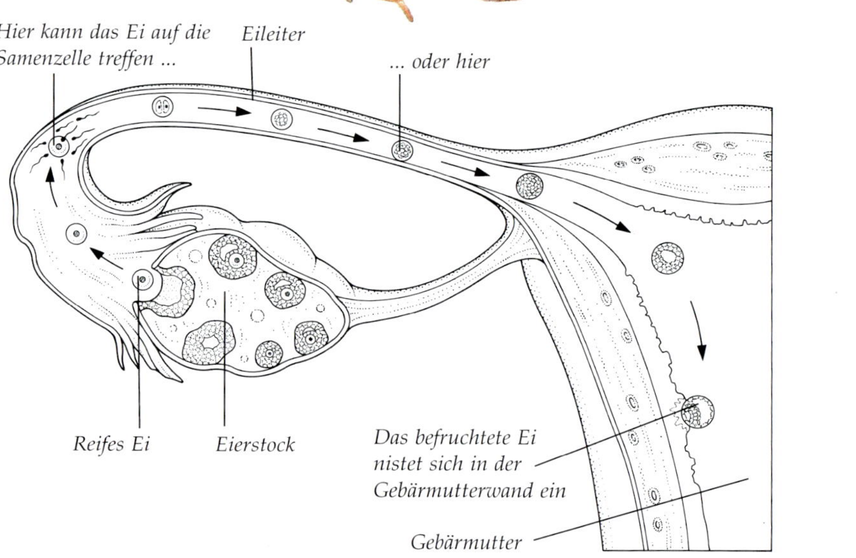

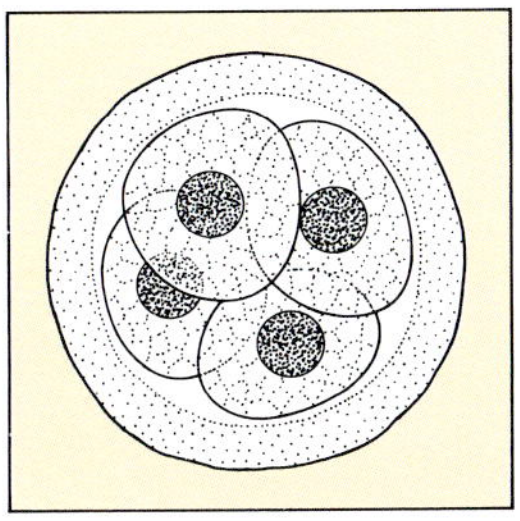

4 *Die beiden Zellen teilen sich auf dem Weg des Eies durch den Eileiter weiter.*

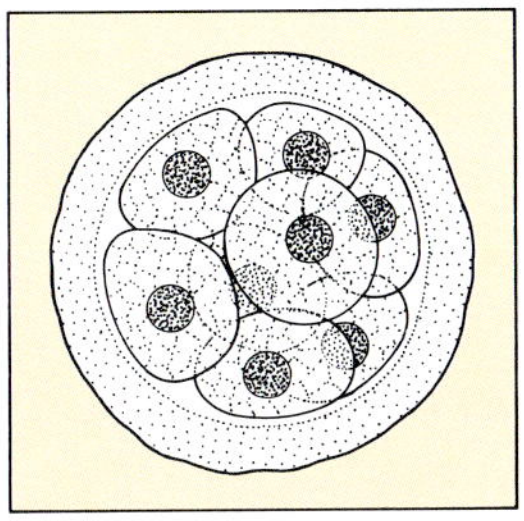

5 *Während die Zellen sich weiter teilen, werden sie allmählich immer kleiner.*

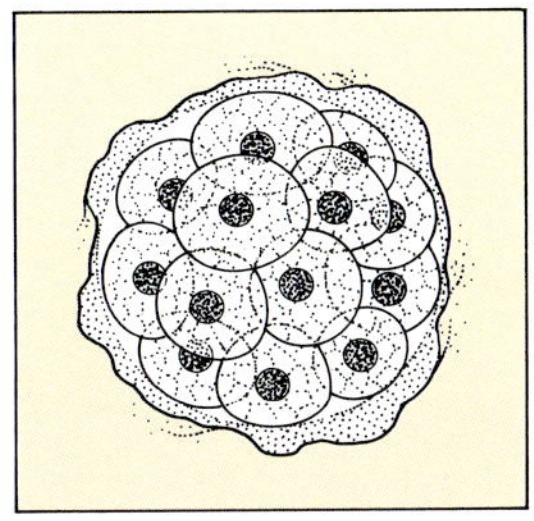

6 *Etwa am vierten Tag erreicht das Ei die Gebärmutter und verliert seine Hülle.*

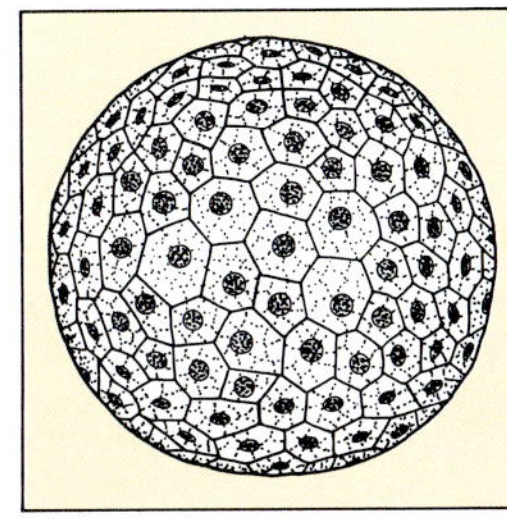

7 *Nach sechs bis sieben Tagen nistet sich das Ei in der Gebärmutterschleimhaut ein.*

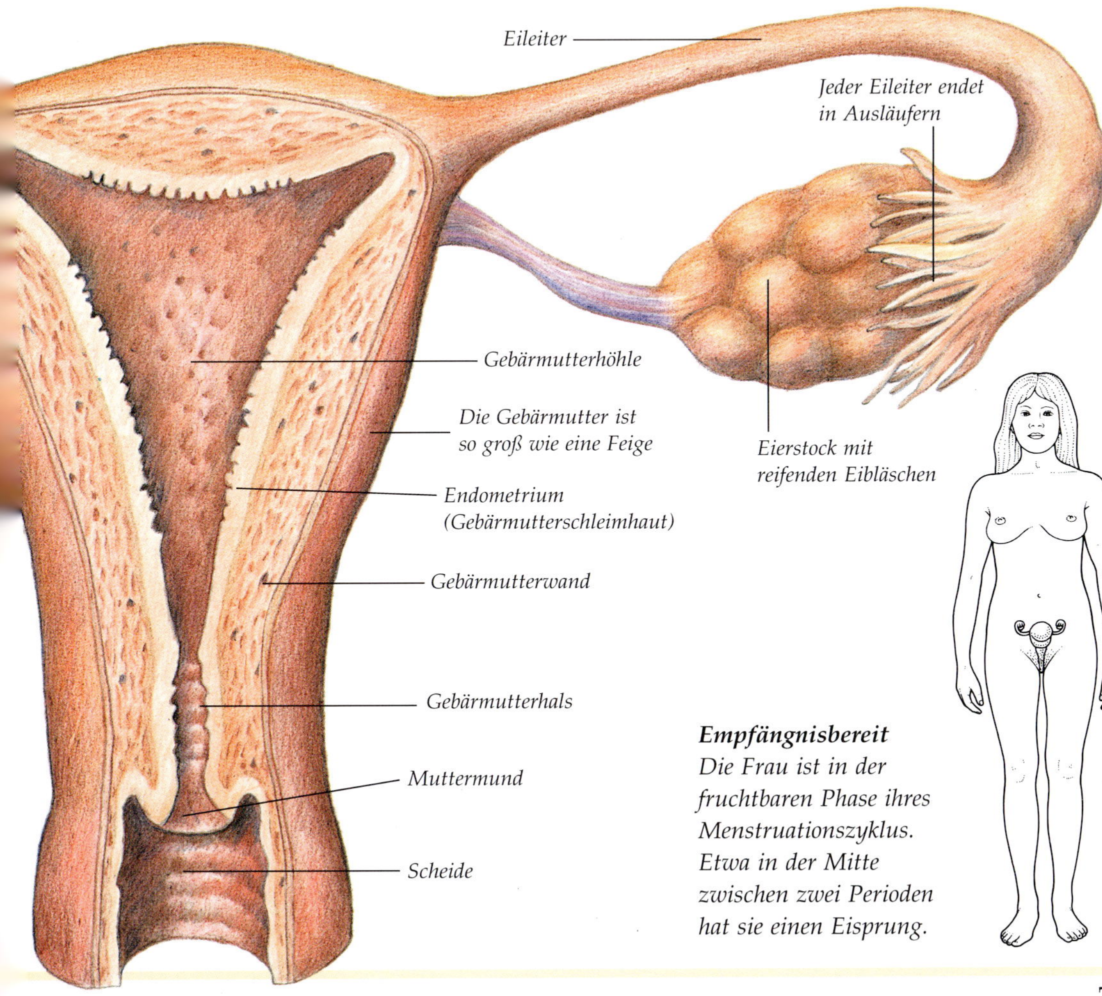

Empfängnisbereit
Die Frau ist in der fruchtbaren Phase ihres Menstruationszyklus. Etwa in der Mitte zwischen zwei Perioden hat sie einen Eisprung.

Die 8. Schwangerschaftswoche

Das Baby ist knapp 2,5 cm groß. In seinen Armen und Beinen setzt die Verknöcherung ein. Es bewegt sich zaghaft, doch so leicht, dass die Mutter es noch nicht bemerkt. Das Gesicht entwickelt sich. Irgendwann in diesem Zeitraum beginnt es, seinen Mund zu öffnen, und der obere Gaumen bildet sich. Der Unterkiefer formt sich zusammen mit den Muskeln aus, die das Baby zum Saugen und Kauen braucht. Die Anlagen zur Wahrnehmung von Tönen haben sich jetzt im Ohr gebildet.

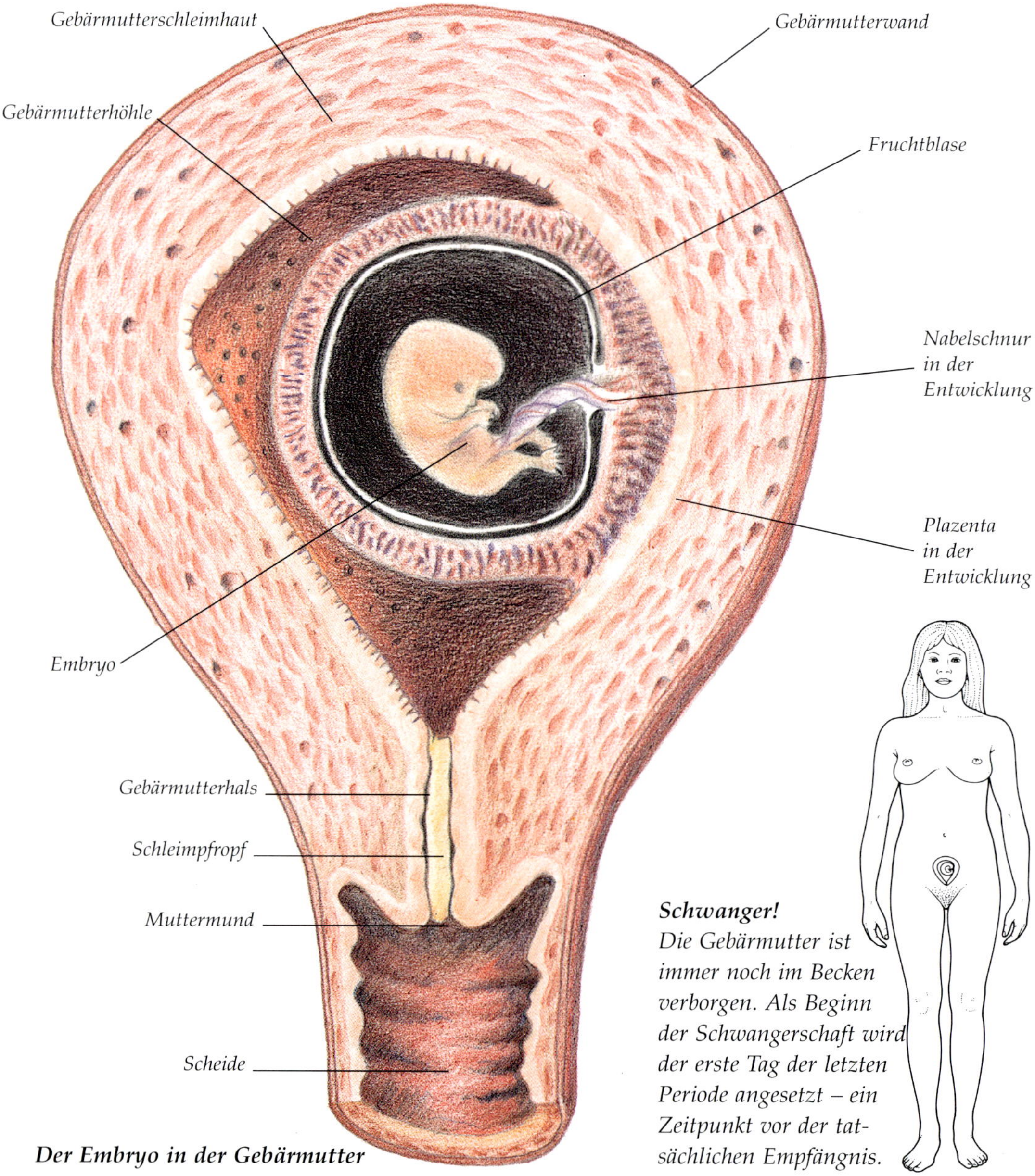

Der Embryo in der Gebärmutter

Schwanger!
Die Gebärmutter ist immer noch im Becken verborgen. Als Beginn der Schwangerschaft wird der erste Tag der letzten Periode angesetzt – ein Zeitpunkt vor der tatsächlichen Empfängnis.

Die 12. Schwangerschaftswoche

Das Baby ist jetzt gut 5 cm groß. Seine Sexualorgane sind bereits entwickelt, sein Kopf ist schon stärker gerundet und macht jetzt etwa zwei Drittel der Rumpfgröße aus; der Fetus ist nicht mehr so kopflastig. Die Augen in seinem breiten Gesicht liegen weit auseinander. In den Kiefern sind die Anlagen für 32 bleibende Zähne vorhanden. Das Baby beginnt zu saugen und trainiert die Muskeln, die es nach der Geburt zum Atmen braucht.

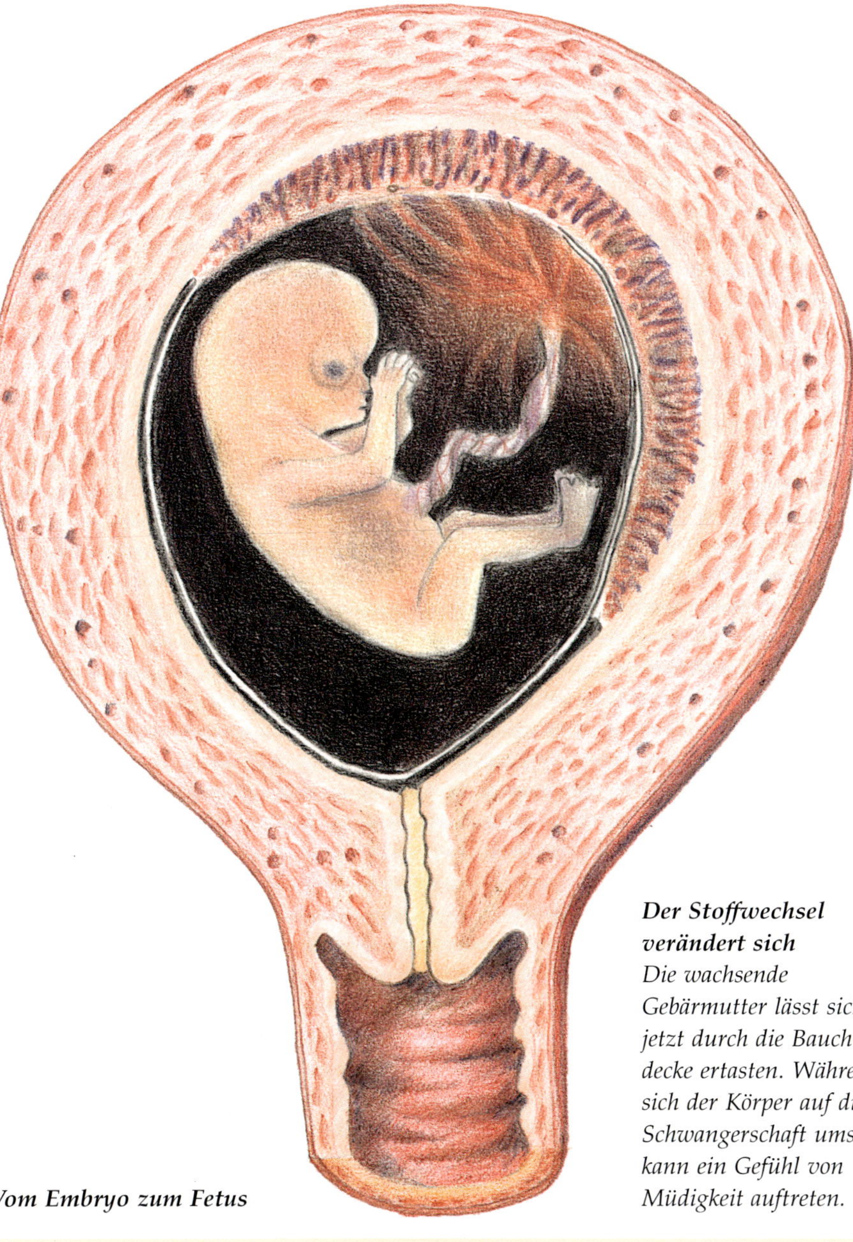

Vom Embryo zum Fetus

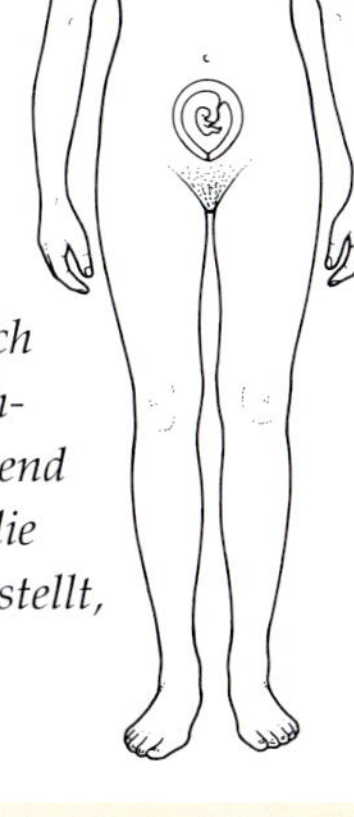

Der Stoffwechsel verändert sich

Die wachsende Gebärmutter lässt sich jetzt durch die Bauchdecke ertasten. Während sich der Körper auf die Schwangerschaft umstellt, kann ein Gefühl von Müdigkeit auftreten.

Die 20. Schwangerschaftswoche

Das schnelle Wachstum des Babys verlangsamt sich nun etwas. Der Fetus misst jetzt 25 cm. Die Beine haben im Verhältnis zum Körper die richtige Länge, und an den Zehen und Fingern haben sich schon winzige Nägel gebildet. Das Baby strampelt, dreht sich, macht Sprünge und Purzelbäume. Es haben sich Kopfhaare und ganz feine Augenbrauen gebildet. Der größte Teil des Körpers ist mit einem feinen Flaum, den Lanugohaaren, bedeckt.

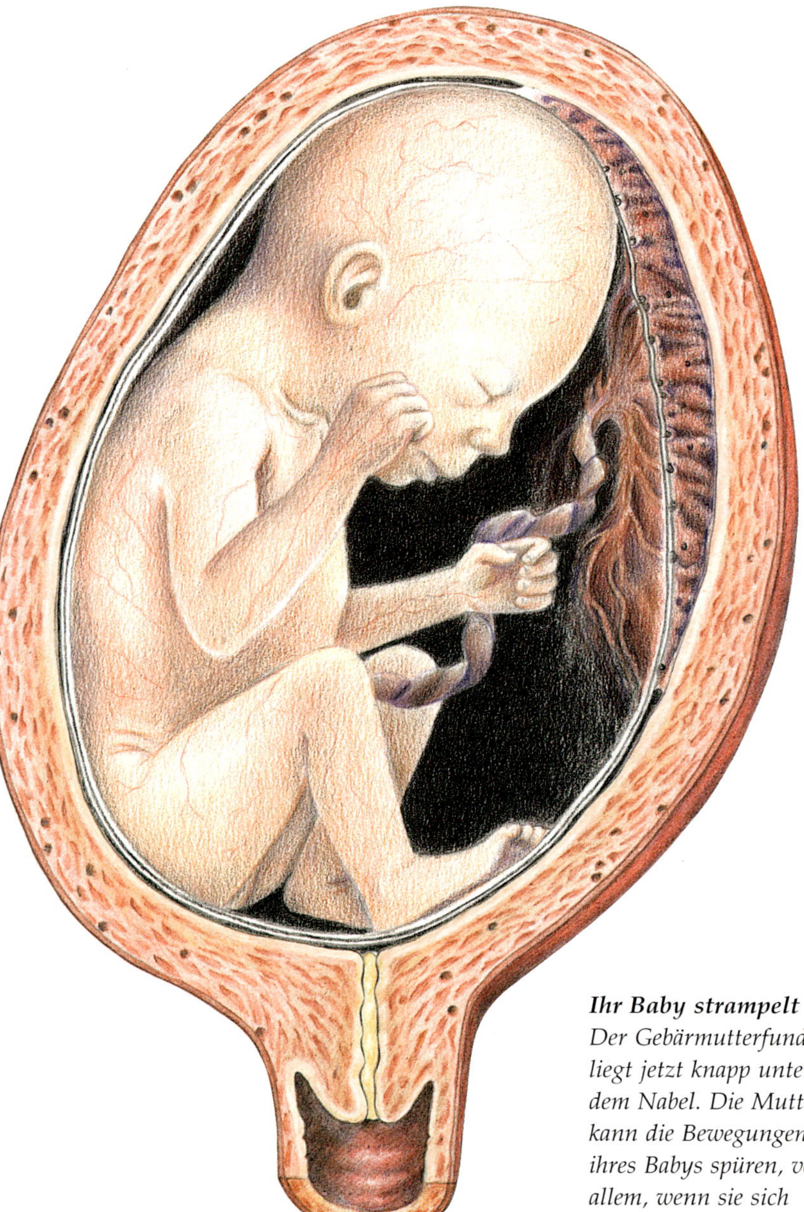

Der Fetus in der Gebärmutter

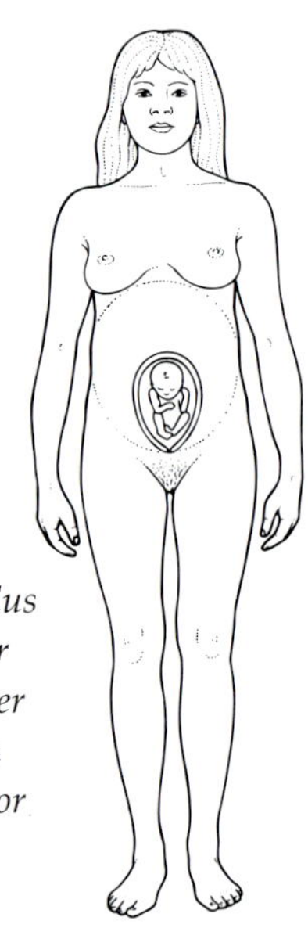

Ihr Baby strampelt
Der Gebärmutterfundus liegt jetzt knapp unter dem Nabel. Die Mutter kann die Bewegungen ihres Babys spüren, vor allem, wenn sie sich ausruht.

Die 24. Schwangerschaftswoche

Das Baby ist dünn, seine Haut ist runzelig. Durch die durchscheinende Haut zeichnet sich ein Netz von Venen und Arterien ab. Das Gesicht ist jetzt voll ausgebildet, die Augen stehen etwas hervor, weil sich in den Wangen noch keine Fettpölsterchen gebildet haben.

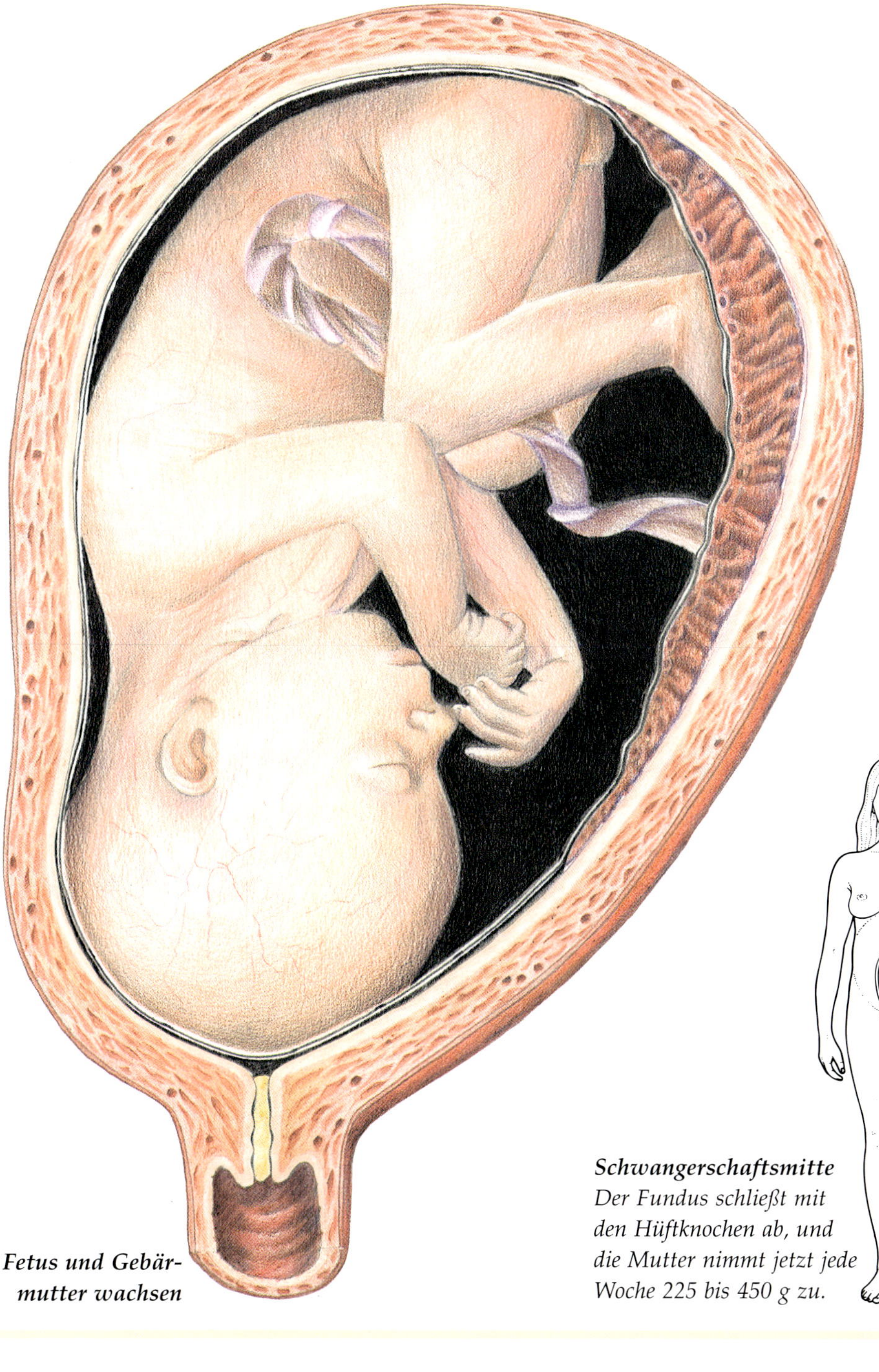

Fetus und Gebärmutter wachsen

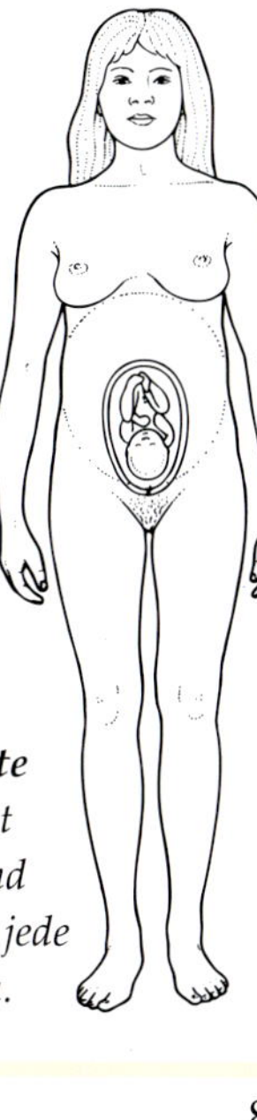

Schwangerschaftsmitte
Der Fundus schließt mit den Hüftknochen ab, und die Mutter nimmt jetzt jede Woche 225 bis 450 g zu.

Die 36. Schwangerschaftswoche

Die Gebärmutter ist jetzt für freie Bewegungen des Babys nicht mehr geräumig genug. Es hat eine bestimmte Lage eingenommen, so dass hauptsächlich die Stöße seiner Arme und Beine spürbar sind. Die Haut ist inzwischen pfirsichweich, der Körper hat sich gerundet. Wenn das Baby wach ist, hat es die Augen offen und nimmt helles Licht wahr, das durch das Gewebe der mütterlichen Bauchwand hindurchscheinen kann. Wenn es zu diesem Zeitpunkt geboren wird, hat es ausgezeichnete Überlebenschancen.

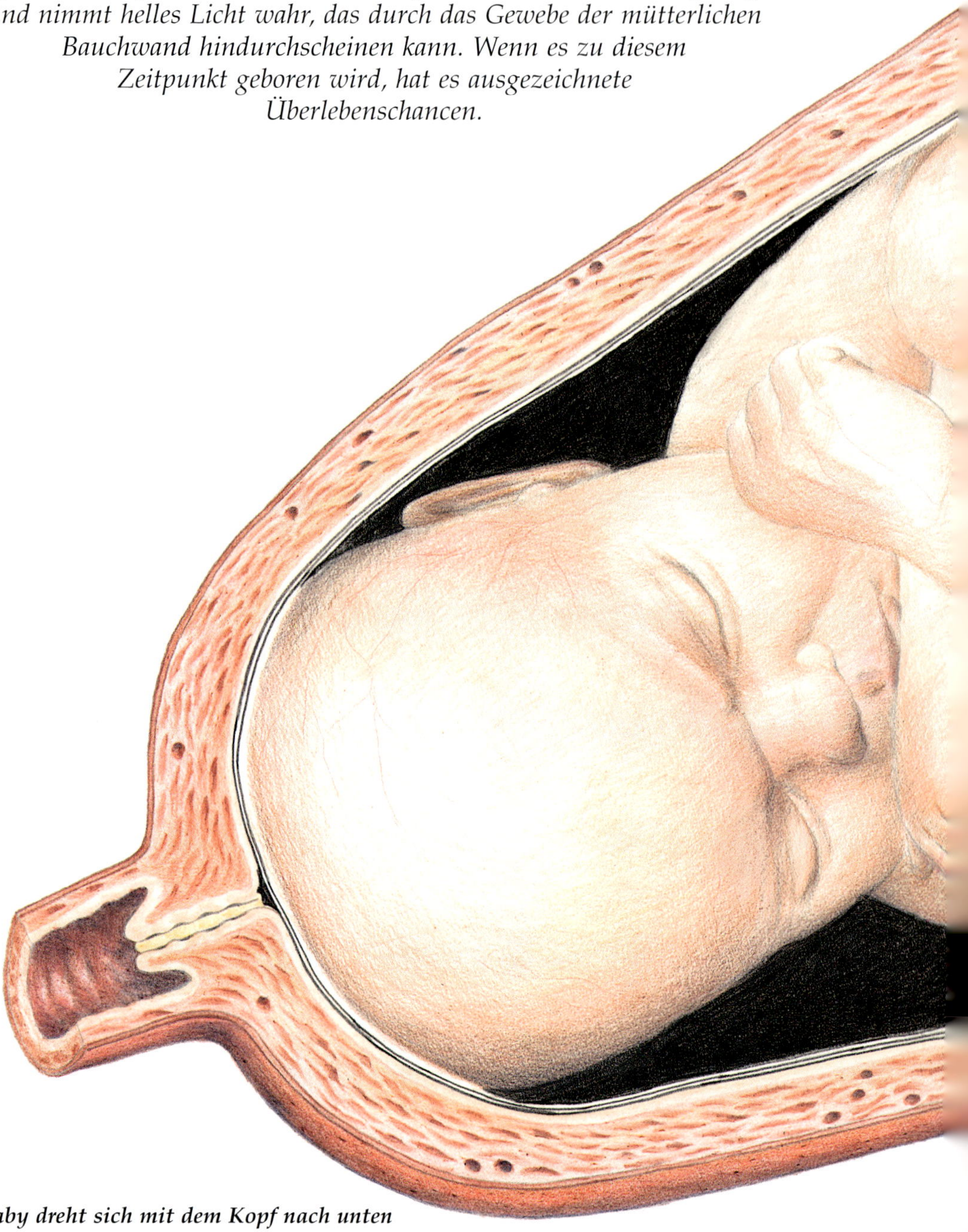

Das Baby dreht sich mit dem Kopf nach unten

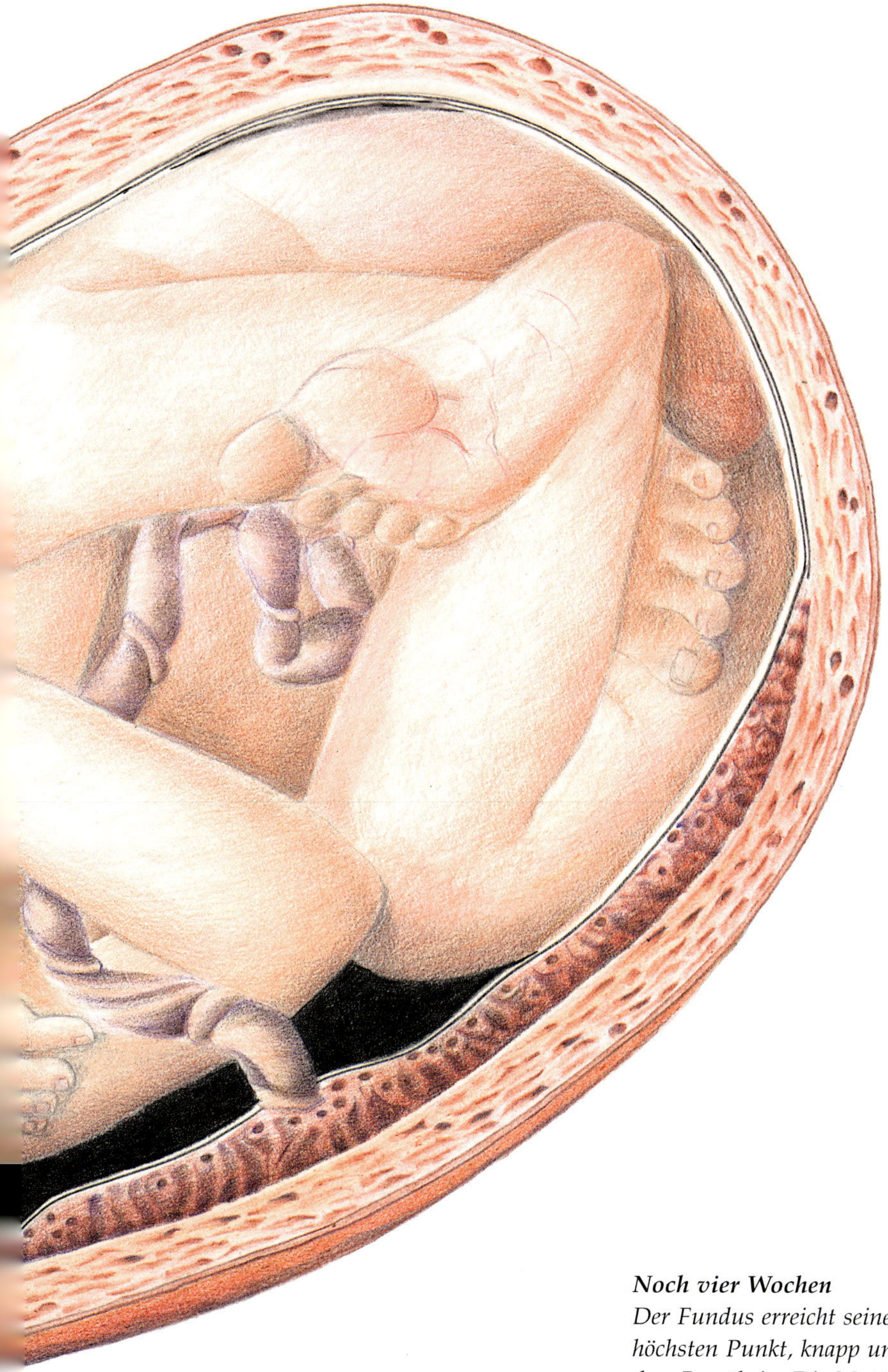

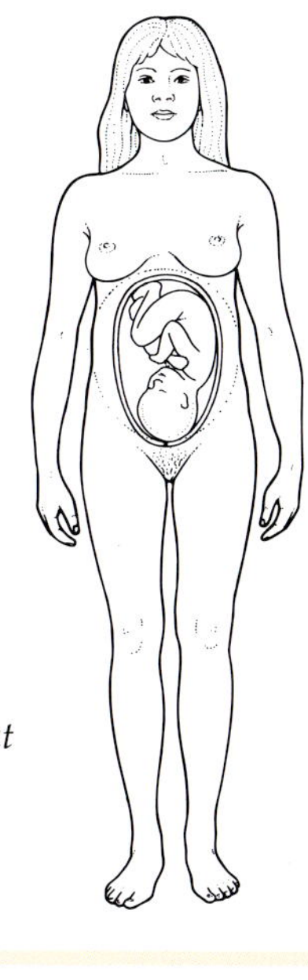

Noch vier Wochen
Der Fundus erreicht seinen höchsten Punkt, knapp unter dem Brustbein. Die Mutter hat an der Schwangerschaft, die kein Ende zu nehmen scheint, schwer zu tragen.

Die 40. Schwangerschaftswoche

Das Baby ist jetzt etwa achtmal so groß wie im dritten Monat, als sich bereits seine Organe gebildet haben; sein Gewicht hat sich 600-fach vergrößert. Die Lanugobehaarung ist ihm zum größten Teil ausgegangen, am Rücken, an den Schläfen und an der Stirn kann noch etwas übrig geblieben sein. Die Fingernägel sind jetzt schon über die Fingerkuppen hinausgewachsen und müssen vielleicht nach der Geburt geschnitten werden, damit das Baby sein Gesicht nicht zerkratzt.

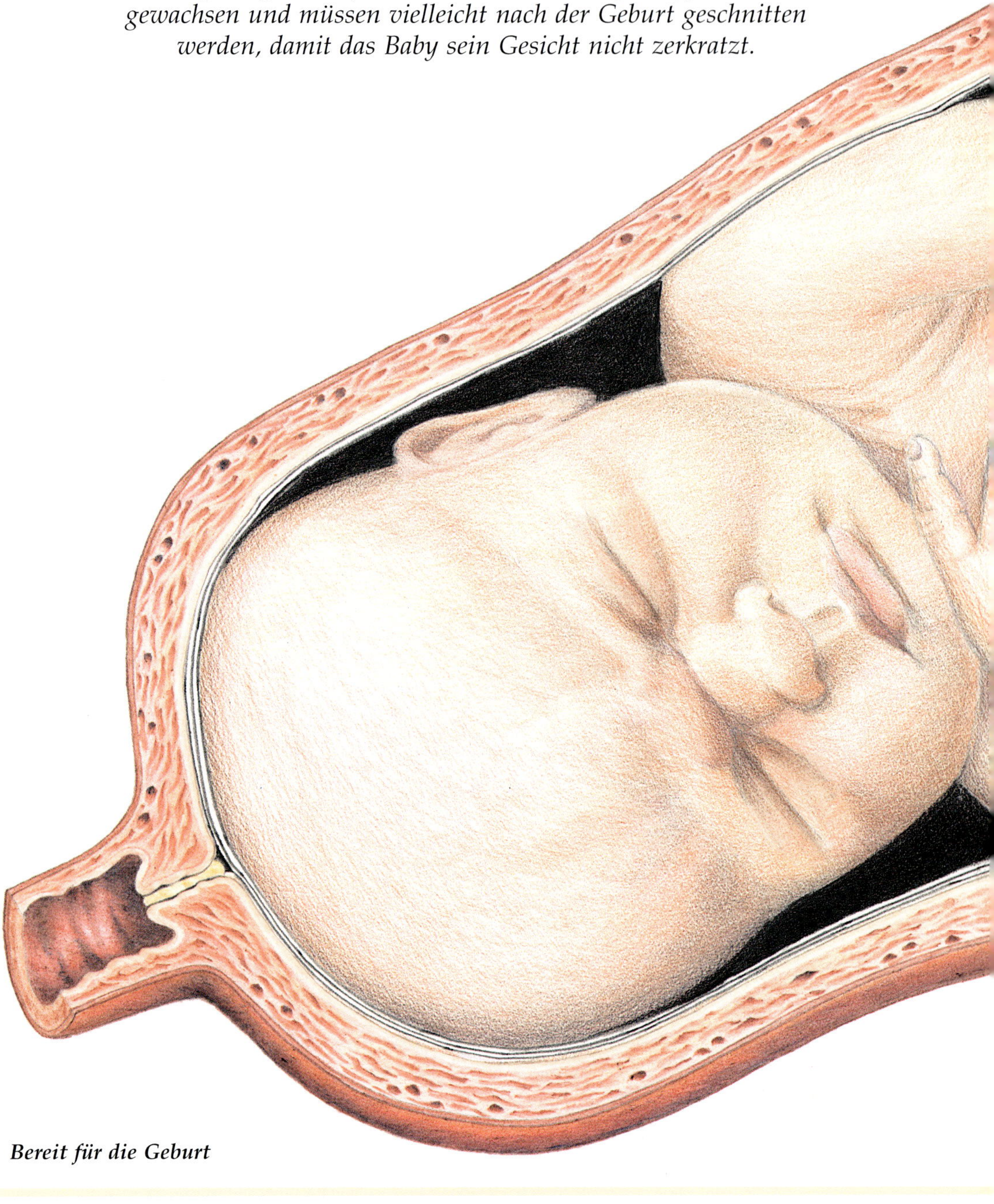

Bereit für die Geburt

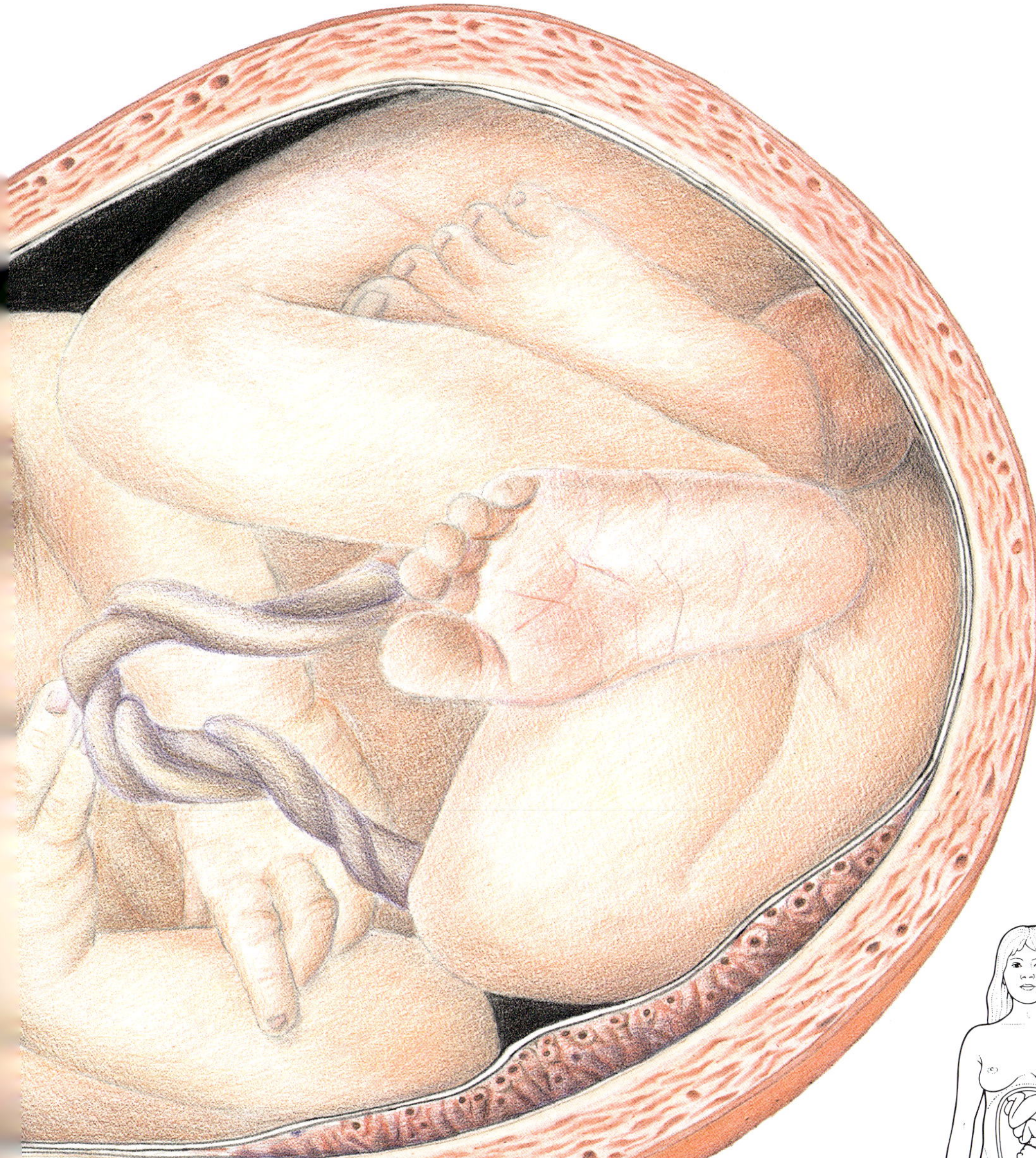

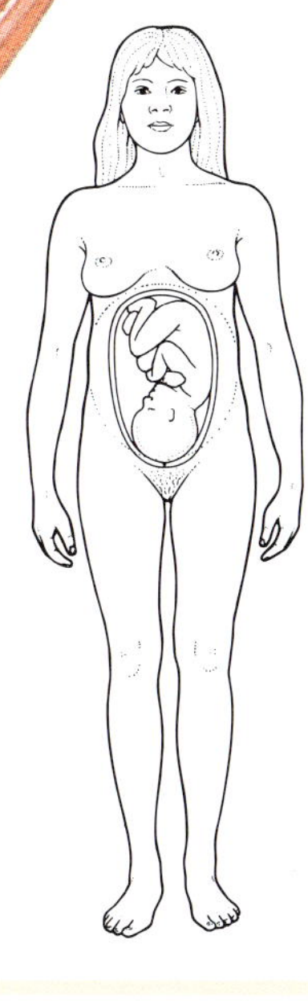

Warten auf den großen Tag
Die Gebärmutter ist jetzt etwas nach unten ins Becken gesunken, so dass sich auch der Fundus etwas senkt.

Sie erwarten Zwillinge

Wenn Sie selbst ein zweieiiger Zwilling sind, ist die Wahrscheinlichkeit einer Zwillingsgeburt doppelt so groß wie bei anderen Frauen. Das hängt von Ihren ererbten Anlagen, Ihrem Alter, Ihrer ethnischen Abstammung und der Zahl Ihrer bisherigen Geburten ab. Oft wird zwar bei zweieiigen Zwillingen eine Generation übersprungen, doch ist es auch möglich, dass sie in aufeinander folgenden Generationen vorkommen. Die Häufigkeit eineiiger Zwillinge scheint mit diesen Variablen nichts zu tun zu haben.

GEMISCHTE GEFÜHLE

Eine große Aufregung kann es für Sie bedeuten, wenn Sie nach einer Ultraschalluntersuchung bei der Vorsorge (siehe S. 43) plötzlich erfahren, dass Sie sich auf eine neue Situation einstellen müssen. Wenn Sie zum ersten Mal Mutter werden, ist Ihre ganz natür-

Wie es zu Zwillingen kommt

Normalerweise wird ein Ei nach dem Eisprung von einer Samenzelle befruchtet. Sieben von zehn Zwillingspaaren entstehen dadurch, dass bei einer Frau zwei Eier reif geworden sind, die dann unabhängig voneinander von zwei Samenzellen befruchtet werden (zweieiige Zwillinge). Gewöhnlich nisten sich diese beiden Eier dann getrennt in der Gebärmutter ein. Seltener kommt es vor, dass sich ein Ei teilt und sich daraus zwei Babys mit denselben Erbanlagen entwickeln (eineiige Zwillinge). Oft findet diese Teilung nach der Einnistung in der Gebärmutter statt.

Eineiige Zwillinge
Eineiige Zwillinge entstehen nicht bei der Befruchtung, sondern häufig erst nach der Einnistung. Deshalb haben diese Zwillinge fast immer eine gemeinsame Plazenta, jeder aber eine eigene Nabelschnur und Fruchtblase.

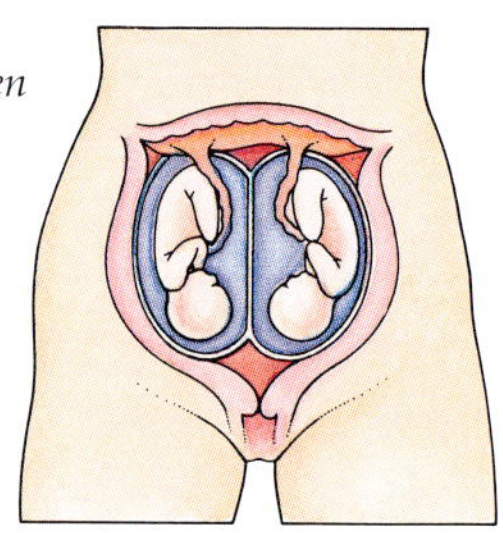

Zweieiige Zwillinge
Bei zweieiigen Zwillingen hat jeder eine eigene Fruchtblase, Nabelschnur und Plazenta. Manchmal nisten sich die beiden Eier sehr dicht beieinander ein, so dass es scheint, als hätten sie eine gemeinsame Plazenta.

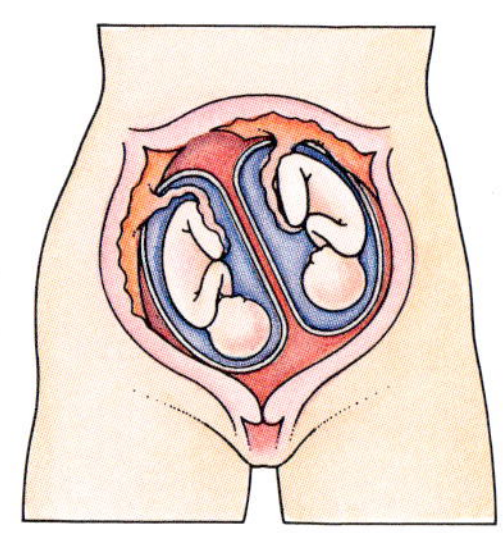

Eineiige Zwillinge

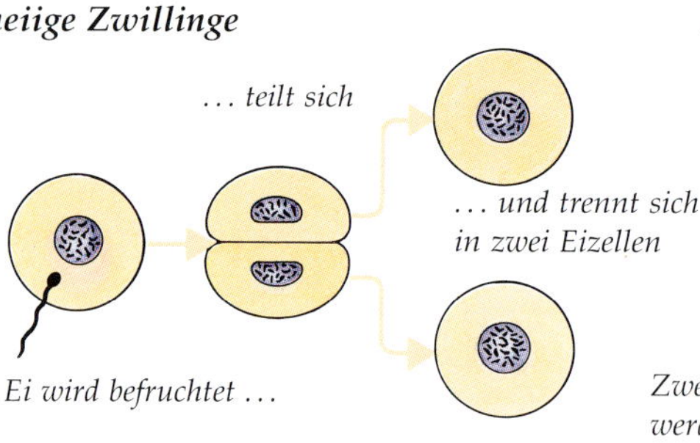

Zweieiige Zwillinge

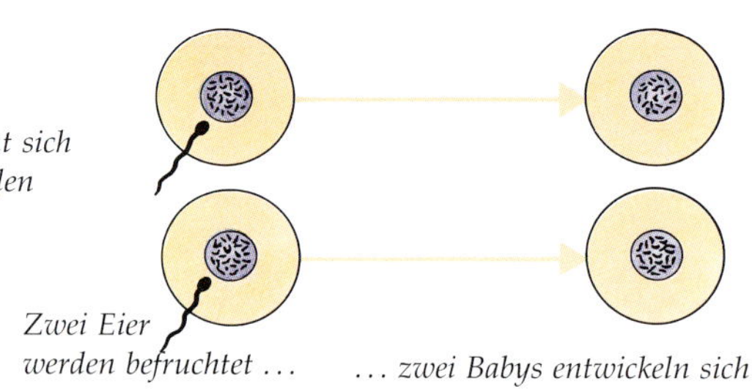

liche Besorgnis bezüglich Geburt und Umgang mit dem Neugeborenen noch größer. Sie fragen sich nun, wie Sie gleichzeitig mit zwei Babys, die lautstark ihre Ansprüche anmelden, zurechtkommen sollen – wie Sie es schaffen werden, zwei Münder zufrieden zu stellen, jedes Mal zwei Windeln zu wechseln, doppelt so viel Wäsche zu waschen und sich zwei Persönlichkeiten zuzuwenden, die Ihre ganze Liebe und Aufmerksamkeit brauchen.

Eine Frau berichtet, dass sich diese besorgte Einstellung die ganze Schwangerschaft über nicht änderte. Als sie im achten Monat für ein paar Tage ins Krankenhaus musste, hatte sie Gelegenheit, einigen Zwillingsmüttern zuzuschauen. Sie fühlte sich in ihren Bedenken bestätigt, denn es schien tatsächlich ein großes Problem zu sein, zwei Babys zu versorgen. Kurz nach der Geburt ihrer Zwillinge stellte sie jedoch fest, »welch unerwartete Freude es war, beide Kinder stillen zu können, oft sogar gleichzeitig«. Sie räumte allerdings ein, dass es anfangs sehr schwer gewesen war und »dass die große Freude, die uns die beiden jetzt machen, sich erst allmählich mit dem Kennenlernen eingestellt hat«.

Die Lage der Zwillinge in der Gebärmutter

Da die Gebärmutter bei Zwillingen eher ausgefüllt ist als bei nur einem Baby, nehmen sie die Lage, in der sie geboren werden, schon früher ein.

Die Abbildungen zeigen, dass zweieiige Zwillinge (mit zwei Plazenten) die gleiche Position einnehmen wie eineiige Zwillinge (mit nur einer Plazenta).

Am häufigsten ist die Lage, bei der beide Zwillinge mit dem Kopf nach unten zeigen. Hier ergeben sich auch die wenigsten Komplikationen: Die Geburt verläuft mit aller Wahrscheinlichkeit ganz normal.

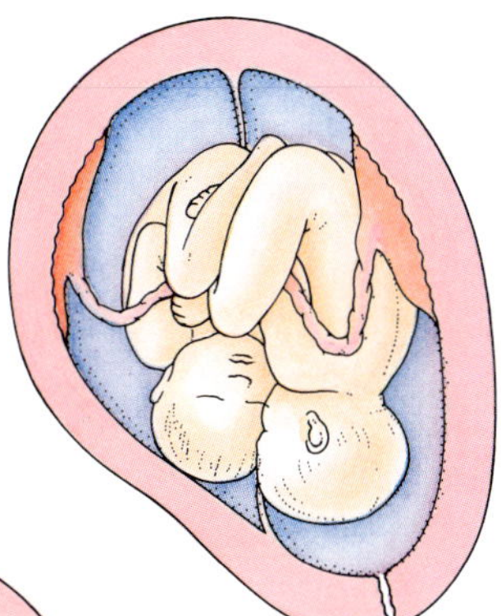

Liegt ein Zwilling mit dem Kopf nach unten, der andere nach oben, wird der in Beckenendlage in der Regel als zweites geboren. Das erste Baby weitet den Geburtskanal, so dass das zweite meist vaginal geboren werden kann.

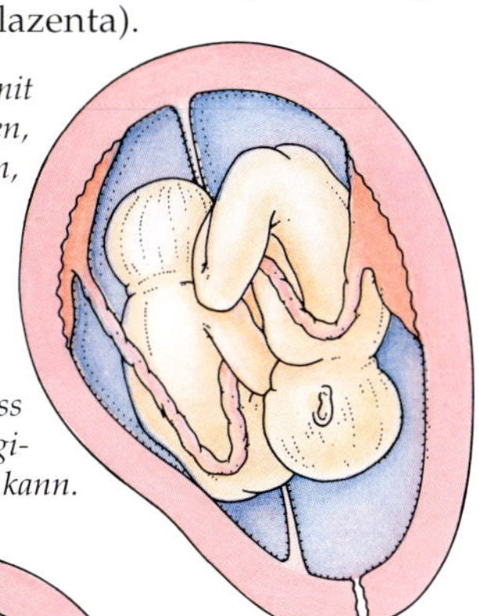

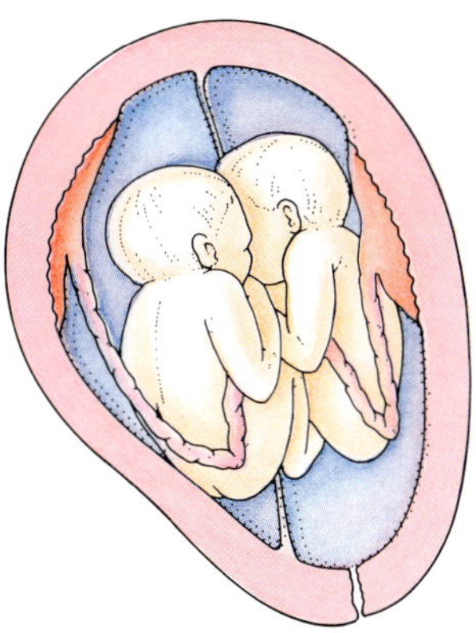

Befinden sich beide Babys in der Beckenendlage, wird das Risiko von Komplikationen im Voraus abgewogen. Wahrscheinlich entscheidet man sich für einen Kaiserschnitt.

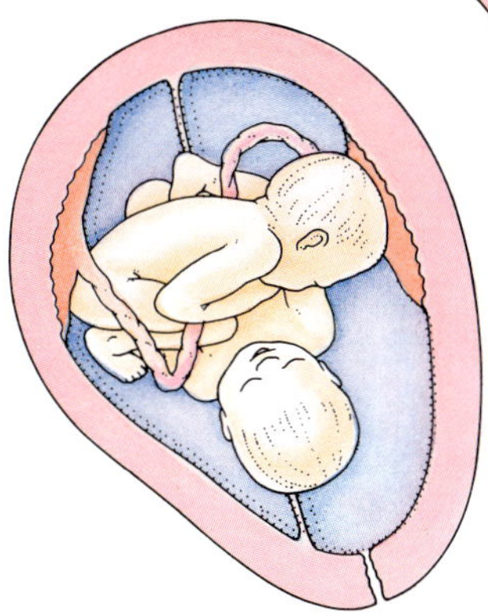

Wenn sich ein Baby in Querlage befindet und die Zwillinge sehr viel Platz einnehmen, wird ein Kaiserschnitt gemacht. Sind sie klein, kann man das zweite nach der Geburt des ersten oft drehen.

Manchmal sind Frauen über die Nachricht einer Zwillingsschwangerschaft deshalb unglücklich, weil sie eine Hausgeburt planten. Da ein größeres Risiko besteht, dass die Geburt besonders für den zweiten Zwilling schwierig wird, und es zudem möglich ist, dass sie zu früh kommen und untergewichtig sind, raten die Ärzte bei Zwillingen gewöhnlich zur Klinik. Doch wenn die Babys voll ausgetragen und gut entwickelt sind sowie mit dem Kopf nach unten liegen, möchten Sie sich vielleicht doch für eine Hausgeburt entschließen.

Manche Frauen sind über die Nachricht, Zwillinge zu bekommen, hoch erfreut. Vielleicht wollten sie mehr als nur ein Kind, empfanden die Schwangerschaft unter Umständen als unangenehm, so dass sie an eine zweite gar nicht erst denken mochten. Plötzlich erfahren sie, dass sie mit einer Schwangerschaft gleich zwei Kinder bekommen können!

RUHE

Zunächst müssen Sie sich darauf einstellen, dass eine Schwangerschaft, bei der zwei Babys in Ihrem Bauch herumtollen, anstrengender sein kann als eine normale Schwangerschaft. Das Risiko einer Präeklampsie (siehe S. 139) ist größer. Bei Zwillingen kann es leichter zu Frühgeburten kommen, da sie oft nicht so robust sind. Sie müssen sich den Platz in der Gebärmutter und die verfügbare Nahrung aus der Plazenta teilen und haben darum oft ein geringes Geburtsgewicht. Es wird Ihnen besser gehen, wenn Sie regelmäßig ausruhen und häufig früh schlafen gehen. Sie benötigen mehr Hilfe im Haushalt und beim Kochen. Wenn Sie schon Kinder haben, sollten Sie sich eine Betreuungsperson suchen, die sich täglich etwa eine Stunde um die Kleinen kümmern kann, damit Sie sich ohne das ständige Gefühl, jeden Moment gebraucht zu werden, entspannen können. Viele Ärzte verordnen Müttern mit Zwillingsschwangerschaft deshalb mehr Ruhe. Allerdings gibt es keinen Hinweis, dass völlige Bettruhe angezeigt wäre.* Mit rechtzeitiger Planung lässt sich der Alltag durchaus so organisieren, dass Sie zu Hause genügend Ruhe finden.

Das heißt nicht, dass Sie absolute Schonung brauchen. Nehmen Sie sich Dinge vor, die Sie im Bett machen können: lesen, schreiben, nähen, eine Fremdsprache lernen oder etwas anderes, das Sie schon immer machen wollten. Wenn Sie sich die zusätzlichen Belastungen durch eine Mehrlingsschwangerschaft vor Augen führen, wird Ihnen klar, dass sich Ihr gesamter Körper auf die Bedürfnisse der Babys umstellen muss. Das ist mit einem veränderten Stoffwechsel, zusätzlichem Druck auf Verdauungsorgane, Zwerchfell und Lungen sowie mit einer Belastung Ihrer Knochen (z. B. des unteren Rippenbogens und der Wirbelsäule) verbunden. Besonders die Bauchmuskulatur, der Beckenboden, die Muskeln in Beinen, Füßen und Armen, in den Schultern und im Rücken, die das zusätzliche Gewicht stützen und mit der veränderten Körpermechanik fertig

***Ihre Babys** mögen sich wie »ein Ei dem anderen« gleichen, dennoch haben beide ihre eigene Persönlichkeit (Abb. rechts).*

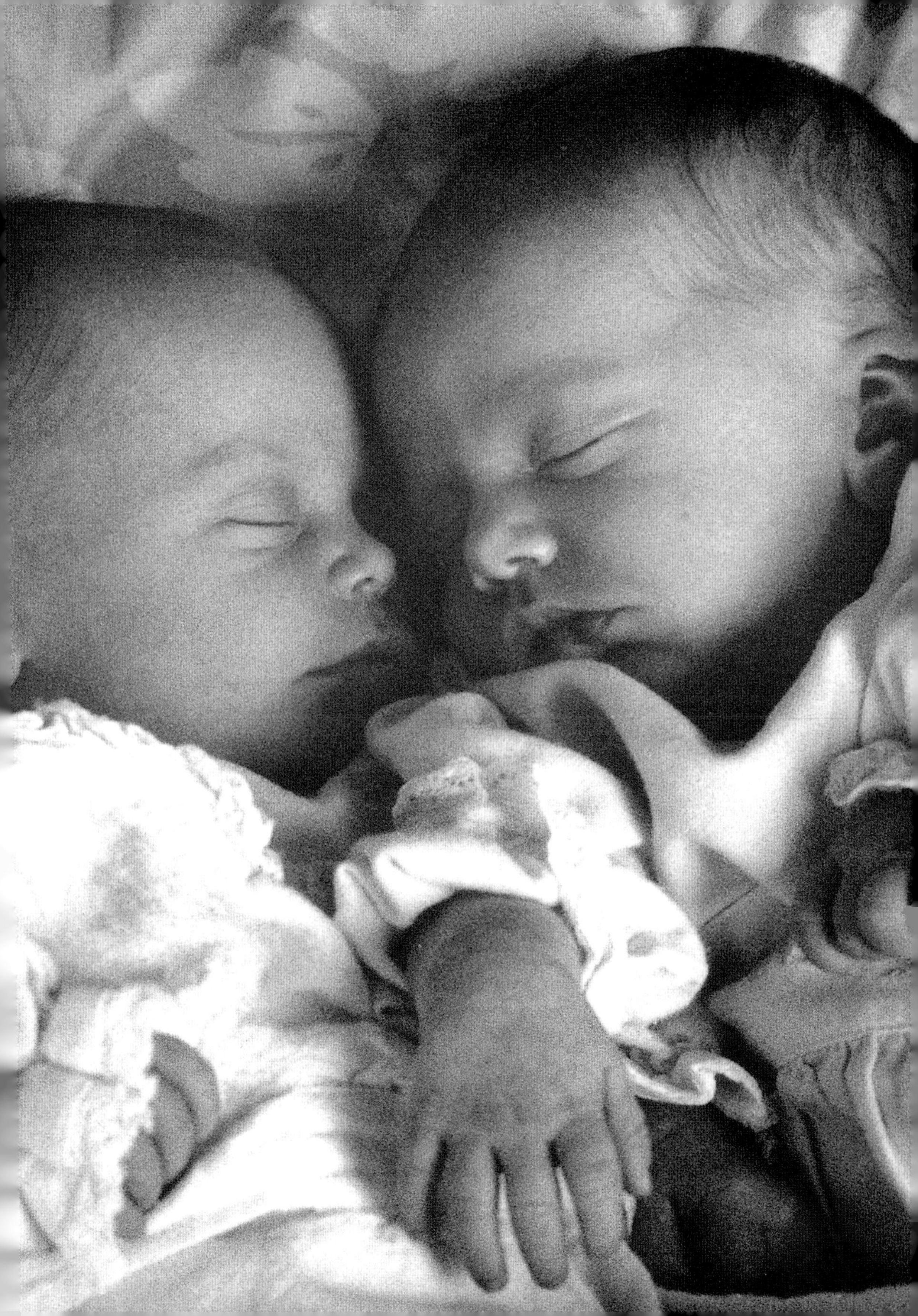

werden müssen, werden durch eine Zwillingsschwangerschaft stärker belastet. Darüber hinaus wird es ziemlich eng in Ihrem Bauch, so dass Sie sich unter Umständen ungeheuer voll und schwer fühlen können.

Sie haben Ruhe also unbedingt nötig. Ziehen Sie sich zurück, *bevor* Sie erschöpft und reizbar sind und das Gefühl haben, am Ende zu sein.

BEQUEME HALTUNGEN

Wahrscheinlich ist es unbequem für Sie, flach auf dem Rücken zu liegen. Da die schwere Gebärmutter auf die Hauptblutgefäße drückt, sollten Sie zu Ihrer eigenen Bequemlichkeit und für die Blutversorgung des Babys entweder im Rücken gut abgestützt sein oder in der Bauchseitenlage (siehe S. 192–194) liegen. In den letzten Schwangerschaftswochen ist eine besonders gute Polsterung im Rücken mindestens so wichtig wie bei einer normalen Schwangerschaft. Ein Sitzsack kann sehr bequem sein, ebenso eine Stütze in Bumerangform und viele Kissen, Schaumstoffkeile oder eine speziell angefertigte Rückenlehne. Sorgen Sie auf jeden Fall dafür, dass Sie durch eine Stütze im Kreuz guten Halt haben.

ÜBUNGEN

Eine vernünftige Körperhaltung ist noch wichtiger als bei nur einem Baby (siehe S. 120–122). Finden Sie heraus, wie Sie das Gewicht der immer größer und schwerer werdenden Gebärmutter ausgleichen können, indem Sie aufrecht und gerade gehen und das Kreuzbein einziehen. Achten Sie darauf, die Füße über die Ballen gut abzurollen. Gewöhnen Sie sich vor allem an, sich beim Aufstehen aus der Rückenlage seitlich abzurollen und sich notfalls mit Füßen und Händen an einem festen Gegenstand abzustoßen, um sich dann in den Vierfüßlerstand aufzurichten.

Die ganze Schwangerschaft über sind Beckenbodenübungen (siehe S. 118–119) wichtig. Besonders nötig sind sie nach der Geburt von Zwillingen, weil die Muskulatur um die Scheide herum von dem Gewicht zweier Babys sehr beansprucht worden ist. Auf jeden Fall ist es gut, diese Übungen von Beginn der Schwangerschaft an zu machen, denn am besten lässt sich der Muskeltonus aufbauen, bevor die Muskeln besonders belastet werden. Wenn Ihre Beckenbodenmuskeln sehr viel tragen müssen, sollten Sie sich zu den Übungen auf den Boden legen und Ihre Unterschenkel hochlagern; in dieser Lage sind sie entlastet, so dass Sie die Übungen besser spüren können. Versuchen Sie, Ihre Beckenbodenmuskeln »tanzen« zu lassen, während Sie auf Kissen gestützt sitzen. Im Verlauf der Schwangerschaft jedoch, wenn sich die Babys gesenkt haben, werden Sie diese Position vermutlich nicht mehr einnehmen können.

»Ich konnte mich nie für Übungen begeistern, aber mir liegt daran, die Spannung meiner Muskeln durch Aktivität zu erhalten und einen lebendigen Körper zu haben.«

Wahrscheinlich spüren Sie sehr häufig die Bewegungen Ihrer Kinder. Ihr Bauch fühlt sich an wie ein Korb voll junger Kätzchen. Vielleicht schlafen Sie schlecht und werden von dem Gestrampel in Ihrem Bauch oft geweckt. Wenn Sie es lernen, am ganzen Körper bewusst Ihre Muskeln loszulassen, kann Ihnen das sehr helfen.

Einige Frauen machen sich Sorgen, dass die Babys einander wehtun könnten. Zwar können sie sich gegenseitig schon ein wenig schubsen, doch hat jedes seine eigene Fruchtblase, so dass es wie ein Korken im Glas herumschnellen kann. Eine Wasserpolsterung schützt sie vor Erschütterungen, und die beiden können sich bis zu den letzten Schwangerschaftswochen, wenn sie sich eng in den Beckengürtel einschmiegen und Sie nur noch kleine Bewegungen spüren, frei bewegen.

ERNÄHRUNG

Das Thema Ernährung in der Schwangerschaft wird auf S. 93–100 ausführlich behandelt. Wegen der besonderen Belastungen durch eine Zwillingsschwangerschaft sollten Sie der Ernährung sogar noch mehr Aufmerksamkeit schenken als bei einem Baby. Achten Sie auf nahrhafte Mahlzeiten, viel Salat und Obst und solche Nahrungsmittel, die für Sie und Ihre Babys wertvoll sind. Verzichten Sie auf Weißbrot, Kuchen und Gebäck. Das fällt Ihnen am leichtesten, wenn Sie stattdessen an goldgelbe Käsewürfel, einen saftigen Fruchtsalat, einen vollreifen Pfirsich, jadegrüne Kresse, knackigen Salat, duftende Äpfel und ein köstliches, großes Glas Milch denken. Mindestens einmal täglich sollten Sie Rohkost essen, damit Sie mit ausreichend viel Vitaminen versorgt sind. Stöbern Sie nach neuen Kochbüchern mit Schwerpunkt auf Salaten und Früchten, um Ihren Appetit darauf anzuregen.

Wenn Sie sich bisher vor allem von Weißbrot und Cornflakes ernährt haben, ist es jetzt an der Zeit, sich auf Vollkornbrot, Naturreis und vollwertige Getreideprodukte umzustellen. Das tut Ihnen auch noch nach der Schwangerschaft gut. Denn wenn Sie sich schlecht ernähren und sich mit minderwertigen Sachen begnügen, können Sie Ihre Vitalität nicht voll entfalten.

Wenn Sie sich erschöpft fühlen, haben Sie vermutlich keine Lust, auch noch einzukaufen und hochwertige Mahlzeiten zu kochen. Doch Sie sollten bedenken, dass es um Ihre Gesundheit geht. Sparen Sie deshalb nicht an Eiweiß, Vitaminen und Mineralstoffen. Vielleicht ist Ihnen ja beim Einkaufen jemand behilflich, oder es besteht die Möglichkeit, mit Freunden zusammen Großeinkäufe zu tätigen. Heben Sie jedoch nicht selbst die Kartons oder Taschen in den Kofferraum, und laden Sie sie auch nicht aus! Vielleicht können Sie sich auch Waren ins Haus liefern lassen. In einem kleineren Ort tut man Ihnen sicherlich den einen oder anderen Gefallen! Bitten Sie Ihren Partner oder Freunde, Ihnen das Notwendigste zu besorgen.

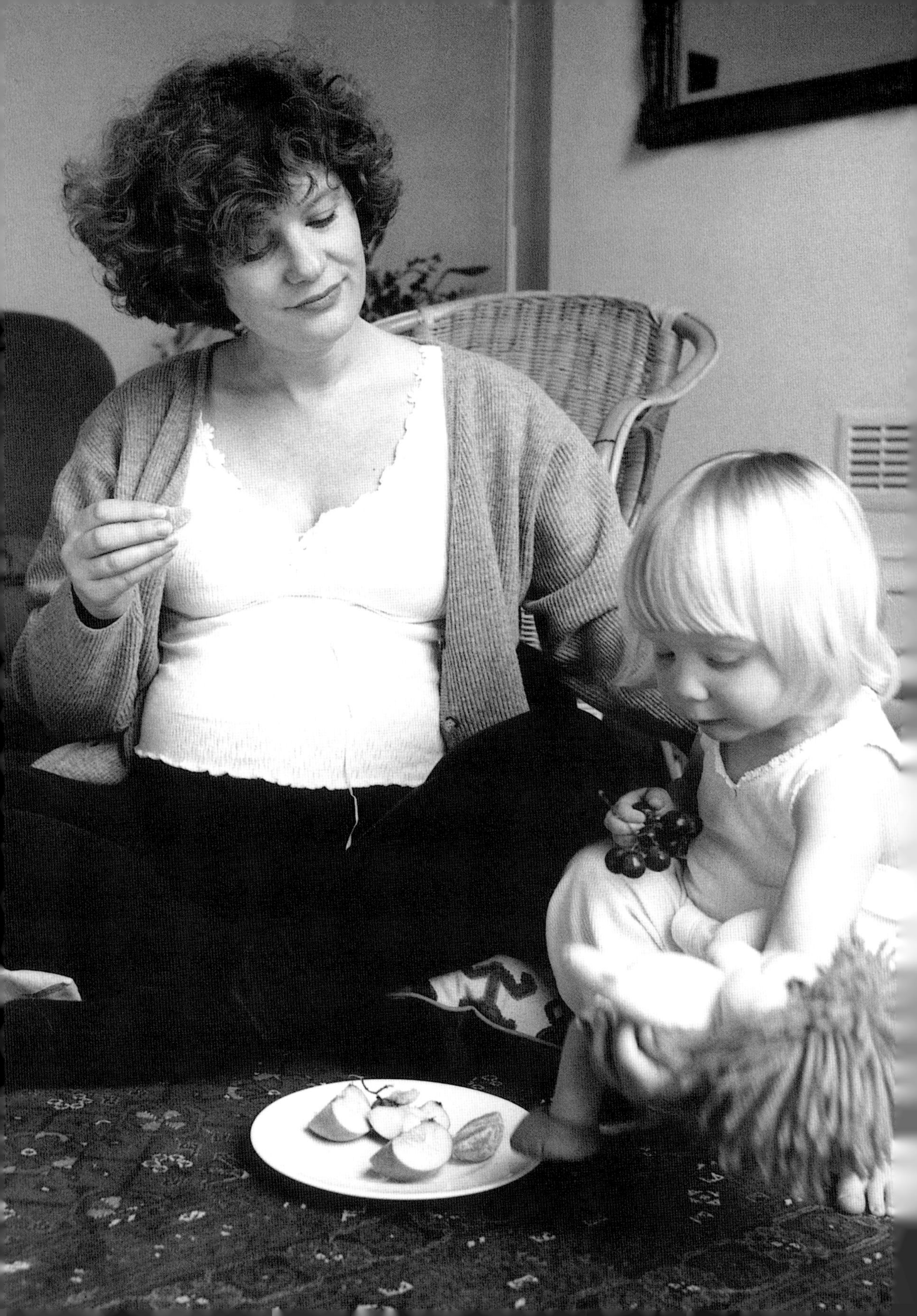

Die Gesundheit Ihres Babys

Wichtiger als alles andere ist, von den allerersten Wochen an gut für sich selbst zu sorgen. Dadurch schaffen Sie für die Entwicklung Ihres Babys die bestmöglichen Bedingungen und, genauso wichtig, die Voraussetzungen dafür, dass Sie bei der Geburt und für die ersten Herausforderungen des Mutterseins gesund und voller Lebenskraft sind.

Ernährung

Eine ausgewogene Ernährung Ihres Babys hängt davon ab, was Sie selbst zu sich nehmen. Früher glaubte man, dass es nicht nötig sei, einer werdenden Mutter Ernährungsratschläge zu geben. Solange sie »vernünftig« äße, würde sich der Fetus schon nehmen, was er brauche. Es gab einige »Verbote«, wovon eines lautete: »Essen Sie nicht für zwei!« Doch solche vagen Hinweise haben dazu geführt, dass viele Frauen sich in der Schwangerschaft nicht hinreichend ernährten.

Dann zeigte die Forschung, dass Babys von Schwangeren, die sich mangelhaft ernährten, gar sterben oder in einem sehr schlechten Gesundheitszustand zur Welt kommen können. Bei diesen Frauen kamen auch komplizierte Schwangerschaften und Geburten sowie darauf folgende Krankheiten gehäuft vor.* Heute ist erwiesen, dass bei mangelhaft ernährten Schwangeren auch ihre Babys in Mitleidenschaft gezogen werden. Das Risiko einer Fehl- oder Frühgeburt ist deutlich erhöht. Durch eine unzureichende Ernährung gegen Ende der Schwangerschaft kann auch die Gehirnentwicklung des Kindes beeinträchtigt werden.*

Neueste Untersuchungen haben zusätzlich ergeben, dass bei der Ernährung oftmals zu viel Wert auf große Portionen und die Eiweißmenge gelegt wird. Da der veränderte Stoffwechsel während der Schwangerschaft dafür sorgt, dass die meisten Frauen ihre Nahrung bis in die Stillzeit hinein besser verwerten, müssen Sie sich also keine großen Sorgen machen, ob Sie sich richtig ernähren.* Sie sind nicht gezwungen, Vitamintabletten und zusätzliche Mineralstoffe einzunehmen oder Dinge zu essen, die Sie nicht mögen, nur weil jemand gesagt hat, dass diese gut für das Baby seien.

In den ersten Schwangerschaftswochen werden Sie manche Nahrungsmittel nicht mehr vertragen. Speisen, die vorher durchaus bekömmlich waren, werden nicht mehr gut verdaut. Da man heute so großen Wert auf gesunde Ernährung in der Schwangerschaft legt, bekommen manche Frauen, die an Übelkeit und Erbrechen lei-

***Nehmen Sie sich Zeit für köstliche Mahlzeiten zwischendurch** und essen Sie viel frisches Obst und Gemüse (Abb. links).*

den, Angst, sie könnten ihrem Baby lebenswichtige Nährstoffe entziehen. Doch durch Erbrechen verweigert Ihr Körper Nahrung, mit der er nicht fertig wird. Wenn Ihnen übel ist, vertrauen Sie am besten Ihrem Gefühl und essen nur das, was Ihnen schmeckt. Machen Sie sich keine Sorgen über eine »ausgewogene Ernährung«. In ein paar Wochen werden Sie wieder viel mehr vertragen. Sollten Sie nur sehr wenig essen können, nehmen Sie am besten ein Vitaminpräparat zu sich, damit Sie mit allen für die Entwicklung Ihres Babys wichtigen Nährstoffen versorgt sind.

Die Gewichtszunahme

Eine Gewichtszunahme von 9 bis 13,5 kg in der Schwangerschaft ist normal. Einige Frauen nehmen auch mehr zu, ohne dass sich das nachteilig auswirkt. Es ist jedoch falsch, davon auszugehen, dass der größte Teil Ihrer Gewichtszunahme – abgesehen vom Baby, das ja nur etwa 3 bis 4 kg wiegen wird – aus Fett besteht. Sie müssen zusätzlich das Gewicht der Plazenta, der Eihäute und des Fruchtwassers, die vergrößerte Gebärmutter und die schwereren Brüste sowie die größere Blutmenge berücksichtigen. Bei einigen Frauen ist ein beträchtlicher Teil der Gewichtszunahme auch auf Wasseransammlungen zurückzuführen.

Da die einzelnen Frauen unterschiedlich stark zunehmen, ist es unmöglich, feste »Sollwerte« anzugeben. Verantwortungsvolle Mediziner sind heute sogar der Meinung, dass »eine willkürliche Gewichtsbeschränkung für die Mutter und auch das Baby schädlich sein kann«.* Wenn Sie zu Beginn Ihrer Schwangerschaft untergewichtig sind, tut Ihnen und Ihrem Baby eine größere Gewichtszunahme besser als einer Frau, die von Anfang an Übergewicht hat.

Gewichtszunahme in der Schwangerschaft

Da die meisten Frauen unterschiedlich an Gewicht zunehmen, lässt sich unmöglich exakt berechnen, wie viel Sie selbst zunehmen müssten. Sollten Sie jedoch stark unter- oder übergewichtig sein, kann das zu Komplikationen in der Schwangerschaft und bei der Geburt führen.

Die Gewichtszunahme

Ihre gesamte Gewichtszunahme in der Schwangerschaft setzt sich wie folgt zusammen:

Baby	28 %
Plazenta	4 %
Fruchtwasser	8 %
Gebärmutter und Brüste	11 %
Blutmenge	13 %
Wassereinlagerung (Ödeme)	36 %
Gewichtszunahme insgesamt	**100 %**

Der zeitliche Ablauf

0.–12. Woche	0 %
12.–20. Woche	25 %
20.–30. Woche	50 %
30.–36. Woche	25 %
36.–40. Woche	0 %

Grob gerechnet können Sie davon ausgehen, dass Sie in der 30. Schwangerschaftswoche etwa 75% Ihrer gesamten Gewichtszunahme erreicht haben.

Auf jeden Fall wäre es unklug, während der Schwangerschaft schlank bleiben zu wollen. Dieser Versuch kann zum Verlust Ihres Babys führen. Wenn Sie andererseits zu Beginn der Schwangerschaft übergewichtig sind, nehmen Sie vermutlich mehr zu als eine Frau, die schlank war, als sie schwanger wurde. Jedoch ist das Risiko, unter hohem Blutdruck und Blaseninfektionen zu leiden, größer.*

Wenn Sie überprüfen wollen, ob Sie überflüssiges Fett ansetzen, das Ihnen nach der Geburt bleibt, messen Sie jede Woche Ihre Oberschenkel. So können Sie unabhängig vom Gewicht die Zunahme Ihrer Fettschicht aufzeichnen. Die Maße Ihrer Oberschenkel sollten etwa gleich bleiben, allerdings können Wasseransammlungen in den letzten Schwangerschaftswochen zu einer leichten Umfangszunahme führen.

Eiweiss

Unter normalen Bedingungen sollten Frauen zur Erhaltung ihrer Gesundheit täglich 1 g Eiweiß pro kg Körpergewicht zu sich nehmen. In der Schwangerschaft brauchen Sie unter Umständen etwa doppelt so viel. Viel Eiweiß ist in magerem Fleisch, Fisch, Bohnen, Nüssen, Bierhefe, Milch, Jogurt, Käse und anderen Milchprodukten enthalten.

Eiweiß setzt sich aus verschiedenen Aminosäuren zusammen. Tierisches oder hochwertiges Eiweiß enthält alle Aminosäuren, die notwendig sind, damit das Eiweiß seine Aufbauarbeit leistet. Pflanzliches Eiweiß, das früher als »zweitrangig« galt, enthält nur einen Teil der Aminosäuren und sollte deshalb entweder zusammen mit kleinen Mengen tierischen Eiweißes oder in verschiedenen Zusammenstellungen gegessen werden. Wenn Sie sich ohne Tierprodukte ernähren, sollten Sie Bohnen zusammen mit Weizenprodukten essen, z.B. Bohnen mit Vollweizenmehlspeisen, Kichererbsen mit Nudeln oder Linsen mit Weizenvollkornbrot.*

Ihre tägliche Eiweißversorgung ist gesichert, wenn Sie aus jeder der folgenden Kategorien ein Gericht auswählen: a) eine Portion Fleisch bzw. Fisch oder zwei Eier, eine Tasse Erdnüsse bzw. Cashewkerne; b) 100 g Hartkäse, 200 g Hüttenkäse oder 1/2 l Milch (ersatzweise Soja-, Nussmilch oder Tofu); c) vier Scheiben Vollkornbrot, eine Portion Naturreis bzw. Vollkornnudeln oder eine große Kartoffel in der Schale gebacken. Wenn Sie Veganerin sind und überhaupt keine Tierprodukte essen, lassen Sie Käse und Milch weg und essen stattdessen ausreichend Hülsenfrüchte.

Kohlehydrate

Als Energiespender brauchen Sie Kohlehydrate. Sie sind in Zucker und anderen Nahrungsmitteln enthalten, die Sie in größeren Mengen essen, wie Getreideprodukte und Wurzelgemüse. Die meisten dieser Nahrungsmittel verfügen auch noch über andere wichtige Nährstoffe. Kartoffeln sind, besonders wenn Sie sie in der Schale zubereiten, Eiweiß- und Vitamin-C-Lieferanten, in Vollkornbrot

Eine ausgewogene Ernährung

Wenn Sie die Speisen attraktiv anrichten, regen sie nicht nur den Appetit, sondern auch die Verdauung an. Auch wenn Sie alleine essen, sollten Sie auf das ästhetische Spiel mit Farben und Formen nicht verzichten. Unten finden Sie Vorschläge für Frühstück, Mittag- und Abendessen.

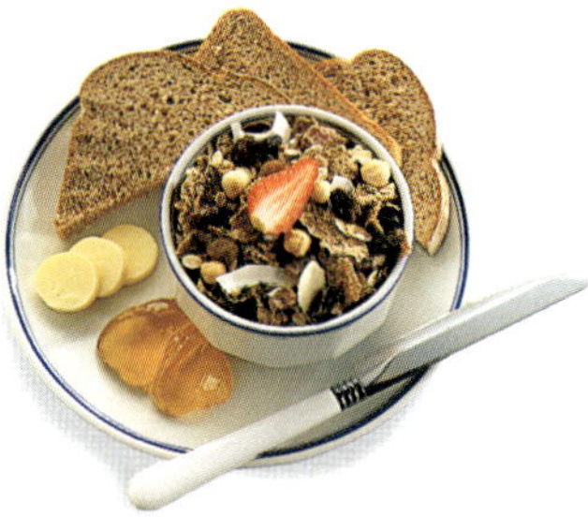

Schälchen Müsli
Zum Frühstück Getreideflocken mit frischem Obst und Vollkorntoast.

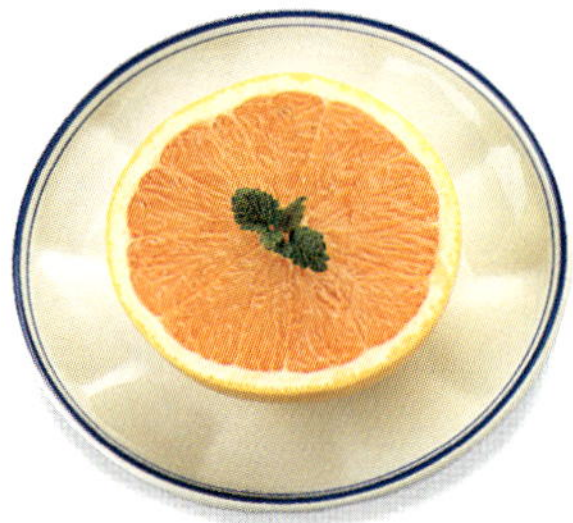

Grapefruit-Snack
Zitrusfrüchte wie Grapefruits sind wertvolle Vitamin-C-Lieferanten.

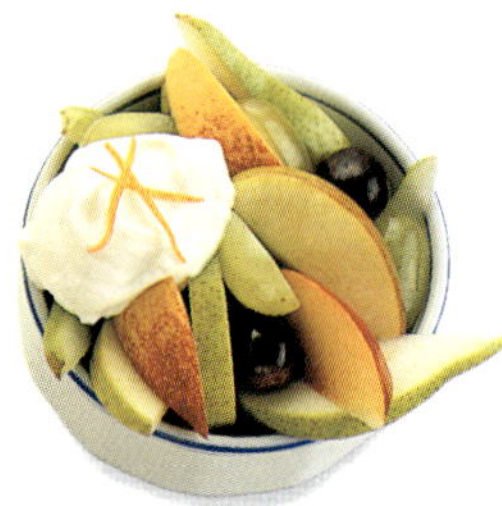

Obstsalat
Einen bunten, gemischten Obstsalat krönen Sie mit einem Löffel Jogurt.

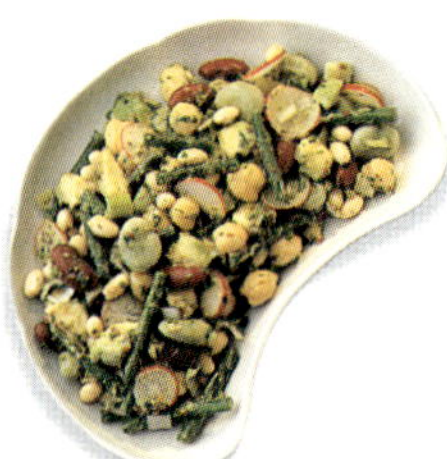

Bohnensalat
Verschiedene Bohnen und Kichererbsen mit Vinaigrette und gehackten Kräutern.

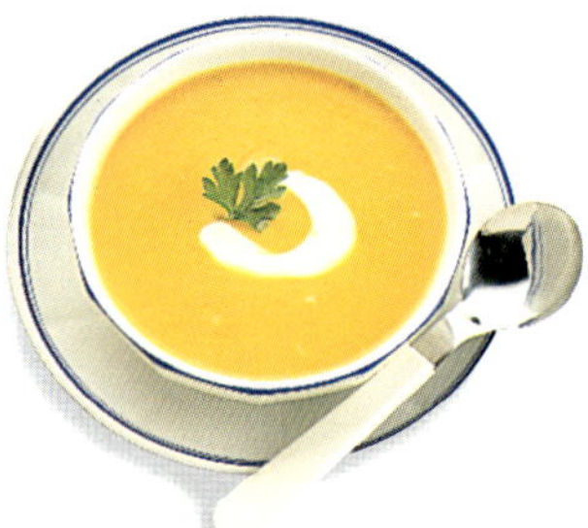

Möhren-Artischocken-Suppe
Servieren Sie die Suppe heiß oder kalt mit einem Tupfer Crème fraîche.

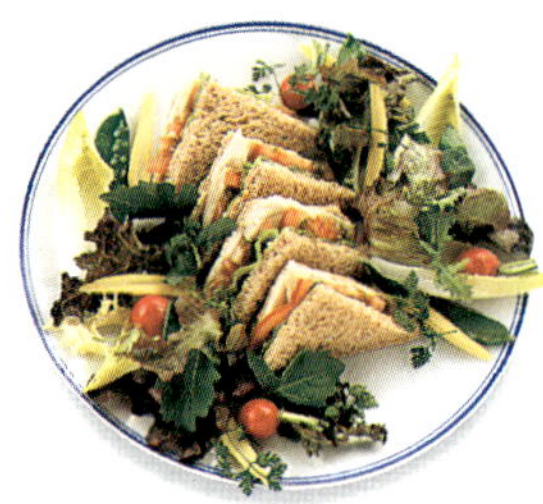

Salat-Sandwich
Richten Sie eine Mischung junger Salatblättchen auf Vollkornbrot an.

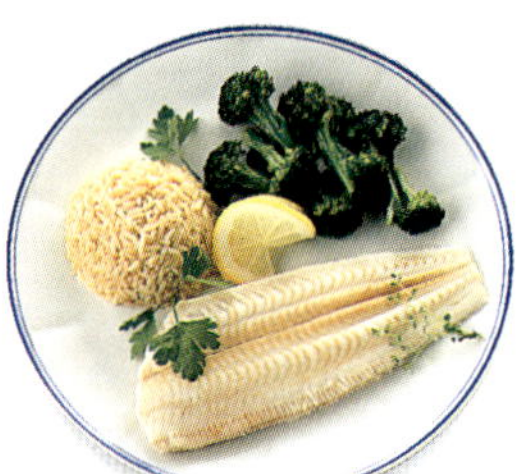

Fisch
Mit Reis, grünem Gemüse und Zitrone servieren.

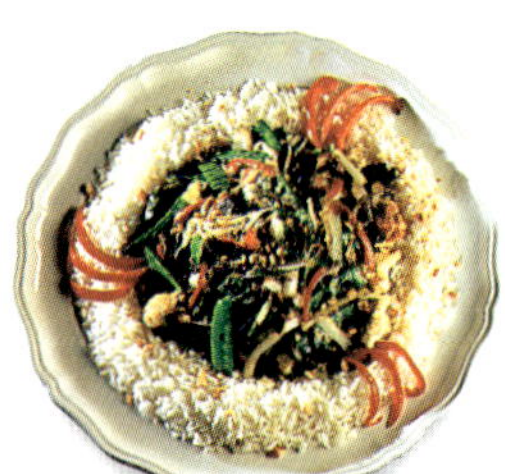

Chinagemüse
Kurz gebratenes junges Gemüse in einem dekorativen Reisring anrichten.

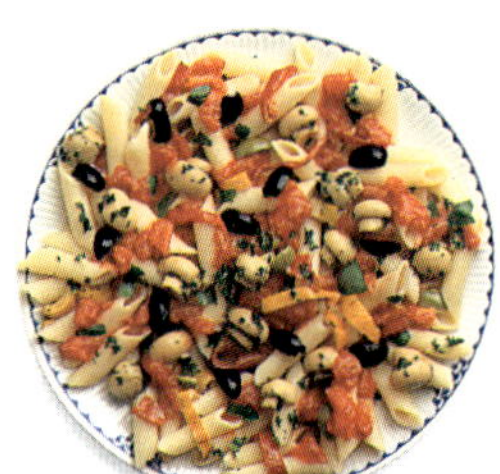

Nudeln
Mit Tomaten, rotem Paprika, Parmesan, Oliven und Olivenöl vermischen.

sind Vitamin B, Eisen und Ballaststoffe enthalten, die Verstopfungen entgegenwirken. Wenn Sie diese Nahrungsmittel täglich in kleinen Mengen essen, brauchen Sie keine zusätzlichen Kohlehydrate zu sich nehmen.

Wenn Sie Ihrer Meinung nach zu viel Fett ansetzen, ist es ratsam, Weißmehl und Zuckerhaltiges wegzulassen.

FETTE

Der Bedarf Ihres Körpers an Fett ist gering. Sie können Ihre Fettaufnahme ganz bewusst reduzieren, wenn Sie mageres Fleisch verwenden, weniger Butter nehmen, fettarme Milch trinken, Ihre Gerichte kochen oder dämpfen, statt zu braten oder zu frittieren, und fette Soßen vermeiden. Mit Hüttenkäse, Quark oder Jogurt lassen sich fettarme Soßen zubereiten und aus püriertem Gemüse sogar fettfreie.

MILCH UND MILCHPRODUKTE

Gewöhnlich wird schwangeren Frauen Milch sehr empfohlen, doch mehr als 1/2 l pro Tag brauchen Sie nicht, es sei denn, Sie essen extrem eiweißarm. In großen Mengen getrunken macht Vollmilch dick, und wenn Sie sehr viel Milchgetränke zu sich nehmen, verderben Sie sich den Appetit auf andere wichtige Nahrungsmittel. Einige Menschen vertragen keine Milch, weil ihnen ein Enzym im Darm fehlt, um Milchzucker (Laktose) zu spalten (Laktoseintoleranz). Wenn nur der Geschmack stört, lässt sich Milch in Soßen und Gerichten »verstecken«.

VITAMINE

Der größte Teil Ihres Vitaminbedarfs sollte unbedingt durch Nahrungsmittel, nicht durch pharmazeutische Präparate gedeckt werden. Eine ausgewogene, abwechslungsreiche Ernährung mit vitaminreichen Nahrungsmitteln wie Gemüse, Obst und Nüssen liefert alle Vitamine, die Sie und Ihr heranwachsendes Baby brauchen.

FOLSÄURE

Eine Ausnahme gibt es allerdings. Ein Folsäurepräparat, das Sie in den ersten zwölf Schwangerschaftswochen einnehmen, verringert das Risiko von Spina bifida und anderen Missbildungen des Neuralrohrs um 70%; auch Gaumenspalten sind dann seltener.

Wenn Frauen, die bereits ein Kind mit Neuralrohrdefekt (Spina bifida oder Anenzephalie) geboren haben, einen Monat vor der Empfängnis bis zur zweiten ausgebliebenen Periode danach ein Folsäurepräparat einnehmen, verringert sich das Risiko, ein weiteres behindertes Kind zu bekommen, beträchtlich.*

In den ersten Wochen nach der Empfängnis bildet sich in diesem entscheidenden Frühstadium die Wirbelsäule des Babys heran. Schließt sie sich nicht, kommt es zu Spina bifida, die zu einer Lähmung der Beine und zu Inkontinenz führen kann. Wenn sich das

Gehirn und der Schädel nicht richtig entwickeln, liegt eine Anenzephalie vor, und das Baby ist geistig schwer behindert.

Eine gesunde Ernährung hilft, Neuralrohrdefekten vorzubeugen. Schon vor der Schwangerschaft sollten Sie viel Brokkoli, Spinat und anderes dunkelgrünes Blattgemüse essen.

MINERALSTOFFE

Mineralstoffe und Spurenelemente sind wichtig. Doch wenn Sie reichlich eiweiß- und vitaminreiche Nahrungsmittel essen, werden Sie kaum unter Mineralstoffmangel leiden. Nur auf Eisen, Kalzium, Magnesium und Zink sollten Sie besonders achten.

Eisen ist für die Bildung der roten Blutkörperchen nötig, die das Hämoglobin enthalten. Hat Ihr Blut nicht genügend Hämoglobin, wird nicht ausreichend Sauerstoff zu Ihrem Baby transportiert, und Sie selbst sind sehr müde. Vitamin C unterstützt Ihren Körper bei der Eisenaufnahme; gegen Magensäure wirkende Mittel verhindern dagegen eine vollständige Verwertung. Gute Eisenlieferanten sind Melasse, Eigelb, Vollkorn, Hülsenfrüchte, alles grüne Blattgemüse sowie Kresse, Rosinen, Pflaumen, Bierhefe und Nüsse.

Wenn Sie viele eisenhaltige Nahrungsmittel essen, sollte Ihre Leber über genügend Reserven verfügen, so dass Sie kein Eisenpräparat einzunehmen brauchen. Auf diese Reserven greift der Fetus zurück, damit sich in seiner Leber genügend Eisen für die ersten Monate nach der Geburt ansammelt. Wenn Sie jedoch – wie viele Frauen – schon vor der Schwangerschaft an Eisenmangel bzw. leichter Anämie litten, ist ein Eisenpräparat vielleicht ratsam. Beim normalen Absinken des Hämoglobinspiegels in der Schwangerschaftsmitte sind keine Eisenpräparate nötig; er ist vielmehr ein Zeichen dafür, dass sich das Plasmavolumen erhöht und die Plazenta das Baby gut ernährt (siehe S. 70).

Kalzium ist zur Bildung starker Knochen und Zähne, zur Blutgerinnung und zur Muskelarbeit notwendig und schützt gegen hohen Blutdruck und Präeklampsie. Die in Spinat und Kakao enthaltene Oxalsäure vermindert die Kalziumaufnahme.

Die Zahnbildung bei Ihrem Baby beginnt schon früh, deshalb ist genügend Kalzium in den ersten vier Schwangerschaftsmonaten sehr wichtig. Es ist in Milchprodukten, Blattgemüse, Meeresalgen, Vollkorn, Hülsenfrüchten, Nüssen und Möhrensaft enthalten. In der Schwangerschaft ist Ihr Bedarf fast doppelt so hoch.

Magnesium Bei Schwangeren ist der Magnesiumspiegel oft niedrig, was zu Muskelkrämpfen führen kann. Gute Magnesiumquellen sind Getreide, Nüsse, Sojabohnen, Milch, Fisch und Fleisch.

Zink Zinkmangel kann zu Fehlgeburten, verzögertem Wachstum in der Gebärmutter, Totgeburten oder angeborenen Missbildungen führen.* Es gibt Hinweise, dass Zink für eine gute Muskelkontraktion notwendig ist und ein Mangel oft Ursache für eine lange Geburt sein kann, wobei allerdings eine genaue Messung der Zinkkonzentration im menschlichen Gewebe sehr schwierig ist.* Die Einnahme von Eisenpräparaten kann die Aufnahme von Zink stören. Ballaststoffreiche Nahrung – besonders Kleie – enthält Zink, ebenso Paranüsse, Parmesan und andere Hartkäsesorten, Samenkerne, Heringe und Fleisch.

RISIKOSCHWANGERSCHAFTEN

Bei bestimmten Frauen besteht ein »Ernährungsrisiko«. Sie sollten deshalb besonders auf eine richtige Ernährung achten. Zusätzliche Vitamine und Mineralstoffe sind dann besonders nützlich. Ein mögliches Risiko besteht bei jugendlichen Schwangeren (die selbst noch im Wachstum sind), unter- bzw. übergewichtigen Frauen, bei sich einseitig (z.B. makrobiotisch) Ernährenden, bei Frauen mit einer früheren Fehl- oder Totgeburt, auch bei Frauen, die innerhalb von zwei Jahren bereits drei Mal schwanger waren, ferner bei Frauen mit Mehrlingsschwangerschaften, einer chronischen Krankheit oder regelmäßiger Medikamenteneinnahme sowie bei Raucherinnen und Alkoholikerinnen.

SALZ UND WASSERANSAMMLUNGEN

Salz wurde bisher als gefährlich und als eine der Ursachen für Präeklampsie (siehe S. 139) angesehen. Inzwischen weiß man, dass Salz in einer normalen Schwangerschaft notwendig ist. Bei einer Gruppe werdender Mütter, die sich salzlos ernährten, kam es häufiger zu Präeklampsie als bei einer Kontrollgruppe von Schwangeren, die viel Salz zu sich nahmen.* Salzmangel kann außerdem bei heißem Wetter zu Krämpfen führen. Da Sie in der Schwangerschaft zu vermehrter Wasseransammlung neigen, sollten Sie nach Ihrem eigenen Bedürfnis salzen.*

Manchmal wird Schwangeren eine besondere Ernährung zur Verringerung von Wasseransammlungen (Ödeme) verordnet. Doch auch bei leichten Wasseransammlungen sind die Babys später genauso gesund wie bei Frauen ohne Ödeme. Wenn Ihre Knöchel, Füße und Beine bei Hitze, nach einem Flug oder nach langem Stehen anschwellen, brauchen Sie sich nicht zu beunruhigen. Wirkt Ihre Haut aufgedunsen, sollten Sie sich mehr Ruhe gönnen und notfalls mehr Eiweiß zu sich nehmen (siehe S. 95). Wenn Ihre Finger und Ihr Gesicht anschwellen, sollten Sie das Ihrem Arzt sagen, denn das könnte ein Zeichen dafür sein, dass Ihre Nieren die Abfallprodukte aus Ihrem Körper nicht hinreichend ausscheiden, was auf eine unzureichende Funktion Ihrer Plazenta hindeuten könnte. Trinken Sie also so viel Sie brauchen. Vier oder fünf Gläser Wasser täglich unterstützen Ihre Nierenfunktion.

»Als ich schwanger war, schwollen meine Füße unangenehm an. Ich duschte sie immer kalt ab und legte die Beine hoch.«

Ausgewogene Gerichte

Denken Sie daran, dass Sie sowohl Ihren eigenen Körper als auch das sich entwickelnde Baby und die Plazenta mit Nahrung versorgen müssen.* Diese dreifache Aufgabe erfordert eine gute, hochwertige Ernährung, die reich an Vitaminen und Mineralstoffen ist.

Der tägliche Salat ist ein Muss, doch statt Kopfsalat können Sie auch fein geschnittenen Kohl oder andere rohe Gemüse verwenden. Mischen Sie auch mal Obst darunter. Äpfel schmecken fast zu allem. Eine in Folie gebackene Kartoffel mit Käse und ein Kohlsalat sind ein guter Eiweiß-, Vitamin-C- und Kalziumlieferant. Wenn Sie Zeit finden, selbst Ihr Vollkornbrot zu backen und noch Weizenkeime oder Sojamehl beigeben, haben Sie Ihre Ernährung um wertvolles Eiweiß, Eisen, Vitamin B und Ballaststoffe bereichert.

Gutes Essen muss nicht unbedingt teuer sein. Manche Frauen sparen Geld, indem sie unnötige Nahrungsmittel wie Limonade, Kaffee, Fertigsüßspeisen, Pralinen, Sahnetorten und fette, kohlehydratreiche Desserts meiden. Milch und Käse sind relativ preiswert, und aus den Gemüsen der jeweiligen Saison, mit Bechamelsauce und Käse überbacken, lässt sich jederzeit eine leckere Hauptmahlzeit bereiten.

Medikamente und Suchtmittel

Etwa 25% aller Geburtsdefekte haben einen genetischen Ursprung. Bei 65% der Geburtsdefekte sind die Gründe unbekannt. Nur 2 bis 3% der Schäden werden von Medikamenten und Drogen verursacht. Das liegt zum Teil an der großen Menge Wasser im mütterlichen Körper – bis zu acht Liter zusätzlich –, das chemische Substanzen stark verdünnt.* Andererseits sind noch nicht alle Substanzen bekannt, die dem Embryo schaden.

»Im Restaurant bestellte ich ein Glas Wein. Der Ober erwiderte: ›Trinken Sie lieber Apfelsaft!‹ Ich war so wütend – mir blieb keine Entscheidungsfreiheit mehr.«

Nehmen Sie in der Schwangerschaft so wenig Medikamente wie möglich ein. Das gilt besonders für die ersten Wochen, wenn sich der Embryo entwickelt und die Plazenta ihre Funktion gerade erst aufnimmt. Seien Sie deshalb schon in der zweiten Zyklushälfte vorsichtig, wenn Sie vermuten, schwanger zu sein. Lange wurde angenommen, dass die Plazenta eine wirksame Sperre für alle Giftstoffe im Blutkreislauf der Mutter ist. Jetzt ist bekannt, dass viele Drogen – einschließlich Nikotin und Alkohol – die Plazenta passieren und für das Baby schädlich sein können.*

Wenn Sie bedenken, wie sich das befruchtete Ei teilt, den Eileiter passiert, sich einnistet und zu einem Baby heranwächst, können Sie sich vorstellen, wie so empfindliche Vorgänge durch chemische Stoffe, die in Ihren Blutkreislauf gelangt sind, gestört werden.

In Ihrer Leber und Ihren Nieren werden Drogen abgebaut und in Stoffe umgewandelt, die über den Urin ausgeschieden werden. Bei einem Ungeborenen und selbst bei einem Neugeborenen sind diese

Organe noch unreif. Viele der Drogen, die durch die Plazenta zum Fetus gelangen, können deshalb nicht abgebaut werden und sammeln sich in seinem Körper in schädlichen Mengen an. Deshalb sollten Sie bei jedem Medikament daran denken, dass eine für Sie richtige Dosis bei weitem die Menge übersteigt, die für Ihr winziges Baby verträglich ist.

Erinnern Sie sich noch an das Contergan-Unglück, als ein Schlafmittel, das als mild und sicher galt, Frauen in der Frühschwangerschaft verschrieben wurde? Als Folge davon kamen mehr als 5000 Babys mit missgestalteten oder fehlenden Gliedmaßen zur Welt.* Überlegen Sie es sich gut, ob Sie in den ersten Wochen der Schwangerschaft unbedingt ein Medikament einnehmen müssen. Das betrifft übrigens auch Nikotin, Alkohol und alle rezeptfreien Präparate wie Abführmittel und Kopfschmerztabletten.

Medikamente, von denen bekannt ist, dass sie zu Missbildungen führen, werden als »teratogen« bezeichnet. Ein giftiges oder teratogenes Medikament würde wahrscheinlich eine Einnistung des Eies gar nicht zulassen, so dass Sie von einer Schwangerschaft gar nichts bemerkten; dasselbe Mittel, etwas später eingenommen, könnte eine Fehlgeburt verursachen. Zu einem noch späteren Zeitpunkt steigt das Risiko einer Schädigung des Babys ganz erheblich.

Wird die Zellkugel zwischen Empfängnis und 17 Tage danach beschädigt, stirbt sie entweder ab, wird vom mütterlichen Gewebe resorbiert oder überlebt unbeschädigt, weil die Zellen sich vermehren und die verlorenen ersetzen. Die Organogenese, die Entwicklung der verschiedenen Körperteile des Babys, findet zwischen dem 15. und 71. Tag nach der Empfängnis statt. Nach 71 Tagen schädigen chemische Substanzen zwar nicht mehr so stark, können aber weiterhin das Wachstum bremsen und zu einer Einschränkung der Organfunktionen führen.

RISIKEN ABWÄGEN

Es gibt schwangere Frauen, die Medikamente nehmen müssen, denn eine Krankheit der Mutter kann die Entwicklung des Babys ebenfalls beeinträchtigen. Sehr hohes Fieber (siehe S. 111) z.B. scheint in bestimmten Phasen der Schwangerschaft teratogen zu wirken, deshalb ist es vielleicht sicherer, zur Senkung der Temperatur im Ausnahmefall Aspirin zu nehmen.

Seit der Contergan-Katastrophe ist man dazu übergegangen, alle neuen Arzneimittel vor der Anwendung bei Schwangeren genau zu überprüfen, und die Ärzte sind sehr vorsichtig geworden. Doch schon lange auf dem Markt befindliche Medikamente werden in der Regel nicht getestet. Dennoch bleibt es schwierig, zu einem sicheren Ergebnis zu kommen, da in Tierversuchen zwar Schädigungen bei der einen Spezies hervorgerufen werden, die bei einer anderen vielleicht nicht auftreten.

Viele Menschen machen sich gar keine Gedanken über die chemischen Substanzen, die sie ihrem Körper zuführen. Antacidum gegen Verdauungsstörungen, Tranquillanzien gegen Schlaflosigkeit, Antihistaminika gegen Heuschnupfen und Antibiotika gegen Infektionskrankheiten sind einige der am häufigsten verwendeten Mittel, die das chemische Gleichgewicht des Körpers verändern. Viele Frauen nehmen in den ersten Schwangerschaftswochen rezeptfreie oder verschriebene Medikamente ein, ohne an mögliche Risiken zu denken. Andere Stoffe wie Nikotin und Alkohol würden sie dagegen zu den Drogen zählen. Sogar Tee und Kaffee sind auf ihre Schädlichkeit hin untersucht worden – ein Konsum von bis zu sechs kleinen Tassen am Tag scheint jedoch nichts auszumachen.*

RAUCHEN

Es gibt positive Schritte, die Sie tun können, um Ihrem Baby den denkbar besten Start zu ermöglichen, und es gibt Dinge, die Sie meiden sollten, weil sie bekanntermaßen schädlich sind. Dazu gehört vor allem das Rauchen. Ob Sie Lungenzüge machen oder

EMBRYONALE UND FETALE ENTWICKLUNG

Wie das Baby wächst: Die Übersicht zeigt, was sich im kindlichen Körper in den ersten drei Schwangerschaftsmonaten heranbildet. Schädliche Substanzen können die Entwicklung beeinträchtigen.

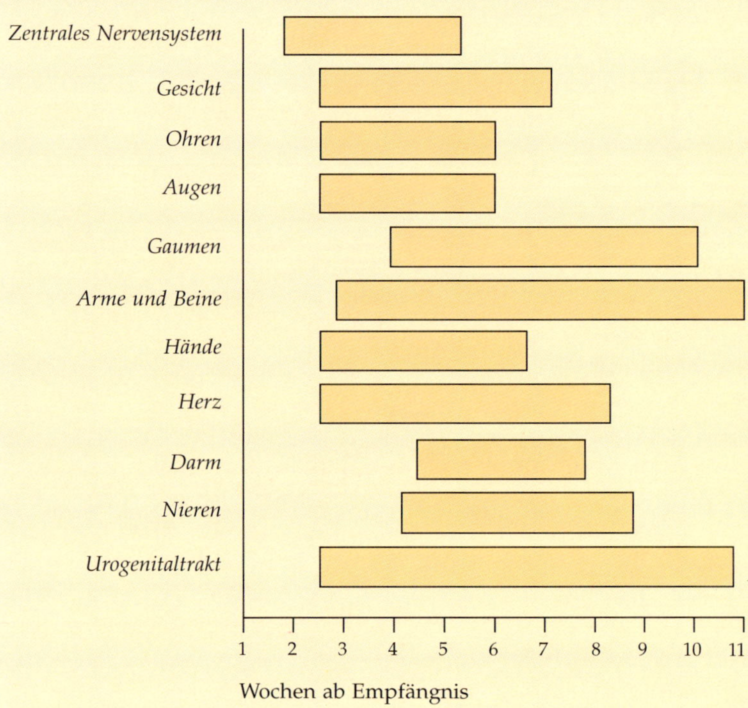

nicht, das Nikotin gelangt auf jeden Fall in Ihren Kreislauf. Nikotin verengt die Blutgefäße der Plazenta, wodurch weniger Sauerstoff und Nährstoffe zum Kind gelangen. Der fetale Herzschlag wird dadurch beschleunigt, und die respiratorischen Bewegungen des Babys, die eine Art Vorübung zum Atmen sind, werden unterbrochen. Das Baby hustet und spuckt. Rauchen beeinträchtigt die Plazentafunktion; es ist die wirksamste Art, ein starkes Gift in den Blutkreislauf des Ungeborenen zu pumpen.

Statistisch gesehen wiegen Babys von Raucherinnen weniger als die von Nichtraucherinnen; das Gewicht des Babys verringert sich im direkten Verhältnis zur Zahl der gerauchten Zigaretten.* Das Rauchen wirkt sich also direkt auf das Wachstum des Babys aus.* Vielleicht meinen einige Frauen fälschlicherweise, dass die Geburt bei einem kleinen Baby leichter sei. Sie ist jedoch weder leichter noch kürzer als bei einem größeren, und die Aussicht, ein gesundes, leicht zu versorgendes Baby zur Welt zu bringen, ist wesentlich höher, wenn Sie nicht rauchen. Wenn nur Ihr Partner raucht, rauchen Sie und das Baby gezwungenermaßen mit; auch Passivrauchen kann die Entwicklung des Fötus beeinträchtigen.*

Rauchen nach dem vierten Schwangerschaftsmonat ist eine der Hauptursachen für eine vorzeitige Geburt sowie für Mangelgeburten. Ferner besteht eine höhere Gefahr von Blutungen während der Schwangerschaft, von Fehlgeburten (bei Raucherinnen ist das Risiko einer Fehlgeburt doppelt so hoch wie bei Nichtraucherinnen), eines vorzeitigen Blasensprungs, einer vorzeitigen Ablösung der Plazenta, von starken Blutungen vor oder bei der Geburt oder in der Nachgeburtsphase sowie die Gefahr einer Totgeburt bzw. des Verlusts des Babys in der ersten Lebenswoche.* Je stärker eine Frau raucht, umso größer sind diese Risiken.

Wie Sie das Rauchen aufgeben können Wenn Sie eine starke Raucherin sind, fällt es Ihnen bestimmt sehr schwer aufzuhören. Glücklicherweise veranlasst die Übelkeit in der Frühschwangerschaft oder einfach eine plötzliche Abscheu gegen Zigaretten viele Frauen zum Aufhören. Kommt es nicht dazu, können Techniken der Aversionstherapie helfen: Wenn Ihnen übel ist oder Sie sich unwohl fühlen, stellen Sie eine Gedankenverbindung zum Rauchen her. So können Sie sich eine natürliche Abwehr gegen Zigaretten antrainieren.

Wie Sie Ihren Zigarettenkonsum einschränken können Wenn Sie die Zeit der ersten Übelkeit schon hinter sich haben und sich völlig wohl fühlen, sollten Sie trotzdem versuchen, Ihren Zigarettenkonsum um die Hälfte zu verringern. Bitten Sie Ihren Partner mitzumachen. Das stärkt Ihre Entschlossenheit. Vermitteln Sie ihm, dass auch er einen konkreten Beitrag zur Gesundheit Ihres Babys leistet, wenn er weniger raucht. Je mehr Sie sich einschränken, desto besser ist es für Sie alle drei.

Vielleicht plagen Sie Schuldgefühle wegen des Rauchens. Doch je schuldiger Sie sich fühlen, umso größer wird Ihr Verlangen nach einer Beruhigungszigarette sein. Zudem können diese emotionalen Belastungen Ihren Stoffwechsel beeinträchtigen, ebenso Herzschlag, Blutdruck, Atmung, den Muskeltonus und das Adrenalin im Kreislauf. Suchen Sie nach anderen Wegen, sich zu entspannen, und rauchen Sie vielleicht jede Zigarette nur bis zur Hälfte.

»Eigentlich war es sehr einfach, mit dem Rauchen aufzuhören, weil mir in den ersten Monaten vom Geruch der Zigaretten ganz schlecht wurde. Aus dem gleichen Grund habe ich mir das Kaffeetrinken abgewöhnt.«

Letzten Endes kommt es auf Ihr eigenes Urteil an. Jede Schwangere hat ein Recht auf volle Information über die Risiken des Rauchens, jedoch kann sie niemand dazu zwingen aufzuhören, so bedrohlich die Warnungen auch sein mögen: Sie entscheidet selbst. Das Baby hat leider keinerlei Mitspracherecht.

ALKOHOL

Da Alkohol mittlerweile eine gesellschaftlich akzeptierte Droge ist, vergessen manche Frauen, den Konsum während der Schwangerschaft einzuschränken. Zum Glück entwickeln viele in dieser Zeit eine natürliche Abneigung dagegen.

Alkohol dringt durch die Plazenta ins Blut des Ungeborenen, wo der Alkoholspiegel etwa genauso hoch ansteigt wie bei der Mutter. Welches Risiko für das Baby dabei entsteht, hängt davon ab, wie oft und wie viel die Mutter trinkt und in welcher Entwicklungsphase sich das Kind befindet. In der frühen Schwangerschaft ist die Gefahr am größten, und schon ein einziger »Rausch« kann das Baby in seiner Entwicklung schädigen.

Auch der mütterliche Stoffwechsel spielt eine Rolle. Bei manchen Frauen wird Alkohol nicht zu harmlosen Substanzen abgebaut und tritt in seiner giftigen Form durch die Plazenta in den kindlichen Blutkreislauf über. Schwerer, chronischer Alkoholkonsum kann Alkoholembryopathie verursachen. Beim Baby bilden sich dabei typische Gesichtszüge aus (v.a. vermindert ausgebildeter Unterkiefer), und es kommt zu einer Störung der geistigen (kleines Hirn) und körperlichen (Minderwuchs) Entwicklung.

Doch bei den meisten Frauen verursacht Alkohol in Maßen keine bleibenden Schäden für das Baby. Beschränken Sie sich auf max. zehn Einheiten Alkohol in der Woche, gut verteilt. Eine Einheit bedeutet ein kleines Glas Wein, ein Gläschen Spirituosen oder 300 ml Bier.

VORSICHT BEI MEDIKAMENTEN

Wenn Sie schwanger werden möchten, ist bei allen Medikamenten Vorsicht geboten. Fragen Sie vorher Ihren Arzt um Rat. Warten Sie damit nicht bis zur ersten Vorsorgeuntersuchung. Wenn auch nur entfernt die Möglichkeit einer Schwangerschaft besteht, sollten Sie keine Medikamente einnehmen, die nicht unbedingt erforderlich sind. Vor allem Schlafmittel dürfen in der Prä- und Peripartalphase nur bei strengster Indikationsstellung verordnet werden.

Wenn Sie abgesehen vom Frauenarzt noch in anderer fachärztlicher Behandlung sind, dann versichern Sie sich besonders in den ersten Schwangerschaftsmonaten, dass beim Verschreiben von Medikamenten Ihre Schwangerschaft berücksichtigt wird. Auf Reisen kann das besonders wichtig sein.

Räumen Sie Ihren Medizinschrank auf, wenn Sie Ihr Verhütungsmittel absetzen. Machen Sie eine Liste der vorhandenen Arzneien, und fragen Sie Ihren Arzt, ob sie für Schwangere gefährlich sind. Lassen Sie alle Medikamente, die nicht für Sie bestimmt oder über dem Verfallsdatum sind, von Ihrer Apotheke entsorgen.

BEWUSSTSEINSVERÄNDERNDE DROGEN

Da über die Wirkung bewusstseinsverändernder Drogen so wenig bekannt ist, sollte ihr Konsum völlig eingestellt werden. Manche Drogen mögen Ihnen zur Entspannung verhelfen. Probieren Sie jedoch andere Möglichkeiten aus, innerlich loszulassen. Die Wirkung gezielter Entspannung (siehe S. 185–195) hilft Ihnen und Ihrem ungeborenen Baby mehr als alles andere: Statt Ihrem Körper zu entfliehen oder seine Empfindungen zu dämpfen, können Sie in Kontakt mit ihm kommen und damit aktiv etwas Positives für sich und Ihr Kind tun.

Marihuana Über die Wirkung von Marihuana auf das Baby ist wenig bekannt. Da die unmittelbare Wirkung auf denjenigen, der es nimmt, je nach Erwartungshaltung, Stimmung und Umgebung sowie vorheriger Erfahrungen damit unterschiedlich ist, geht man sicherheitshalber davon aus, dass es teratogen wirkt.

Kokain Unabhängig davon, wie Kokain eingenommen wird, ob durch Schnupfen, Rauchen oder Spritzen, besteht eine große Wahrscheinlichkeit, ein sehr kleines oder zu früh geborenes Baby zur Welt zu bringen, das zudem ebenfalls abhängig ist. Diese Kinder sind meist sehr reizbar und zappelig und lassen sich nur schwer beruhigen.*

Milde Beruhigungsmittel werden in der Schwangerschaft häufig verschrieben und scheinen nicht schädlich zu sein. Manche werden bei der Behandlung von Präeklampsie (siehe S. 139) zur Senkung des Blutdrucks gegeben. Doch selbst milde Beruhigungsmittel sollten Sie nicht mehr einnehmen, wenn der Zeitpunkt der Geburt nahe ist. Wenn sie unmittelbar vor Beginn der Geburtswehen oder während der Geburt genommen werden, kann das Baby unmittelbar nach der Geburt einen niedrigen Apgar-Index (siehe S. 356, 359–360) und Atemschwierigkeiten haben. Außerdem kann es zu Trinkschwierigkeiten kommen, und das Neugeborene kühlt leichter aus.*

Starke Beruhigungsmittel wie Chlorpromazin sollten in der Schwangerschaft nicht genommen werden. Sprechen Sie mit Ihrem Psychiater oder einem Kinderarzt, und versuchen Sie es mit einem milderen Beruhigungsmittel; vielleicht können Sie so Ihre Ängste und Spannungen schonender abbauen. Die Einnahme starker Beruhigungsmittel während der Wehen kann bei Ihrem Baby zu Lethargie führen oder starken Stress und Zittern auslösen.

SCHLAFMITTEL (HYPNOTIKA)

Es gibt mehrere Arten von Hypnotika: Barbiturate, die auch kurzfristig stark suchterregend sind und nicht mehr verschrieben werden, Tranquilizer, die bei längerer Einnahme ebenfalls süchtig machen, und Antihistaminika, die kein Suchtpotential ausweisen.

Über die Wirkung von Hypnotika auf das Baby ist zu wenig bekannt, doch wirken einige kumulativ, d.h., das Medikament sammelt sich im Fettgewebe der Mutter. Mit Sicherheit führen hohe Dosen von Barbituraten bei der Geburt zu Atemnot und zu Stillschwierigkeiten. Das Baby wird gemeinsam mit der Mutter unter Drogen gesetzt. Versuchen Sie, Ihre Schlaflosigkeit durch eine Veränderung im Tagesablauf zu überwinden und mehr Zeit für bewusste Entspannung und tägliche Bewegung an der frischen Luft zu planen. Vielleicht nehmen Sie vor dem Schlafengehen ein Aromatherapie-Bad und geben ein paar Tropfen Lavendelöl aufs Kopfkissen.

SCHMERZMITTEL

Acetylsalicylsäure (z. B. in Aspirin) ist die am häufigsten verwendete Substanz gegen Schmerzen. Wenn Sie Kopfschmerzen oder andere Beschwerden haben, dann ruhen Sie sich in einem abgedunkelten Zimmer aus, und greifen Sie nicht gleich auf solche Mittel zurück. Nützt Ruhe nichts und bei chronischen Kopfschmerzen sollten Sie mit Ihrem Arzt reden. Wenn Sie Acetylsalicylsäure allerdings in den letzten Tagen vor der Geburt regelmäßig (etwa alle vier bis sechs Stunden) einnehmen, kann das beim Neugeborenen zu Schwierigkeiten bei der Blutgerinnung und zu Neugeborenengelbsucht führen.

Codein ist suchterregend: Das Kind einer Mutter, die während der Schwangerschaft täglich mehrere Tabletten eingenommen hat, kann drogenabhängig zur Welt kommen, schwere Entzugserscheinungen zeigen und sogar sterben. Verzichten Sie darauf.

Paracetamol kann, in großen Dosen genommen, Leber- und Nierenschäden hervorrufen. Nicht einnehmen in der Schwangerschaft, da die kindliche Leber und die Nieren schon auf relativ geringe Mengen ansprechen.

Ibuprofen ist nicht unbedenklich: Es gibt Hinweise, dass es beim Fetus und Neugeborenen den Kreislauf bremst, eventuell auch Missbildungen am Herzen hervorruft und den Beginn der Wehen verzögert.

Naproxen ist wie Ibuprofen für den Fötus in seiner Entwicklung nicht unbedenklich und kann dieselben Schäden verursachen.

Mutterkornalkaloide werden als Migränemittel eingesetzt und können in der Schwangerschaft zu Gebärmutterkontraktionen führen und dadurch den Fetus gefährden. Sprechen Sie mit Ihrem Arzt über Alternativen.

Mittel gegen Übelkeit

Gegen Übelkeit und Erbrechen gibt es verschiedene Arten von Mitteln. Die wichtigsten sind: Anticholinergika und Antihistaminika.* Bei allen können Nebenwirkungen auftreten.

Die erste Gruppe beeinflusst das Nervensystem. Anticholinergika wirken beruhigend und gegen Übelkeit und Brechreiz. Es lässt sich nicht mit Sicherheit sagen, ob Anticholinergika für den Fetus völlig unschädlich sind.

Antihistaminika dagegen hemmen die Wirkung von Histaminen (ein Stoff, der bei einer Allergie im Organismus produziert wird) und können benommen machen. Cyclizine, die sehr selten verwendet werden, sollten in der Schwangerschaft nicht genommen werden, denn eine große Dosis dieser Mittel kann zu Missbildungen führen.

Am besten sollten gegen Übelkeit nur solche Mittel genommen werden, die vom Arzt in Kenntnis Ihrer Schwangerschaft extra verschrieben werden, und auch dann nur, wenn Sie gemeinsam die Vor- und Nachteile des Medikaments abgewogen haben. Nehmen Sie keinerlei Tabletten gegen Reisekrankheit, wenn Sie schwanger sein könnten.

Antibiotika

Manchmal werden in der Schwangerschaft zur Bekämpfung von Infektionskrankheiten Antibiotika verschrieben. Nehmen Sie jedoch niemals Mittel, die bei der Behandlung einer früheren Infektion übrig geblieben sind, auch wenn Sie wieder dieselbe Krankheit haben.

Penicilline können allem Anschein nach während der Schwangerschaft unbeschadet eingenommen werden und sind die Antibiotika der Wahl.

Sulfonamide werden bei der Behandlung von Blaseninfektionen verordnet. Sie dürfen sowohl während der Schwangerschaft als auch in der Stillzeit nicht verwendet werden.

Tetrazyklin, ein Antibiotikum mit Breitenwirkung, lagert sich in den Zähnen des Ungeborenen ab und kann dort gelbe Flecken hervorrufen, ferner im Einnahmezeitraum das Knochenwachstum des Babys unterbrechen. Schwangere dürfen es nicht einnehmen.

Streptomyzin wird manchmal noch bei verschiedenen bakteriell bedingten Erkrankungen, z. B. Tuberkulose, gegeben. Da das Mittel beim Baby Schwerhörigkeit bewirken kann, nie in der Schwangerschaft verwenden!

ABFÜHRMITTEL

Quellstoffe wie Weizenkleie, Agar-Agar, Leinsamen oder Methylcellulose sind maßvoll verwendet unschädlich. Wichtig ist, viel zu trinken, sonst führen sie zu Verstopfung.

Anregende Abführmittel, zu denen Kaskara-Rinde, Bisacodyl (Dulcolax) und Laxativa auf Sennabasis wie z.B. Depuran gehören, scheinen für den Fetus unschädlich zu sein, können jedoch zu einem großen Flüssigkeitsverlust führen. Trinken Sie reichlich, wenn Sie ein solches Mittel nehmen.

Salinische Laxativa wie Bittersalz und Glaubersalz können ebenfalls dehydrierend wirken, wenn Sie nicht reichlich Flüssigkeit zu sich nehmen. Für den Fetus ansonsten wohl nicht schädlich.

Gleitmittel wirken als Gleitmittel im Darm. Nehmen Sie jedoch kein flüssiges Paraffin, das die Aufnahme von Vitamin A, D, E und K hemmt. Vitamin-K-Mangel kann zu Blutgerinnungsstörungen beim Baby führen. Vielleicht hilft allein schon mehr Flüssigkeitsaufnahme gegen Ihre Verstopfung, besonders wenn Sie zudem Kleie essen. Mehr über Verstopfungsprobleme siehe S. 134.

DIURETIKA (MITTEL ZUR ENTWÄSSERUNG)

Diuretika verstärken die Salz- und Wasserausscheidung des Körpers und regen dadurch Ihre Nieren zu harter Arbeit an. Sie werden bei der Prophylaxe und Behandlung von Präeklampsie (siehe S. 139) eingesetzt. Da nicht bewiesen ist, dass Präeklampsie durch verringerte Wasseransammlung verhindert wird, sollten Sie möglichst keine Diuretika nehmen.* Des Weiteren führen viele Diuretika zu Wachstumsstörungen des Kindes. Sprechen Sie daher mit Ihrem Arzt darüber.

STEROIDE

Steroide werden vor allem bei allergischen (z. B. Asthma, Heuschnupfen) und rheumatischen Erkrankungen (z. B. Polyarthritis) verschrieben. Schwere und lange Asthmaanfälle schaden dem Baby wahrscheinlich mehr als die Medikamente, mit denen sich Asthma kontrollieren lässt.*

ANTIDEPRESSIVA

Über deren Wirkung auf die kindliche Entwicklung weiß man noch sehr wenig. Die alten trizyklischen Antidepressiva scheinen nicht teratogen zu sein; die Gefahr einer Fehlgeburt oder von angeborenen Anomalien scheint nicht größer zu sein als bei Frauen, die diese Medikamente nicht nehmen. Weil Fluoxetin (Fluctin), ein nicht trizyklisches Antidepressivum mit ausgesprochener Langzeitwirkung, noch nicht so lange auf dem Markt ist, gehen die Ärzte in der Regel auf Nummer Sicher und verschreiben es in der Schwangerschaft nicht, obwohl es noch keine Hinweise gibt, dass es kindliche Schäden verursacht haben könnte.

Frauen, die in der Schwangerschaft an schweren Depressionen leiden, brauchen Medikamente, vor allem bei Suizidgefahr, und die möglichen Risiken müssen immer sorgfältig abgewogen werden. Doch in der Regel entscheiden die Ärzte, Schwangeren keine Antidepressiva mehr zu verschreiben. Falls Sie in der Schwangerschaft solche Medikamente unbedingt brauchen, ist es vernünftig, die Dosis nach und nach zu verringern, so dass Sie etwa vier Wochen vor dem Entbindungstermin nichts mehr einnehmen. Nach der Geburt Ihres Babys können Sie dann, falls nötig, wieder auf die Medikamente zurückgreifen.

ANTIPSYCHOTIKA UND TRANQUILIZER

Am besten nehmen Sie keine Medikamente, die erst kurz auf dem Markt sind, und halten sich an Erprobtes und Getestetes, an Arzneimittel, deren Nebenwirkungen bereits bekannt sind. Antipsychotika beeinflussen das Verhalten des Neugeborenen, und die Nebenwirkungen, die diese auf die Mutter haben, zeigen sich nach der Geburt auch beim Kind. Um das Neugeborene gegebenenfalls zu stabilisieren, sollte in solchen Fällen ein Kinderarzt bei der Geburt anwesend sein. Babys, die unter der Einwirkung von Antipsychotika stehen, neigen eher zu Krämpfen. Daher sollten diese Mittel vier Wochen vor der Geburt langsam abgesetzt oder die Dosis um die Hälfte verringert werden. Um dem Baby die Chance zu geben, den Geburtsstress optimal zu bewältigen, sollten Sie weitgehend auf Medikamente verzichten.

»Ich habe mit meinem Psychiater gesprochen, und er verschrieb mir ein anderes Medikament, bei dem die Wahrscheinlichkeit einer kindlichen Schädigung am geringsten ist.«

THYREOSTATIKA (BEI SCHILDDRÜSENSTÖRUNGEN)

Wenn Sie ein Mittel gegen eine Unter- oder Überfunktion Ihrer Schilddrüse einnehmen, denken Sie daran, dass es auch auf die kindliche Schilddrüse wirken kann. Sie sollten es während der Schwangerschaft nur in kleinen Dosen, besser gar nicht, einnehmen. Vier oder fünf Wochen vor dem Geburtstermin sollten Sie es unbedingt absetzen, damit die Produktion des Schilddrüsenhormons beim Baby nicht verhindert wird. Sprechen Sie mit Ihrem Arzt möglichst vor Ihrer Schwangerschaft über geeignete Medikamente.

ANTIKOAGULANTIEN (GERINNUNGSHEMMENDE MITTEL)

Diese Medikamente werden bei Thrombosen oder Embolien, vor allem Lungenembolien, verschrieben, also bei Krankheiten, die durch Blutgerinnsel entstehen. Die so genannten Cumarinderivate (z.B. Maskumar) dürfen in der Schwangerschaft nicht genommen werden. Wenn während der Schwangerschaft ein gerinnungshemmendes Mittel notwendig sein sollte, ist Heparin das Mittel der Wahl. Schädliche Auswirkungen auf den Fetus können in manchen Fällen durch geringe Vitamin-K-Verabreichungen gleich nach der Geburt verhindert werden.*

INSULIN UND ORALE ANTIDIABETIKA (ZUR BEHANDLUNG VON DIABETES MELLITUS)

Blutzuckersenkende Medikamente sollten in der Schwangerschaft nicht eingenommen werden, da sie zu Fehlgeburt oder Missbildungen führen können.* Insulinspritzen sind jedoch unschädlich. Wenn Sie Diabetikerin sind und sich ein Kind wünschen, sprechen Sie vorher mit Ihrem Arzt über eine optimale Blutzuckereinstellung während der Schwangerschaft (siehe S. 141).

ANTIEPILEPTIKA (MITTEL GEGEN EPILEPSIE)

Wenn Sie Antiepileptika nehmen, sprechen Sie mit Ihrem Arzt vor der Schwangerschaft über die Möglichkeit einer anderen Behandlung, da sie alle mehr oder weniger auf den Fetus schädlich einwirken. Es muss im Einzelfall zwischen Nutzen und Risiko dieser Medikamente abgewogen werden.

VOLLNARKOSE

Eine Vollnarkose während der Schwangerschaft sollte nach Möglichkeit vermieden werden, da auch das Baby mit betäubt wird. Gehen Sie ganz sicher, dass Ihre Ärzte – auch Ihr Zahnarzt – über die Schwangerschaft Bescheid wissen, wenn sie Ihnen zu einer Vollnarkose raten.

Andere schädigende Einflüsse und Risiken

RÖNTGENSTRAHLEN

Während der Schwangerschaft sollte die Anwendung von Röntgenstrahlen auf ein Minimum beschränkt werden, da es keinen unteren Grenzbereich für ungefährliche Strahlungen gibt. Setzen Sie sich in der Schwangerschaft, auch wenn Sie nur vermuten, schwanger zu sein, keinen Röntgenstrahlen aus. Durch Strahlung können die Gene, die als Vorlage für eine normale Entwicklung jeder einzelnen Körperzelle dienen, teilweise zerstört werden. Die Veränderung der Erbanlagen nennt man Mutation. Am stärksten wirken sich Strahlen beim Embryo im allerersten Entwicklungsstadium aus, und ein stark geschädigter Embryo geht in den ersten Wochen wahrscheinlich spontan ab. Doch Röntgenstrahlen während der Schwangerschaft können sich auch noch nach der Geburt auswirken: Es gibt Hinweise, dass sie mit einer größeren Anfälligkeit für Erkrankungen der Atemwege, Blutstörungen und Infektionskrankheiten in der Kindheit in Zusammenhang stehen.*

In manchen Fällen ist eine Röntgendiagnose wichtig und auch die einzige Möglichkeit, um bestimmte Störungen festzustellen. Wenn ein Arzt oder Zahnarzt eine Röntgenaufnahme anordnet, dann befolgen Sie den Rat nur, wenn es unumgänglich ist. Bauch und Unterleib müssen beim Röntgen immer durch einen Bleischutz abgedeckt werden.

FIEBER

Wenn Sie merken, dass Sie Fieber haben, legen Sie sich ins Bett, trinken Sie viel, und reiben Sie sich mit kaltem Wasser ab bzw. lassen Sie sich kalte Wadenwickel anlegen, um die Temperatur zu senken. Es besteht ein geringes Risiko, dass hohes Fieber – etwa ab 39°C – in den ersten vier Schwangerschaftsmonaten das Baby schädigen kann; ganz besonders gilt das für die dritte und vierte Schwangerschaftswoche.* Die meisten Babys kommen jedoch trotz Grippe völlig gesund zur Welt. Auf jeden Fall sollten Sie sich, wenn Sie schwanger sein könnten, nicht übernehmen, wodurch Sie anfälliger gegenüber Infektionskrankheiten werden. Nehmen Sie genügend Eiweiß und Vitamin C zu sich, um Ihre Abwehrkräfte zu stärken. So weit bekannt ist, besteht für den Fetus nach dem vierten Monat keine große Gefahr mehr durch hohes Fieber.

»Ich komme mir vor wie auf einem Minenfeld – es gibt so viele Risiken! Irgendwie wäre ich froh, wenn ich nichts davon wüsste.«

Ausgedehnte Saunagänge und heiße Bäder können die Körpertemperatur ebenfalls so stark ansteigen lassen, dass das für die Entwicklung des Babys schädlich ist. Muten Sie sich also nicht zu viel zu, und richten Sie sich nach Ihrem eigenen Wohlbefinden.

LEBENSMITTELVERGIFTUNG

Listerien (Bakterien) Weichkäse, Blauschimmelkäse und gekühlte Fertiggerichte wie gebratenes Hähnchen und Pasteten sind manchmal mit Listerien verseucht, wenn sie nicht kühl genug gelagert werden. Bei Listeriose treten die gleichen Symptome wie bei Grippe auf. Steckt sich eine Schwangere mit Listeriose an, kann es zu einer Fehl- oder Totgeburt kommen.

Salmonellen (Bakterien) Rohe und weich gekochte Eier sind manchmal mit Salmonellen infiziert, die eine Lebensmittelvergiftung verursachen können. Schwangere Frauen sollten aus diesem Grund nur hart gekochte Eier essen und auf Mayonnaise und andere Speisen wie Tiramisu verzichten.

Toxoplasmen (tierische Einzeller) Meist bringt man sie nicht mit einer Lebensmittelvergiftung in Verbindung, sondern mit Katzenstreu. Tatsächlich kann man sich mit Toxoplasmen infizieren, wenn man mit Katzenstreu oder mit Erde hantiert, die Katzenkot enthält; wenn Sie eine Katze haben, sollten Sie beim Reinigen der Katzentoilette immer Gummihandschuhe tragen und sich anschließend die Hände waschen. Essen Sie nur völlig durchgegartes Fleisch. Vorsicht bei Gegrilltem! Fleisch sollte nie rosa oder blutig sein. Essen Sie auch kein rohes, gepökeltes Fleisch wie rohen Schinken. Wenn Sie beim Kochen mit rohem Fleisch arbeiten, säubern Sie gründlich die Arbeitsflächen und Küchengeräte aus Holz. Weil auch Erde mit Toxoplasmose-Erregern infiziert sein kann, sollten Sie alles Gemüse und Obst immer gründlich waschen, übrigens auch Ihre Hände nach der Gartenarbeit. Ziegenmilch und Jogurt aus Ziegenmilch sollten immer pasteurisiert sein. (Für weitere Informationen siehe BZgA, S. 413.)

IMPFUNGEN

In den ersten vier Schwangerschaftsmonaten sollten Impfungen nicht durchgeführt werden, weil für den Fetus ein geringes Risiko der Schädigung besteht. Danach gelten die meisten Impfungen (außer Röteln, siehe unten) als harmlos (dennoch sollten Sie in der Schwangerschaft Pockenimpfung, besonders Erstimpfung, vermeiden). Bei Reisen in ein Land mit Impfpflicht kann eine Schwangerschaftsbestätigung Ihres Arztes davon befreien.

Röteln sind mit einer so leichten Erkrankung verbunden, dass viele sie in ihrer Kindheit gar nicht bemerkt haben. Wenn Sie sich jedoch in der Schwangerschaft anstecken, können die Erreger über die Plazenta das Baby erreichen und in den ersten 20 Wochen schädigend wirken. Deshalb sollten Sie am besten schon vor der Schwangerschaft einen Test machen lassen, auch wenn Sie schon als Kind gegen Röteln geimpft wurden. Wenn Sie nicht immun sind, sollten Sie sich vorsorglich impfen lassen, bei einer Schwangerschaft jedoch erst nach der Geburt.

Der Immunschutz gegen Röteln reicht etwa sieben Jahre. Nach der Impfung dürfen Sie in den nächsten drei Monaten nicht schwanger werden, denn in Ihrem Körper muss sich erst eine Immunität gegenüber dem Virus aufbauen.

In den ersten drei Schwangerschaftsmonaten ist das Risiko einer Schädigung durch Röteln hoch, vor allem in den ersten Wochen. Vermeiden Sie deshalb jeden Kontakt mit Kindern, die Röteln haben könnten, wenn Sie selbst nicht immun sind. Wenn Sie vermuten, mit Röteln in Kontakt gekommen zu sein, gehen Sie sofort zum Arzt. Er wird Ihnen eine Impfung mit Gammaglobulinen vorschlagen, um die Abwehrkräfte zu erhöhen. Wenn Sie sich angesteckt haben, müssen Sie möglicherweise einen Abbruch in Erwägung ziehen.

RHESUS-NEGATIVE FRAUEN

Blut ist entweder Rhesus-positiv oder -negativ. 86% aller Menschen haben Rhesus-positives Blut. Zu Beginn der Schwangerschaft wird sowohl die ABNull-Blutgruppe als auch die Rhesus-Blutgruppe festgestellt. Wenn Sie Rhesus-negativ sind und der Vater des Kindes Rhesus-positiv, besteht bei der zweiten Schwangerschaft ein erhöhtes Risiko. Wenn auch das Baby Rhesus-negativ ist, gibt es keine Probleme, aber bei den Rhesus-positiven Babys kommt es in 40% zu einer Anämie. Wenn sie nicht sofort behandelt wird, kann das Baby vor oder nach der Geburt sterben.

Wenn Sie als Rhesus-negative Mutter ein Rhesus-positives Baby erwarten und rote Blutkörperchen des Babys in Ihren Blutkreislauf gelangt sind, produzieren Sie Antikörper gegen Rhesus-positives Blut. Diese Wahrscheinlichkeit besteht besonders nach einer Blu-

Der Rhesusfaktor

Die erste Schwangerschaft einer Rhesus-negativen Mutter ist meist problemlos, mütterlicher und kindlicher Blutkreis vermischen sich nicht. Doch bei der Geburt können kindliche Blutkörperchen in den Kreislauf der Mutter gelangen. Ist das Blut des Kindes Rhesus-positiv, bilden sich im mütterlichen Blut Antikörper gegen die kindlichen Blutkörperchen. Bei folgenden Schwangerschaften können Antikörper die Plazenta passieren und das Blut des nächsten Rhesus-positiven Babys zerstören.

Die erste Schwangerschaft

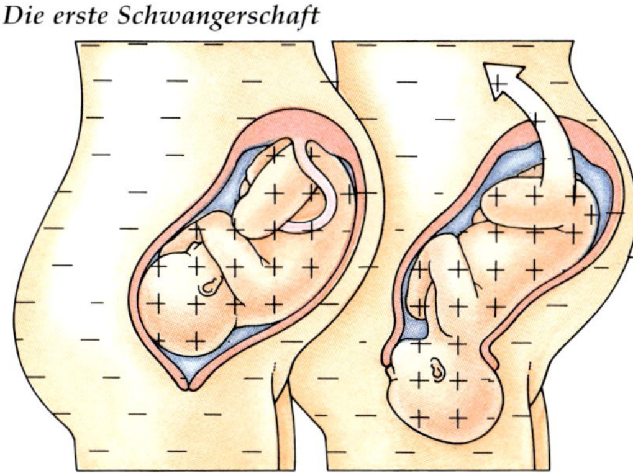

Der Rhesusfaktor ist nur dann wichtig, wenn eine Rhesus-negative Frau ein Rhesus-positives Baby erwartet. Bei der Geburt können einige der positiven Blutkörperchen in den Blutkreislauf der Mutter gelangen. Die Mutter bildet dann Antikörper, von denen Rhesus-positive Blutkörperchen zerstört werden.

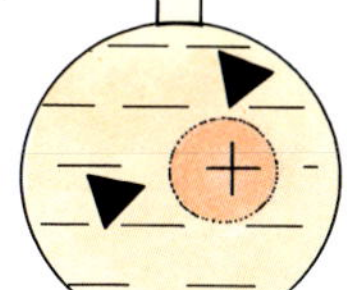

Jede folgende Schwangerschaft

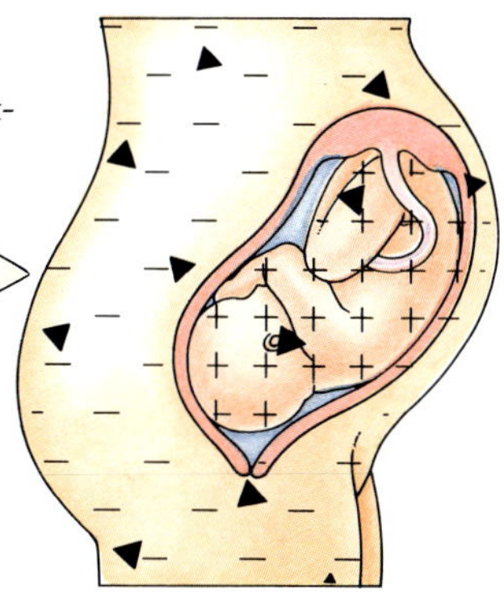

Bei einer zweiten Schwangerschaft passieren Antikörper die Plazenta. Ist dieses Baby auch Rhesus-positiv, werden seine Blutkörperchen durch die Antikörper der Mutter geschädigt.

Gegenmaßnahme

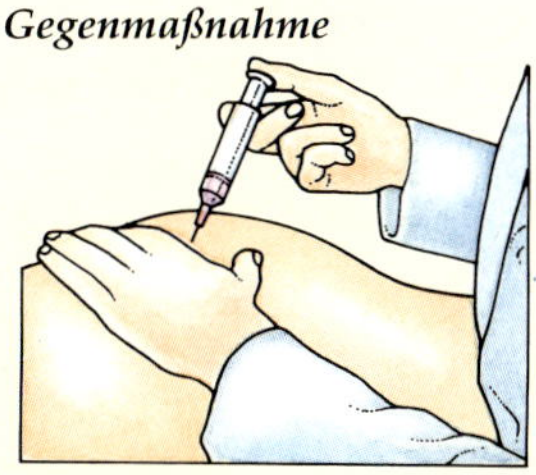

Rhesus-negative Mütter erhalten bis 48 Stunden nach der Geburt eine Serumspritze, die Antikörper gegen Rhesus-positives Blut im Körper der Mutter verhindert.

Zeichenerklärung

- – *Rhesus-negatives Blut*
- + *Rhesus-positives Blut*
- ▲ *Rhesus-Antikörper*

tung gegen Ende der Schwangerschaft, bei einer Fehlgeburt oder Abtreibung. Wenn bei einer erneuten Schwangerschaft einige dieser Antikörper von Ihrem Blutkreislauf in den des Babys fließen, zerstören sie dort eine große Anzahl seiner roten Blutkörperchen.

Gewöhnlich ist der gegenseitige Austausch roter Blutkörperchen über die Plazenta in der ersten Schwangerschaft zu gering, um Ihren Körper zur Bildung von Antikörpern anzuregen. Nach der Geburt Ihres ersten Kindes kann aber einiges Blut aus der Plazenta in Ihren Blutkreislauf fließen. Dadurch wird die Bildung von Antikörpern gegen den Rhesusfaktor ausgelöst. Von nun an bilden Sie gegen den Rhesusfaktor Antikörper, und wenn bei Ihrer nächsten Schwangerschaft Ihr Baby wieder Rhesus-positiv ist, können Ihre Antikörper das Blut heftig angreifen. Es kann zu Gelbsucht, Gehirnschäden und schwerer Anämie kommen, und Ihr Kind kann sterben.

Dagegen lassen sich mehrere Maßnahmen treffen. Die einfachste ist, der Rhesus-negativen Mutter in der 28. Schwangerschaftswoche und gleich nach der Geburt ihres ersten Babys ein Serum gegen Rhesus-positive rote Blutkörperchen zu spritzen, womit diese zerstört werden und die Mutter keine Antikörper bildet. Diese Spritze erhält sie nach jeder weiteren Geburt, ebenso nach einer Fehlgeburt oder einer Abtreibung, weil der Fetus vielleicht Rhesus-positiv war und sein Blut möglicherweise in den mütterlichen Kreislauf gelangt ist.

Dieses Serum sollte man nicht verabreichen, wenn sich schon Antikörper gebildet haben. Wenn bei einer weiteren Schwangerschaft in Ihrem Blut ein hoher Anteil an Antikörpern festgestellt wird und man weiß, dass Ihr Baby gefährdet ist, kann eine Amniozentese durchgeführt (siehe S. 226) und das Fruchtwasser auf Bilirubin (Gallenfarbstoff) untersucht werden. Ein anämischer Fetus scheidet große Mengen Bilirubin aus den zerstörten roten Blutkörperchen ins Fruchtwasser aus.

Eine Rhesus-negative Frau, deren Partner Rhesus-positiv ist, wird alle zwei bis drei Wochen auf Rhesus-Antikörper getestet. Wenn Antikörper vorhanden sind, wird beim Baby ein Bluttest in der Gebärmutter durchgeführt, kontrolliert durch Ultraschall, um die Nadel in die Nabelschnur einführen zu können. Notfalls bekommt das Baby vor der Geburt eine oder mehrere Bluttransfusionen, wobei die Nadel wiederum unter Ultraschall gelenkt wird. Ist es weit genug entwickelt, wird möglicherweise vorzeitig die Geburt eingeleitet. Direkt nach der Geburt kann ein völliger Blutaustausch vorgenommen werden, um alle Antikörper gegen Rhesus-positives Blut aus dem Blutkreislauf des Kindes zu beseitigen.

Glücklicherweise werden diese Fälle immer seltener, da immer mehr Rhesus-negative Frauen routinemäßig nach einer Geburt immunisiert werden.

Zervixinsuffizienz

Bei manchen Frauen ist der Muttermund durch eine schwierige Geburt oder einen Abbruch in der Mitte der Schwangerschaft gerissen oder durch eine Operation geschädigt. Das stellt sich oft erst bei der nächsten Schwangerschaft heraus, wenn es nach dem vierten Monat aufgrund einer Zervixinsuffizienz zu einer Fehlgeburt kommt (siehe S. 374). »Insuffizienz« ist eine unglücklich gewählte Bezeichnung, die Frauen das Gefühl vermittelt, einer bestimmten Gebärfähigkeitsnorm nicht zu entsprechen.

Ihr Frauenarzt empfiehlt Ihnen möglicherweise eine Zerklage (oder: Cerclage), d.h., der Muttermund wird für die Dauer jeder weiteren Schwangerschaft durch Nähen verschlossen. Das ist ein relativ einfacher Eingriff: Nachdem die Schwangerschaft feststeht, wird unter Betäubung durch den Muttermund und um ihn herum eine Naht gelegt und die Fäden zusammengezogen. Nach der 36. Schwangerschaftswoche etwa werden die Fäden wieder entfernt. Einige Ärzte leiten danach die Geburt ein, weil sie das für einfacher halten, da nach Entfernen der Naht die Wehen oft sowieso bald einsetzen. Für eine Einleitung besteht jedoch kein zwingender Grund, und Sie sollten daher mitentscheiden.

In den verschiedenen Ländern wird die Anwendung der Zerklage von den Frauenärzten sehr unterschiedlich gehandhabt. In Deutschland sind die Ärzte mit diesem Eingriff neuerdings zurückhaltender. Eine britische Studie an zufällig ausgewählten Schwangeren, bei denen ein großes Risiko für eine Frühgeburt bestand, ergab keinen Beweis, dass die Zerklage Vorteile bringt.* Da Zwillinge und Drillinge oft einige Wochen früher zur Welt kommen, legen manche Frauenärzte grundsätzlich eine Zerklage, um Mehrlingsschwangerschaften zu verlängern. Der Erfolg ist gleich Null.*

Vorzeitige Wehen

Wenn es zu Blutungen (möglicherweise aus dem Muttermund) kommt, aus der Scheide plötzlich ein Schwall warmer Flüssigkeit läuft (ein Anzeichen für einen Blasensprung) oder Sie regelmäßige Kontraktionen wie bei Menstruationsschmerzen spüren, die über mehrere Stunden hinweg länger und stärker werden und immer dichter aufeinander folgen, setzen aller Wahrscheinlichkeit nach die Wehen ein. Wenn sie vor dem letzten Schwangerschaftsmonat eintreten, braucht Ihr Baby bei der Geburt möglicherweise Intensivversorgung. Rufen Sie Arzt oder Hebamme an, oder fahren Sie direkt in die Klinik. Für Ihr Baby ist es am besten, wenn es in einer Klinik mit Neugeborenenintensivstation geboren wird, wo Neonatologen bereitstehen, die das Kind notfalls beatmen können.

Wenn sich Ihr Baby sehr verfrüht anmeldet, bekommen Sie Kortikosteroide zur Reifung der kindlichen Lungen; dies verbessert die Chancen Ihres Kindes beträchtlich. Es gibt jedoch Hinweise, dass Ethanol, Diazoxid oder Gestagen, die die Wehen aufhalten sollen, vermutlich schädlich sind.*

Ihr körperliches Wohlbefinden

Beschäftigungen, die Ihre Gesundheit fördern, können Spaß machen und auch eine gute Geburtsvorbereitung sein. Manchmal wird in der Schwangerschaftsliteratur oder auch in der Schwangerschaftsgymnastik der Eindruck erweckt, die Geburt sei eine sportliche Leistung, auf die Sie sich wie ein Marathonläufer vorbereiten müssen. Kein Wunder, dass werdende Mütter Angst bekommen! Kaum jemand spricht über die Freude, Aufregung und überwältigende Begeisterung, die für viele Frauen mit der Geburt verbunden sind.

Die meisten Frauen freuen sich auf die Geburt und gehen davon aus, dass es manchmal zu Komplikationen kommen kann. Zugleich wissen sie, dass sie umso besser mit unvorhergesehenen Ereignissen zurechtkommen, je intensiver sie sich durch Muskeltonus- und Atemübungen vorbereitet haben.

Lernen Sie Ihren Körper kennen

Es ist wichtig, dass Sie sich schon am Anfang der Schwangerschaft mit Ihren Körperfunktionen und den Vorgängen in Ihren Geschlechtsorganen vertraut machen. Schauen Sie zunächst Ihre Genitalien genauer an; wenn Sie sich über einem Spiegel hinknien, können Sie sie am besten sehen. Eine Taschenlampe sorgt für Licht.

Der Damm

Als Damm wird das Gewebe um Ihre Scheide herum und zwischen Scheide und Steißbein bezeichnet. Unmittelbar vor der Geburt weitet sich der Damm, und das Gewebe dehnt sich und fächert sich auf, so dass der Kopf Ihres Babys sich hindurchschieben kann.

Die Scheide

Ihre Scheide ist der weiche, gepolsterte Kanal, durch den das Baby geboren wird. Die Vulva ist der äußere Teil. Sie besteht aus den äußeren und inneren Schamlippen, die wie Blütenblätter einer Rose übereinander liegen. Während der Schwangerschaft wechselt ihre Farbe von Rot zu Violett, da sie stärker durchblutet werden. Die Schwangerschaftshormone bewirken, dass auch Ihre Brustwarzen und vielleicht Ihr Gesicht und andere Körperpartien dunkler werden.

Führen Sie einen oder zwei Finger in Ihre Scheide ein, und ertasten Sie die weichen Falten. Normalerweise berühren sich die Scheidenwände zwar, sie bilden keinen Hohlraum; doch fühlen Sie jetzt, wie leicht sie nachgeben. Sie werden sich wie eine Ziehharmonika öffnen, wenn das Baby bei der Geburt dagegen drückt, und durch Hormone, die sich gegen Ende der Schwangerschaft in Ihrem Körper befinden, werden die Scheidenwände noch weicher und dehnbarer.

DIE KLITORIS

Ihre Klitoris gleicht einer Knospe, die aus den inneren Schamlippen am oberen (vorderen) Ende Ihrer Scheide hervorsprosst. Ihr Schaft und die inneren Lippen darum herum sind sehr empfindsam, und durch Druck oder Streicheln entsteht sexuelle Erregung. Wenn Sie die Basis der Klitoris berühren, spüren Sie, dass sie anschwillt. Sie bemerken dort eine Hautfalte, die die Klitoris umgibt und mit den inneren Lippen verbunden ist. Wenn also Ihre Scheide gedehnt wird, öffnen sich auch die inneren Lippen und ziehen an dieser Hautfalte. Auch das führt zur Erregung der Klitoris.

Bei Frauen variieren die Geschlechtsteile ebenso wie bei Männern. Wie Penisse verschieden groß sind, so kann auch die Klitoris die Größe einer Erbse haben oder eher dem geschwungenen Mittelteil einer Orchidee gleichen. Auch die Lippen sind unterschiedlich: fest oder weich, groß und fleischig oder schmal. Manche Frauen machen sich Gedanken, ob die Form ihrer Schamlippen oder ihrer Klitoris sich durch Masturbieren verändert haben könnte. Diese Organe sind so dehnbar, dass Ziehen, Drücken oder Reiben ihre Form nicht verändert. Ärzte oder Hebammen können bei der Untersuchung Ihrer Geschlechtsorgane keine Rückschlüsse auf Ihr Sexualleben ziehen, wie manche Frauen insgeheim befürchten, vor allem, wenn sie sexuellem Missbrauch ausgesetzt waren.

Bei der Geburt drückt das Baby gegen diesen ganzen Bereich und dehnt das Gewebe, das sich wie Gummi weitet. Dann gleitet das

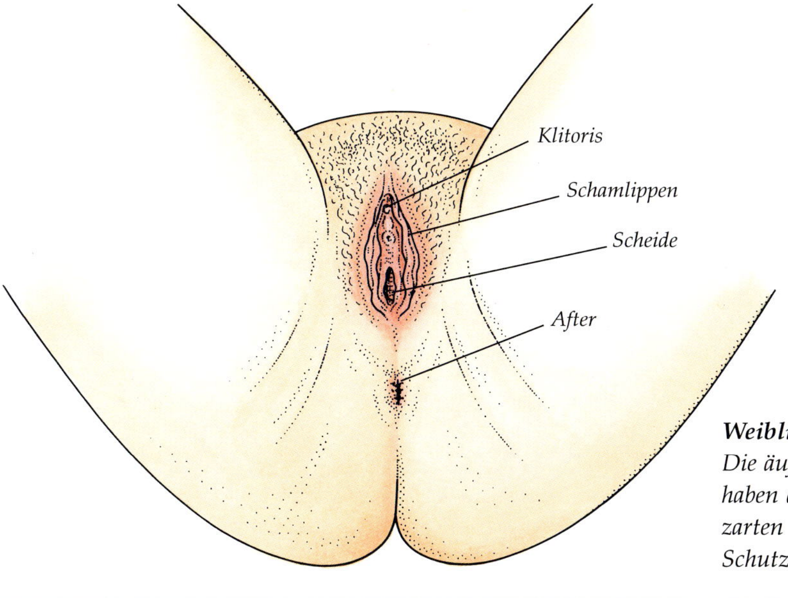

Weibliche Genitalien
Die äußeren Genitalien haben die Form einer zarten Blüte unter dem Schutz einer Haarschicht.

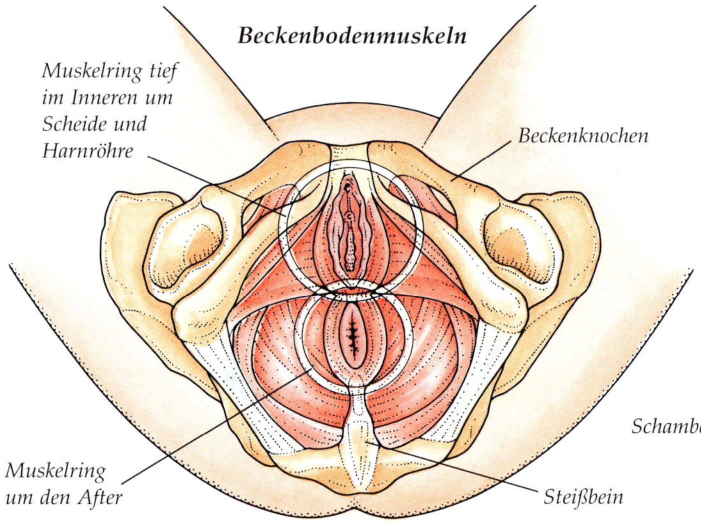

Beckenboden
Die Muskeln des Beckenbodens sind eine elastische Stütze für Gebärmutter, Blase und Darm.

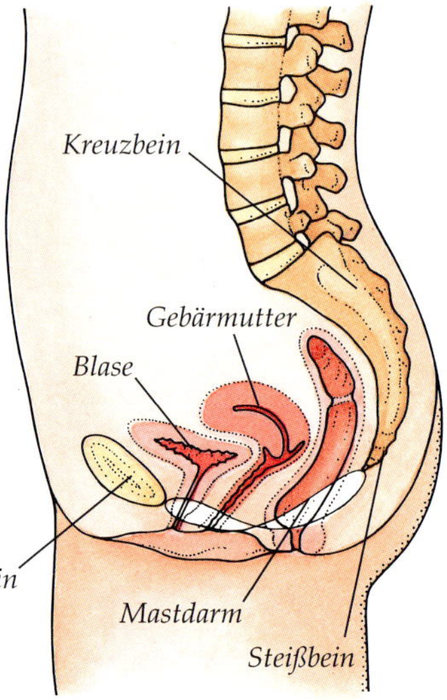

Becken und unteres Ende der Wirbelsäule

Baby mit einem Schwall Fruchtwasser heraus. Nach der Geburt schnellt das Gewebe wieder zusammen und gewinnt erst allmählich seine Festigkeit zurück.

DER MUTTERMUND

Wenn Sie jetzt Ihren Mittelfinger tief in die Scheide einführen, spüren Sie den runden, festen Muttermund, den Teil der Gebärmutter, der sich bei der Geburt öffnet. Zu Beginn der Schwangerschaft fühlt er sich wie Ihre Nasenspitze an, in der Mitte eine kleine Vertiefung. Dort befindet sich der Schleimpfropf, der die Gebärmutter wie ein Flaschenkorken verschließt. Gegen Ende der Schwangerschaft wird der Muttermund weich und fühlt sich dann mehr wie ein leicht geöffneter Mund an. Das ist eines der Zeichen dafür, dass die Geburt beginnen kann. Der Muttermund ist geburtsreif.

DER BECKENBODEN

Die Muskeln, die alle Organe im Beckenraum abstützen (auch die Gebärmutter, die Blase und den Mastdarm), bilden den Beckenboden. Er ist für Ihre Gesundheit von besonderer Bedeutung, ganz gleich, wie alt Sie sind und ob Sie schwanger sind oder nicht. Durch die aufrechte Haltung des Menschen sind diese Muskelschichten in der Schwangerschaft stark belastet.

Diese Muskeln sind eine zusammenhängende Struktur, aber eigentlich kein »Boden«. Sie bilden verschiedene Winkel und Ebenen und können unterschiedlich stark angespannt werden. Am leichtesten spüren Sie diese Muskeln, deren sich viele Frauen nicht bewusst sind, wenn Sie beim Wasserlassen den Strahl unterbrechen, denn dabei müssen Sie sämtliche Beckenbodenmuskeln aktivieren.

Sie können sich diese auch in Form einer 8 vorstellen, die um Ihre Scheide und Ihren After verläuft. In der Mitte befindet sich als waagerechter Balken der Quermuskel des Damms. Wenn Sie die Beckenbodenmuskeln anspannen, wird die 8 mandelförmig und der querliegende Dammmuskel hoch und nach vorn zum Schambein (der festen Knochenverbindung, die Sie oberhalb Ihrer Klitoris spüren) gezogen wie eine Jalousie. Das können Sie von innen und von außen spüren, wenn Sie einen Finger in der Scheide und den Daumen auf dem Schambein haben.

Beim Liebesakt ziehen sich Ihre Beckenbodenmuskeln spontan zusammen. Das erhöht Ihre Lustgefühle. Ein Gefühl für diese Muskeln und ihr bewusstes Entspannen sind auch bei der Geburt wichtig, wenn Sie Ihr Baby hinausschieben.

Manche können ihre Beckenbodenmuskeln länger anspannen als andere, und wenn Sie es das erste Mal versuchen, werden Sie merken, dass sie ermüden und zu vibrieren beginnen. Um diese Muskeln allmählich zu trainieren, können Sie sich diesen Bereich als einen Lift vorstellen, den Sie in den 1. Stock und dann immer höher fahren lassen, bis diese Muskeln ganz angespannt sind. Dann lassen Sie sie nach und nach wieder bis zum Untergeschoß los. Am Ende der Übung halten Sie einen gewissen Tonus in Erdgeschoßhöhe aufrecht. Wenn Sie das 10- bis 12-mal täglich machen, können Sie die Muskeln immer länger anspannen und dabei dann bis acht oder neun zählen, ohne den Atem anzuhalten oder Ihre Schultern hochzuziehen. Legen Sie aber zwischen dem Anspannen immer Ruhepausen ein, damit die Muskeln wieder mit Sauerstoff versorgt werden können.

Schonend umgehen mit der Wirbelsäule

Die flexible Säule aus Wirbeln ist die Hauptstütze unseres Körpers; dank ihrer geschwungenen Form und Gelenkigkeit können sich alle mit ihr verbunden Teile frei bewegen. Die Wirbelsäule ist nicht starr wie ein Laternenpfahl, sondern gleichermaßen stark und elastisch. Wir schonen sie, indem wir sie richtig einsetzen. Benutzen wir sie wie einen Kran, drohen Rückenschmerzen und Verletzungen.

Der Wirbelsäulenabschnitt auf der Rückseite des Beckens ist das Kreuzbein. An diesem Mittelpfeiler ist das Becken aufgehängt. Die großen, ausladenden Beckenschaufeln sind durch die Iliosakralgelenke mit dem Kreuzbein verbunden. Die einzelnen Wirbel sind durch die Bandscheiben abgepolstert, dynamische, hydroelastische Kissen.* Beugen Sie die Wirbelsäule, fangen diese Kissen den Druck auf und machen die Bewegung rund. Werden die Wirbel auseinander gezogen, verzweigen sich die Bandscheiben wie ein Scherengitter. Sie enthalten Flüssigkeit, die tagsüber allmählich verloren geht, vor allem, wenn Sie viel sitzen. Deshalb ist man abends fast 2,5 cm

Haltung und Gleichgewicht

Eine gute Haltung ist für Ihr körperliches Wohlbefinden in der Schwangerschaft sehr wichtig. Sie sollten nicht nur lernen, so zu stehen und zu gehen, dass Ihr Baby in einer für Sie beide bequemen Haltung in der Wiege Ihres Beckens liegt, sondern auch andere tägliche Bewegungen wie das Aufstehen aus dem Liegen so ausführen, dass Sie unnötige Belastungen vermeiden. Diese Übungen werden Ihnen zu einer guten Haltung verhelfen und Ihren Muskeltonus verbessern. Sie lernen mit Ihren Muskeln ökonomisch umzugehen. Wenn Sie gut aussehen und einen federnden Gang haben, werden Sie sich viel wohler fühlen!

Gut stehen

Stellen Sie sich mit hüftbreit geöffneten, parallelen Füßen hin, so dass die Fußsohlen gleichmäßig gegen den Boden drücken. Lassen Sie die Knie und Pomuskeln los, und hören Sie Ihrem Atem zu. Beim Ausatmen spüren Sie, wie das Gewicht von Sitzknochen und Kreuzbein durch die Fersen nach unten fällt. Stellen Sie sich vor, dass an Ihrem Scheitel ein Faden befestigt ist, der Sie durch Wirbelsäule und Hals hindurch nach oben zieht. Die Schulterblätter fallen entspannt auseinander, die Arme hängen locker an den Seiten. Stellen Sie sich bildlich vor, wie sich Ihr Baby zu Ihrer Wirbelsäule hinschmiegt, und atmen Sie ruhig weiter.

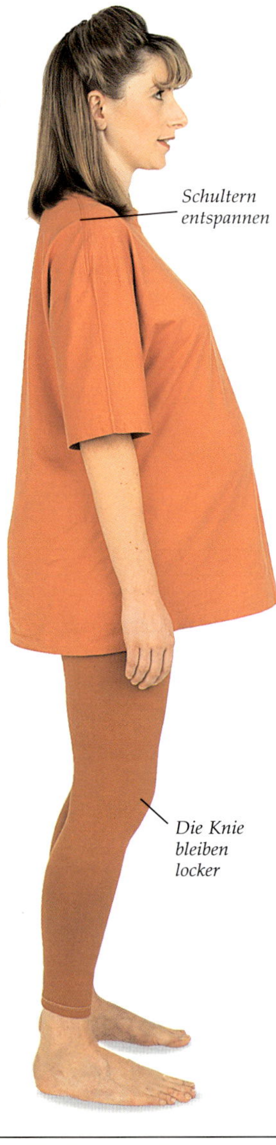

Falsch stehen
Wenn Sie wegen des Gewichts Ihrer Gebärmutter auf die Fersen zurück kippen, den Po rausstrecken und die Schultern zurücknehmen, machen Sie ein Hohlkreuz und bekommen Kreuzschmerzen.

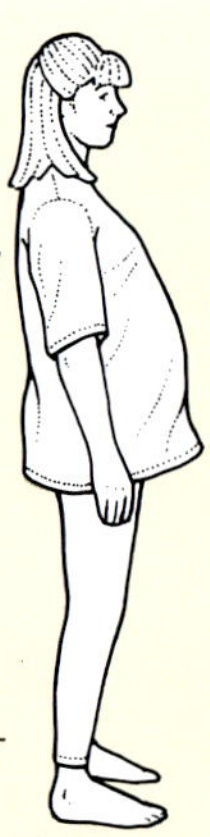

Schneidersitz

Diese Haltung ist ideal, um Spannungen im Kreuzbereich zu lösen. Sie kann in der Schwangerschaft eine der bequemsten Sitzhaltungen sein, solange Sie darauf achten, aufrecht zu bleiben.

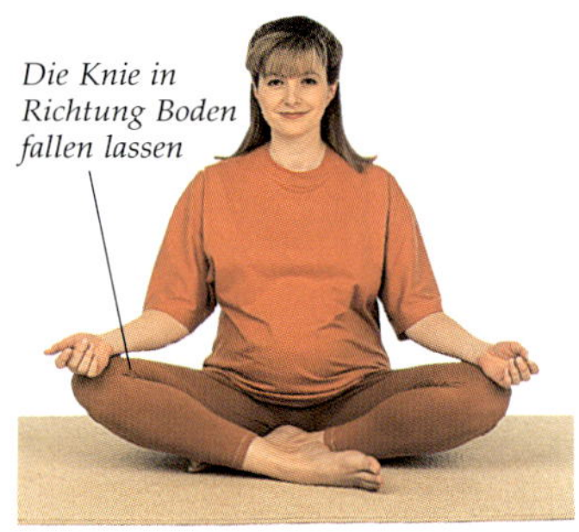

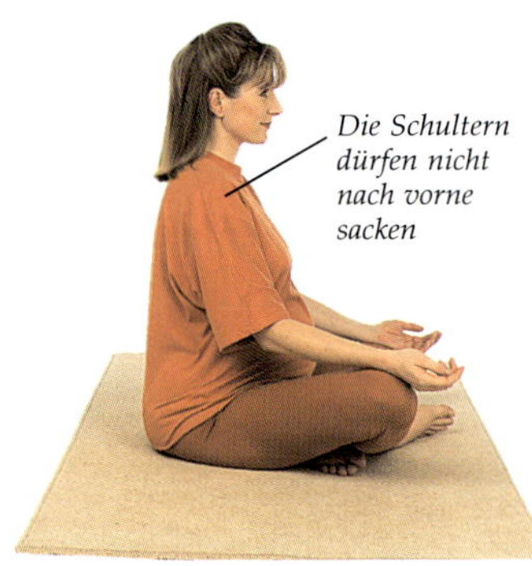

Setzen Sie sich auf die Sitzknochen, und lassen Sie die Knie ganz locker in Richtung Boden fallen. Lassen Sie wie beim Stehen die Wirbelsäule lang werden. Sie können sich auch mit dem Rücken an eine Wand lehnen.

Schaukelübung

Sie fördert eine gute Haltung, weil Sie dabei Ihr Kreuz nach außen drücken, während der übrige Körper gerade bleibt. In der Übung werden Sie zum Schaukelstuhl, der hin und her schwingt. Sie brauchen dazu jemanden, der Sie in Bewegung setzt. Achten Sie darauf, dass Sie kein Hohlkreuz machen.

1 Stehen Sie in einer guten Haltung wie links beschrieben. Ihre Partnerin steht Ihnen gegenüber und legt ihre Hände fest auf Ihre Hüften.

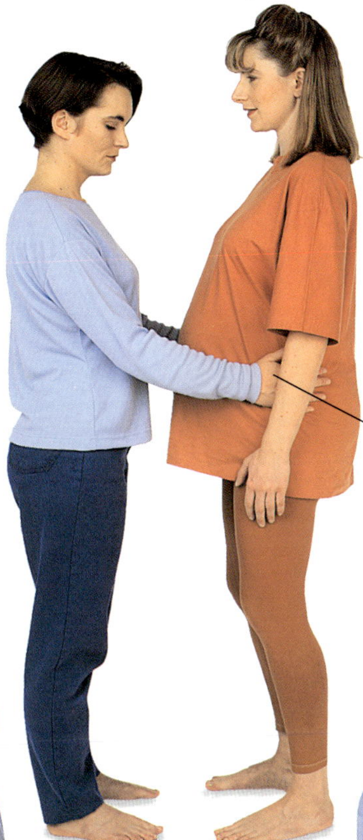

2 Beugen Sie ganz leicht die Knie, und atmen Sie fließend, während Sie mit dem Becken zwischen Ihren Händen leicht vor und zurück schwingen

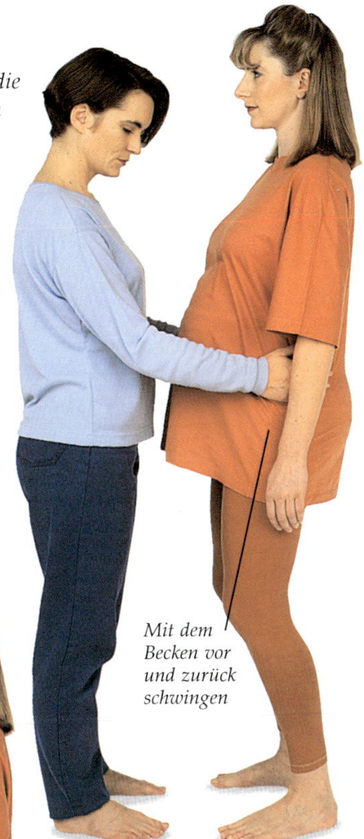

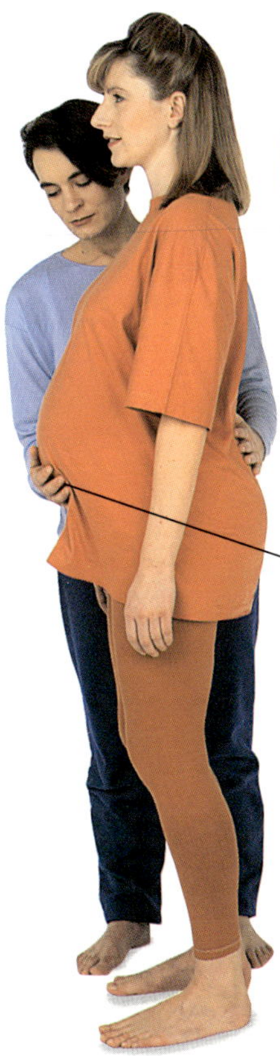

3 Ihre Partnerin stellt sich jetzt neben Sie und legt eine Hand fest auf Ihr Kreuz, die andere über Ihren Unterbauch.

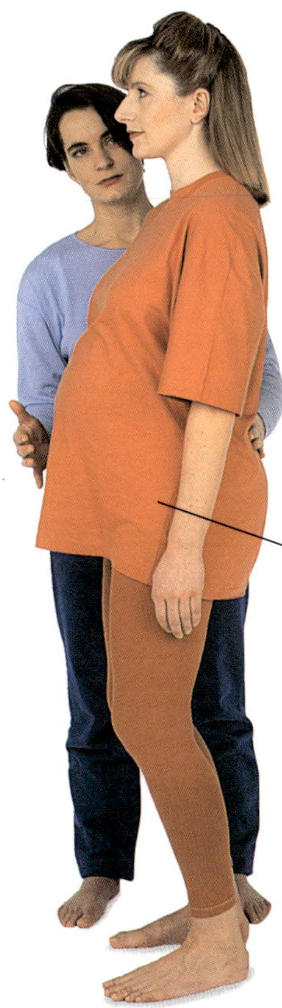

4 Sie schwingen weiter, drücken mit dem Kreuz gegen die Hand Ihrer Partnerin und bewegen sich wieder von ihr weg.

Aus dem Liegen aufstehen

Wenn Sie sich aus der Rückenlage schnell gerade aufrichten, setzen Sie Ihre Bauchmuskeln starkem Druck aus, vor allem gegen Ende der Schwangerschaft. Unten sehen Sie, wie Sie aufstehen können, ohne diese Muskeln zu belasten. Und weil Sie sich in mehreren Phasen aufrichten, schonen Sie auch Ihren Kreislauf.

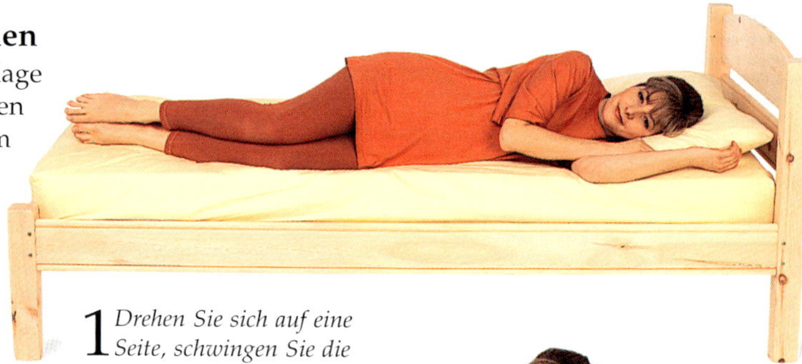

1 Drehen Sie sich auf eine Seite, schwingen Sie die Schulter herum, und ziehen Sie die Knie leicht an.

Die Beine bleiben geschlossen, wenn Sie sie über die Bettkante schwingen

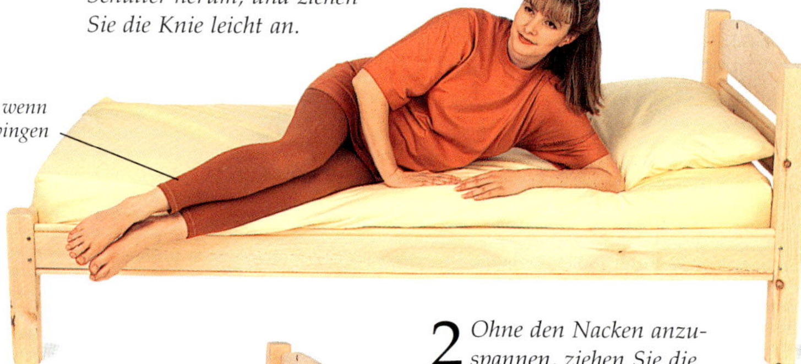

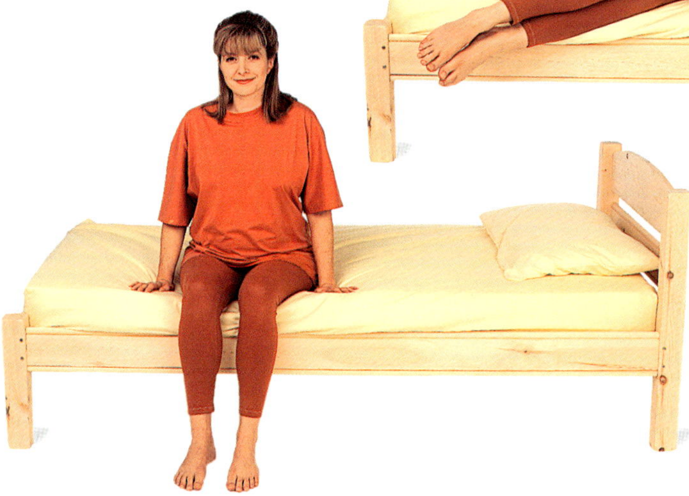

2 Ohne den Nacken anzuspannen, ziehen Sie die Knie weiter nach oben und schwingen die Schulter ganz herum. Drücken Sie sich mit den Armen behutsam hoch, in einer fließenden, kontrollierten Bewegung.

3 Schwingen Sie die Beine aus den Hüften heraus über die Bettkante, und setzen Sie sich auf.

Brücke

Indem Sie Ihre Pomuskeln in einer entspannten Haltung bewegen, stärken Sie gleichzeitig Ihre Bauchmuskeln. Die Brücke verbessert den Tonus der Pomuskeln und fördert den Kreislauf. Machen Sie diese Übung nur, wenn Sie noch bequem auf dem Rücken liegen können.

1 Legen Sie sich auf eine Matte, die Fersen auf einen niedrigen Tisch oder Schemel gestützt, den Kopf auf einem Kissen. Entspannen Sie Nacken, Brust und Schultern.

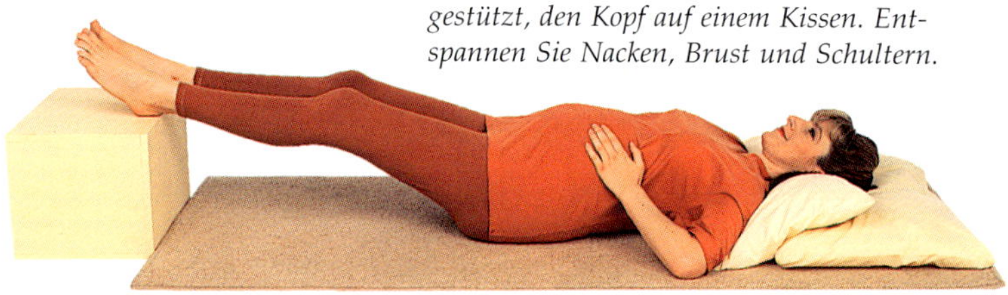

Ihr Rücken bleibt gerade

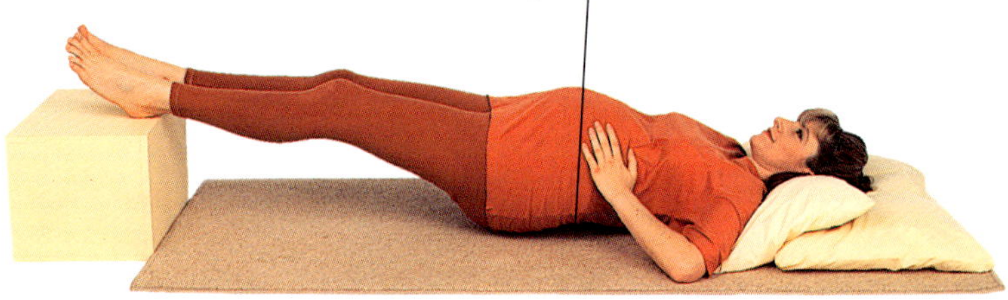

2 Spannen Sie die Po- und Bauchmuskeln an, und heben Sie den Po vom Boden. Der Rücken bleibt lang.

kleiner als beim Frühstück. Wenn Sie sich hinlegen, können sich die Bandscheiben wieder füllen, doch brauchen sie Bewegung, um Flüssigkeit einzusaugen. In der Schwangerschaft werden die unteren Bandscheiben durch Ihr erhöhtes Körpergewicht noch stärker belastet. Um den Rücken gesund zu erhalten, müssen Sie sich vernünftig bewegen. Das bedeutet, dass Sie z. B. lernen müssen, Lasten zu heben, ohne den Rücken zu überbeanspruchen. Es tut gut, wenn Sie sich ab und zu auf alle viere niederlassen, um die Wirbelsäule zu entlasten, sowie Ruhezeiten im Bett einlegen.

Doch Ausruhen allein genügt nicht. Auch Bewegung ist wichtig, damit sich die Bandscheiben wieder füllen. Tanzen, spezielle Übungen für die Schwangerschaft und Schwimmen sind wirkungsvolle Bewegungsformen, die die Wirbelsäule flexibel halten und die Bandscheiben wieder aufbauen.

Weil sich das Gewicht wegen der vergrößerten und schwereren Gebärmutter weiter nach vorne verlagert, wird die Wirbelsäule vor allem in der Gegend um das Kreuzbein stärker belastet. Zum Ausgleich dafür nimmt die obere Partie des Rückens eine leichte Fehlhaltung ein.

Die Bauchmuskeln stärken

Bei vierbeinigen Säugetieren ist das zusätzliche Gewicht in der Schwangerschaft gleichmäßig zwischen Vorder- und Hinterbeinen auf die Bauchmuskeln verteilt. Trotz aufrechter Haltung brauchen auch wir Menschen einen guten Bauchmuskeltonus für eine unbeschwerte Schwangerschaft. Denn wenn die Bauchdecke schlaff ist, wird die Rückenmuskulatur zur Stützung der Wirbelsäule zu sehr beansprucht. Dadurch werden die Wirbel des unteren Rückgrats in eine unnatürliche Position gezwungen und die Bandscheiben großem Druck ausgesetzt, so dass sie verrutschen können. Das kann heftige Rückenschmerzen bedeuten. Hüftgürtel übernehmen lediglich einen Teil der Arbeit, die gesunde Muskeln leisten sollten. Ihre eigenen Bauch- und Gesäßmuskeln sind der beste Stützgürtel, und deren Tonus sollten Sie deshalb verbessern.

Was Ihren Bauchmuskeln gut tut, wissen Sie, wenn Sie Aufbau und Funktion dieses Muskelgürtels kennen.

Die geraden Bauchmuskeln, die von oben nach unten verlaufen, werden als Rektusmuskel bezeichnet. Auf ihnen lastet gegen Ende der Schwangerschaft ein großer Teil des Gewichts. In der Mitte verläuft eine bindegewebige Linie, die den Rektusmuskel in zwei Hälften trennt. Nach der ersten Schwangerschaftshälfte kann sie als dunkle Linie in Ihrer Haut vom Bauchnabel bis zur Schambehaarung sichtbar werden. Die beiden Seiten des Rektusmuskels können bei zu großer Belastung auseinander weichen, und dann teilt er sich wie ein Reißverschluss. Manchmal kann das auch, wenn man Verstopfung hat, bei großer Anstrengung beim Stuhlgang passieren.

Fit bleiben in der Schwangerschaft

Während der Schwangerschaft kommt es leicht zur Erschlaffung von Muskeln, die vorher fest und elastisch waren. Sie nehmen an Gewicht zu, Ihr Körper verändert sich, und Ihre Muskeln erschlaffen. Doch leichte Übungen zur Stärkung des Muskeltonus, durch die Ihre Bauchmuskeln gefestigt und Rückenschmerzen verhindert werden, können Ihnen und Ihrem Baby nur gut tun. Bei allen Bewegungen ist wichtig, den Atem bewusst fließen zu lassen und ihn niemals anzuhalten.

Beckenwiegen

Legen Sie sich auf eine ebene Unterlage, stützen Sie Kopf und Schultern mit Kissen ab, und beugen Sie Ihre Knie, wobei die Füße flach auf dem Boden ruhen. Probieren Sie, Ihr Kreuz gegen den Boden oder das Bett zu drücken, und lassen Sie dann wieder los, so dass eine sanfte, rhythmische, wiegende Bewegung entsteht. Kreisen Sie dann langsam mit den Hüften.

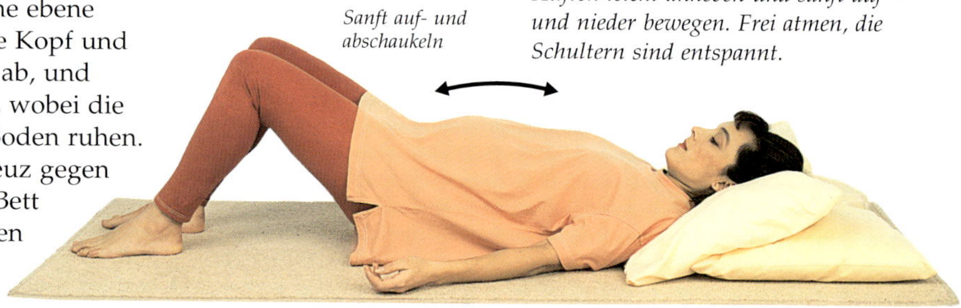

1 Ihre Fersen ruhen fest auf der Unterlage, während Sie Ihre Hüften leicht anheben und sanft auf und nieder bewegen. Frei atmen, die Schultern sind entspannt.

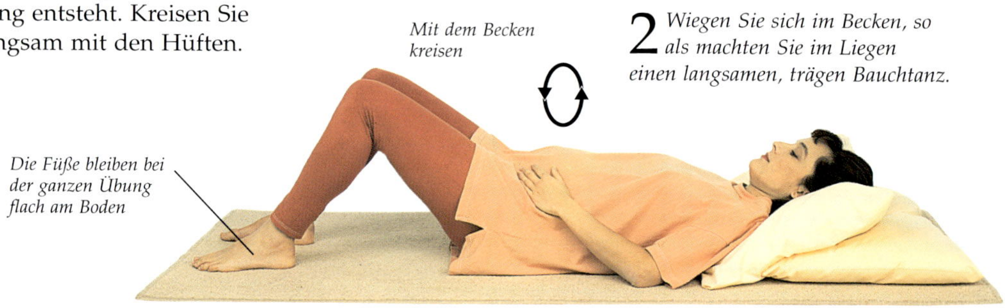
Mit dem Becken kreisen
Die Füße bleiben bei der ganzen Übung flach am Boden

2 Wiegen Sie sich im Becken, so als machten Sie im Liegen einen langsamen, trägen Bauchtanz.

Falsche Übung

Das Anheben beider gestreckter Beine und das Hochziehen zum Sitzen werden häufig für Schwangere empfohlen, was aber gedehnte Bauchmuskeln kaum kräftigt, sondern eher das Kreuz. Spannungen im Rücken oder Überdehnung der Bauchmuskeln sind die Folge, wenn die Muskeln nicht ausreichend trainiert sind.

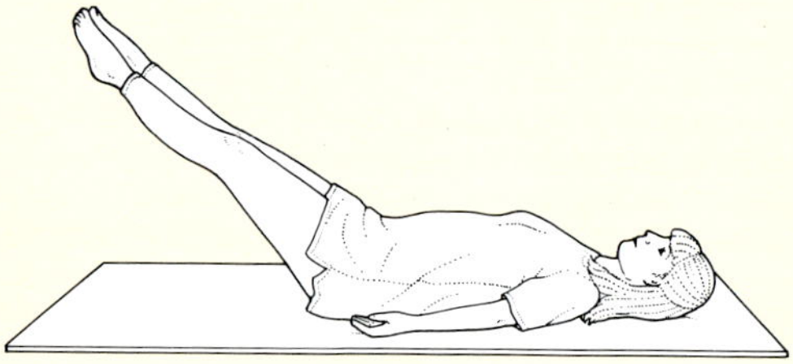

***Das Heben der Beine** kräftigt die gedehnte Bauchmuskulatur kaum und sollte in der Schwangerschaft oder den ersten vier Wochen nach der Geburt nicht geübt werden.*

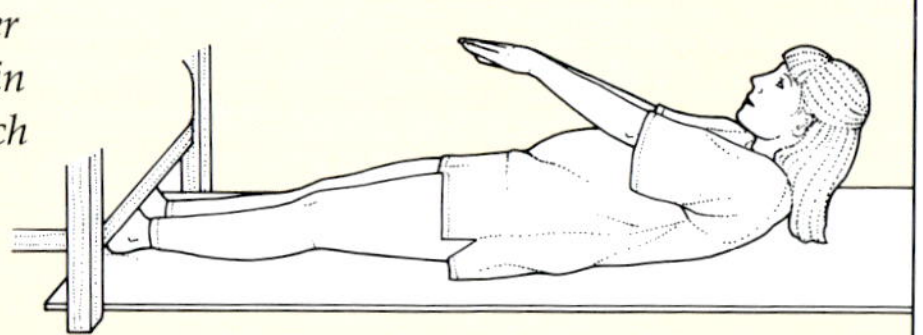

***Aufsitzübungen** in der Schwangerschaft und in den ersten Wochen nach der Geburt nie mit durchgedrückten Knien und geradem Rücken ausführen.*

Gleitenlassen der Beine

Diese schonende Übung verbessert den Tonus Ihrer Bauchmuskeln vor und nach der Geburt wirksam. Machen Sie sie anfangs 5- oder 6-mal; steigern Sie sich langsam, bis Sie sie mühelos 10- bis 15-mal machen können. Hören Sie sofort auf, wenn Ihr Rücken dabei schmerzt. Am besten führen Sie diese Übung am Rücken auf einer festen Unterlage aus, mit einem Kissen unter dem Kopf. Folgen Sie Ihrem Atemrhythmus, und bewegen Sie sich mit der Ausatmung.

1 *Ihr Kreuz liegt fest auf dem Boden. Die Knie anziehen, bis die Füße flach auf dem Boden stehen.*

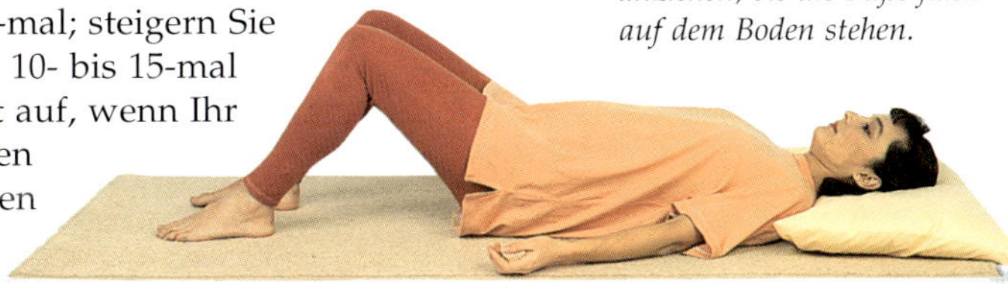

2 *Strecken Sie langsam beide Beine aus, bis sie gerade sind. Der restliche Körper bleibt entspannt.*

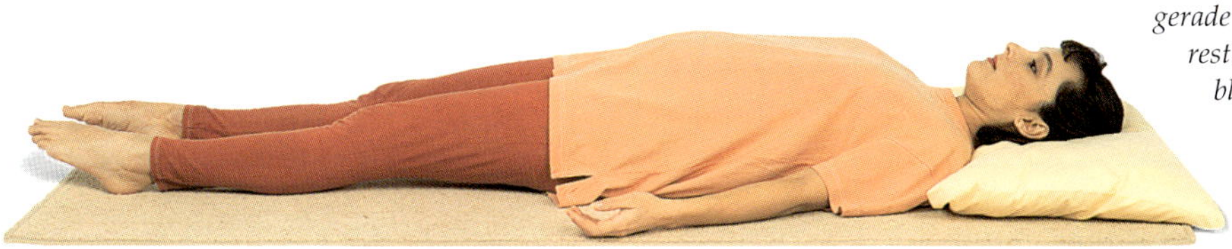

3 *Ziehen Sie erst das eine, dann das andere Knie wieder an, ohne das Kreuz vom Boden abzuheben.*

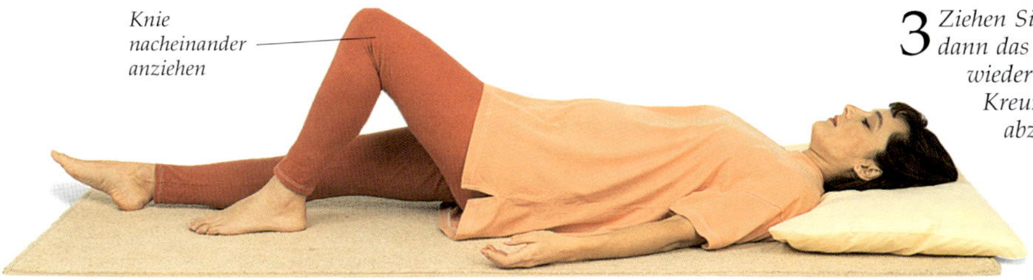

Test zur Rektusdiastase

Wenn Sie erst in den letzten Schwangerschaftsmonaten mit Übungen beginnen, dann prüfen Sie, ob Ihr Rektusmuskel geschädigt ist. Sind diese geraden Bauchmuskeln auseinander gewichen, ist bei Kräftigungsübungen der Bauchmuskulatur Vorsicht geboten.

1 *Legen Sie sich mit angezogenen Knien auf den Rücken, und heben Sie bei vorgestreckten Armen langsam Kopf und Schultern etwa 20 cm hoch. Arme zu den Knien ausstrecken.*

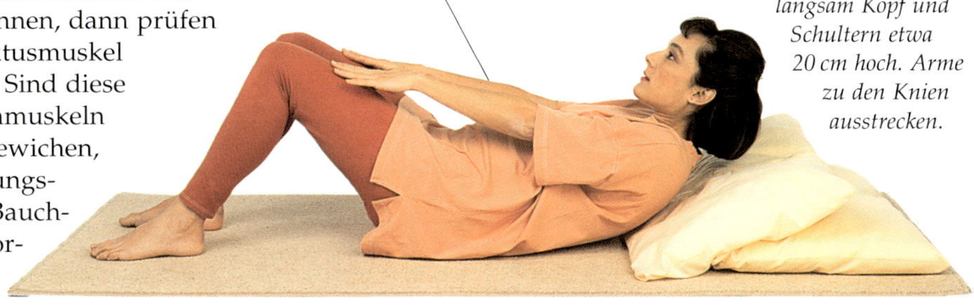

2 *Legen Sie die Hände auf den Bauch. Eine kleine weiche Erhebung unterhalb des Bauchnabels kann ein Zeichen dafür sein, dass Ihr Rektusmuskel auseinander gewichen ist.*

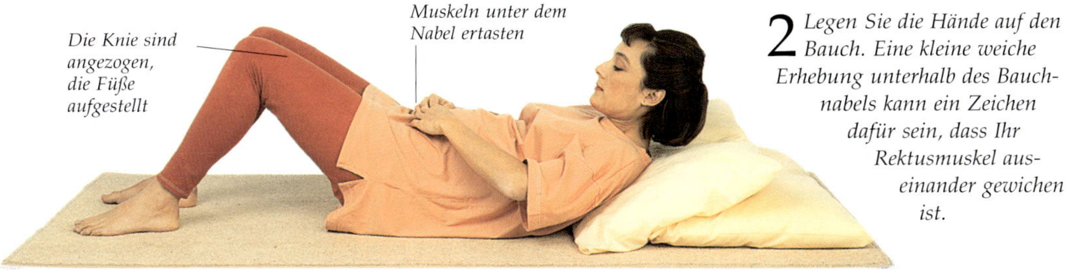
Die Knie sind angezogen, die Füße aufgestellt
Muskeln unter dem Nabel ertasten

Sie können selbst feststellen, ob Ihr Rektusmuskel auseinander gewichen ist, also eine Rektusdiastase vorliegt. Legen Sie sich mit angezogenen Knien und einem Kissen unter dem Kopf auf den Rücken, verschränken Sie die Hände auf dem Bauch, und heben Sie *ganz langsam* Kopf und Schultern, wobei Sie das Kinn anziehen. Wenn Sie eine weiche, fingerbreit hervortretende Stelle fühlen, ist der Muskel auseinander gewichen. In diesem Fall können Sie nach der Geburt etwas dagegen tun (siehe S. 398–401). Bis dahin konzentrieren Sie sich auf das Gleitenlassen der Beine (siehe S. 125).

Einige Übungen, die der Stärkung Ihrer Bauchmuskeln dienen sollen, können ebenfalls eine Rektusdiastase hervorrufen. Während der Schwangerschaft sollten Sie niemals versuchen, beide Beine gleichzeitig zu heben, und das eine Bein auch nur dann, wenn der Rektusmuskel in einer wirklich guten Verfassung ist. Auch sollten Sie keine Übungen machen, bei denen Sie Ihre Füße unter ein schweres Möbelstück klemmen und dann den Oberkörper anheben, auch keine anderen Aufsitzübungen, ohne Ihre Hände zu Hilfe zu nehmen. Solche Übungen können nicht nur für die Bauchmuskeln schädlich sein, sondern auch den Rücken belasten.

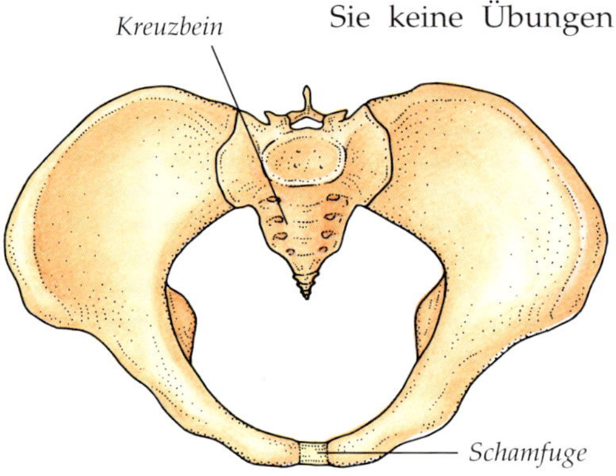

Weibliches Becken
Das weibliche Becken ist wie eine Wiege für das heranwachsende Baby geformt.

WIE SICH IHR BECKEN BEWEGT

Die Beckenknochen sind für das heranwachsende Baby wie eine Wiege, die sich in alle Richtungen schaukeln lässt. Spüren Sie Ihren Beckenknochen mit den Fingern nach. Fangen Sie beim Beckenkamm an. Fahren Sie mit Ihren Fingern am oberen Rand entlang bis hinunter zum Kreuz, wo das Hüftbein mit der Wirbelsäule verbunden ist. Das ist das Kreuzbein, die Rückseite des Beckens. Hier muss das Baby hindurch.

Führen Sie jetzt Ihre Finger wieder an den Beckenkamm und dann in die Leistenbeuge und nach vorne, bis sie sich über der Schamfuge begegnen. Unter dieser Knochenbrücke an der Vorderseite des Beckens taucht das Baby kurz vor der Geburt durch. Spüren Sie Ihr Schambein, das tiefer sitzt als Ihr Kreuzbein. Wenn Sie alle diese Knochen erfühlt und ein klares Bild von Ihrem Becken gewonnen haben, lassen Sie Ihren Partner diese Knochen fühlen. Führen Sie seine Hände, damit er Ihr Becken kennen lernt.

BECKENWIEGEN

Legen Sie sich auf eine flache Unterlage. Ihr Kopf und Ihre Schultern sind mit zwei Kissen abgestützt und Ihre Knie angezogen, die Fußsohlen liegen flach auf. Erkunden Sie die Beweglichkeit Ihres Beckens. Probieren Sie es mit sanftem, rhythmischem Wiegen. Lassen Sie das Becken dann wie bei einem sehr langsamen Hula-Hoop kreisen. Das ist eine Art Bauchtanz im Liegen, bei dem Sie Ihre Bauchmuskeln anspannen und gleichzeitig Ihr Gesäß zusammenpressen. Achten Sie darauf, wie sich Ihre Muskeln abwechselnd an- und entspannen und wie die Bewegungen von Bauch- und Beckenmuskulatur aufeinander abgestimmt sind.

Verbinden Sie diese Übung dann mit kontrollierter Atmung. Jedes Mal, wenn Sie Ihre Bauchmuskeln *einziehen* und Ihr Gesäß zusammenpressen, atmen Sie kräftig durch den Mund *aus*. Wenn Sie Ihre Muskeln loslassen und Ihr Becken leicht nach vorne bewegen, lassen Sie die Luft durch die Nase in Ihre Lungen einströmen. Finden Sie Ihren eigenen Rhythmus; konzentrieren Sie sich auf bewusstes Ausatmen, und lassen Sie das Einatmen von selbst kommen. Dies ist eine gute Übung für den Anfang der Schwangerschaft, um die Bauchmuskeln für ihre spätere Arbeit zu stärken.

Legen Sie jetzt Ihre Finger vorne auf die Hüftknochen. Setzen Sie die Übung mit dem Atem fort, und achten Sie darauf, wie sie sich auf und ab bewegen. Diese Bewegung führt Ihre knöcherne Wiege aus, wenn Sie während der Geburt z. B. gehen. Das Baby ist an diese Bewegung gewöhnt, deshalb ist es nicht verwunderlich, dass ein Neugeborenes durch Schaukeln beruhigt werden kann. Untersuchungen haben gezeigt, dass eine Schaukelbewegung von 7,5 cm in jede Richtung am beruhigendsten wirkt.* Das entspricht genau dem Bogen beim Beckenwiegen. Dabei ist eine Haltung, bei der Ihre Wirbelsäule auf einer festen Unterlage ruht, am besten. In anderen Haltungen besteht die Möglichkeit, dass Sie ein übertriebenes Hohlkreuz machen, was besonders gegen Ende der Schwangerschaft schädlich sein kann, weil dadurch das Iliosakralgelenk oberhalb des Gesäßes belastet wird. Durch Hormone, die ins Blut gelangen, um Scheide und Muttermund für die Geburt besonders dehnbar zu machen, werden die Bänder ohnehin weicher. Und dann kann ein *Hohlkreuz* die Rückenschmerzen noch verstärken.

Übungen in der Schwangerschaft

So wie Sie regelmäßig vor der Geburt Übungen machen, sollten Sie auch danach die Rückbildung aktiv unterstützen. Da diese Übungen mehr oder weniger eine Abwandlung von den in der Schwangerschaft erlernten Übungen sind, brauchen Sie sich nach der Geburt nichts völlig Neues anzueignen (siehe S. 398–401).

Haltung und Gleichgewicht

Ständig auf eine gute Haltung Acht zu geben ist viel wichtiger als Schwangerschaftsgymnastik. Sie sollten bewusst auf Gleichgewicht und Bewegungsabläufe achten, die Ihnen sonst selbstverständlich scheinen. Es geht nicht um »Kopf hoch, Brust raus«, sondern um einen sparsamen Umgang mit Ihrer Muskelkraft.

Stehen Um eine gute Haltung zu finden, stellen Sie sich mit dem Rücken an eine Wand, die Fersen so weit entfernt davon, dass Ihr Gesäß und Ihre Schultern die Wand gerade berühren. Lassen Sie im

Schmerzen und Beschwerden

Gegen Ende der Schwangerschaft ist das zusätzliche Gewicht sehr stark in einem Bereich konzentriert und beeinträchtigt Ihr Gleichgewicht. Die Belastung der Muskeln kann große Schmerzen verursachen. Sie nehmen dann eine unnatürliche Haltung ein und verspannen sich nur noch mehr. Auch kann die Lage des Babys für Sie beschwerlich sein und, wenn es gegen einen Nerv drückt, einen stechenden Schmerz hervorrufen. Diese Übungen helfen solche Schmerzen lindern.

Fußübungen

Fußübungen regen den Rückfluss des Blutes zum Herzen an und beugen damit Krampfadern vor. Wenn Sie sich setzen oder ausruhen, dann malen Sie abwechselnd mit je einem Fuß die Buchstaben des Alphabets. Die Beine halten Sie still. Sie können dabei lesen oder arbeiten.

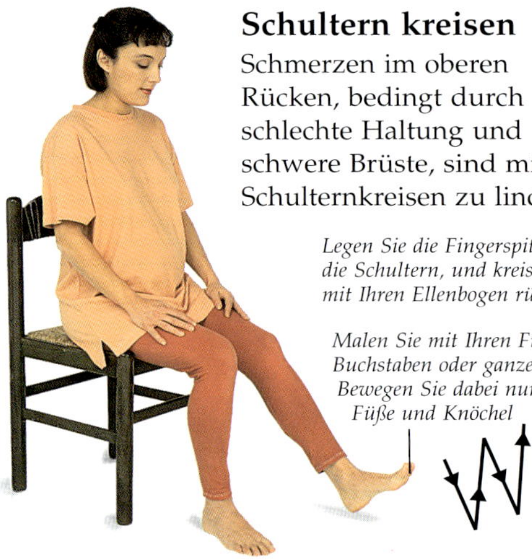
Malen Sie mit Ihren Füßen Buchstaben oder ganze Worte. Bewegen Sie dabei nur Ihre Füße und Knöchel

Schultern kreisen

Schmerzen im oberen Rücken, bedingt durch schlechte Haltung und schwere Brüste, sind mit Schulternkreisen zu lindern.

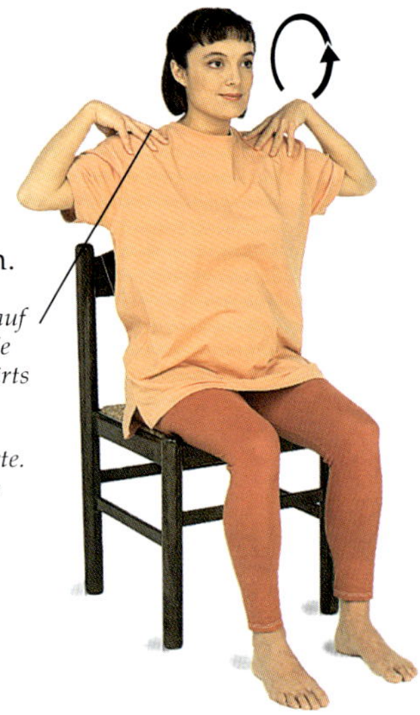
Legen Sie die Fingerspitzen auf die Schultern, und kreisen Sie mit Ihren Ellenbogen rückwärts

Katzenbuckel

Auch wenn Sie viele Übungen mit gut abgestütztem Rücken machen, ist es hin und wieder angenehm, die Wirbelsäule vom Gewicht des Babys zu entlasten. Eine gute Übung ist der »Katzenbuckel«, bei dem Sie im Vierfüßlerstand Ihr Becken auf und nieder bewegen, also das Beckenwiegen in der entgegengesetzten Haltung machen.

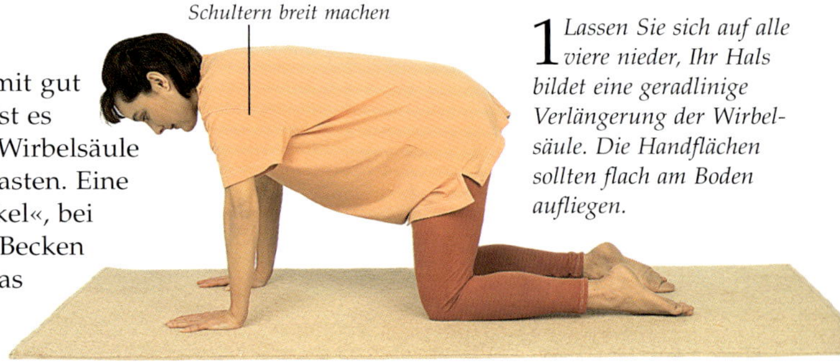
Schultern breit machen

1 *Lassen Sie sich auf alle viere nieder, Ihr Hals bildet eine geradlinige Verlängerung der Wirbelsäule. Die Handflächen sollten flach am Boden aufliegen.*

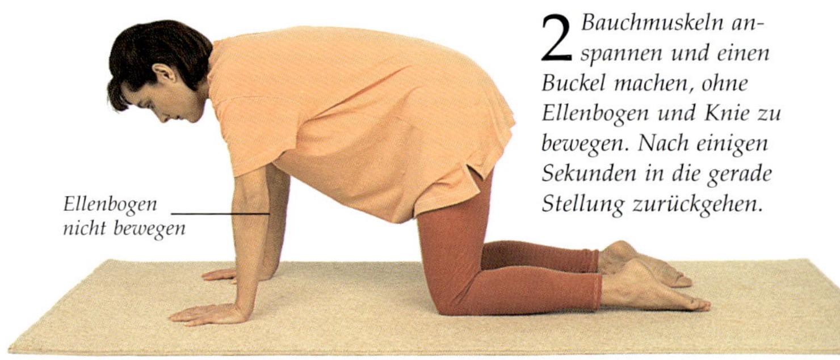
Ellenbogen nicht bewegen

2 *Bauchmuskeln anspannen und einen Buckel machen, ohne Ellenbogen und Knie zu bewegen. Nach einigen Sekunden in die gerade Stellung zurückgehen.*

Falsche Übung

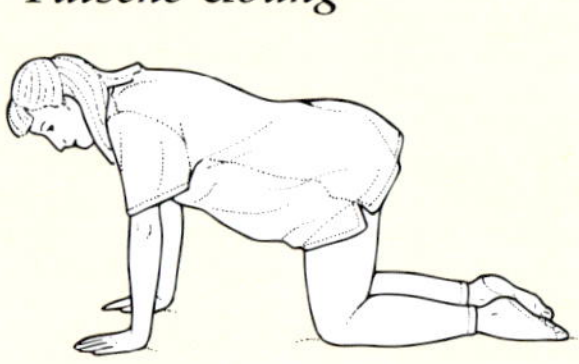

Lassen Sie niemals Ihr Kreuz durchhängen.

Räkelübung an der Wand

Eine gute Methode, die Rippen von Ihrer immer größer werdenden Gebärmutter zu heben: Strecken Sie erst den einen und dann den anderen Arm so hoch, bis es sich angenehm anfühlt. Um gerade zu sitzen, können Sie auch den Rücken an die Wand pressen.

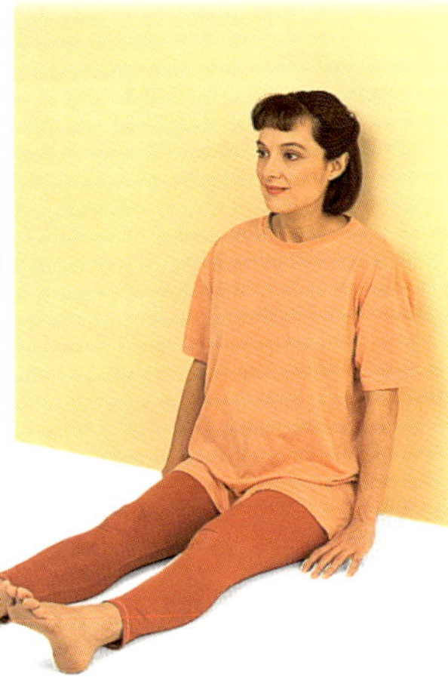

1 Setzen Sie sich mit dem Rücken an eine Wand, und drücken Sie mit dem Kreuz dagegen; machen Sie sich lang wie beim Stehen. Die Schultern sind locker und breit. Strecken Sie die Beine vor sich aus, und atmen Sie fließend.

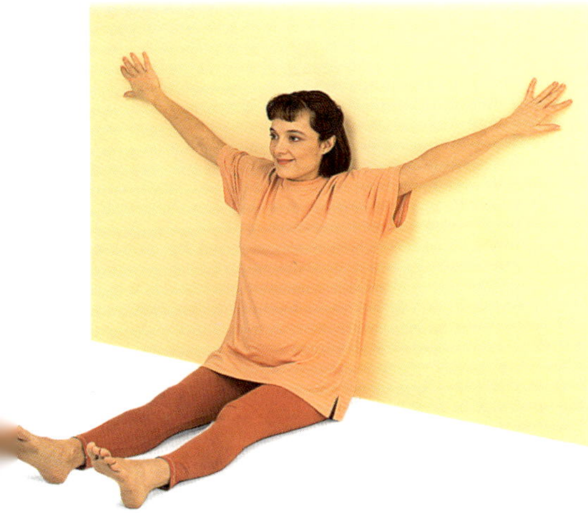

2 Po und Beine liegen fest auf dem Boden auf, der Rücken bleibt flach an der Wand. Heben Sie die Arme seitlich bis Schulterhöhe an, und drücken Sie mit den Handflächen gegen die Wand – die Finger hangeln sich immer höher.

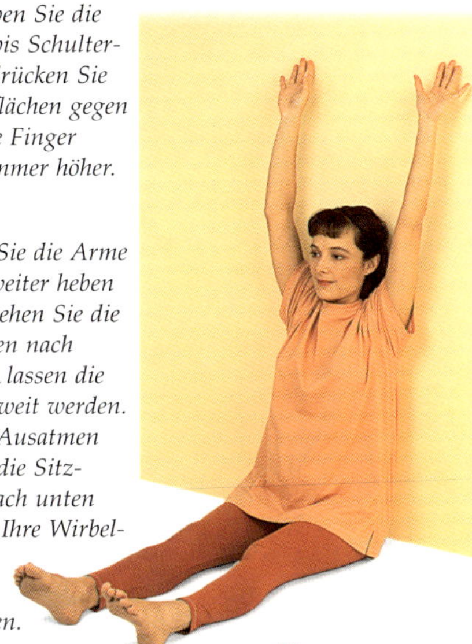

3 Wenn Sie die Arme nicht weiter heben können, drehen Sie die Handflächen nach außen und lassen die Schultern weit werden. Bei jedem Ausatmen lassen Sie die Sitzknochen nach unten fallen und Ihre Wirbelsäule an der Wand lang werden.

Der Schubkarren

Gegen Ende der Schwangerschaft haben viele Frauen Schmerzen in der Leistengegend. Das kommt meistens daher, dass das Baby auf die Beckengelenke drückt. Machen Sie zur Linderung diese Übung, bei der Ihre Partnerin dicht neben Ihnen kniet.

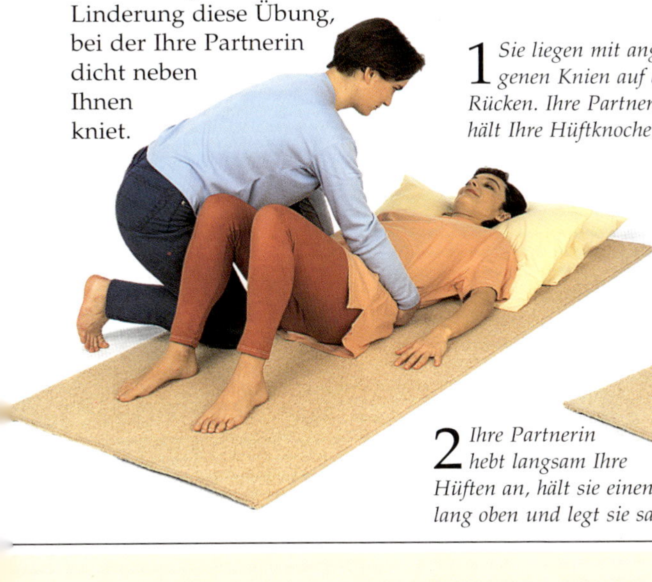

1 Sie liegen mit angezogenen Knien auf dem Rücken. Ihre Partnerin hält Ihre Hüftknochen.

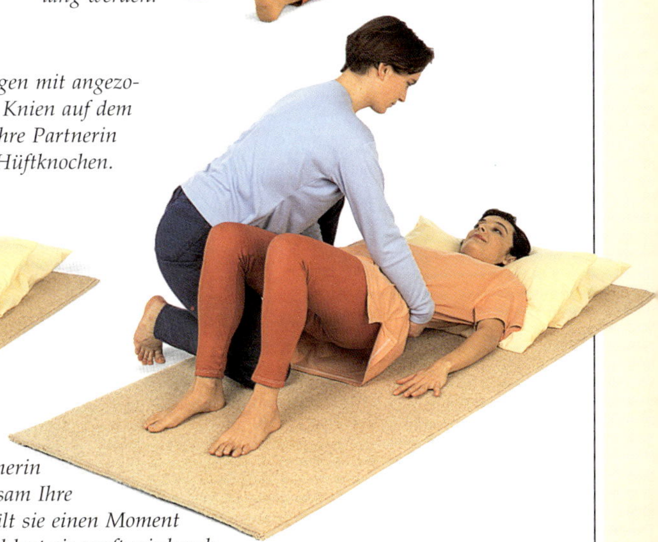

2 Ihre Partnerin hebt langsam Ihre Hüften an, hält sie einen Moment lang oben und legt sie sanft wieder ab.

Brustkorb los. Wenn Sie das Kreuz gegen die Wand drücken, werden Sie spüren, wie sich Ihr Gesäß vorschiebt und Ihre Bauchmuskeln arbeiten, um Ihre Wirbelsäule zu strecken. Achten Sie darauf, dass Sie Ihre Schultern nicht anspannen. Lassen Sie sie locker nach unten sinken. Stellen Sie sich vor, dass Ihr Kopf am Scheitel von einem Faden nach oben gezogen wird. Sie merken, wie sich Ihr Hals dehnt. Entspannen Sie Ihre Kiefer. Gehen Sie ein paar Schritte. Sie werden feststellen, dass Sie sich steif wie ein Soldat bewegen. Lassen Sie etwas locker, damit Sie eine bequemere Haltung finden.

»Ich war körperlich immer sehr aktiv und wollte das auch in der Schwangerschaft beibehalten. Deshalb bin ich viel Fahrrad gefahren, habe weiter Yoga gemacht und bin täglich geschwommen.«

Gehen Wenn immer möglich, gehen Sie anstatt zu stehen. Gehen ist die gesündeste, rhythmischste und natürlichste Übung für den ganzen Körper. Wenn Sie stehen müssen, dann bewegen Sie dabei Ihre Füße, selbst wenn Sie nur die Zehen anziehen und ausstrecken, mit den Füßen wippen oder das Gewicht von einem Fuß auf den anderen verlagern. Muskeln in Füßen und Beinen pumpen Blut zum Herzen zurück, deshalb ist Bewegung für eine gute Blutzirkulation in den Beinen wichtig. Auch durch die »Brücke« (siehe S. 122) können Sie den Kreislauf in Ihren Beinen anregen und Ihren Gesäßmuskeltonus verbessern.*

Sitzen Lehnen Sie sich zurück, und achten Sie darauf, dass Ihre Wirbelsäule gut abgestützt ist. Gegebenenfalls schieben Sie sich ein kleines Kissen ins Kreuz. Vielleicht machen Sie es sich lieber in einem großen Sitzsack bequem oder lehnen sich gegen feste Kissen. Müssen Sie längere Zeit an einem Tisch sitzen oder am Computer arbeiten, legen Sie Ihren Kopf hin und wieder auf den Tisch, um Ihren Nacken sanft zu dehnen. Wenn Sie lange sitzen müssen, stützen Sie ab und zu die Füße auf einen niedrigen Schemel, damit Ihre Knie auf gleicher Höhe oder etwas höher als Ihre Hüften sind. Dann kann sich Ihr Rücken ausruhen.

Bücken und heben Bewegen Sie Ihre Beine und nicht Ihren Rücken, wenn Sie etwas hochheben wollen. Knien oder hocken Sie sich hin, wenn Sie gebückt arbeiten müssen, z.B. das Bad putzen oder Betten machen. Benutzen Sie Ihre Wirbelsäule nicht wie einen Kran. Einige Arbeiten, wie z.B. Fußbodenwischen, verrichten Sie am besten auf allen vieren. Dadurch wird Ihre Wirbelsäule entlastet. Diese Haltung ist überraschend bequem, besonders wenn Sie Rückenschmerzen haben.

Liegen und aufstehen Wenn Sie im Bett liegen, ist die Bauchseitenlage meistens am bequemsten, besonders wenn Sie unter das obere Knie ein Kissen schieben. Legen Sie Ihre Beine nicht zu dicht nebeneinander, und machen Sie kein Hohlkreuz. Falls nötig, legen

Sie sich ein kleines Kissen unter die Hüften, damit Ihr Rücken kein Hohlkreuz macht.

Wenn Sie aus der Rückenlage aufstehen wollen, dann rollen Sie sich zunächst auf die Seite, machen Sie Ihre Schultern rund, und stützen Sie sich mit dem Oberarm ab, während Sie gleichzeitig Ihre Knie anziehen. So werden Ihre Bauchmuskeln nicht unnötig belastet. Das hört sich vielleicht kompliziert an, doch schon bald wird es Ihnen gelingen, mit wunderbar geschmeidigen Bewegungen aufzustehen.

Schmerzen und Beschwerden

Zwar sind Schmerzen und Beschwerden oft auf eine schlechte Haltung zurückzuführen, doch meist sind sie schwangerschaftsbedingt. Lindern Sie Ihre Schmerzen, indem Sie sich auf Ihre Entspannung konzentrieren und verschiedene bequeme Positionen ausprobieren.

Bei Rückenschmerzen kann Ihnen vielleicht ein Chiropraktiker helfen, der Ihnen zeigt, wie Sie Ihre Muskeln effektiver nutzen und Belastungen vermeiden können. Die ganze Schwangerschaft über kann auf diese Weise die Wirbelsäule ausgerichtet werden, ohne dem Baby zu schaden.

Kreuzschmerzen Wenn Ihr Baby gegen Ende der Schwangerschaft mit dem Gesicht nach vorne zeigt und eine hintere Hinterhauptslage einnimmt (siehe S. 263), so dass sein Hinterkopf gegen Ihr Kreuzbein drückt, können Sie Rückenschmerzen bekommen. Ruhen Sie in Haltungen aus, bei denen die Wirbelsäule entlastet ist, und nutzen Sie jede Gelegenheit zum Vierfüßlerstand. Kombinieren Sie auch die Katzenbuckelübung (siehe S. 128) mit dem Beckenwiegen, um Ihre Wirbelsäule vom Gewicht des Babys zu entlasten.

Rückenschmerzen Wenn Sie versuchen, das Gewicht, das Sie während der Schwangerschaft nach vorne zieht, durch Zurücknehmen der Schultern und Anspannen der Rückenmuskeln auszugleichen, bekommen Sie im Schulterbereich Schmerzen. Kreisen Sie deshalb häufig mit den Schultern von vorne nach hinten (siehe S. 128).

Schmerzen im Schambein Die knorpelige Schamfuge vorne im Beckengürtel wird durch die Schwangerschaftshormone weicher. Sie lockert sich, damit das Baby bei der Geburt mehr Platz hat. Manchmal verursacht diese Dehnung ab der Schwangerschaftsmitte Schmerzen. Ihre Schambeinfuge wird möglicherweise berührungsempfindlich, vielleicht haben Sie dazu noch Schmerzen im Kreuz und an den Innenseiten der Oberschenkel. Ein Stützgürtel kann helfen, fragen Sie Ihre Ärztin oder Hebamme danach. Auch eine Tüte mit gefrorenen Erbsen oder Maiskörnern, die Sie in ein Tuch wickeln und beim Ausruhen auf die betroffene Stelle legen, kann die Schmerzen lindern. Beim Umdrehen und Aufstehen achten Sie darauf, die Knie geschlossen zu halten.

Prickeln und Taubheit Manchmal fühlen Sie vielleicht ein Prickeln oder Taubheit in Ihren Händen. Das ist das Karpaltunnel-Syndrom, hervorgerufen durch Druck auf einen bestimmten Nerv bei Anschwellen des Handgelenks. Am auffälligsten ist dieses Gefühl morgens, wenn sich in der Nacht in Ihren Handgelenken Wasser angesammelt hat. Versuchen Sie es mit Schulterkreisen, oder halten Sie ein paar Minuten lang Ihre Hand hoch, wobei Sie abwechselnd die Finger spreizen und einziehen.

Schmerzen unter den Rippen Wenn der Gebärmutterfundus nach der 30. Woche hoch steht (siehe S. 73), schmerzen vielleicht auf beiden Seiten Ihre Rippen. Dazu kann es unabhängig von der Lage des Babys kommen. Wahrscheinlich fühlen Sie sich dann nur noch auf einem geraden, ziemlich hohen Stuhl wohl. Hier hilft es, wenn Sie Ihre Arme hochheben, so dass sich Ihr Brustkasten von der Gebärmutter abhebt. Sie können auch die Räkelübung an der Wand machen (siehe S. 129).

Schmerzen in der Leistengegend Diese treten oft gegen Ende der Schwangerschaft auf und sind die Folge einer Überdehnung der runden Bänder, die seitlich von der Gebärmutter in die Leisten gehen. Vermeiden Sie abrupte Bewegungen wie rasches Aufstehen, aber auch langes Stehen, und verändern Sie im Sitzen öfter Ihre Haltung. Die Schubkarrenübung (siehe S. 129) kann lindern. Manche Frauen spüren ein Stechen seitlich im Unterleib, weil die Bänder der Gebärmutter nur an einer Seite gedehnt werden. Wenn sie auf der Seite liegen, hilft vielleicht ein kleines Kissen unter der Gebärmutter, das die Dehnung abschwächt.

Krämpfe in den Beinen Einige Frauen klagen über Wadenkrämpfe, besonders wenn sie sich salzlos ernähren. Wenn Sie vor dem Schlafengehen etwas Salziges essen, gehen die Krämpfe vielleicht von allein weg. Gegen Beinkrämpfe kann ein Magnesiumpräparat helfen, Kalzium ist dagegen eher wirkungslos.* Vermeiden Sie es, im Bett Ihre Zehen anzuziehen, und benutzen Sie ein leichtes Oberbett, damit die Zehen nicht nach unten gedrückt werden.

»Ich wecke ihn immer auf, wenn ich Krämpfe in den Beinen habe, damit er mich massiert. Dann ist er wenigstens schon darauf vorbereitet, später nachts nach dem Baby zu sehen!«

Wenn Sie Ihre Füße oberhalb der Höhe Ihres Herzens lagern, wird der Kreislauf angeregt, was Krämpfen ebenfalls entgegenwirkt. Gegen Ende der Schwangerschaft kann diese Haltung jedoch Verstopfung begünstigen, so dass Ihnen die Wahl des geringsten Übels bleibt. Wenn Sie die Füße hochgelegt haben, dann rollen Sie sie vom Knöchel aus, um die Wadenmuskeln zu dehnen, oder malen Sie bei still liegenden Beinen mit Ihren Füßen abwechselnd Buchstaben. Sollten Sie einen Krampf haben, dann bitten Sie Ihren Partner, Ihre Ferse fest zu greifen und den Fuß nach oben zu drücken, während er mit der anderen Hand Ihr Knie nach unten drückt. Machen Sie das zur Vorbeugung regelmäßig zehnmal vor dem Schlafengehen.

Begleiterscheinungen während der Schwangerschaft

Ihr Baby wächst in Ihnen heran, ohne dass Sie bewusst irgend etwas dabei tun, doch seine Entwicklung wirkt sich auf Ihren ganzen Körper und alle seine Systeme aus. Wenn Sie die Ursachen nicht kennen, machen Sie sich vielleicht wegen beunruhigender Veränderungen Sorgen.

KRAMPFADERN

Die Venenklappen, die ein Zurückfließen des Blutes verhindern, können in der Schwangerschaft weicher werden und sind möglicherweise nicht mehr in der Lage, ihre Aufgabe in ausreichendem Maße zu erfüllen.

Vermeiden Sie Haltungen, bei denen sich das Blut in den Beinen stauen kann: z. B. mit übergeschlagenen Beinen sitzen, wobei Ihre Oberschenkel gegen die Stuhlkante gepresst werden. Fußübungen regen dagegen die Zirkulation an. Wenn Sie Stützstrümpfe verschrieben bekommen, ziehen Sie sie *vor* dem Aufstehen an. Winkeln Sie ein Knie an, streifen Sie den Strumpf darüber, und rollen Sie ihn hoch, dann machen Sie dasselbe mit dem anderen Bein.

Krampfadern in der Scheide Manchmal bekommt eine Frau in der Scheide und an den Schamlippen Krampfadern. Sie können die Beschwerden lindern, wenn Sie klein gehackte Eiswürfel in einem sauberen Taschentuch auf die schmerzende Stelle legen. Das ist eine gute Gelegenheit, um sich eine Weile zu entspannen; in dieser Lage drückt nicht das ganze Gewicht der Gebärmutter auf die geschwollenen Venen. Manchmal hilft Vitamin B6 (Pyridoxin).

Hämorrhoiden sind Erweiterungen von Blutgefäßen am After und im Mastdarm. Sie können durch Verstopfung entstehen. Vermeiden Sie angestrengtes Drücken beim Stuhlgang. Sie sollten sich umgehend behandeln lassen, weil es zu einem Vorfall der Hämorrhoiden kommen kann (sie treten dann aus dem After heraus), was sehr schmerzhaft ist. Wahrscheinlich verschreibt Ihnen Ihr Arzt eine schmerzlindernde Salbe. Auch in Hamamelis getauchte Mulltupfer wirken lindernd.

VERSTOPFUNG

In der Schwangerschaft neigen Sie leichter zu Verstopfung, weil einige der Schwangerschaftshormone eine Entspannung des Darms bewirken, so dass er nicht mehr so gut funktioniert. Achten Sie vor allem auf richtige Ernährung (siehe S. 96). Essen Sie viel Obst, Gemüse, Ballaststoffe und Vollkorn, und trinken Sie möglichst viel Wasser. Lassen Sie beim Stuhlgang Ihren Beckenboden ganz los. Lassen Sie sich Zeit dabei, und machen Sie nach Möglichkeit jeden Tag einen ausgedehnten Spaziergang. Wenn das nicht hilft, dann bitten Sie Ihren Arzt, Ihnen ein Quellmittel zu verschreiben.

KONTROLLE ÜBER DIE BLASE UND INFEKTIONEN

In den ersten drei Schwangerschaftsmonaten drücken die größer werdende Gebärmutter und das Baby auf Ihre Blase, und durch das zusätzliche Progesteron in Ihrem Kreislauf wird das Gewebe weicher. Deshalb ist es völlig normal, häufiger Wasser zu lassen. Gegen Ende der Schwangerschaft, wenn sich das Baby ins Becken gesenkt hat, kann das sogar noch ausgeprägter sein.

Blasenentzündung Druck und Stauungen in den Blutgefäßen der Unterleibsorgane machen Sie anfälliger für Blasenentzündung. Wenn Sie beim Wasserlassen ein Stechen oder Brennen bemerken, ist das gewöhnlich ein Zeichen für eine solche Entzündung. Gehen Sie zum Arzt, wenn Sie eine Blasenentzündung vermuten. Er verschreibt Ihnen vermutlich Antibiotika, die Sie dann einige Tage lang einnehmen. Lassen Sie sich gleich beim Auftreten der ersten Symptome behandeln, denn durch jeden Aufschub wird die Entzündung heftiger. Als allgemeine Regel gilt wiederum, viel zu trinken, am besten ein Glas Wasser nach jedem Toilettengang. Auch Säfte aus Preiselbeeren, Orangen, Zitronen oder Grapefruit sowie basische Getränke, wie z.B. Natron gemischt mit Natriumzitrat, sind empfehlenswert.

Tragen Sie Baumwollunterwäsche und Strumpfhosen, und vermeiden Sie Kleidung, die im Schritt eng ist. Lassen Sie sich beim Wasserlassen Zeit, und entleeren Sie Ihre Blase völlig.

Nierenbeckenentzündung Wenn Sie erhöhte Temperatur und Kreuzschmerzen haben und die Nieren auf einer oder auf beiden Seiten druckempfindlich sind, kann das auf eine Nierenbeckenentzündung hindeuten. Manchmal ist damit Übelkeit und Erbrechen verbunden. Lassen Sie sich umgehend behandeln, denn eine Nierenbeckenentzündung ist nicht nur für Sie schmerzhaft, sondern kann auch die Funktion der Plazenta beeinträchtigen. Es helfen Antibiotika, aber auch alle bei Blasenentzündung angegebenen Maßnahmen. Wahrscheinlich tut Ihnen eine Wärmflasche im schmerzempfindlichen Bereich gut. Oftmals werden Schwangere mit diesem Befund zur sorgfältigen Diagnose an die Entbindungsstation überwiesen. Bei entsprechender Behandlung klingt eine Nierenbeckenentzündung spätestens nach zwei Wochen ab.

HEFEPILZ

Während der Schwangerschaft ist ein vermehrter Ausfluss normal. Wenn Sie aber an den äußeren Geschlechtsteilen ein Jucken spüren und Ihre Scheide gerötet und empfindlich ist oder brennt, haben Sie wahrscheinlich einen Hefepilz (»Candida albicans«). Gewöhnlich wird Nystatin oder Clotrimazol zum Einführen verschrieben. Wiederholt sich die Infektion, sollten Sie versuchen, auf Zucker und Weißmehl zu verzichten und Ihre Ernährung auf Vollkornprodukte, Obst, Gemüse und Eiweiß umzustellen. Wirksam ist das Auftragen von Gentianviolett (ohne Rezept in der Apotheke erhältlich), doch verschmiert es leicht und färbt intensiv. Eine Binde verhindert Flecken in der Kleidung.

EMPFINDLICHE BRÜSTE

Das Anschwellen der Brüste in den ersten Schwangerschaftswochen kann sehr schmerzhaft sein, und manche Frauen laufen mit abgewinkelten Ellenbogen herum, um sich zu schützen, falls sie jemand anrempelt. Ein gut sitzender BH ist wichtig, auch wenn Sie sonst keinen tragen, denn das größere Gewicht Ihrer Brüste kann sehr unbequem sein.

HOHLWARZEN

Manche Frauen haben eingezogene Brustwarzen, die als Hohl- oder Schlupfwarzen bezeichnet werden. Wenn die Brustwarzen jedoch beim vorsichtigen Zusammendrücken oder bei sexueller Erregung hervortreten, wird auch das Baby später die Brustwarze erfassen können und weiter herausziehen. Andernfalls ist es schwierig, das Baby zum Ansaugen zu bewegen. Sollte Ihnen das gelingen, zieht Ihr Kind durch das Saugen die Brustwarze in die richtige Form. Es stimmt nicht, dass zum erfolgreichen Stillen die Brustwarzen stark hervortreten müssen.*

__Auch Frauen mit Schlupfwarzen__ (oder Hohlwarzen) können stillen.

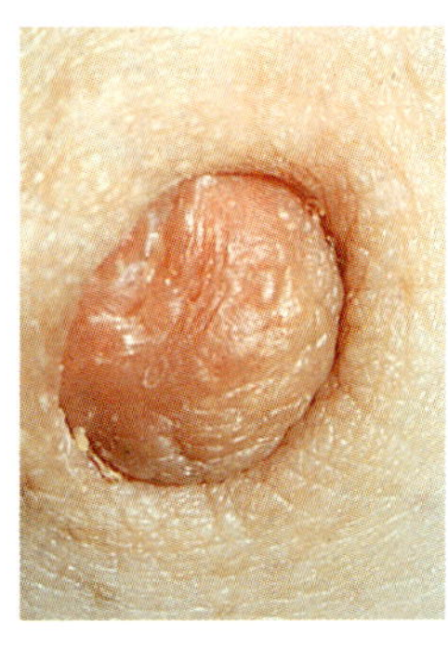

ERBRECHEN

Morgendliche Übelkeit und Erbrechen, eine häufige Erscheinung in den ersten Schwangerschaftsmonaten (siehe S. 23), tritt bei manchen Frauen fortgesetzt auf und wird medizinisch als Hyperemesis bezeichnet. Überraschenderweise kann allein schon durch einen kurzen Klinikaufenthalt Besserung eintreten. Deshalb sind einige Psychiater und Frauenärzte der Ansicht, dass zyklisch immer wieder auftretendes Schwangerschaftserbrechen ein Symptom für seelisch belastende Beziehungen ist. Meist verschwindet es, wenn die Frau die Möglichkeit hat, sich dem regelmäßigen bedrückenden Alltagskontakt mit ihrem Partner, ihrer Mutter, ihrer Schwiegermutter oder einem anderen Menschen, der stark zu dieser Belastung beiträgt, zu entziehen. Vielleicht gibt es für die Besserung aber auch eine ganz einfache Erklärung, die zumindest teilweise zutreffen mag: Die Schwangere braucht nicht mehr zu kochen und ist keinen Küchengerüchen ausgesetzt.

Wenn Sie sich zu jeder Tageszeit übergeben müssen, nie wissen, ob Sie Ihr Essen bei sich behalten können und sich wirklich elend fühlen, dann sollten Sie den Versuch machen, ob ein Tapetenwechsel hilft. Suchen Sie am besten die Gesellschaft von Menschen, durch die Sie die Möglichkeit haben, etwas ganz Neues zu unternehmen oder auszuprobieren. Vielleicht brauchen manche Frauen einfach mehr Abstand zum gewohnten Trott, um die Schwangerschaft emotional zu verarbeiten.

Probleme mit der Nase

Nebenhöhlenentzündung Während der Schwangerschaft schwellen aufgrund der Hormone, die sich jetzt im Kreislauf befinden und durch die auch Ihre Scheide und Ihr Muttermund weicher werden, häufig die Schleimhäute in den Nasenlöchern und Nebenhöhlen an. Aus diesem Grund scheinen einige Frauen gegen Ende der Schwangerschaft ständig Schnupfen zu haben. Ihre Atmung während der Wehen wird dadurch nicht beeinträchtigt, doch ist es vielleicht angenehmer für Sie, durch den Mund zu atmen. Dann sollten Sie in den Wehenpausen öfter kleine Schlucke Wasser trinken, Ihren Mund mit Eiswasser aus einem Pflanzensprüher befeuchten und Pomade auf Ihre Lippen streichen. Nach der Geburt verschwindet die Nasenverstopfung.

»Ich hatte monatelang eine verstopfte Nase. Ich freute mich schon darauf, wieder leichter atmen zu können.«

Nasenbluten tritt in der Schwangerschaft infolge höherer Hormonausschüttung und Blutandrangs häufig auf. Geben Sie etwas Vaseline in die Nasenlöcher, damit die Schleimhaut der Nasenhöhlen nicht trocken ist. Vermeiden Sie aber kräftiges Schnäuzen.

Blutungen zu Beginn der Schwangerschaft

Zu jedem Zeitpunkt der Schwangerschaft sind Blutungen aus der Scheide beunruhigend. Am Anfang ist vielleicht der Spiegel der Schwangerschaftshormone noch nicht hoch genug, so dass es zu Schmierblutungen kommt. Sie können dagegen nichts machen, ohne möglicherweise das Baby zu gefährden. Solche Blutungen sind immer ein Zeichen dafür, dass Sie mehr Ruhe brauchen. Vermeiden Sie unnötige Anstrengungen. Ist die Blutung zu einer Zeit aufgetreten, zu der Sie normalerweise Ihre Periode bekommen hätten, dann schonen Sie sich besonders und legen sich nach Möglichkeit ein paar Tage ins Bett. Machen Sie täglich Entspannungsübungen. Mehr Informationen über das Verhalten bei drohender Fehlgeburt finden Sie auf S. 372.

Blutungen gegen Ende der Schwangerschaft

Wenn es in der Spätschwangerschaft zu Blutungen kommt, kann das ein Anzeichen für den Geburtsbeginn sein. Zwar gibt es Fälle von Schleimhautwucherungen im Muttermund, die manchmal anfangen zu bluten, doch normalerweise stammt das Blut aus dem Muttermundbereich und zeigt an, dass der Muttermund verstreicht.

Erwarten Sie Ihr Baby innerhalb eines Monats und sieht das Blut wie am Anfang der Periode aus, wie blutiger Schleimausfluss (»Zeichnen«, siehe S. 242), dann brauchen Sie sich keine Sorgen zu machen. Denn dies ist ein normales Zeichen dafür, dass die Geburt innerhalb der nächsten ein bis zwei Wochen oder sogar früher beginnen wird.

Eine hellrote, starke Blutung wie beim Höhepunkt der Periode ist etwas ganz anderes. Eine solche vorgeburtliche Blutung tritt selten auf, ist aber sehr ernst zu nehmen. Rufen Sie sofort Ihren Arzt oder die Klinik an. Sie sollten sowohl eine vaginale als auch eine rektale Untersuchung ablehnen, weil sich die Blutung dadurch verschlimmern kann. Am besten lässt sich der Befund mit Ultraschall klären.

Placenta praevia Manchmal kommt es im Bereich der Plazenta zu Blutungen, wenn sie sehr tief und zum Teil vor dem kindlichen Kopf liegt. Regelmäßig auftretende vorgeburtliche Blutungen von der 27. Woche an sind ein typisches Zeichen für eine Placenta praevia. Das kommt etwa bei einer von 200 Geburten vor und bedeutet fast immer einen Kaiserschnitt. Bei einer vaginalen Geburt würde die Plazenta an der Haftfläche gelockert werden, und dadurch wäre die Versorgung des Babys mit Nahrung und Sauerstoff in Frage gestellt. Wenn bei Ihnen Blutungen nach der 37. Woche und später auftreten, werden Sie in die Klinik eingewiesen, und bei fortdauernden Blutungen wird Ihnen geraten, dort zu bleiben, bis das Baby geboren wird. Oft zeigt ein Ultraschall in der 16. Woche, dass die Plazenta im unteren Teil der Gebärmutter sitzt. Manche Frauenärzte leiten daraus die Notwendigkeit einer Schnittentbindung ab, doch ist diese Lage in der Frühschwangerschaft normal. Gegen Ende der Schwangerschaft, wenn sich die Gebärmutterwände gedehnt und vergrößert haben, befindet sich die Plazenta gewöhnlich am richtigen Platz im oberen Bereich. Von allen Plazenten, die laut Ultraschalluntersuchung in der Frühschwangerschaft zu tief angesiedelt waren, liegen später nur 6% tatsächlich über dem Muttermund.*

Vorzeitige Lösung der Plazenta Eine vorgeburtliche Blutung kann auch bedeuten, dass sich von der Plazenta, die ganz normal oben an der Gebärmutter sitzt, lediglich ein Teil abgelöst hat (Abruptio placentae). Manchmal treten ständige Bauchschmerzen auf, die Gebärmutter wird hart und bleibt auch in diesem Zustand. Wie ernst diese Blutung ist, hängt davon ab, wie viel sich von der

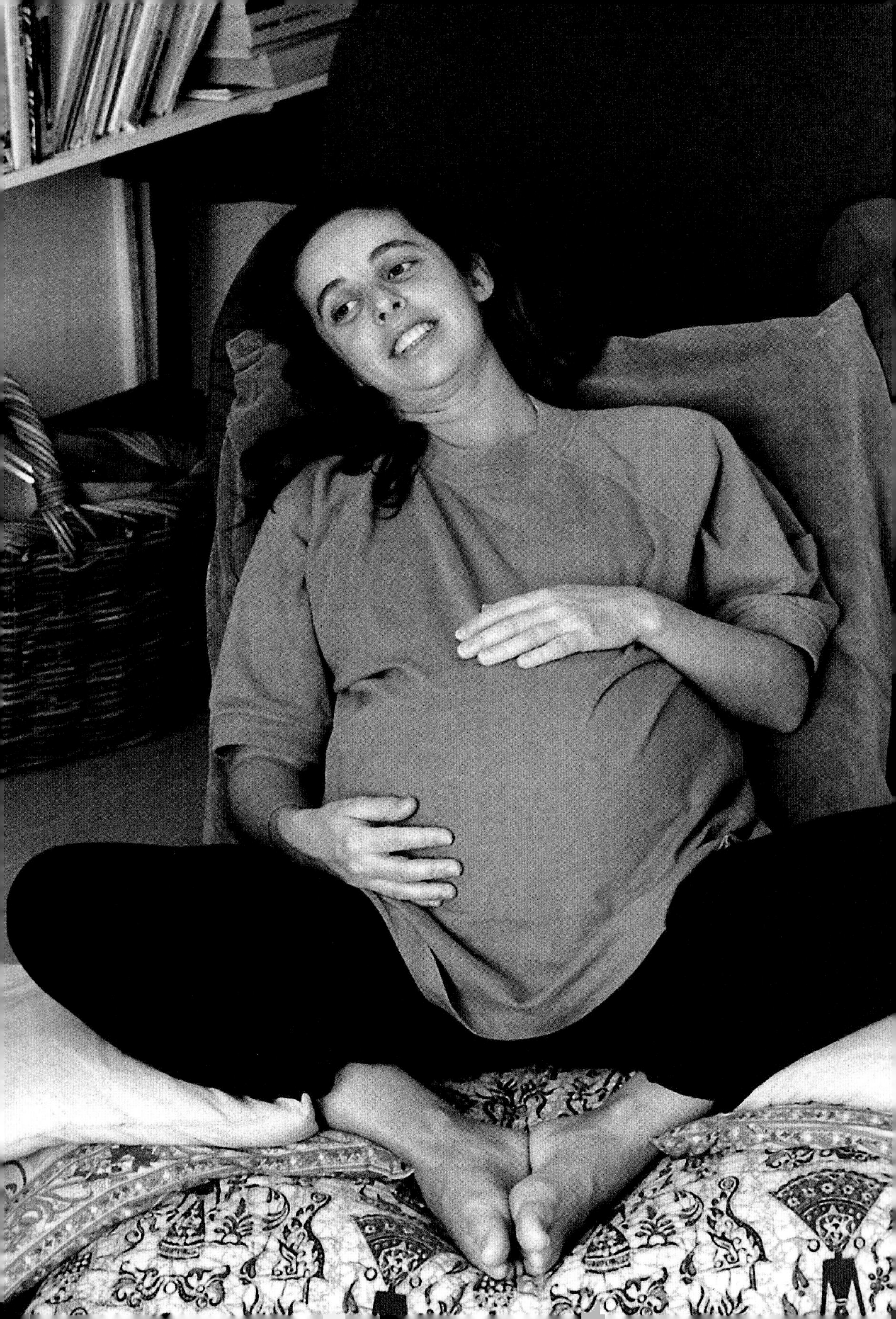

Plazenta abgelöst hat. Auf jeden Fall sollten Sie gleich Ihren Arzt informieren, der Sie wahrscheinlich in die Klinik einweist. Wenn die Blutung aufhört, können Sie nach vier bis fünf Tagen wieder nach Hause gehen. Es wäre ratsam, bis nach der Geburt auf Geschlechtsverkehr und Orgasmus zu verzichten.

BLUTDRUCK

Bei jeder Vorsorgeuntersuchung wird Ihr Blutdruck gemessen (siehe S. 44–45). Leichte Schwankungen sind in der Schwangerschaft normal. Wenn der diastolische Blutdruck um mehr als 15 Einheiten ansteigt, gilt Ihr Blutdruck als zu hoch. Manchmal wird von Frauen, die bereits zu Beginn der Schwangerschaft hohen Blutdruck haben, (in der Schwangerschaft kontraindiziertes) Aspirin in geringen Dosen eingenommen, um das Risiko einer Präeklampsie zu verringern. Doch leider erhöht dies das Risiko einer *Abruptio placentae* und vermindert die Gefahren für das Baby nicht.* Hoher Blutdruck kann ein Zeichen für Präeklampsie sein, bei der die Plazentafunktion nachlässt. Sie bekommen Bettruhe verordnet, weil man annimmt, dass die Plazenta dann besser funktioniere. Doch führt erhöhter Blutdruck oft zu falschen Diagnosen. Auf jede Frau, die tatsächlich erhöhten Blutdruck hat, kommt eine, deren Blutdruck erst beim Vorsorgetermin hochgeschnellt ist – weil sie ewig warten musste, sich Sorgen machte oder weil das Messen an sich schon den Blutdruck in die Höhe treibt. Daher vor dem Messen am Messort mindestens fünf Minuten ruhig sitzen. Bleiben Sie gelassen, was Ihre Werte anbelangt. Je öfter bei Schwangeren der Blutdruck und der Urin auf Eiweißspuren hin kontrolliert werden, desto häufiger wird man »fündig«. Doch das sind häufig Zufallsbefunde.

PRÄEKLAMPSIE

Dieser Zustand wird auch als »Schwangerschaftsvergiftung«, EPH-Gestose oder als Spätgestose (früher verwendeter Begriff) bezeichnet. In den unterschiedlichen Bezeichnungen drückt sich die Unsicherheit der Krankheitsursache aus. Im 19. Jahrhundert hat ein Arzt sie als »Theorienkrankheit« bezeichnet, und das trifft auch heute noch zu.

Von Präeklampsie sind etwa 5 bis 10% aller Schwangeren betroffen. Sie tritt selten zu Beginn der Schwangerschaft auf, es sei denn, eine Frau hat jahrelang unter Mangelernährung gelitten.

Symptome Ihr Blutdruck sowie der Harnsäurespiegel im Blut steigt an, und es bilden sich starke Wasseransammlungen. Hoher Blutdruck oder Ödeme allein bedeuten noch keine Präeklampsie; bei beiden Symptomen gleichzeitig sollten Sie aber zum Arzt gehen. Bluttests können Aufschluss geben, ob Leber und Nieren nicht richtig funktionieren. Eine erhöhte Eiweißkonzentration im Blut kann ein Zeichen dafür sein, dass die Schwangerschaft vermutlich nur noch maximal zwei Wochen bestehen bleibt.*

Nehmen Sie sich täglich Zeit zu entspannen, *tief durchzuatmen und sich auf das neue Leben in Ihnen zu konzentrieren (Abb. links).*

Gefahr besteht also in erster Linie für das Baby. Wenn nichts gegen Präeklampsie unternommen wird, bilden sich in der Plazenta Gerinnsel und Fettsäuren, die Arterien verstopfen, so dass die Plazenta ihre Funktion ganz einstellt. Das führt zu einer vorzeitigen Geburt, ehe das Baby überleben kann.

Die schwerste Form der EPH-Gestose ist die Eklampsie, die für Sie und das Baby gleichermaßen gefährlich ist. Sie führt zu Anfällen oder sogar zum Koma. Folgende Symptome können auf Eklampsie hindeuten: starke Kopfschmerzen, Augenflimmern, Übelkeit, Erbrechen und Magenschmerzen. Treten diese Symptome in der späteren Schwangerschaft auf, sollten Sie sich sofort mit Ihrem Arzt in Verbindung setzen.

Ursachen Obwohl keine absolute Gewissheit darüber besteht, weisen Untersuchungen jedoch darauf hin, dass die Blutgefäße in der Plazenta dünner sind als üblich. Die Störung zeigt sich zwischen der 6. und der 18. Schwangerschaftswoche, wenn die Plazentazellen nicht tief genug in die Arterien der Gebärmutter eindringen, um das Baby ernähren zu können (siehe S. 70). Auch ein anderer Faktor spielt eine Rolle: Anscheinend kommt es zu einer Art Abstoßungsreaktion, wobei der Körper der Mutter den Fetus als einen Fremdkörper ansieht. Ihr Immunsystem produziert daher Zellen zur Bekämpfung des Eindringlings.

In der ersten Schwangerschaft ist das Risiko einer Präeklampsie am größten. Sollte die Frau ihr zweites Kind von einem anderen Partner bekommen, ist die Möglichkeit, daran zu erkranken, jedoch genauso groß wie beim ersten Baby.

Eine mögliche Ursache kann schlechte Ernährung sein. Sorgen Sie also während der ganzen Schwangerschaft für eine ausreichende Eiweißzufuhr (siehe S. 95). Hatten Sie in einer früheren Schwangerschaft Präeklampsie, beginnen Sie möglichst schon *vor* der nächsten mit einer bewussten Ernährung, ohne sich beim Essen einzuschränken.*

Bei folgenden Störungen ist im Zusammenhang mit Präeklampsie Vorsicht geboten: Diabetes mellitus oder Nierenleiden; von Haus aus hoher Blutdruck (140/90 oder höher); Zwillings- oder Mehrlingsschwangerschaft; Vorfälle von hohem Blutdruck oder Präeklampsie in Ihrer Familie; Alter unter 20 oder über 40 Jahre; Körpergröße unter 1,60 m; Präeklampsie bei einer früheren Schwangerschaft; Migräne.

Behandlung Viele Ärzte verordnen bei den ersten Anzeichen Bettruhe. Durch Ruhen, körperliche und seelische Entspannung sinkt auf jeden Fall Ihr Blutdruck, und die Blutversorgung Ihres Babys verbessert sich. Legen Sie sich nicht flach auf den Rücken, sondern auf die Seite mit Kissen abgestützt. Die Blutversorgung der Plazenta wird am besten unterstützt, wenn Sie auf der linken Seite liegen.

Bei hohem Blutdruck und Eiweiß im Urin oder auch bei einem Blutdruck über 170/110 wird Ihr Arzt Sie wahrscheinlich noch am selben Tag in die Klinik einweisen. Dort wird permanent Ihr Blutdruck gemessen und Ihr Urin oftmals untersucht. Manchmal werden Beruhigungsmittel verschrieben. Nach ein paar Tagen dürfen Sie für kurze Zeit aufstehen. Wenn Ihr diastolischer Wert unter 90 sinkt und nicht wieder ansteigt und sich im Urin kein Eiweiß mehr befindet, dürfen Sie wohl nach drei oder vier Tagen nach Hause.

Viele Frauen mit Präeklampsie kommen sich in der Klinik eingesperrt vor, weil sie sich vielleicht gar nicht krank fühlen. Informieren Sie sich, was aus welchen Gründen mit Ihnen gemacht wird, fragen Sie nach den Gründen für Ihre Behandlung und dem Krankheitsverlauf.

Eklampsie Wenn aus einer Präeklampsie eine Eklampsie geworden ist, werden durch einen intravenösen Tropf Medikamente in Ihren Blutkreislauf geleitet, um Krämpfe zu verhindern. Zur Senkung des Blutdrucks werden Ihnen Spritzen verabreicht. Möglicherweise kommt Ihr Baby durch Kaiserschnitt zur Welt.

DIABETES MELLITUS

Für junge Diabetikerinnen, die ihren Insulinspiegel sicher unter Kontrolle haben, ist eine Schwangerschaft genauso gefahrlos wie für alle anderen. Jede Frau im gebärfähigen Alter sollte wissen, wie wichtig es ist, Diabetes sorgfältig zu überwachen, vor allem vor der Empfängnis und im Frühstadium der Schwangerschaft, da sich sonst das Risiko kindlicher Missbildungen erhöht. Der Alphafetoproteintest, die erste Untersuchung zur Feststellung kindlicher Behinderungen, führt allerdings bei Diabetikerinnen zu ungenaueren Ergebnissen als bei Nichtdiabetikerinnen; dies sollten Sie von vornherein beachten. Ein positives Ergebnis heißt noch lange nicht, dass mit Ihrem Baby etwas nicht stimmt. Bei einer schwangeren Diabetikerin sammeln sich größere Mengen Glukose an, was beim Kind vermehrt Insulin freisetzt, das sein Wachstum fördert. Heute ist es möglich, den Blutzuckerspiegel zu Hause mit einem Messgerät selbst zu überwachen. Wird das Gerät in der Klinik an einen Computer angeschlossen, liefert es detaillierte Daten über den Blutzuckerspiegel im Tagesdurchschnitt, so dass Sie Ihren Zuckerkonsum entsprechend anpassen können. Mit einer einzigen Ultraschalluntersuchung lässt sich kaum feststellen, wie groß das Baby bei der Geburt sein wird, daher empfiehlt der Arzt wahrscheinlich eine Serie von Untersuchungen in den letzten Schwangerschaftsmonaten. Besteht Grund zur Annahme, dass das Kind zu groß wird, um den Geburtskanal zu passieren, wird man Ihnen zu einer vorzeitigen Geburtseinleitung raten. Ihr Baby ist in diesem Fall zwar groß, aber noch nicht voll ausgereift und braucht vermutlich

»Die Diagnose, dass ich Diabetes hätte, kam für mich wie aus heiterem Himmel, weil es mir bis dahin ausgesprochen gut ging.«

Intensivversorgung. Manchmal wird ein Kaiserschnitt (siehe S. 336) durchgeführt, weil der Muttermund für eine Geburtseinleitung noch nicht weich genug ist. Es gibt aber absolut keinen Grund, warum eine Diabetikerin ihr Baby nicht stillen sollte; viele stillen mit großem Erfolg. Es verringert sogar das Risiko, dass das Kind später selbst Diabetes entwickelt.

Schwangerschaftsdiabetes wird in diesem Zusammenhang oft als »Diagnose auf der Suche nach einer Krankheit« bezeichnet. Besser sollte man von der Feststellung eines erhöhten Zuckerspiegels im Urin und Blut während der Schwangerschaft sprechen.

ZUCKER IM URIN

Bei jedem Vorsorgetermin wird Ihr Urin untersucht (siehe S. 44). Fast alle Frauen haben irgendwann in ihrer Schwangerschaft Zucker im Urin, was ein Hinweis darauf ist, dass ihr Blutzuckerspiegel erhöht ist. Sehr selten kann die Anwesenheit von Zucker im Urin ein Anzeichen für echte Diabetes sein, doch die meisten Frauen mit diesem Befund sind *keine Diabetikerinnen*. Es handelt sich lediglich um eine biochemische Variante, nicht um einen krankhaften Zustand.

In der Schwangerschaft nimmt die Blutmenge zu, ebenso der Blutzucker, der teilweise über die Nieren ausgeschieden wird, wenn er eine bestimmte Konzentration überschreitet. Wenn Sie bereits älter sind, Übergewicht haben, wiederholt an Harnwegsinfekten litten oder rauchen, steigt die Wahrscheinlichkeit eines erhöhten Blutzuckerspiegels. Sie können ihn senken, wenn Sie Ihre Ernährung ändern: Verzichten Sie auf Zuckerreiches, Bananen und koffeinhaltige Getränke, und essen Sie häufig kleine Portionen anstatt drei große Mahlzeiten. Wenn Sie länger nichts essen, verbrennt der Körper Fett, was sich an Ketonen im Urin zeigt – ein Hinweis, dass Sie zu wenig Nahrung aufnehmen. Achten Sie ruhig darauf, nicht zu viel zuzunehmen, wenn Sie sich dabei wohler fühlen, aber ernähren Sie sich gut. Der Blutzuckerspiegel lässt sich auch durch tägliche Bewegung senken.

»Ich habe festgestellt, dass ich Zucker im Urin habe, wenn ich Bananen und Süßes esse und mich nicht täglich bewege. Ich versuche deshalb auch, anstelle von drei großen Mahlzeiten öfter kleinere Mengen zu essen.«

Wird Zucker im Urin gefunden, wird Ihr Arzt oder die Hebamme wahrscheinlich eine Blutprobe entnehmen wollen, um den momentanen Glukosewert zu bestimmen. Ist er hoch, schlägt man Ihnen einen Glukose-Toleranztest vor. Manche Ärzte führen einen solchen Test bereits routinemäßig durch, etwa in der 28. Woche. Sie bekommen ein zuckerhaltiges Getränk oder werden gebeten, eine genau definierte Mahlzeit mit einer bestimmten Menge von Kohlenhydraten zu essen; eine Stunde später wird Ihnen Blut abgenommen. Hat es einen hohen Glukosewert, heißt das noch nicht definitiv, dass Sie »Schwangerschaftsdiabetes« haben. In 85% der Fälle liegt nichts dergleichen vor. Doch wird man Sie auffordern, sich einem langwierigeren, komplizierteren und genaueren Glukose-Toleranztest zu unterziehen. Ist der Wert wieder sehr hoch, wird man Sie auffordern, Ihren Zuckerspiegel zu überwachen und Ihre Ernährung umzustellen. Vielleicht empfiehlt man Ihnen sogar, Insulin zu spritzen mit der Begründung, dass das Kind dann nicht so groß würde, obwohl es keinerlei Hinweise darauf gibt, dass Insulingaben bei übergewichtigen Frauen die Größe ihres Babys verringern.

Schwangerschaftsdiabetes kann für Sie sehr belastend werden und zu einschneidenden Eingriffen in Ihrem Leben führen: einem strikten Diätplan, häufigen Bluttests, Insulingaben, regelmäßigen Ultraschalluntersuchungen und der Aussicht auf eine Geburtseinleitung bzw. operative Entbindung. Die meisten Forschungen kommen jedoch zu dem Schluss, dass diese Art von Überwachung unnötig und sogar schädlich für das Kind sei – auf keinen Fall wird dem Baby dadurch geholfen. Bei den meisten Frauen fällt der Blutzuckerspiegel nach der Geburt auf normale Werte zurück.*

ANÄMIE

Es ist normal, dass Ihr Hämoglobinspiegel in der Schwangerschaft sinkt. Früher wurde dagegen routinemäßig Eisen verschrieben, doch heute wissen wir, dass dies sogar schädlich sein kann: Wenn der Hämoglobinspiegel einer Schwangeren nicht sinkt, steigt das Risiko einer Frühgeburt. Labortests zur Messung der Hämoglobinkonzentration und des Ferritingehalts (der Normalwert liegt bei 125 bis 150) haben keinen Aussagewert.*

Falls Sie wirklich an Anämie leiden, fühlen Sie sich oft müde und bei Anstrengung schnell erschöpft. Vielleicht kommt es auch häufig zu Benommenheit und Kurzatmigkeit. Frauen, die in der Schwangerschaft Anämie haben, empfinden die starken Blutungen bei der Geburt als große Belastung und sind anfälliger für Infektionen. Nehmen Sie verstärkt eisenhaltige Nahrung, Eiweiß, Vitamin B, besonders B12, Vitamin C und Folsäurepräparate (siehe S. 97) zu sich, die Ihr Arzt Ihnen verschreibt. So wird Ihr Blut das gesamte Gewebe ausreichend mit Sauerstoff versorgen. Wenn Sie durch Eisenpräparate Verstopfung bekommen, lassen Sie sich ein anderes Medikament verschreiben. Sollte Ihr Hämoglobinwert (Hb) nach der 30. Woche sehr niedrig sein (siehe S. 41), bekommen Sie Eisen in Form von Spritzen verabreicht.*

KOPFSCHMERZEN

In der Schwangerschaft sollten sich Ihre Kopfschmerzen nicht verschlimmern. Einige Frauen, die unter Migräne leiden, stellen sogar fest, dass sie während der ganzen Schwangerschaft keine Beschwerden haben. Wenn Ihre Schwangerschaft für Sie mit Angst verbunden ist oder Sie sich zu viel zumuten, können Spannungskopfschmerzen auftreten. Achten Sie auf die Botschaften Ihres Körpers, ändern Sie Ihre Lebensweise, und suchen Sie Hilfe, wenn

Sie unter Ängsten leiden (siehe S. 149). Ein pochender, lähmender Kopfschmerz mit Augensymptomen gegen Ende der Schwangerschaft könnte mit Präeklampsie zusammenhängen. Setzen Sie sich mit Ihrem Arzt in Verbindung.

VERDAUUNGSSTÖRUNGEN

Verstopfung und Sodbrennen treten in den letzten drei bis vier Schwangerschaftsmonaten auf. In Ihrem Bauch ist nur noch wenig Platz, und alle Ihre inneren Organe scheinen zusammengequetscht zu sein. Essen Sie öfter und dafür weniger, und vermeiden Sie gebratene, fette oder stark gewürzte Speisen. Manche Frauen können Brot oder hefehaltige Produkte nicht vertragen und haben kein Sodbrennen mehr, wenn sie darauf verzichten. Viele können zu den Mahlzeiten nichts trinken. Versuchen Sie herauszufinden, welche Ernährung für Sie die geeignetste ist. Eine ideale Zusammenstellung, die für alle richtig wäre, gibt es nicht.

»Als ich aufhörte, gegen die Schwangerschaft anzukämpfen und alles etwas ruhiger als früher anging, begann ich, sie zu genießen.«

Sodbrennen wird durch Magensäure hervorgerufen, die in die darüberliegende Speiseröhre fließt. Finden Sie also beim Sitzen und Schlafen Haltungen, bei denen der obere Teil Ihrer Gebärmutter nicht auf den Magen drückt. Vielleicht sitzen Sie jetzt lieber auf hohen, geraden Stühlen und schlafen nachts gut abgestützt. Um Verdauungsstörungen zu vermeiden, sollten Sie auch auf Kleidung achten, die in der Taille lose sitzt.

KURZATMIGKEIT

Wenn Ihr Baby etwa nach der 34. Woche sehr weit oben ist, sind Sie wahrscheinlich bei jeder Anstrengung und selbst beim Treppensteigen kurzatmig. Ihre Gebärmutter drückt auf die Lunge, und Ihr Zwerchfell kann bis zu 2,5 cm verschoben werden. Auch hier helfen aufrechtes Sitzen und Kissenstützen beim Schlafen. Sie werden merken, dass Sie alles etwas langsamer machen müssen, damit Sie nicht außer Atem geraten. Alle Abläufe in der Natur sind rhythmisch, und in dieser Phase der Schwangerschaft möchte Ihr Körper es behutsamer haben.

Tägliche Pflege und Wohlbefinden

Sie werden feststellen, dass Sie in der Schwangerschaft über mehr Eigenwärme verfügen und sich nicht so warm anzuziehen brauchen wie sonst. Bei warmem Wetter ist Ihnen Baumwollkleidung am angenehmsten. Tragen Sie möglichst wenig Synthetik. Viele Schwangere haben Krampfadern in den Beinen oder in der Scheide und leiden unter Hämorrhoiden (siehe S. 133). Stiefel sollten nicht so eng sein, dass sie die Blutzirkulation behindern. Wenn Sie Jeans oder Hosen tragen, achten Sie darauf, dass der Kreislauf in der Leistengegend nicht gestaut wird.

SCHUHE

Sie sollten die Füße nicht verformen und nicht so hohe Absätze haben, dass sich Ihr Gewicht auf die Ballen verlagert. Gegen Ende der Schwangerschaft sind Ihre Füße breiter, und Sie brauchen vielleicht eine halbe Nummer größere Schuhe. Schuhbänder geben zwar einen guten Halt am Spann, doch mit der Zeit wird Ihnen das Zubinden schwerer fallen. Deshalb sind Schuhe zum Hineinschlüpfen besser als solche mit komplizierten Verschlüssen.

BÜSTENHALTER

Da sich die Brust vom Beginn der Schwangerschaft an verändert und größer wird, brauchen Sie einen gut stützenden BH. Bei schweren Brüsten sollten die Träger so breit sein, dass sie nicht einschneiden; Sie können auch nachts einen leichten BH tragen.

Wenn schwere Brüste nicht unterstützt werden, kann es zu Schwangerschaftsstreifen (siehe S. 146) kommen.

ZAHNPFLEGE

Ihr Baby braucht zum Wachstum seiner Zähne Kalzium. Da jedoch Ihr Zahnfleisch so wie das übrige Körpergewebe aufgrund der Schwangerschaftshormone in Ihrem Kreislauf weicher und lockerer wird, sind Sie anfälliger für eine Zahnfleischentzündung. Gute Ernährung (siehe S. 93–100) ist die beste Vorbeugung. Regelmäßiges Zähneputzen, besonders nach dem Frühstück und vor dem Schlafengehen, ist ebenfalls wichtig. Gehen Sie zum Zahnarzt, sobald Sie wissen, dass Sie schwanger sind, lassen Sie sich untersuchen (aber nicht röntgen!) und den Zahnstein entfernen. Wenn Ihr Baby etwa fünf Monate alt ist, lassen Sie sich wieder einen Kontrolltermin geben.

PIGMENTVERÄNDERUNGEN DER HAUT

Für viele Frauen ist die Schwangerschaft eine Schönheitskur: Ihre Haut wird besser, ihre Augen leuchten, ihr Haar glänzt. Manche Frauen bekommen jedoch dunkle Pigmentflecken im Gesicht. Der medizinische Ausdruck dafür ist »Chloasma«, sie werden auch als »Mutterflecken« bezeichnet. Sie sind auf einen hohen Spiegel an einem bestimmten Hormon (MSH) zurückzuführen und kommen auch bei der Pilleneinnahme vor. Durch Sonnenbestrahlung werden sie noch stärker. Kosmetische Cremes zur Abdeckung von Augenringen oder Muttermalen verstecken diese Verfärbungen, die fast immer nach der Geburt wieder weggehen.

Sie werden feststellen, dass auch andere pigmentierte Körperteile wie z. B. die Brustwarzenhöfe und die Haut an den Schamlippen dunkler werden. Auf Ihrem Bauch kann sich vom Nabel abwärts ein dunkler Streifen bilden. An dieser Stelle wird der Rektusmuskel gedehnt. Dieser dunkle Streifen ist bei dunkelhaarigen Frauen besonders ausgeprägt. Er geht ebenfalls nach der Schwangerschaft wieder weg.

Schwangerschaftsstreifen

Zu diesen Streifen (Striae) kann es am Bauch, an den Hüften und den Brüsten kommen. Sie sind ein Zeichen dafür, dass die Haut von unten her gedehnt worden ist. Sie verschwinden zwar nie wieder völlig, doch gehen sie nach der Geburt von braun oder violett in einen silbrigen Farbton über. Viele Frauen benutzen Öle oder Fettcremes, um der Haut »Nährstoffe« zuzuführen. Es gibt sogar spezielle Striae-Cremes, die aber teuer sind. Wenn Ihre Haut sehr gedehnt wird, besonders bei Zwillingen, entstehen diese Streifen durch Druck auf die unteren Hautschichten, zu denen keine Creme durchdringt. Dennoch kann Einreiben sehr entspannend wirken, auch wenn Sie trotzdem Streifen bekommen. Regelmäßige sanfte Massage, bei der Ihr Partner geschmeidige Creme oder auch Pflanzenöl aufträgt, kann nie schaden und wird Ihnen gut tun.

Juckreiz

Schwangere können bei Hitze stark von lästigem Juckreiz geplagt werden. Wichtig ist möglichst locker sitzende Unterwäsche und Kleidung aus Baumwolle statt Synthetik. Beruhigend wirken Zinkoxid-Lotion oder je einige Tropfen ätherische Öle von Kamille, Lavendel und Bergamotte, in 50 ml Hamamelis- oder Rosenwasser verschüttelt und in die Haut einmassiert.

Wenn der Juckreiz wirklich zur Qual wird, sprechen Sie mit dem Arzt oder der Hebamme. In seltenen Fällen kann er ein Symptom für eine Störung der Leberfunktion sein – eine Gallenstauung oder Cholestase –, die das Ungeborene gefährdet. Die einzige Maßnahme dagegen bestünde in der frühzeitigen Geburtseinleitung.

Sport

Jede Sportart, die Sie schon vorher beherrschen, tut Ihnen auch in der Schwangerschaft gut, denn Sie verschwenden dann keine Muskelkraft und bewegen sich fließend und gut koordiniert. Im Verlauf der Schwangerschaft werden Sie feststellen, dass sich Ihr Gleichgewicht verändert, da Sie Ihren Schwerpunkt jetzt in Ihrem Bauch haben. Dadurch werden Ihre sportlichen Aktivitäten mit Sicherheit eingeschränkt, obwohl ich von einer Seiltänzerin gehört habe, die bis zum Einsetzen der Wehen täglich auf dem Hochseil trainiert hat – eine außergewöhnliche Frau! Schwimmen ist während der Schwangerschaft sehr gut, ebenso auch Tanzen, aber nicht in verrauchten Räumen. Ein Einkaufsbummel ist als Bewegung nicht ausreichend, ausgezeichnet dagegen ein rascher Spaziergang an der frischen Luft in bequemen Schuhen; lassen Sie die Arme schwingen, und atmen Sie

»Ich reite sogar noch – das ist herrlich entspannend –, allerdings verzichte ich aufs Springen.«

tief durch. Auch Radfahren tut gut, doch ist es für Sie und Ihr Baby gesünder, wenn Sie dichten Verkehr meiden. In der Schwangerschaft ist es ein Gebot der Vernunft, jeden Leistungssport zu vermeiden, bei dem Sie sich überanstrengen könnten.

REISEN

Gegen Reisen in der Schwangerschaft ist gewöhnlich nichts einzuwenden, wohl aber gegen die Erschöpfung, die das Reisen mit sich bringen kann. Teilen Sie lange Reisen in kurze Etappen ein, und ruhen Sie sich zwischendurch aus. Sitzen Sie nicht länger als höchstens zwei Stunden ohne Unterbrechung im Auto, Zug oder Flugzeug. Stehen Sie immer wieder auf, und gehen Sie fünf Minuten umher. Langes Sitzen verringert die Blutzirkulation im Beckenbereich. Denken Sie auch daran, regelmäßig Ihre Blase zu entleeren, da Sie in der Schwangerschaft leichter eine Blaseninfektion bekommen können (siehe S. 134).

Tragen Sie beim Reisen lose, bequeme Kleidung und weite Schuhe. Dicke, weiche Socken sind für die Füße am angenehmsten. Nutzen Sie die Gelegenheit für ein Schläfchen. Schützen Sie Ihre Augen vor hellem Licht.

Fliegen Trinken Sie während des Flugs Wasser oder Fruchtsaft, und vermeiden Sie Alkohol, denn Fliegen ist mit Feuchtigkeitsverlust verbunden, und durch Alkohol wird das noch verstärkt. Wenn Sie schon im siebten Monat sind, kann es sein, dass die Fluggesellschaft von Ihnen eine ärztliche Bescheinigung über die Unbedenklichkeit einer Flugreise verlangt. Ihr Arzt wird Ihnen ein solches Attest ausstellen, auch wenn es unwahrscheinlich ist, dass Ihre Geburt im Flugzeug beginnt. Falls Sie z.B. hohen Blutdruck haben oder zu Beginn der Schwangerschaft die Gefahr einer Fehlgeburt bestanden hat, könnte der Arzt seine Zustimmung verweigern. Eine Höhenveränderung könnte dann eine Frühgeburt auslösen. Abzuraten ist ebenso von einem Flug in einer kleinen Maschine ohne Druckausgleich, denn dadurch kann sich die Sauerstoffversorgung des Babys manchmal drastisch verringern. Bei manchen Fluggesellschaften gibt es für Schwangere keine besonderen Einschränkungen. Vergessen Sie bei langen Flugreisen auch die Belastungen durch eine Zeitverschiebung nicht.

Autofahren schadet Ihnen nichts, wenn Sie es nicht als anstrengend empfinden und nicht unter Benommenheit leiden. Am besten meiden Sie die Stoßzeiten, damit Sie nicht so viele Abgase einatmen. Wenn Sie ein schweres Auto mit normaler Gangschaltung haben, kann das mühsame Schalten in den späteren Monaten unangenehm werden. Ein Automatikgetriebe erleichtert das Fahren. Der Beckengurt sollte unter dem Bauch sitzen, so locker wie im übrigen auch der Schultergurt, so dass Atmung und Verdauung nicht behindert werden.

Ausruhen und Schlafen

In den ersten und letzten drei Schwangerschaftsmonaten sind Sie wahrscheinlich viel öfter müde als sonst. Es ist ratsam, sich möglichst viel Ruhe zu gönnen, statt gegen die Müdigkeit anzukämpfen.

Fast jede schwangere Frau durchlebt eine Phase, in der sie entweder nicht einschlafen kann oder mitten in der Nacht wach liegt, weil ihr Kind strampelt, weil sie auf die Toilette muss oder von einem schlimmen Traum aufgewacht ist. Manchmal leidet sie unter Schlaflosigkeit, weil sie sich Sorgen macht und ihre Ängste in der Dunkelheit übergroß werden.

Wenn Sie nicht mehr berufstätig sind, haben Sie vielleicht das Gefühl, dass Ihre Schwangerschaft eine Zeit passiven Wartens ist, bei der sich kein Ende abzeichnet. Sie können dann wahrscheinlich nicht schlafen, weil Sie vom Nichtstun ungeduldig geworden sind. Wenn Sie tagsüber intensiv Übungen machen, kann das helfen. Versuchen Sie es auch mit alten Hausmitteln wie einem heißen Milchgetränk nach einem wohlig warmen Bad. Doch dann müssen Sie wahrscheinlich nachts auf die Toilette gehen.

Die Ruhe mitten in der Nacht ist für Sie eine ausgezeichnete Gelegenheit für Entspannungs- und Atemübungen, bei denen Sie Kontakt mit Ihrem Baby aufnehmen können. Konzentrieren Sie sich darauf, Ihre Mitte zu finden und das heranwachsende Leben in Ihrem Bauch wahrzunehmen. Suchen Sie sich eine bequeme Haltung, in der Sie sich entspannen können, von Kissen abgestützt, in die Ihr ganzes Gewicht hineinsinkt. Lassen Sie den Atem tief in sich hinein- und zu Ihrem Baby hinfließen. Legen Sie Ihre Hände unterhalb des Nabels auf den Bauch, und atmen Sie so, dass die eingeatmete Luft Ihre Hände anhebt. Beim Ausatmen senken sich Ihre Hände wieder. Lauschen Sie dem rhythmischen Geräusch Ihres Atems, und stellen Sie sich vor, es wären Wellen an einem Kiesstrand.

Entspannen Sie sich, und genießen Sie das ungestörte Zusammensein mit Ihrem Baby. Überlassen Sie sich diesen Gefühlen, und Ihre tiefe, entspannte Atmung wird in Schlaf übergehen. Reden Sie, singen Sie, und führen Sie Gespräche mit Ihrem Baby. In den späteren Schwangerschaftsmonaten kann Ihr Baby Sie hören, und wenn es heftig strampelt, beruhigt Ihre Stimme möglicherweise Sie beide.

Seelische Probleme

Viele werdende Mütter sehen strahlend aus und fühlen sich auch entsprechend. Frauen, die gesund sind, sich auf ein Wunschkind freuen, mit einem aufmerksamen Partner eine liebevolle, gefestigte Beziehung haben und über die Geburt und die Möglichkeiten, sich selbst zu helfen, Bescheid wissen, blühen in der Schwangerschaft oft richtig auf. Ihnen geht es »besser als je zuvor«, sie »genießen die Schwangerschaft« und sind überrascht von ihrer Vitalität und ihrem Ausgefülltsein. Hin und wieder werden wir jedoch alle, wenn wir übermüdet oder besonderen Belastungen ausgesetzt sind, von finsteren Gedanken heimgesucht. Auf einige negative Gefühle, mit denen sich manche Frauen in der Frühschwangerschaft auseinander setzen müssen, bin ich schon eingegangen (siehe S. 24–25). Im Verlauf der Schwangerschaft können Ihre Ängste jedoch konkreter werden. Mitten in der Nacht, wenn das Baby Sie wachgestrampelt hat oder Sie auf die Toilette gehen mussten, bekommen Sie vielleicht Angstgefühle und können nicht mehr einschlafen. In der Dunkelheit sieht oft alles viel schlimmer aus.

Angst vor der Geburt

Die Geburt kann ein lustvolles, ergreifendes und tief befriedigendes Erlebnis sein. Doch wie manche Menschen nicht gern bergsteigen, auch wenn der Blick vom Gipfel noch so großartig ist, und manche Sexualität überbewertet sehen, während andere sie für das Beste im Leben halten, genauso haben Frauen auch verschiedene Einstellungen zur Geburt. Das hat nicht nur mit den körperlichen Vorgängen und der Behandlung in der Klinik zu tun, sondern auch mit Ihrer Persönlichkeit. Angst kann die Geburt überschatten und zu beschleunigtem Herzschlag, erhöhtem Blutdruck, Anspannung der Muskeln und anderen Stresssymptomen führen, durch die die Geburt tatsächlich schwieriger wird. Es ist daher wichtig, den Grund Ihrer Ängste herauszufinden.

Am besten bewältigen Sie diese Ängste, wenn Sie mehr über die Geburt in Erfahrung bringen, nicht nur über die äußeren Abläufe, sondern auch über die körperlichen und emotionalen Empfindungen in jeder Phase. All das kann Ihnen helfen, mit Ihrem Körper zusammenzuarbeiten, statt gegen ihn anzukämpfen. Oft kann auch das Reden über Ihre Ängste Erleichterung bringen. Ein guter Geburtsvorbereitungskurs, in dem die Frauen offen über ihre Befürchtungen, aber auch über ihre Erwartungen sprechen können, trägt dazu bei, dass sie Selbstvertrauen gewinnen und der Geburt als einem freudigen und erfüllenden Erlebnis entgegensehen.

Schmerzen Eine Frau, die ihr erstes Kind erwartet, denkt oft: »Ich habe noch nie richtige Schmerzen gehabt. Wie soll ich die Geburts-

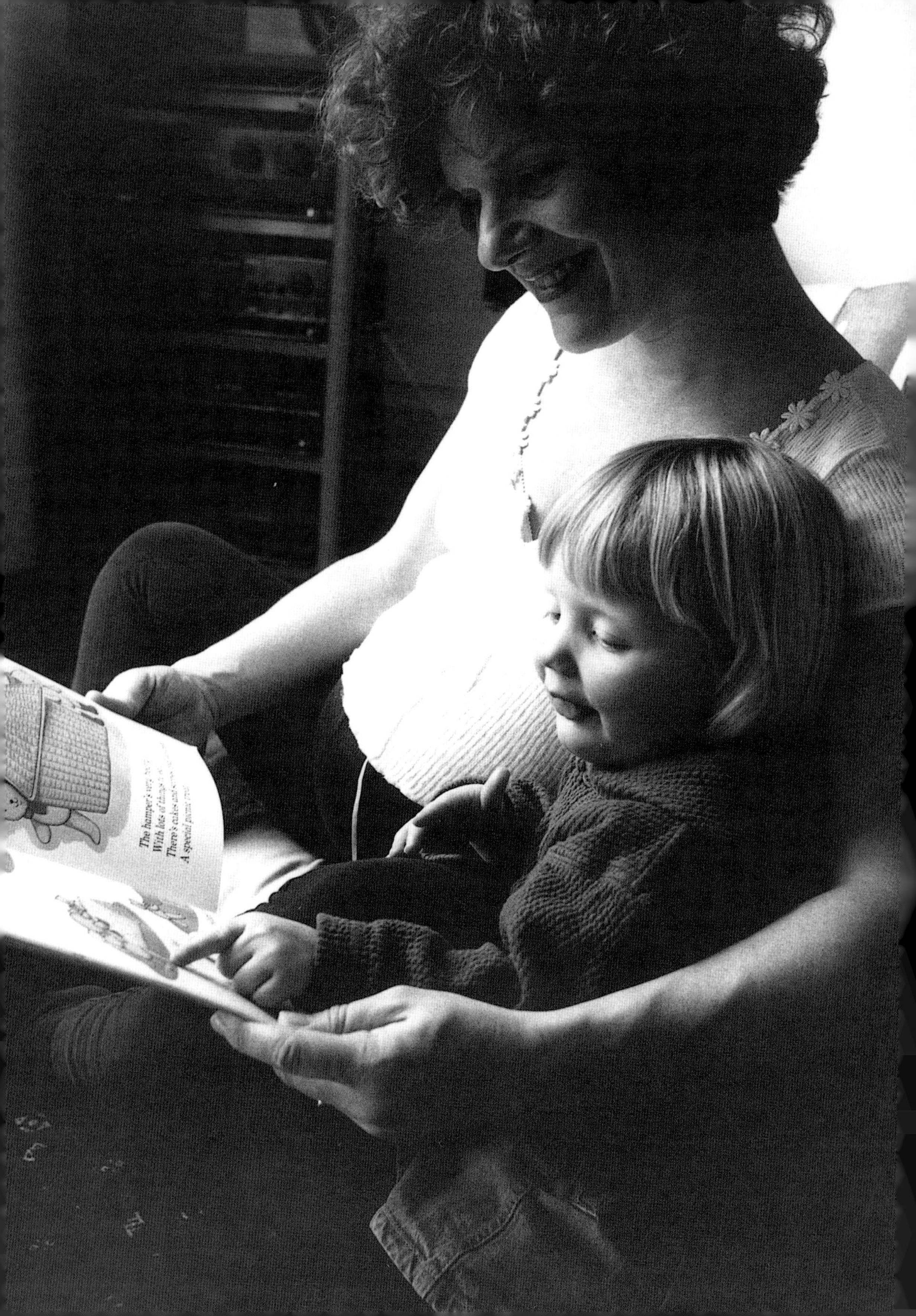

schmerzen bloß aushalten?« Und da sie keine Vorstellung von der Art der Schmerzen hat oder wie sich Wehen anfühlen, bekommt sie womöglich Panik. Am besten können Sie dieser Angst begegnen, wenn Sie sich über Geburt, die Wirkung der Wehen und mögliche Empfindungen in den einzelnen Geburtsphasen informieren. Ein ganzes Kapitel befasst sich mit Schmerzen und deren Linderungsmöglichkeiten (siehe S. 295–313). Wichtig dabei zu wissen ist jedoch, dass die meisten Frauen Geburtsschmerzen anders empfinden als übliche Verletzungen: Manche beschreiben sie als »positive Schmerzen« oder »Schmerzen mit Zweck«.

Die Kontrolle verlieren Für viele Frauen hängt die Angst vor der Geburt mit der Befürchtung zusammen, die Kontrolle zu verlieren. Ihr ganzes Leben lang ist Ihnen beigebracht worden, Ihre Körperfunktionen und Ihr eigenes Verhalten zu kontrollieren, und plötzlich steht Ihnen etwas bevor, was unkontrollierbar ist und von Ihrem Körper Besitz ergreift. Sie befürchten, dass Sie schreien oder stöhnen könnten, sich womöglich gehen lassen, ungeduldig oder gereizt auf Ihren Partner oder andere, die Ihnen bei den Wehen beistehen, reagieren, dass Sie fluchen oder etwas sagen könnten, was Sie gar nicht wollten. Und Sie sind erschrocken zu erfahren, dass vielleicht Stuhl oder Urin abgeht.

Fast immer fragen in Geburtsvorbereitungskursen Frauen, die ihr erstes Kind erwarten, ob es zu einem Blasensprung kommt. Sie sind richtig entsetzt bei dem Gedanken, dass ihnen das im Supermarkt oder im Bus passieren könnte. Sie haben Angst davor, dass sich peinliche körperliche Vorgänge und das Austreten von Körperflüssigkeit in der Öffentlichkeit abspielen könnten.

Fragen Sie sich, warum ein solcher Gedanke Sie peinlich berührt. Ist es wirklich so entsetzlich, wenn Ihre Fruchtblase kurz vor der Geburt in der Öffentlichkeit platzt? Sie werden Interesse und Anteilnahme, aber keinen Abscheu erregen. Vielleicht ist es für Sie wie eine sexuelle Handlung in Anwesenheit anderer. Das ist gar nicht so falsch, wenn Sie die Sache so sehen – das kann sogar bei der Geburt hilfreich sein. Die Geburt ist ebenso wie der Geschlechtsakt ein sexueller Vorgang. Wenn Sie mit der Geburtsarbeit *mitgehen*, statt dagegen anzukämpfen, kann sie sehr befriedigend sein. Hören Sie auf Ihren Körper, und lassen Sie seine Reaktionen zu. Entspannung durch Berührung (siehe S. 186–194) ist eine spezielle, bei der Geburt sehr hilfreiche Methode, um loszulassen. Sie lernen dabei, auf Druck- und Wärmeempfindungen mit Gelöstheit zu reagieren.

Während einer zweiten Schwangerschaft *machen Sie sich vielleicht Sorgen, ob Sie auch genug Liebe haben, um sie aufzuteilen. Keine Angst – Sie haben genug! (Abb. links)*

Verlust der Würde und Versagen Eng verbunden mit der Angst, die Kontrolle zu verlieren, ist die Furcht, sich lächerlich zu machen. Manche Frauen meinen, Ärzte und Schwestern machten sich über sie lustig, wenn sie z. B. unkontrollierte Geräusche von sich geben. Vielleicht fürchten Sie auch, Ihren Partner bloßzustellen, der sich darauf verlässt, dass Sie Haltung bewahren, oder Sie möchten eine eifrige Geburtsvorbereiterin nicht »enttäuschen«. Einige Männer, die sich intensiv an der Vorbereitung beteiligen, sind so begeistert und besessen, dass sie regelrecht zu »Trainern« werden. Dann hat die Frau das Gefühl, dass sie eine großartige Leistung erbringen muss. Vorbereitungskurse, bei denen es hauptsächlich um Geburtstechniken geht und die übrige Aspekte dieser umfassenden Erfahrung vernachlässigen, können solche negativen Gefühle verstärken.

Ebenso wie komplizierte Techniken zur »optimalen Befriedigung« beim Sex manchmal den spontanen Rhythmus und die intensiven Gefühle eines Paares behindern, können auch stereotype Atemmuster und »Ablenkungstechniken« die Geburtserfahrung beeinträchtigen. Es ist wie beim Klavierspielen: Zwischen Fingerübungen und einer Sonate besteht ein großer Unterschied. Üben ist wichtig, weil es Sie auf das Musizieren vorbereitet. Doch die Musik soll durch Sie hindurch zum Klingen kommen. Die Geburt ist ein so intensives Erlebnis, dass Loslassen im entscheidenden Moment leicht fällt. Geist und Körper arbeiten auf eine leidenschaftliche Weise zusammen, die Sie voll und ganz beanspruchen wird. Es gibt weder Erfolg noch Versagen. Auch können Sie sich dabei nicht lächerlich machen oder Erwartungen enttäuschen.

»Ich kam mir in meinem übergewichtigen Körper immer sehr schwerfällig vor. Doch bei der Geburt schwamm ich durch die Wehen wie ein Delphin. Ich fühlte mich wie auf einem Siegeszug!«

Angst, es alleine nicht zu schaffen Manche Frauen sehen der Geburt wie einem medizinischen Eingriff entgegen, einer lästigen Unterbrechung ihres normalen Lebensablaufs, anstatt sie als persönliche Bereicherung aufzufassen. Sie fühlen sich abhängig von den High-Tech-Apparaten in der Klinik und machen sich Sorgen, ob sie noch rechtzeitig in der Klinik ankommen und ob bei der Geburt auch die richtigen Leute dabei sein werden. Eine solche Abhängigkeit wird von den Medien, die ständig über die neuesten technischen Wunder in der Geburtshilfe berichten, noch verstärkt. Sie erwecken den Eindruck, als sei die Geburt ohne die lebensrettenden Apparate gefährdet. Zwar können medizinische Geräte von größtem Wert sein, um z.B. bei einer Risikogeburt Komplikationen festzustellen, die meisten Frauen können aber ihr Kind sehr gut ohne sie zur Welt bringen.

Nicht durch Fortschritte in der Medizin, sondern durch Verbesserung der Lebensbedingungen, der Ernährung und des allgemeinen Gesundheitszustands ist die Geburt heute für Mütter und Babys viel sicherer als vor 100 Jahren. Die Zahl der Totgeburten und die Sterblichkeitsrate in den ersten Lebenswochen stehen in direktem Zusammenhang mit dem Bruttosozialprodukt eines Landes.

Für eine Akademikerin ist es heute zweimal so sicher, ein gesundes Kind zu bekommen, als für eine allein stehende Mutter aus der Unterschicht. Das Ziel muss sein, allen Müttern und Babys Möglichkeiten anzubieten, die die Geburt sicherer machen.

Verlust der Eigenständigkeit Häufig überwiegt auch die Angst, Ärzten, Schwestern und Maschinen ausgeliefert zu sein. Viele Schwangere sind dagegen, dass ihnen die Entscheidungen aus der Hand genommen werden. Immer mehr Frauen möchten die Verantwortung für ihren Körper nicht mehr abgeben. Sie bemühen sich um eine Geburtshilfe, bei der sie aktiv mitwirken und die Entscheidungen gemeinsam mit den Helfern treffen können.

Nur zu oft werden Schwangere zu Patientinnen einer bestimmten Kategorie wie »Risikoschwangerschaft«, »Primipara« oder »Multipara« gemacht und als passive Behandlungsempfängerin anstatt als aktive Gebärende durch das Kliniksystem geschleust.

Angst vor Krankenhäusern Viele Frauen empfinden Krankenhäuser als bedrohlich. Ins Krankenhaus geht man, weil man krank ist. Vielleicht kommen Sie bei der Geburt zum ersten Mal als Patientin mit einem Krankenhaus in Berührung, und die Atmosphäre, die Geräusche und sogar der Geruch beunruhigen Sie. Bisher sind kaum Anstrengungen unternommen worden, Entbindungsstationen behaglicher einzurichten, so dass man sich dort wie zu Hause oder zumindest so wohl fühlen kann wie in einem guten Hotel. Kliniken wirken mit ihren farblosen Korridoren, ihren weißen Kacheln und den Instrumentenwagen immer noch sehr abweisend. Doch noch wichtiger als die Räumlichkeiten ist das Klinikpersonal und ihr Umgang mit den Patienten. Wenn man Ihnen gleichgültig, autoritär oder herablassend begegnet, graut Ihnen vielleicht schon vor jeder weiteren Vorsorgeuntersuchung, und diese Angst kann sich auf Ihre Gesamteinstellung zur Geburt auswirken.

Es gibt ein bestimmtes emotionales Klima, das Ängste besonders fördert – viele Schwangere finden dieses Klima in unserer Gesellschaft vor. Wenn niemand da ist, der Ihnen bereitwillig Fragen beantwortet, und zwar so, dass Sie sie auch verstehen, ist der Boden für Ängste bereitet.

Oft glauben Frauen, sie müssten sich rechtfertigen, weil sie ängstlich oder nicht »vernünftig« sind, als wäre das ein beschämender Mangel an psychischer Stabilität. Manchmal werden sie sogar als psychisch gestört klassifiziert, wenn sie Angst zeigen. Viele dieser Ängste haben nichts mit Ihren eigenen Unzulänglichkeiten zu tun, sondern sind natürliche Reaktionen auf eine abweisende, unfreundliche Umgebung und unpersönliche Behandlung. In solchen Situationen ist Angst etwas sehr *Reales*.

Die Angst vor der Geburt selbst können Sie wahrscheinlich nicht beseitigen. Ratsam ist es aber, sich direkt damit auseinander zu setzen. Lassen Sie sich vor der Geburt die Entbindungsstation, die Kreißsäle und Geburtsräume sowie die Geräte zeigen, die bei der Geburt verwendet werden können. Auch wenn Sie einen Geburtsvorbereitungskurs vorziehen, der unabhängig von der Klinik veranstaltet wird, sollten Sie einige Male die von der Klinik angebotene Geburtsvorbereitung besuchen. Versuchen Sie, wenigstens einige Angehörige des Klinikpersonals vorher kennen zu lernen. Sprechen Sie mit Ihrem Arzt über die Art der Geburt, die Sie sich wünschen, und lassen Sie das auch auf Ihrer Karteikarte vermerken. Lesen Sie vor diesem Gespräch noch einmal den Abschnitt »Mit den Ärzten reden« (siehe S. 47–53).

Verlust der Attraktivität Manche Frauen machen sich große Sorgen darüber, dass ihre sexuelle Attraktivität durch die Geburt völlig verloren gehen könnte. Sie haben Angst, ihre Figur zu verlieren, oder befürchten, dass ihre Scheide schlaff wird, so dass sie und ihr Partner beim Geschlechtsverkehr keine Befriedigung mehr erleben können.

Auch bei Ängsten vor einem Dammriss oder einem Schnitt (siehe S. 320) geht es nicht so sehr um die Schmerzen durch die Naht, sondern vielmehr um die Angst vor genitaler Verstümmelung.

Dammschnitt Noch vor einiger Zeit wurde in vielen Kliniken bei allen Frauen, die ihr erstes Kind bekamen, routinemäßig ein Dammschnitt durchgeführt, ebenso bei weiteren Kindern. Doch nunmehr stellen Frauen die Notwendigkeit eines chirurgischen Eingriffs bei einer normalen Geburt und die Erzeugung einer künstlichen Wunde in Frage. Auch Ärzte fragen sich mittlerweile, wie es dazu kam, dass dieser Eingriff ohne kritische Bewertung so häufig durchgeführt wurde. Neuere wissenschaftliche Untersuchungen haben gezeigt, dass dadurch der Damm unnötig geschädigt wird und bis auf Ausnahmefälle keinerlei Vorteile entstehen.

Vor einem Dammschnitt haben Frauen oft mehr Angst als vor jedem anderen Eingriff. Der Gedanke, an einer so empfindlichen Stelle verletzt zu werden, ist entsetzlich, und manchen Frauen kommt es so vor, als würden sie für ihre sexuelle Lust bestraft. Viele befürchten, durch die Geburt so geschädigt zu werden, dass sie nie mehr sein werden wie zuvor.

Es gibt viele Möglichkeiten, das Gewebe des Vorderdamms (Bereich zwischen Scheide und After) so vorzubereiten, dass alles weich und elastisch ist und Sie ohne Verletzung gebären können.

Durch Beckenbodenübungen (siehe S. 118–119) können Sie zu der Empfindungswahrnehmung, Koordination und Mitarbeit gelangen, die in der Austreibungsphase hilfreich sind. Sie bereiten sich auf diese Weise darauf vor, Ihren Körper zu öffnen, um das Baby herauszulassen, und verringern die Belastungen, denen die Beckenbodenmuskeln und das Dammgewebe ausgesetzt sind. Vielen Frauen hat eine Massage mit Pflanzenöl geholfen. Zu spüren, wie dehnbar das Gewebe ist, gibt Ihnen die Gewissheit, dass Scheide und Damm sehr belastbar sind. Da Sie gegen Ende der Schwangerschaft Ihr Dammgewebe nur noch schwer erreichen können, möchten Sie vielleicht Ihren Partner um eine behutsame Massage bitten. Besonders angenehm ist sie, wenn Sie das Öl vorher anwärmen und Ihr Partner ganz langsam massiert.

Wenn es Ihnen wichtig ist, einen Dammschnitt zu vermeiden, dann sprechen Sie vorher mit Ihrer Hebamme oder Ihrem Arzt darüber, ob Sie das Baby mit Hilfe Ihrer Atmung hinausschieben können, statt es mit aller Kraft hinauszupressen. Lassen Sie das in Ihren Unterlagen vermerken. Auf keinen Fall kann man eine Frau, die Angst vor einem Dammschnitt hat, als neurotisch bezeichnen (wie Ärzte es manchmal tun).

»›Ich schaff's nicht‹, schrie ich. ›Sie schaffen es‹, sagte sie, ›ich weiß, dass Sie das Gefühl haben, auseinander gerissen zu werden, aber das wird nicht passieren, das dürfen Sie mir glauben.‹«

Wahrscheinlich verstehen Sie den Heilungsprozess nach einem Dammschnitt besser, wenn Sie wissen, *was* gemacht worden ist und *wo*. Wenn Sie Ihre Scheide während der Schwangerschaft und nach der Geburt vor einem Spiegel mit den Fingern untersuchen (siehe S. 116), verstärkt das Ihr Gefühl, dass sie zu Ihnen gehört. Durch sanfte Beckenbodenübungen (siehe S. 118–119) können Sie diesen Bereich wieder kräftigen.

Angst vor einem behinderten Baby

Fast jede Frau fragt sich irgendwann in ihrer Schwangerschaft, ob ihr Kind normal sein wird. Die Angst, ein behindertes Kind zur Welt zu bringen, hängt oft mit der Befürchtung zusammen, den Erwartungen anderer nicht gerecht zu werden. Vielleicht halten Sie es für unmöglich, aus Ihrem Körper etwas Vollkommenes hervorzubringen. Die einzige Möglichkeit, mit dieser Angst fertigzuwerden, ist Selbstvertrauen zu entwickeln, und das braucht Zeit. Vielleicht hilft Ihnen ein Geburtsvorbereitungskurs, der Ihnen Vertrauen zu Ihrem Körper und Ihrer Fähigkeit vermittelt, selbständig und unabhängig von anderen zu gebären.

Eine Frau, die ihre Eltern, was akademische Leistungen angeht, enttäuscht hatte, wurde ohne Trauschein schwanger. Das war ein verzweifelter Versuch, ihnen zu zeigen, dass sie wenigstens *irgend etwas* zustande bringen konnte. Nachts lag sie wach und machte sich Sorgen, ob das Baby womöglich missgestaltet sei. Ein Gespräch in der Geburtsvorbereitung über diese Ängste ermöglichte ihr, von ihren furchtbaren Träumen zu erzählen. Es stellte sich heraus, dass fünf von zwölf Frauen aus der Gruppe lebhaft träumten, einige sogar, dass das Baby beiseite geschafft wurde, weil es nicht »gut genug« war, oder dass andere Leute es zu sich nahmen, weil *sie*, die Mütter, sich nicht gut genug darum sorgten. Durch Träume treten oft seelische Probleme zutage, die die Schwangerschaft sehr belasten, bis sie ans Licht kommen.

Die meisten Sorgen stellen sich jedoch nach der Geburt als unberechtigt heraus. Die wenigen Frauen, in deren eigener Familie oder der ihres Partners Erbkrankheiten oder Behinderungen bekannt sind, oder Frauen, die über 40 Jahre alt sind, können bei einer genetischen Beratungsstelle einen Alphafetoproteintest oder andere Tests machen lassen (siehe S. 220–230).

Sorgen um die Zukunft

Veränderungen Wenn eine Frau die Befürchtung äußert, dass »nie mehr alles so sein wird wie bisher«, hilft es, darüber nachzudenken, was das genau für sie bedeutet.

Für ein Paar, das in sehr befriedigender Beziehung lebte, bedeuteten Schwangerschaft und die Veränderungen durch die Geburt eine »Unterbrechung«. »Wir möchten unser Leben wegen eines Kindes nicht ändern«, meinte die Frau. »Wie lange wird es dauern, bis wieder der Normalzustand eingekehrt ist? Manchmal habe ich Angst, dass er *nie mehr* eintreten wird.« Diese Frau wollte auf keinen Fall so werden wie ihre Mutter. Am meisten befürchtete sie, dass ihr Partner sie nicht mehr lieben und sie als Mutter zu einem Neutrum würde.

»Wir waren glücklich und wollten nicht, dass sich unser Leben änderte. Aber jetzt haben wir Freude bei der Vorstellung, uns als Vater und Mutter kennen zu lernen. Wir verlieben uns so neu.«

Einsamkeit Viele Frauen ziehen während der Schwangerschaft in eine größere Wohnung oder ein Haus um, oft in einer Gegend, wo sie niemanden kennen. Gegen Ende der Schwangerschaft unterbrechen sie ihre Berufstätigkeit, und es fehlt ihnen dann der tägliche Kontakt zu ihren Freunden und Arbeitskollegen. Zu Hause, vielleicht zum ersten Mal allein, weicht die anfängliche Freude bald der Langeweile, und sie werden depressiv.

Wenn Ihre Lage ähnlich ist, dann nehmen Sie Kontakt zu anderen auf: Erlernen Sie etwas ganz Neues, gehen Sie in eine Gruppe, oder treten Sie einem Verein bei, machen Sie einen Geburtsvorbereitungskurs ausfindig, entdecken Sie in Ihrer Wohngegend interessante Plätze, und laden Sie nette Leute zu sich nach Hause ein. Auch Ihr Arzt oder die Schwester von der Mütterberatung können Ihnen vielleicht Frauen mit einem kleinen Baby in Ihrer Nähe nennen. Am besten bemühen Sie sich um solche Kontakte, solange Sie schwanger sind. Wenn Sie alle Hände voll mit Ihrem Baby zu tun haben, fällt es Ihnen wahrscheinlich schwerer, neue Freundschaften zu schließen, besonders in den Wintermonaten, also nutzen Sie jetzt die Gelegenheit.

Erwartungen der Gesellschaft Eine andere Frau meinte, dass sie durch die Schwangerschaft das Gefühl habe, erst jetzt richtig gesellschaftlich akzeptiert zu werden, auch von ihrer Mutter, die zum ersten Mal in ihrem Leben stolz auf sie sei. Irgendwie behagte ihr das nicht. Bei den Vorsorgeuntersuchungen wurde von ihr das Verhalten einer guten Patientin erwartet, die sich bereitwillig durch den Praxisbetrieb schleusen lässt. Plötzlich fühlte sie sich meilenweit von ihren früheren Kollegen entfernt. Und sie hatte Schuldgefühle, weil sie das Baby zu Beginn ihrer Schwangerschaft abgelehnt hatte. Nachts, wenn es in ihr strampelte, dachte sie darüber nach, ob sie je eine gute Mutter sein würde. »Manchmal tut mir das kleine Wesen da drin so leid, dass ich weinen muss.«

In einer Geburtsvorbereitungsgruppe, in der die Frauen über ihre Gefühle sprechen konnten, stellte sich heraus, dass mehrere andere Frauen ebenfalls nachts wach lagen und sich über ganz ähnliche Dinge Sorgen machten. Was die Frau für ihr persönliches Problem gehalten hatte, erlebten auch andere. Wenn Sie feststellen, dass Sie mit Ihren Ängsten nicht allein und weder überspannt noch neurotisch sind, lässt der innere Druck meist nach.

Der Gedanke an unwiderrufliche Veränderungen kann viele Ängste auslösen: dass die Beziehung zu Ihrem Partner leidet, Ihnen der Mutterinstinkt fehlt oder Sie die Preisgabe Ihrer Berufstätigkeit als echten Verlust empfinden. Sie fragen sich, ob Sie es aushalten werden, den ganzen Tag mit einem »brüllenden Balg« daheim zu verbringen, und ob einige der netten Arbeitskollegen Ihnen nicht fehlen werden.

Solche Ängste sind durchaus realistisch, da diese Veränderungen für manche einschneidend sind. Die meisten werdenden Mütter beschäftigen sich aber mehr mit ihrer Angst vor der Geburt. Viele nehmen das unbekannte »Nachher« mehr oder weniger als gegeben hin. Es scheint so, als könnten sie nicht über die Geburt hinausdenken. Die Zeit nach der Geburt kann dann für sie ein Schock sein. Ängste vor dem Alltag sind also ein gesundes Zeichen dafür, dass die emotionale Arbeit, die das Paar nicht nur auf die Geburt, sondern auch auf das Elternsein vorbereitet, begonnen hat.

Viele Ängste, die beide Partner während der Schwangerschaft haben, liefern Hinweise auf Schwierigkeiten, die dem Paar bevorstehen. Der Versuch, sie zu verdrängen, wäre Verschwendung emotionaler Energie – sie sind vorhanden, um bearbeitet zu werden. Gerade bei Paaren, die entschlossen sind, alles spielend zu schaffen und so weiterzumachen wie bisher, kann es zu umwälzenden Krisen kommen, wenn das Baby schließlich da ist.

Dieses Unbehagen kann Sie zum Nachdenken zwingen, was das Kind, das Sie erwarten, für Ihr Leben bedeutet. Ohne solche Belastungen und Schwierigkeiten wird eine seelische Vorbereitung auf Geburt und Elternschaft oft versäumt. Ängste gehören zu den emotionalen Veränderungen, die Sie durchmachen müssen, um dem Erlebnis der Geburt und dem Baby gewachsen zu sein.

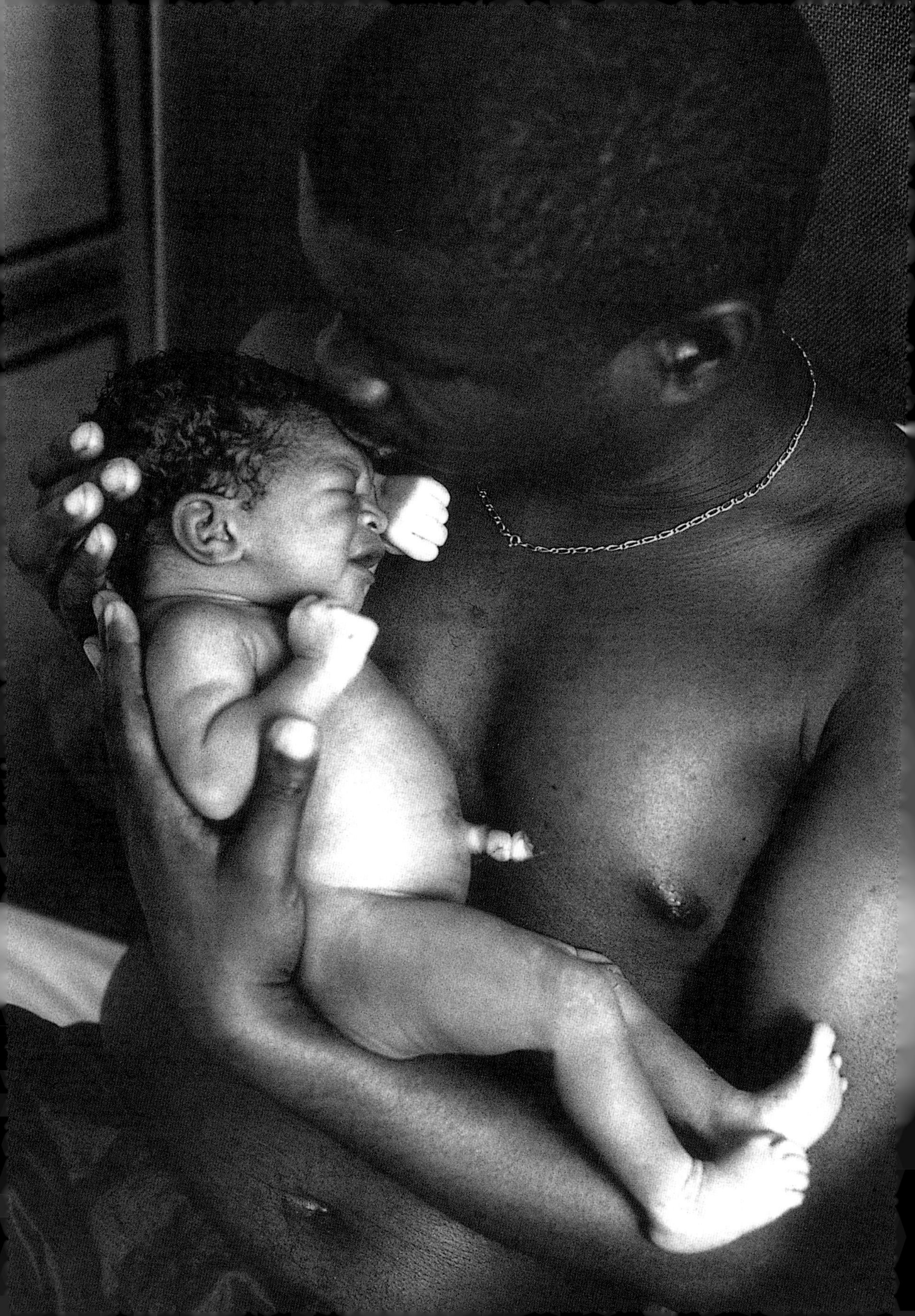

Vater werden

Vater zu werden ist ein wichtiger Schritt im Leben eines Mannes, und dennoch gilt diese Erfahrung gegenüber dem Mutterwerden gewöhnlich als unbedeutend. Folglich ist für die emotionalen Belastungen des zukünftigen Vaters wenig Verständnis vorhanden, und Männer sind nicht vorbereitet auf das, was durch die Schwangerschaft auf sie zukommt.

In Kursen und Vorträgen für werdende Eltern wird häufig nur überlegt, wie Männer ihren Frauen helfend beistehen können; ihre eigenen emotionalen Bedürfnisse werden übergangen. Als Folge davon fühlen sie sich ausgeschlossen, ärgern sich darüber und können nur schwer aus sich herausgehen, um ihren Frauen die notwendige Unterstützung zu geben. Die Frau ist die Märchenprinzessin, die zum Ball geht, und er kommt sich vor wie das fünfte Rad am Wagen.

Manchmal sind werdende Väter auf die Fortpflanzungsfähigkeit ihrer Frauen neidisch und sogar eifersüchtig auf das Baby. Solche Regungen können Schuldgefühle auslösen, und so konzentrieren sich Männer oft lieber auf ihre Arbeit, weil sie sich dort sicherer fühlen. Doch je mehr sie sich darin vergraben, desto isolierter fühlen sie sich.

Manche bekommen während der Schwangerschaft – ähnlich wie schwangere Frauen – richtige Depressionen bzw. machen heftige Gefühlsschwankungen durch. Sie brechen sogar die Beziehung ab, weil sie sich den Belastungen nicht gewachsen fühlen. Deshalb sollte nicht vergessen werden, dass zum Kinder kriegen *zwei* Menschen gehören. Auch Männer erleben eine schwierige Zeit, in der tiefe Gefühle aufgewühlt werden und ihr Verhalten manchmal nur schwer verständlich scheint.

Reaktionen auf das Vaterwerden

Allein die Verantwortung, ein Baby zu bekommen, kann beängstigend sein. Die Frau gibt vielleicht ihre Berufstätigkeit zeitweilig oder ganz auf, und vom Mann wird erwartet, dass er für die Familie sorgt. Die rein finanzielle Belastung kann für einige Männer schon Furcht erregend sein. Doch viele Männer geben ihre Ängste vordergründig als finanzielle Sorgen aus – eine vernünftige und gesellschaftlich akzeptierte Erklärung dafür. Sie stoßen gar nicht zu den wirklichen Wurzeln ihrer Ängste vor. Tatsächlich aber stellen sie fest, dass die Aussicht, Vater zu werden, in ihnen eine Identitätskrise auslöst; wenn sie sich auch oft schöpferisch auswirkt, eine Krise will bewältigt werden.

Ein Vater entdeckt neue Tiefen der Liebe, *und sein Leben wird kostbarer (Abb. links).*

Die Veränderungen in der Beziehung Zu dieser Krise gehört die Trauer über Veränderungen in der Beziehung. Die Leichtigkeit und

Spontaneität der ersten Zeit weichen, das Leben wird auf die Bedürfnisse des Babys ausgerichtet. Manche Männer sehen in ihren Frauen einen Teil ihrer Mütter. Wenn die Frau schwanger wird, heißt das für sie, dass sie vielleicht zum zweiten Mal ihre Mutter verlieren, die ihre Liebe nun ganz dem Neuankömmling zuwendet. Je mehr sie sich in die Schwangerschaft und die Bedürfnisse des Babys vertieft, umso stärker fühlt er sich vernachlässigt und empfindet diese unvermeidliche Verschiebung der Aufmerksamkeit als äußerst bedrohlich.

Die Frau verändert sich Männer, die in ihrer Partnerin in erster Linie einen attraktiven Vorführgegenstand oder ein Statussymbol sehen, kommen vielleicht nur schwer damit zurecht, dass sie sich nun vor allem auf ihre Schwangerschaft konzentriert. Die körperlichen Veränderungen stören ihn, sie verliert ihre im herkömmlichen Sinne attraktive Figur, ihr Bauch nimmt die Form einer Melone an, und ihre schweren Brüste sind mit einem Netz winziger blauer Venen überzogen.

Die Bewegungen des Babys fühlen Anfangs ist es für einen Mann, der das Baby ja nicht in sich wachsen fühlt, schwierig, es als wirklich vorhanden zu empfinden. Meistens fällt ihm das dann leichter, wenn er die Bewegungen im Bauch der Frau fühlen kann. Manchen Männern ist das ziemlich unheimlich, und sie brauchen eine Weile, bis sie sich an die Idee gewöhnt haben, dass im Inneren des Körpers der Frau, die sie so gut kennen, ein kleines Wesen lebt und heranwächst.

Die zukünftigen Großeltern Beim ersten Kind verändert sich möglicherweise die Beziehung zu den eigenen Eltern. Ein Verhältnis zwischen Erwachsenen entsteht, wodurch das junge Paar für das erwartete Kind Verantwortung zu übernehmen lernt. Dieser Veränderungsprozess kann das Verhältnis zu den zukünftigen Großeltern aber auch belasten; sowohl der Mann als auch die Frau können Schwierigkeiten mit der Mutter bekommen. Wenn die Mutter des Mannes Angst hat, ihren Sohn zu verlieren, wird sie fordernd und besitzergreifend. Frauen reagieren darauf oft sensibler als Männer. Man sollte sich klarmachen, dass sich ältere Frauen, die ehemaligen Mütter, oft verletzt und unerwünscht fühlen. Wenn solche Probleme auftauchen, sollte das Paar offen darüber reden.

Die neue Rolle des Vaters

Ein Kind zu bekommen war früher ausschließlich Frauensache. Heute ist es wesentlich häufiger ein gemeinsames Erlebnis für Frau und Mann.

Es gibt heute jedoch immer noch Männer, die sich durch die Schwangerschaft in ihrer Männlichkeit bedroht fühlen. Sie haben den beunruhigenden Verdacht, dass sie keine potenten, virilen

Männer mehr sein werden, wenn sie sich mit dem Thema Geburt beschäftigen. Sie sind der Meinung, dass es sich gehört, die Frau den Experten zu überlassen und sich selbst aus der Sache herauszuhalten. Sie vertreten die Ansicht, dass das Klinikpersonal viel besser Bescheid weiß, so dass sie nur stören würden und bei der Geburt im Weg stünden.

Vor 30 Jahren wurden Männer, die an der Geburt Anteil nehmen wollten, von manchen Ärzten und Hebammen schief angesehen. Und noch vor 50 Jahren hielten sich die Männer von allem fern, was mit Geburt zu tun hatte. Ihre Frauen waren in »anderen Umständen«, und die Männer taten so, als wüssten sie nichts davon.

Meine Mutter hat mir erzählt, dass es meinem Vater peinlich war, mit ihr auszugehen, als sie hochschwanger war. Sie gingen nur im Dunkeln spazieren, meine Mutter in eine weite Pelerine eingehüllt. Mein Vater und einen Kinderwagen schieben oder die Windeln wechseln – das gab es nicht. Selbst wenn ein Mann das gerne mal gemacht hätte, wurde er eines Besseren belehrt. Ein Psychoanalytiker hat dieses Verhalten als »Zärtlichkeitstabu« bezeichnet. Männer befürchteten, dass es sie in den Augen der anderen Männer herabsetzen würde, wenn sie sich mit »Frauenkram« beschäftigen. Und die Geburt war der Inbegriff alles geheimnisvollen Weiblichen. Diese starren Regeln hinderten Frauen wie Männer daran, ihr volles Potential zu entdecken.

»Es fiel ihm wirklich schwer zu glauben, dass da ein Baby drin war, bis es ihm eines Nachts einen Rempler versetzte. Da wurde er ganz aufgeregt.«

Heutzutage wollen viele Männer möglichst intensiv an der Schwangerschaft und der Geburt beteiligt sein. Sie finden die Rundungen ihrer Frau schön und genießen die Bewegungen des Kindes. Doch Männer fühlen sich oft wie Anfänger. Sie fragen sich, inwiefern sie ihren Beitrag leisten können. Da ihre Frauen von den Fachleuten so sorgfältig betreut werden, ist es kein Wunder, wenn sie sich wie Eindringlinge vorkommen.

Für eine Frau bedeutet jedoch die Unterstützung ihres Partners und die besondere Beziehung zu ihm, die sich von allen anderen unterscheidet, sehr viel. Vielleicht merkt sie gar nicht, wie stark ihr Partner emotional an der Schwangerschaft beteiligt ist und wie auch er Höhen und Tiefen durchmacht. Männer brauchen heute nicht mehr Haltung zu wahren und so zu tun, als ließe sie das alles kalt. Nutzen Sie die Gelegenheit, um miteinander über Ihre Gefühle zu sprechen.

DIE GEBURT MITERLEBEN

Heute bringen die werdenden Väter allem, was mit der Geburt zusammenhängt, Neugierde und Interesse entgegen und sind ganz anders eingestellt als ihre Väter und Großväter. Vielleicht fragen sie sich manchmal, ob sie sich in dieser ungewohnten Rolle lächerlich machen, doch möchten sie die Vorgänge verstehen und ihrer Partnerin helfen. Ihnen ist klar, dass das Klinikpersonal gewöhnlich sehr beschäftigt ist und deshalb unmöglich ständig bei ihr sein und sich so liebevoll um sie kümmern kann, wie eine Frau das während der Geburt braucht. Bei solchen überwältigenden körperlichen und emotionalen Kräften kann in dieser fremden Umgebung selbst die mutigste Frau Angstgefühle bekommen. Umso mehr braucht sie dabei einen geliebten Menschen, der nicht nur zuschaut, sondern permanent für sie da ist, der die Vorgänge bei einer Geburt kennt und mit der Geburtsvorbereitung vertraut ist, sie also bei der Geburt wirklich unterstützen kann. (Mehr über die Rolle des Vaters bei der Geburtsarbeit erfahren Sie ab S. 277.)

»Ich hätte um keinen Preis auf dieses Erlebnis verzichten wollen. Ich war erst nicht sicher, ob ich dabei sein will, aber es war eine unglaubliche Erfahrung.«

Wenn ein Mann an der Geburt regen Anteil nimmt, ist das für ihn eine aufwühlende, begeisternde, tief bewegende und sehr befriedigende Erfahrung. Es geht nicht nur darum, seiner Frau dabei zu helfen, ihr Kind zu gebären, oft wird er ganz überraschend mit seinen eigenen Gefühlen konfrontiert und erlebt etwas Überwältigenderes, als er je erwartet hätte. Vielleicht empfindet er eine fast unglaubliche Freude und ein Staunen darüber, dass er dem Zentrum des pulsierenden Lebens so nahe gewesen ist.

Unterstützung bei der Vorsorge

Die ärztlichen Untersuchungen

In der Schwangerschaft kann es zu großen Gefühlsschwankungen kommen, auch wenn die Frau sich psychisch auf die außergewöhnlichen Vorgänge einstellt. Eine Schwangere muss alle möglichen Prozeduren und körperlichen Untersuchungen über sich ergehen lassen und wird dabei nicht immer einfühlsam behandelt. Vielen Frauen macht das Angst.

Manche Männer verstehen das nicht. Sie finden die perfekte Technologie, die heute eingesetzt wird, beruhigend und faszinierend. Aber würde sich ein Mann vorstellen, dass in seinen Geschlechtsteilen eine vergleichbare Veränderung vor sich ginge, hätte er vielleicht mehr Verständnis. Wie würde ihm zumute sein, wenn seine Hoden immer dicker würden, so dass er regelmäßig zur Untersuchung muss, wo er von fremden Menschen abgetastet und untersucht wird, die nur an seinem Unterleib interessiert zu sein scheinen? Wie würde er sich auf einem flachen hohen Bett vorkommen, die Beine weit gespreizt und auf Metallhaltern hochgelagert, während mehrere Frauen in weißen Kitteln ihn mit kleinen Taschenlampen in Augenschein nähmen und seinen Körper mit speziellen Apparaten untersuchen würden? Aus den Augenwinkeln würde er sie Fachtermini schreiben sehen, die offenbar mit einer Krankheit zu tun haben.

Es kann nicht schaden, wenn ein Mann einmal zur Vorsorgeuntersuchung mitgeht; so bekommt er eine Vorstellung davon, wie einschüchternd das sein kann. In der hektischen Atmosphäre einer stark frequentierten Praxis oder einer großen Klinik haben Frauen oft das Gefühl, Teil eines Fabrikationsprozesses zu sein. Sehr häufig ist eine Frau nach einem solchen Vorsorgetermin deprimiert und ängstlich. Wenn ihr Partner dabei ist, kann er sie seelisch unterstützen und eine gute Beziehung zum Arzt und vielleicht anderen Helfern aufbauen, die bei der Geburt dabei sein werden.

Wenn das nicht möglich ist, kann er ihr zumindest dadurch helfen, dass er ihr Selbstvertrauen stärkt und die Dinge mit ihr durchspricht, die sie ihren Arzt fragen möchte. Es hilft sehr, die Fragen aufzuschreiben. Legen Sie sich ein Notizbuch an, in dem Sie auch alle überlegenswerten Informationen notieren.

GEBURTSVORBEREITUNGSKURSE

In speziellen Kursen für werdende Eltern kann der Mann eine Menge über die körperlichen Vorgänge und emotionalen Veränderungen in der Schwangerschaft erfahren, sich über seine eigene Rolle klarer werden und vielleicht auch Filme ansehen, in denen die Frauen ähnliche Techniken wie die im Kurs erlernten anwenden.

UNTERSTÜTZUNG IM ALLTAG

In den letzten drei Monaten kann ein Mann seiner Partnerin viel helfen, indem er sie darin bestärkt, sich öfter auszuruhen und nachmittags oder früh abends zu schlafen. Zusätzliche arbeitssparende Geräte, eine Haushaltshilfe oder z. B. die Dienstleistungen einer Wäscherei können zur Entlasung beitragen. Vielleicht kann er das Einkaufen übernehmen oder zumindest die schweren Einkaufstaschen tragen. Alle anstrengenden Arbeiten wie z. B. Möbel umstellen, sind verboten. Wenn es ihr schwer fällt, sich hinunterzubeugen oder die Betten zu machen, kann er das übernehmen. Das bedeutet aber nicht, dass die Frau wie eine Schwerbehinderte behandelt werden muss. Unternehmen Sie schöne Dinge, gehen Sie miteinander aus, besonders am Ende der Schwangerschaft, wenn Sie ungeduldig auf die Geburt warten. Und am besten schirmt der Mann seine Frau von all den gut gemeinten Ratschlägen ab, die oft widersprüchlich und verwirrend sind, und unterstützt sie dabei, die Dinge so anzugehen, wie sie beide es ursprünglich gemeinsam beschlossen haben.

Ihre Partnerschaft

Schwangere Frauen sind nicht einfach nur Patientinnen bei der Vorsorge oder lediglich zukünftige »Mamis«. Gewöhnlich haben sie auch eine Liebesbeziehung zu einem Mann. Die Schwangerschaft kann eine gute Gelegenheit für beide Partner sein, Dinge über sich selbst und den anderen zu entdecken. Ganz unabhängig davon, was zwei Menschen füreinander empfinden, die emotionalen Veränderungen der Schwangerschaft werden sich auf sie beide auswirken. Wenn sie schlecht miteinander reden können, wird aus einem kleinen Problem häufig eine Krise.

Belastungen für das Paar

Für einige Paare ist diese Übergangszeit besonders schwierig, unter anderem für solche, die in einer losen oder unverbindlichen Beziehung gelebt und der Frage, ob Heirat oder nicht, bisher keine besondere Bedeutung beigemessen haben. Auch wenn beide gern in ihrem Beruf arbeiten und sich nie als Eltern gesehen haben, sich aber trotzdem – wenn auch nicht geplant – für das Kind entscheiden, kann die Schwangerschaft belastet sein. Sehr schwierig kann es auch werden, wenn die Frau die Pille zwar absetzt, weil sie irgendwann ein Kind möchte, aber sofort schwanger wird, noch ehe sich das Paar mit der Vorstellung, Eltern zu sein, wirklich angefreundet hat. In all diesen Situationen müssen sich Paare schnell umstellen und sich einer großen Belastungsprobe unterziehen, auch wenn sie gleichzeitig positiv überrascht und froh sind.

Vielleicht haben sie, sobald sie anderen Menschen von der Schwangerschaft erzählen, den Eindruck, sie hätten eine ganze Maschinerie in Gang gesetzt. Einige Paare berichten, dass sie mit ihrer Entscheidung, aus Karrieregründen auf Nachwuchs vorerst zu verzichten, bei Verwandten und besonders bei den Eltern auf starke Ablehnung gestoßen waren; als dann die Frau schließlich doch schwanger wurde, fühlten sie sich von der Erleichterung und Freude dieser Menschen überrumpelt; endlich schienen sie dem zu entsprechen, was allgemein von ihnen erwartet wurde. Sogar diese positiven Reaktionen kamen ihnen wie eine öffentliche Einmischung in ihre ganz persönliche Beziehung vor.

Über Probleme reden

Oft hat man den Eindruck, als zögen sich Frau und Mann im Verlauf der Schwangerschaft in verschiedene Welten zurück. Er erlebt sie als sehr launisch und empfindlich, sie wiederum ihn als gleichgültig, lieblos und grob. Er hat das Gefühl, dass er keine »vernünftigen« Gespräche mehr mit ihr führen könne und sie sich nur noch für das Baby interessiere. Vielleicht kommt er sich auch abgelehnt vor und hat das Gefühl, plötzlich mit einer ganz anderen Frau zusammenzuleben. Da sie meist keinen Kontakt zu anderen Paaren haben, denen es ähnlich ergeht, glauben sie vielleicht, dass nur sie allein solche Probleme hätten. Versuchen Sie, mit anderen werdenden Eltern ins Gespräch zu kommen. Das hilft Ihnen zu erkennen, unter welchem gesellschaftlichen Druck werdende Eltern oft stehen. Auch der gemeinsame Besuch eines Vorbereitungskurses kann eine Brücke zwischen den Geschlechterrollen schlagen und Mann und Frau einander wieder näher bringen.

Gespräche in der Gruppe

In einem Geburtsvorbereitungskurs sprachen verschiedene Paare über die Auswirkungen der Schwangerschaft auf ihre Beziehung. Eine Frau, die das Gefühl hatte, dass ihre Individualität in der Rolle der werdenden Mutter untergegangen sei, sagte, dass sie Angst davor habe, wie sehr sich ihre Beziehung verändere. Würden sie aus einem Liebespaar zu »Mami« und »Papi« werden? Aus der Angst heraus war sie manchmal sogar wütend auf das Baby.

In dem Gespräch wurde klar, dass die anderen Paare unter einem ähnlichen Druck standen und vergleichbare Ängste hatten. Manche von ihnen waren fest entschlossen, es ganz anders zu machen als ihre eigenen Eltern. Alle waren sich darüber einig, dass es wichtig sei, bei der Vorbereitung auf das Kind nicht nur über praktische Dinge zu reden, sondern auch über die Vorstellungen, wie sie als Eltern sein wollten.

Mutter zu werden verursacht emotionale »Wachstumsschmerzen«, die ebenso beunruhigend sein können wie in der Pubertät. Auch ein Mann macht häufig einen solchen psychischen Prozess durch, aber gewöhnlich fühlt er sich noch weniger dazu berechtigt, darüber zu sprechen, denn schließlich ist *er* ja nicht schwanger. Um für ihre Kinder gut sorgen zu können, müssen sich Mann und Frau gleichermaßen verändern.

Ein Paar, das diesen Prozess bei einer früheren Schwangerschaft bereits durchgemacht hatte, meinte, dass sie sich durch Reden gegenseitig besser verstanden hätten und ihre neuen Aufgaben ihnen mit der Zeit gefielen. Zunächst schlüpften sie in die Rolle der »Mutter«- bzw. des »Vaters«, bis sie feststellten, dass sie wirklich gut darin waren. Sie lernten dadurch Eigenschaften kennen, die sie am anderen nie vermutet hätten.

Selbstvertrauen entwickeln

Viele Paare haben für das Ungeborene einen Kosenamen und reden mit ihm wie mit einem guten Freund. Wenn der Arzt die Frau abtastet oder das medizinische Personal bei den Vorsorgeuntersuchungen die Frau »übernimmt«, kommt vielleicht das Gefühl auf, als würde man sich in eine sehr persönliche Beziehung zwischen ihnen dreien einmischen. Aus »unserem« Baby wird »das« Baby. Eine Frau braucht das Gefühl, dass ihr Baby wirklich ihr gehört.

AN DER ERFAHRUNG WACHSEN

Viele Paare bekommen Kinder, noch ehe sie emotional dazu wirklich bereit sind. Doch Babys kommen trotz der zwiespältigen Gefühle ihrer Eltern auf die Welt. Wenn eine Frau sich für ein ungeplantes Kind entscheidet, braucht sie besonders viel emotionale Unterstützung – und wenn ein Mann ihr auch sonst nichts bieten kann, dann zumindest diese Art von Hilfe. Obwohl es für beide schmerzlich ist, sich nach der Geburt zu trennen, kann die Erfahrung für beide doch wichtig sein. Wenn ein Paar nicht wirklich glücklich miteinander ist, besteht sogar noch mehr Anlass, die Schwangerschaft zur gemeinsamen Vorbereitung auf das Kind zu nutzen, schon deshalb, weil diese Aufgabe eine neue Wahrnehmung des anderen und eine bessere Einfühlung in seine Bedürfnisse bewirken kann.

Bei der Geburtsvorbereitung geht es nie allein um das Aneignen bestimmter Verhaltensweisen und Übungen. Sie ist vielmehr ein Prozess, bei dem zwei Menschen sich zusammen auf ein gemeinsames Vorhaben einlassen. Sie haben Gelegenheit, mehr Verständnis für die Bedürfnisse des anderen aufzubringen und ihre Beziehung zu bereichern. Für beide Eltern kann die Schwangerschaft eine Zeit des Wachsens sein. Wenn ein Mann und eine Frau verstehen lernen, was die Schwangerschaft für den anderen bedeutet, sind sie auf dem Weg zu *gemeinsamem* Wachstum.

Die emotionalen Veränderungen während der Schwangerschaft betreffen *alle* werdenden Eltern, und es kann helfen, zu wissen, dass andere Paare ähnliche Erfahrungen durchmachen. Miteinander reden baut Ängste ab und hilft werdenden Eltern zu besserem Verständnis ihrer Gefühle.

Sex in der Schwangerschaft

Körperliche Liebe in der Schwangerschaft ist für Ihr Wohlbefinden wichtig, unabhängig davon, ob es zum Geschlechtsakt kommt oder nicht. Streicheln, Massage, liebevolle Berührungen und sexuelle Erregung, das alles gehört zum körperlichen Ausdruck einer Beziehung.

EINSTELLUNGEN ZUR SEXUALITÄT

Viele Paare schlafen in der ganzen Schwangerschaft miteinander. Wenn Ihnen zu Beginn übel ist, ist Ihnen vielleicht nicht danach zumute, doch in der Mitte der Schwangerschaft ist Lieben meist aufregend und befriedigend, für manche sogar zum ersten Mal. Die Schwangerschaft ist eine gute Gelegenheit, mehr über Ihren Körper zu erfahren. Wenn eine Frau sich ihrer Gebärmutter, Scheide und Beckenbodenmuskulatur bewusster wird, wird sie in diesem Bereich wahrscheinlich auch empfindsamer. Manche Frauen erleben in der Schwangerschaft zum ersten Mal einen Orgasmus. Vielen ist die Funktion des Beckenbodens beim Lieben gar nicht bewusst, und manche wissen nicht, wie Scheide, Schamlippen und Klitoris beschaffen sind.

Dabei geht es nicht einfach um verstandesmäßiges Wissen und Kennen von Schnittzeichnungen der weiblichen Geschlechtsorgane. Manche Frauen mögen ihren Körper nicht und misstrauen ihm. In der Schwangerschaft lernen sie ihn vielleicht zum ersten Mal wirklich kennen und fühlen sich wohl in ihm. Wenn Sie starke Gefühle bisher niemals zugelassen haben, dann können durch die Vorbereitung auf die intensiven Gefühle während der Wehen und die überwältigende Geburtserfahrung Fähigkeiten zum »Loslassen« in Ihnen frei werden, die Ihnen auch in der Liebe zugute kommen.

Manche Paare haben jedoch (besonders gegen Ende der Schwangerschaft) das Gefühl, der Arzt hätte Einwendungen gegen Sex. Vielleicht haben sie dann Schuldgefühle und befürchten, ihrem Baby zu schaden. Dieses Thema wird sehr häufig in Vorbereitungskursen besprochen. Paare klagen oft darüber, dass es ihnen schwer fällt, mit dem Arzt über Sexualität zu reden.

Stellungen beim Lieben

Die übliche Stellung (»Missionarsstellung«) ist meistens nicht bequem, außer der Mann stützt sich auf allen vieren ab und entlastet die Frau von seinem Gewicht. Probieren Sie andere Haltungen aus, bei denen die Frau oben liegt oder der Mann von der Seite oder von hinten eindringt (siehe S. 168–169). Das Baby nimmt dabei keinen Schaden: Es ist durch das Fruchtwasser gepolstert und der Schleimpfropf verschließt den Muttermund wie ein Flaschenkorken. Selbst wenn der Bauch stark erschüttert wird, schwebt das Baby unbeschadet im Wasser.

Können durch einen Orgasmus die Wehen beginnen?

Zwar zieht sich beim Orgasmus die Gebärmutter zusammen, doch wird dadurch die Geburt nicht ausgelöst, wenn Sie nicht sowieso kurz davor sind. Gebärmutterkontraktionen nach dem Liebesakt sind ganz natürlich und gehen gewöhnlich nach ein paar Minuten wieder vorbei.

Die Gebärmutter ist ein aktives Organ, das sich von der ersten Periode an bis zur Menopause rhythmisch zusammenzieht. Besonders rege ist sie in der Schwangerschaft, und die Vorwehen in den letzten Monaten sind eine Vorbereitung auf die Geburt. Wenn Sie durch vorzeitige Wehen Schmierblutungen haben oder wenn der Schleimpfropf schon abgegangen ist, sollten Sie nicht mehr miteinander schlafen. Wenn der Schleim im Muttermund durch die Gebärmutterkontraktionen gelockert worden ist (was in den letzten 4 bis 5 Wochen passieren kann), ist eine aufsteigende Infektion möglich.

Geschlechtsverkehr, um die Geburt auszulösen

Wenn der errechnete Termin herangerückt ist, kann Geschlechtsverkehr eine Möglichkeit sein, die Geburt auf natürliche Weise in Gang zu bringen. Manche Frauen vermuten, dass sie auf die Prostaglandine im Ejakulat besonders leicht reagieren. Am besten ist eine Haltung, bei der die Samenflüssigkeit direkt zum Muttermund gelangen kann – z.B. wenn die Frau auf dem Rücken liegt und die Beine um die Hüften des Mannes legt. Gehen Sie so spät in der Schwangerschaft dabei äußerst sanft vor.

Auch eine Stimulierung der Brust kann gegen Ende der Schwangerschaft Wehen auslösen. Wenn kein Grund zur Annahme besteht, dass Ihr Baby zu früh kommen könnte, ist das harmlos und kann sogar gut sein, weil Vorwehen den Weg für die Geburt bereiten hel-

Liebe in der Schwangerschaft

Für manche Frauen wird die Liebe in der Schwangerschaft noch aufregender, andere haben überhaupt keine Lust darauf. Beide Reaktionen sind normal. Sex in der Schwangerschaft sollte immer behutsam und zärtlich sein. Viele Paare entdecken dabei neue Möglichkeiten, sich zu lieben.

Welche Haltung Sie auch bevorzugen …

… ob Ihr Partner oben liegt, ohne jedoch Ihren Bauch zu belasten …

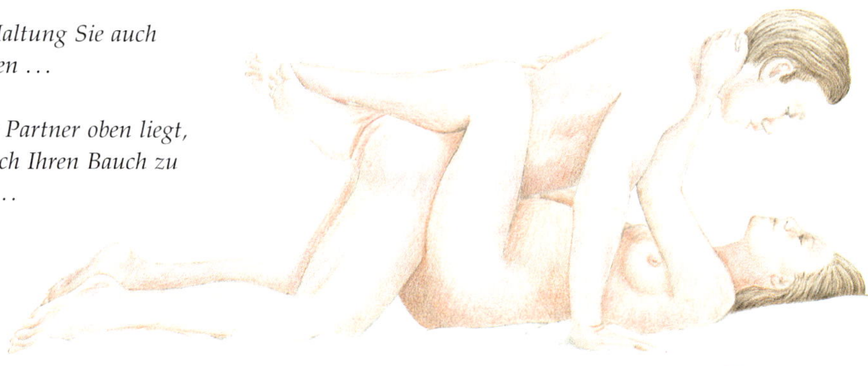

… oder Sie oben liegen …

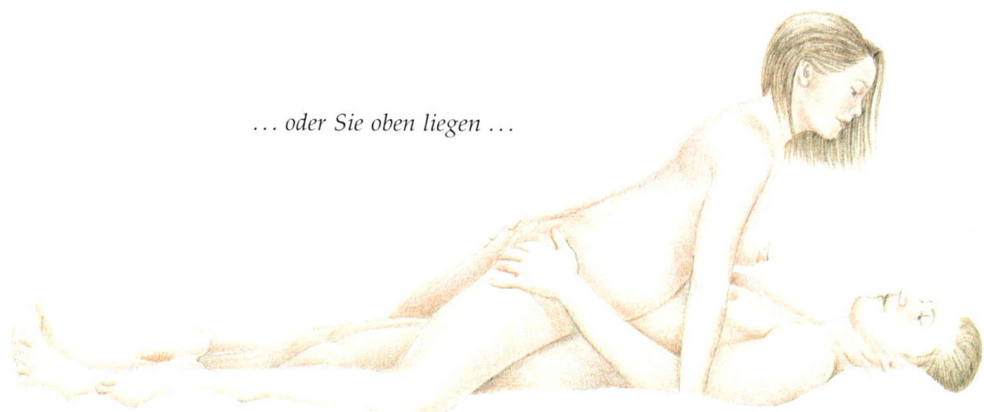

fen, den Muttermund erweichen und hochziehen und ihn etwas eröffnen, noch ehe die Geburtswehen einsetzen.

STIMULIERUNG DER BRUSTWARZEN BEI DER GEBURT

Wenn die Wehen zum Stillstand gekommen sind, können sie häufig durch Stimulierung der Brustwarzen wieder in Gang gebracht werden, was einen Oxytozintropf erübrigt. Vielleicht hat jemand, den Sie lieben, mehr Erfolg als eine Milchpumpe. Möglicherweise sind die Hebamme oder der Arzt einverstanden, eine Weile hinauszugehen und das Weitere Ihnen zu überlassen. Die natürliche Methode ist jedenfalls einen Versuch wert. Ihre Gefühle als Liebende stehen nicht im Widerspruch zu den Gefühlen der Zärtlichkeit und Fürsorge für Ihr Baby.

… ob Sie beide entspannt auf der Seite liegen …

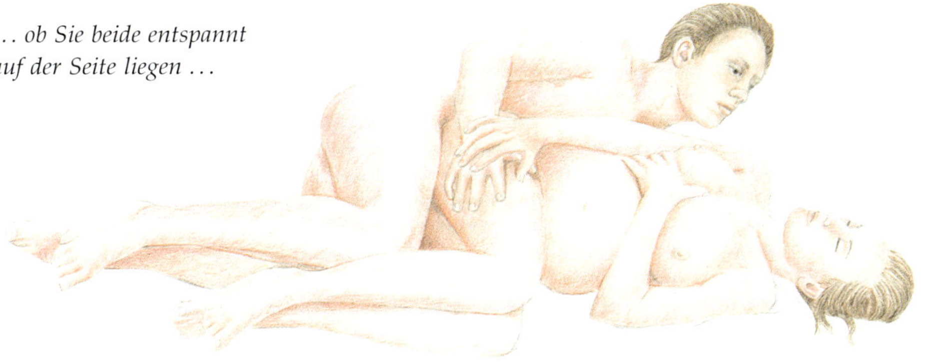

… oder beide knien …

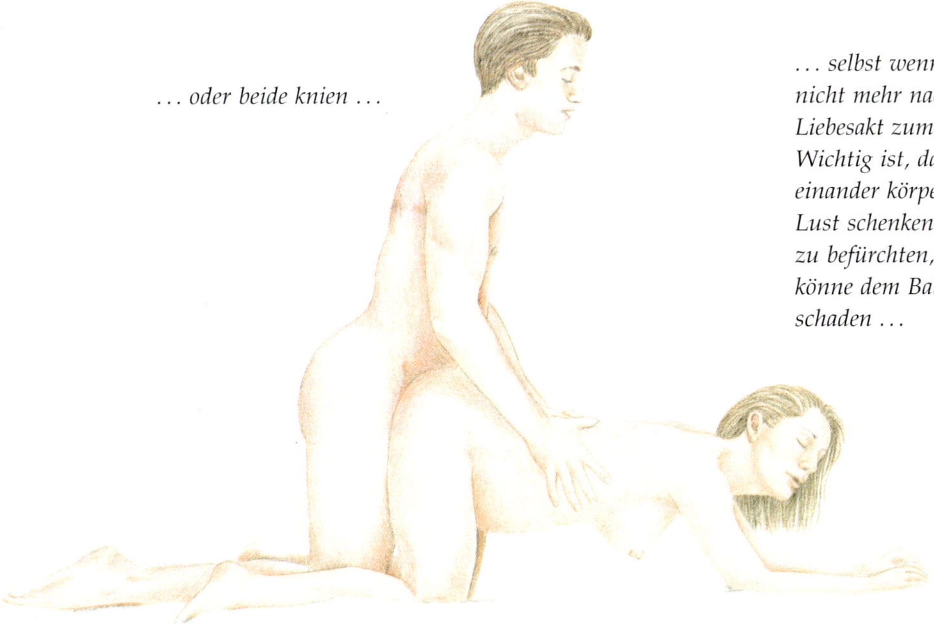

… selbst wenn Ihnen nicht mehr nach dem Liebesakt zumute ist: Wichtig ist, dass Sie einander körperliche Lust schenken, ohne zu befürchten, es könne dem Baby schaden …

Wieder schwanger

Die Schwangerschaft ist beim zweiten und allen folgenden Malen stets eine neue Erfahrung, da immer andere Unwägbarkeiten auftreten. Um mit ihnen fertig zu werden, brauchen Eltern Flexibilität und Erfindungsgabe. In gewisser Hinsicht ist alles viel leichter, weil Sie wissen, was Ihnen bevorsteht und wahrscheinlich Vertrauen in Ihre Fähigkeit zu gebären entwickelt haben. Vielleicht erleben Sie die jetzige Schwangerschaft gelassener und genussvoller. Doch können Schwierigkeiten auftauchen, die für Sie überraschend sind, weil Sie dachten, dieses Mal sei alles einfacher.

Reaktionen auf eine weitere Schwangerschaft

Die Reaktionen der anderen Auch wenn bei Ihrem ersten Kind alle begeistert waren, zeigen Freunde und Verwandte beim nächsten Mal gewöhnlich viel weniger Interesse und reagieren vielleicht sogar mit Missbilligung, sollten Sie schon mehrere Kinder haben oder sehr bald wieder schwanger geworden sein. Möglicherweise wird Ihnen das Gefühl vermittelt, dass Sie sehr egoistisch oder sogar unsozial handeln.

Die Reaktion Ihres Partners Ihr Partner ist vielleicht über eine weitere Schwangerschaft nicht so begeistert; wenn er sehr beschäftigt ist, wird er wenig Anteilnahme zeigen. Wenn ein zweites oder weiteres Baby erwartet wird, empfinden viele Männer ihre finanzielle Verantwortung als noch belastender. Das erste Kind hat Freude gemacht, doch jetzt kommt er sich wie in einer Falle vor, da er jahrelang eine wachsende Familie zu versorgen hat. Viele Frauen sind über derartige Reaktionen sehr enttäuscht und vermissen die Freude und Gemeinsamkeit, die durch das erste Baby entstanden waren. Sprechen Sie miteinander, damit jeder von Ihnen verstehen kann, was diese Erfahrung für den anderen bedeutet.

Zeit zum Entspannen finden

Wenn Sie schon mehrere energiesprühende Kinder haben, kann die Schwangerschaft sehr anstrengend sein. Beim ersten Kind konnten Sie sich viel mit sich selbst beschäftigen, sich den Luxus eines Nachmittagsschlafs gönnen, nachdenken, Pläne machen, träumen. Wenn Sie im Familienalltag eingespannt sind, die Kleinen zum Kindergarten oder zur Schule bringen und wieder abholen müssen, das Essen kochen und den täglichen Kampf mit Dreirädern im Flur und Bröseln auf dem Teppich aufnehmen müssen, werden Ihre Gedanken an die Schwangerschaft dabei in den Hintergrund gedrängt. Ihnen fehlt einfach die Zeit. Das kann dazu führen, dass Sie sich selbst, Ihre Ernährung und Ihre Entspannung vernachlässigen und nicht dazu kommen, »Ihre Mitte zu finden«. Wenn Ihnen das zwischendurch bei all Ihren Pflichten als Ehefrau, Mutter, Krankenpflegerin, Therapeutin, Lehrerin, Gastgeberin, Chauffeurin, Reinigungskraft, Köchin und Tellerwäscherin klar wird, kann es sein, dass Sie Schuldgefühle bekommen. Das kleine Wesen, das in Ihnen wächst, tut Ihnen Leid, und vielleicht haben Sie Angst, dass Sie ihm nicht die Zeit oder Liebe geben können, die Sie Ihren anderen Kindern gewidmet haben.

Dieses Gefühl kann nach der Geburt, wenn sich Ihr Baby in das Familienleben einfügen muss und Sie nicht immer Ihre eigenen Aktivitäten den Bedürfnissen des Neuankömmlings anpassen können, noch stärker sein. Es ist schwierig, Ihr Zweijähriges auf den Topf zu setzen oder drei Kinder im Zaum zu halten, die sich bei feuchtfröhlichem Spiel in der Badewanne gegenseitig untertauchen, und gleichzeitig das Baby ungestört zu stillen.

Sprechen Sie mit anderen Frauen in ähnlichen Situationen über diese Gefühle. Wenn Sie Schuldgefühle haben, gibt es nur eine Lösung: Versuchen Sie, Ihr Leben so einzurichten, dass Ihnen täglich ein wenig Zeit bleibt, um sich auf Ihr Baby einzustellen und die nötigen Vorbereitungen zu treffen. Das ist zweifellos schwierig. Vielleicht geht nachmittags jemand mit den anderen Kindern spazieren, oder Ihr Partner bringt sie abends immer ins Bett, so dass ein wenig Zeit für Sie bleibt.

Für sich selbst etwas tun

In einer neuen Schwangerschaft können Schmerzen und Beschwerden auftreten, die Sie bisher nicht kannten. Kinder hochheben, das unvermeidliche Aufräumen und Saubermachen können durch eine schlechte Haltung hervorgerufene Rückenschmerzen noch verstärken, die sich weiter verschlimmern, wenn Sie ständig müde sind und Dinge hastig erledigen. Wenn Ihr Kind nachts noch wach wird, nachmittags *überhaupt* nicht schläft oder schon sehr früh aufwacht, bekommen Sie wahrscheinlich nicht genug Schlaf und sehnen sich danach, einmal zehn bis zwölf Stunden ununterbrochen durchschlafen zu können. Vielleicht lässt sich das am Wochenende einrichten, wenn Ihr Partner daheim ist.

Es kann sein, dass Sie sich mit dem neuen Baby sehr viel schwangerer fühlen und auch so aussehen, was zum Teil auf Ihre schlechte Haltung und Müdigkeit zurückzuführen ist, aber auch mit der Dehnung Ihrer Gebärmutter bei vorausgegangenen Schwangerschaften zusammenhängt. Vielleicht sind Sie mit Ihrem Körper und Ihrem Aussehen überhaupt nicht zufrieden. Das drückt sich wieder in Ihrer Haltung aus – ein Teufelskreis.

Fragen Sie Ihre Geburtsvorbereiterin nach Übungen zur Festigung der Bauchmuskulatur. Setzen Sie Ihre Gesäß- und Beinmuskulatur zur Unterstützung Ihrer Wirbelsäule und Ihres Bauches ein, und machen Sie jeden Tag einige rhythmische Übungen (siehe S. 124–125). Vielleicht macht es Ihrem älteren Kind Spaß, mitzumachen. Lassen Sie sich etwas einfallen, wie Sie sich selbst etwas

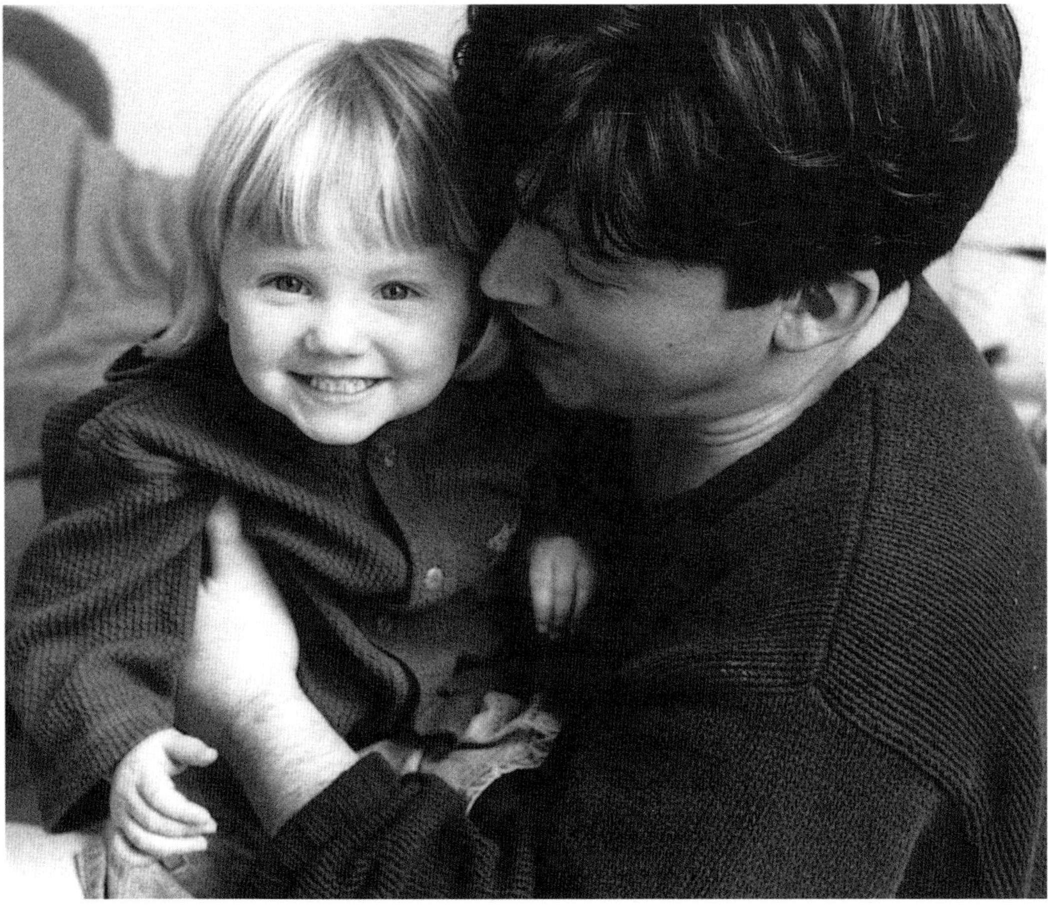

Eine Geburt bietet dem älteren Kind die Chance, *etwas über ein großes Lebensereignis zu lernen, neue soziale Fähigkeiten zu entwickeln und bewusster zu werden.*

Gutes tun können. Bitten Sie Ihren Partner z.B. um eine Körpermassage. Überlegen Sie, was Sie aufheitern könnte.

Die Vorbereitung des älteren Kindes

Manche Eltern machen sich viele Gedanken darüber, wie sie ihr älteres Kind auf das neue Baby vorbereiten sollen. Dies scheint schwierig zu sein, wenn das Kind sehr anhänglich und noch sehr auf Sie angewiesen ist. Geburtsvorbereiterinnen kamen auf die Idee, für das Kind ein Buch zusammenzustellen, in dem Fotos von ihm selbst als kleines Baby, Zeichnungen, wie das Baby im Bauch wächst, und ein Foto der Mutter, als sie schwanger war, zu sehen sind.* So können Sie Ihrem Kind die Entwicklung des Babys mit einfachen Worten erklären. Es könnten Bilder folgen, auf denen das Kind schon größer ist, selber isst, spielt und im Haushalt und Garten hilft. Die letzte Seite könnte für ein Foto des neuen Geschwisters frei bleiben. Das hilft dem älteren Kind, sich auf das Baby einzustellen und zu erkennen, dass es auch einmal so klein und hilflos war.

Falls möglich, laden Sie eine Mutter mit ihrem Neugeborenen zu sich ein. Dann kann Ihr Kind ein richtiges Baby erleben und zuschauen, wie die Mutter es im Arm hält und versorgt. Viele Kinder stellen sich das Baby entweder als passives Bündel vor, mit dem sie wie mit einer Puppe umgehen können, oder als Spielkamerad, der von Anfang an mit ihnen herumtollt.

Wenn Ihr älteres Kind statt des Gitterbetts ein richtiges Bett bekommen soll, dann gewöhnen Sie es schon mehrere Monate vor der Geburt daran, damit es nicht meint, dass es wegen des Babys umziehen musste.

Die Beziehung zwischen dem Vater und dem älteren Kind ist in dieser Zeit von großer Bedeutung. Die beiden können dadurch einander näher kommen und mehr Zeit miteinander verbringen. Das ist vor allem nach der Geburt, wenn Sie intensiv mit dem Baby beschäftigt sind, eine große Entlastung.

Ältere Geschwister bei der Geburt

Wenn Sie Ihre älteren Kinder bei der Geburt des Babys dabei haben möchten, müssen Sie sie in Ihre Geburtsvorbereitung einbeziehen und auf das Geburtserlebnis vorbereiten: Beschreiben Sie einfach, aber anschaulich, wie das Baby zur Welt kommt, was bei den Wehen passiert und wie Sie sich möglicherweise verhalten werden. Kinder sind davon fasziniert, wie sich das Baby in der Gebärmutter entwickelt. Denken Sie aber auch daran, dass Kinder ebenso die Atmung und andere Geräusche kennen lernen sollten, die sie bei Ihnen vielleicht erleben werden. Nur Sie selbst können beurteilen, ob dieses Erlebnis für Ihr Kind positiv sein wird. Es kann eine wunderbare Lernerfahrung sein.

Bei der Geburt sollten Kinder einen Erwachsenen bei sich haben, der sich ausschließlich um sie kümmert. Die Wehen dauern oft lang, und die Kinder langweilen sich. Sie brauchen auch Erklärungen, was sie jeweils hören und sehen: »Sie ächzt, weil sie pressen will.«/»Dieses cremige weiße Zeug hat die Haut des Babys vor dem Wasser geschützt, damit sie weich und glatt bleibt und nicht schrumpelig wird.« Auch die Begleitperson des Kindes sollte gut informiert sein und selbst keine Scheu vor der Geburt haben, denn ein nervöser Erwachsener überträgt seine Ängste automatisch auf das Kind. Wenn es den Wunsch ausspricht, das Zimmer zu verlassen oder etwas anderes zu tun, sollte die Begleitperson sofort darauf eingehen. Auch Ihre Hebamme oder der Arzt sollte in die Planung einbezogen werden und Gelegenheit haben, die älteren Kinder kennen zu lernen und eine freundschaftliche Beziehung zu ihnen anzuknüpfen. Ab dem Alter von etwa vier Jahren können Sie Ihrem Kind helfen, einen eigenen Geburtsplan aufzustellen: »Ich möchte gern die Nabelschnur durchschneiden ... das Baby halten, wenn Mami es gehalten hat ... den Kuchen beim Geburtstagsfest anschneiden, wenn das Baby geboren ist.« Bei einer Hausgeburt ist es am besten, wenn Ihre anderen Kinder dabei sein können; tatsächlich ist das manchmal der Grund, warum sich eine Frau gegen eine Geburt in der Klinik entscheidet.

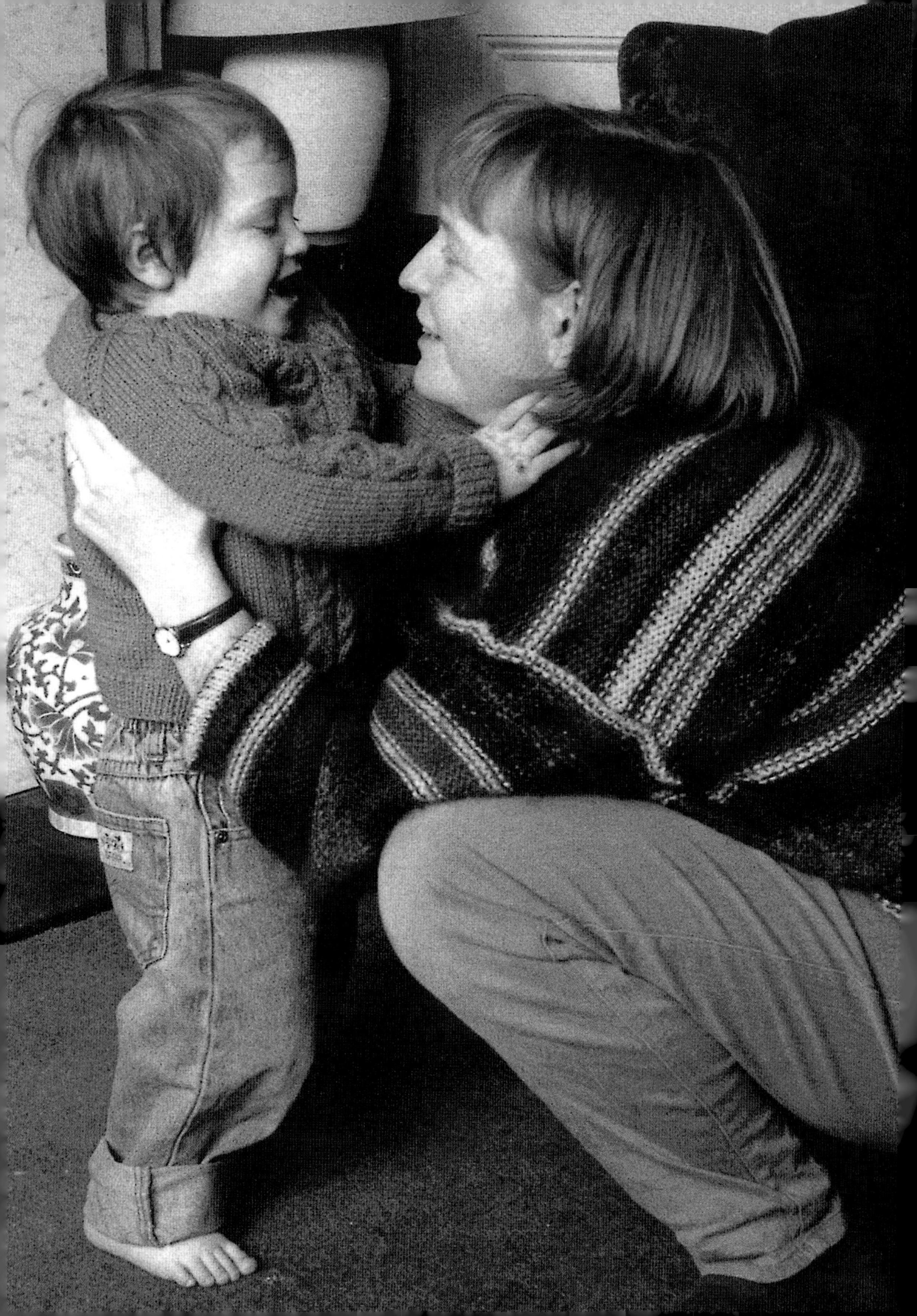

Vorbereitungen für die Geburt

Einstimmung auf die Geburtsarbeit

Ein wesentlicher Teil der Vorbereitung sind körperliche Übungen. Doch noch wichtiger ist es, konstruktiv über die Geburt nachzudenken. Stellen Sie sich vor, was in Ihrem Körper vor sich gehen wird und was Sie fühlen werden, und lassen Sie ein Bild entstehen, das für Sie wirklich Bedeutung hat. Nur so können Sie die subjektiven Empfindungen bei der Geburt in einen für Sie sinnvollen Zusammenhang einordnen und sich auf die kommenden Anforderungen einstellen.

Nehmen Sie sich also in der Schwangerschaft die Zeit, sich die Geburt Ihres Babys bildlich vorzustellen. Denken Sie an verschiedene Geburtsverläufe (siehe S. 262–276) und wie Sie sie bewältigen können.

GEBURTSVORBEREITUNG

Wahrscheinlich wird Ihr Körper auch ganz natürlich reagieren, wenn Sie an keiner Vorbereitung teilgenommen haben. Geburtsvorbereitung trägt jedoch dazu bei, dass Sie mehr über Ihren Körper erfahren und sich während der Schwangerschaft wohl darin fühlen. Sie lernen, sich so vorzubereiten, dass Sie bei der Geburt *mit* Ihrem Körper zusammenarbeiten können, anstatt gegen ihn anzukämpfen, und dass Sie die Tätigkeit Ihrer Gebärmutter verstehen und durch Entspannung, Atmung und gelenkte Konzentration allmählich in Einklang mit dem Geburtsvorgang gelangen. Das ist nicht nur für die Stunden der eigentlichen Geburtsarbeit wichtig, sondern entscheidet auch darüber, welche Gefühle diese Erfahrung hinterlassen wird; diese Gefühle beeinflussen Ihr Selbstbild und Ihre Beziehung zu Ihrem Baby. Die Geburt ist im Leben einer Frau nicht einfach »ein Tag wie jeder andere«. Im Nachhinein werden Sie sich lebhaft erinnern, wie es war, als die Wehen einsetzten, als die Fruchtblase platzte, an die Gefühle bei der Ankunft in der Klinik, an das Verhalten der Ärzte, Schwestern, Hebammen, an die Eingriffe in den Geburtsverlauf und natürlich an die erste Begegnung mit Ihrem Baby. Positive Erfahrungen bleiben schöne Erinnerungen. Negative Erfahrungen allerdings werden nicht vergessen, sondern graben sich noch tiefer ins Gedächtnis ein.*

Wahl des Vorbereitungskurses

Sie sollten sich schon möglichst bald nach einem Vorbereitungskurs umschauen, damit Sie und Ihr Partner sich mit den körperlichen Veränderungen in der Schwangerschaft vertraut machen können. Es lohnt sich, verschiedene Kurse in Ihrer Nähe zu besuchen. Bessere Vorbereitung setzt kritische und informierte Teilnehmer voraus. Jede Geburtsvorbereiterin, der wirklich etwas an ihrer Arbeit liegt, lernt von den Schwangeren und entwickelt ihre Kurse aufgrund der Rückmeldungen, die sie erhält, weiter.

Informationen über Vorbereitungskurse

Gehen Sie nicht davon aus, dass ein Kurs nur dann gut sein kann, wenn die Frauen, die an ihm teilgenommen haben, angenehme Wehen und eine leichte Geburt hatten. Wenn bei Ihnen eine Zangengeburt oder ein Kaiserschnitt notwendig sind, heißt das nicht, dass Sie bei der Anwendung des Gelernten »versagt« haben. Ein Baby zur Welt zu bringen ist nicht dasselbe, wie ein Examen zu bestehen oder einen Wettkampf zu gewinnen. Von Ihnen werden keine »Spitzenleistungen« wie z.B. eine Wehenarbeit von zwei Stunden oder der völlige Verzicht auf Schmerzmittel erwartet. Es geht vielmehr darum, dass Sie sich mit Ihren Reaktionen, vor allem mit Ihrer Atmung und Entspannung, auf den besonderen Verlauf Ihrer Geburt einstellen. Dabei kann es sehr hilfreich sein, auch mit Frauen zu sprechen, deren Geburt nicht so glatt verlaufen ist und zu erfahren, ob die Teilnahme an einem Vorbereitungskurs ihnen auf irgendeine Weise geholfen hat.

»Ich habe den größten Teil der Schwangerschaft hart gearbeitet, so dass die Stunden des Vorbereitungskurses für mich eine kostbare Zeit waren.«

Zwar bringen die Frauen ihre Babys überall auf die gleiche Weise zur Welt, doch kann die Geburt von jeder Frau wieder anders erfahren werden, genau wie der Geschlechtsakt – obwohl er mit bestimmten mechanischen und physiologischen Vorgängen verbunden ist, die immer ähnlich sind. Die Geburt ist weniger ein medizinischer Vorgang als eine psychosexuelle Erfahrung. Daher überrascht es nicht, dass sowohl Körper als auch Geist auf subtile Weise zusammenspielen müssen, damit Sie auf die dabei auftretenden Reize gut reagieren können.

Wenn Sie sich erkundigen, wie der Kurs war, dann fragen Sie eine Teilnehmerin, ob ihr die Techniken, die sie dort erlernt hat, bei der Geburt wirklich geholfen haben, ob sie sich der Geburt gewachsen fühlte und den Eindruck hatte, genau zu wissen, was vor sich ging. Wenn sie sagt, dass alles nichts geholfen hat, und andeutet, dass im Kurs wenig auf die praktische Situation während der Geburt eingegangen wurde, dann war der Kurs wohl nicht besonders hilfreich, wenngleich sie vielleicht froh war, dort andere Schwangere kennen gelernt zu haben.

Vielleicht werden an Ihrer Klinik Geburtsvorbereitungskurse angeboten. Meistens liegt das Hauptgewicht dort allerdings auf den gängigen Verfahren dieser Klinik und nicht auf anderen Wahlmöglichkeiten; Sie lernen wahrscheinlich auch mehr über Säuglingspflege als darüber, wie Sie sich selbst während der Wehen helfen können. Fragen Sie Ihren Arzt oder Ihre Hebamme nach weiteren Adressen (siehe auch S. 413–414).

WORAN KANN MAN EINEN GUTEN VORBEREITUNGSKURS ERKENNEN?

Gute Vorbereitungskurse sind aufbauend in dem Sinne, dass Sie jedes Mal ein bisschen mehr lernen und nicht bereits in der dritten oder vierten Stunde das Gefühl haben, alles schon einmal gehört zu haben.

Sie sollten jederzeit Fragen stellen können, es sollten offene Gespräche möglich sein, und Sie sollten praktische Übungen machen und nicht nur Vorträge anhören müssen. Sie sollten Atem- und Entspannungsübungen erlernen, deren Bedeutung für die Geburt genau beschrieben werden. Entspannung ist gar nicht so leicht, wie sich das anhört. Es reicht nicht, sich vor den Fernseher plumpsen zu lassen oder sich mit einer Tafel Schokolade und einem guten Buch ins Bett zu legen. Sie sollen dahin gelangen, dass Sie Muskelgruppen in Ihrem ganzen Körper so wahrnehmen und kontrollieren können, dass Sie sie willentlich anspannen und loslassen können. Dazu gehören auch Muskeln, von deren Existenz Sie vielleicht gar nichts wissen.

Sie sollten auch lernen, sich *unter Stress* zu entspannen, also nicht nur dann, wenn Sie bequem in einem Liegestuhl liegen oder Ihnen im Kurs eine beruhigende Stimme Anweisungen gibt. Es ist immer hilfreich, für die einzelnen Geburtsphasen verschiedene Atemmuster und -rhythmen kennen zu lernen (siehe S. 201–208).

Nützlich ist ein Kurs dann, wenn er den Teilnehmerinnen eine Vorstellung vermittelt, was es heißt, Wehen zu haben, wie kraftvoll und überwältigend sie sein können. Die Leiterin eines solchen Kurses erklärt alles ausführlich, ohne Angst zu haben, dass das die Frauen belasten könnte. In manchen Kursen wird viel zu sehr auf die Schwangeren eingeredet und kaum auf Fragen eingegangen. Doch Sie haben ein Recht darauf zu verstehen, was mit Ihrem Körper geschieht und was man mit Ihnen zu tun beabsichtigt. Eine gute Kursleiterin wird Ihnen niemals antworten: »Ach, darüber machen Sie sich mal keine Sorgen« oder Ihnen den Eindruck vermitteln, dass man nur das Beste für Sie und Ihr Baby tun wird und Sie nichts weiter zu tun brauchen, als Vertrauen zu Ihren Geburtshelfern zu haben. Bei den Gesprächen sollte ein wirklicher Austausch stattfinden.

»Ich wollte nicht nur beruhigendes Gerede hören und über Unannehmlichkeiten plaudern, sondern absolut ehrliche Informationen erhalten, damit ich rationale Entscheidungen treffen konnte.«

Sehr viel hängt von der Persönlichkeit der Kursleiterin ab. Es geht nicht so sehr um eine »Methode«, die gut oder unwirksam ist, sondern um die Qualität des Kurses an sich und vor allem um die Beziehung der Kursleiterin zu den Teilnehmern. Ich habe Kurse gesehen, die sehr mechanisch abliefen und bei denen viele unwichtige körperliche Übungen gelernt wurden, doch dank der Persönlichkeit und der Einstellung der Kursleiterin beteiligten sich die Frauen aktiv und freudig an ihrer Geburtsarbeit.

DICK-READ-METHODE

In der Geburtsvorbereitung gibt es verschiedene Ansätze, und die einzelnen Bezeichnungen können verwirrend sein. Die Dick-Read-Methode ist nach Dr. Grantly Dick-Read benannt*; sie ist die älteste Methode und wird gewöhnlich mit Entspannungsübungen in Verbindung gebracht. Dieser Ansatz geht davon aus, dass Unwissen Angst macht und Spannungen auslöst, die dann wiederum Schmerzen hervorrufen. Um die Angst zu überwinden, wird tiefe Entspannung und die dazu gehörende Atmung gelehrt. Gleichzeitig bekommen die Frauen ausführliche Informationen über den Geburtsvorgang, machen Übungen für Beweglichkeit und gute Haltung und führen Gespräche über Stillen und die Vorbereitung darauf. Heute wird die Read-Methode nur noch selten in ihrer klassischen Form unterrichtet, doch die meisten Geburtsvorbereiterinnen nehmen die Grundgedanken in ihr Konzept auf.

PSYCHOPROPHYLAKTISCHE VORBEREITUNG

Hierbei handelt es sich um ein systematisiertes Training, bei dem bestimmte Atemtechniken und nicht so sehr Entspannung im Vordergrund stehen. Ursprünglich wurde diese Methode in der ehemaligen Sowjetunion entwickelt und fand von Frankreich und Amerika aus auch bei uns Verbreitung.* In solchen Kursen werden den Frauen zunächst Ängste und Zweifel hinsichtlich der Geburt »wegtrainiert«, um die Geburtswehen als hilfreiche Signale zur Atmung und nicht als Schmerzen anzusehen. Ferner werden Übungen für die Geburt und zum Fitbleiben gelehrt sowie ausführlich über Anatomie und körperliche Vorgänge in der Schwangerschaft informiert. In den 70er-Jahren wurde Psychoprophylaxe in Form von viel »Gekeuche und Geschnaufe« unterrichtet, mit Ablenkungstechniken und anstrengenden Übungen für die Pressphase.

Der Franzose Fernand Lamaze hat diese Kurse weiterentwickelt, sie werden deshalb auch als Lamaze-Kurse und in Frankreich als *accouchement sans douleur* (Geburt ohne Schmerz) bezeichnet. Das ist etwas irreführend, denn wenn eine Frau bei der Geburt Schmerzen hat, so meint sie vielleicht, sie mache etwas falsch oder etwas sei nicht in Ordnung. Für die meisten Frauen sind Wehenschmerzen eine natürliche Begleiterscheinung der Geburt, mit denen sie, wenn sie sich entsprechend darauf einstellen und emotionale Unterstützung und Zuspruch bei der Geburt erhalten, sehr gut ohne pharmazeutische Hilfsmittel zurechtkommen, wenn sie das möchten.

Seit den Anfängen hat sich die Psychoprophylaxe grundlegend geändert. Es gibt keine Dogmen mehr, bestimmte Atemtechniken sind kein Muss mehr, es herrscht eine allgemein entspanntere Einstellung. Viele Geburtsvorbereiterinnen haben Fortbildungen in Gruppendynamik und psychologischer Beratung gemacht, und einige haben aus der Psychoprophylaxe heraus ihren eigenen Ansatz entwickelt.

Bradley-Methode

In den USA hat der Geburtshelfer Robert Bradley die »Geburt unter Leitung des Ehemanns« entwickelt, in der der Mann für die Frau die Rolle des Lehrers übernimmt, der sie in der Schwangerschaft und bei den Wehen unterstützt und langsam und tief mit ihr atmet. Geburtshilfliche Eingriffe werden auf ein Minimum beschränkt, schmerzlindernde Mittel nicht verwendet. Viele Bradley-Anhänger entscheiden sich für eine Hausgeburt.

Autogenes Training

Bei diesem Körpertraining, das auf die Methode von J. H. Schultz zurückgeht, wird Entspannung und natürliche Atmung durch die Vorstellung von Wärme und Schwere in verschiedenen Körperteilen erzeugt.

Aktive Geburt

Janet Balaskas hat eine aktive Methode der Geburtsvorbereitung entwickelt, die auf Hatha-Yoga beruht. Die Betonung liegt dabei auf viel Bewegung und wechselnden Haltungen in der Eröffnungsphase und auf Geburtspositionen wie Hocken, Knien oder dem Vierfüßlerstand. Damit das mühelos gelingt, sind vorbereitende »Stretching«-Übungen wichtig. Eine Frau lernt, wie sie mit Hilfe ihres Partners »öffnende« Haltungen einnehmen kann.*

Diese Vorbereitungsmethoden finden immer häufiger Eingang in die verschiedensten Paarkurse, und Janet Balaskas ist es zu verdanken, dass in vielen Kliniken auf der ganzen Welt Frauen nicht mehr auf dem Entbindungsbett oder -tisch gebären müssen.

Odents Einfluss auf die Geburtsvorbereitung

Dr. Michel Odent ist zwar Chirurg, doch für ihn hat Geburt nichts mit operativen Eingriffen zu tun. Ihm kommt es darauf an, eine Atmosphäre zu schaffen, in der sich die Frau einem spontanen seelisch-körperlichen Prozess überlassen kann, bei dem sie sich, wenn sie nicht gestört wird, wie »auf einem anderen Stern« fühlen kann.

Anstelle von Geburtsvorbereitungskursen bietet Odent gemeinsames Singen an. Es treffen sich junge Eltern, Schwangere und ihre Partner, Hebammen, Ärzte und kleine Kinder, um miteinander Lieder zu singen.

Er hat das warme Bad für die Geburt wieder entdeckt und bietet den Frauen die Möglichkeit, sich in einem großen Becken in einem abgedunkelten Raum friedlich vom Wasser tragen zu lassen. Er hält die Hockstellung für die günstigste Gebärposition, wobei die Frau vom hinter ihr stehenden Partner oder einer Helferin abgestützt wird.

Michel Odents Anregungen sind von zahlreichen Geburtszentren, von Hebammen und von Geburtsvorbereiterinnen übernommen worden.

Sheila Kitzingers psychosexueller Ansatz

Mein eigener »psychosexueller Ansatz« ist sowohl aus der Dick-Read-Methode wie auch der psychoprophylaktischen Vorbereitung heraus entstanden und umfasst viele aktive Haltungen und Bewegungen bei der Geburt. Er geht davon aus, dass die Frau eine aktive Gebärende und keine passive Patientin ist. Es geht dabei um Geburt als Erfahrung und nicht um einen bestimmen Ablauf von Atem- und Entspannungsübungen.

Wichtige Beiträge haben dabei Psychologie und Sozialanthropologie geliefert und vor allem meine eigenen Beobachtungen der Geburt in vielen verschiedenen Kulturen. Von den Frauen selbst habe ich am meisten gelernt. Bei der Geburt spielen oft kaum wahrgenommene Gefühle über uns selbst eine Rolle, die sich in der Kindheit entwickelt haben: Einstellungen zu unserem Körper und Körperphantasien, Gefühle über die relative Größe und Lage von Organen und Körperöffnungen sowie Vorstellungen von Sauberkeit und Schmutz, Schönheit und Hässlichkeit. Das alles ist zum Teil gesellschaftlichen Ursprungs, Ergebnis unserer Erziehung und familiären Beziehungen.

Die Geburt ist nicht nur eine völlig private Angelegenheit, sondern auch ein Ereignis von gesellschaftlicher Bedeutung. Dabei spielen menschliche Beziehungen in manchmal angespannten Ausnahmesituationen eine große Rolle, deshalb sollte die Frau wissen, wie sie am besten mit ihren Helfern bei der Geburt redet. Sie soll sich vorstellen können, was in den Ärzten und Hebammen vorgeht. Alle Geburtsvorbereiterinnen sind sich einig, dass die Schwangeren ausreichende Information brauchen. Deshalb beinhalten viele Kurse auch einen Klinikbesuch mit Kreißsaalbesichtigung. Frauen sollten nicht nur darüber Bescheid wissen, was auf sie zukommt, sondern auch lernen, wie sie verhandeln müssen, damit sie die Art von Geburt bekommen, die sie sich wünschen.

»Das Rollenspiel half mir sehr, weil ich verschiedene Möglichkeiten des Umgangs mit Ärzten und Schwestern ausprobieren konnte.«

Der Zweck von Vorbereitungskursen

Die angebotenen Kurse unterscheiden sich nach Art und Inhalt erheblich. Übereinstimmung besteht jedoch allgemein über die erforderliche Mindestdauer von sechs Doppelstunden. Die Teilnehmerinnen lernen, nicht gegen die Wehen anzukämpfen, sondern sich aktiv auf sie einzustellen. Es wird immer mehr Wert darauf gelegt, dass eine Frau die Atmosphäre vorfindet, die es ihr ermöglicht, ihrer eigenen Kraft zu vertrauen, ohne sich ständig fragen zu müssen, ob sie es auch gut macht. Die Kurse sollten auch den Vätern offen stehen, damit sie lernen, wie sie ihre Frauen in der Schwangerschaft und bei der Geburt am besten unterstützen und wie sie mit ihren eigenen Gefühlen umgehen. Es gibt auch Kurse, die nicht auf heterosexuelle Paare beschränkt sind. Im Vorbereitungskurs kann Ihr Partner ein Mann oder eine Frau sein, ein

Geliebter, Ehemann, Freund oder Verwandter. Wenn die Vorbereitung, an der Sie teilnehmen, Ihnen das nicht bietet, möchten Sie sie wahrscheinlich noch durch einen anderen Kurs, durch Lektüre oder, falls möglich, durch private Vorbereitung ergänzen.

Wann am besten beginnen?

Warten Sie mit der Anmeldung zu einem Kurs nicht bis zum letzten Augenblick, für welche Methode Sie sich auch entschieden haben. Fangen Sie vier oder fünf Monate vor dem Geburtstermin damit an, auch wenn manche Kurse erst für Frauen ab dem achten Monat bestimmt sind. Vielleicht können Sie die Kursleiterin schon vorher kennen lernen. Es kann nämlich sehr nützlich sein, sich schon zu Beginn der Schwangerschaft eine gute Haltung anzugewöhnen, etwas über die Entwicklung Ihres Babys zu erfahren, sich gut zu ernähren und Übungen zur Linderung von Schwangerschaftsbeschwerden zu lernen.

Für welchen Ansatz Sie sich auch entscheiden, wenn Sie mit der Kursleiterin zufrieden sind und durch die Übungen Vertrauen zu sich selbst bekommen, ist der Kurs der richtige für Sie, und Sie werden dann über verschiedene Möglichkeiten verfügen, sich auf die Wehen einzustellen und sie anzunehmen. Die Geburt braucht keine Qual zu sein, sondern kann eine positive, sehr befriedigende Erfahrung werden.

Raum für sich schaffen

Manche Frauen möchten bei den Wehen ganz allein sein. Doch die meisten nehmen gern verständnisvolle Hilfe von einer Person entgegen, der sie vertrauen, bei der sie »sie selbst« sein können.

Wehen sollten nicht zu einer öffentlichen Vorstellung ausarten. Wenn es keine zwingenden Gründe gibt, weshalb bei der Geburt völlig Fremde – Schwestern, Ärzte, Studenten, medizinisches Hilfspersonal, Assistenten und Reinigungskräfte – anwesend sein sollten, haben Sie das Recht auf Ihre Privatsphäre. Bestehen Sie darauf, dass nur diejenigen bei Ihnen sind, die *Sie* sich ausgesucht haben. Das können Sie schon im Geburtsplan klarstellen, den Sie abgeben, damit er Ihren Unterlagen beigelegt wird (siehe S. 50).

Wenn Frauen über ihre Geburtserlebnisse in Kliniken berichten, vor allem in großen Kliniken, erzählen sie oft von den vielen Leuten, die herein- und hinausliefen, von anonymen Gesichtern, die durch das Türfenster schauten, und von Gesprächen *über* sie, anstatt *mit* ihnen. Können Sie sich vorstellen, welche Wirkung es auf Sie hat, wenn Sie beim Baden, auf der Toilette, beim Einschlafen oder beim Sex von Fremden beobachtet werden? Die Geburt ist ein psychosexueller Vorgang, bei dem die intimsten körperlichen und emotionalen Dinge enthüllt werden, die sonst verborgen sind. Sie folgt ähnlichen Rhythmen wie andere körperliche Vorgänge, bei denen sich Ihr Körper öffnet. Dazu gehören starke Gefühle, vergleichbar mit intensiver sexueller Erregung. Ebbe und Flut der

Ein Geburtszimmer

Wenn Sie vorhaben, Ihr Baby in einer Klinik zur Welt zu bringen, empfiehlt es sich, vorher die Geburtsräume zu besichtigen. Manche Geräte wirken vielleicht einschüchternd und bedürfen der Erklärung. Viele Kliniken bieten werdenden Müttern Führungen durch die Entbindungsstation an.

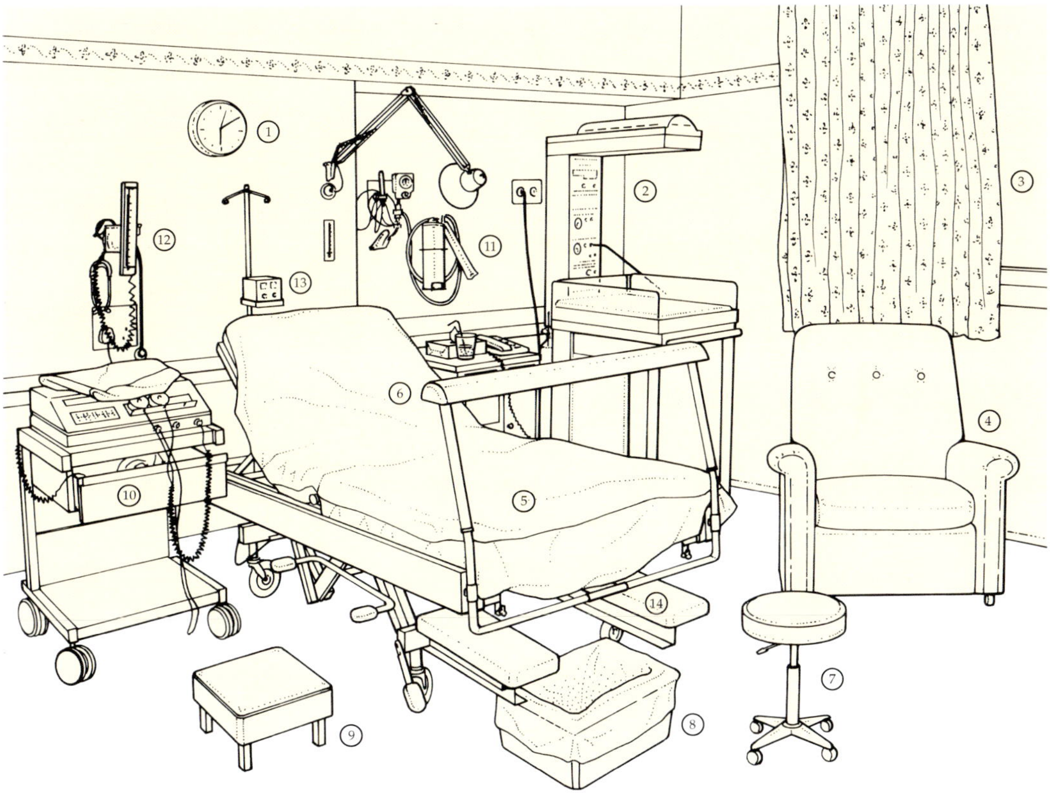

1 *Die Uhr dient dazu, die Länge der Geburtsphasen und die exakte Geburtszeit festzustellen.*
2 *Der Wagen für das Baby ist mit einem Sauerstoffgerät und einem Apparat ausgestattet, mit dem Schleim aus den Lungen abgesaugt werden kann.*
3 *Vorhänge halten grelles Tageslicht ab und sollen beruhigend wirken. Sie können darum bitten, den Raum abzudunkeln, wenn Sie Ihr Baby zum ersten Mal in die Arme schließen.*
4 *Manche Kliniken haben einen Schlafsessel oder eine bequeme Sitzmöglichkeit für den Partner.*
5 *Das Geburtsbett hat drei verstellbare Teile. Das Kopfende lässt sich aufstellen oder senken, das Bett als Ganzes hochfahren, das Fußende senken oder ganz entfernen wie hier.*
6 *Eine Stange bietet eine feste Stütze, um sich in der Hocke daran festzuhalten.*
7 *Der verstellbare Hocker ist für die Hebamme oder den Arzt da.*
8 *Ein Plastikbehälter nimmt Flüssigkeiten und Abfall auf.*
9 *Meist steht ein niedriger Hocker bereit, um einfacher ins Bett steigen zu können.*
10 *Ein Herzton-Wehenschreiber mit Abnehmern, die an Ihrem Bauch befestigt werden, wird während der Wehen nach Bedarf eingesetzt. Er zeichnet die kindliche Herzschlagfrequenz und die Wehen auf.*
11 *In Bettnähe steht ein Lachgasgerät zur Schmerzlinderung für Sie bereit.*
12 *Hinter dem Bett befindet sich der Blutdruckmesser. Außerdem gibt es ein Sauerstoffgerät und freie Steckdosen für andere Apparate.*
13 *Auf dieser Halterung kann der Tropf befestigt werden.*
14 *Auf beiden Seiten des Bettes befinden sich verstellbare Fußstützen. Wenn die Matratze am Fußende entfernt wird, können Sie Ihre Füße darauf stellen.*

Wehen finden ihren Höhepunkt im leidenschaftlichen Geburtserlebnis. Dabei von Menschen beobachtet zu werden, zu denen Sie keine enge, vertrauensvolle Nähe empfinden, kann den Geburtsablauf empfindlich stören und das feine psychophysische Zusammenspiel behindern. Deshalb ist es wichtig, bei der Geburt Raum für sich zu schaffen und es vorzeitig so einzurichten, dass Sie nur wenige Personen um sich haben, mit denen Sie sich nicht nur wohl fühlen, sondern auch alle Hemmungen fallen lassen können. Wenn Sie in einer großen Klinik entbinden, mit Personal, das Sie nie zuvor gesehen haben, ist es umso wichtiger, jemanden dabeizuhaben, der für Sie zum verlässlichen Anker in einer stürmischen See werden kann.

»Meine Schwester war bei den Wehen eine wunderbare, echte Hilfe, und es war sehr schön, sie dabeizuhaben und das Wunder der Geburt mit ihr zu teilen.«

GEBURTEN, BEGLEITET VON DOULAS

Forschungen in verschiedenen Ländern haben gezeigt, dass Frauen weniger Schmerzmittel brauchen und die Wehen weniger lang dauern, wenn eine Frau an ihrer Seite sie durch die Geburtsarbeit begleitet. Dann kommen auch operative Entbindungen (Einsatz von Zange/Saugglocke oder Kaiserschnitt) und Dammschnitte seltener vor; die Babys sind bei der Geburt in besserer Verfassung, und die Mütter können auf die Geburt als eher positives Erlebnis zurückblicken. Einige Studien konnten darüber hinaus belegen, dass solche Frauen weniger Dammrisse hatten, nach sechs Wochen mit größerer Wahrscheinlichkeit noch stillten und weniger zu Depressionen neigten.* Zehn Kontrolluntersuchungen mit 3000 Frauen, die ihre Begleiterinnen nicht einmal kannten, konnten die positiven Auswirkungen bestätigen, die eine weibliche Unterstützungsperson auf Gebärende hat.* Alles deutet darauf hin, dass die ständige Gegenwart einer Geburtsbegleiterin, die sich ganz auf Ihre Bedürfnisse konzentriert, eine der wirksamsten »Geburtshilfen« ist, die in den letzten 25 Jahren eingeführt wurden. Hier wurde etwas neu belebt, was in vielen Kulturen auf der ganzen Welt einst selbstverständlich war – und in einigen auch heute noch ist –, bis die Mediziner die Kontrolle übernahmen.

In den USA und immer mehr auch bei uns wird für die Geburtsbegleiterin die Bezeichnung »Doula« verwendet, ein griechischer Begriff mit der Bedeutung »Frau, die die Geburt begleitet«. Eine Doula kann entweder anstelle des Partners bei der Geburt anwesend sein oder Paare, die zusammen sein möchten, unterstützen.

Doulas sind erfahren darin, einer Gebärenden emotionale und körperliche Unterstützung und Informationen zu geben. Wenn Sie überlegen, wer eine Doula für Sie sein könnte, denken Sie an Ihre eigene Geburtsvorbereiterin, an eine enge Freundin oder Verwandte, die Ihrem Gefühl nach die richtige Erfahrung dafür mitbringt und Sie liebevoll unterstützen wird. Eine Doula wird oft als Frau beschrieben, die »die Mutter bemuttert«. Doch das wollen Sie womöglich gar nicht. Viele Frauen wünschen sich keine Bemutterung, sondern Verständnis von Frau zu Frau und eine eher schwesterliche Hilfe.

In Kliniken herrschte früher die strenge Regel, dass eine Gebärende höchstens von einer Person begleitet werden durfte. Immer mehr Kliniken haben jedoch erkannt, dass die Anwesenheit nicht nur des Partners, sondern auch einer Freundin oder Verwandten, zu der eine vertrauensvolle Beziehung besteht, die Entspannung erleichtert und das Selbstvertrauen stärkt, mit dem Ergebnis, dass die Geburt mit größerer Wahrscheinlichkeit gut verläuft.

Entspannung und Massage

Entspannung ist die Kunst loszulassen, so dass Friede in Sie einkehrt. Es ist die Fähigkeit, die Muskeln willentlich zu entspannen, und nicht nur, wenn man gerade dazu in der Stimmung ist. Entspannung ist mehr als Übung; sie gehört als wichtige Erholungspause zu jeder Anstrengung wie das Ausatmen zum Einatmen.

Die Wichtigkeit der Entspannung

Für die Geburtsarbeit ist es wesentlich, dass Sie sich entspannen können. Wenn Sie nämlich auf die immer erneut einsetzenden Wehen mit Verspannung Ihrer Muskeln am ganzen Körper reagieren, sind Sie sehr bald erschöpft. Sie verschwenden unnötig Energie und empfinden im Erschöpfungszustand Schmerzen sehr viel intensiver.

Ein allgemeiner Spannungs- und Angstzustand kann die Gebärmuttertätigkeit beeinflussen, so dass die Wehen zwar sehr heftig sind, aber nicht bewirken, dass sich der Muttermund öffnet. Lang anhaltende, starke Anspannung verändert Ihren ganzen Körperzustand und verringert die Sauerstoffzufuhr zum Baby. Ebenso wie sich starke Anspannung auf Ihr Verdauungssystem, Ihren Herzschlag und Ihre Atmung auswirkt, können Stress und Angst den Geburtsablauf verlangsamen und ihn erschweren.

Wenn Sie in der Lage sind, sich zu entspannen, können Sie sich durch eine entsprechende Atmung, bestimmte Haltungen und andere Techniken an die Geburtsarbeit anpassen. Im entspannten Zustand behalten Sie einen klaren Kopf, so dass Sie die Vorgänge verfolgen und gezielt und kreativ reagieren können.

Ihre Mitte finden

Um sich die Fähigkeit zur Entspannung wirklich anzueignen, müssen Sie »Ihre Mitte finden« und den Frieden in Ihrem Körper und in Ihren Gedanken genießen können.

Legen Sie sich auf die Seite, gut gestützt durch viele Kissen, mit rundem Rücken, Kopf und Schultern nach vorne gebeugt, die Arme und Beine angewinkelt. Oder setzen Sie sich in einen bequemen Sessel, im Rücken und Nacken von Kissen gestützt; vielleicht schie-

Entspannung durch Berührung

Angespanntsein macht die Geburt unnötig schmerzhaft. Zum Üben setzen Sie sich, von Kissen gut abgestützt, auf den Boden. Ihre Arme und Beine sind leicht gebeugt und fallen locker auseinander. Atmen Sie entspannt aus, Ihr Mund ist weich. Sie können jetzt verschiedene Muskelgruppen anspannen und darauf achten, wie Sie sich dabei fühlen. Ihre Übungspartnerin legt eine Hand oder beide auf den angespannten Bereich. Sobald Sie ihre Berührung spüren, entspannen Sie sich, als ob Sie ihren Händen entgegenfließen wollten.

Der Bauch

Bei Stress verspannen sich die Bauchmuskeln, was die Wehen unnötig schmerzhaft macht. Zudem verflacht die Atmung. Eine Massage des Unterbauchs kann Verspannungen lösen und die Geburtsarbeit erleichtern. Der Zug des sich öffnenden Muttermunds wird oft als schmerzhaft empfunden; dann kann eine leichte Massage über dem Bereich knapp oberhalb des Schambeins den Schmerz und die Anspannung lindern. Üben Sie, die Bauchmuskeln zu entspannen; dann können Sie auch lernen, schon vor den Wehen auf die Berührung Ihres Partners zu reagieren.

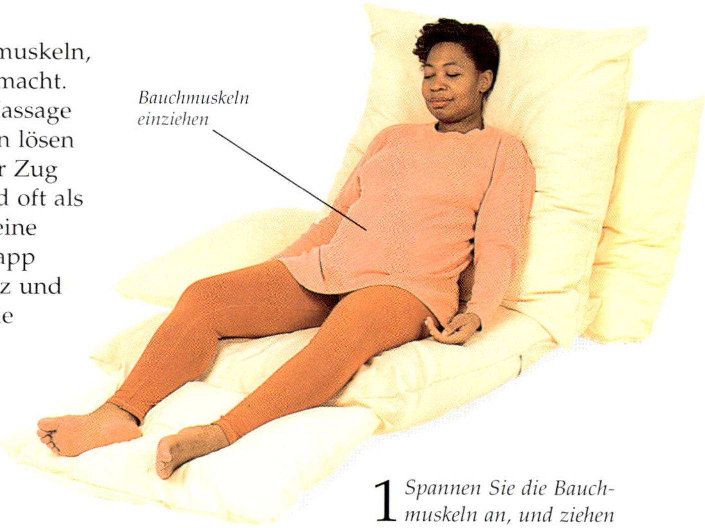

1 Spannen Sie die Bauchmuskeln an, und ziehen Sie sie in Richtung Wirbelsäule. Spüren Sie, wie sich diese Verspannung anfühlt. Vielleicht stellen Sie fest, dass Sie auch die Muskeln unten im Kreuz angespannt haben und Ihr Atem nicht mehr richtig fließt.

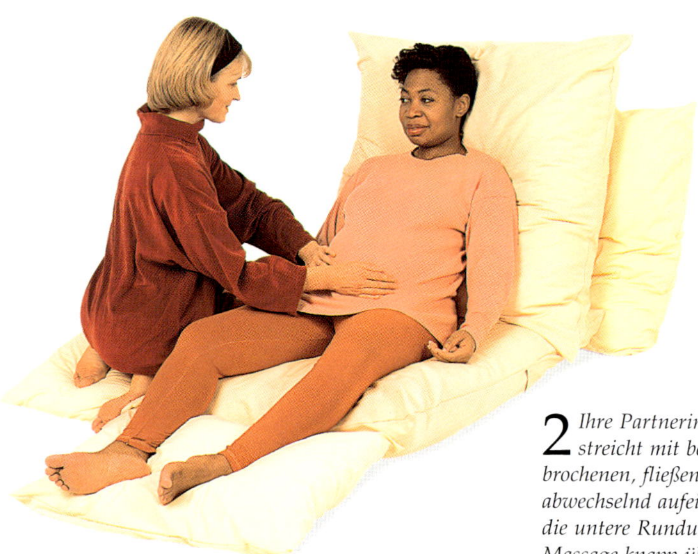

2 Ihre Partnerin, die neben Ihnen sitzt oder kniet, streicht mit beiden Händen in einer ununterbrochenen, fließenden Bewegung, bei der die Hände abwechselnd aufeinander folgen, in Halbkreisen über die untere Rundung Ihres Bauchs. Auch eine leichte Massage knapp über dem Schambein hilft in der Regel.

Die Schultern

Unter Stress spannen die meisten Menschen ihre Schultern an, was oft eine gepresste Atmung und Kopfschmerzen zur Folge hat, weil meist auch der Nacken verspannt ist. Während der Geburt führen angespannte Schultern schnell zu einer heftigen, panischen Atmung und damit zu Hyperventilation. Das bedeutet eine geringere Sauerstoffversorgung für das Baby. Lernen Sie also, wie Sie Ihre Schultern lösen können. Wenn in der Eröffnungsphase starke Wehen auftreten, spannen viele Frauen die Schultern an und drücken Kopf und Schultern nach hinten ins Kissen. Machen Sie das einmal, während Sie auf dem Rücken liegen. Wie fühlt sich das an? Wirkt es sich auf Ihre Atmung aus?

Wenn Sie Kopf und Schultern nach hinten ziehen, verspannen Sie sich

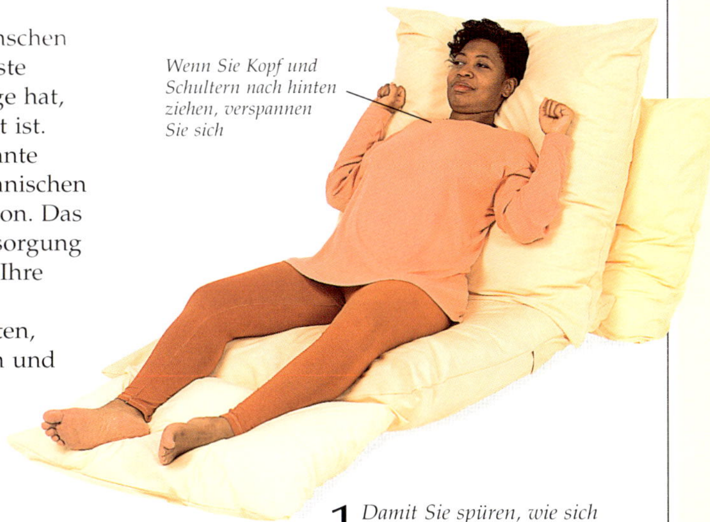

1 *Damit Sie spüren, wie sich angespannte Schultern auswirken, pressen Sie sie wie Engelsflügel zusammen, als könnten sie sich hinten berühren.*

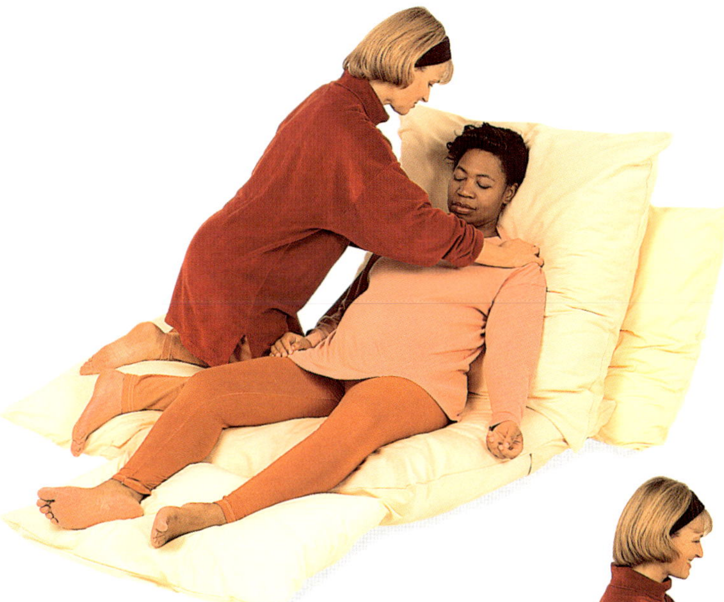

2 *Jetzt legt Ihre Partnerin die Hände fest vorne auf Ihre Schultern und übt mit den Ballen der Handflächen Druck aus. Sie lassen sofort los und fließen dem Druck entgegen. Dann lösen sich die Hände langsam.*

3 *Wenn sich bei der Geburt Spannung aufbaut, genügt es erstaunlicherweise oft, diesen einen festen Druck auf eine Schulter auszuüben, damit die Frau loslassen kann.*

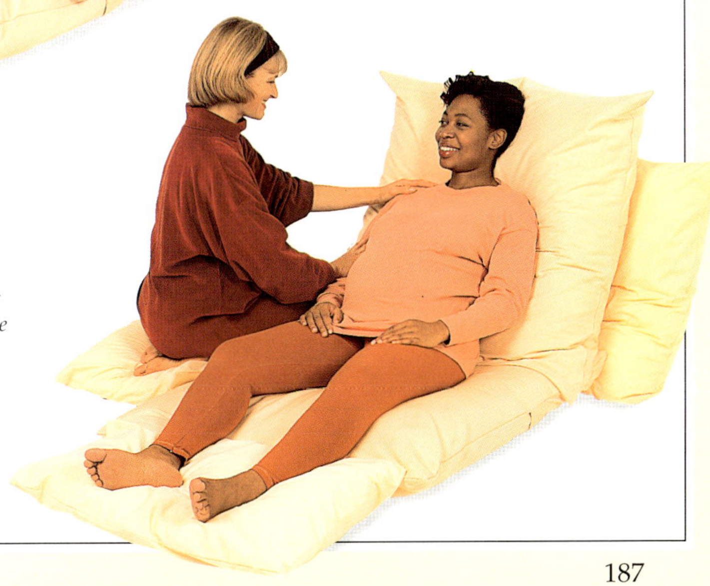

Der Kopf

Diese Übung hilft Ihnen, die Muskeln der Kopfhaut loszulassen, die leicht vergessen werden, weil sie unter den Haaren liegen. Doch Verspannungen in diesem Bereich führen zu einem starren, gequälten Gesichtsausdruck wie auch zu Kopf- und Nackenschmerzen.

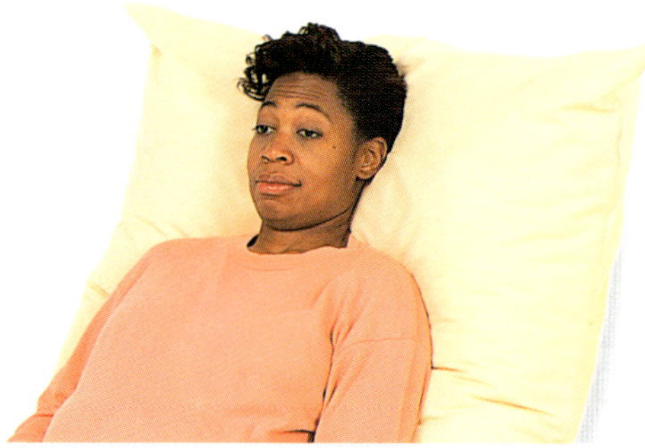

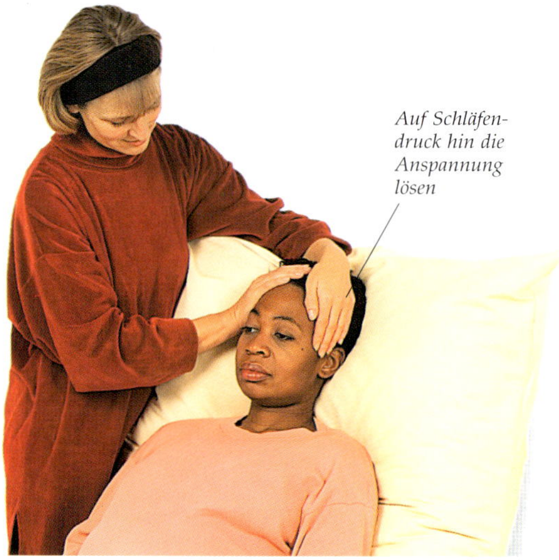

1 *Ziehen Sie die Augenbrauen weit hoch. Spüren Sie, wie sich das anfühlt. So stark können sich die Kopfmuskeln bei den Wehen anspannen.*

2 *Ihre Partnerin formt mit ihren Händen eine Haube auf Ihrem Oberkopf. Sobald Sie den Druck spüren, lassen Sie los. Schließen Sie ganz langsam die Augen. Wenn sie Ihre Entspannung wahrnimmt, verringert sie langsam den Druck. Sie stellen sich dabei vor, wie die Restspannung aufwärts und aus Ihrem Kopf hinausfließt.*

Das Gesicht

Wenn eine Frau während der Wehen sehr konzentriert oder ängstlich den Vorgängen in ihrem Körper nachspürt, spannt sie die Augenmuskulatur an und kneift die Brauen zusammen. Mund und Kiefer sind zusammengepresst, und es fällt schwer, Scheide und Damm locker zu lassen.

1 *Runzeln Sie die Stirn, als hätten Sie Kopfschmerzen und würden von starkem Licht geblendet. Spüren Sie, wie es sich anfühlt, wenn Sie die Augen zusammenkneifen und die Stirn in Falten ziehen. So fühlen Sie sich vielleicht, wenn Sie sich bei den Wehen stark konzentrieren.*

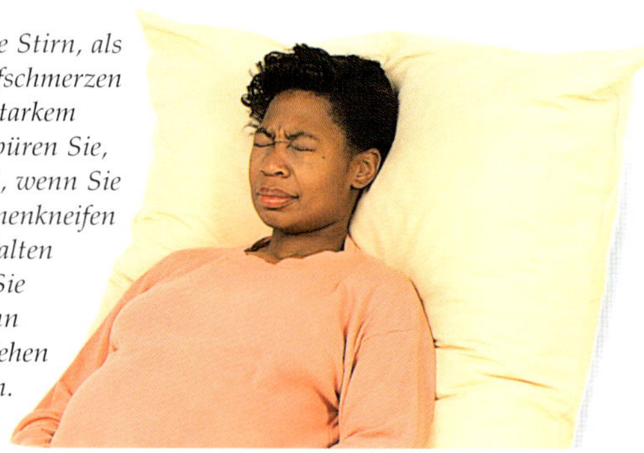

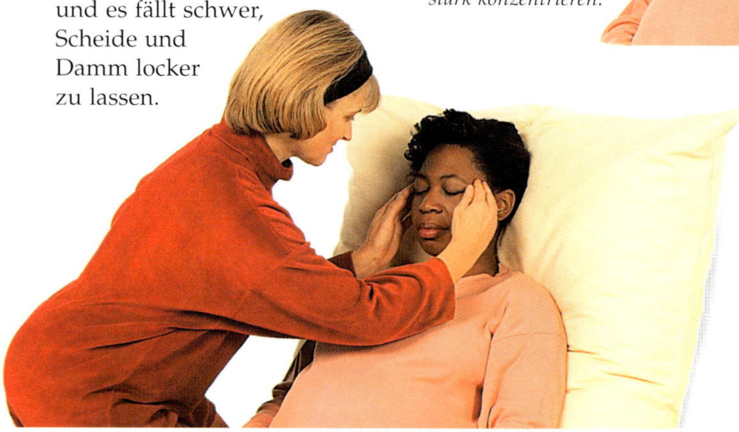

2 *Ihre Partnerin übt mit je zwei Fingern sanften Druck auf Ihre Schläfenknochen aus. Lassen Sie los, sobald Sie die Berührung spüren. Dann verringert sie ganz allmählich den Druck, und Sie stellen sich vor, dass die Restspannung abfließt und verschwindet.*

Die Arme

Bei einer sehr starken Wehe werden Sie in Versuchung geraten, sich an etwas oder jemanden festzuklammern und die Armmuskeln anzuspannen. Das verschlimmert den Schmerz und hemmt in Verbindung mit verspannten Schultern die Atmung, so dass Sie anfangen zu keuchen.

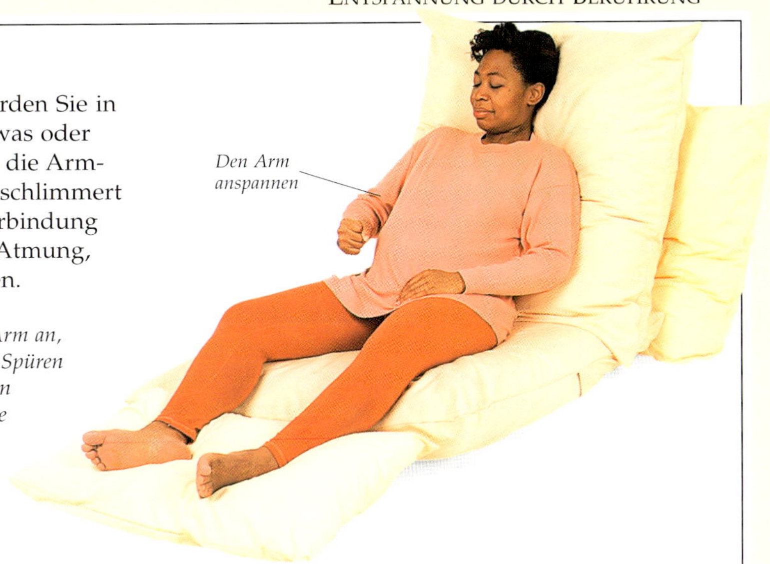

1 *Spannen Sie die Muskeln in dem Arm an, der Ihrer Partnerin zugewandt ist. Spüren Sie, wie sich das anfühlt. Ihre Partnerin beobachtet Sie, stellt fest, wann sich die Muskeln verspannen, und übt sanften Druck auf Ihren Arm aus.*

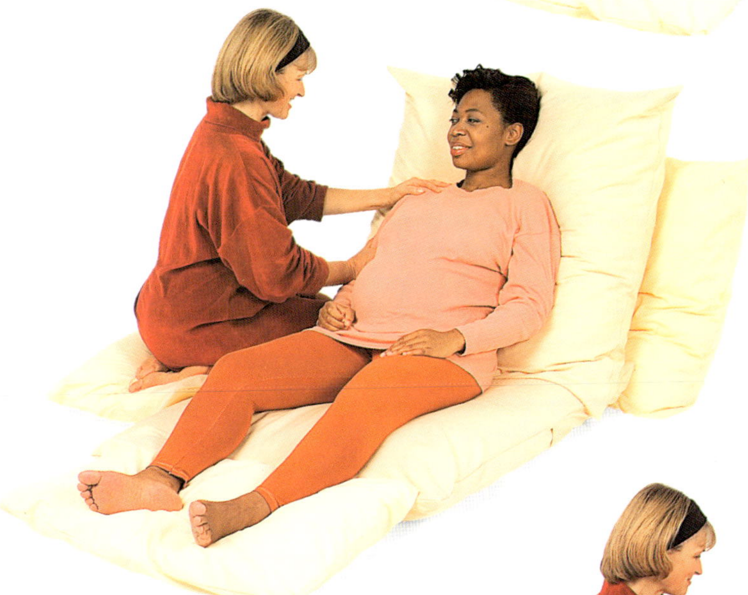

2 *Ihre Partnerin legt eine Hand fest auf die Vorderseite Ihrer Schulter, die andere um die Innenseite des Oberarms, um den Bizeps herum. Ihre Hände schmiegen sich ganz Ihren Körperformen an. Sobald Sie die Wärme und den Druck der Berührung spüren, entspannen Sie die Armmuskeln vollständig.*

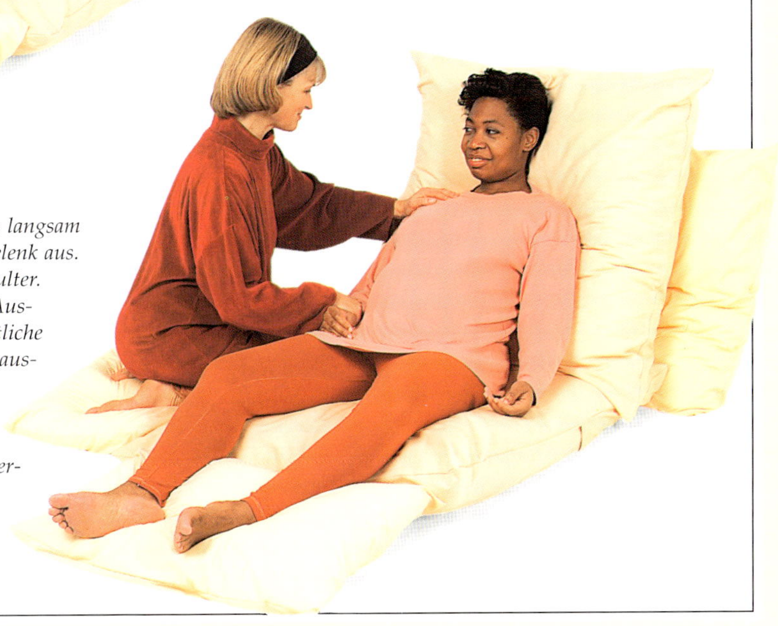

3 *Dann streicht sie Ihren Innenarm langsam und fest abwärts bis zum Handgelenk aus. Die andere Hand bleibt auf Ihrer Schulter. Konzentrieren Sie sich während des Ausstreichens auf das Gefühl, wie die restliche Spannung Ihren Arm hinab- und hinausfließt. Solche Bewegungen von der Mitte des Körpers zur Peripherie helfen sehr beim Entspannen, denn Spannung fließt immer von der Körpermitte nach außen und löst sich dann. Fangen Sie gleich zu Beginn jeder Wehe damit an.*

Die Beine

Wenn eine Frau spürt, wie ihr Baby nach unten drückt und sich durch den Geburtskanal schiebt, spannt sie oft die Muskeln an der Innenseite der Schenkel an. Damit sie sich aber für die Geburt ihres Kindes ganz öffnen kann, ist es entscheidend, alle Verspannungen in den Schenkeln loszulassen.

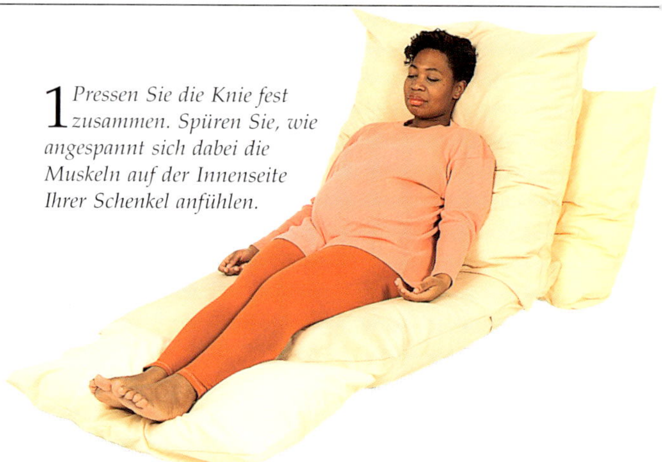

1 Pressen Sie die Knie fest zusammen. Spüren Sie, wie angespannt sich dabei die Muskeln auf der Innenseite Ihrer Schenkel anfühlen.

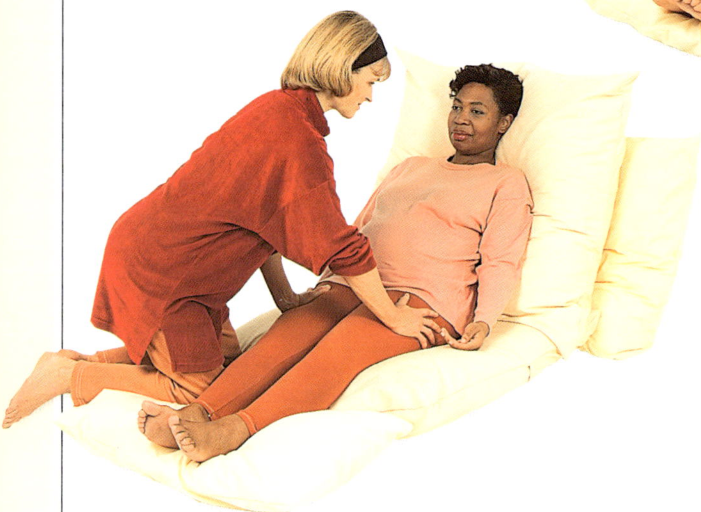

2 Ihre Partnerin legt ihre Hände auf die Außenseiten der Beine, und Sie entspannen sich hin zur Berührung, so dass Ihre Knie wie von selbst nach außen fallen.

Krämpfe lösen

Manchmal verspannen sich die Muskeln auf der Schenkelinnenseite so stark, dass das Bein steif und der Fuß in einem schmerzhaften Krampf nach oben gezogen wird. Der Krampf lässt sich durch Massieren lösen.

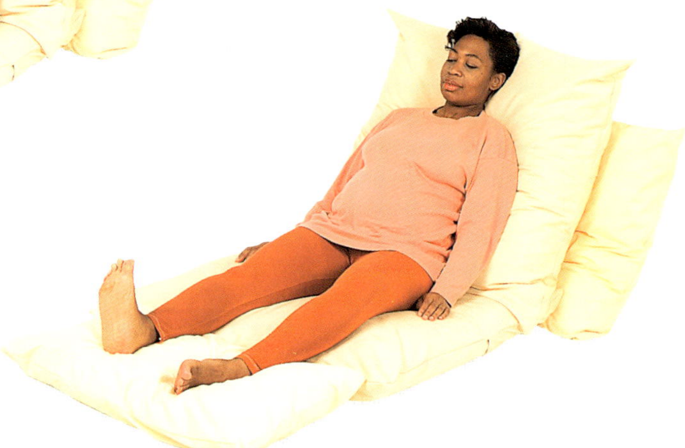

1 Strecken Sie ein Bein steif aus, und spannen Sie Ihren Fuß an. Konzentrieren Sie sich auf das Gefühl der Muskelspannung.

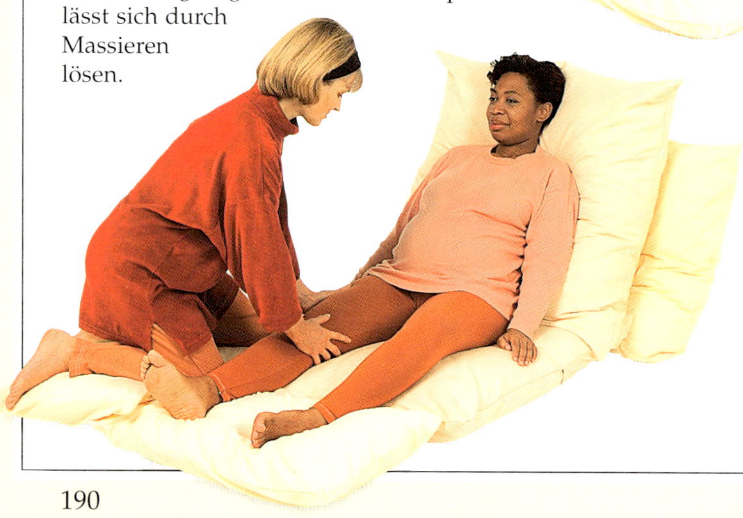

2 Um den Krampf zu lösen, legt Ihre Partnerin eine Hand auf die Innenseite Ihrer Schenkel und streicht langsam und fest bis zum Knöchel hinunter. Auf die Wärme der Berührung hin entspannen Sie die verkrampften Muskeln.

Spannungen lösen

Diese Massage ist besonders am Ende der Eröffnungsphase, wenn Sie etwa alle zwei Minuten Wehen haben, die über eine Minute dauern können, sehr hilfreich. Zu dieser Zeit empfinden Frauen ihre Beine oft als sehr kalt. Sie fangen zu zittern an, und der ganze Körper kann davon erfasst werden. Durch eine Massage der inneren Oberschenkelmuskeln werden Ihre Beine warm werden, so dass Sie wieder ein Gefühl für sie bekommen und sie bewusst entspannen können.

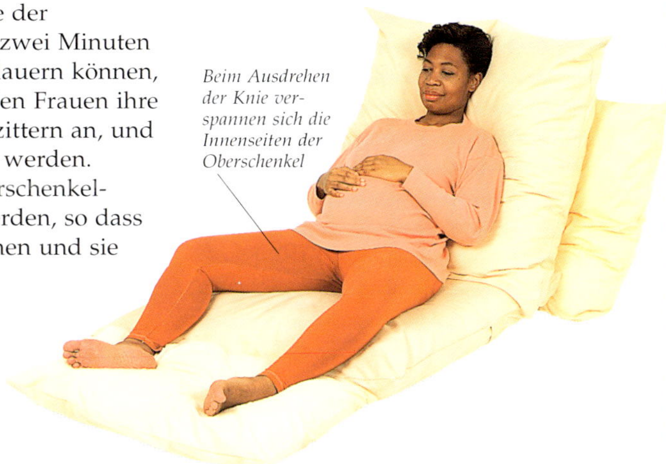

Beim Ausdrehen der Knie verspannen sich die Innenseiten der Oberschenkel

1 *Beobachten Sie, was passiert, wenn Sie beide Knie nach außen drücken, so dass die Innenseiten der Schenkel oben liegen. Konzentrieren Sie sich auf das Spannungsgefühl an der Innenseite der Schenkel.*

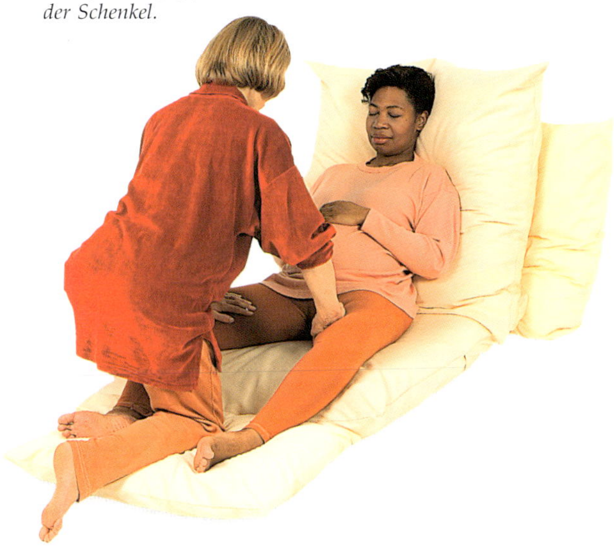

2 *Ihre Partnerin legt beide Hände auf die Innenseiten Ihrer Oberschenkel, und Sie entspannen sich zur Berührung hin. Ihre Partnerin schmiegt die Hände um Ihre Schenkel und streicht langsam von oben bis zu den Knien. Dabei sollte sie einen möglichst starken Druck ausüben. Dann streicht sie an der Außenseite der Schenkel mit leichtem Druck wieder nach oben, in einer kontinuierlichen, fließenden Bewegung, so dass die Spannung aus der Körpermitte nach unten abfließt.*

Die Beckenbodenmuskulatur

Auch diese Massage verhilft Ihnen zum Loslassen der Beckenbodenmuskulatur, so dass Sie Ihr Baby dabei unterstützen können, sich mit seinem Kopf immer weiter vorwärts in die Scheide zu schieben. Jede Abwärtsbewegung der Hände bewirkt eine Entspannung der Muskeln des Geburtsweges.

Um ein Gefühl dafür zu bekommen, spannen Sie zunächst Ihre Beckenbodenmuskulatur an, als sei sie ein Fahrstuhl, der Stock für Stock nach oben fährt. Ziehen Sie die Muskeln an, und halten Sie sie oben. Dann legt Ihre Partnerin ihre Hände an den Innenseiten Ihrer Oberschenkel auf, und Sie lassen die Beckenbodenmuskulatur zu den Händen hin los – der Fahrstuhl fährt in den Keller hinab. Wenn die Hände die Knie erreichen, lassen Sie noch mehr los, so dass sich der Dammbereich vorwölbt.

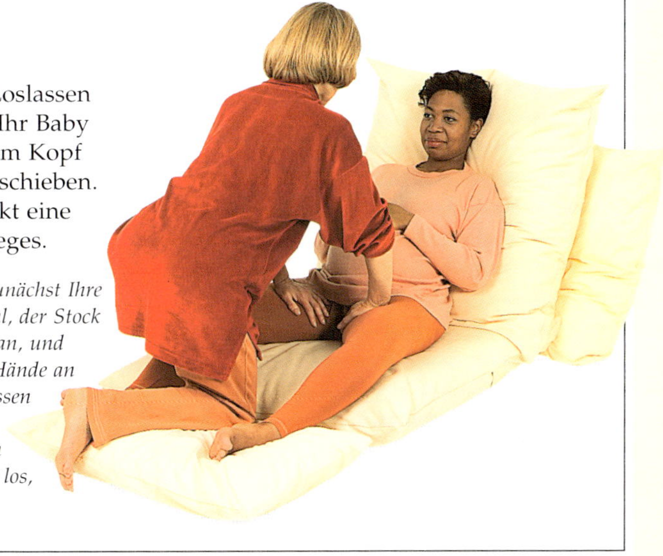

Die Schultern

Für die folgenden Übungen legen Sie sich auf die Seite und machen es sich mit Kissen bequem. Ihr Rücken ist rund, Ihr Kopf und Ihre Schultern sind vorgebeugt, der untere Arm liegt hinter dem Rücken. Falls Sie dazu neigen, während einer Wehe zu hyperventilieren, hilft es, wenn jemand in dieser Position Ihre Schultern halten kann. Auch eine Massage der oberen Rückenpartie und der Schultern links und rechts der Wirbelsäule, die mit dem Daumen durchgeführt wird, kann wohltuend wirken.

1 Rollen Sie sich in der Embryonalstellung zusammen, und ziehen Sie die Schultern hoch. Spüren Sie, wie sich das anfühlt. Ihre Schultern sind bis zu den Ohren hochgezogen. Wahrscheinlich ist auch Ihre Atmung beeinträchtigt.

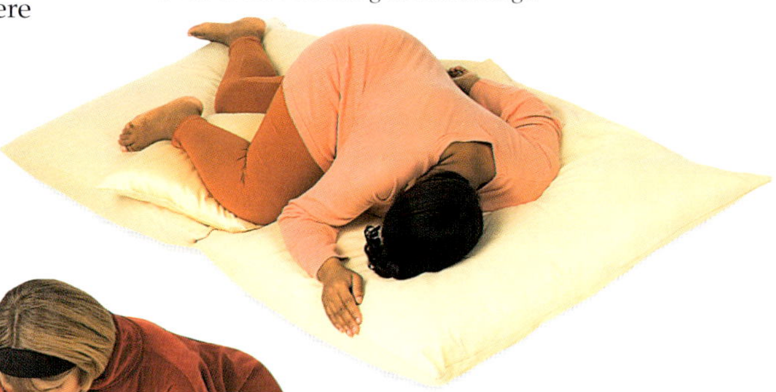

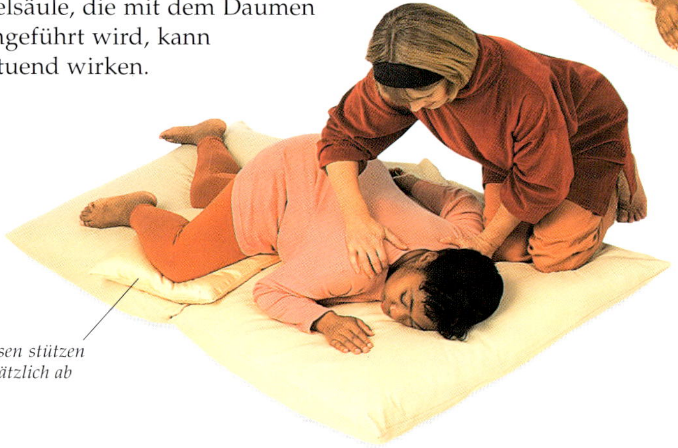

Kissen stützen zusätzlich ab

2 Nun legt Ihre Partnerin ihre Hände auf Ihre Schultern und übt mit den Handflächen festen Druck aus. Sie lassen los und entspannen sich zur Berührung hin.

Das Kreuz

Viele Frauen haben bei den Wehen Rückenschmerzen, meistens im Kreuzbereich, dort, wo das Becken in die Wirbelsäule übergeht. Diese Rückenschmerzen führen zu Verspannungen, so dass ihnen dann auch noch die Muskeln wehtun.

1 Um diese Stelle zu finden, bitten Sie Ihre Partnerin, ihre Hände seitlich am Beckenkamm aufzulegen und ihn abzutasten, bis sie zu einer Vertiefung gelangt und dort die Wirbelsäule fühlen kann.

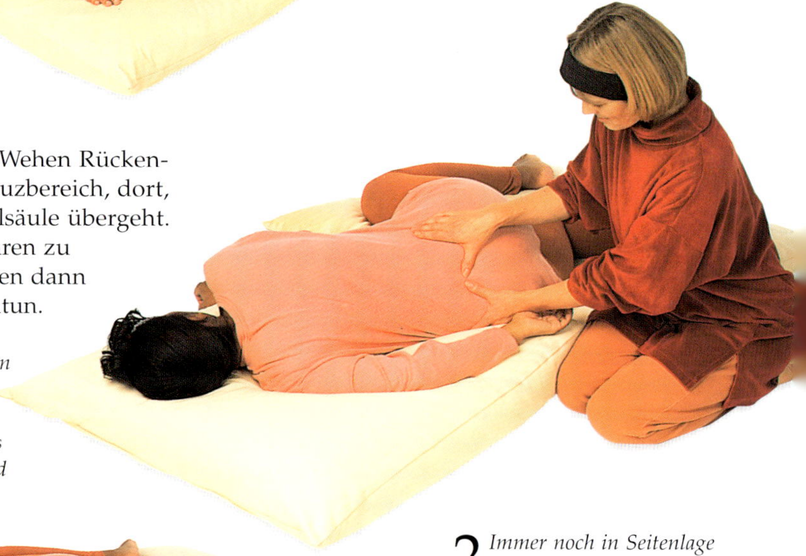

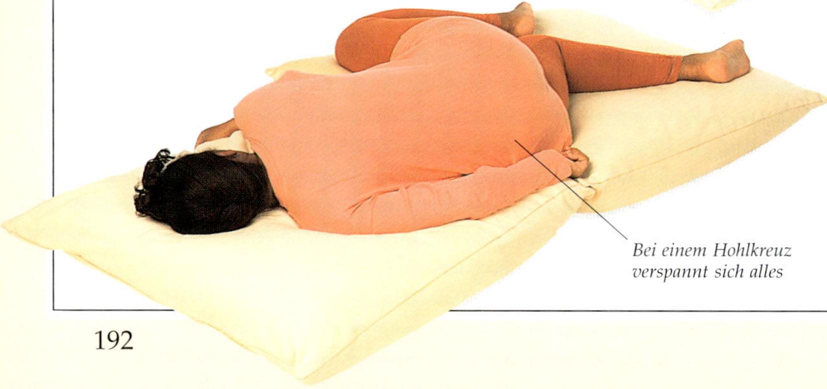

Bei einem Hohlkreuz verspannt sich alles

2 Immer noch in Seitenlage stellen Sie sich vor, dass Ihr Kreuz stark schmerzt. Machen Sie ein Hohlkreuz, so dass sich die gesamte Rückenmuskulatur verspannt. Dabei strecken Sie Ihren Po heraus und ziehen die Schultern nach hinten. Das passiert, wenn eine Frau in den Wehen Rückenschmerzen bekommt.

Rückenschmerzen lindern

Verspannungen bei Rückenschmerzen lassen sich lindern, wenn Ihre Partnerin festen Druck auf diesen Bereich ausübt. Entspannen Sie die Muskeln, während sie nach und nach das gesamte Kreuz mit Druck abtastet.

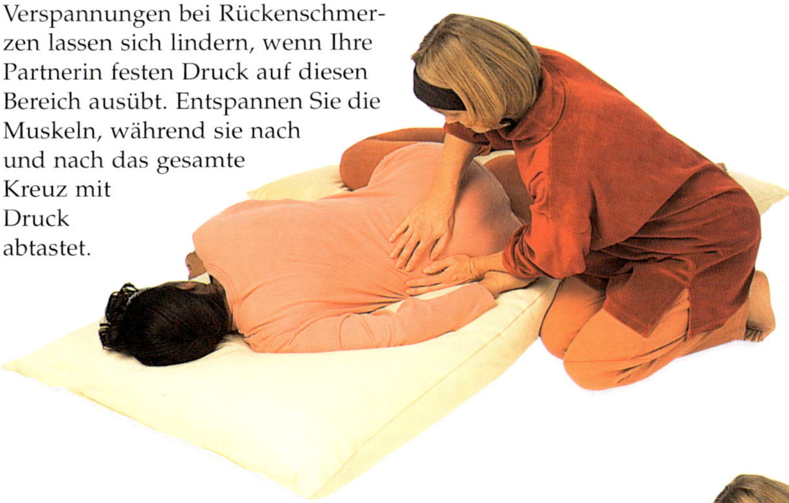

Damit Sie sich entspannen können, übt Ihre Partnerin mit den Handballen (nicht mit den Fingern!) festen, gleichmäßigen Druck auf das Kreuzbein aus. Sobald Sie die Wärme und den Druck spüren, entspannen Sie sich und lassen los, so dass die Spannung zu den Händen hin abfließt. Die Muskeln in der unteren Rückenpartie werden sofort weich und lösen sich.

Den Rücken durch Massage entspannen

Bei der Geburt kann ein starker Druck, wie oben beschrieben, angenehm sein, vielleicht werden Sie aber lieber massiert. Am wirkungsvollsten ist Massage meist, wenn sie Muskeln und Haut über den Knochen bewegt und nicht nur aus oberflächlicher Reibung besteht.

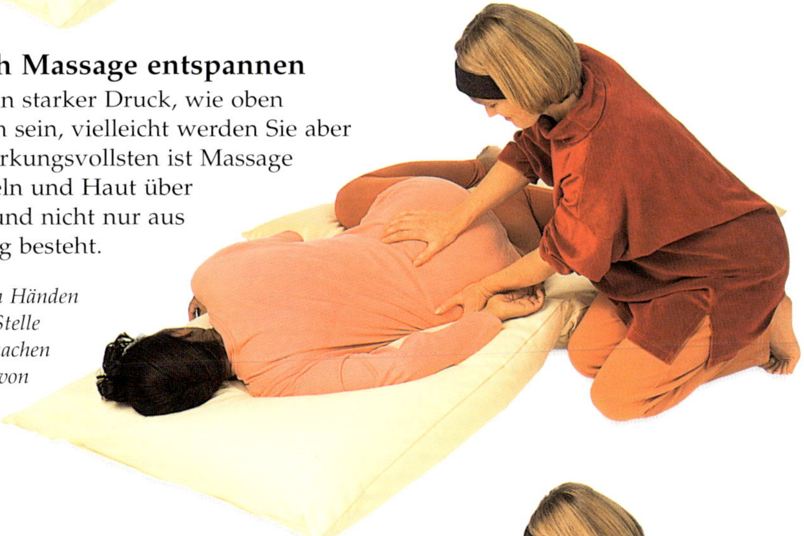

Ihre Partnerin kann mit den Händen mehr oder weniger auf der Stelle kreisförmige Bewegungen machen oder oben an den Pobacken von einer Seite zur anderen streichen und wieder zurück.

Den Rücken der Partnerin entspannen

Wer Gegendruck ausübt oder massiert, bekommt leicht selbst Rückenschmerzen, weil oft mit der Muskelkraft in den Armen massiert wird, anstatt das ganze Körpergewicht durch die Arme *fließen* zu lassen. Ihre Partnerin möchte vielleicht eine Hand auf Ihrer Hüfte abstützen, sollte aber vorsichtig sein und sich nicht auf Sie lehnen.

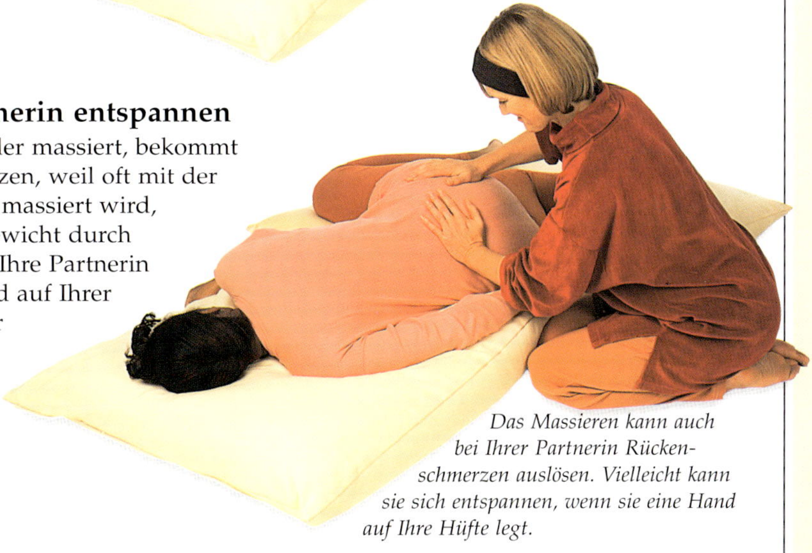

Das Massieren kann auch bei Ihrer Partnerin Rückenschmerzen auslösen. Vielleicht kann sie sich entspannen, wenn sie eine Hand auf Ihre Hüfte legt.

Das Gesäß entspannen

Es kann sein, dass eine Frau bei der Geburt ihr Gesäß anspannt, weil das Baby gegen Mastdarm und After drückt, während es die Biegung des Geburtskanals passiert – was sich anfühlt, als ob es aus der falschen Öffnung kommen wollte. Oft glaubt sie, auf die Toilette zu müssen und spannt dann automatisch das Gesäß an. Dabei wird auch der Beckenboden angespannt und versperrt dem Baby den Weg. Ein Anspannen dieser Muskeln verzögert den Durchtritt des Kopfes und kann unnötige Schmerzen verursachen.

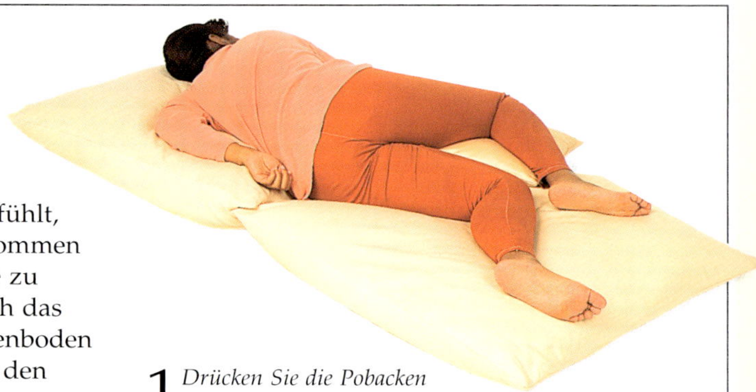

1 *Drücken Sie die Pobacken fest zusammen, als hielten Sie damit ein Blatt Papier fest, das Ihnen jemand wegnehmen will. Konzentrieren Sie sich auf das, was Sie spüren. Ihre Partnerin beobachtet Sie aufmerksam. Dann legt sie beide Hände auf die unteren Innenseiten der Pobacken, und wenn Sie die Wärme und den Druck spüren, lassen Sie los. Ihre Partnerin spürt das Nachlassen der Spannung.*

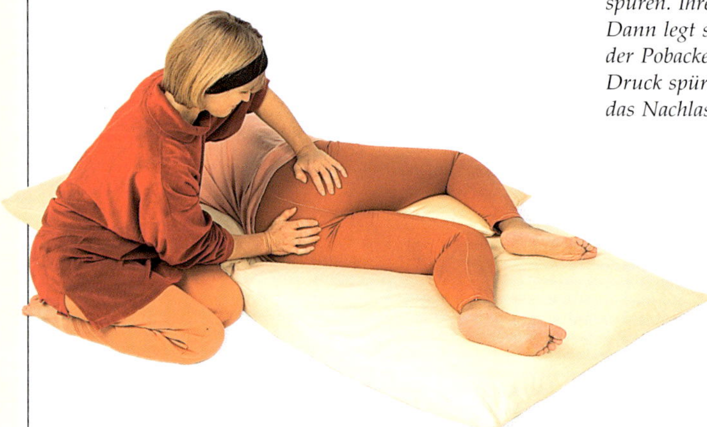

2 *Ihre Partnerin kann Sie beim Loslassen unterstützen, indem sie fest Ihr Gesäß knetet wie Brotteig. Dabei sollte sie auch das Fett- und Muskelgewebe erreichen und beide Pobacken gleichzeitig sehr langsam durchkneten. Sobald Sie die beruhigende, feste Berührung spüren, entspannen Sie sich.*

Der »Schwanzmuskel«

Fester Druck oder rhythmische »Schaukelmassage« am Wirbelsäulenende entspannt den »Schwanzmuskel«, der zum Beckenboden gehört.

Stellen Sie sich vor, Sie hätten einen Känguruschwanz. Sie können ihn vom Boden heben und wieder ablegen. Knien Sie sich nun vor einen Stuhl, und legen Sie die Unterarme auf die Sitzfläche. Heben Sie Ihren »Schwanzmuskel« an. Ihre Partnerin legt ihre gerundete Hand fest auf das Ende Ihrer Wirbelsäule. Sie entspannen sich zur Berührung hin.

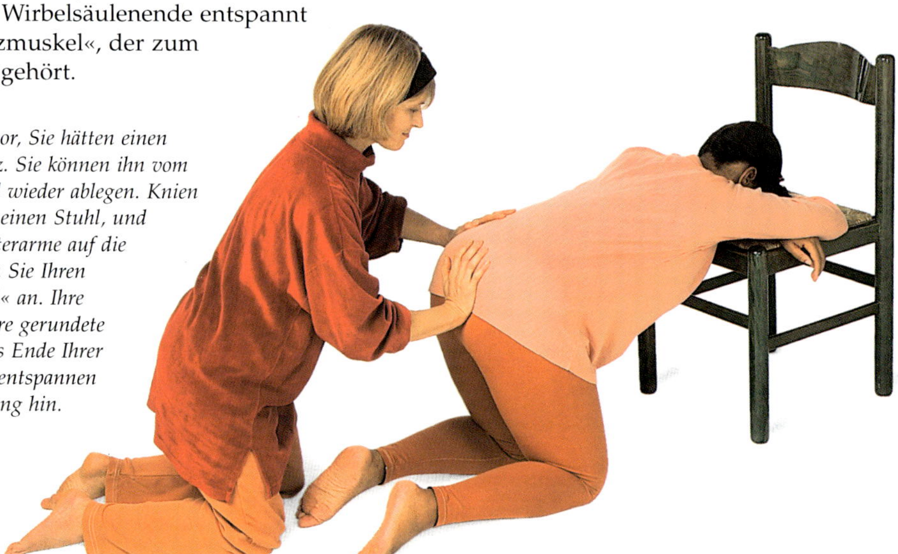

ben Sie auch ein Kissen unter jeden Arm oder unter die Schenkel. Bevor Sie mit den Übungen anfangen, stellen Sie sich den Weg vor, den Ihr Baby bei der Geburt zurücklegt. Lesen Sie den Abschnitt auf S. 252–253 noch einmal, und konzentrieren Sie sich dann auf den betreffenden Bereich Ihres Körpers. Spüren Sie, wie Ihre Muskeln und Ihr Gewebe schwer und locker werden.

Entspannung durch Berührung

Bei der Entspannung durch Berührung hilft Ihnen Ihr Partner, an bestimmten Stellen loszulassen. Sie reagieren auf den Druck und die Wärme der Hände durch augenblickliche Entspannung. Wenn Sie in der Schwangerschaft lernen, gut auf die Berührung Ihres Partners zu reagieren, werden Sie auch während der Geburtswehen keine Probleme haben. Ihr Partner kann dann die Spannung sozusagen aus Ihnen »herausziehen«.

Während der Übung spannen Sie immer nur eine Muskelgruppe an. Manchmal hilft es, wenn die Berührung an der verspannten Körperstelle in eine sanfte und langsame Massage übergeht. Beim Massieren auf der nackten Haut sind etwas Talkumpuder oder warmes Öl angenehm, dann sind die Hände gleitfähiger, und Ihre Haut wird nicht gereizt.

Nach jeder Übung sollten Sie darüber sprechen, ob es für Sie so angenehm war oder ob Sie fester, sanfter oder an anderen Stellen berührt werden möchten. Auch während der Geburt können Sie in den Wehenpausen sich darüber austauschen, damit Ihr Partner genau Bescheid weiß.

Während der Geburt kann Berührung sehr tröstlich sein. Sie hilft Ihnen, all die Muskeln loszulassen, die Sie nicht benötigen. Auch psychischer Stress lässt dadurch nach, denn Sie fühlen sich sicher und geborgen.

Andererseits empfinden manche Frauen die Geburtserfahrung als so überwältigend, dass sie keine Berührungen brauchen. Entspannung durch Berührung kann bei der Vorbereitung auf die Geburt wichtig sein, doch während der Geburt erreichen Sie vielleicht eine Phase, in der Sie überhaupt nicht mehr berührt werden möchten. Teilen Sie das dann Ihrem Partner mit. Wichtig ist, dass Sie die Unterstützung bekommen, die *Sie* persönlich benötigen.

Lösung von Spannungen Durch diese Entspannungsübungen wird Ihr Partner auf Spannungen in Ihrem Körper aufmerksam, und während der Wehen ist er in der Lage, entstehende Spannungen bei Ihnen wahrzunehmen. Das geschieht lange bevor andere Leute, die Sie nicht so gut kennen, merken, was passiert. Er braucht Ihnen nur durch seine Hand zu vermitteln: Entspanne dich! Sind z.B. Ihre Schultern angespannt, dann legt er seine Hände dorthin. Wenn Sie Ihre Beine anspannen, spüren Sie dort sein liebevolles, festes Streicheln.

Es ist ein großer Vorteil, dass keine direkten Anweisungen nötig sind. Besonders gegen Ende der Eröffnungsphase kann es Momente geben, wo zwar entschiedene Hinweise wertvoll sind, jedoch kein Anlass besteht, eine Frau bei der Geburt herumzukommandieren. Wenn Ihr Partner sich die Fertigkeit der Berührungsentspannung aneignet, erhält er auch das nötige Selbstvertrauen, Ihnen genau die richtigen Hilfestellungen zu geben.

Ihre Körperreaktionen beim Arzt oder bei der Hebamme Durch diese Partnerübungen bereiten Sie sich auch darauf vor, auf die Berührungen des Arztes oder der Hebamme bei Untersuchungen zu reagieren. Anstatt sich zu versteifen, können Sie sich entspannen. Dadurch empfinden Sie vaginale Untersuchungen und das Abtasten Ihres Bauches als weniger unangenehm.

Von der Gebärmutter erzeugter Druck Die Reize, die bei der Geburt von der Gebärmutter ausgehen, sind wie äußerst kraftvolle Berührungen, die aus Ihrem Inneren kommen. Wenn die Gebärmutter sich zusammenzieht, empfinden Sie das als Druck und Wärme. Wenn der Muttermund sich öffnet und sich immer mehr weitet, spüren Sie noch mehr Druck. Schiebt sich das Baby dann immer weiter nach unten und durch den Muttermund, erzeugt sein kugelrunder Kopf weiteren Druck. Es fühlt sich an, als würde eine Pampelmuse nach unten gepresst, zuerst gegen Ihren After und dann durch die Scheide. Auf alle diese Reize kann eine Frau entweder durch Anspannen oder Loslassen ihrer Muskeln reagieren.

»Ich hatte früher nie gemerkt, wie ich die Zähne zusammenbiss, wenn ich meine Augenpartie anspannte, oder wie oft ich krampfhaft die Zehen einzog, wenn ich mich konzentrierte.«

Lernen, mit der Wehe mitzugehen Stellen Sie sich jetzt vor, dass die Geburtswehen begonnen haben und der Druck der Gebärmutter mit jeder Wehe zunimmt. Visualisieren Sie auch den Druck durch den Kopf des Kindes. Lassen Sie dann los, und fließen Sie den Empfindungen entgegen. Manche Frauen empfinden jede Wehe als Wärme, die sich zur Hitze steigert und dann wieder abkühlt. Eine Frau sagte mir, für sie sei das wie eine Ofentür gewesen, die immer weiter aufging, bis ihr auf dem Höhepunkt die volle Hitze entgegenschlug und die Tür wieder zuschwang.

Wenn der Kopf des Babys Ihren Damm erreicht hat und sich durch die Scheide schiebt, entfaltet sich das Gewebe wie die Blütenblätter einer Blume. Dabei empfinden Sie vielleicht ein Prickeln, als wäre der ganze Bereich großer Hitze ausgesetzt. Wenn Sie gelernt haben, sich auf den Druck und die Wärme der Hände Ihres Partners hin zu entspannen, können Sie auf die Botschaften aus dem *Inneren* Ihres Körpers genau reagieren und zucken dann nicht zurück, sondern lassen los und fließen ihnen entgegen. So können Ihre Körperempfindungen Sie bei der Geburtsarbeit leiten.

Marionettenentspannung

Natürlich steht Ihnen bei der Entspannung nicht immer jemand zur Verfügung. Mit Hilfe einer Methode, die ich Marionettenentspannung nenne, können Sie auch allein üben.

Nehmen Sie Ihre normale Schlafhaltung ein. Machen Sie es sich mit stützenden Kissen richtig bequem, atmen Sie mit einem Seufzer langsam ganz aus, und entspannen Sie sich. Stellen Sie sich vor, dass an allen Gelenken Fäden befestigt sind. Der Faden am Ellenbogen wird jetzt ganz allmählich gestrafft. Je nach Liegehaltung wird Ihr Ellenbogen dadurch kaum oder stark bewegt. Dann lassen Sie los. Achten Sie auf die unterschiedlichen Empfindungen dabei. Jetzt befindet sich der Faden in einem anderen Winkel zu Ihrem Gelenk, die Zugrichtung ist also auch anders. Ihr Ellenbogen wird immer höher gezogen. Dann gibt der Faden nach. Bewegen Sie nur den Körperteil, an dem der Faden zieht – das erfordert etwas Übung. Hand und Schulter bleiben entspannt.

Machen Sie mit dem anderen Ellenbogen das Gleiche. Dann zieht ein Faden an Ihrem großen Zeh, erst an einem, dann am anderen. Danach sind die Fußknöchel, das linke Knie, das rechte Knie, nacheinander die Handgelenke, Zeigefinger, mittleren Fingergelenke, Schultern und Hüften an der Reihe.

Jetzt stellen Sie sich vor, dass je ein Faden am rechten Ellenbogen und am rechten Handgelenk befestigt sind, die nacheinander angezogen werden, bis sie beide straff sind. Danach werden die Fäden gelockert. Dann probieren Sie es in der umgekehrten Reihenfolge. Konzentrieren Sie sich vor allem auf den Zug des Fadens und nicht auf den Muskel, den Sie anspannen. Erst wenn der Faden straff ist, spüren Sie nach, welche Muskeln angespannt sind.

Jetzt stellen Sie sich vor, dass ein Faden an Ihrem Oberkopf und einer an der Schädelbasis befestigt ist. Zuerst wird der eine angezogen und dann der andere, dann werden sie nacheinander wieder gelockert. Sie werden merken, dass Sie die Zugrichtung beliebig ändern können. Damit vermeiden Sie mechanisches, monotones Üben, bei dem Sie Ihren Körper nicht mehr wahrnehmen. Es ist wichtig, dass Ihnen alle Körperbewegungen, die Sie ausführen, bewusst werden, so dass Sie immer mehr das Gefühl bekommen, *mit* Ihrem Körper zusammenzuarbeiten.

Entspannung nach Stanislawski

Das Zusammenspiel bestimmter Muskeln ist von Mensch zu Mensch und je nach Zweck sowie Gewicht, Größe und Beschaffenheit des eingesetzten Werkzeugs verschieden. Sie werden merken, dass Sie bei ganz normalen Alltagstätigkeiten oft anders atmen und manchmal Ihren Atem ganz anhalten. Vielleicht stellen Sie auch fest, dass Sie Muskeln anspannen, die Sie dabei gar nicht benötigen, weil Sie an eine Arbeit falsch herangehen oder sich unnötig anstrengen oder weil mit dieser Tätigkeit Emotionen verbunden sind. Sie können hierbei auch ein gutes Stück mehr über sich selbst erfahren.

Bei der auf Stanislawskis Schauspieltechnik basierenden Entspannungsmethode wird auf verschiedene zusammenwirkende Muskelgruppen geachtet, um auszuprobieren, wie sie sich bei verschiedenen Handlungen und Aufgaben, Gedanken und Gefühlen verhalten. Dabei versetzen Sie sich mit Hilfe Ihrer Phantasie in bestimmte Situationen hinein. Achten Sie darauf, welche Muskeln sich angespannt haben. Danach löschen Sie das Bild in Ihrer Vorstellung wieder und lassen diese Muskeln bewusst los.

Setzen oder legen Sie sich gut abgestützt hin, und überlassen Sie Ihr ganzes Gewicht der Unterlage. Lauschen Sie Ihrer Atmung, die für Sie gerade eben hörbar ist. Atmen Sie durch die Nase ein und lange und langsam mit einem kleinen Seufzer durch den Mund aus. Sie werden merken, dass nach dem Einatmen eine kleine Pause entsteht, als hätten Sie den Höhepunkt einer Welle erreicht. Genießen Sie diese Pause. Dann atmen Sie ganz langsam aus. Bei jedem Ausatmen entspannen Sie sich ein bisschen mehr.

Übungsvorschläge für die Stanislawski-Entspannung

Der Kiefer Stellen Sie sich vor, Sie haben ein Sahnebonbon im Mund und kauen es. Es bleibt an Ihren Zähnen hängen. Lassen Sie nun Ihre Kiefergelenke weich und locker werden. Achten Sie auf die andere Empfindung beim völligen Loslassen.

Die Augen Gewöhnlich merken wir gar nicht, wenn wir unsere Augenmuskulatur anspannen. Stellen Sie sich einen Feuerwehrmann vor, der einen kleinen Hund von einem hohen Hausdach rettet. Er klettert immer höher hinauf. Achten Sie auf das Gefühl in den Muskeln hinter den Augen und drum herum, während Sie ihm mit den Augen bis zur Dachspitze folgen. Er nimmt den kleinen Hund und bringt ihn herunter. Er ist unten. Entspannen Sie Ihre Augen, und spüren Sie nach, wie anders sie sich anfühlen.

Die Füße Stellen Sie sich vor, Sie sind barfuß an einem steinigen Strand am Meer. Machen Sie sehr vorsichtige Bewegungen, wenn Sie auf den spitzen Kieselsteinen am Strand entlang gehen. Spüren Sie sie unter Ihren nackten Füßen. Suchen Sie sich vorsichtig einen Weg. Nehmen Sie dann die Spannung in Ihren Füßen wahr. Jetzt kommen Sie zum weichen Sand. Spüren Sie den Unterschied. Dann legen Sie sich in Ihrer Vorstellung hin und entspannen Ihre Füße.

Die Hände Stellen Sie sich vor, dass Sie einen festen Schneeball machen. Sie formen ihn schnell, um damit nach jemandem zu werfen. Nehmen Sie die Spannung in Ihren Händen wahr. Dann lassen Sie sie sinken und neben Ihrem Körper auf der Unterlage ausruhen. Achten Sie darauf, wie warm, weich und locker sie sich anfühlen.

Schmecken Stellen Sie sich vor, dass Sie einen Schluck Wasser trinken wollen. Sie führen den Becher an die Lippen. Es ist reiner

Zitronensaft! Schmecken Sie ihn. Nehmen Sie wahr, wie Ihr Mund sich anspannt. Es ist vorbei. Entspannen Sie sich.

Jetzt halten Sie einen großen, reifen Pfirsich in der Hand. Beißen Sie kräftig hinein. Er ist sehr saftig und tropft. Sie saugen den Saft ein. Riechen Sie das Fruchtfleisch, kauen und schlucken Sie es. Achten Sie darauf, wie anders Ihr Mund sich jetzt anfühlt. Entspannen Sie sich, und gehen Sie noch einmal durch, was mit den Gesichtsmuskeln passiert ist.

Geruch Wenn wir etwas riechen oder schmecken, wirken Muskeln um die Nasenlöcher, in den Wangen und im Mund zusammen. Stellen Sie sich vor, dass Sie eine volle Flasche in der Hand halten. Entkorken Sie sie, und riechen Sie daran – es ist Ammoniak! Achten Sie darauf, wie steif Ihr Nacken von dem stechenden Geruch geworden ist. Dann entspannen Sie sich. Atmen Sie frische, reine Luft ein. Lassen Sie die Atmung ganz sanft fließen.

Wiederholen Sie das Gleiche noch einmal mit Maiglöckchenduft. Sie saugen den Duft mit langen, langsamen Atemzügen in sich ein und genießen ihn. Jetzt ist er verflogen. Entspannen Sie sich.

Als Nächstes führen Sie in Ihrer Phantasie Handlungen aus, die Sie gewöhnlich ohne nachzudenken machen, z. B. Einkaufszettel schreiben oder eine Tür aufschließen, und finden heraus, wie Sie Ihre Muskeln dabei im Einzelnen einsetzen.

Die Arbeit mit Bildern

Vorbereitung auf die Geburt besteht nicht nur im Erlernen von Techniken, um den Schmerz zu »bewältigen«. Sie ist viel positiver und versetzt im Idealfall eine Frau in die Lage, aus ihren innersten Kraftquellen zu schöpfen. Gerade die inneren Bilder, die eine Frau von den Wehen und der Geburt hat, spielen eine entscheidende Rolle: Schmerz kann als destruktiv empfunden werden und Bilder von zerreißenden inneren Organen und eines beschädigten Babys heraufbeschwören. Auf der anderen Seite kann Schmerz als Mittel zum Zweck akzeptiert werden, als konstruktive Muskelarbeit, die den Körper öffnet. Es hilft, sich auf kreative Vorstellungen zu konzentrieren und sie schon vorher einzuüben. Eine gute Übung ist die Vorstellung, Sie seien in den Wehen und begleiteten jede Wehe mit Entspannung, rhythmischer Atmung und einem lebendigen inneren Bild, das Sie in die Lage versetzt, mit der Arbeit Ihres Körpers *mitzugehen*, anstatt sich entgegenzustemmen. Vielleicht gelingt es allein schon diesen inneren Bildern, Sie in Einklang mit der Geburtsarbeit zu bringen. Vielleicht möchten Sie sich ganz auf Ihr Inneres konzentrieren und empfinden alles andere als Ablenkung. Doch oft ist es hilfreich, ein Objekt

»Ich liebe Windsurfen, so stellte ich mir bei der Geburt vor, dass ich auf dem Surfbrett dahinschieße – ein aktives Bild, das zu meiner heftigen Geburtsarbeit passte.«

vor sich zu haben, das Sie sehen können und auf das Sie sich während einer Wehe konzentrieren: ein Foto, ein Gemälde, das Muster auf dem T-Shirt Ihres Partners oder ein paar Fliesen mit interessantem Muster – irgendetwas, was für Sie den Energiefluss der Geburt darstellen kann: Himmel, Meereslandschaften, eine schneebedeckte Gebirgskette, ein Waldweg, ein Wasserfall, der sich in einen See ergießt, ein im Wind wogendes Weizenfeld, eine aufblühende Knospe – vielleicht eine See- oder Pfingstrose. In manchen bäuerlichen Regionen des Mittelmeerraums haben Gebärende eine Blume neben sich liegen, die verdorrt und leblos aussieht, aber in der Hitze des Geburtszimmers aufblüht und ihre Blütenblätter weit ausfächert. In Süditalien nennt man sie »Hand der Muttergottes«.

»Ich konzentrierte mich auf ein Gemälde von Maria bei der Geburt Jesu, dessen Köpfchen von einem leuchtenden Heiligenschein gekrönt war.«

In Griechenland schüttet man Wasser oder Getreidekörner aus, reißt Fenster und Türen weit auf und knöpft Kleidungsstücke auf.

In einem fortgeschrittenen Stadium der Geburtsarbeit, wenn die Wehen immer stärker und länger werden, wirken heftig bewegte Bilder unterstützend, die die außerordentliche Kraft ausdrücken. Oft hilft es, wenn Sie sich aktive Bewegungen vorstellen, z.B. dass Sie über Wellenberge schwimmen, windsurfen, auf einen Berg steigen und dann auf Skiern den Abhang hinuntersausen oder über die Wehen wie auf einer riesigen Schaukel schwingen. Musik lässt sich ähnlich einsetzen, wenn Sie Aufnahmen wählen, die ein Widerhall Ihrer inneren Geburtsbilder sind und für Sie die elementaren Kräfte von Erde, Luft, Feuer und Wasser darstellen.

In vielen verschiedenen Kulturen üben Bilder von Wasser eine starke Anziehungskraft auf Gebärende aus. Wehen sind wie große Wellen, die das Baby wie die hereinbrechende Flut der Geburt entgegentragen. Auch Dichterinnen, die über die Geburt schreiben, verwenden Wassermetaphern. Für Kathleen Raine sind die Wehen »Wellen, die sich am Ufer der Welt brechen«, und sie ruft ihr Baby: »Kind im kleinen Boot, komm ans Land!« Ein altes armenisches Gedicht fasst die überwältigenden Gefühle bei der Geburt in folgende Worte: »Die Himmel öffneten sich, und die Muskeln der Erde und die berstend reifen roten Meere ebenso.«* Für manche Frauen kann ein Gedicht, ein Gebet oder ein Lied besondere Bedeutung tragen und ihnen helfen, bei den Wehen »oben« zu bleiben.

Wenn sich bei den Wehen ein Bild als ungeeignet oder störend herausstellt, verwerfen Sie es einfach und suchen sich ein anderes. Sie können sich auch auf Ihre Gebärmutter konzentrieren, wie sie sich zusammenzieht und Ihr Baby liebkost, auf Ihren Muttermund, wie er sich in immer weiteren Kreisen öffnet, auf Ihr Scheidengewebe, wie es sich entfaltet, auf Ihr Baby, das immer tiefer rutscht, bis es geboren wird, und darauf, dass Sie ihm Ihre Arme entgegenstrecken und es in Empfang nehmen. Der Sinn solcher Visualisierungen besteht darin, Ihre Konzentration voll auf Ihr Ziel zu richten und die körperlichen Reize auf positive, kreative Weise zu interpretieren. Eine Frau kann die Kraft ihrer Phantasie gemeinsam mit den freigesetzten körperlichen Kräften so einsetzen, dass sie sich ganz der Geburtsarbeit hingeben kann.

Die Atmung während der Geburtsarbeit

Entspannung und Atmung sind eng miteinander verbunden und müssen als Einheit begriffen werden. Solange Ihr Körper nicht entspannt ist, können Sie bei der Geburtsarbeit nicht harmonisch

Die Anwesenheit eines Menschen, *den Sie lieben, schafft die beste Atmosphäre, um sich zu entspannen.*

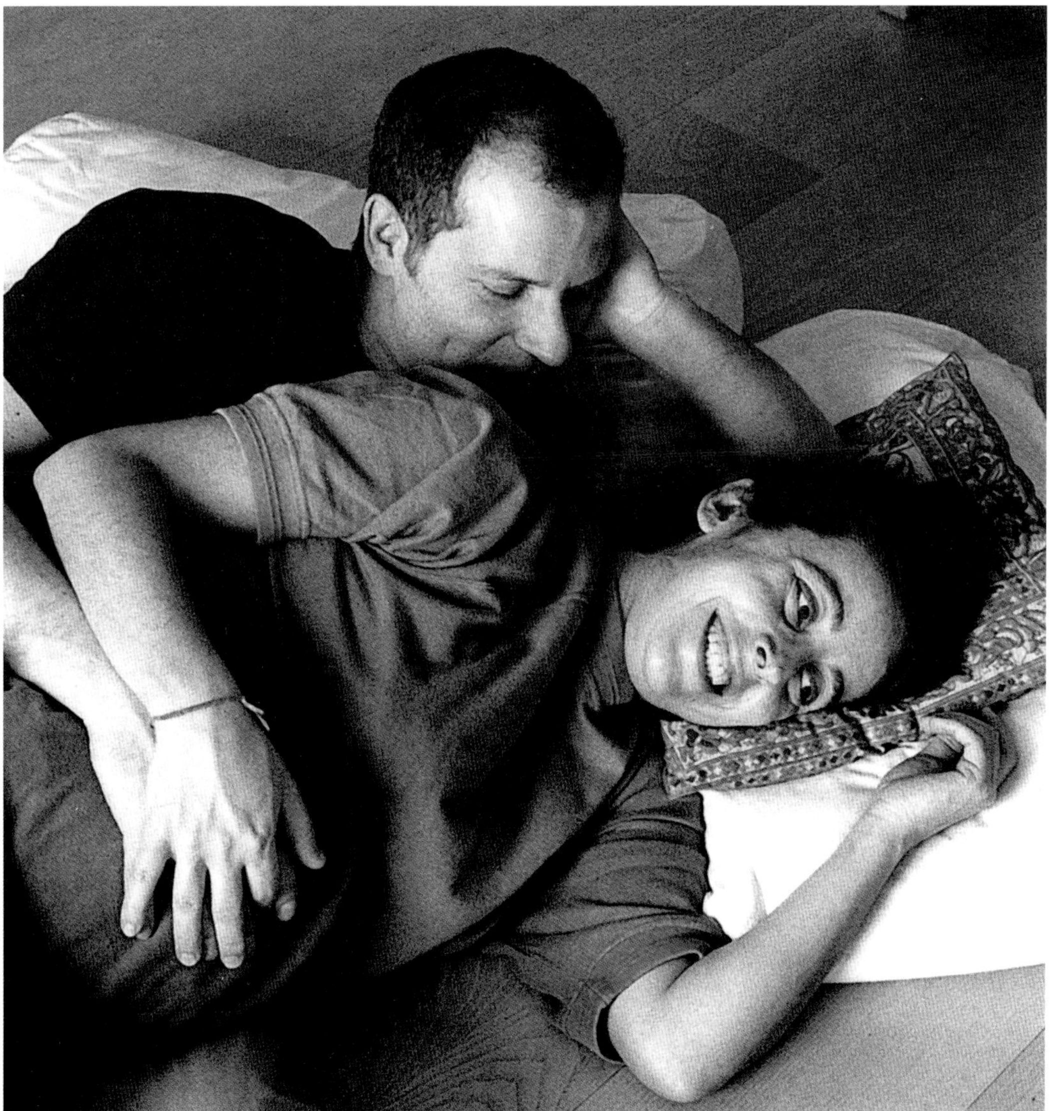

atmen. Im weiteren Verlauf der Geburt wird Ihre Atmung wahrscheinlich abrupt schneller, so dass die Gefahr der Hyperventilation besteht. Dann fühlen Sie sich unwohl und können sogar ohnmächtig werden.

Seltsamerweise hat man beim Hyperventilieren das Gefühl, nicht genug Luft zu bekommen, und man neigt dann dazu, keuchend nach noch mehr Luft zu schnappen, was den Zustand nur verschlimmert. Er lässt sich korrigieren, indem Sie mehrmals kurz den Atem anhalten oder ausgeatmetes Kohlendioxid wieder einatmen. Atmen Sie z.B. ein paar Mal in eine Papiertüte. Dann ist der Kohlensäurespiegel wiederhergestellt, und die Symptome verschwinden. Wenn Sie im Gegenteil zu wenig oder überhaupt nicht atmen, tritt Sauerstoffmangel ein; das passiert vor allem nach der Einnahme von Pethidin (Dolantin) zur Schmerzlinderung. Obwohl Sie das körperlich verkraften, ist Ihr Baby darauf angewiesen, dass Sie weiteratmen. Übermäßiges Atmen, zu wenig atmen und Luftanhalten ist während der Geburt für Ihr Baby schädlich.

»Als gewaltige Wehen über mich hinwegrollten, hielt ich unwillkürlich den Atem an. Meine Hebamme sagte: ›Schrei, stöhn, sing! Das hilft!‹«

In vielen Kulturen gibt es Rituale für die Atmung während der Wehen. Bei den Zulus z.B. geht eine schwangere Frau jeden Morgen bei Sonnenaufgang vor ihre Hütte und atmet abwechselnd und kontrolliert durch jedes Nasenloch.* So wird sie auch während der Geburt atmen. In anderen Kulturen wird die Atmung durch Hintergrundgeräusche, z.B. Gebete, Musik, Händeklatschen oder murmelnde Worte, stabilisiert.

Atmung zur Entspannung

Ein gelöster, flüssiger Atemrhythmus kann entspannend wirken. Wehen kommen und gehen wie Meereswellen, und die physiologischen Vorgänge sind von einem starken natürlichen Rhythmus beeinflusst. Dagegen kann sich eine Frau entweder wehren, indem sie ihm zu entfliehen oder ihn unter Kontrolle zu bringen versucht, oder sie geht mit ihm mit und passt sich mit ihrer Atmung an die überwältigende Kraft der Gebärmuttertätigkeit an. Mitgehen kann sie aber nur, wenn sie die Vorgänge in ihrem Körper annimmt und bejaht.

Die von mir vorgeschlagenen Atemmuster haben also nichts mit »Ablenkungstechniken« zu tun und sind keinesfalls ein Wundermittel, das negative Empfindungen verhindert oder Schmerzlosigkeit garantiert. Sie sind eine Möglichkeit, mit Ihrem Körper und vor allem mit den Wehen Ihrer Gebärmutter in Einklang zu kommen.

Legen Sie die Hände auf Ihren Unterbauch. Atmen Sie so langsam und entspannt wie möglich. Lassen Sie die Luft durch Ihre offenen Nasenflügel streichen, achten Sie auf die kleine Pause, und atmen Sie dann durch Ihren weichen, entspannten Mund wieder aus. Genießen Sie das Ausatmen. Spüren Sie, was mit Ihrem Bauch passiert, wie er sich beim Einatmen unter Ihren Händen wie eine ansteigende Welle hebt und dann wieder senkt, wenn Sie ausatmen und die Welle wieder abklingt. Fühlen Sie den leichten Druck unter Ihren Händen, wenn Sie einatmen – und das Nachlassen dieses Druckes beim Ausatmen.

Den Rücken hinunteratmen

Knien Sie sich vor einen Stuhl hin, Ihre Unterarme und Ihr Kopf ruhen auf der Sitzfläche, Ihre Knie sind ziemlich weit auseinander gespreizt. Bitten Sie Ihren Partner, seine Hände links und rechts neben dem Steißbein fest aufzulegen. Atmen Sie dann langsam den Rücken hinunter, achten Sie dabei darauf, wie Sie beim Einatmen gegen die Hände drücken und wie der Druck nachlässt, wenn Sie ausatmen.

Der Willkommensatemzug

Begrüßen Sie bei der Geburtsarbeit jede Wehe mit Ihrer Atmung, indem Sie zunächst einen ausgedehnten Willkommensatemzug machen: ein bewusstes, langsames *Ausatmen*. Stellen Sie sich eine Eröffnungswehe vor, die 45 bis 60 Sekunden lang dauert. Atmen Sie sich langsam durch die Wehe durch, wobei Ihr Kreuz beim Einatmen leicht gegen die Unterlage drückt und dieser Druck beim Ausatmen nachlässt.

Der Erholungsatemzug

Wenn die Wehe geht, atmen Sie langsam und lange durch den Mund aus. Das ist zum einen deshalb wichtig, weil es Ihnen am Ende einer Wehe zu vollständiger Entspannung verhilft und Sie sich so bis zur nächsten ausruhen und erholen können, und zum anderen, weil dadurch alle Anwesenden sehen, dass die Wehe vorbei ist. Wenn die Hebamme oder der Arzt mit Ihnen sprechen oder Sie bitten wollen, sich umzudrehen, ist das jetzt, zwischen den Wehen, möglich, niemals während einer Wehe.

Bei heftigen Wehen brauchen Sie vielleicht jedes Mal mehrere dieser Erholungsatemzüge. Wenn Sie am Ende einer starken Wehe immer einen oder mehrere Erholungsatemzüge machen, können Sie sicher sein, dass Ihr Baby durch diese Atmung mit Sauerstoff versorgt wird, ganz gleich, wie schwierig die Wehen sind.

Tiefe Brustkorbatmung

Legen Sie sich mit gerundetem Rücken und nach vorne gebeugten Kopf und Schultern auf die Seite, die Beine weit auseinander, das obere Bein angezogen. Ziehen Sie den Kopf hoch, als würden Sie Ihre Wirbelsäule von unten bis oben dehnen und größer werden lassen. Dann lassen Sie wieder los und Ihren Kopf bequem zwischen Ihre Schultern sinken. Achten Sie darauf, dass Ihre Beine weit genug auseinander liegen. Dann atmen Sie ausgiebig und langsam aus und entspannen sich völlig. Schließen Sie die Augen, wenn die Lider schwer sind.

Wenden Sie Ihre Gedanken Ihrem Rücken zu. Ihre Wirbelsäule ist nicht starr wie ein Laternenpfahl, sondern besteht aus einer beweglichen Kette kleiner Wirbel, die in einer geschwungenen Form angeordnet sind.

Jetzt legt Ihr Partner die Hände auf Ihre Schultern und massiert mit den Handflächen Ihren Rücken von oben bis unten. Seine Hände sollten dabei entspannt sein. Sagen Sie ihm, wenn Sie es zu fest oder zu sanft, zu schnell oder zu langsam empfinden. Massiert er an der richtigen Stelle? Es sollte eine Wohltat für Sie sein. Entspannen Sie sich seinen Händen entgegen.

Danach legt Ihr Partner seine Handflächen oberhalb der Taille so fest auf Ihren Brustkorb, dass es angenehm für Sie ist und Ihre Taille (oder wo sie früher war) nicht eingedrückt wird. Fühlen Sie die Wärme und den Druck. Atmen Sie so durch die Nase ein und durch den Mund aus, dass Sie Ihre Atmung hauptsächlich dort spüren, wo seine Hände sind, und lauschen Sie Ihrer Atmung. Atmen Sie zu seinen Händen hin, und dehnen Sie dabei Ihren Brustkorb, so dass er sich beim Einatmen unter seinen Händen ausdehnt und sich beim Ausatmen wieder zusammenzieht. Hören Sie Ihrer Atmung einen Moment lang zu. Kann Ihr Partner den zunehmenden Druck spüren, wenn Sie einatmen, und das Nachlassen des Drucks, wenn Sie ausatmen? Für die ersten Wehen in der Eröffnungsphase kann diese tiefe Brustkorbatmung sehr hilfreich sein. Konzentrieren Sie sich mit Ihrer Atmung auf den Bereich, wo Sie seine Hände spüren. Wenn die Geburt tatsächlich begonnen hat, werden Sie diesen Druck nicht mehr brauchen, weil Sie dann automatisch auf diese Weise atmen und die kontrahierende Gebärmutter als Reiz genügt.

Obere Brustkorbatmung

Wenn die Wehen stärker werden, würden Sie mit Ihrer Atmung vielleicht gern wie über einen Wellenkamm hinwegreiten. Da Wehen wie Wellen kommen, werden Sie bemerken, dass Sie leichter mit ihnen zurechtkommen, wenn Sie flacher und gleichzeitig schneller atmen. Die Wehen kommen in dieser Phase wahrscheinlich alle vier bis fünf Minuten und dauern etwa eine Minute.

Um das Mitatmen mit diesen Wehen zu üben, sollte Ihr Partner seine Handflächen direkt unterhalb der Schulterblätter auf Ihren Rücken legen. Sie atmen hauptsächlich dort bewusst, wo Sie den Druck seiner Hände spüren. Vielleicht haben Sie das Bedürfnis, schneller und mit geöffnetem Mund zu atmen. Bei jedem Ausatmen sollte ein kleiner Seufzer oder »hah« zu hören sein. Wenn Sie Ihre Hände jetzt auf Ihre Brust legen, werden Sie spüren, wie sie sich hebt und senkt wie eine Möwe auf einer Welle. Die Wehe ist »unten«, und Sie atmen »oben«. Lassen Sie die Schultern locker, denn sie sind an der Arbeit nicht beteiligt.

Wenn Sie immer noch ganz den Rücken hinunteratmen können, sollten Sie es auch tun. Gehen Sie mit Ihrer Atmung nur »hinauf«, wenn es nötig ist.

Atemübungen

Stellen Sie sich darauf ein, mit der Atmung über »Wellen zu reiten«. Atmen Sie leicht und ohne Anstrengung, während die Wellen durch Sie hindurchgehen. Es gibt keine Regeln, wie Sie dabei atmen sollten. Wenn die Wehen einsetzen, sagt Ihnen Ihr Körper schon, was zu tun ist.

Die tiefe Brustkorbatmung ist das Richtige, wenn es Ihnen nicht mehr leicht fällt, den ganzen Rücken hinunterzuatmen. Ihre Übungspartnerin legt die Hände in Taillenhöhe auf, und Sie atmen konzentriert dorthin, wo Sie den Druck spüren.

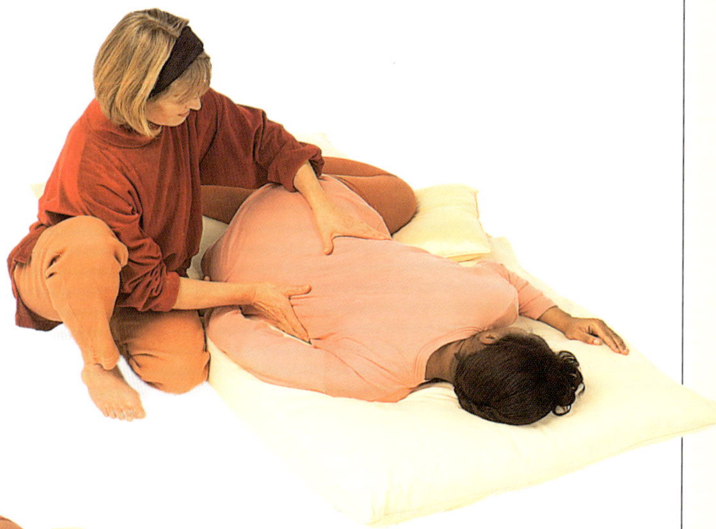

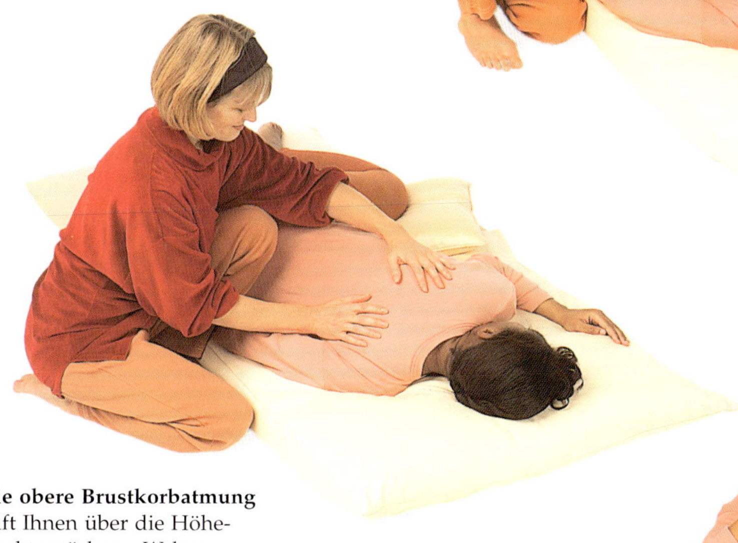

Die obere Brustkorbatmung hilft Ihnen über die Höhepunkte stärkerer Wehen hinweg. Ihre Partnerin legt ihre Hände unten auf Ihre Schulterblätter, und Sie atmen konzentriert dorthin, wo Sie den Druck spüren.

Die Schmetterlingsatmung kann Ihnen ebenfalls über die Höhepunkte stärkerer Wehen hinweghelfen. Legen Sie die Fingerspitzen oben auf Ihre Wangenknochen, und spüren Sie dem Raum in Ihren Nasennebenhöhlen nach. Dann üben Sie, leicht und rasch durch den leicht geöffneten Mund zu atmen.

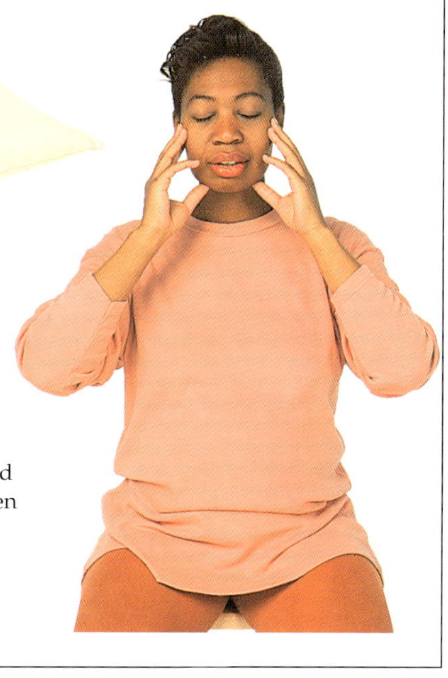

Atemübungen für die Wehen

Durch das Simulieren von Wehen lernen Sie, auf schmerzhafte Reize mit den richtigen Atemtechniken zu reagieren, damit Sie positiv mit Ihrem Körper zusammenarbeiten können, anstatt gegen den Schmerz anzukämpfen, was die Spannung nur erhöht und die Geburtsarbeit erschwert.

Die Gebärmuttertätigkeit simulieren

Am besten üben Sie diese Technik abwechselnd mit einer Partnerin, wobei Sie beide »Gebärmutter« spielen, indem Sie jeweils nacheinander an der Innenseite Ihrer Beine in den Oberschenkel der anderen kneifen. Zwicken Sie auf keinen Fall eine Krampfader ein oder so kräftig, dass ein blauer Fleck entsteht, und drücken Sie nicht gegen Blutgefäße. Verstärken Sie über 30 Sekunden hinweg langsam den Druck und verringern ihn dann wieder.

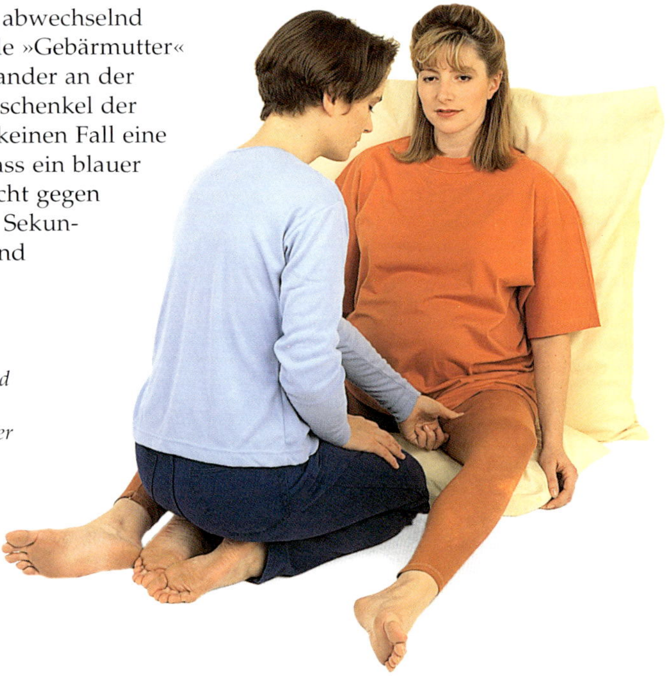

1 *Wenn Sie nicht mehr anders können, atmen Sie leichter und rascher, während sich der Druck zum Höhepunkt steigert. Beim Abklingen der Wehe atmen Sie wieder langsamer und tiefer.*

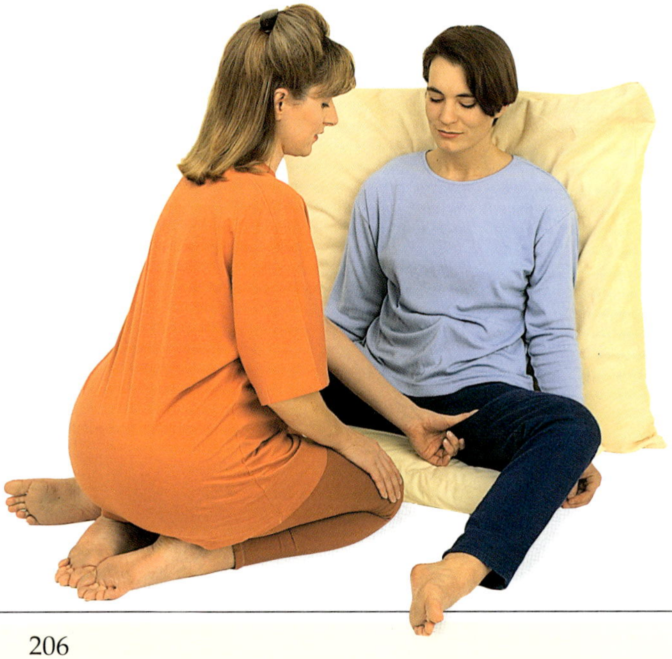

2 *Nach einer Weile tauschen Sie die Rollen. Der Schmerz kann wie die wirklichen Wehen unterschiedlich empfunden werden: kurz, lang, stärker, vielleicht sogar mit zwei Höhepunkten. Ihre Partnerin bekommt so vielleicht zum ersten Mal eine Ahnung, wie sich Wehen anfühlen können.*

SCHMETTERLINGSATMUNG

Diese Art von Atmung kann bei stürmischen Wehen, die wie riesige Wellen in rascher Folge über Sie hinwegrollen, zum Anker werden.

Wird es turbulent, strecken viele Frauen das Kinn nach vorne, spannen Hals- und Kiefermuskeln an und beginnen zu keuchen und heftig zu atmen. Lassen Sie stattdessen das Kinn auf die Brust sinken. Denken Sie daran, dass lockere Schultern, ein langer Nacken und entspannte Kiefergelenke helfen, einen regelmäßigen Rhythmus beizubehalten und die Atmung »tanzen« zu lassen.

Die Schmetterlingsatmung ist im Grunde die leichteste und schnellste Atmung während der Wehen, die Ihnen zur Verfügung steht. Sie fällt Ihnen noch leichter, wenn Sie sich vorstellen, dass sie sich im Mund- und Wangenbereich abspielt und nicht im Rachen. Wenn Sie sich auf den Rachen konzentrierten, würden Sie vermutlich wieder den Hals anspannen. Denken Sie also an den Raum in Ihrem Mund und an Ihre leicht vorgewölbten Wangen. Setzen Sie sich für diese Übung entweder in einen Sessel, oder legen Sie sich gut abgestützt ins Bett. Wenn Sie dabei flach auf dem Rücken liegen, kann es leicht passieren, dass Sie zu japsen und zu keuchen beginnen. Sie brauchen also mindestens drei oder vier Kissen im Rücken; versuchen Sie es auch mit der Hocke, dem Vierfüßlerstand oder mit aufrechtem Stehen.

Sie können sich besser darauf konzentrieren, wenn Sie die Fingerkuppen auf die leicht aufgeblasenen Wangen legen. Öffnen Sie die Lippen zu einem leichten Mona-Lisa-Lächeln. Entspannen Sie den Mund. Wahrscheinlich bildet sich jetzt mehr Speichel. Atmen Sie regelmäßig und leicht durch die geöffneten Lippen ein und aus. Fangen Sie langsam an, und atmen Sie dann immer schneller.

Anfangs kommt Ihnen die Schmetterlingsatmung wahrscheinlich recht schwierig vor. Vielleicht haben Sie das Gefühl, dass Sie zu viel Luft ein- oder ausatmen. Die meisten Frauen finden diese Form der Atmung am kompliziertesten. Sie befürchten, damit nie zurechtzukommen, doch bei der Geburt geht es dann wie von selbst, und sie wissen nicht, wie sie ohne diese Atmung ausgekommen wären. Möglicherweise hilft es Ihnen, wenn Sie dabei an einen bestimmten Rhythmus denken, bei dem der erste Schlag etwas betont ist: *eins*, zwei, drei, vier; oder: *eins*, zwei, drei, vier, fünf, sechs. Atmen Sie bei dem betonten Atemzug nicht zu viel Luft aus, sonst fangen Sie beim Weiteratmen zu keuchen an und beginnen zu hyperventilieren. Wenn es Ihnen schwer fällt, den Rhythmus beizubehalten oder Ihnen die Kehle eng wird, dann atmen Sie einmal kurz und heftig durch die gespitzten Lippen aus und machen dann sofort mit der leichten Atmung weiter.

Nachdem Sie diese Atmung ausprobiert haben, versuchen Sie es noch einmal und achten diesmal besonders darauf, ob Sie Ihre Schultern oder Ihren Nacken anspannen. Lassen Sie die Schultern sinken, und entspannen Sie sich. Bei Stress atmet man oft viel zu heftig und laut. Versuchen Sie, »flüsternd« zu atmen. Denken Sie beim Üben an das Geräusch von Blättern, die zu Boden fallen, seien Sie sich jedoch bewusst, dass es bei der Geburt ganz natürlich ist, wenn Sie sehr viel geräuschvoller sind. Sie werden diese Atmung nur bei den stärksten Wehen am Ende der Eröffnungsphase brauchen. Vielleicht ziehen Sie lieber die tiefe Brustkorbatmung, die obere Brustkorbatmung oder sogar die Atmung den ganzen Rücken hinunter vor. Atmen Sie einfach, wie es für Sie stimmt. Zu diesem Zeitpunkt kommen Sie sich vielleicht wie ein kleines Boot auf stürmischer See inmitten riesiger Wellen und Strudel vor. Meistens ist das die schwierigste Zeit der Geburt. Grantly Dick-Read hat sie als »die Schmerzphase der Geburtsarbeit« bezeichnet. Das heißt nicht, dass Sie sonst keine Schmerzen haben werden, doch besonders dann brauchen Sie Ihre ganze Konzentration und Besonnenheit.

Die Schafsatmung

Wenn wir ein Säugetier, z.B. eine Katze oder ein Schaf, bei der Geburt beobachten, dann werden wir feststellen, dass es recht leicht und schnell atmet. Beim Pressen hält es unwillkürlich den Atem an und fährt dann sofort mit der leichten, beschleunigten Atmung fort.

Während der Austreibungsphase, wenn das Baby sich durch den Geburtskanal bewegt (siehe S. 252–253), fühlen die meisten Frauen einen Pressdrang. Wenn die Wehe stärker wird, gehen Sie von der tiefen Atmung zu einer flacheren, schnelleren über, die Wangen dabei leicht aufgeblasen. Wenn Sie den unwiderstehlichen Drang zum Pressen spüren, halten Sie den Atem an. Sobald Sie wieder Atem holen können, atmen Sie leicht weiter und schieben dann wieder mit – so lange, bis der Pressdrang nachlässt, Ihr Atem langsamer wird und die Wehe aufhört. Sie können das üben, aber nur mit einem ganz sanften, leichten Pressen. Legen Sie Ihre Hand auf den Damm, und spüren Sie, wie er sich leicht nach unten hin wölbt.

Verschiedene Haltungen bei der Geburtsarbeit

Sobald Sie das Gefühl haben, gut entspannt zu sein und rhythmisch zu atmen, sollten Sie verschiedene Haltungen ausprobieren, die Sie während der Wehen vielleicht einnehmen möchten. Es gibt keinen Grund, warum Sie dabei die ganze Zeit im Bett liegen sollten. Die flache Rückenlage ist für das Baby ausgesprochen nachteilig, durch das Gewicht der Gebärmutter kann der Blutfluss in der großen Hohlvene im unteren Bereich Ihres Körpers behindert werden, und dies kann den Blutfluss zum Baby verringern.

Während der Eröffnungsphase gehen oder stehen Sie sicherlich am liebsten. Während einer Wehe lehnen Sie sich wahrscheinlich an einer Wand oder bei Ihrem Partner an. Bei Kreuzschmerzen können Sie sich vornübergebeugt auf Möbel stützen. Im fortgeschrittenen

Wehenstadium haben Sie es leichter, wenn Sie die angenehmsten Stellungen schon vorher kennen. Bleiben Sie nicht bei einer bestimmten Haltung, das Wesentliche bei der Geburt ist *Bewegung*. Probieren Sie mit dem Becken Schaukel-, Kreis- und Kippbewegungen aus. Sie können dabei knien, sich nach hinten auf die Fersen setzen oder sich vorbeugen und auf ein Kissen lehnen, das auf einem Stuhl oder dem Bett liegt, eine kauernde Haltung wie ein Frosch einnehmen, in den Vierfüßlerstand oder in die Hocke gehen, wobei Ihr Rücken gut abgestützt sein sollte.

Ihr Ziel sollte immer sein, dem Baby so viel Raum wie möglich in Ihrem Becken zu verschaffen. Öffnen Sie dazu die Knie weit, und lassen Sie die Gebärmutter vorkippen zur Bauchdecke, weg von der Wirbelsäule. In dieser Haltung ist die Gebärmutter eiförmig, wogegen sie in der flachen Rückenlage verformt wird. In aufrechter Haltung machen Sie sich auch die Schwerkraft zunutze. Spannen Sie in all diesen Haltungen nur jene Muskeln an, die Sie für Ihr Gleichgewicht brauchen, und stützen Sie sich auf Kissen, Möbeln oder Ihrem Partner ab.

Sie können Kreuzschmerzen, die besonders häufig auftreten, wenn Ihr Baby sich in der hinteren Hinterhauptslage (siehe S. 263) befindet, lindern, wenn Sie eine Haltung einnehmen, bei der der Bauch nach unten hängen kann und Ihr Baby nicht auf Ihrem Kreuzbein lastet; wölben Sie dabei die untere Rückenpartie ganz leicht hoch, und lassen Sie sie wieder fallen, oder kreisen Sie mit dem Becken – was immer für Sie gerade am angenehmsten ist. Diese Haltung ist auch für eine Rückenmassage und für Gegendruck seitens des Partners sehr bequem, und da sich die Längsachse der Gebärmutter dann in einer Linie mit dem Geburtskanal befindet, kann das dazu beitragen, dass sich das Baby in die richtige Lage dreht. Andernfalls werden Sie wahrscheinlich schon einen Pressdrang spüren, noch bevor Sie völlig eröffnet sind. Sie können diesen Drang leichter kontrollieren, wenn Sie Ihren After entlasten.

»Es war für mich eine Qual, während der Wehen auf dem Rücken zu liegen, deshalb kniete ich mich hin und hielt mich am Bett fest, obwohl die Hebamme dagegen war, da es den Ausdruck des Wehenschreibers störte. Aber auf diese Weise kam ich viel besser mit den Wehen zurecht.«

Durch Druck auf die Nabelschnur wird der Blutfluss zum Baby unterbrochen. Wenn die Geburt ständig elektronisch überwacht wird (siehe S. 330–334), werden vielleicht noch nach Beendigung der Wehe langsame Herztöne registriert. Möglicherweise erwägt Ihr Arzt dann aufgrund fetaler Distress-Symptome eine Zangengeburt. Doch wenn Sie sich vorbeugen, bleibt Platz zwischen Wirbelsäule und Nabelschnur, so dass der Druck auf die Nabelschnur nachlässt.

Übrigens ist es eine gute Idee, für die Geburt in den Vierfüßlerstand zu gehen, wenn das Baby breite Schultern hat, die stecken bleiben können (Schulter-Dystokie). Die Geburtshelferin hat dann mehr Bewegungsspielraum, da der Kopf des Babys in Richtung

Haltungen für die Geburtsarbeit

In Rückenlage verringert sich die Sauerstoffversorgung Ihres Kindes, und die Gebärmutter kann nicht effektiv kontrahieren. Probieren Sie daher in der Schwangerschaft verschiedene Positionen für die Wehen aus, damit Sie die bequemsten für Sie herausfinden. Achten Sie immer darauf, im Nacken gelöst zu bleiben, atmen Sie mit der Bewegung mit, und lassen Sie alle Spannungen los.

Auf allen vieren

Um Kreuzschmerzen bei den Wehen zu lindern, lassen Sie sich auf alle viere nieder, die Hände flach am Boden und schulterbreit voneinander entfernt. Achten Sie darauf, dass der Rücken nicht durchhängt.

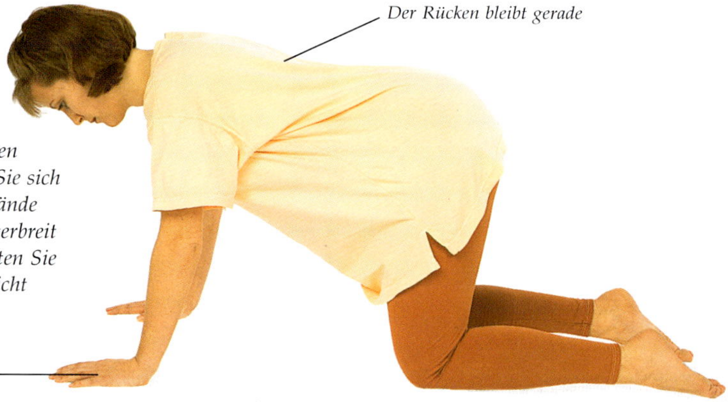

Stehen

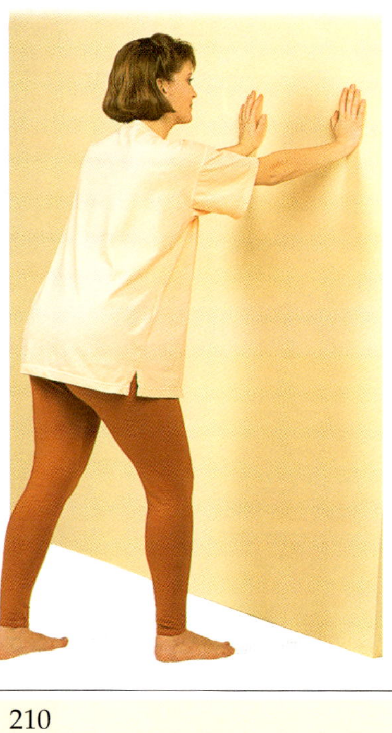

1 *Stellen Sie sich gut »geerdet« auf den Boden, die Füße weit voneinander entfernt. Stützen Sie sich mit den Handflächen gegen eine Wand. Versuchen Sie, in dieser Haltung mit dem Becken zu schaukeln und zu kreisen.*

2 *Sie können noch näher zur Wand treten und die Unterarme dagegen lehnen. Stützen Sie den Kopf auf die Unterarme. Denken Sie immer daran, Schultern und Nacken vollständig zu entspannen.*

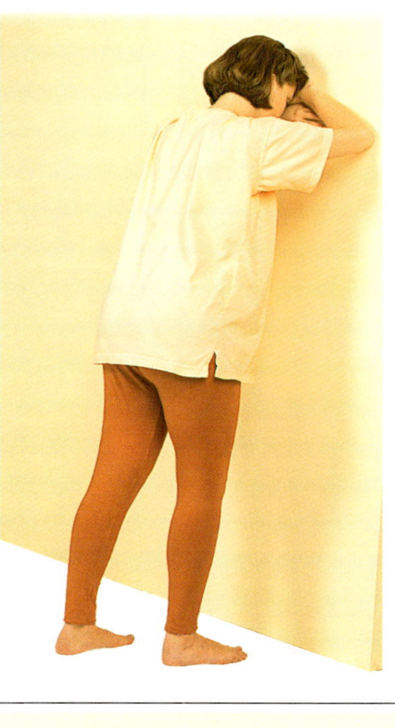

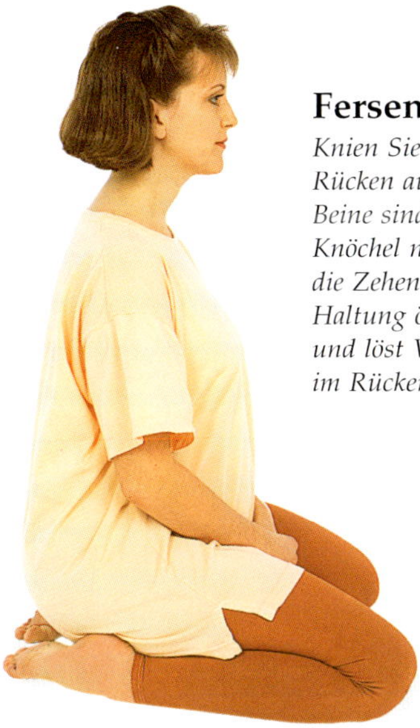

Fersensitz

Knien Sie sich mit geradem Rücken auf den Boden, die Beine sind geöffnet, die Knöchel nach außen gedreht, die Zehen nach innen. Diese Haltung öffnet das Becken und löst Verspannungen im Rücken.

Vorgebeugt knien

In derselben Haltung wie links beugen Sie sich vor; die Unterarme liegen flach am Boden auf. Auch diese Haltung öffnet das Becken, entlastet den Rücken vom Gewicht Ihres Babys und lindert Rückenschmerzen.

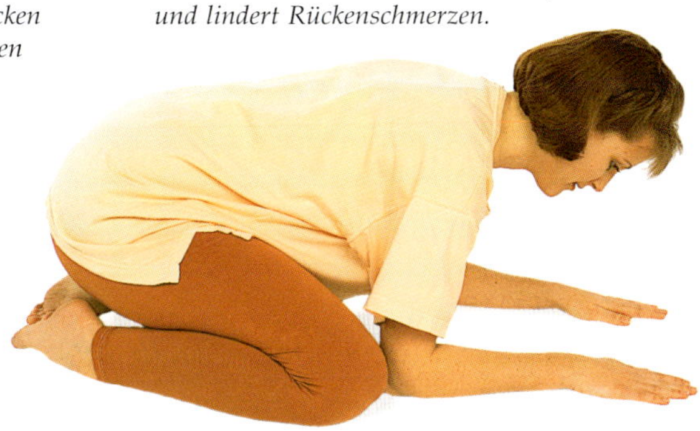

Den Bauch hängen lassen

Knien Sie auf allen vieren, die Unterarme liegen am Boden auf, die Knie sind weit geöffnet, und der Bauch hängt dazwischen. In dieser Haltung können Sie vor und zurück schaukeln. Das Kreuz bleibt dabei flach.

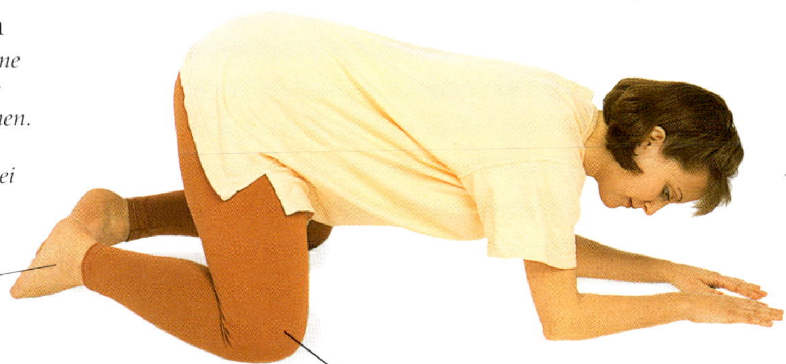

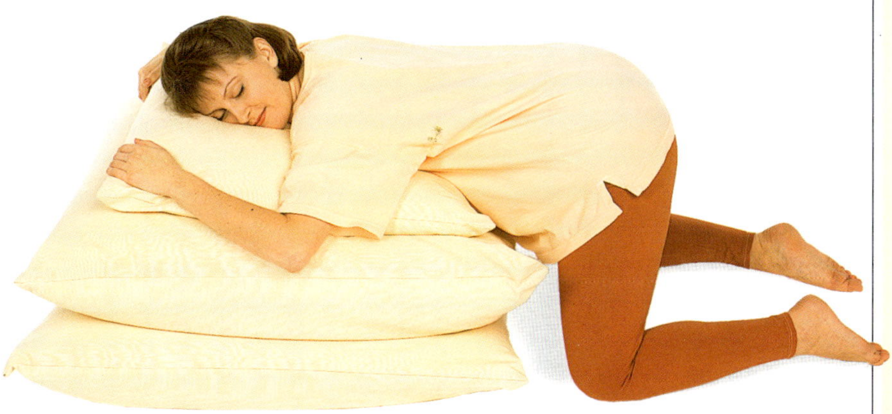

Liegen

Sie können sich auch abgestützt von Ihren Beinen auf mehrere Kissen, ein großes Polster oder einen Sitzsack legen, die das Gewicht Ihrer Gebärmutter tragen.

Hocken

In der Hocke ist das Becken weit geöffnet, das Köpfchen Ihres Babys wird nach unten gedrückt. Diese ideale Haltung für die Wehen sollten Sie schon vorher allein oder mit Hilfe Ihres Partners üben.

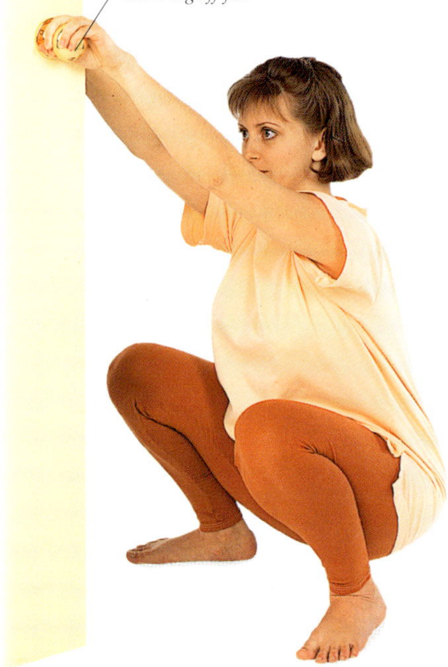

Halten Sie sich am Türgriff fest

1 *An einer Tür können Sie üben, wie Sie sich lang machen und loslassen. Umfassen Sie den Griff mit beiden Händen, und gehen Sie in die Hocke hinunter; die Fersen und Beine sind weit geöffnet.*

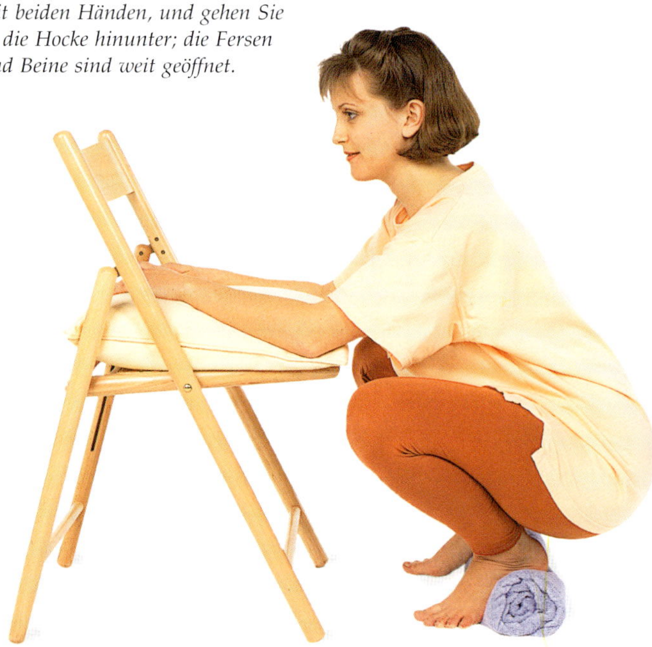

2 *Üben Sie, wie Sie sich bei den Wehen in der Hocke vorn auf einen Stuhl oder auf Ihren Partner stützen können. Schieben Sie ein zusammengerolltes Handtuch unter die Fersen, damit Sie sich besser vorneigen können.*

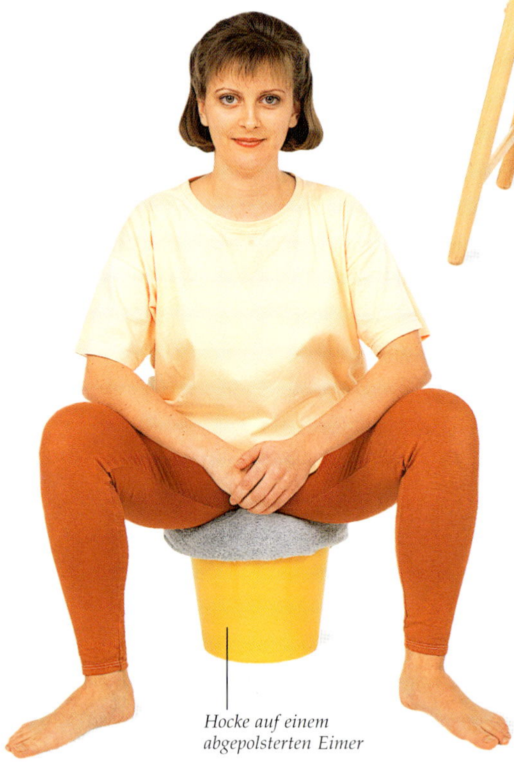

Hocke auf einem abgepolsterten Eimer

3 *Wenn Ihnen eine Hocke zu tief ist, üben Sie eine sitzende Hockstellung. Legen Sie ein weiches Handtuch oder eine Decke über einen Eimer, einen niedrigen Hocker oder einen Stapel Bücher, und setzen Sie sich mit weit geöffneten Beinen in Hockstellung darauf.*

Abgestützte Hocke

Diese Hocke können Sie mit einer Partnerin üben, die Sie stützt, während Sie nach unten gehen.

1 *Stellen Sie sich Ihrer Partnerin gegenüber. Umfassen Sie gegenseitig Ihre Unterarme. Dann beugt Ihre Partnerin leicht die Knie und lehnt sich etwas nach hinten; ein Fuß ist vor dem anderen aufgestellt.*

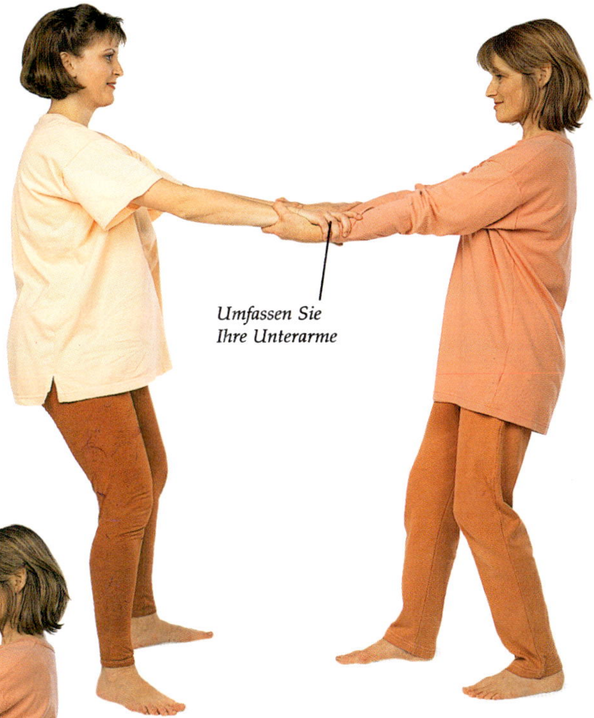

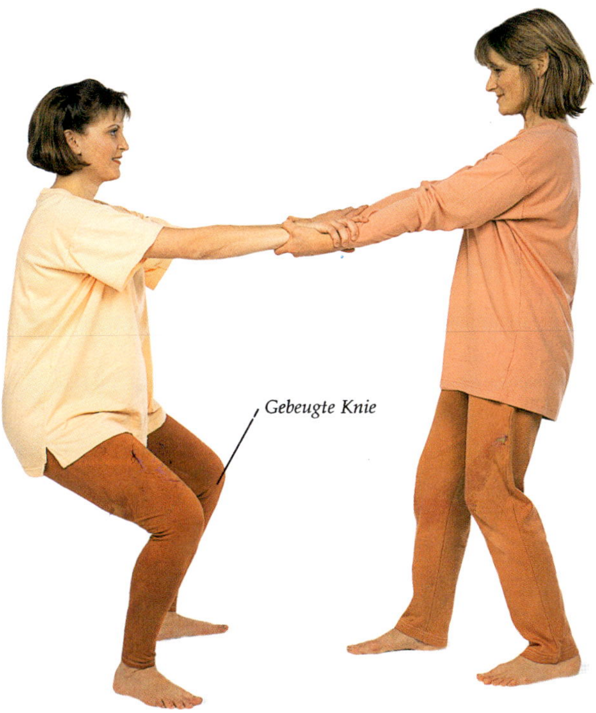

2 *Während Ihre Partnerin Sie stützt und etwas in ihre Richtung zieht, lassen Sie sich sinken; Ihre Hüften, Knie und Knöchel geben nach, so dass sich das Gewicht ins Kreuz und auf die Sitzknochen verlagert.*

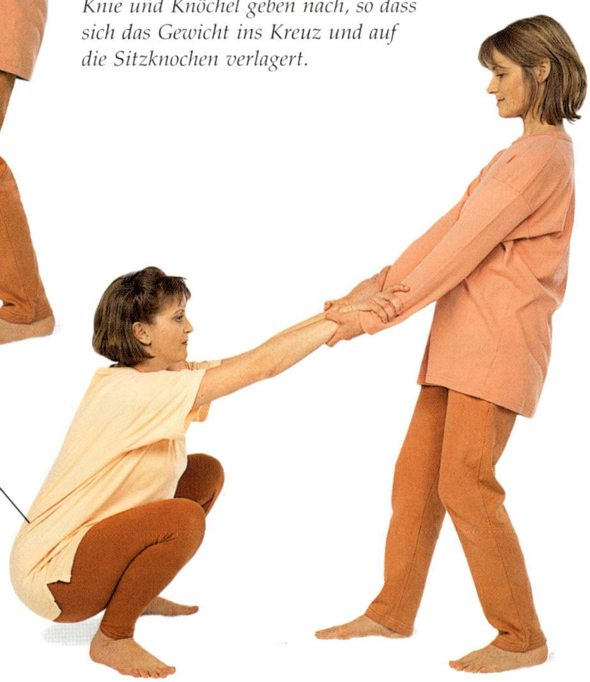

3 *Ihre Partnerin hält weiter Ihr Gewicht und versetzt Sie dadurch in die Lage, sich lang zu machen, sich vorzubeugen und sich in die Fersen zum Boden hin sinken zu lassen, während Ihre Hüften ganz frei sind.*

Haltungen für die Geburt

Versuchen Sie, mit Ihrem Partner oder Ihren künftigen Geburtshelfern verschiedene Haltungen für die Austreibungsphase auszuprobieren, damit alle eine Vorstellung davon bekommen, was sie erwartet. Nehmen Sie eine Puppe, einen Ball oder eine Grapefruit als Ersatz für das Baby.

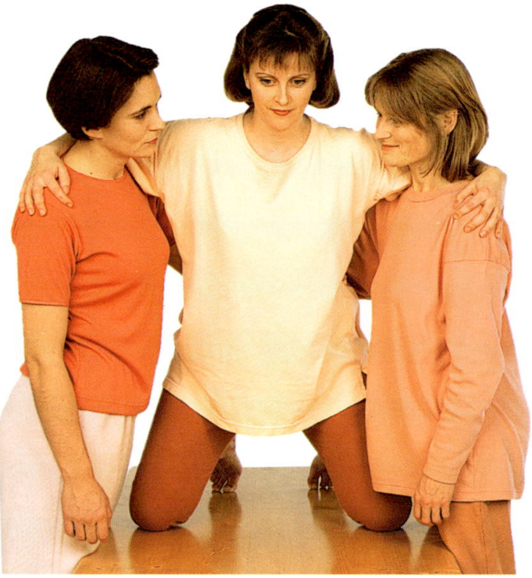

Abgestützt knien

Beim Knien öffnet sich das Becken ganz; das Baby gleitet leichter nach unten. Am sichersten fühlen Sie sich, wenn Sie links und rechts von zwei Helfern abgestützt werden.

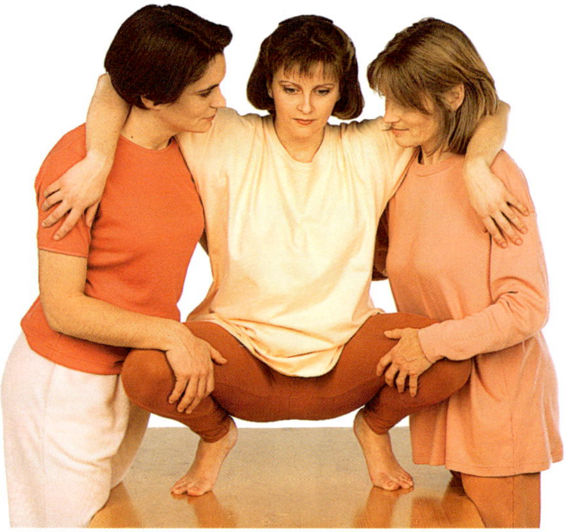

Abgestützt hocken

Vielleicht finden Sie die Hocke bequemer. Wieder brauchen Sie zwei Helfer, die beim Mitschieben Ihre Knie stützen können.

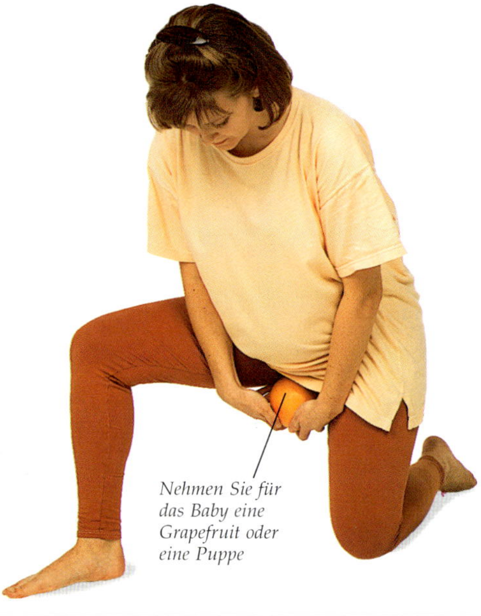

Nehmen Sie für das Baby eine Grapefruit oder eine Puppe

Halb knien, halb hocken

Knien Sie mit einem Bein, das andere ist angewinkelt und mit dem Fuß aufgestützt. Diese halb kniende, halb hockende Haltung eignet sich am besten, wenn Sie Ihr Baby selbst herausheben möchten. Sie haben einen stabileren Halt als beim Knien oder Hocken und können Ihrem Kind besser heraushelfen.

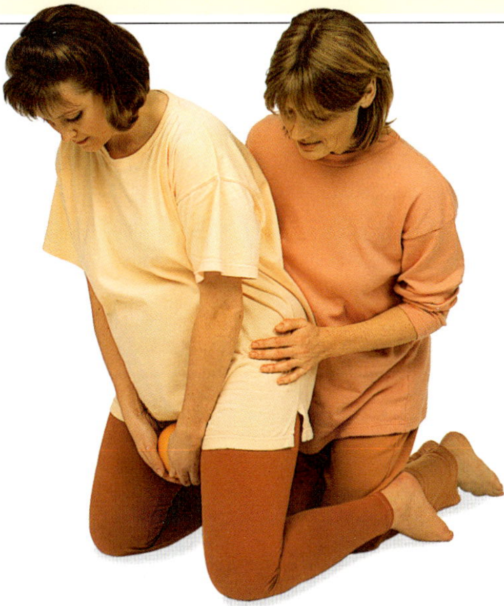

Aufrecht knien

So lässt sich eine sehr langsame Austreibungsphase beschleunigen. Die Hebamme kann das Baby von hinten entbinden und es Ihnen durch die Beine nach vorne reichen, oder Sie können es vielleicht sogar selbst herausheben.

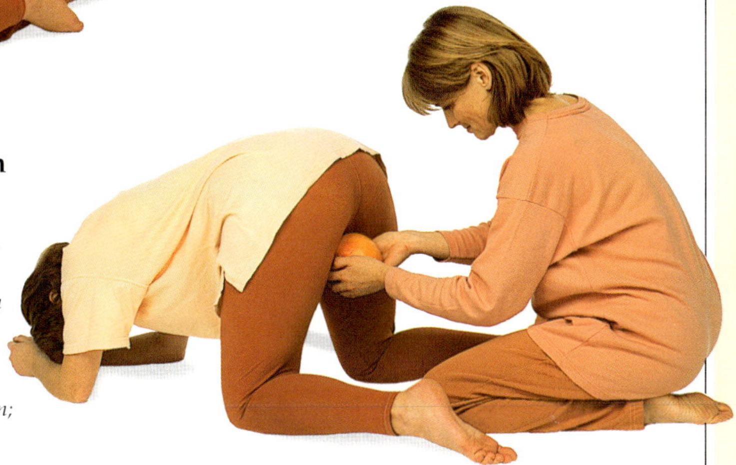

Auf Knien und Unterarmen

Der Vierfüßlerstand mit gesenktem Kopf und erhobenem Becken kann eine schnelle Austreibungsphase bremsen. Sie haben die Dinge dann besser unter Kontrolle. Ihr Scheidengewebe kann sich langsam dehnen und reißt dann bei der Geburt nicht so leicht. Auch während der Wehen kann diese Haltung nützlich sein, um ein Baby in der hinteren Hinterhauptslage zu drehen; in der Übergangsphase verringert sie den Pressdrang.

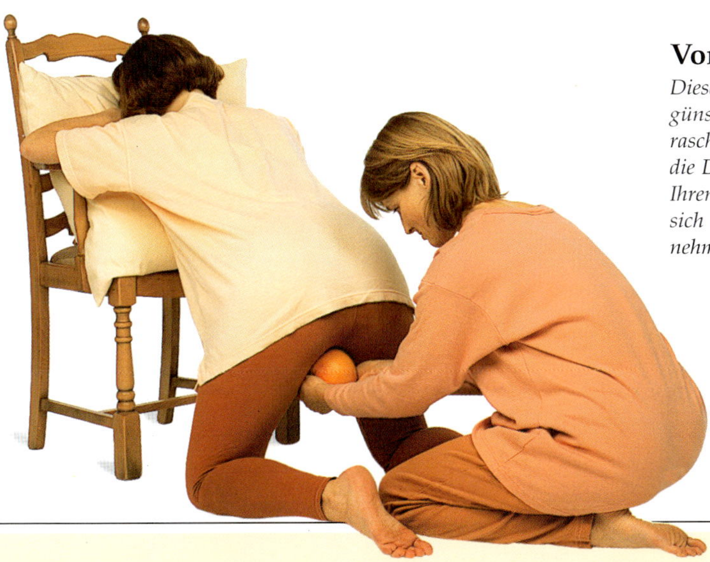

Vorgebeugt knien

Diese Haltung ist ebenfalls besonders günstig, wenn die Austreibungsphase rasch vorangeht, denn sie verzögert die Dinge etwas. Die Hebamme hilft Ihrem Baby heraus; dann können Sie sich umdrehen und es in die Arme nehmen.

After mehr Platz zur Verfügung hat, so dass weiter vorne die Schultern geboren werden können und danach das ganze Kind.

Manchmal sind Wehen von Anfang an recht schwach und werden nicht wirksamer oder lassen sogar nach, obwohl die Geburt schon recht gut vorangegangen ist. In beiden Fällen wäre es einen Versuch wert, eine Haltung einzunehmen, bei der sich die Gebärmutter am besten runden kann. Stellen Sie sich mit gespreizten Beinen vornübergebeugt an eine Wand, um sich mit den Händen gut abzustützen.

Übungen für die Wehenarbeit und das Pressen

Es ist sehr schwierig, sich die Geburt vorzustellen, wenn Sie noch kein Kind zur Welt gebracht haben. Wird der Wehenschmerz unerträglich sein, oder werden Sie kaum etwas spüren? Manche Frauen stellen sich die Wehen wie eine Bergwanderung von Gipfel zu Gipfel vor. Am Ende der Eröffnungsphase haben sie dann das eigentliche Gebirgsmassiv erreicht.

Die Gebärmuttertätigkeit

Wenn sich die Gebärmutter zusammenzieht, wird sie hart wie alle Muskeln unseres Körpers. Machen Sie eine Faust, und heben Sie Ihren angewinkelten Arm hoch, so dass der große Muskel an der Innenseite Ihres Oberarms, der Bizeps, hart wird. Fühlen Sie ihn mit Ihrer anderen Hand. Sie werden merken, dass er ganz fest ist und sich hervorwölbt. Das kommt daher, dass die Muskelfasern sich verkürzen und verdicken. Der gleiche Vorgang spielt sich in viel größerem Rahmen auch bei einer Gebärmutterkontraktion ab. So wie sich der Bizeps rund wölbt, so tritt auch Ihre Gebärmutter in Ihrem Bauch hervor, wenn Sie eine starke, geburtswirksame Wehe haben.

Legen Sie Ihre Hand über den Schamhaaren auf den Unterbauch. Hier befindet sich der Muttermund, und wahrscheinlich spüren Sie ein starkes, rhythmisches Ziehen, wenn er sich öffnet, am stärksten auf dem Höhepunkt jeder Wehe (siehe S. 246).

Bevor der Muttermund nicht völlig eröffnet ist, können Sie Ihrem Baby trotz aller Anstrengung nicht den Geburtskanal hinunterhelfen. Unterstützen Sie die Geburt am besten durch körperliche Entspannung und innere Gelassenheit. Ihre Atemtechniken helfen Ihnen dabei, und wenn Sie ausreichend entspannt sind, fällt Ihnen eine fließende, rhythmische Atmung leichter.

Wehen üben

Wehen machen sich vor allem durch einen starken Druck bemerkbar, ganz gleich, ob Sie das wollen oder nicht: Wenn Sie sich also durch Übungen darauf vorbereiten möchten, benötigen Sie die

Hilfe eines Partners, der für Sie die Wehen simuliert. Begrüßen Sie jede Wehe, indem Sie *ausatmen*, und wenden Sie während der ganzen Wehe die rhythmische Atmung an, die Sie gelernt haben. Beenden Sie die Wehe dann mit einem Erholungsausatmen. Ihr Partner sitzt so neben Ihnen, dass Sie Blickkontakt miteinander haben; er übernimmt die Rolle Ihrer Gebärmutter, indem er z.B. etwas Haut an der Innenseite Ihres Oberschenkels zwischen die Finger nimmt und sie zusammendrückt. Je weniger Gewebe er fasst, umso stärker ist die Wirkung. Wenn Sie Krampfadern haben, sollte er besonders vorsichtig sein und Ihre Haut anheben, anstatt sie ins Bein hineinzudrücken, und den Bereich um die Krampfader meiden. Zunächst kneift er nur sanft und schließt die Finger dann fester. Nach 15 Sekunden lockert er seinen Griff allmählich wieder. Im Ganzen sollte die Wehe etwa 45 Sekunden dauern. Ihm wird dadurch bewusst, was Sie spüren und wie Sie auf eine solche Belastung reagieren, so dass er Sie später emotional unterstützen kann. Entscheiden Sie selbst, ob Ihnen diese Übung angenehm ist oder ob Sie lieber darauf verzichten wollen.

In den Pausen können Sie darüber reden, wie es Ihnen beiden ergangen ist und was Sie beide besser machen können. Während der Geburt sollten Sie diese Pause zur Vorbereitung auf die nächste Wehe nutzen. Verschwenden Sie keine Zeit mit Diskussionen über eine Wehe, die schon vorbei ist.

Es ist eine gute Idee, die Rollen zu wechseln, damit Ihr Partner auch spürt, was für ein Gefühl mit dem festen Kneifen verbunden ist, und damit umzugehen lernt. Das ist umso wichtiger, wenn er bei der Geburt dabei sein wird und Sie gerne bei Ihrer Atmung unterstützen möchte; wenn eine Wehe sehr schwierig ist, kann er so mit Ihnen zusammen atmen.

Das Üben stärkerer Wehen

Tauschen Sie wieder die Plätze, und stellen Sie sich vor, dass die Geburt schon weiter fortgeschritten ist, die Wehen also länger und stärker geworden sind und jede etwa bereits in der Mitte ihren Höhepunkt erreicht hat. Vergessen Sie jedoch nicht, dass Wehen sehr unterschiedlich sind und Ihre eigenen Wehen völlig anders als »schulbuchmäßig« verlaufen können. Manche erreichen ihren Höhepunkt schon im ersten Drittel, manche weisen sogar zwei Höhepunkte auf. Es kommt für Sie darauf an, sich auf Ihre Gebärmutter einzustimmen wie ein Orchester auf den Dirigenten. Sie müssen sozusagen auf sie hören können, um angemessen zu reagieren und mit ihr in Einklang zu sein. Bei diesen stärkeren Wehen kneift Ihr Partner Sie eine Minute lang oder ein bisschen länger.

»Mein Partner war sehr feinfühlig. Er ging nie zu grob mit mir um. Das half mir sehr, mich auf starke Wehen vorzubereiten.«

Wenn es bei diesen längeren Wehen nötig wird, dann schalten Sie mit Ihrer Atmung einen Gang höher und atmen flacher und schneller (siehe S. 204). Entspannen Sie Ihre Schultern und Zehen. Wenn dann die Wehe langsam nachlässt, atmen Sie wieder langsamer und tiefer.

Das Pressen

Oft wird das Pressen als eine ausgesprochen athletische Tätigkeit beschrieben, vergleichbar mit einer gymnastischen Übung. So sollte es eigentlich nicht sein. Es ist vielmehr ein spontanes Anschwellen von Energie, das sich zu einem beglückenden Schub steigert, bei dem sich die Scheide immer mehr öffnet. In der Austreibungsphase baut sich eine ständig stärker werdende Erregung auf. Die Frau spürt, wie sie am Rand eines Abgrunds steht, aus dessen Tiefen das Leben in seiner elementarsten Form hochschießt, bis jeder Nerv und jede Pore ihres Körpers in einem ungeheuren Drang vibrieren. Sie braucht jetzt keine Anweisungen, da sie selbst weiß, was zu tun ist. Die schöpferischen Kräfte in ihrem Körper sind überwältigend in ihrer Intensität.

Legen Sie so, wie Sie jetzt sitzen, Ihre Hände auf Ihren Unterbauch. Holen Sie Atem, und halten Sie ihn an. Lassen Sie Ihr Kinn nach vorne auf Ihre Brust sinken und Ihre Atemluft so abfließen, dass die Rundung unter Ihren Händen sich nach unten und nach vorne wölbt, so dass Ihre Hände *vom Inneren* Ihres Bauches her nach vorne gedrückt werden. Wahrscheinlich spüren Sie auch eine Vorwärtsbewegung Ihres Damms. Lassen Sie diese Bewegung nach unten durchgehen, bis Sie spüren, wie sich das Scheidengewebe weitet, und ruhen Sie dann aus. Hatten Sie das Gefühl, dass sich etwas vorwärts bewegt? Wenn das Baby bereit ist, geboren zu werden, hilft ihm diese Bewegung auf seinem Weg durch den Geburtskanal. Das zu lernen ist zwar hilfreich, besonders, wenn Sie es ohne Anstrengung machen, doch die meisten Frauen fühlen während der Geburt ohnehin einen spontanen Drang dazu (siehe S. 251).

»Der Übergang zum Pressen war für mich ein wunderbares Gefühl. Ich weiß jetzt, was ›Leidenschaft der Geburt‹ bedeutet.«

Bevor Sie die Pressbewegung üben, leeren Sie Ihre Blase. Sie können jede der auf den Seiten 210–213 vorgeschlagenen Haltungen einnehmen.

Am besten lässt sich das Pressen auf der Toilette üben, denn auch beim Stuhlgang entspannen wir die Beckenbodenmuskulatur, um sie zu entlasten. Wenn Sie, wie viele Frauen gegen Ende der Schwangerschaft, unter Verstopfung leiden (siehe S. 134), ist diese Bewegung lindernd und eine gute Übung für spontanen, leichten Stuhlgang.

Eine aufrechte Haltung ist wahrscheinlich am bequemsten und auch bei der Geburt von Vorteil, weil Sie die Vorgänge besser unter Kontrolle haben, sich für die Geburt leicht öffnen und, wenn Sie möchten, über Ihren Bauch hinweg sehen können, wie Ihr Baby geboren wird. Die Schwerkraft hilft Ihnen zusätzlich. Wenn Sie flach auf dem Rücken liegen, müssen Sie das Baby »bergauf« schieben, denn die Gebärmutter liegt nahezu rechtwinklig zur Scheide (siehe S. 244–245 und S. 252–253). In einer fast aufrechten Haltung können Sie jedoch – was natürlich ist – nach unten schieben, unterstützt von der Schwerkraft.

Wenn Sie dieses sanfte Pressen einige Male geübt haben, arbeiten Sie mit Ihrem Partner weiter. Anfangs probieren Sie es am besten im Sitzen. Ihr Partner sitzt an Ihrem Kopfende und stützt Ihren Kopf und Ihre Schultern mit einem Kissen auf dem Unterarm. So haben Sie eine gute Auflagefläche. Wenn er seine andere Hand auf Ihren Unterbauch legt, können Sie beide die inneren Bewegungen spüren. Legen Sie das Kinn aufs Brustbein, um Ihre Rachenmuskeln nicht anzuspannen, und machen Sie stöhnende Laute. Holen Sie Atem. Beugen Sie sich vor, und schieben Sie von innen beständig nach außen mit, ganz langsam und sanft, noch ein bisschen – und loslassen. Atmen Sie aus, und erholen Sie sich. Beim Üben dient der feste Druck Ihres Partners auf Ihren Unterbauch als Kraft, der Sie mit Druck begegnen und die Ihr Pressen leitet. Es ist einfacher, wenn Ihr Baby wirklich im Geburtskanal ist und geboren werden möchte, denn dann haben Sie beim Schieben einen Angriffspunkt. Lassen Sie Ihren Beckenboden los, so dass er sich vorwölbt wie ein schwerer Sack voller Äpfel. Wenn Sie ein Gefühl dafür bekommen haben, heben Sie ihn wieder an, damit er einen guten Tonus hat und nicht schlaff ist (siehe S. 118). Stellen Sie sich vor, dabei mit dem Beckenboden zu lächeln.

ANDERE HALTUNGEN AUSPROBIEREN

Wenn Sie in dieser Haltung das sichere Gefühl dafür bekommen haben, mitschieben zu können und dabei den Beckenboden völlig loszulassen, probieren Sie andere Haltungen aus, die Ihnen für die Geburt geeignet erscheinen. Versuchen Sie es mit allen offenen Haltungen – auf einer Matratze am Boden, auf dem Bett, auf oder gegen Möbel gestützt, mit Kissen oder Polstern als Stütze, von Ihrem Partner umfangen –, mit deren Hilfe Sie die Vorgänge in Ihrem Körper deutlich wahrnehmen und sich so frei fühlen, dass Sie sich von der Kraft Ihrer Gebärmutter durchfluten lassen und gebären können. Sie können sich denken, wie schwierig es ist, flach auf dem Rücken zu liegen mit hochgelagerten Beinen oder angezogenen Knien, wobei Sie sich wie eine Kugel zusammenrollen. Leider sind diese Haltungen während der Austreibungsphase in Kliniken oft noch üblich.

Seit den 80er-Jahren hat sich jedoch einiges verändert. Heute werden in vielen Kliniken Frauen von den Hebammen dazu ermuntert, verschiedene Haltungen einzunehmen und sich so zu bewegen, wie es ihnen angenehm ist, und wenn sie es wünschen, ihr Kind auf einem Laken oder einer Matratze am Boden zur Welt zu bringen.

Fenster zur Gebärmutter

Urin und Blutdruck werden bei jedem Vorsorgetermin routinemäßig untersucht (siehe S. 44). Daneben gibt es noch andere Untersuchungen während der Schwangerschaft. Ob sie überhaupt vorgenommen werden und wie oft, hängt nicht nur davon ab, ob ein bestimmter Grund dafür vorliegt, sondern auch, in welchem Land Sie leben und in welche Klinik Sie gehen. Universitätskliniken sind mit wesentlich mehr High-Tech-Geräten ausgestattet, die zugleich Forschungszwecken dienen. Wenn Sie in einer Großstadt leben, werden Sie in der Schwangerschaft möglicherweise zwei- bis dreimal häufiger mit Ultraschall untersucht (siehe S. 223) als in einer Kleinstadt oder auf dem Land. Es liegt an Ihnen, ob Sie zustimmen oder ablehnen.

Untersuchung auf genetische Defekte

Mit diesen Untersuchungen soll festgestellt werden, ob in einer Schwangerschaft ein überdurchschnittlich hohes Risiko von Anomalien besteht. *Die meisten Frauen, bei denen die Untersuchungen Hinweise auf mögliche Anomalien ergaben, bringen jedoch gesunde Babys zur Welt.* Den ersten Untersuchungen können diagnostische Tests folgen, die viel exakter sind.

Sie haben das Recht, solche Tests abzulehnen. Vielleicht haben Sie ethische oder religiöse Gründe dafür, vielleicht ist Ihnen aber einfach nicht wohl dabei. Sie brauchen Ihre Ablehnung nicht zu begründen. Alle diagnostischen Tests, die mit einem Eingriff in die Gebärmutter verbunden sind, bedeuten für das Baby ein gewisses Risiko. Ihr Arzt sollte Sie über diese Risiken aufklären.*

Doch jede Untersuchung, jeder diagnostische Test, selbst eine einfache Prüfung des Zuckers im Urin, eine Blutdruckmessung oder die Kontrolle des Gewichts auf der Waage können als Übergriff in den Gefühlsbereich empfunden werden. Wenn ein Test möglicherweise die Frage nach einem Schwangerschaftsabbruch aufwirft, löst er zwangsweise Ängste aus. Auch wenn ein negatives Ergebnis diese Ängste theoretisch beseitigt, bleiben bei der Frau oft ungewisse Befürchtungen zurück. Und führt gar eine erste Untersuchung zu einem eindeutig positiven Ergebnis, kommt Katastrophenstimmung auf. Vielleicht glaubt die Frau, man hätte ihr nicht die volle Wahrheit gesagt. Alle Untersuchungen und Tests haben Nebenwirkungen, auch wenn sie sich schwer messen lassen, weil sie nicht körperlicher, sondern emotionaler Natur sind.

AFP-Untersuchung

Alpha-Feto-Protein (AFP) ist ein Eiweiß, das am Anfang der Schwangerschaft vom Dottersack des Embryos und später von Leber und Darm des Kindes gebildet wird. Bei vielen Babys wurden Schädigungen des Neuralrohrs, z.B. Spina bifida (fehlende knöcherne Umschließung des Rückenmarks in der Wirbelsäule) oder Anenzephalie (Teile des Gehirns fehlen) festgestellt, wenn die AFP-Werte ungewöhnlich hoch waren. Babys ohne Gehirn sind nicht lebensfähig, aber Kinder mit Spina bifida überleben manchmal, doch meist sind sie querschnittgelähmt, und oft bildet sich ein Wasserkopf (Hydrozephalus). Ungewöhnlich niedrige AFP-Werte können auf das Down-Syndrom (Mongolismus) hindeuten.

Die AFP-Werte verdoppeln sich bei einer schwangeren Frau im vierten, fünften und sechsten Monat etwa alle fünf Wochen, vorher sind sie gewöhnlich niedrig. Deshalb ist der beste Zeitpunkt für diese Untersuchung vor der 18. Woche. In zwei bis drei Tagen haben Sie das Ergebnis.

Wenn der errechnete Termin nicht stimmt und die Schwangerschaft schon weiter fortgeschritten ist als Sie meinen, kann es sein, dass die AFP-Werte verdächtig hoch sind, ebenso bei Zwillingen. Wenn Sie noch nicht so lange schwanger sind wie angenommen, scheinen die Werte zu niedrig. In beiden Fällen kann durch Ultraschall Klarheit geschaffen werden.

Wenn kein Grund für einen hohen Wert gefunden werden kann, wird wahrscheinlich nochmals eine Blutuntersuchung gemacht. Sollte der AFP-Wert dann zwei- bis dreimal so hoch sein wie der übliche Mittelwert, wird eine Ultraschall- und/oder Fruchtwasseruntersuchung (Amniozentese, siehe S. 226) durchgeführt. Das bedeutet, dass durchschnittlich zwei bis drei von 100 Frauen eine Amniozentese auf sich nehmen und damit auch ein gewisses Risiko eingehen müssen (bei einer oder zwei von 100 Untersuchungen kommt es zu einer Fehlgeburt). Bei einem hohen AFP-Wert kann das Risiko, das durch die Amniozentese selbst entsteht, immer noch höher sein als das Risiko, ein behindertes Kind zu bekommen. Bei welchen Werten eine solche Maßnahme angeraten wird, kann sehr unterschiedlich sein und davon abhängen, wo Sie die Untersuchung machen lassen.

»Ich machte mir schreckliche Sorgen, als ich erfuhr, dass ich einen zu niedrigen AFP-Wert hatte, bis sich herausstellte, dass die Zahlen einfach falsch waren.«

Wie bei allen medizinischen Eingriffen muss man bestimmte Risiken sorgfältig abwägen. Wenn man bei Ihnen hohe Werte feststellt, dann besprechen Sie das weitere Vorgehen zuerst mit Ihrem Partner und anschließend mit Ihrem Arzt, damit Sie gemeinsam überlegen und entscheiden können, ob Sie eine Fruchtwasseruntersuchung durchführen lassen wollen.

Beim Dreifachtest wird die AFP-Untersuchung mit anderen Bluttests kombiniert und in der 16. Woche durchgeführt. Dabei werden

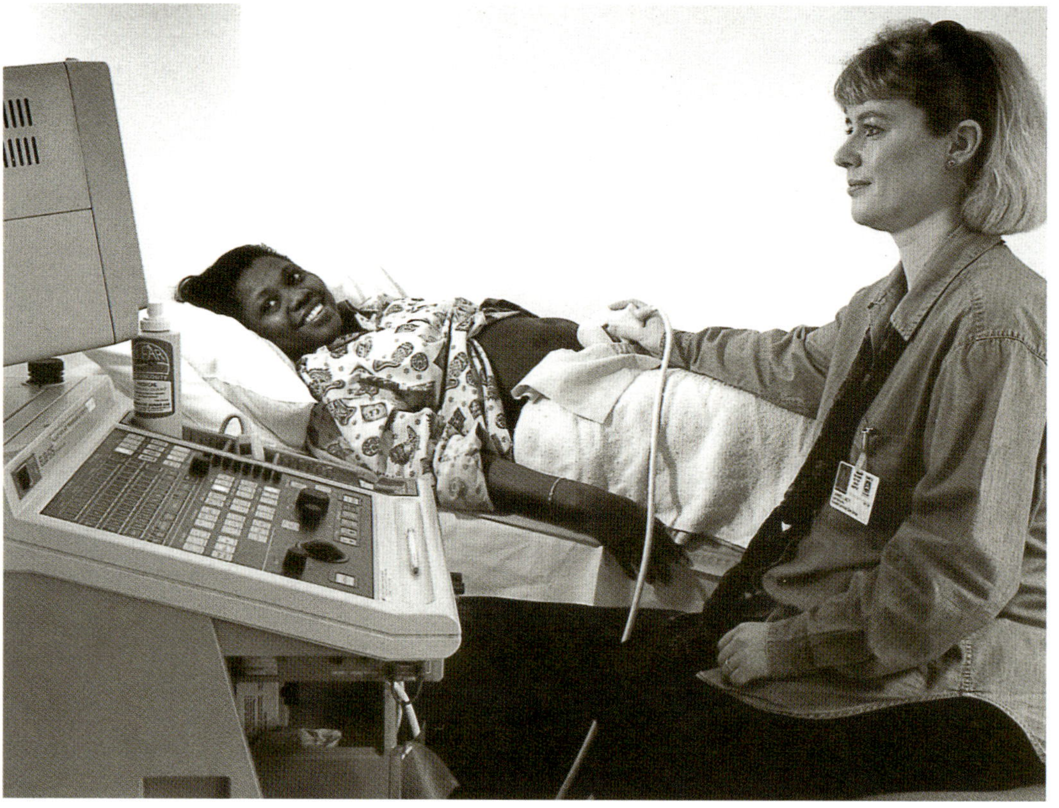

Während der Schwangerschaft werden Sie mehr als einmal mit Ultraschall untersucht *– vielleicht sogar alle paar Wochen (Abb. oben).*

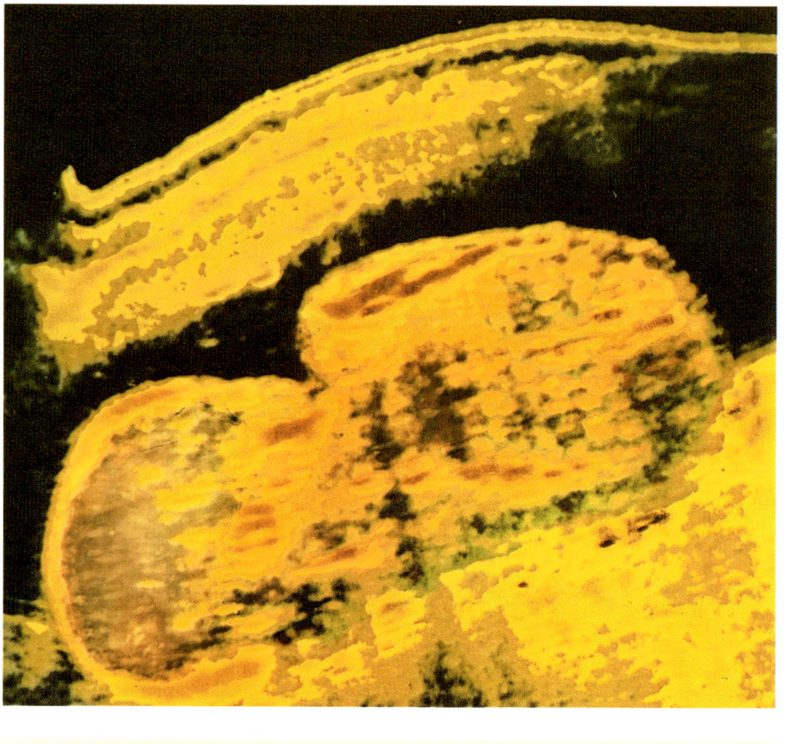

Dieses Ultraschallbild *zeigt deutlich die Gestalt des Babys, doch oft sind die verschiedenen Körperteile, die eventuell hinter anderen Organen verborgen sind, schwer zu erkennen (Abb. rechts).*

der Spiegel des AFP, des Schwangerschaftshormons HCG (Humanes Choriongonadotropin, siehe S. 18) sowie des Östriols (siehe S. 236) bestimmt. Dieser Test ersetzt wegen seiner größeren Genauigkeit zunehmend die einfache AFP-Untersuchung. Allerdings lassen sich dadurch keine Chromosomenanomalien, die z. B. für das Down-Syndrom oder Turner-Syndrom verantwortlich sind, oder Anomalien des zentralen Nervensystems nachweisen; der Test zeigt lediglich an, ob das Risiko über oder unter dem Durchschnitt liegt. Bei jeder 30. Frau sind die AFP-Werte erhöht. In den meisten Fällen kommt trotzdem ein gesundes Baby zur Welt. Ein Baby mit Down-Syndrom ist meist klein und produziert weniger AFP als normal. In Kombination mit einem hohen HCG-Spiegel und einem niedrigen Östriolwert steigt die Wahrscheinlichkeit, dass ein Down-Syndrom vorliegt.

Ultraschall

Diese Untersuchung basiert darauf, dass Schallwellen mit einer sehr hohen Frequenz (sehr viel höher als die vom menschlichen Ohr erfassbare) von festen Körpern reflektiert werden. Die gleiche Methode wird beim Echolot dazu verwendet, Fischschwärme auf hoher See auszumachen oder Unterseeboote zu lokalisieren.

DER ZWECK DES ULTRASCHALLS

In der Schwangerschaft dient der Ultraschall dazu, ein Bild vom Baby in der Gebärmutter zu erhalten. Vom Ende des zweiten Schwangerschaftsmonats an kann man den winzigen Embryo strampeln sehen und seinen Herzschlag sichtbar machen, nach der 28. Woche lassen sich Atembewegungen beobachten. Für eine solche Untersuchung gibt es mehrere Gründe.

Feststellung der Schwangerschaft Mit dem Ultraschall kann eine Schwangerschaft schon früh festgestellt werden, und man kann bereits auf Veränderungen in der Gebärmutter schließen, die sich durch eine äußere Untersuchung noch nicht erkennen lassen. Schon vor der achten Schwangerschaftswoche können Sie z. B. herausfinden, ob Sie Zwillinge bekommen, obwohl das nicht nötig ist, denn die Geburt wird für Sie dadurch nicht sicherer. Dafür ist die Wahrscheinlichkeit größer, dass Schwangerschaft und Geburt unter verstärkter medizinischer Kontrolle ablaufen werden.

Bestimmung des voraussichtlichen Geburtstermins In einer großen Klinik werden Ultraschalluntersuchungen mindestens zwei- bis dreimal in der Schwangerschaft routinemäßig durchgeführt, vermutlich erstmals in der 16. Woche, um den voraussichtlichen Termin zu bestimmen. In diesem Stadium kann das Alter des Babys etwa bis auf zehn Tage genau festgestellt werden (im weiteren Verlauf der Schwangerschaft ist das schwieriger, denn Babys wachsen unterschiedlich schnell). Vielleicht werden Sie dann nochmals nach der ersten Hälfte der Schwangerschaft und gegen Ende untersucht, vielleicht auch alle vier Wochen. Das bedeutet nicht, dass etwas nicht in Ordnung ist, vielmehr erhält man dadurch genaue Daten über das Wachstum des Babys. In kleineren Kliniken werden wahrscheinlich nur bei besonderer Veranlassung mehrmals Ultraschalluntersuchungen durchgeführt.

Zur Feststellung von Missbildungen Zwischen der 18. und 20. Woche kann Ultraschall zur Feststellung bestimmter Missbildungen, einschließlich Spina bifida, angeborene Herzfehler, Magen-Darm- oder Nierenmissbildungen, eingesetzt werden. Dies wird als *Anomalien-Untersuchung* bezeichnet. Solche körperlichen Defekte lassen sich schon früher feststellen, wenn der Ultraschallkopf in die Scheide eingeführt wird, anstatt nur den Bauch abzutasten. Die meisten Babys mit schweren Chromosomenanomalien haben eine Wasseransammlung im Nacken, die ein erfahrener Arzt bereits in der 12. Woche in Ultraschallaufnahmen erkennen kann.

Feststellung der Reife in der Spätschwangerschaft Gegen Ende der Schwangerschaft wird durch Ultraschall häufig festgestellt, ob das Baby geburtsreif ist. Man sieht zwar noch nicht, ob die Lungen zum Atmen ausgebildet genug sind, doch durch Ausmessen des Kopfdurchmessers und der Kopf-Steißbein-Länge lässt sich das ungefähre Alter des Babys und sein Entwicklungsstand schätzen.

Feststellung der Lage des Babys Wenn Sie wissen wollen, wie Ihr Baby in der Gebärmutter liegt und der Arzt das durch manuelle Untersuchung nicht genau feststellen kann, dann gibt der Ultraschall genaue Auskunft darüber. Das kann z. B. für eine Hausgeburt sehr wichtig sein. Sollte das Kind ungünstig liegen, werden Sie einsehen, dass es vernünftiger wäre, in die Klinik zu gehen. In jedem Fall kann die Information durch den Ultraschall für Sie und Ihren Arzt wichtige Anhaltspunkte für Entscheidungen liefern. Doch sollte eine Ultraschalluntersuchung keine Vorbedingung für eine Hausgeburt sein. Sie haben das Recht, jede Ultraschalluntersuchung, die Sie nicht wünschen, abzulehnen.

»Ich fand die Ultraschalluntersuchungen in der 16. und 30. Woche wirklich aufregend, weil mir die Bilder auf dem Monitor so deutlich erklärt wurden und ich alles leicht nachvollziehen konnte.«

Bestimmung des Zustands und der Lage der Plazenta Kommt es gegen Ende der Schwangerschaft zu Blutungen, kann durch Ultraschall die Lage der Plazenta festgestellt werden. Dann besteht nämlich die Gefahr, dass die Plazenta den Weg aus der Gebärmutter für das Baby blockiert (das wird als Placenta praevia bezeichnet, siehe S. 137). Tatsächlich entsteht bei einem Ultraschall in den ersten Schwangerschaftsmonaten oft der Eindruck, dass die Plazenta sehr tief an der Gebärmutterwand sitzt, doch wenn sich die Gebärmutter vergrößert, stellt sich meist heraus, dass die Plazenta richtig sitzt. Manchmal weisen Blutungen in der Spätschwangerschaft darauf hin, dass sie sich durch Vorwehen vorzeitig löst und dadurch die Versorgung des Babys abgeschnitten zu werden droht. Auf dem Ultraschallbild ist das deutlich zu sehen, und dann kann immer noch ein Kaiserschnitt durchgeführt werden.

Wie Ultraschall funktioniert

Sie machen den Bauch frei und legen sich hin. Sie werden mit einem Kontaktmittel bestrichen, und dann gleitet der Arzt mit einem Schallkopf langsam in verschiedenen Richtungen darüber. Der Schallkopf fängt von den verschiedenen Ebenen Ihrer Organe und dem Gewebe des sich entwickelnden Babys Echos auf und überträgt diese Informationen auf den Bildschirm. In den ersten Schwangerschaftsmonaten wird das Ultraschallbild deutlicher, wenn Ihre Blase voll und dadurch klar zu erkennen ist. Vielleicht trinken Sie vorher viel Wasser und entleeren etwa eine Stunde vor dem Ultraschall die Blase nicht. Erwarten Sie nicht, dass Sie Ihr Baby sofort erkennen, auch nicht gegen Ende der Schwangerschaft. Bitten Sie darum, dass man Ihnen das Bild erklärt, denn vielleicht kommt es Ihnen eher wie eine Mondlandschaft vor, und sicherlich fällt es Ihnen schwer, die verschiedenen Körperteile des Babys zu unterscheiden. Bei einer anderen Technik wird ein speziell geformter intravaginaler Schallkopf benutzt, der manchmal sehr früh in der Schwangerschaft und auch für andere spezifische Zwecke einsetzbar ist.

Ist Ultraschall ungefährlich?

So weit bisher bekannt, ist Ultraschall unschädlich, jedenfalls sehr viel sicherer als Röntgenstrahlen, die früher die einzige Möglichkeit waren, das Baby im Mutterleib bildlich darzustellen (siehe S. 110). Andererseits kann das Gehör von Erwachsenen geschädigt werden, wenn sie über einen langen Zeitraum Schallwellen mit hoher Frequenz ausgesetzt sind. Daraus ergeben sich Fragen nach den möglichen Auswirkungen auf das Gehör eines Babys, denn auch wenn es den Schallwellen nur kurz ausgesetzt ist, kann es doch in bestimmten Entwicklungsstadien sehr empfindlich dagegen sein. Babys kommen deshalb nicht taub auf die Welt, doch weiß bisher noch niemand, ob es zu Spätschäden kommen kann.

Ultraschall hat andere Nebenwirkungen, die noch nicht voll erforscht sind. Er bewirkt, dass im Körpergewebe Hitze erzeugt wird, und als Reaktion auf die Schallwellen kann es zu Bewegungen winziger Bläschen im Gewebe kommen. Das heißt nicht unbedingt, dass Ultraschall in einem relativ geringen Ausmaß, wie er zu Diagnosezwecken in der Schwangerschaft normalerweise eingesetzt wird, gefährlich ist. Es bedeutet einfach, dass wir nach möglichen Langzeiteffekten suchen sollten. Es könnte sich herausstellen, dass Ultraschall in den ersten zwölf Wochen der Schwangerschaft eine subtile schädliche Wirkung auf besonders anfällige Babys hat, nämlich in jenem Zeitraum, in dem sich alle wichtigen Körperorgane entwickeln.

Bisher durchgeführte Forschungen führen zu dem Ergebnis, dass »alle Ultraschalluntersuchungen einen berechtigten Grund haben und auf das für das diagnostische Ziel notwendige Minimum beschränkt werden sollten. Das größte Risiko besteht in der falschen Interpretation der Aufnahme, weniger in einer physischen Gefährdung durch die Schallwellen.«*

Einige Sicherheitsmaßnahmen

Schwangere und ihre ungeborenen Babys sollten sinnvollerweise nur dann Ultraschall ausgesetzt werden, wenn eine Diagnose absolut notwendig ist. Das würde die Routineuntersuchung in der 16. Woche, die in vielen Ländern üblich ist, überflüssig machen. Ebenso überflüssig wären auch die Ultraschalluntersuchungen, die gemacht werden, weil die Eltern gern ein Bild von ihrem Baby sehen möchten oder die »Bindung« der Frau zum Baby gefördert werden soll. Vielen Ärzten ist leider nicht bekannt, dass es andere sehr viel bessere und intimere Möglichkeiten der Kontaktaufnahme gibt (siehe S. 237).

Die Zeitdauer beim Ultraschall sollte begrenzt sein, und beim Gespräch über das, was zu sehen ist, sollte das Bild »eingefroren« werden. Es ist verständlich, dass eine Frau von den Bewegungen ihres Babys auf dem Bildschirm fasziniert ist, dennoch kann alles danach eingehend besprochen werden, ohne das Kind unnötig lange dem Ultraschall auszusetzen.

Amniozentese

Die Fruchtwasseruntersuchung (Amniozentese) wurde entwickelt, um Anomalien des zentralen Nervensystems (z. B. Spina bifida und Anenzephalie) und einige andere Formen geistiger Behinderung (z. B. Down-Syndrom) festzustellen. Auch das Geschlecht des Babys kann dabei bestimmt werden, so dass Sie erfahren können, ob vererbte Störungen geschlechtsbedingt sind.

Wie die Amniozentese vor sich geht

Unter örtlicher Betäubung und Ultraschallkontrolle wird eine Hohlnadel durch die Bauchdecke in Ihre Gebärmutter eingeführt und etwa 20 ml Fruchtwasser aus der Fruchtblase entnommen. Der Fetus hat das Fruchtwasser geschluckt und durch Mund oder Blase wieder ausgeschieden, deshalb enthält es Zellen der Haut und anderer Organe, die Hinweise auf den Zustand des Babys liefern. Das Fruchtwasser wird im Labor zentrifugiert, um die Zellen von der Flüssigkeit zu trennen. Die Zellen werden angezüchtet und analysiert. Die Ergebnisse liegen nach zwei bis vier Wochen vor.

In den 50er-Jahren, als diese Untersuchungsmethode entwickelt wurde, kam es manchmal zu Fehlern, und die Nadel drang in das Plazentagewebe ein, was in einigen Fällen zu einer Fehlgeburt führte. Doch nach Einführung des Ultraschalls konnte die Lage der Plazenta vorher genau festgestellt werden, so dass das Risiko einer Beschädigung erheblich geringer geworden ist. Das Risiko einer Fehlgeburt durch Amniozentese beträgt jedoch immer noch 1 bis 2%. Deshalb hat eine Amniozentese nur dann Sinn, wenn ein überdurchschnittlich hohes Risiko besteht, dass Ihr Kind geschädigt sein könnte. Sie sollten sich vorher damit auseinander setzen, was es für Sie bedeuten würde, wenn Ihr Kind geschädigt wäre und ob Sie sich dann für einen Schwangerschaftsabbruch entscheiden würden. Oft wird Frauen über 35 Jahren eine solche Untersuchung empfohlen, da einige der Störungen mit wachsendem Alter der Mutter zunehmen. Sie sollten jedoch *vor* einem so einschneidenden diagnostischen Eingriff eingehende Beratung suchen, um zu einer Entscheidung zu gelangen – spätestens aber, wenn sich eine Störung herausgestellt haben sollte.

Wird nach der 16. Woche eine Amniozentese durchgeführt, besteht ein 1- bis 2%iges Risiko eines Abgangs. Schon in der neunten Woche wurde mit Amniozentese experimentiert, doch das

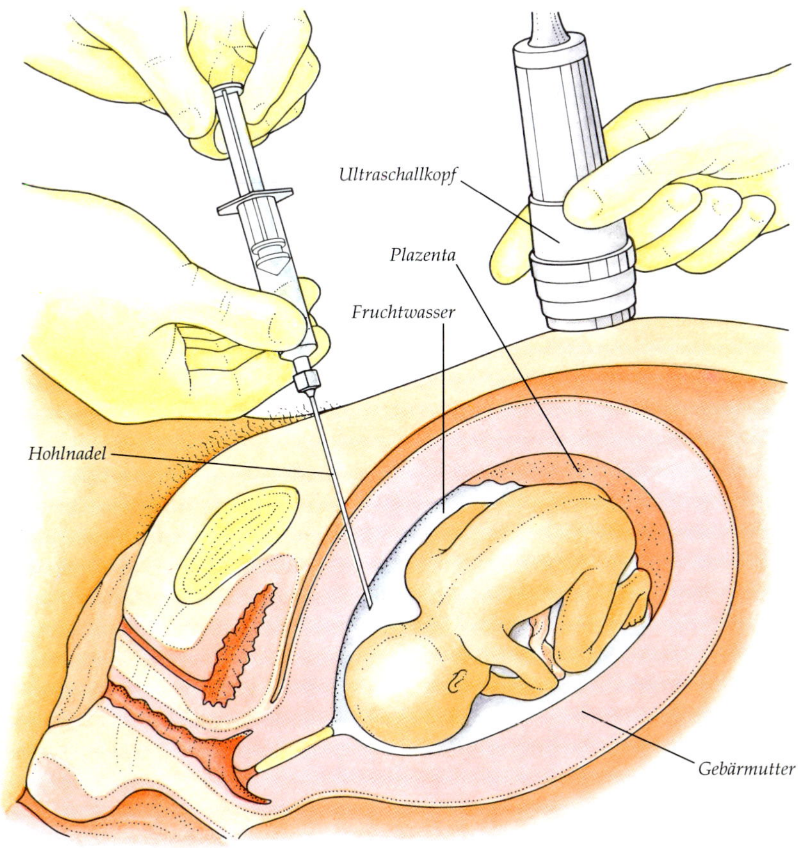

Eine Amniozentese *lässt sich unter Ultraschallüberwachung durchführen. Wird die Nadel auf diese Weise kontrolliert, ist das Risiko viel geringer, dass sie das Baby berührt oder irgendwie schädigt.*

Risiko eines Abgangs liegt dann zwischen 3 und 7%, je nach Geschick des Arztes. Da sich in dieser Phase der Schwangerschaft noch nicht so viel Flüssigkeit entnehmen lässt, gelingt es in bis zu 21% der Fällen nicht, im Labor eine Zellkultur anzulegen, so dass die Amniozentese wiederholt werden muss.* Wird eine Fruchtwasseruntersuchung in der 14. bis 16. Schwangerschaftswoche durchgeführt, zu einem Zeitpunkt also, wo viele Frauen schon erste Kindsbewegungen gespürt haben, ist die Entscheidung häufig sehr belastend und ein Abbruch wesentlich riskanter als zu einem früheren Zeitpunkt. Eine Frau, die dies durchmachen muss, benötigt sehr viel emotionalen Beistand von ihrem Partner und ihrer Familie. Manchmal wird eine Amniozentese auch in der Spätphase der Schwangerschaft gemacht, wenn es Hinweise auf eine Frühgeburt oder Komplikationen wie Placenta praevia (siehe S. 137) gibt. In diesem Fall muss das Risiko einer fortgesetzten Schwangerschaft sorgfältig gegen das Risiko einer Frühgeburt abgewogen werden. Das Fruchtwasser kann wertvolle Aufschlüsse über den Reifegrad der kindlichen Lungen geben, also darüber, ob das Baby nach der Geburt normal atmen kann. Sind die Lungen noch unreif, wird die Geburt nicht eingeleitet oder die Schwangerschaft nicht durch Kaiserschnitt beendet. Stattdessen verabreicht man die nötigen Medikamente (Korticosteroide) und lässt dem Baby noch etwas Zeit. Die Ergebnisse einer Amniozentese zur Bestimmung der Lungenreifung liegen sofort vor.

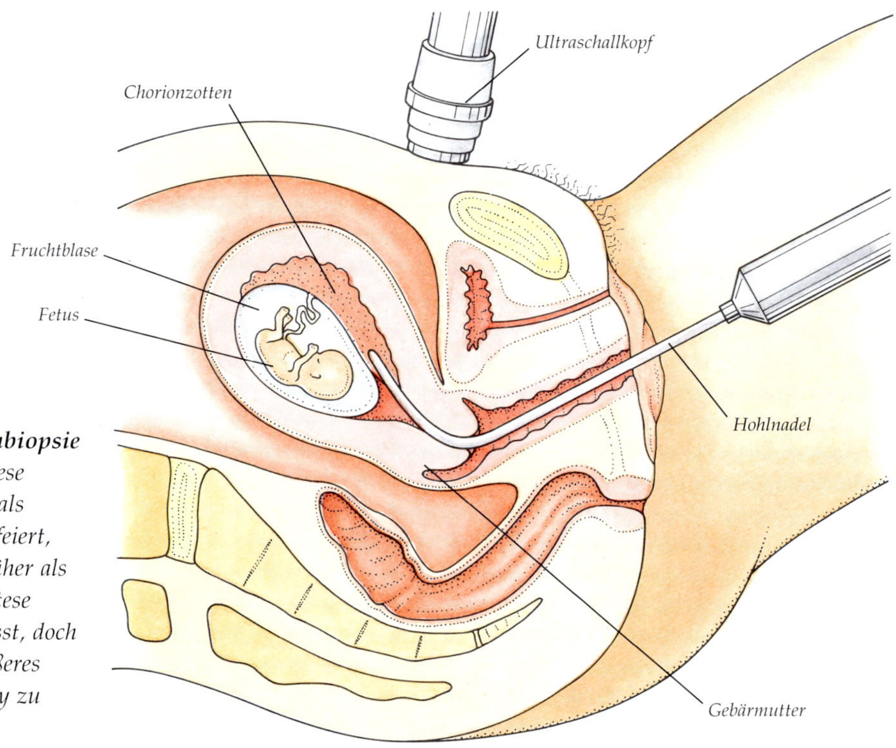

Chorionzottenbiopsie
Zwar wurde diese Untersuchung als Durchbruch gefeiert, weil sie sich früher als eine Amniozentese durchführen lässt, doch besteht ein größeres Risiko, das Baby zu verlieren.

Chorionzottenbiopsie

Bei der Chorionzottenbiopsie wird der äußeren, den Embryo umgebenden Membran, aus der sich später die Plazenta bildet, eine Gewebeprobe entnommen, um genetische Schädigungen feststellen zu können. Jedoch lässt sich Spina bifida hierdurch nicht nachweisen. Ein großer Vorteil dieser Methode gegenüber der Fruchtwasseruntersuchung ist, dass sie vor der 12. Woche durchgeführt werden kann, frühestens sogar schon in der 10. Woche nach der Empfängnis, so dass bei einem geschädigten Fetus ein Schwangerschaftsabbruch sehr viel früher vorgenommen werden kann.

Die Risiken einer Chorionzottenbiopsie überwiegen jedoch alle Vorteile, da nach dem Eingriff ein hohes Risiko einer Infektion, einer Blutung oder eines Abgangs besteht. Auch Defekte an den Gliedmaßen werden damit in Zusammenhang gebracht. Entdeckt wurde dies nicht von der medizinischen Forschung, sondern von einer Frau, die nach einer Chorionzottenbiopsie ein Kind mit deformierten Gliedmaßen zur Welt brachte. Sie begegnete einer anderen Frau, deren Baby nach derselben Behandlung in der gleichen Klinik ähnliche Anomalien aufwies, und setzte sich daraufhin mit einer genetischen Beratungsstelle in Verbindung. Die Ärzte stritten jeden möglichen Zusammenhang ab. Doch die Frau ließ nicht nach, unbequeme Fragen zu stellen. Daraufhin wurde eine Studie durchgeführt, die tatsächlich einen Zusammenhang bescheinigte. Je früher die Biopsie durchgeführt wird, desto höher die Wahrscheinlichkeit eines Gliedmaßendefekts, vermutlich deshalb, weil die Blutversorgung zu den Extremitäten gestört wird.* Im zweiten Schwangerschaftsdrittel ist eine Amniozentese weniger gefährlich als eine Chorionzottenbiopsie.

Blutentnahme aus der Nabelschnur

Ende der 70er-Jahre war die Fetoskopie, das Fotografieren des Kindes in der Gebärmutter, die allerneueste Entwicklung, um herauszufinden, wie sich ein Risikobaby entwickelt. Das Risiko einer Fehlgeburt lag leider bei 5 bis 10%. Die Fetoskopie ist jetzt durch die Nabelschnurpunktion (Cordozentese) abgelöst worden. Diese Methode ist von Dr. Stuart Weiner von der Universität Pennsylvania als eine Technik begrüßt worden, mit der »für die Fetalmedizin eine ganz neue Ära anbricht«.*

Eine sehr dünne Nadel wird durch Bauchdecke und Gebärmutter in die fetale Vene der Nabelschnur eingeführt, um etwas Blut zur Untersuchung zu entnehmen. Auch intrauterine Blutübertragungen können so durchgeführt werden. Darüber hinaus ist es auch möglich, auf diese Weise dem Baby direkt Medikamente zu verabreichen. Da die fetale Vene in der Frühschwangerschaft sehr schwach ist, lässt sich diese Maßnahme erst nach der 18. Woche durchführen.

In manchen Kliniken wird heute zusätzlich zur Amniozentese und Ultraschalluntersuchung Blut aus den Nabelgefäßen entnommen. Die Technik wird auch angewandt bei Rhesuserkrankungen (siehe S. 113), zur Diagnose von Hämophilie (Bluterkrankheit) und Stoffwechselstörungen sowie von Infektionen wie Toxoplasmose und Röteln.

Dr. Kypros Nicolaides vom Londoner King's College Hospital schätzt, dass das Risiko, das Baby zu verlieren, bei dieser Maßnahme nur 1 bis 2% beträgt, wenn sie von erfahrenen Ärzten durchgeführt wird; das gleich geringe Risiko besteht an seiner Klinik auch bei der Amniozentese und der Chorionzottenbiopsie.

Ein ethisches Dilemma

Die sich immer weiter entwickelnde Wissenschaft der pränatalen Diagnostik wirft ethische Probleme auf. In vielen Ländern gibt es dazu keine gesetzlichen Regelungen, in manchen wird keine Beratung angeboten, in anderen gibt es Telefonberatung. Manche Firmen bieten Do-it-yourself-Tests für Erkrankungen wie zystische Fibrose an, eine Stoffwechselstörung, die die Lungen und das Verdauungssystem beeinträchtigt. Die Entscheidung, ob pränatale Untersuchungen durchgeführt werden sollen oder nicht, und wenn ja, wonach im Einzelnen geforscht werden soll, wird immer komplizierter.

»Eigentlich wollte ich diese Tests nicht. Aber ich wusste, dass alle mir Vorwürfe machen würden, wenn ich ein behindertes Kind bekäme, das ich hätte abtreiben können.«

Bei gängigen Tests wie Untersuchungen nach dem Down-Syndrom oder nach Spina bifida wird stillschweigend vorausgesetzt, dass Sie sich gegebenenfalls für einen Schwangerschaftsabbruch entscheiden. Doch heute gibt es schon Untersuchungen zur Erkennung weit weniger gravierender, nicht lebensbedrohender Erkrankungen, die sich vielleicht erst in der Pubertät oder noch später entwickeln. Wie kann man bei solchen Tests das Für und Wider abwägen? Sicher möchten Sie über solche Themen mit Ihrem Partner und mit engen Freunden sprechen, aber auch mit Ihrem Arzt oder Ihrer Hebamme, die Sie an eine genetische Beratungsstelle verweisen können.

Die Beraterin dort kann Ihnen helfen, Ihre Prioritäten zu erkennen. Sie wird Ihnen alle bekannten Informationen liefern und die Wahlmöglichkeiten mit Ihnen diskutieren. Sie wird nicht für einen Abbruch plädieren, Sie aber unterstützen, wenn Sie sich dafür entscheiden. Die Entscheidung liegt bei Ihnen. Sie können nicht voraussehen, wie Sie auf ein positives Testergebnis reagieren werden. Auch wenn Sie sicher sind, dass Sie keinen Abbruch wünschen, wüssten Sie vielleicht gern vorher, ob Ihr Baby behindert sein wird, damit Sie sich besser darauf einstellen können. Oder aber Sie entscheiden sich, auf Untersuchungen ganz zu verzichten und einfach abzuwarten.

Die letzten Wochen

Ihr Baby ist jetzt fast geburtsreif. Sein Körper schmiegt sich in Ihr Becken, und seine kleinen Arme und Beine setzen eine letzte Fettschicht an – es kann bis zu 226 g pro Woche zunehmen.

IHRE KÖRPERLICHEN EMPFINDUNGEN

Wahrscheinlich spüren Sie jetzt nicht mehr so ausholende Bewegungen, sondern eher ein hartnäckiges Strampeln auf einer Seite unter dem Rippenbogen. Wenn Ihre Bauchdecke dünn ist, können Sie vielleicht sogar einen Fuß Ihres Babys halten. Sie können andere merkwürdige Bewegungen wahrnehmen, ein plötzliches, heftiges Klopfen, das eine halbe Stunde oder länger andauert. Entweder hat es Schluckauf oder seinen Daumen, an dem es zufrieden nuckelte, verloren und sucht ihn jetzt mit schnellen, seitlichen Kopfbewegungen, so wie es nach der Geburt nach Ihrer Brust suchen wird. Der Kopf Ihres Babys fühlt sich wie eine Melone oder Kokusnuss an, die auf Ihren Beckenboden drückt.

Manchmal nehmen Sie auch eigenartige Empfindungen in der Scheide wahr: ein plötzliches Zucken wie bei einem leichten Stromschlag oder ein Kitzeln. Dann hebt und senkt Ihr Kind wahrscheinlich den Kopf und stößt dabei gegen Ihren Beckenboden. Diese Bewegung macht es auch nach der Geburt, wenn es in hellwachem Zustand auf den Bauch gelegt wird. Es gibt Zeiten, da ist Ihr Baby schläfrig und ruhig, und andere, wo es sehr aktiv ist.

GEMISCHTE GEFÜHLE

Stimmungsschwankungen sind charakteristisch für diese letzten Wochen. Vielleicht haben Sie es mittlerweile satt, schwanger zu sein. Andererseits ist Ihnen Ihr jetziger Zustand vertraut, und Ihnen graut ein bisschen vor dem Unbekannten. Manche Frauen berichten, dass ihnen die Schwangerschaft immer mehr auf die Nerven ging. Andere genießen die letzten Wochen.

DEPRESSIONEN VOR DER GEBURT

Es kommt häufig vor, dass eine Frau in den letzten Schwangerschaftswochen niedergeschlagen und deprimiert ist. Wenn Sie Ihre Übungen gemacht und sich auf eine natürliche Geburt vorbereitet haben, bekommen Sie vielleicht Lampenfieber und meinen, dass Sie bei der Geburt alles vergessen würden. Vielleicht sind Sie auch von dem Gewicht, das Sie nun tragen, körperlich erschöpft.

Vorgeburtliche Depressionen dauern zwar meist nur kurz und kommen schubweise, machen aber manchen Frauen schwer zu schaffen. Ruhen Sie sich auch tagsüber in einem abgedunkelten Zimmer aus, legen Sie sich früh schlafen, und gehen Sie überhaupt etwas behutsamer mit sich um.

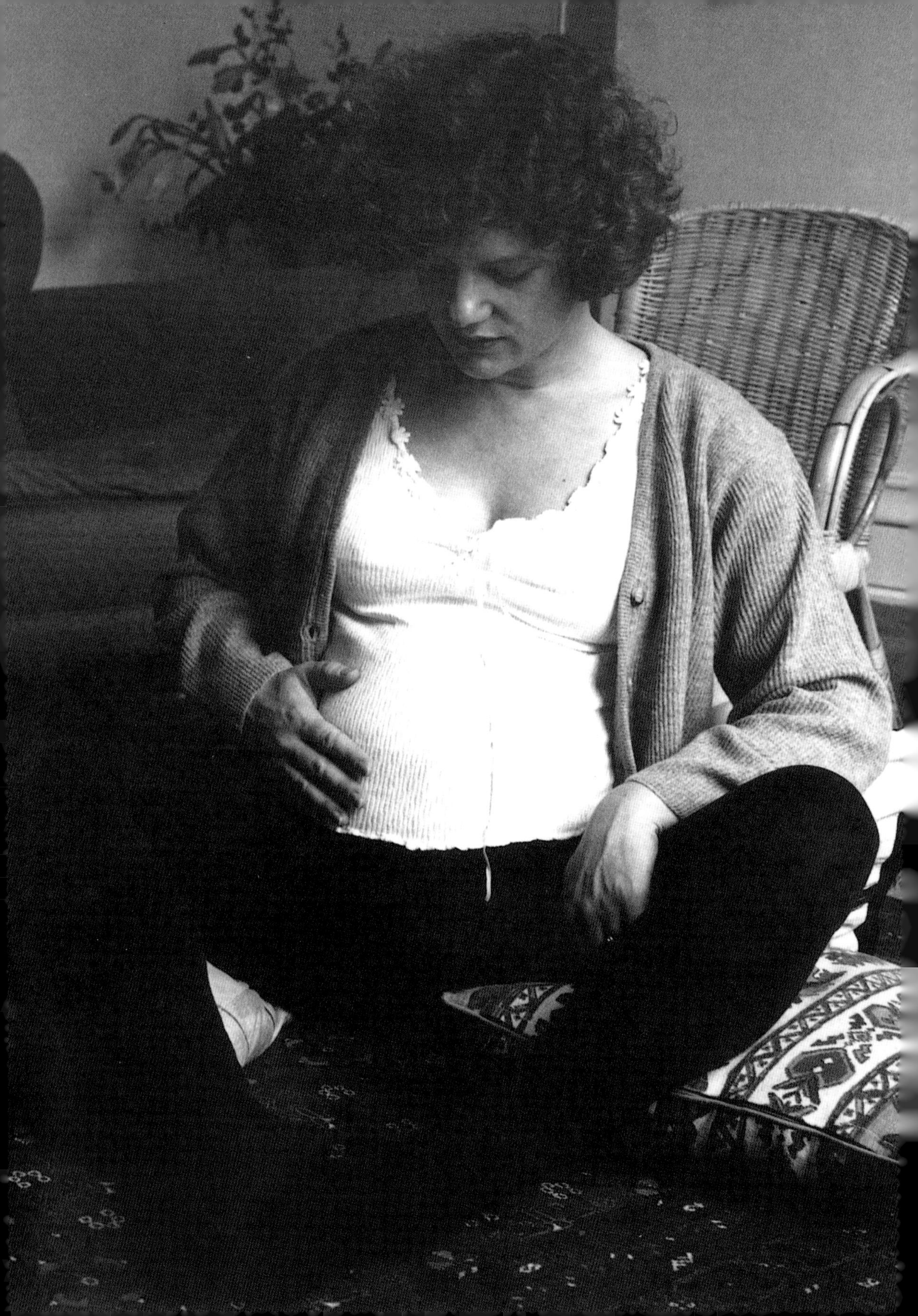

Sprechen Sie auch mit Ihrer Geburtsvorbereiterin über Ihre Niedergeschlagenheit. Möglicherweise hat sie selbst Kinder und kann Sie auch deswegen gut verstehen.

Sich auf die Geburt einstellen

Wahrscheinlich denken Sie in den letzten Wochen sehr oft an die Geburt und fragen sich, wie sie wohl sein wird. Fragen Sie bei der nächsten Vorsorgeuntersuchung, in welcher Lage sich Ihr Baby in der Gebärmutter befindet. Am günstigsten für eine problemlose Geburt ist die vordere Hinterhauptslage (in 93% der Fälle), bei der das Kind mit dem Kopf nach unten und dem Gesicht zum Rücken der Mutter liegt. Manche Babys befinden sich jedoch in der hinteren Hinterhauptslage oder in der Beckenendlage. Dann kann die Geburt schwieriger sein (siehe S. 262–276).

Die hintere Hinterhauptslage

Wenn das Baby mit dem Kopf nach unten und mit dem Rücken an Ihrer Wirbelsäule liegt, kann das daran liegen, dass es noch relativ klein ist. Es kann aber auch mit einem weiten Becken zusammenhängen, in dem es sich immer noch gut bewegen kann. Bei manchen Frauen, die meinen, es sei so weit, obwohl es dann noch an die zwei Wochen dauert, bewegt sich das Kind noch frei, manchmal mit dem Gesicht nach vorne, manchmal nach hinten oder zur Seite. Durch die Vor- und die ersten Eröffnungswehen wird es normalerweise innerhalb weniger Stunden in die vordere Hinterhauptslage gedreht.

Hat sich Ihr Baby in einer hinteren Hinterhauptslage endgültig eingerichtet, können Sie es vielleicht in einer seiner Wachzeiten durch festen Druck Ihrer Hand überreden, seine Lage zu ändern. Gewöhnlich befindet sich bei dieser Lage der Kopf an Ihrer rechten Seite. Sie möchten, dass es ihn so umdreht, dass sein Hinterkopf zu Ihrer linken Seite zeigt. Stellen Sie sich vor, das Baby wäre eine schlafende Katze, und Sie würden versuchen, sie von der Mitte des Sofas zur linken Seite hinüberzuschieben. Wölben Sie Ihre Handkante um die festeren Teile ihrer Rundungen, und schieben Sie sie mit festem Griff, aber ganz langsam, hinüber. Die Finger Ihrer anderen Hand bleiben über Ihrem Nabel liegen. Wenn Sie Erfolg hatten, spüren Sie dort anstatt der tellerförmigen Vertiefung (der Platz zwischen den Armen und Beinen eines Babys in der hinteren Hinterhauptslage) eine harte, vorgewölbte Rundung (den Rücken des Babys in der vorderen Hinterhauptslage). Sprechen Sie dabei mit Ihrem Kind. Das ist nicht einfach ein klinischer Kunstgriff, sondern schon ein wenig mütterliche Überredungsgabe.

Füllt das Baby erst die Gebärmutter ganz aus, lässt es sich wahrscheinlich nicht mehr dazu bringen, sich umzudrehen. Dann müssen Sie abwarten, ob das durch die Eröffnungswehen gelingt.

Informieren Sie sich über Haltungen und Bewegungen, die eine Drehung während der Wehen unterstützen.

Gegen Ende der Schwangerschaft *ist es ganz natürlich, dem großen Tag auch mit einigem Bangen entgegenzusehen (Abb. links).*

DIE BECKENENDLAGE

Die meisten Babys rutschen zwischen dem siebten und achten Monat in die Hinterhauptslage. Wenn Ihr Kind in der 36. Woche noch mit dem Po nach unten liegt (Beckenendlage), wird Ihr Arzt versuchen, es zu drehen – was man äußere Wendung nennt. Das Baby früher zu drehen hat wenig Sinn, weil es sich sehr häufig wieder zurückdreht.*

Wie die äußere Wendung vor sich geht Sie entleeren die Blase und legen sich mit angezogenen Beinen auf den Rücken. Der Arzt macht wahrscheinlich einen Ultraschall, um die genaue Lage des Babys festzustellen, und hört vor und nach der Wendung die Herztöne ab. Es kann sein, dass Sie gebeten werden, vor dem Eingriff eine Viertelstunde lang mit dem Kopf nach unten auf einem schräg gestellten Untersuchungstisch zu liegen, damit das Kind sich aus dem Becken herausbewegt. Entspannen Sie sich dabei. Massieren Sie den Bauch, damit Sie die Bauchmuskeln loslassen, und atmen Sie ruhig und tief. Die Gebärmutter zieht sich meist zusammen, wenn der Arzt mit den Händen Druck ausübt, was die Wendung erschwert. Wenn Sie die Hände des Arztes auf Ihrem Bauch spüren, dann entspannen Sie sich der Berührung entgegen. Atmen Sie lange und langsam aus, und lassen Sie dabei den Bauch sich vorwölben.

War die Wendung erfolgreich und hat sich das Baby gedreht, dann gehen Sie etwa ein oder zwei Stunden umher, damit der Kopf des Kindes sich im Becken einstellt. Manche Babys drehen sich gleich wieder in die Beckenendlage zurück. Doch sieben von zehn äußeren Wendungen in der 37. bis 39. Woche sind nachhaltig erfolgreich.* Sollte Ihr Kind wieder die ursprüngliche Lage, also die Beckenendlage einnehmen, dann müssen Sie akzeptieren, dass es diese bestimmte Position bevorzugt. Besprechen Sie in diesem Fall mit Ihrem Arzt die Geburtsmöglichkeiten (siehe S. 267).

Damit sich ein Baby aus der Beckenendlage dreht Sie können versuchen, das Kind aus dem Becken zu kippen, indem Sie dreimal täglich 15 Minuten lang Ihren Kopf tief- und das Becken hochlagern (vor dem Essen!). Manche Babys machen richtiggehend einen Purzelbaum, wenn sie aus dem Becken heraus sind, sogar noch nach der 37. Woche.*

Sie können sich auch mit dem Kopf *nach unten* über einen Sitzsack lehnen und die Hüften dabei so hoch wie möglich lagern, oder sich auf ein mit Kissen gepolstertes Bügelbrett legen, das schief zwischen Bett und Wand oder ein schweres Möbelstück geklemmt wird.

Das sind alles Möglichkeiten, die zu diesem Zeitpunkt der Schwangerschaft alles andere als bequem sind! Gelingt es Ihnen aber, Ihr Baby zu drehen, entgehen Sie möglicherweise einem Kaiserschnitt und können vaginal gebären.

Wenn der Termin überschritten ist

In den letzten Wochen wird es Sie stark beschäftigen, was Sie am besten essen, wie das Baby in der Gebärmutter liegt und ob die Geburt normal verlaufen wird. Wenn der errechnete Termin (ET für Entbindungstermin) überschritten ist, beginnen Sie vielleicht, sich Sorgen zu machen. Sie sind jetzt »überfällig«.

DER ERRECHNETE GEBURTSTERMIN

Der Geburtstermin, der zu Beginn Ihrer Schwangerschaft errechnet worden ist (ET im Mutterpass), beruht lediglich auf einem statistischen Wert. Doch nur 5% der Babys werden an diesem Tag geboren. Von den 95%, die nicht zum »richtigen« Zeitpunkt kommen,

WAS NEHME ICH MIT?

Nun ist es Zeit, daran zu denken, was Sie während und nach der Geburt bei sich haben möchten. Wählen Sie nur solche Dinge aus, die Sie unbedingt brauchen, und packen Sie sie in einen leichten Koffer oder eine Tragetasche. Hier finden Sie Vorschläge:

Hilfreiches für die Geburt

- Pyjamaoberteil aus Baumwolle, kurzes Nachthemd oder weites T-Shirt
- Gesichtswaschlappen
- Zwei kleine Schwämmchen, die man in Eiswasser tauchen kann, um Ihnen das Gesicht abzuwischen und die Lippen zu befeuchten; Sie können auch zwischen den Wehen daran saugen
- Lippencreme oder Vaseline gegen aufgesprungene Lippen
- Lavendelöl und andere ätherische Öle
- Talkumpuder oder Massageöl, damit die Haut beim Massieren nicht gereizt wird
- Kassetten und Kassettenrekorder bzw. CDs und CD-Player
- Kerzen, Streichhölzer
- Badesachen für Ihre Begleitperson, damit sie mit Ihnen duschen kann, wenn Sie das möchten
- Fotoapparat und viele Filme, auch hoch empfindliche Filme, wenn Sie keinen Blitz benutzen wollen; Videokamera
- Kleine Sprühflasche, um Ihr Gesicht mit kaltem Wasser anzufeuchten
- Baby-Wärmflasche oder Kühlakkus, die in heißem Wasser erwärmt werden und als heiße Kompresse im Kreuz oder zwischen den Beinen benutzt werden können
- Nudelholz, mit einem Tuch umwickelt, um Rückenschmerzen »wegzubügeln«
- Honig, der Sie bei Kräften hält
- Eine Papiertüte zum Hineinatmen beim Hyperventilieren
- Schöne Dinge als visuelle Konzentrationspunkte, falls Sie möchten, z.B. Fotos
- Sättigende Snacks für Ihren Partner
- Notizbuch für ein Protokoll der Geburt
- Haarbürste und Gummis oder Bänder bei langen Haaren; Kamm
- Bücher, Zeitschriften, Spielkarten, Spiele, Kreuzworträtsel
- Kräutertees oder Glukosedrinks
- Biegsame Strohhalme

Hilfreiches für danach

- Homöopathische Ringelblumen- und Johanniskrautsalbe für einen wunden Damm
- Flasche mit Hamamelislotion, mit der Sie die Binden im Nahtbereich tränken können
- Binden, größte Größe, und ggf. passende Befestigung
- Weiches Toilettenpapier
- Nachthemden aus Baumwolle
- Still-BHs
- evtl. Kosmetiksachen und Make-up
- Ohrstöpsel
- Briefpapier und Umschläge
- Liste von Telefonnummern
- Münzen fürs Telefon/Telefonkarte
- Deo (Sie werden in den ersten Tagen nach der Geburt stark schwitzen)
- Babysachen
- Kleidung für die Fahrt nach Hause
- Babytragetasche fürs Auto

werden drei von zehn *vor* und sieben von zehn *nach* diesem Termin geboren. Das liegt zum Teil daran, dass die Zyklen verschieden lang sind und der Eisprung – und damit auch die Befruchtung – zu verschiedenen Zeitpunkten innerhalb der Zyklen stattfindet. Doch wenn das Ende der Schwangerschaft naht, haben Sie sich vielleicht doch zu sehr auf den errechneten Geburtstermin fixiert. Geht er vorüber, ohne dass etwas passiert, sind Sie möglicherweise verunsichert oder gar deprimiert.

Wenn Sie den Mut verlieren, dann denken Sie daran, dass nur wenige Babys zum errechneten Termin, jedoch neun von zehn innerhalb der nächsten zehn Tage geboren werden. Es ist also noch ganz normal, wenn Ihr Kind neun Tage »überfällig« ist. Viele Frauen fühlen sich jedoch »zur Geburtseinleitung verurteilt«, wenn der errechnete Termin nur um eine Woche überschritten ist. Wenn Ihre Schwangerschaft normal verlaufen ist und es Ihnen gut geht, ist eine Überschreitung des errechneten Termins um zehn Tage noch kein hinreichender Grund für eine Einleitung. Ob sie (siehe S. 324–328) notwendig ist, hängt ganz vom Wohlbefinden Ihres Babys ab, und das wird wiederum vom Zustand der Plazenta bestimmt.

Die alternde Plazenta

Gegen Ende der Schwangerschaft sieht Ihre Plazenta wie ein Stück rohe Leber aus. Sie ist suppentellergroß und so dick wie Ihr kleiner Finger. Wie jedes menschliche Organ macht sie eine Zeit der Jugend und des Alterns durch. Eine alternde Plazenta funktioniert nicht mehr so gut. Wenn die Geburt nicht zum richtigen Zeitpunkt beginnt (oder etwa zwei Wochen vor oder nach dem errechneten Termin), kann es sein, dass das Baby in der Gebärmutter nicht mehr genügend Nahrung bekommt. Aus diesem Grund sind Frauenärzte beunruhigt, wenn der errechnete Termin erheblich überschritten wird.

Es gibt verschiedene Methoden zur Beurteilung des Zustands der Plazenta, meistens Tests, die von Ärzten durchgeführt werden. Am zuverlässigsten ist aber eine Methode, die Sie selbst anwenden können (siehe S. 237).

Östrioluntersuchung des Urins

Einige Ärzte beurteilen die Plazentafunktion immer noch durch eine Messung des Östriolspiegels im Urin oder Blut. Das Hormon Östriol gehört zu den Östrogenen, die für das Wachstum des Babys wichtig sind. Die von der Plazenta produzierte Östriolmenge steigt während der ganzen Schwangerschaft an; kurz vor Geburtsbeginn sinkt sie. Die Östriolwerte im Urin weisen bei verschiedenen Proben Schwankungen bis 30% auf und können sich von einem Tag zum nächsten stark ändern, auch wenn alles normal verläuft. Werden zur Beurteilung des kindlichen Wachstums die Östriolwerte mit den Informationen aus Ultraschallaufnahmen verglichen, ergeben sich oft starke Abweichungen. Neuere Forschungen haben gezeigt, dass die Messung von Plazentaproteinen und -hormonen selten zu verlässlichen Ergebnissen führt.*

Ultraschall und vorgeburtliche Kardiotokografie

Mit Ultraschall kann der Blutfluss durch die Blutgefäße der Nabelschnur (Doppler-Verfahren) wie auch die Fruchtwassermenge kontrolliert werden. Die elektronische Herztonüberwachung (Kardiotokografie) zeigt, ob der Herzschlag des Babys die normalen Variationen bei Aktivität und Ruhe aufweist. Ist der Herzschlag Ihres Kindes normal, bringt eine Geburtseinleitung keine Vorteile und kann sogar schädlich sein.

Aufzeichnung der Kindsbewegungen

Eine der genauesten Methoden, um festzustelllen, ob es dem Baby gegen Ende der Schwangerschaft in Ihrem Bauch noch gut geht, können Sie selbst durchführen: Notieren Sie, wann Ihr Kind sich bewegt. In den letzten Schwangerschaftsmonaten, bevor das Baby sich gesenkt hat, ist es normalerweise sehr aktiv, dreht sich, strampelt, stößt und tummelt sich wie ein Delphin, so dass seine Bewegungen durch Ihre Kleidung zu beobachten sind. Wenn es sich gesenkt hat, werden die Bewegungen oft schwächer, weil es in der Gebärmutter schon recht eng ist. Doch ein lebhaftes Baby bewegt sich auch danach noch, es stößt dann hauptsächlich mit den Knien und Füßen. Sie haben dann das Gefühl, als hätten Sie eine rollende Kokosnuss in Ihrer Leistengegend oder hinterm Schambein, später spüren Sie Vibrationen, wenn der kindliche Kopf sich ins Becken eingestellt hat und gegen Ihren Beckenboden stößt (siehe S. 231).

Jedes Baby hat seinen eigenen Schlaf- und Wachrhythmus in der Gebärmutter, und gegen Ende der Schwangerschaft sind Sie sicherlich mit seinem Rhythmus vertraut. Wenn Sie dann aufwachen und einen Stoß Ihres Kindes erwarten, jedoch nichts passiert, kann das beunruhigend sein. Wahrscheinlich schläft Ihr Baby ganz fest; falls Sie ein Glas Wein getrunken haben, hat auch Ihr Baby etwas davon abbekommen.

Die Kindsbewegungen werden von den Frauen unterschiedlich intensiv wahrgenommen. Manchmal hängt dies von der Fruchtwassermenge ab, denn durch das Wasser werden die Bewegungen aufgefangen. Wenn Sie beschäftigt sind und sich sehr auf etwas anderes konzentrieren, nehmen Sie die Kindsbewegungen wahrscheinlich auch nicht so deutlich wahr.

Sie können sich Ihre eigene aufmerksame Wahrnehmung der Bewegungen Ihres Babys zunutze machen und so am besten das Wohlbefinden Ihres Kindes überwachen und feststellen, ob ein Verdacht besteht, dass es gefährdet ist (weil Sie zwei oder mehr Wochen lang nicht mehr zugenommen haben, Ihr Bauch in dieser Zeit nicht größer geworden oder Ihr errechneter Geburtstermin überschritten ist).

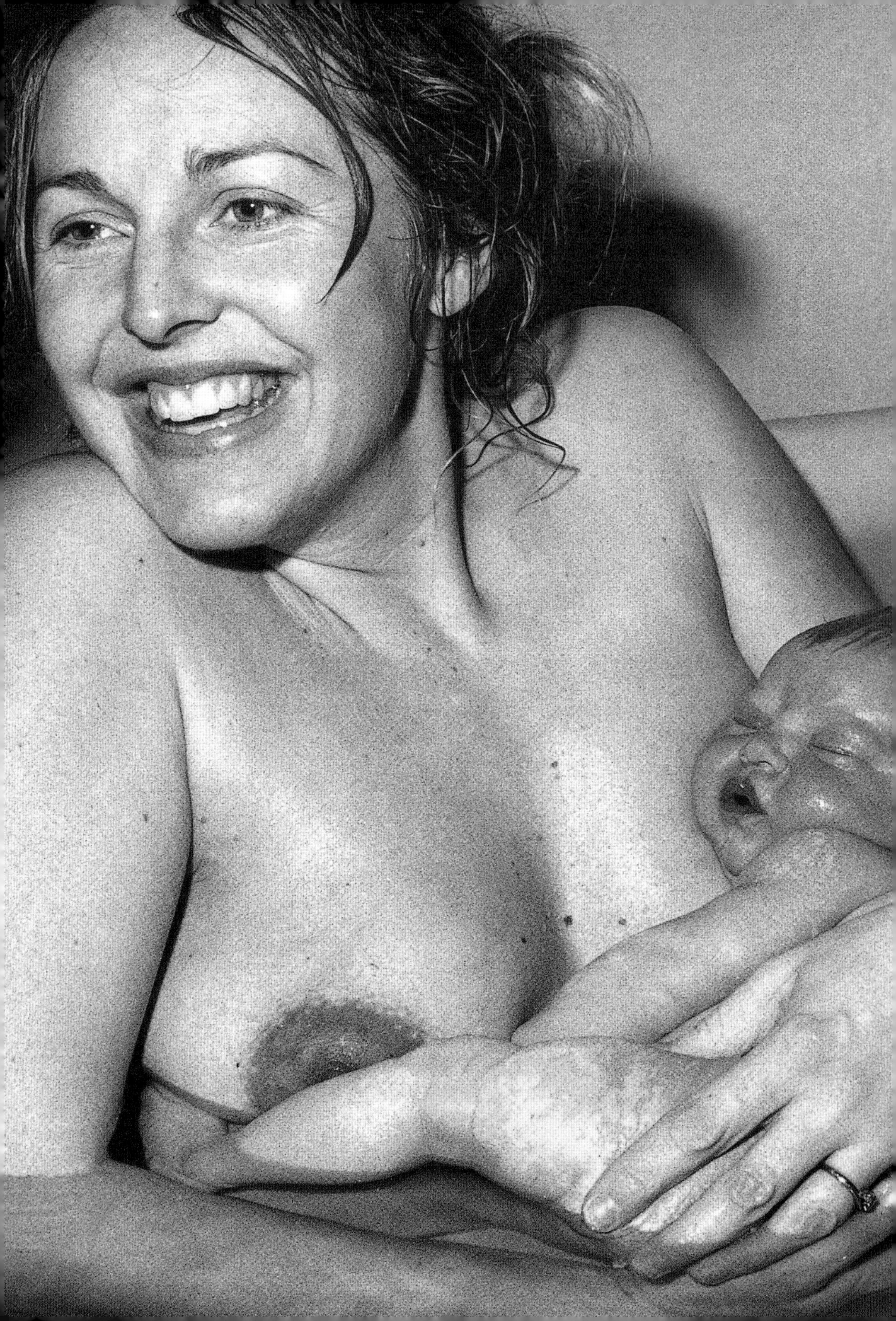

Das Erlebnis der Geburt

Was während der Wehen geschieht

Die Sprache formt unser Denken. Sie ist nie neutral. Die Sprache, in der Männer über den Körper von Frauen sprechen – vor allem über ihre Genitalien –, ist oft herabwürdigend. In vielen Sprachen klingt in den einzelnen Wörtern, die für bestimmte weibliche Körperteile vorhanden sind, Unangenehmes mit – man spricht z. B. von »Brust*warzen*«, von »*Scham*lippen« und dem »*Scham*bein«, das von so genannten »*Scham*haaren« bedeckt wird. Eine Terminologie wie diese macht es den Frauen nicht gerade leicht, ein positives Gefühl zu ihrem Körper zu entwickeln.

Die Sprache, die für das Phänomen Geburt verwendet wird, ist heute medizinisch geprägt und zwingt uns daher eine technische Sicht der Geburt auf. Natürlich sollten Sie die medizinische Terminologie, die Ihren Körper und die Geburt betrifft, kennen. Doch es ist genauso wichtig, Ihre persönliche Erfahrung von Schwangerschaft und Geburt in eigene Worte zu fassen.

Die Frauen in der Geburtsbewegung arbeiten seit geraumer Zeit daran, eine Sprache der Geburt zu schaffen, die nicht medizinisch dominiert ist. Sie haben z. B. den Begriff der Visualisierung für die inneren Bilder übernommen, die einer Frau helfen, mit den verschiedenen Empfindungen bei der Geburt zurechtzukommen. Zugleich haben sie die oft unpassende, sterile und destruktive Sprache analysiert, die von Geburtshelfern und manchmal auch von Schwestern und Hebammen zur Beschreibung der Geburtsphasen benutzt wird.

Das medizinische Geburtsmodell beschreibt eine Schwangere als »wandelndes Becken«. In den Wehen wird sie zur »kontrahierenden Gebärmutter«, und der Geburtsvorgang wird als Gleichung zwischen »zwei Kräften« beschrieben, dem Becken und der »Frucht«, die als passives Objekt durch knöcherne Strukturen geschoben wird. Einige Hebammen drängen die Frau in der Austreibungsphase auch heute noch, sich beim Pressen vorzustellen, sie seien »zornig auf ihren Körper« oder gar »zornig auf ihr Baby«. Manch eine bekommt das Gefühl vermittelt, ihr Muttermund sei »inkompetent«, »träge« oder »verkrampft«. Sie mache »keine Fortschritte«, weil ihre Gebärmutter »faul« sei. Manche allzu diskriminierenden Begriffe sind wohl aus dem medizinischen Vokabular verschwunden, doch es gibt immer noch genug davon.

In diesem Kapitel gehen wir den Gefühlen und den Möglichkeiten nach, wie Sie Ihre körperlichen Empfindungen während der Geburt verarbeiten können. Ich möchte nachvollziehbar machen, was die Geburt für die Sinne bedeutet, und die Geburt somit als persönliche Erfahrung darstellen.

Die Phasen der Geburt

Es gibt drei Geburtsphasen. Während der Eröffnungsphase wird der Muttermund hochgezogen, er dehnt sich immer weiter. In der Austreibungsphase wird das Baby durch den Geburtskanal geschoben und dann geboren. In der Nachgeburtsphase lösen sich Plazenta und Eihäute von der Gebärmutterschleimhaut und werden ausgestoßen.

Dabei kündigt keine Fanfare die Eröffnungsphase oder die Austreibungsphase an. Doch viele Frauen erhalten eine deutliche Botschaft von ihrem Körper, sie haben z. B. einen Blasensprung, oder es setzen plötzlich starke und regelmäßige Wehen ein, so dass gar kein Zweifel besteht, dass die Geburt begonnen hat. Mit gleicher Sicherheit wissen sie am Ende der Eröffnungsphase, dass jetzt die Austreibungsphase beginnt und sie pressen *müssen*. Bei vielen Frauen gehen die verschiedenen Geburtsphasen ineinander über. Selten verläuft die Geburt in so deutlich abgegrenzten Phasen, wie das in manchen Büchern steht. Vielleicht geht die Nachgeburtsphase fast unbemerkt vorüber, weil Sie Ihr Baby im Arm halten und es bestaunen.

Das Baby signalisiert Geburtsbereitschaft

Ihr Baby selbst setzt die Wehen in Gang, indem es die Plazenta durch Hormonsignale anregt, bestimmte Enzyme zu produzieren, die wiederum die Ausschüttung von Östrogenen stimulieren. Diese Hormonsignale bestehen aus Katecholaminen (siehe S. 346), die gleichzeitig die Reifung der lebenswichtigen Organe des Kindes vorantreiben. Werden die Wehen künstlich eingeleitet, ist womöglich weder die Gebärmutter funktionsreif noch das Baby optimal entwickelt.

Die Geburt bahnt sich an

Die Geburt beginnt damit, dass der Muttermund allmählich weich wird. Das kann tagelang dauern oder über Nacht passieren, besonders, wenn Sie schon ein Kind zur Welt gebracht haben. Sobald der Muttermund weich und dehnbar ist, ziehen die Wehen, die gegen Ende der Schwangerschaft auftreten, ihn nach und nach hoch, bis er nicht mehr in Ihre Scheide hineinragt. Der Muttermund ist »verstrichen« und in das untere Gebärmuttersegment übergegangen.

Im eigentlichen Sinn hat die Geburt aber damit noch nicht begonnen. Aus medizinischer Sicht ist es erst so weit, wenn Sie regelmäßige, geburtswirksame Wehen haben, sich der Muttermund also öffnet. Das Verstreichen ist nur die notwendige Vorarbeit, damit sich der Muttermund öffnen kann. In der Regel setzt man den Geburtsbeginn an, wenn Sie schon mindestens 3 cm eröffnet sind. Bei vielen Frauen, die schon Wehen spüren, ist der Muttermund teilweise eröffnet. Es ist auf jeden Fall angenehmer für Sie, wenn Sie den Körper für Sie arbeiten lassen, während Sie weiterhin Ihren täglichen Beschäftigungen nachgehen: einkaufen, essen, schlafen und

Muskelstränge
Die Gebärmutter besteht aus spiralenförmig angeordneten Muskelsträngen, die sich zu Beginn der Schwangerschaft im oberen Teil gitterförmig entfalten. Wenn Sie sich die Gebärmutter als Uhr vorstellen, dann sind die meisten Muskelstränge über den Bereich zwischen 9 und 3 verteilt – also am Gebärmutterfundus. Gegen Ende der Schwangerschaft haben sie sich noch viel weiträumiger entfaltet und werden längs gedehnt.

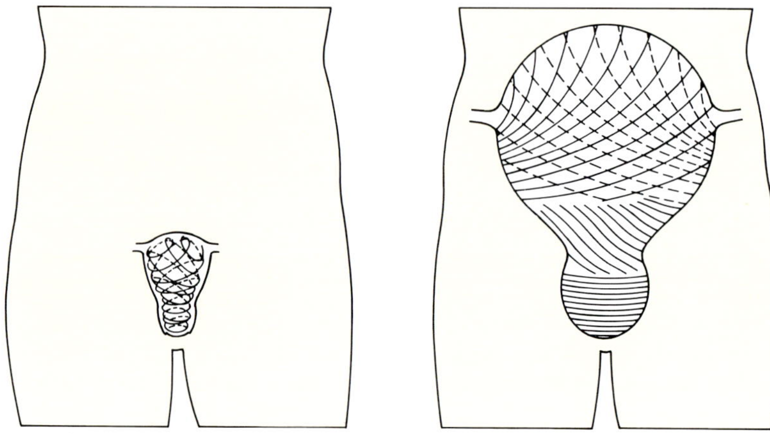

Anfang der Schwangerschaft ***Ende der Schwangerschaft***

Freunde um sich haben. Wenn Sie mit alldem abgelenkt sind und Ihre Gebärmutter ungestört arbeiten kann, ist es wenig wahrscheinlich, dass Sie sich anspannen und gegen die Vorgänge in Ihrem Körper ankämpfen. Fahren Sie also so lange wie möglich mit Ihren gewohnten Tätigkeiten fort.

Die ersten Anzeichen für den Geburtsbeginn

Es gibt dreierlei Möglichkeiten, wie Sie bemerken, dass die Geburt begonnen hat oder nicht mehr lange auf sich warten lässt.

Es »zeichnet« Wenn sich der Muttermund zu weiten beginnt, geht blutiger Schleim ab. Vorher hat dieser Schleim als gallertartiger Pfropf den Muttermund und damit die Gebärmutter verschlossen. Geht der Schleimpfropf ab, ist das ein Zeichen dafür, dass sich am Muttermund etwas tut. Doch er kann auch schon zwei oder drei Wochen vor der Geburt abgehen (oder erst dann, wenn die Geburt schon so weit fortgeschritten ist, dass Sie es gar nicht mehr bemerken). Das Abgehen des Schleimpfropfes ist zwar ein ermunterndes Zeichen, doch brechen Sie nicht gleich in die Klinik auf. Machen Sie ruhig mit dem weiter, was Sie gerade tun, oder trinken Sie eine Tasse heiße Milch.

Der Blasensprung Wenn die Eihäute, die das Baby umgeben, durch den vorangehenden Körperteil (meist ist es der Kopf) eingeklemmt werden und der Druck sich immer mehr verstärkt, springt die Fruchtblase. Das kann plötzlich, mit einem Schwall Wasser passieren oder – was wahrscheinlicher ist – durch allmähliches Tröpfeln. Vielleicht sind Sie sich bei letzterem gar nicht sicher, ob Sie jetzt tatsächlich einen Blasensprung hatten. Wenn Sie sich dessen nicht sicher sind, dann lassen Sie die Sache auf sich beruhen. Machen Sie so weiter wie bisher, es sei denn, Sie haben noch mehrere Wochen bis zum Geburtstermin. In diesem Fall sollten Sie den

Arzt oder die Hebamme anrufen. Wenn bis zum errechneten Termin noch mehr als drei Wochen Zeit ist, sollte in der Klinik alles zur Intensivversorgung des Babys bereitstehen.

Wahrscheinlich ist Ihnen gesagt worden, dass Sie bei einem Blasensprung sofort die Klinik, Ihren Arzt oder die Hebamme anrufen sollen, vor allem, wenn das Wasser im Schwall abgeht. Wenn nämlich nicht innerhalb von 24 Stunden die Geburtswehen beginnen, besteht die Gefahr einer Infektion für Ihr Baby. Setzen die Wehen allerdings innerhalb dieses Zeitraums ein, ist die Infektionsgefahr nicht erhöht.*

Wenn der Kopf des Babys nicht fest im Becken liegt, kann mit dem Fruchtwasser die Nabelschnur durch den Muttermund geschwemmt und so die Sauerstoffzufuhr zum Baby unterbrochen werden. Wenn Sie also nicht genau wissen, wie Ihr Baby liegt, sollten Sie nach einem Blasensprung gleich in die Klinik fahren. Bei einem Nabelschnurvorfall, der allerdings selten vorkommt, kann eine schnelle Fahrt in die Klinik und rasche Hilfe, vielleicht auch ein Kaiserschnitt, dem Baby das Leben retten.

Nach einem Blasensprung wollen die Ärzte oft die Gebärmutter stimulieren. Wenn aber das Köpfchen Ihres Babys fest im Becken sitzt, ist es besser, der Natur eine Chance zu geben. In 85% der Fälle beginnen die Wehen nämlich innerhalb von 24 Stunden von selbst. Viele Ärzte warten auch noch länger, wenn mit dem Kind und Ihnen alles in Ordnung ist und Sie klarmachen, dass Sie einen natürlichen Gang der Dinge wünschen. Beschäftigen Sie sich mit leichten Aktivitäten, oder legen Sie sich noch einmal schlafen. Lehnen Sie alle vaginalen Untersuchungen dankend ab, denn sie erhöhen das Infektionsrisiko. Verzichten Sie auch auf eine Geburtseinleitung, wenn nicht mindestens 24 Stunden verstrichen sind. Die Forschung hat erwiesen, dass bei künstlich eingeleiteten Geburten die Wehen länger dauern, mehr Schmerzmittel nötig sind und es häufiger zu operativen vaginalen Entbindungen sowie zum Kaiserschnitt kommt.*

Sorgen Sie sich nicht wegen einer »trockenen« Geburt, bei der das Baby sich ohne Flüssigkeit durch den Geburtskanal schieben muss, denn das wird nicht der Fall sein. Das Fruchtwasser wird innerhalb von drei Stunden neu gebildet. Eine »feuchte« Geburt ist tatsächlich viel wahrscheinlicher. Wenn es während der Wehen ständig tröpfelt, helfen Binden, die Sie dann häufig wechseln. In einer Badewanne oder einem Geburtsbecken mag es angenehmer für Sie sein, denn dort bemerken Sie das Tröpfeln nicht.

Die Wehen setzen ein Das fühlt sich oft so an, als würde ein festes Gummiband, das unter Ihrem Bauch und ums Kreuz herum verläuft, immer fester angezogen und dann nach 15 bis 20 Sekunden starken Kneifens wieder losgelassen. Nach zehn Minuten oder auch schon früher kommt dieses Gefühl wieder. Das könnten jedoch auch Vorwehen sein, die manche Frauen etwa in den letzten

Die Schwerkraft unterstützt den Geburtsvorgang

Wenn Sie bei Wehenbeginn mehr oder weniger aufrecht und in Bewegung bleiben, wird Ihnen die Schwerkraft helfen, Ihr Baby hinauszuschieben. Auch werden Ihre Wehen dadurch geburtswirksamer und sind weniger schmerzhaft als im Liegen.

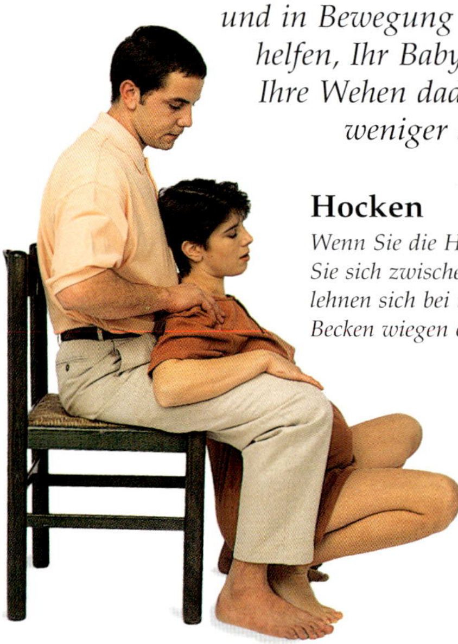

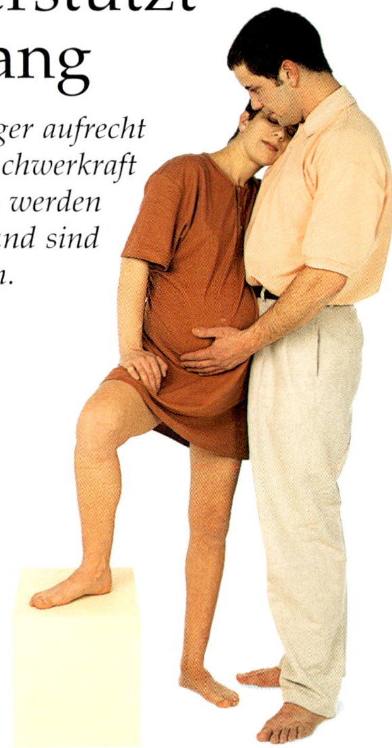

Hocken

Wenn Sie die Hocke angenehm finden, kauern Sie sich zwischen die Beine Ihres Partners und lehnen sich bei ihm an; so können Sie sich im Becken wiegen oder drehen.

Abgestützt stehen

Von Ihrem Partner gut gestützt, können Sie ein Bein auf einen Stuhl, Schemel oder niedrigen Tisch setzen und einen guten Stand einnehmen.

Vornübergebeugt stehen

Sie können sich an eine Fensterbank oder Kommode lehnen und sich im Becken wiegen, während Ihr Partner im Kreuzbereich Gegendruck gibt.

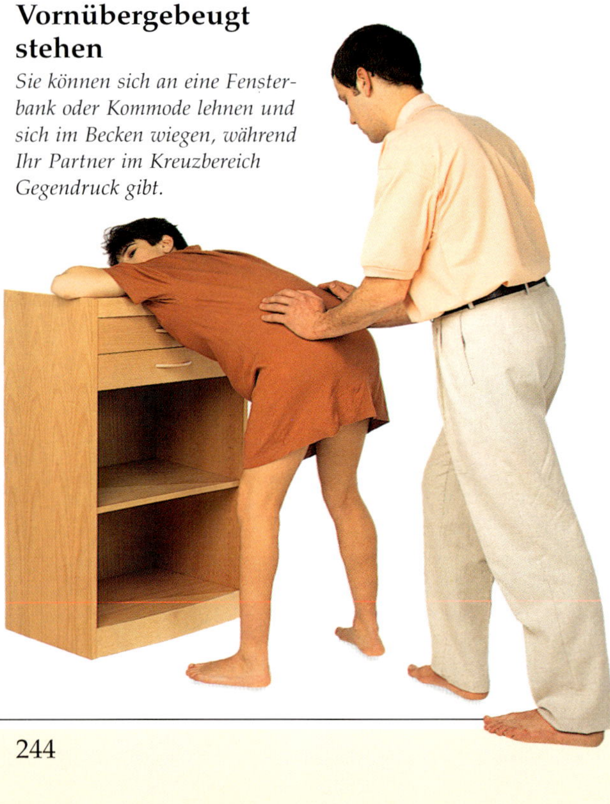

Abgestützt tanzen

Stehend und von Ihrem Partner abgestützt, können Sie sich beide wie bei einem langsamen Tanz wiegen.

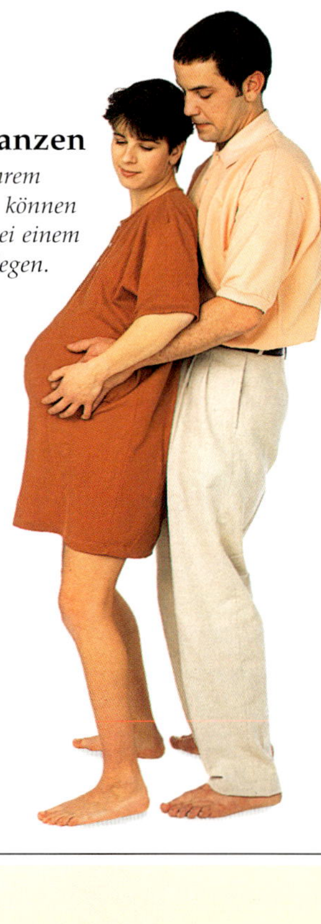

Abgestützt knien

Vielleicht finden Sie es angenehm, sich kniend mit einem Arm auf einem Bett, Stuhl oder Kissenberg abzustützen.

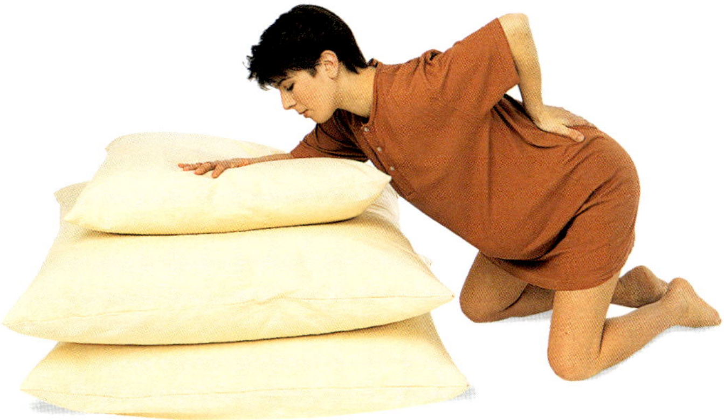

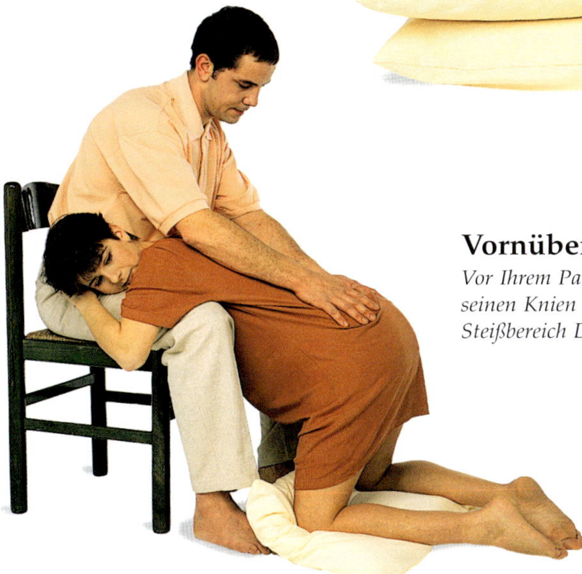

Vornübergebeugt knien

Vor Ihrem Partner können Sie sich auf seinen Knien abstützen, während er im Steißbereich Druck ausübt.

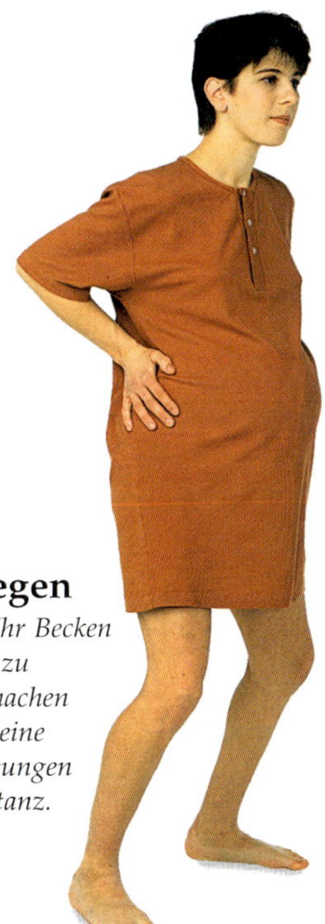

Sitzen

Sie können sich rittlings auf einen Stuhl setzen und sich auf der Lehne abstützen, Ihr Partner gibt festen Gegendruck.

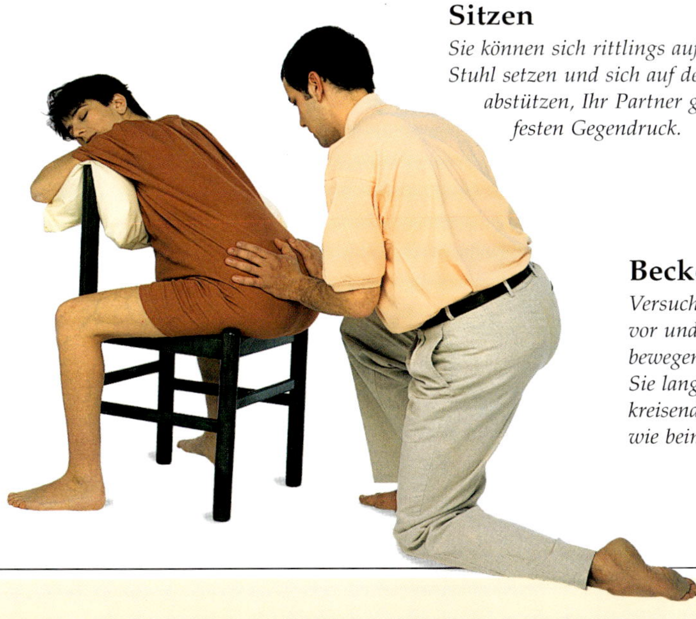

Beckenwiegen

Versuchen Sie, Ihr Becken vor und zurück zu bewegen, oder machen Sie langsame, kleine kreisende Bewegungen wie beim Bauchtanz.

drei Schwangerschaftswochen zum Teil recht schmerzhaft erfahren. Dann war alles falscher Alarm, obwohl Sie mit gutem Grund angenommen hatten, dass die Geburt nun beginnen würde. Diese Vorwehen erweichen den Muttermund, damit er sich öffnen kann.

Wollen Sie es genau wissen, so machen Sie etwa eine Stunde lang Aufzeichnungen über Ihre Wehen, und vermerken Sie die Abstände zwischen dem Beginn einer Wehe und der darauf folgenden sowie über deren Dauer. Erst wenn die Wehen immer schneller kommen und länger dauern (mindestens 40 Sekunden), können Sie davon ausgehen, dass dies Geburtswehen sind.

Während einer Wehe ziehen sich die Muskelfasern im oberen Teil der Gebärmutter zusammen und üben Druck nach innen und auf die Mitte aus, so dass der Muttermund hochgezogen wird. Wenn der Kopf des Kindes durch eine Wehe nach unten gedrückt wird, werden die Muskeln und das Gewebe des Muttermundes auseinander gezogen. Bei einer normalen Geburt gehen die hauptsächlichen körperlichen Empfindungen vom Bereich um den Muttermund herum aus, die Sie sehr viel heftiger als das Hartwerden und Anschwellen des Gebärmutterfundus spüren werden.

Sind die Wehen gut in Gang gekommen, verlaufen sie rhythmisch und in Wellen. Sie dauern immer länger, die Pausen dazwischen werden kürzer. Die Wehen können sich anfühlen, als würden Sie fest zusammengepresst, so dass Sie auf dem Höhepunkt der »Umklammerung« keuchen müssen. Vielleicht empfinden Sie sie wie heißes Sonnenlicht, das durch Ihr Becken fließt, oder wie Meereswogen, die sich über Ihnen brechen.

Die Eröffnungsphase

Die hormonellen Veränderungen, die das Baby in Gang gesetzt hat, lösen einen wahrhaft erstaunlichen Prozess aus. Die Gebärmutter produziert Prostaglandine, die bewirken, dass die Wehen, die Sie vielleicht schon seit der Spätschwangerschaft spüren, immer stärker werden und auch dichter aufeinander folgen. Zu Geburtsbeginn fühlen sich die Wehen also genauso wie Vorwehen an, nur sind sie stärker und regelmäßiger.

Diese Wehen sind so wirksam, dass sie das Baby nach unten gegen den Muttermund schieben, der dadurch immer mehr gedehnt wird und verstreicht. Dies wiederum löst in der Hirnanhangdrüse die Oxytozinproduktion aus, die ihrerseits die Gebärmutter zu einem regelmäßigen Wehenrhythmus anregt. Die Geburt hat begonnen!

Bewegung während der Geburtsarbeit

Wenn Sie sich gleich zu Beginn der Eröffnungsphase ins Bett legen und sich kaum bewegen, kann das die Geburtsarbeit hemmen, weil im Liegen Ihr Baby nicht gegen Ihren Muttermund gedrückt wird. Wenn Sie sich aufrecht halten, vor allem, wenn Sie umhergehen, hilft Ihnen die Schwerkraft: Alles drängt nach unten.

Die liegende Haltung bei der Geburt wurde erst Ende des 17. Jahrhunderts in Europa eingeführt. Bis dahin waren die Frauen die meiste Zeit umhergegangen und hatten einen Gebärstuhl benutzt oder aufrecht im Bett gesessen. Die Gebärstühle waren hufeisenförmig, wobei die Öffnung nach vorne zeigte. Sie waren sehr niedrig, so dass die Frauen hockten, manche hatten eine Rückenstütze und Griffe zum Festhalten. So konnte die Frau eine physiologisch äußerst günstige Haltung einnehmen.

François Mauriceau, Geburtshelfer am französischen Hof, führte die liegende Haltung ein, die sich sehr bald durchsetzte, weil man die Sitten bei Hof zu imitieren versuchte. Als dann ebenfalls im 17. Jahrhundert die Zange aufkam, war deren Anwendung bei liegender Haltung einfacher. Noch später wurde die Steinschnitthaltung eingeführt, bei der die Frau flach auf dem Rücken liegt und ihre Füße in Beinhalterungen festgeschnallt werden. Diese Haltung war ursprünglich für die Entfernung von Blasen- oder Nierensteinen gedacht. Sie ist für die Frauen oft schrecklich unangenehm, weil die Gebärmutter dabei auf die großen Blutgefäße im Unterkörper drückt. Das führt zu Kreislaufstörungen, niedrigem Blutdruck und Hemmung der Urinbildung, wodurch auch das Kind in Mitleidenschaft gezogen werden kann.

Untersuchungen verschiedener Haltungen in der Eröffnungsphase ergaben, dass die meisten Frauen aufbleiben und sich bewegen, also nicht im Bett liegen wollen, und dass die Wehen in aufrechter Haltung wirksamer sind und somit die Geburt verkürzen.* Die Gebärmutter arbeitet dann beim Eröffnen des Muttermundes beinahe doppelt so effektiv.

Gehen Sie also in den Wehenpausen umher. Wiegen und drehen Sie sich im Becken, als würden Sie bauchtanzen – auch während der Wehen, wenn Ihnen das gut tut. Wenn die Eröffnung sehr lange dauert, versuchen Sie es mit einem warmen Bad, oder hocken Sie sich auf einen niedrigen Schemel unter die Dusche.

Wann Sie in die Klinik aufbrechen sollten

Wenn Sie wissen, dass Ihre Wehen unmittelbar vor der Geburt etwa alle zwei Minuten kommen und ungefähr eine Minute oder länger dauern, dann sehen Sie Ihren Wehenbeginn vielleicht gelassener. Obgleich es sehr erschöpfend sein kann, alle fünf Minuten Wehen zu haben während einer Zeitspanne von zwölf Stunden und länger (meistens dann, wenn das Baby mit dem Gesicht nach vorne und nicht zum Rücken der Mutter zeigt, siehe S. 262), kann das Kind bei einem so großen Wehenabstand keinesfalls im nächsten Moment herauskommen. Wenn Sie sich also daheim wohler fühlen, dann bleiben Sie noch dort. Da die Wehen sehr lange dauern können, werden sowohl Sie als auch Ihre Geburtsbegleiter alle ihre Kräfte brauchen. Schreiben Sie sich den Wehenverlauf genau auf, und schauen Sie hin und wieder auf die Uhr, wie lange sie andauern. Stellen Sie sich psychisch darauf ein, dass Sie bei einem Blasensprung oder wenn die Wehen schneller als alle fünf Minuten kommen, gleich in die Klinik fahren. Natürlich müssen Sie die Entfernung zur Klinik und mögliche Verkehrsbehinderungen berücksichtigen. Wenn Sie mit dem eigenen Wagen hingefahren werden, empfiehlt es sich, die Strecke vorher einmal in der Hauptverkehrszeit abzufahren und mögliche Abkürzungen zu erkunden, so dass Sie auch im Schneegestöber, Hagel oder Nebel den Weg nicht verfehlen können. Ihr Partner sollte zügig, aber nicht schnell fahren und keinesfalls in Kurven oder an Ampeln plötzlich bremsen. Probieren Sie vorher aus, ob Sie sich auf dem Vorder- oder dem Rücksitz wohler fühlen. Wenn Sie einen Krankenwagen rufen möchten, dann erkundigen Sie sich früh genug danach (meist fahren sie in die *nächstgelegene* Klinik). Wollen Sie lieber ein Taxi nehmen, dann halten Sie mehrere Telefonnummern bereit.

In der Klinik

Wenn Sie nach Ankunft in der Klinik die Aufnahmeformalitäten erledigt haben, begleitet Sie die Hebamme in das Entbindungszimmer und stellt Ihnen Fragen zum Wehenbeginn, ob Sie einen Blasensprung hatten und wann, wie dicht die Wehen aufeinander folgen usw. Sie wird einige Untersuchungen durchführen, die Sie schon von der Vorsorge kennen, z. B. um eine Urinprobe bitten, den Blutdruck messen, die Lage des Babys durch die Bauchdecke ertasten und die Herztöne abhören. Indem sie durch Ihre Scheide den Muttermund prüft, kann sie Ihnen sagen, wie weit Sie eröffnet sind. Vielleicht sprengt sie dann die Fruchtblase (siehe S. 317). In vielen Kliniken wird das bei einer Öffnung von 3 bis 4 cm routinemäßig gemacht, manchmal sogar schon vorher. Wenn Sie warten möchten, bis es zu einem spontanen Blasensprung kommt, sagen Sie das vor der vaginalen Untersuchung.

Früher war es üblich, die Schamhaare abzurasieren. Noch heute ist es einigen Geburtshelfern wichtig, dass das Haar um die Scheide herum kurz geschnitten wird. Frauen haben sich entschieden gegen diese unnötige, unangenehme und erniedrigende Praktik zur Wehr gesetzt. Untersuchungen haben ergeben, dass das Rasieren der Schamhaare keinen Einfluss auf die Verhinderung von Infektionen hat und dass stets dabei die Haut verletzt wird, ganz gleich, wie vorsichtig es gemacht wird.

Manche Hebammen machen immer noch einen Einlauf oder geben Zäpfchen, um den Darm zu entleeren. Das ist jedoch nur nötig, wenn eine Frau Verstopfung hat. In den Stunden vor dem Geburtsbeginn haben die meisten Frauen einen weichen Stuhl, und der Darm entleert sich auf natürliche Weise.

Nach der Untersuchung können Sie duschen. In vielen Kliniken und Geburtszentren gibt es die Möglichkeit, ein Bad zu nehmen. Wahrscheinlich wird erwartet, dass Sie danach ein Nachthemd anziehen. Das kann auch ein langes T-Shirt sein. Achten Sie darauf, dass Sie etwas aus Baumwolle anhaben, denn eine Geburt ist eine anstrengende Arbeit, und die Kliniken sind oft überheizt. Es sollte sich zum Stillen gleich nach der Geburt vorne öffnen oder leicht hochziehen lassen und so weit sein, dass Sie genügend Bewegungsfreiheit haben. Vielleicht werden Sie an ein externes oder internes CTG-Gerät angeschlossen, damit der Herzschlag Ihres Babys, seine Reaktion auf die Wehen sowie die Stärke der Wehen gemessen werden können. In vielen Kliniken wird gleich bei der Aufnahme 20 bis 30 Minuten lang eine erste Aufzeichnung des kindlichen Herzschlags durchgeführt. Da nicht erwiesen ist, ob eine solche Maßnahme sinnvoll ist, sollten Sie selbst darüber entscheiden.

In einigen Kliniken wird der Partner aufgefordert, während der vorbereitenden Maßnahmen draußen zu warten, doch heute gehen viele Hebammen selbstverständlich davon aus, dass das Paar zusammenbleiben möchte. Wenn Ihr Partner Sie bis zu diesem Zeitpunkt bei den Wehen unterstützt hat, ist es gut, damit fortzufahren. So hat die Hebamme auch Gelegenheit, mit dem Vater zu sprechen, so dass sie Sie nicht als einzelne Patientin, sondern Sie beide als Paar wahrnimmt. Falls Sie außer Ihrem Partner noch andere Begleiter bei sich haben wollen, sollten auch diese bleiben können. Es ist ungünstig, wenn während der Wehen ein dauerndes Kommen und Gehen herrscht. Sie können sich viel besser entspannen, wenn jemand für Sie da ist, der Sie versteht und Sie ununterbrochen emotional unterstützt.

Es kann auch sein, dass ein Arzt hinzukommt, um nachzuprüfen, wie weit Sie eröffnet sind, oder um über den Verlauf zu sprechen. Jetzt ist die Gelegenheit für Fragen. Wenn Sie sich für eine natürliche Geburt entschieden haben, während der Eröffnung umhergehen wollen oder andere Wünsche haben, dann erinnern Sie Arzt und Hebamme noch einmal daran, und vergewissern Sie sich, dass das in Ihren Unterlagen eingetragen ist.

EINE HAUSGEBURT VORBEREITEN

Möchten Sie Ihr Kind zu Hause zur Welt bringen, dann achten Sie darauf, dass nichts erst in letzter Minute besorgt werden muss. Wenn Sie denken, dass die Wehen eingesetzt haben, bereiten Sie alles für die Geburt vor. Breiten Sie eine Plastikfolie über die Matratze (Folie für Baubedarf ist am billigsten), die am besten im rechten Winkel zur Wand steht. Legen Sie alle Gegenstände, die die Hebamme benötigt, auf einen kleinen Tisch mit einem frisch gewaschenen Tuch. Stellen Sie eine Lampe auf, damit die Hebamme bei der Geburt Ihren Dammbereich gut sehen kann und die übrigen Lampen abgedunkelt oder ausgemacht werden können. Stellen Sie Kleidung zum Wechseln und für das Baby sowie heißes Wasser (für Tee und zum Waschen nach der Geburt) bereit.

Dann lassen Sie sich durch den Kopf gehen, was Sie in den nächsten drei Tagen essen und trinken möchten und was Sie Besuchern anbieten wollen. Wahrscheinlich haben Sie bereits für genügend Vorräte in der Speisekammer und der Gefriertruhe gesorgt. Wenn

Sie jetzt noch etwas in den Backofen geben möchten, dann nehmen Sie einen Wecker mit ins Geburtszimmer und hängen ihn an gut sichtbarer Stelle als Gedächtnisstütze auf.

Rufen Sie die Hebamme früh genug an, damit sie weiß, dass sie demnächst gebraucht wird, und bringen Sie alle wichtigen Telefonnummern neben dem Telefon an. Die Hebamme wird sich vermutlich telefonisch nach dem Fortgang der Wehen erkundigen und Sie auffordern, jederzeit bei ihr anzurufen, wenn Sie das Gefühl haben, dass die Geburt beginnt.

Übergangsphase

Die Zeit gegen Ende der Eröffnungsphase, wenn Ihr Muttermund etwa 8 bis 10 cm weit eröffnet ist, nennt man Übergangsphase. Bei den meisten Frauen verläuft sie stürmisch und anstrengend. Die Wehen folgen erbarmungslos fast ohne Pause, es ist kein Rhythmus mehr erkennbar, die Höhepunkte kommen plötzlich, und manche Wehen haben sogar zwei. Sie können mit solcher Kraft kommen, dass für langsame Atmung zwischendurch keine Zeit mehr bleibt. Sie müssen sehr viel flacher und schneller als bisher atmen, wenn Sie »oben« bleiben wollen. Allein die Dauer der Wehen erfordert Ihre ganze Konzentration und Entschlossenheit, und Sie brauchen starke emotionale Unterstützung und Ermutigung.

Gleichzeitig können sich andere körperliche Empfindungen bemerkbar machen, die Ihnen einen Hinweis darauf geben, dass Sie nun wahrscheinlich 8 cm eröffnet und daher in der Übergangsphase sind. Abwechselndes Hitzegefühl und Frieren, gerötete Wangen und glänzende Augen sind solche Hinweise, ebenso Schluckauf oder Aufstoßen; vielleicht ist Ihnen sogar schlecht, und Sie müssen sich übergeben. Ihre Beine können sich eiskalt anfühlen und anfangen, unkontrollierbar zu zittern. Eines der sichersten Anzeichen ist das Gefühl, den Darm entleeren zu müssen. Möglicherweise spüren Sie einen Kloß im Hals, der eine leichte, rhythmische Atmung verhindert, oder Sie halten unwillkürlich den Atem an oder beginnen zu stöhnen. Vielleicht haben Sie plötzlich Angst, alles nicht mehr zu schaffen, und Sie würden am liebsten mit der Geburt nichts mehr zu tun haben. Oder Sie reagieren Ihren Helfern und Ihrem Partner gegenüber gereizt.

Vielleicht denken Sie nicht mehr daran, dass Sie gerade ein Baby bekommen, und sind nur noch damit beschäftigt, die Wehen irgendwie zu bewältigen. Sie glauben, es gehe überhaupt nicht mehr voran, und haben jedes Zeitgefühl verloren. Da Sie in der Übergangsphase einen Pressdrang spüren könnten, bevor Sie völlig eröffnet sind, wird Ihnen wahrscheinlich geraten, normal weiterzuatmen, bis es wirklich nicht mehr anders geht.

Wenn Sie lange Zeit stark gegen den noch nicht vollständig eröffneten Muttermund pressen, schwillt er an, und die Öffnung wird dann enger anstatt weiter. Pressen Sie also erst, wenn Sie unbedingt müssen, denn dann können Sie ziemlich sicher sein, dass Ihr Körper auch wirklich zum Pressen bereit ist. Vielleicht genießen Sie es dann sogar, sich der gewaltigen Energie zu überlassen, die Sie bei den Presswehen spüren.

Die Übergangsphase kann sehr kurz sein – wenige Wehen lang – oder über eine Stunde dauern, vor allem bei einer hinteren Hinterhauptslage (siehe S. 262). Der Muttermund muss 10 cm offen sein, bevor das Baby hinausgeschoben werden kann. Bei vollständiger Eröffnung (10 cm bzw. eine große Handfläche einschließlich des Daumengelenks) kann das Baby mit dem Kopf, seinem größten Körperteil, hindurchgleiten. Im kindlichen Schädel befinden sich Knochenlücken, Fontanellen, die sich schließen, wenn das Baby den Geburtskanal passiert, so dass der Weg auch für ein 4 kg schweres Baby nicht ganz so anstrengend ist. Deshalb ist der Kopf des Babys, besonders beim ersten Kind, manchmal merkwürdig verformt, was aber nach etwa einer Woche wieder verschwindet (siehe S. 362).

DIE AUSTREIBUNGSPHASE

Dieser Geburtsabschnitt ist am aufregendsten. In der Eröffnungsphase ist der Muttermund verstrichen und hat sich geöffnet, so dass Gebärmutter und Scheide zu einem einzigen Geburtskanal geworden sind. Die Wehen schieben das Köpfchen des Babys weiter nach unten. Oft gibt es in dieser Phase auch eine Wehenpause.

Pressen Frauen werden oft aufgefordert zu pressen, sobald der Muttermund voll eröffnet ist. Das verkürzt die Austreibungsphase aber nicht. Wenn die Frau noch keinen überwältigenden Pressdrang verspürt, liegt das möglicherweise daran, dass sich das Köpfchen noch nicht in die optimale Geburtslage gedreht hat. Gewaltsames Pressen kann den Kopf zu früh nach unten drücken, so dass er quer im Becken stecken bleibt.* Dann hat die Frau ihre ganze Energie sozusagen schon im Vorfeld verschwendet und kann vielleicht später, zum richtigen Zeitpunkt, nicht mehr energisch pressen. Manchmal verliert sie den »Draht« zur Gebärmutter und spürt überhaupt

Eröffnung des Muttermundes
Der Muttermund muss 10 cm weit eröffnet sein, damit die Gebärmutter das Baby hinausschieben kann. Das dauert unterschiedlich lang: Bei manchen Frauen ist der Muttermund schon 3 cm eröffnet, bevor sie merken, dass die Geburtswehen begonnen haben, bei anderen dauert es viele Stunden, bis er 5 cm offen ist.

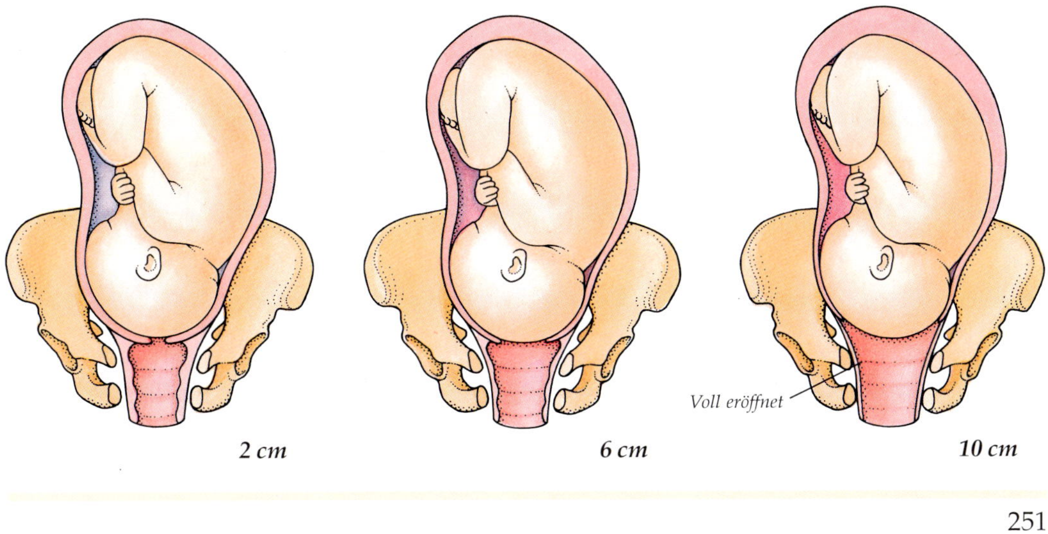

keinen Pressdrang mehr. Viele Zangen- und Saugglockengeburten werden aus solchen Gründen durchgeführt.

Konzentrieren Sie sich am besten auf Bilder, bei denen Sie sich für das Baby *öffnen*, damit es herauskommen kann. Warten Sie mit dem Pressen, bis es nicht mehr anders geht oder bis sich das Köpfchen zeigt. Wenn die Wehen am Anfang der Austreibungsphase nachlassen, vertrauen Sie Ihrem Körper, und genießen Sie dankbar diese Ruhepause. Dann kommt der wundervolle Augenblick ganz von selbst, wo Sie wirklich anfangen können zu pressen. Die Austreibungsphase wird oft so beschrieben, als bestünde sie aus nichts als reiner Arbeit und sei ungeheuer schwer und anstrengend, aber Sie werden diese Arbeit machen *wollen*. Wahrscheinlich spüren Sie plötzlich einen unwiderstehlichen Drang, das Baby durch den Geburtskanal zu schieben. Dieser Drang ist leidenschaftlich, intensiv und oft völlig überwältigend, für manche Frauen kommt er höchster sexueller Erregung nahe. Für das Pressen entscheiden Sie sich nicht verstandesmäßig, sondern Ihr Körper wird von einer Kraft ergriffen, die in der Geburt des Babys gipfelt. Überlassen Sie sich jetzt ganz Ihrem Körper.

Es gibt Frauen, die fast gar keinen Pressdrang spüren. Besonders bei Frauen, die schon Kinder geboren haben, ist er manchmal sehr

Der Weg durch das Becken

Bei etwa 80% der Frauen ist das Becken gut gerundet und setzt der Geburt keine Hindernisse entgegen. Schwierigkeiten kann es geben, wenn Ihr Becken eng ist: Ein androgynes Becken z.B. hat einen triangelförmigen Rand und erschwert das Passieren. Doch selbst wenn das Becken nicht die ideale Form hat, drückt die kontrahierende Gebärmutter das Baby in die richtige Form für den Weg durch den Geburtskanal. Im Grunde besteht das Kind aus zwei Bällen, die sich gegeneinander bewegen. Der kindliche Kopf ist der Ball mit dem größten Durchmesser. Der zweite Ball ist der Rumpf des Babys mit den angewinkelten Gliedmaßen.

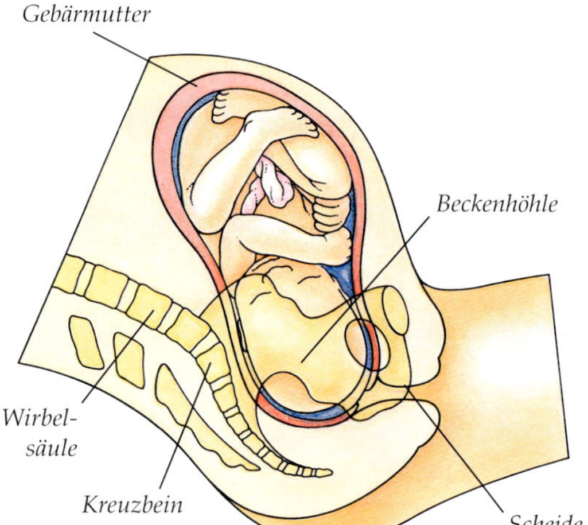

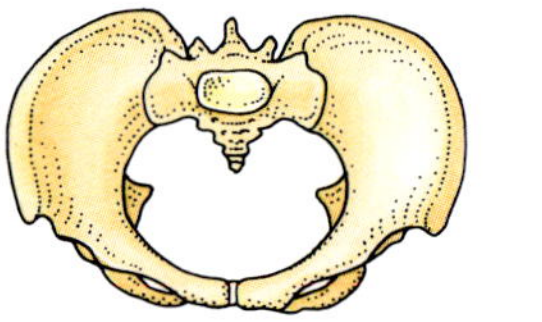

Normales weibliches Becken

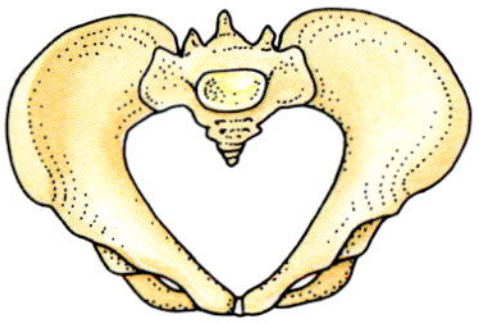

Androgynes Becken

1 *Die Scheide befindet sich fast im rechten Winkel zur Gebärmutter. Das Kreuzbein ist der große Knochen unten an der Wirbelsäule, der einen Teil des Beckengürtels bildet. Wenn das Baby diesen Beckeneingangsraum passiert hat, befindet es sich in der Beckenhöhle.*

schwach. Der ganze Vorgang läuft dann sanfter ab; die Frau braucht nicht stark mitzupressen, weil das Baby von sich aus sehr leicht geboren wird.

Der Drang mitzupressen kommt mit jeder Presswehe ungefähr drei- bis fünfmal, auch wenn wir so tun, als bestünden die Wehen ausschließlich aus Pressen. Verzweifeltes Pressen lässt Sie nur den Mut verlieren, denn trotz enormer Anstrengung schieben Sie das Baby nur wenig voran. Das muss nicht sein, denn mit jeder Presswehe überkommt Sie ein neuer Pressdrang, und es ist wichtig, mit jeder Wehe so mitzugehen, wie sie kommt. Halten Sie dann den Atem an, wenn Ihnen danach ist, schieben Sie mit, und öffnen Sie sich mit dem Pressdrang, der gewöhnlich nicht länger als fünf bis sechs Sekunden dauert. Nur Sie wissen, wann Sie diesen Drang verspüren. Manchmal wird angenommen, dass sich eine Frau nur dann wirklich bemüht, wenn sie die Luft so lange wie möglich anhält. Doch Untersuchungen haben ergeben, dass Pressen unter Anleitung, langes Atemanhalten und gewaltsames Schieben nicht nur für die Mutter anstrengend ist, sondern auch für das Kind gefährlich sein kann, weil der Sauerstoffgehalt des Blutes verringert wird.* Verlassen Sie sich also auf Ihre spontanen Empfindungen und tun Sie das, was sich ganz natürlich ergibt.

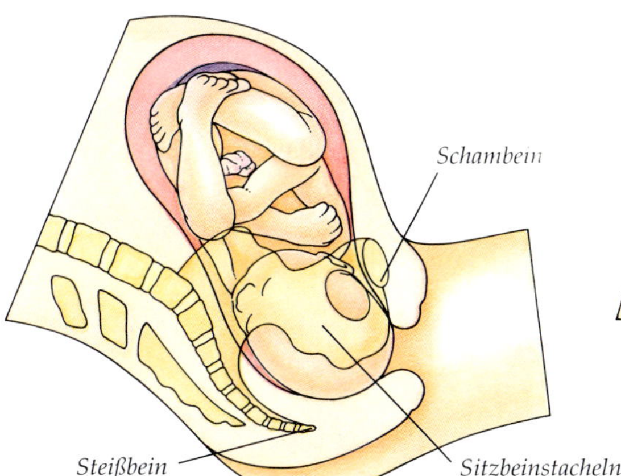

2 Wenn der Kopf den Beckeneingangsraum hinter sich hat, bewegt er sich weiter zum Beckenausgang, der hinten vom Steißbein (dem kleinen Knochen am Ende der Wirbelsäule), vorne vom Schambogen und von den Sitzbeinstacheln begrenzt ist, den zwei hervorstehenden Wülsten seitlich am Becken. Das Steißbein weicht zurück, wenn der Kopf des Babys dort ankommt.

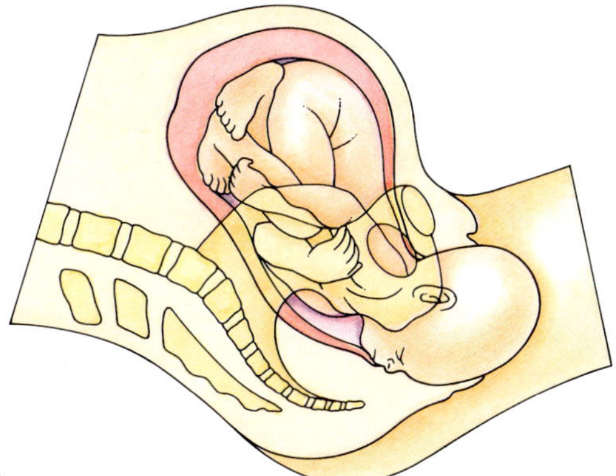

3 Gewöhnlich wird der Kopf des Babys durch den Druck wirksamer Gebärmutterkontraktionen nach unten geschoben, so dass sich seine Nacken- und Halsmuskeln dehnen, wenn es die scharfe Biegung am Anfang der Scheide passiert. Das Baby schaut daher bei der Geburt des Kopfes und kurz davor mit dem Gesicht nach unten.

Der Kopf Ihres Kindes tritt durch

Wenn zum ersten Mal der Kopf Ihres Babys sichtbar wird, sieht er aus wie eine runzelige Walnuss. Ihr Partner wird ihn wahrscheinlich eher sehen können als Sie und Ihnen vielleicht schon sagen, welche Haarfarbe es hat. Beim ersten Kind kann die Austreibung ein bis zwei Stunden dauern. Bei weiteren Kindern dauert sie vielleicht nur zehn Minuten.

Wenn die breiteste Stelle des kindlichen Kopfes die Scheidenöffnung erreicht hat, wird der Kopf zwischen den Wehen nicht mehr zurückrutschen. Dabei spüren Sie eine äußerst starke Dehnung. Wenn der Kopf durchtritt, ist es wichtig, nicht mehr zu pressen, auch wenn der Drang sehr stark ist, weil sonst das Dammgewebe reißen könnte. Der Arzt oder die Hebamme machen bei der Gefahr eines Risses vielleicht einen Dammschnitt (siehe S. 320). Weisen Sie darauf hin, wenn Sie das vermeiden wollen, und beginnen Sie, Ihr Baby sachte hinauszu*atmen* (siehe S. 208) – es gleitet so vielleicht heraus. Die Hebamme oder der Arzt prüfen, ob die Nabelschnur um den Hals des Kindes gewickelt ist, und saugen vermutlich mit einem Gerät den Schleim aus Mund und Nase ab.

Der feuchte, mit Schleim verklebte Kopf ist oft bläulich oder purpurrot und vielleicht mit Käseschmiere (Vernix) bedeckt, einer cremeartigen Substanz, die die Haut des Babys in der Gebärmutter geschützt hat. Der Kopf hat sich auf seinem Weg durch den Geburtskanal verformt, so dass er spitz oder asymmetrisch verbeult sein kann. Möglicherweise weicht die Stirn zurück und das Kinn flieht. Die Nase ist oft platt, und zwischen den Augen und auf den Augenlidern befinden sich rote Flecken.

Bei der Geburt zeigt der Kopf des Babys nach unten, doch die Schultern sind nach innen und seitwärts gedreht. Wenn der Kopf dann frei ist, dreht er sich wieder so, dass er eine natürliche Lage zu den Schultern einnimmt. Vielleicht müssen Sie noch einmal pressen, damit die Schultern geboren werden. Der Arzt oder die Hebamme werden den Kopf des Kindes nach unten drücken, damit zuerst die obere Schulter geboren wird. Sprechen Sie mit den Geburtshelfern, wenn Sie diesen Eingriff nicht wollen. Danach gleitet die andere Schulter heraus, schließlich der übrige Körper. Ihr Baby ist da! Oft geschieht das mit einem Schwall Fruchtwasser, und das Kind atmet und schreit vielleicht schon, zappelt mit allen Gliedern und hat ein ganz faltiges, zornig aussehendes Gesicht. Im Vergleich zum Kopf scheint der übrige Körper, abgesehen von den Geschlechtsteilen, die oft ausgesprochen groß wirken, recht klein zu sein. Das ist ganz normal. Falls das Baby nicht gleich atmet, wird Schleim abgesaugt und das Kind mit dem Kopf nach unten gehalten, oder es bekommt Sauerstoff oder eine Injektion. Wenn Sie gut abgestützt aufrecht sitzen, können Sie jetzt die Arme nach Ihrem Baby ausstrecken, und wahrscheinlich möchten Sie Ihre Tochter oder Ihren Sohn gleich in die Arme schließen.

DIE NACHGEBURTSPHASE

Selbst wenn Sie keine Wehen mehr spüren, kontrahiert die Gebärmutter nach der Geburt weiter. Wenn sie sich dann zu einem festen, harten Ball zusammenzieht, löst sich die Plazenta von selbst von der Gebärmutterwand ab. Die Hohlräume, in denen die Blutgefäße der Plazenta verwurzelt waren, schließen sich durch Zusammenziehen der Gebärmutter, und diese Wehen verhindern starke Blutungen.

Wenn sich die Plazenta gelöst hat, ziehen die Hebamme oder der Arzt manchmal leicht an der Nabelschnur (siehe S. 323). Holen Sie Atem, halten Sie ihn an, und schieben Sie gleichzeitig mit, um sie dabei zu unterstützen. Sie können vorschlagen, lieber selbst noch einmal zu pressen, um die Plazenta hinauszuschieben.

Wenn die Plazenta schließlich herausgleitet, fühlt sich das feucht und glitschig an. Ihre Geburtshelfer untersuchen die Plazenta sorgfältig auf Vollständigkeit. Wenn Teile der Plazenta in der Gebärmutter zurückgeblieben sind, könnte es im Wochenbett zu übermäßigen Blutungen, Schmerzen und Entzündungen kommen. Die Plazenta sieht jetzt zwar wie ein großes Stück rohe Leber aus, doch für Ihr Baby war sie der Lebensbaum. Vielleicht möchten Sie sie genauer ansehen. Sie werden bemerken, wie unterschiedlich die unebene Seite, mit der die Plazenta in der Gebärmutter verwurzelt war, gegenüber der weichen, dem Kind zugewandten Seite ist, und über die Verästelungen der Blutgefäße staunen, die Ihr Baby mit allem Lebensnotwendigen versorgt haben.

Wenn Sie genäht werden müssen, bekommen Sie eine örtliche Betäubung, da das Nähen meist sehr lange dauert, manchmal bis zu einer Stunde, denn die tieferliegenden Muskelschichten müssen richtig zusammengefügt werden. Behalten Sie das Baby dabei im Arm oder ganz nahe bei sich.

Die Hebamme wird Ihnen Eisbeutel zum Abschwellen sowie Binden unterlegen, denn Sie werden jetzt und in den nächsten Tagen ziemlich starke Blutungen haben, vergleichbar mit dem Höhepunkt Ihrer Periode. Die Dauer des Wochenflusses (Lochien) ist sehr unterschiedlich. Bei manchen Frauen dauert er nur ein paar Tage, bei anderen fünf oder sechs Wochen.

ERSTE GEMEINSAME ZEIT

In vielen Kliniken wird jetzt das Baby gewaschen und gewogen, und seine Nabelschnur wird gekürzt und abgebunden. Es wird geprüft, ob Sie genäht werden müssen. Danach werden Sie gewaschen und erhalten frische Kleidung.

Doch das beginnt sich zu ändern. In einigen Kliniken bekommen die Eltern oft gleich nach der Geburt Gelegenheit, sich in Ruhe mit ihrem Baby zu beschäftigen. Nur das Notwendigste wird erledigt, und dann lässt man das Paar bis zu einer Stunde allein, damit sich die Familie kennen lernen kann. Dieses Zusammensein sollte im Vordergrund stehen, alles Weitere kann auch später erledigt werden.

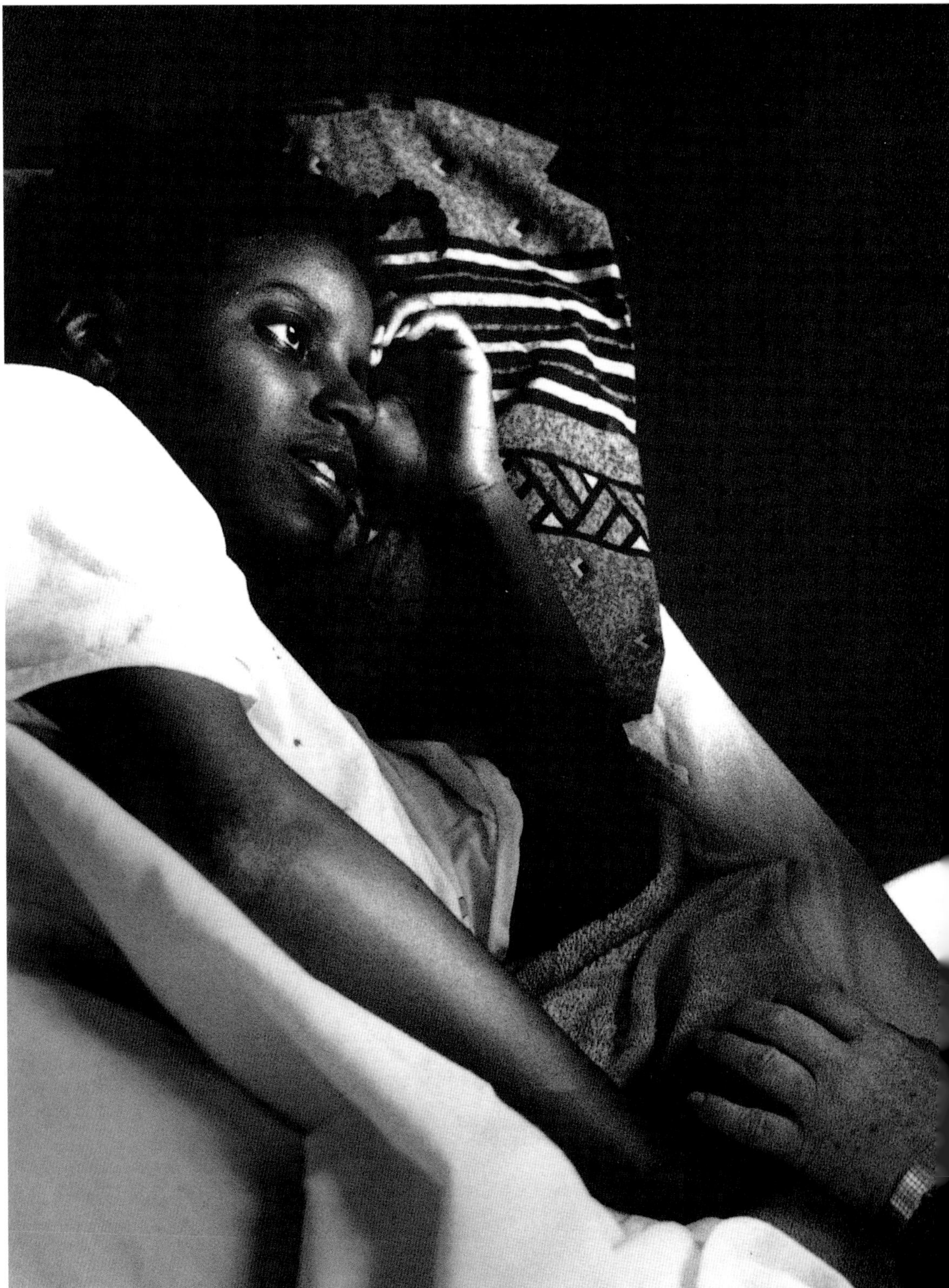

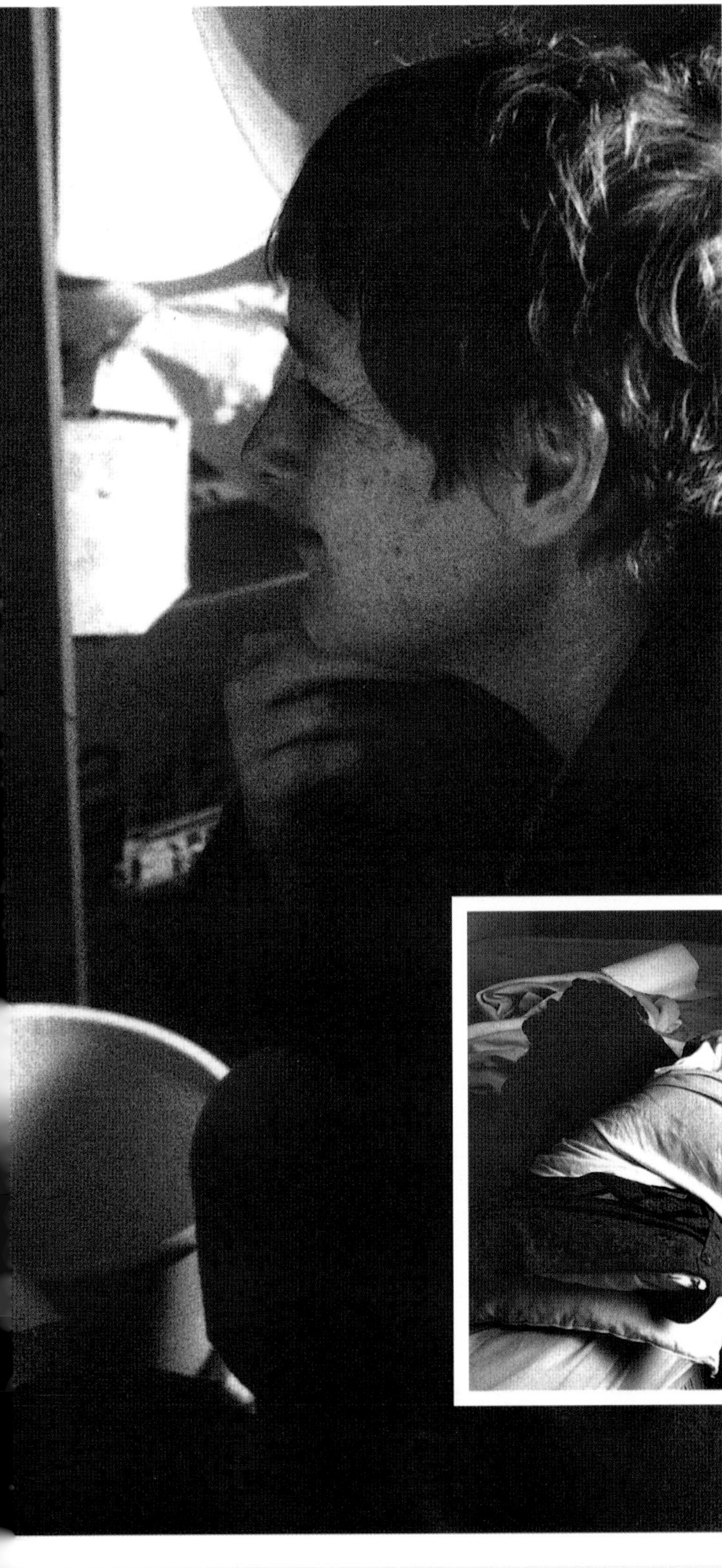

Eine Hausgeburt

Pauline entschied sich für eine Hausgeburt, weil Freunde, die vor kurzem Vater wurden, sich in der Klinik nicht richtig einbezogen fühlten; außerdem glaubt Pauline, dass das Baby bei einer Geburt zu Hause viel weniger Stress ausgesetzt ist.

Als sie ihre Hebamme, Nicky, anruft, ist sie schon 7 cm eröffnet. Ihr Mann Clifton liegt neben ihr auf dem Bett und unterstützt sie liebevoll. Dann kniet sie neben dem Bett, ein Heizkissen auf dem Kreuz. Nicky fordert sie auf, »viel Lärm und tiefe Töne« zu machen. Pauline meinte später, dass ihr das geholfen hätte. »Ich hatte die Situation immer unter Kontrolle. Ich fühlte mich sicher und hatte genug Raum für mich.«

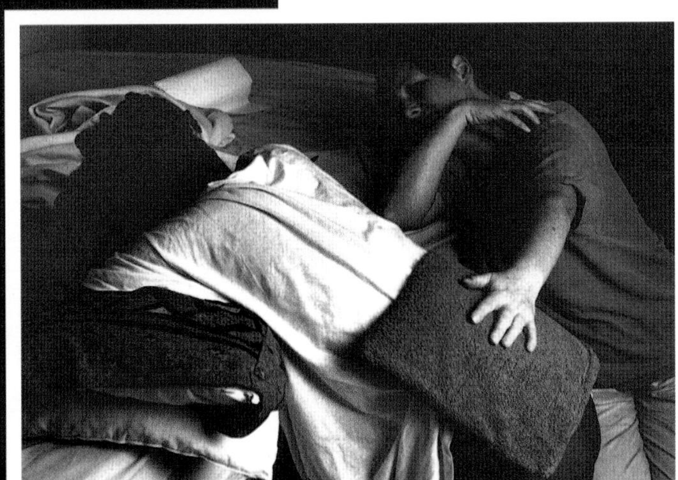

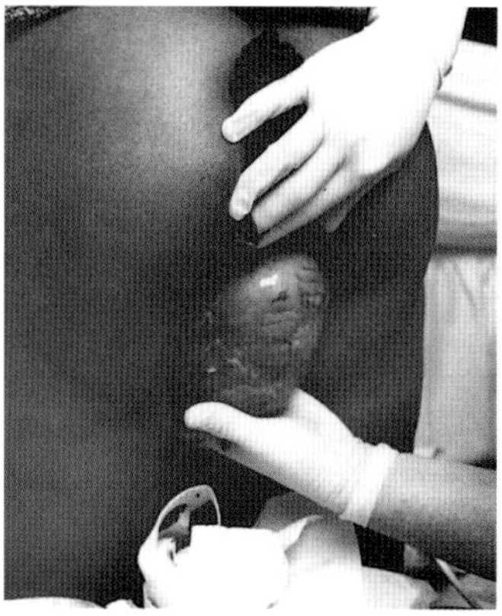
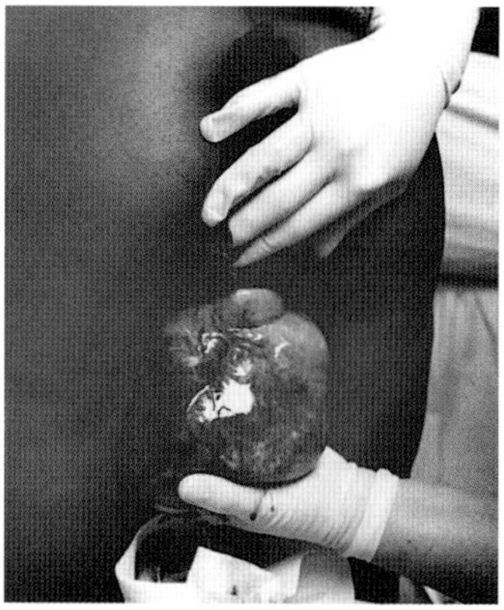
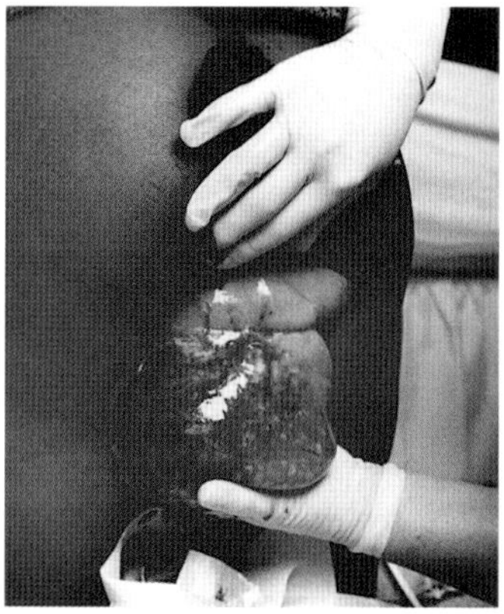

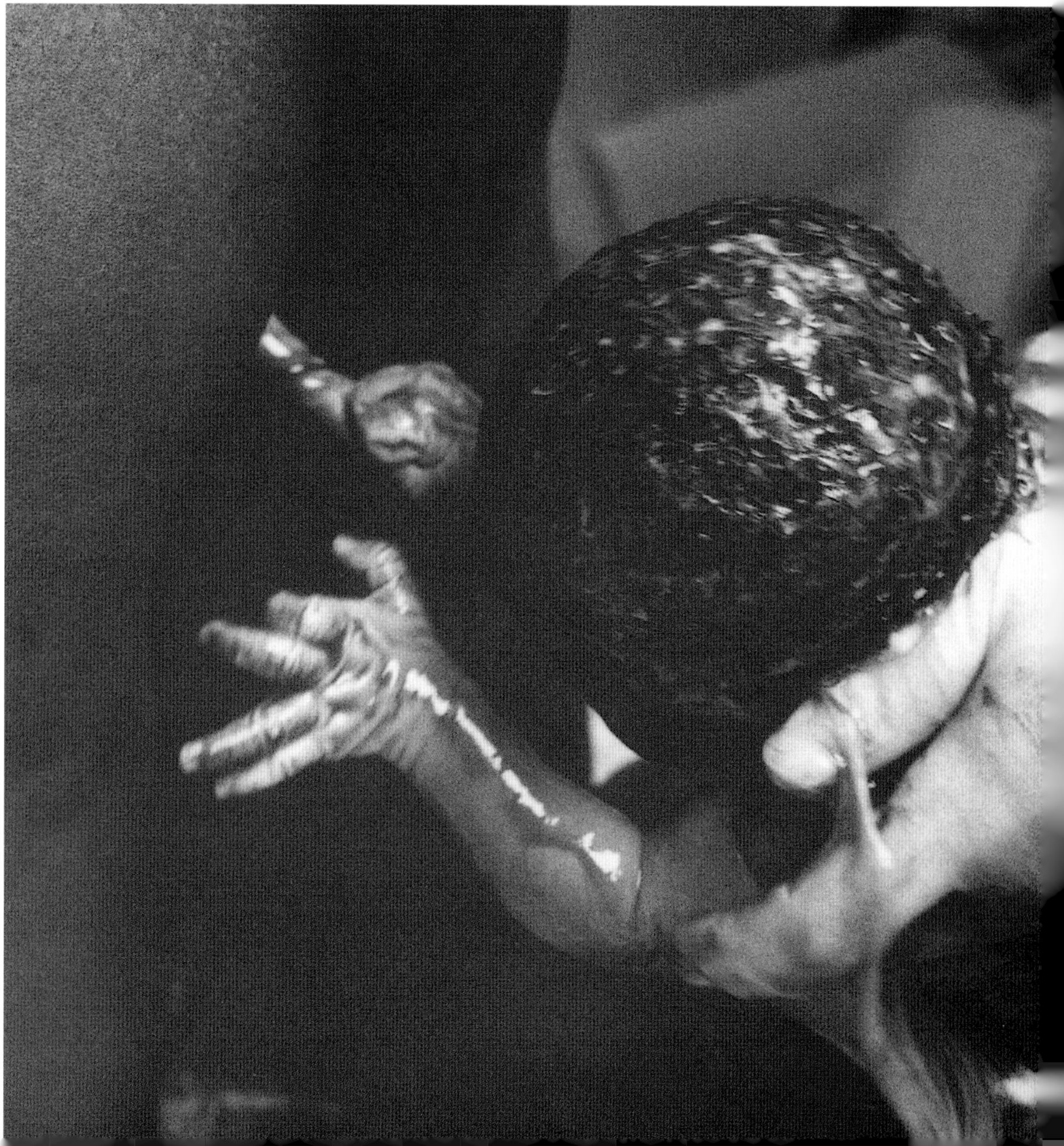

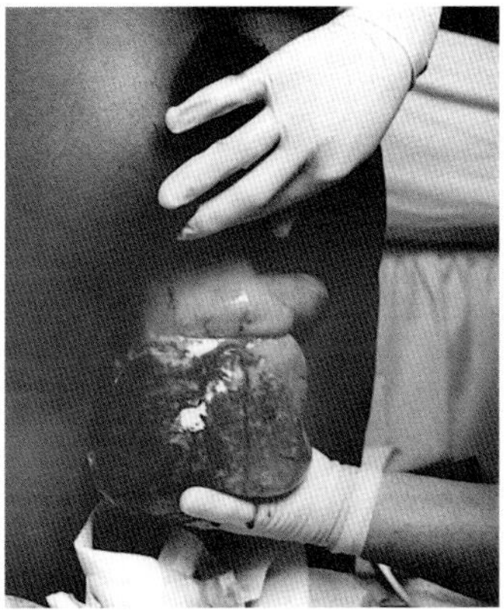

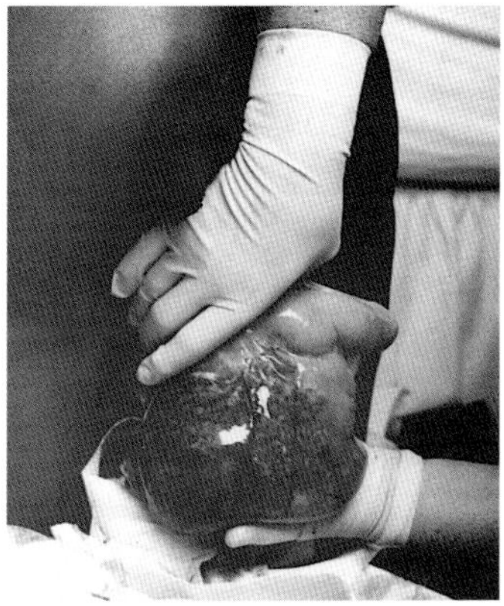

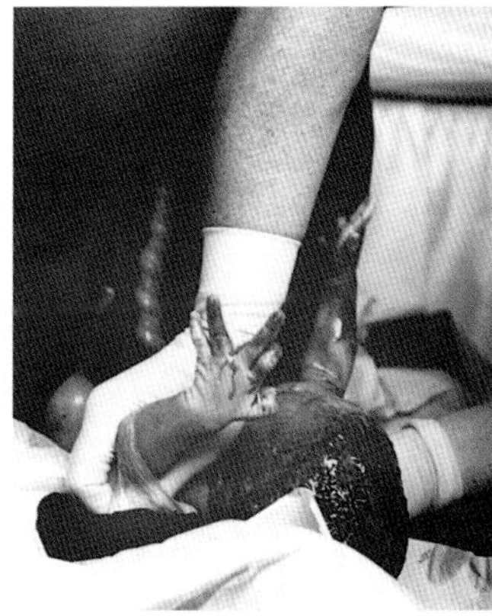

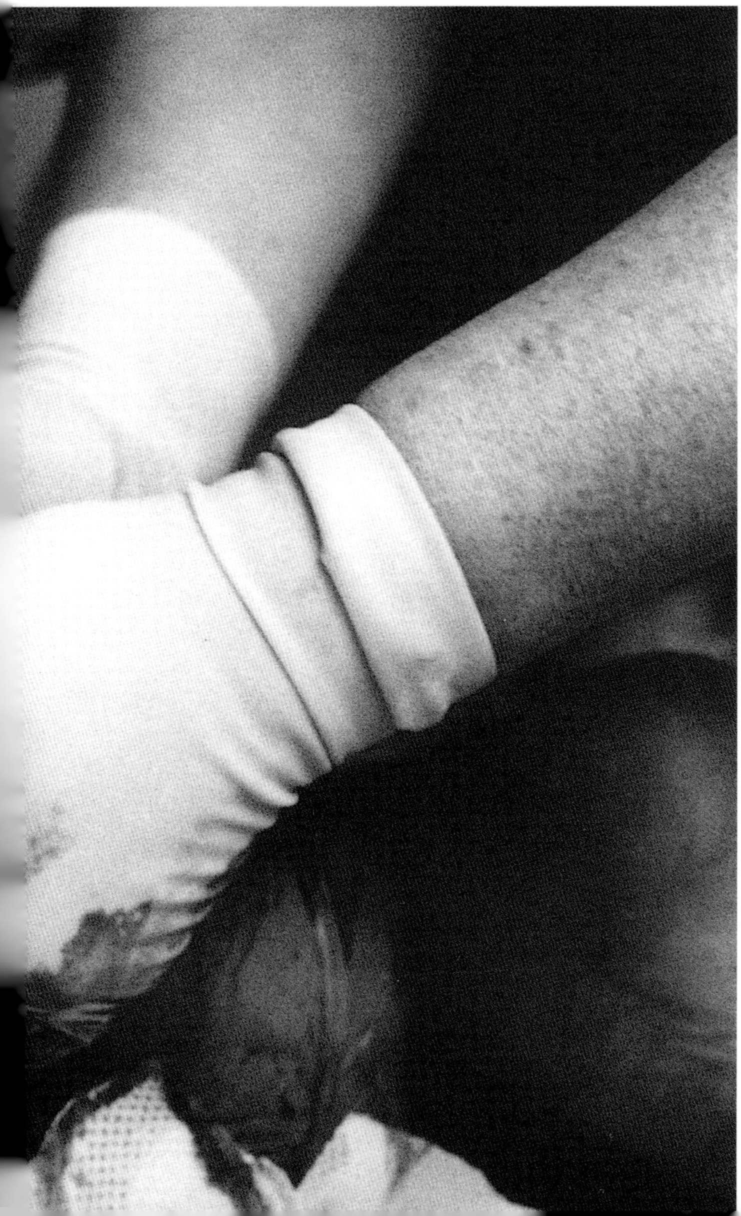

Das Baby wird mit intakter Fruchtblase geboren. Nicky erzählte uns danach: »Pauline war toll! Sie hat sich ganz darauf konzentriert, was zu tun war.« Sie sagt zu Pauline: »Jetzt kommt es. Wunderbar! Gut gemacht!« Dann bereitet sie Pauline darauf vor, mit der nächsten Wehe nicht mitzupressen, damit das Baby sanft geboren wird.

Jetzt schiebt sich mit einer einzigen Wehe das Köpfchen nach vorne, gleitet heraus, dem Rücken der Mutter zugewandt, und dreht sich in die natürliche Lage zu den Schultern, die noch in der Scheide sind. Als Nächstes gleiten eine Schulter und ein Arm heraus, gefolgt von der anderen Schulter; schließlich folgt der ganze Körper.

Das Baby ist von einer glänzenden, durchsichtigen Membrane umhüllt. Die Hebamme stützt es am Rücken und zieht ihm die Eihaut vom Kopf, damit es den ersten Atemzug machen kann. Nicky legt das Baby zwischen Paulines Beine, und Pauline ruft: »Oh, ein Mädchen!«

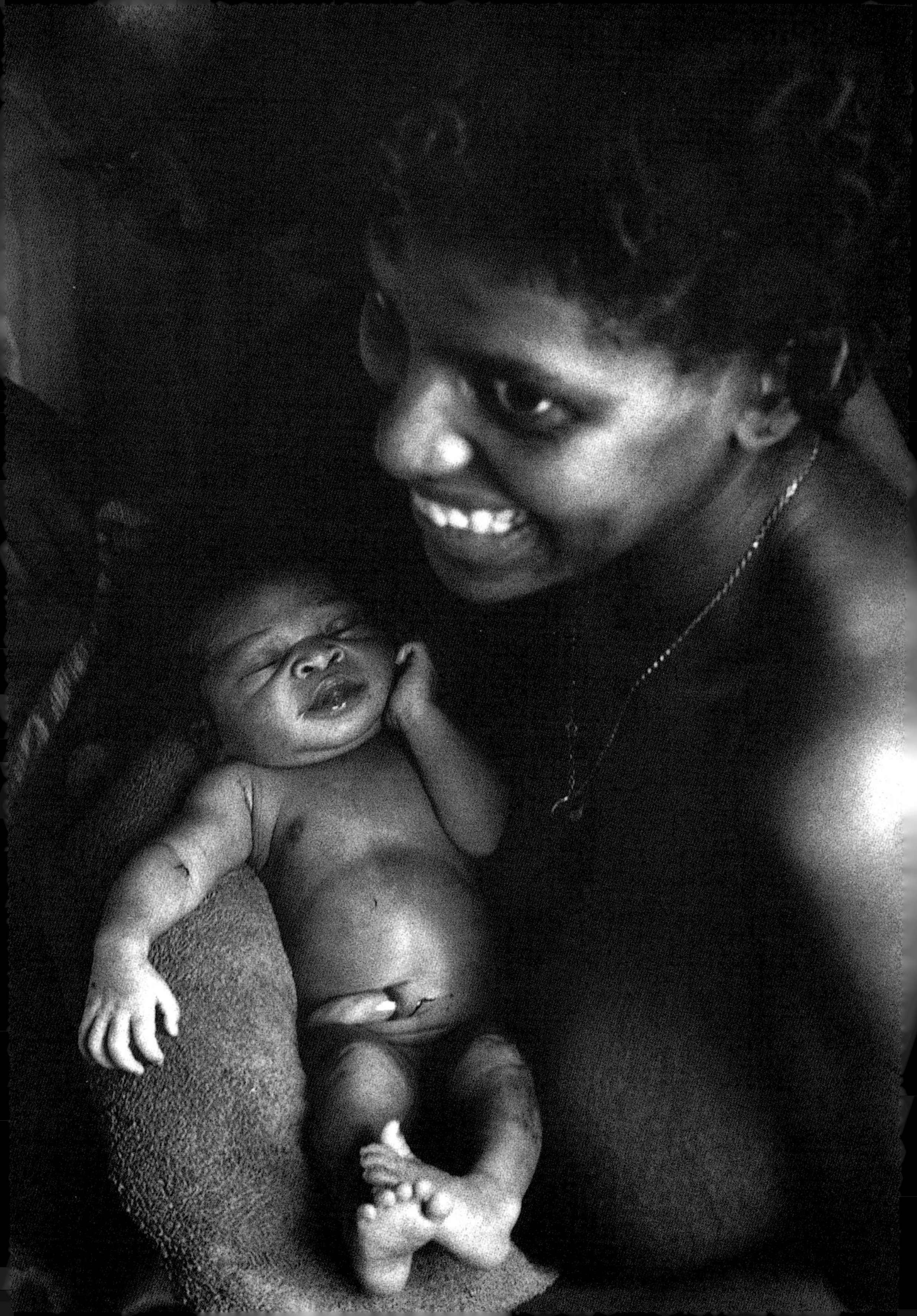

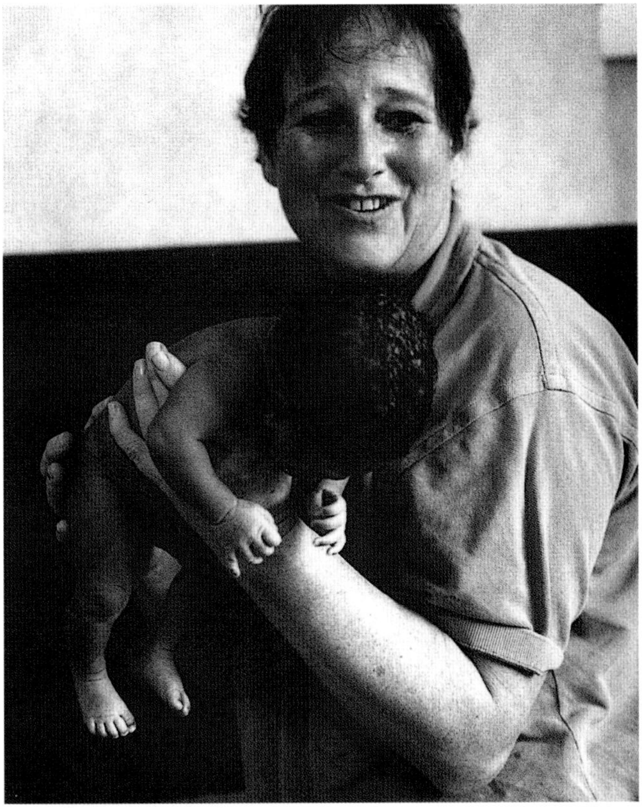

Das Baby schreit, es hat eine gesunde Hautfarbe. Pauline hebt ihre Tochter hoch und schließt sie in die Arme; die Nabelschnur ist noch nicht durchtrennt. Nach der anstrengenden Geburtsarbeit strahlt sie.
Alle lachen und bewundern das wunderschöne Baby. Pauline blutet noch ziemlich stark, daher gibt ihr Nicky rasch eine Syntocinonspritze (Oxytozin), um Gebärmutterkontraktionen anzuregen. Dann klemmt sie die Nabelschnur ab und schneidet sie durch.
Als der suchende Mund der Kleinen zeigt, dass sie bereit zu trinken ist, bietet ihr Pauline die Brust an. Erst schnuppert und leckt sie daran, dann beginnt sie zu nuckeln. Die Eltern erleben gemeinsam das Wunder der Geburt in einer zeitlosen Atmosphäre des Friedens. Sie werden diese Augenblicke nie vergessen.

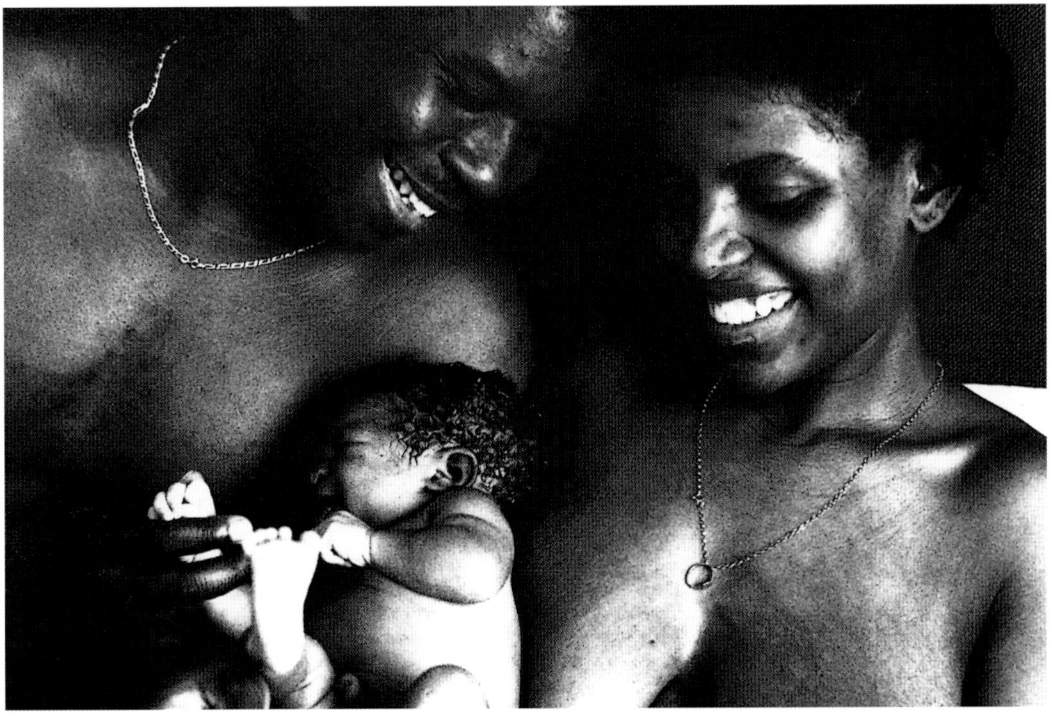

Verschiedene Geburtsabläufe

Obwohl man Ihnen raten wird, sich nicht auf alle Varianten der Geburt vorzubereiten, ist es dennoch fast unmöglich, sich auf eine Situation einzustellen, die Sie in Ihrer Phantasie noch nicht durchgespielt haben. Deshalb sollten Sie die wichtigsten Möglichkeiten von Geburtsabläufen kennen lernen. Ganz wichtig ist es, dass Sie dabei den normalen, rhythmischen und harmonischen Verlauf einer komplikationslosen Geburt nicht aus den Augen verlieren. Sonst kommen Ihnen die ganzen medizinischen Einzelheiten beunruhigend vor, und Sie betrachten jede unangenehme Körperempfindung sofort als ein Zeichen dafür, dass etwas nicht stimmt.

DIE WEHEN BEI EINER HINTEREN HINTERHAUPTSLAGE

Wenn der harte Rücken des Babys gegen Ihre Wirbelsäule drückt, befindet es sich in der hinteren Hinterhauptslage. Die meisten Frauen haben während der Wehen Rückenschmerzen, doch bei dieser Lage können sie die ganze Zeit über dauern. Rückenbeschwerden können das Anstrengendste und Schwierigste an der ganzen Geburt sein – besonders wenn sie sowohl während der Wehen als auch in den Wehenpausen andauern.

Ebenfalls kennzeichnend für eine hintere Hinterhauptslage ist der zögerliche Geburtsbeginn, der sich oft über mehrere Tage hinzieht. Charakteristisch ist auch die Abfolge einer schwachen auf eine starke Wehe. Sorgen Sie während einer langen Eröffnungsphase für Aufmunterung. Fahren Sie nicht zu früh in die Klinik. Ein Spaziergang an der frischen Luft ist besser. Essen Sie in der Eröffnungsphase lieber etwas, und schöpfen Sie Kraft, trinken Sie reichlich, und vergessen Sie nicht, Ihre Blase zu entleeren. Auch Ihr Partner wird bei Wehen mit ständigen Rückenschmerzen sehr gefordert, da er stets absolut aufmerksam sein muss.

Dennoch sollte bei einer hinteren Hinterhauptslage die Fruchtblase nicht gesprengt werden. Das Baby kann sich viel leichter drehen, wenn es noch im Wasser »schwebt«. Wird die Fruchtblase gesprengt, gerät das Kind oft ins Becken und bleibt dort stecken wie ein Korken in der Flasche.

Wahrscheinlich dreht sich das Baby ganz am Ende der Eröffnungsphase oder zu Beginn der Austreibungsphase um, und von da an werden Sie es leichter haben. Rund 5% aller hinteren Hinterhauptslagen drehen sich nicht. Dann steht Ihnen auch in der Austreibungsphase schwere Arbeit bevor, und vielleicht sind sogar geburtshelfende Eingriffe nötig (siehe S. 334–340). Doch die Möglichkeit, dass sich das Kind von selbst dreht und dann ungehindert durch den Geburtskanal gleiten kann, besteht auch währenddessen.

Geburtslagen

Geht der Kopf voran, und ist das Baby zu einem Ball zusammengerollt, kann die Gebärmutter gewöhnlich leicht den Muttermund eröffnen und das Baby durch den Geburtskanal schieben. Bei anderen Lagen kann es Schwierigkeiten geben.

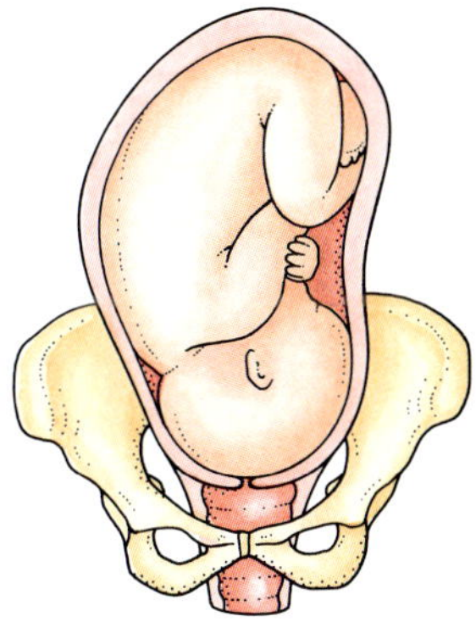

Rechte vordere Hinterhauptslage. *Diese Lage kommt oft vor.*

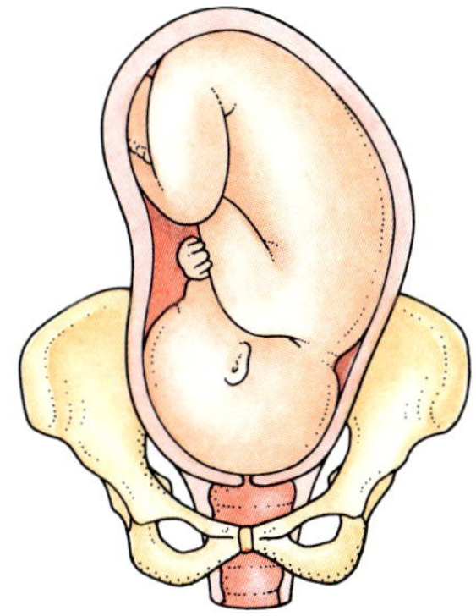

Linke vordere Hinterhauptslage. *Das ist die häufigste Lage.*

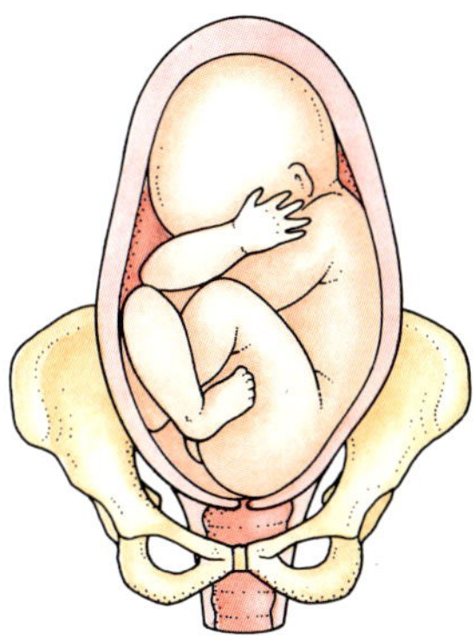

Bei der vollkommenen Steißfußlage *ist eine Beugung des Körpers bei der Geburt möglich.*

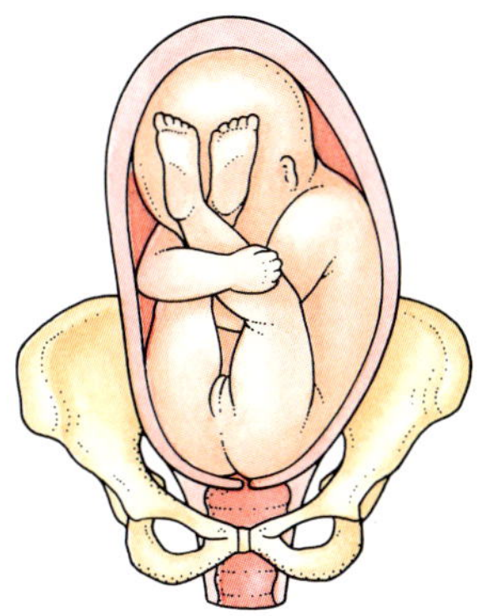

Bei der reinen Steißlage *ist die Beugung erschwert.*

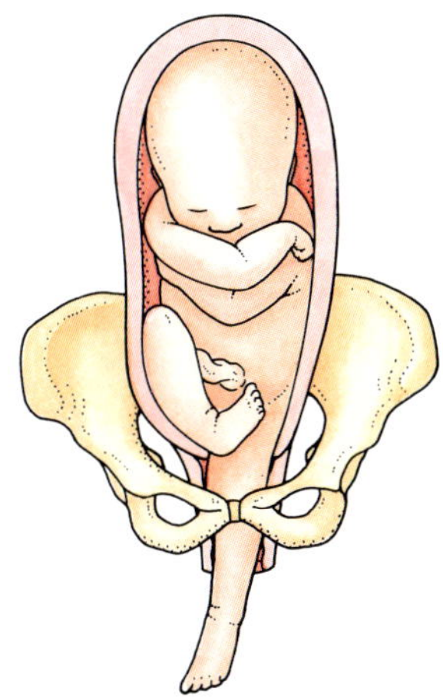

Bei der Fußlage *wird zuerst das Füßchen des Babys geboren.*

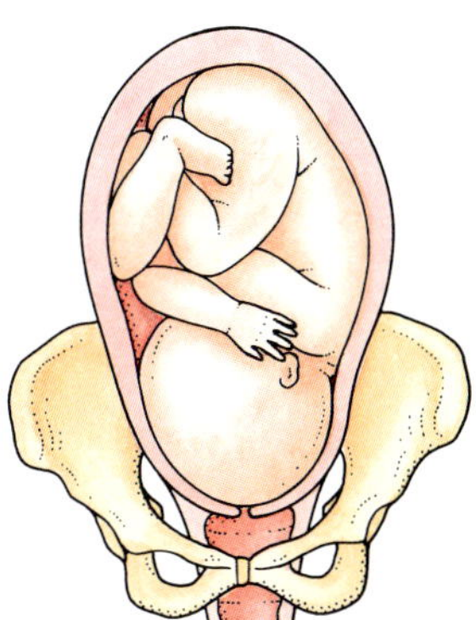

Linke hintere Hinterhauptslage. *Diese Lage kann Rückenschmerzen verursachen.*

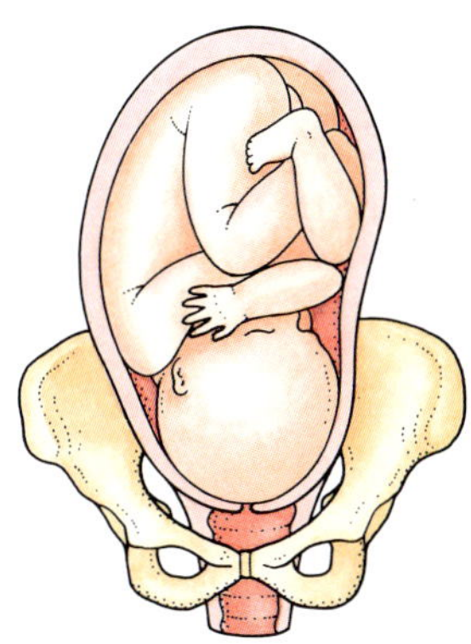

Rechte hintere Hinterhauptslage. *Sie kommt häufiger vor als die linke hintere HHL.*

Gängige Abkürzungen

Linke vordere Hinterhauptslage	= I. v. HHL
Linke hintere Hinterhauptslage	= I. hi. HHL
Rechte vordere Hinterhauptslage	= II. v. HHL
Rechte hintere Hinterhauptslage	= II. hi. HHL

Hilfe bei ständigen Rückenschmerzen

Vielleicht helfen Ihnen bei ständigen Rückenschmerzen einige der nachfolgenden Vorschläge.

Wärme Eine Wärmflasche oder eine heiße Kompresse (ein in sehr warmem Wasser ausgewrungener Waschlappen) wirkt dort, wo der Schmerz am heftigsten ist, oft lindernd. Auch heiß duschen hilft; lassen Sie das Wasser über Ihren Rücken strömen.

Kälte Wickeln Sie eine Packung mit gefrorenem Gemüse aus dem Tiefkühlschrank in ein Tuch, oder füllen Sie eine Plastiktüte mit zerstoßenem Eis, um Schmerzen zu betäuben und Muskelkrämpfe zu lösen.

Verschiedene Haltungen Bleiben Sie so lange wie möglich aufrecht, und bewegen Sie sich. So wird das Baby nach unten durch das Becken und gegen den Geburtskanal und nicht gegen Ihr Kreuz gedrückt. Kauern, sich nach vorne beugen und dabei eventuell einen Fuß auf einen Stuhl stellen, knien, hocken, Vierfüßlerstand mit gerundetem Kreuz, Bauchseitenlage mit gerundetem Rücken, vorgebeugtem Kopf und Schultern und einem Kissen zwischen den Beinen – das alles sind Haltungen, in denen der Schmerz vielleicht weniger heftig ist und die Drehung des kindlichen Kopfes unterstützt wird. Die Forschung zeigt, dass der Vierfüßlerstand dem Kind hilft, sich von einer hinteren in eine vordere Lage zu drehen. Zusätzlich können Sie mit dem Becken schaukeln. 75% der Babys in hinteren Lagen drehen sich, wenn die Mütter sich auf alle viere niederlassen. Beim aufrechten Sitzen drehen sich die Babys allerdings nicht.*

Bewegung Wenn Sie einen engen Ring vom Finger nehmen möchten, ziehen Sie nicht nur an ihm, sondern drehen und wackeln gleichzeitig daran und winden ihn so herunter. Genauso können Sie die Kopfdrehung Ihres Babys unterstützen: Schaukeln Sie mit dem Becken vor und zurück, von einer Seite zur anderen, kreisen Sie damit, wobei Sie mit einem Fuß auf einem Stuhl stehen oder eine Treppe auf und ab steigen, wiegen Sie sich von einem Fuß zum anderen, gehen Sie mit Riesenschritten, und probieren Sie alle möglichen Bewegungen aus, die sich zu einem komplexen Geburtstanz verbinden. Spontane Bewegungen, die Ihnen gut tun und stimmig sind, lindern nicht nur den Schmerz, sondern können auch dem Baby bei der Drehung des Köpfchens helfen.

Druck Bitten Sie Ihren Partner, direkt am Übergang zwischen Becken und Kreuzbein oder links bzw. rechts davon festen Druck anzuwenden, wenn der Schmerz dort am stärksten ist. Er sollte einen Handballen dort auflegen, die andere Hand darüber und dann diesen Arm mit seinem ganzen Gewicht belasten. Vielleicht finden Sie auch den Druck seiner Fingerknöchel angenehm.

Rückenschmerzen lindern

Ständige Rückenschmerzen bei der Geburt können einer Frau den ganzen Wind aus den Segeln nehmen. Üben Sie mit Hilfe Ihres Partners diese Techniken ein, die dem Schmerz seine Spitze nehmen. Dann werden Sie genug Energien für die Wehenarbeit haben.

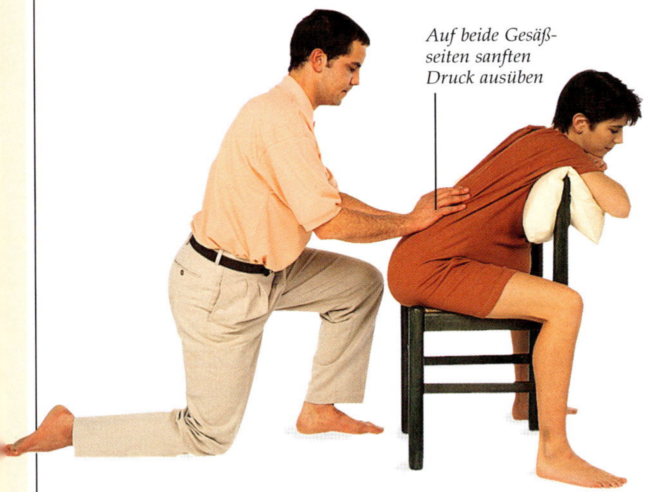

Fester Druck

Druck oberhalb und auf beiden Seiten des Pos kann einen empfindlichen, schmerzenden Rücken enorm entlasten. Achten Sie auf gleichmäßigen Druck.

Druck mit der Hüfte

Wenn Ihr Partner mit seiner Hüfte gegen Ihr Kreuz drückt, kann er Ihnen Linderung verschaffen und sich gleichzeitig selbst ausruhen.

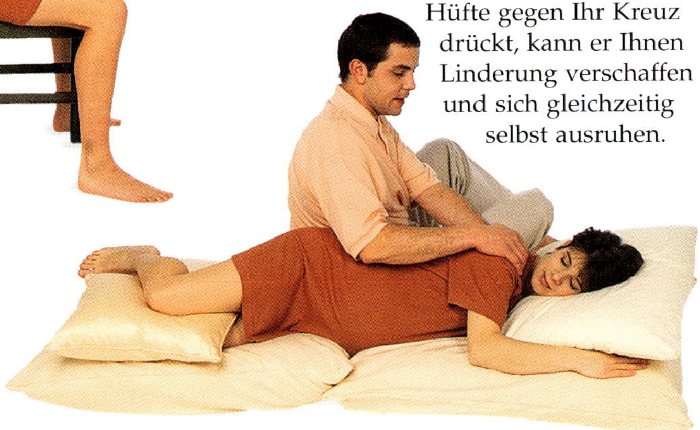

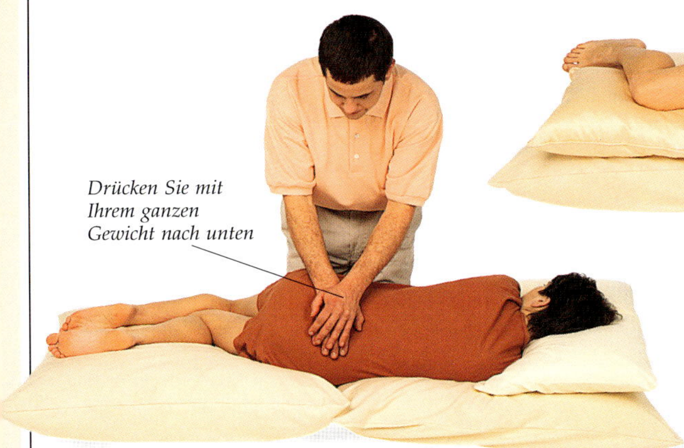

Druck aufs Kreuzbein

Festen Druck kann Ihr Partner ausüben, wenn er sich über Ihr Kreuz beugt und sein ganzes Gewicht durch seine Arme nach unten fließen lässt.

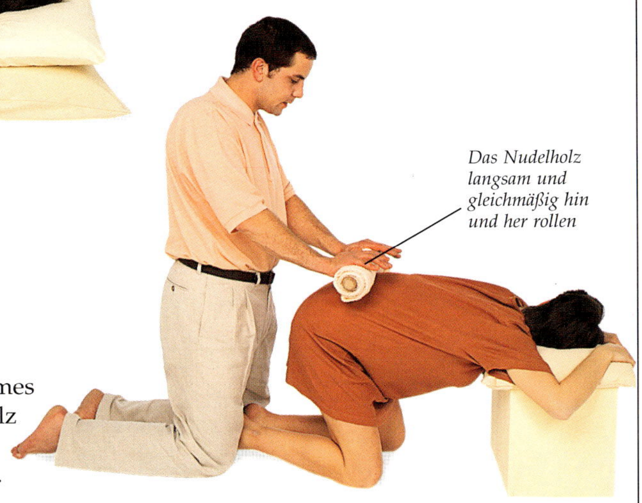

Hilfe vom Nudelholz

Ihr Partner kann ein in ein warmes Handtuch gewickeltes Nudelholz langsam und gleichmäßig auf Ihrem Kreuz hin und her rollen.

Manchen Frauen hilft ein Druck auf bestimmte Punkte, besser mit den Schmerzen zurechtzukommen. Angenehm kann ein tiefer Druck auf Ihrem Gesäß gut eine Handbreit rechts und links neben dem oberen Ende der Pospalte sein. Probieren Sie, diesen Punkt zu finden. Er ist empfindlich, doch Druck tut dort sehr wohl. Wenn Sie vornübergebeugt hocken, kann Ihr Partner gleichzeitig über beiden Pobacken diesen Druck ausüben. Liegen Sie auf der Seite, erreicht er vielleicht nur eine, aber auch das hilft. In der Psychoprophylaxe heißen diese Punkte »Schmerzverhütungspunkte«.

Akupressurpunkte Ihr Partner kann an Körperstellen Druck ausüben, die weit von Ihren Schmerzbereichen entfernt sind, wo jedoch ein starker Reiz erstaunliche Linderung bringen kann. Kurz vor der Geburt ist das an den Füßen besonders wirkungsvoll. Ein Shiatsu- bzw Akupressurpunkt befindet sich unterhalb der Fußballenmitte, ein weiterer zwischen den fleischigen Polstern unter der großen Zehe und der Nachbarzehe. Ihr Partner hält einen Fuß fest und übt auf diese Stelle mit dem Daumen oder einem Finger starken Druck aus, mit der anderen Hand gibt er auf dem Spann leichten Gegendruck.

»Es war erstaunlich, wie der Druck auf die Fußballen die Wehenschmerzen linderte! Ich hätte es nie geglaubt, aber es funktionierte wirklich. Der Schmerz trat in den Hintergrund, ich war in Hochstimmung und konnte die Wehen sogar genießen.«

Auch am Gesäß gibt es mehrere Akupressurpunkte. Knien Sie sich vor einen Stuhl hin, und stützen Sie sich vornübergebeugt auf der Sitzfläche ab, oder gehen Sie in die Bauch-Seitenlage, so dass Ihr Partner die Punkte ausfindig machen kann, wo sich starker gleich bleibender Druck besonders gut anfühlt. Versuchen Sie z. B. unterhalb der Porundungen und unterhalb des knöchernen Beckens auf beiden Gesäßhälften Druck nach oben auszuüben. Sehr wirksam kann er auch an den inneren Handgelenken, zwischen den Sehnen sein. Druck sollte nur mit den Fingerkuppen, niemals mit den Fingernägeln ausgeübt werden. Es ist erstaunlich, wie stark Druck an der richtigen Stelle, der oft ein Kribbeln oder Vibrieren auslöst, wirken kann. Akupressur kann bei heftigen Wehen wirksam Schmerzen lindern: Bis zu zehn Sekunden wird gedrückt, dann folgt eine Pause. Dieser Vorgang wird rhythmisch wiederholt.

Massage kann angenehmer als Druck sein oder auch gerade als Abwechslung sehr gut tun. Für die meisten Frauen ist feste, langsame und gleichmäßige Massage, bei der die Muskeln über den Knochen bewegt werden, am besten. Zur Vermeidung von Hautreizungen können Sie Talkum, Speisestärke oder Öl verwenden; Ihr Partner sollte seine Hände mit Creme einreiben.

Sehr wirksam ist Massage mit einem Nudelholz, das Sie mit einem Handtuch oder einer heißen Kompresse umwickeln können.

Ihr Partner kann sich auch so zu Ihnen aufs Bett setzen, dass sein Becken gegen Ihr Kreuz drückt und er sich gegen Sie lehnt.

Eintauchen in Wasser Ein Geburtsbecken oder eine tiefe Badewanne hilft bei Rückenschmerzen enorm und kann vielleicht sogar ganz von Schmerz befreien. Allerdings sollten Sie sich nicht auf den Rücken legen, sondern sich auf Hände und Knie niederlassen oder sich in der Hocke treiben lassen. Das warme Wasser ist nicht nur entspannend, Sie können sich darin auch mühelos bewegen. Lassen Sie den Kopf immer locker, dann können Sie ohne Mühe die Positionen wechseln, mit fließenden Übergängen, in einem langsamen, genussvollen Wassertanz.

Die Geburtsarbeit bei einer Beckenendlage

Bei der Beckenendlage beginnt die Geburt manchmal mit einem vorzeitigen Blasensprung. Das liegt daran, dass der Po des Babys nicht so gut in den sich öffnenden Muttermund hineinpasst wie die Rundung des Kopfes, und so wird die Fruchtblase dazwischen eingeklemmt. Rufen Sie in der Klinik an, wenn Ihnen das passiert und das Kind sich noch nicht gesenkt hat. Es besteht die Gefahr, dass die Nabelschnur vorfällt und zwischen Baby und Muttermund abgedrückt wird. Dann bekommt das Kind keinen Sauerstoff mehr.

Andernfalls bleiben Sie während der Eröffnungsphase auf und gehen umher, bis die Fruchtblase spontan platzt. Solange sich das Baby in der Steißlage in der intakten Fruchtblase befindet, ist die Gefahr geringer, dass die Nabelschnur zusammengedrückt wird.

Wenn die Fruchtblase gesprungen ist, sind Vierfüßlerstand oder Seitenlage am besten. Bei Rückenschmerzen kann Ihr Partner mit den Fingerknöcheln an Ihrem Kreuz festen Druck ausüben.

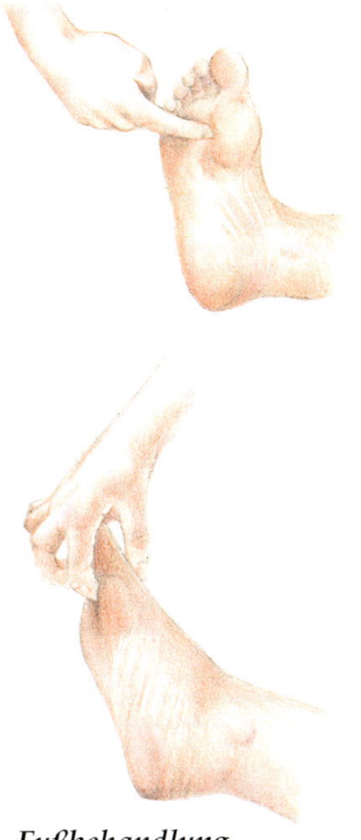

Fußbehandlung
Druck an bestimmten Stellen des Fußes kann starken Wehenschmerz lindern. Ein solcher Punkt befindet sich unterhalb der Fußballenmitte, ein weiterer zwischen den fleischigen Polstern unter der großen Zehe und der Nachbarzehe.

Die Austreibungsphase bei der Beckenendlage

Sollte ein Kaiserschnitt notwendig werden, bringt man Sie vielleicht vor Beginn der Austreibungsphase in den Operationssaal. Dann wird Ihr Partner manchmal in den Warteraum geschickt. Teilen Sie dem Klinikpersonal mit, wenn Sie zusammenbleiben wollen.

Viele Ärzte ziehen bei Beckenendlagen die Entbindung in der flachen Rückenlage vor (siehe S. 247), weil sie glauben, so die Geburt am besten unter Kontrolle zu haben. Aber Sie werden es wahrscheinlich bequemer finden, wenn Sie bei den Wehen hocken, auf allen vieren knien, sich hängen lassen oder aufrecht oder mit gebeugten Knien stehen können.

Gewöhnlich ist es am besten, wenn Sie sich bei der Austreibung nicht willentlich anstrengen, so dass der Körper des Babys durch die Wehen von selbst herauskommt. (Am leichtesten fällt Ihnen das wahrscheinlich auf allen vieren.) Achten Sie auf völlige Entspannung: Atmen Sie das Kind aus, anstatt zu pressen.

Liegen beide Füße des Babys am Kopf, wird der Arzt oder die Hebamme wohl hineingreifen und einen Fuß nach unten ziehen, um das Kind in Fußlage zu bringen (siehe S. 263). So kann sich das Baby leichter durch den Geburtskanal winden, weil seine Wirbelsäule nicht mehr durch die Beine versteift wird.

Bewegung im Wasser

Im Wasser können Sie sich leicht bewegen und werden es wahrscheinlich auch spontan tun. Doch hilft es, schon vorher verschiedene Positionen wie Hocken und Knien auszuprobieren. Lassen Sie sich von Ihrem Partner oder Geburtsbegleiter helfen.

Im Knien schaukeln

1 *Knien Sie vorgebeugt, und fassen Sie mit gestreckten Armen den Beckenrand. Sie gleiten vor, heben dabei den Kopf und beugen die Arme, dann gleiten Sie zurück und strecken die Arme wieder.*

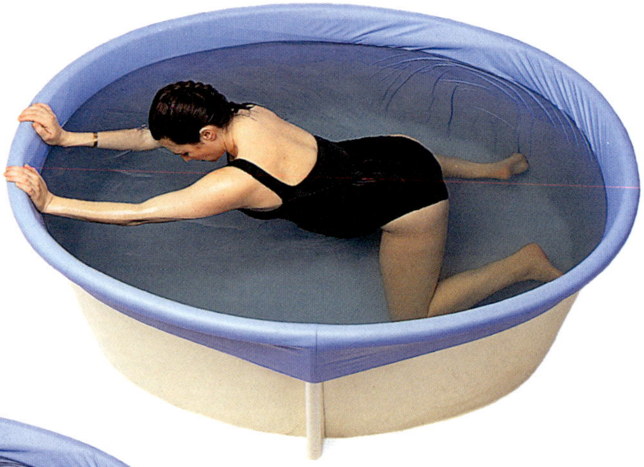

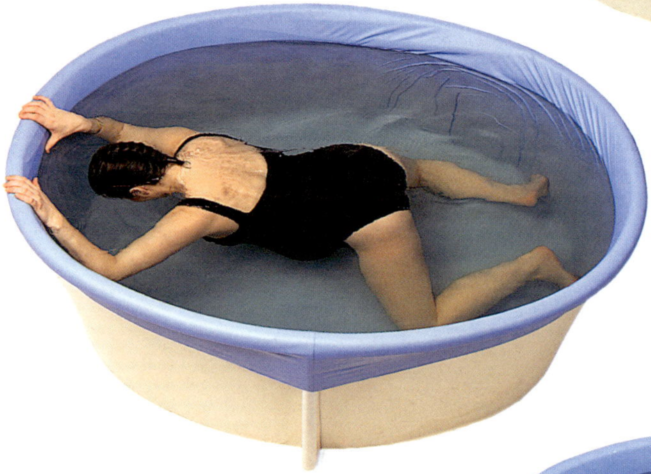

2 *Beim Höhepunkt einer Wehe kann es angenehm sein, wenn Sie den Kopf ins Wasser tauchen und blubbernd ausatmen.*

3 *Dann heben Sie den Kopf und schaukeln mit gestreckten Armen wieder nach hinten.*

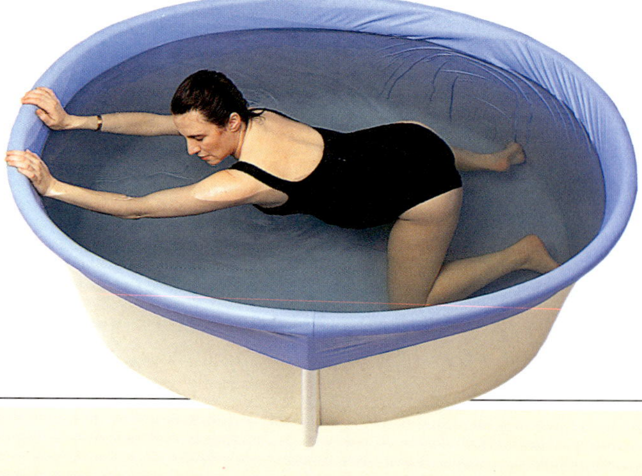

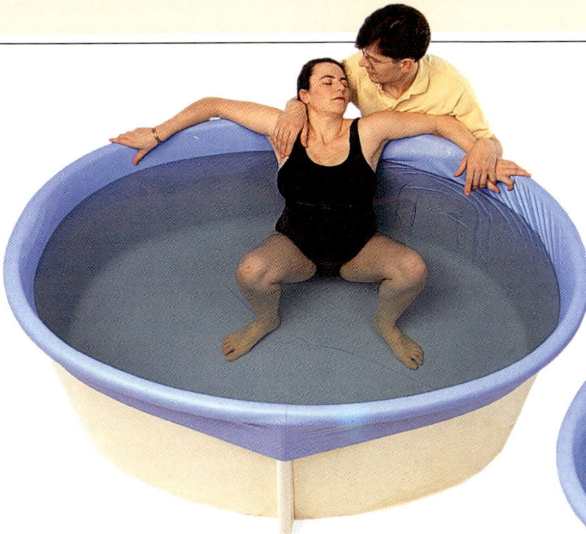

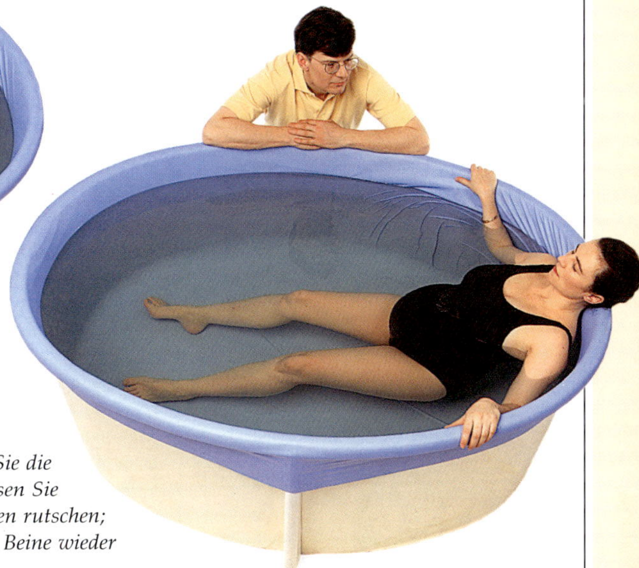

In der Hocke die Beine vorstrecken

1 Gehen Sie in die Hocke, und stützen Sie sich mit den Armen auf den Beckenrand. Die Füße stehen breit auseinander, damit Ihr Becken weit geöffnet ist.

2 Strecken Sie die Beine, lassen Sie sich nach unten rutschen; ziehen Sie die Beine wieder zur Hocke an.

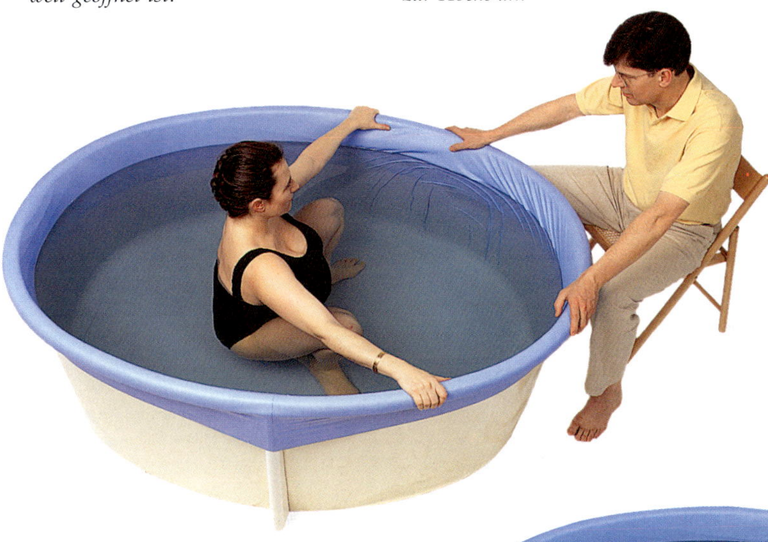

In der Hocke die Beine nach hinten strecken

1 Gehen Sie in der Beckenmitte mit weit geöffneten Knien in die Hocke. Fassen Sie mit gestreckten Armen den Beckenrand.

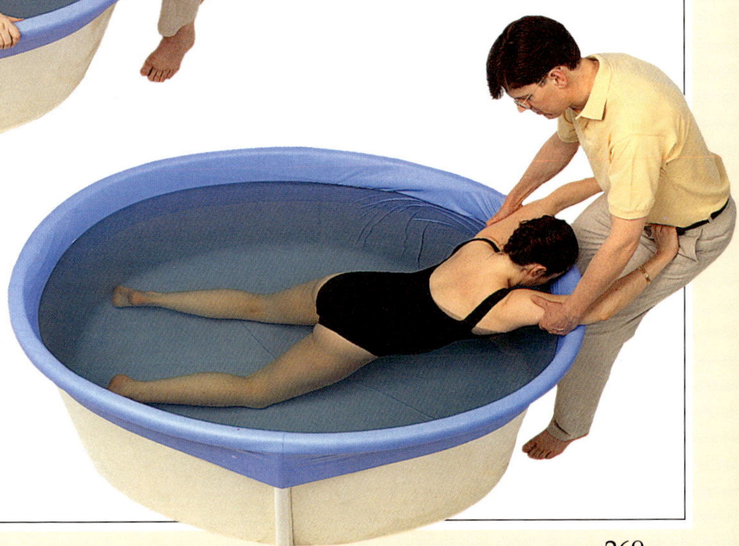

2 Lassen Sie den Oberkörper nach vorne kippen, und strecken Sie die Beine nach hinten. Fassen Sie Ihren Partner in Hüfthöhe, während er Ihre Oberarme stützt.

Vor und zurück wippen im Knien

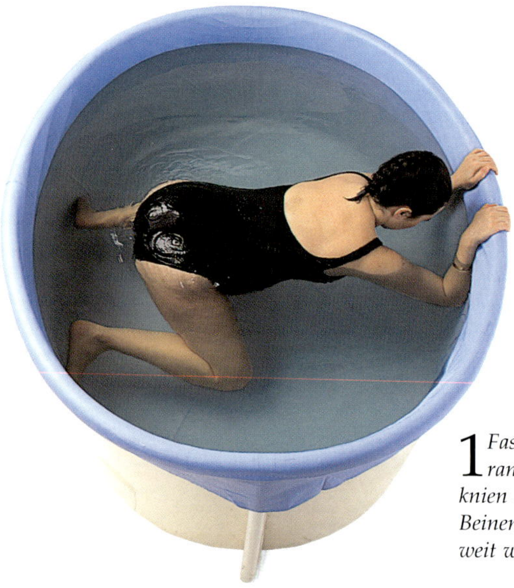

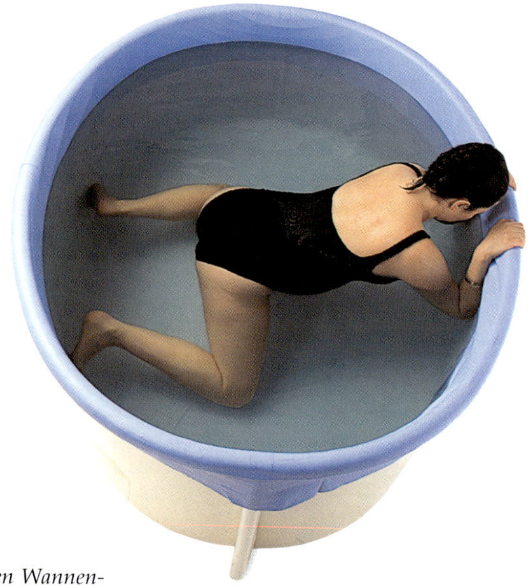

1 Fassen Sie den Wannenrand an der Breitseite, und knien Sie mit weit geöffneten Beinen, damit Ihr Becken so weit wie möglich wird.

2 Lassen Sie sich nach vorne gleiten, bis die Beine gestreckt sind; die Füße stützen sich gegen den hinteren Beckenrand. Kehren Sie in die Ausgangsposition zurück.

Vor und zurück wippen auf dem Rücken

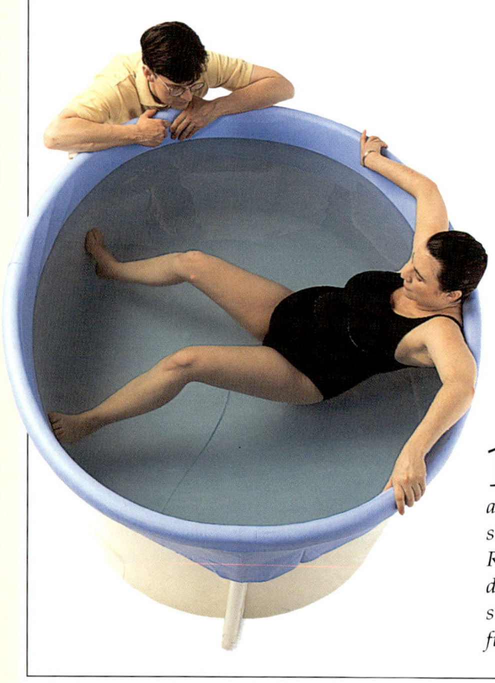

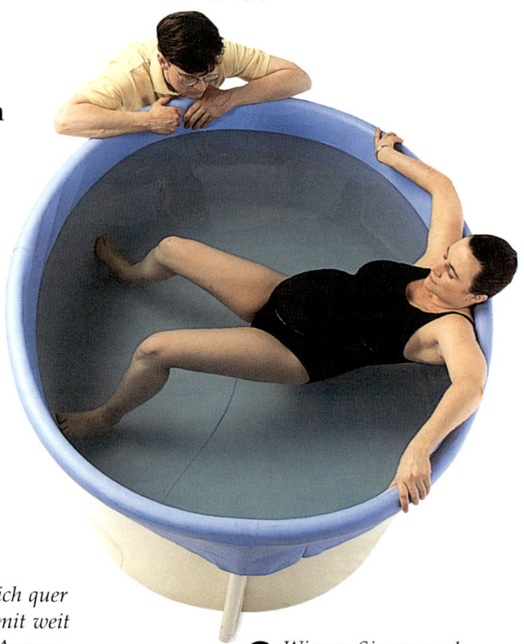

1 Setzen Sie sich quer ins Becken; mit weit ausgebreiteten Armen stützen Sie sich auf den Rand, mit den Füßen an die Beckenwand. Bequem sind zusätzliche Polster für Kopf und Nacken.

2 Wippen Sie vor und zurück, und stoßen Sie sich dabei mit den Füßen von der Beckenwand ab.

Abgestütztes Knien

1 *Knien Sie sich mit weit geöffneten Beinen hin, und beugen Sie sich über den Beckenrand. In dieser Haltung ist der Muttermund nach vorne geneigt, was in der Austreibungsphase hilft.*

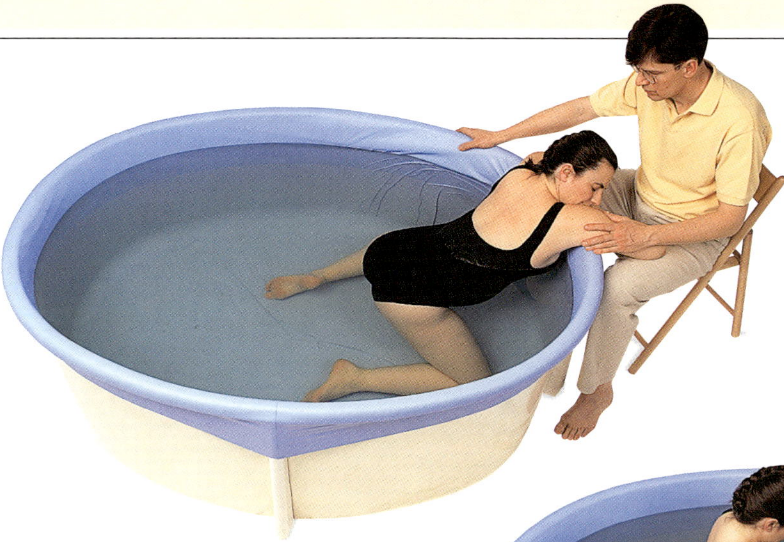

2 *Schieben Sie sich in einen aufrechten Kniesitz zurück; die Beine bleiben weit geöffnet.*

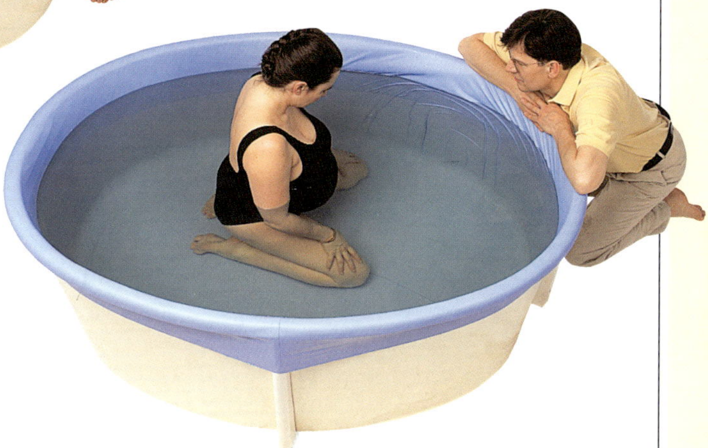

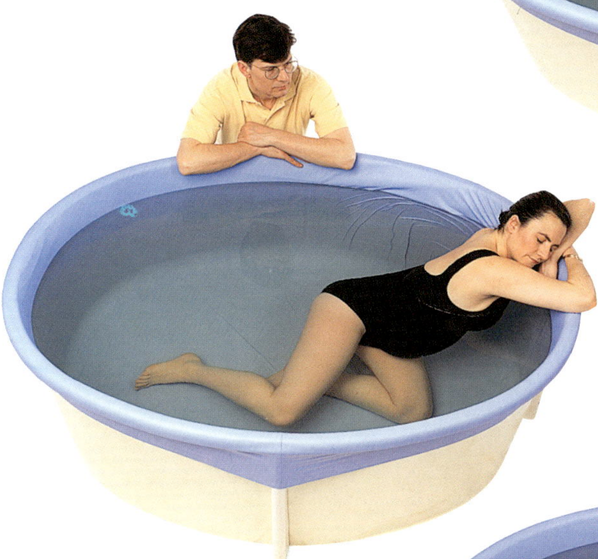

Auf den Rand gelehnt

Legen Sie sich auf die Seite, und stützen Sie sich mit Kopf und Armen auf den Beckenrand.

Kopfwiege

Legen Sie sich im Wasser zurück; Ihr Kopf liegt in den Händen Ihres Partners wie in einer Wiege. Er sollte Sie nur leicht stützen, damit Sie den Kopf frei bewegen können.

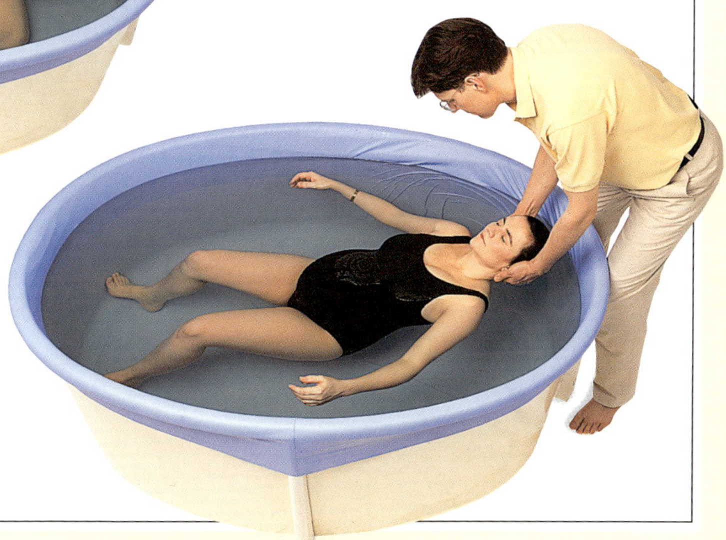

Die meisten Ärzte machen bei einer Beckenendlage einen großen Dammschnitt, damit der Kopf ungehindert geboren werden kann. Wenn Sie das Kind jedoch ausatmen und nicht hinauspressen, kann sich Ihr Gewebe allmählich entfalten, so dass ein Schnitt vielleicht nicht nötig ist. Wenn zu diesem Zeitpunkt alles sehr schnell geht, können Sie darüber nicht mehr reden. Besprechen Sie das also schon früher, eventuell in einer Wehenpause.

Wenn der Arzt den Dammschnitt gemacht hat, kann er mit Hilfe seiner Hände oder einer Zange den Kopf entwickeln. Sie werden dabei zum Mitpressen aufgefordert, und wahrscheinlich wird schon bei der ersten Kraftanstrengung der Kopf geboren.

Manchmal kann eine Frau bei der Geburt mithelfen, wenn sie sich vorbeugt und die Beine des Babys hochhebt, während der Arzt oder die Hebamme die Geburt des Kopfes überwachen und eine Schulter halten. Als eine aufmerksame Hebamme einmal einer Entbindenden vorschlug, die Hände auszustrecken und ihr Baby zu berühren, hielt die Mutter vor Aufregung die Beine des Kindes fest und hob sie hoch, wobei der Kopf ohne Dammschnitt herausglitt.

Bei Beckenendlagen wird statt der Vollnarkose häufig eine Periduralanästhesie gemacht. Dann spüren Sie nur das Herausziehen, wobei Sie bei vollem Bewusstsein bleiben und Ihr Baby bei sich haben können, sobald es gut atmet. Immer mehr Ärzte entbinden Beckenendlagen bei Erstgebärenden durch Kaiserschnitt (siehe S. 336). Sprechen Sie vorher mit Ihrem Arzt darüber.

Ärzte, die hier routinemäßig einen Kaiserschnitt durchführen, argumentieren, dass eine vaginale Geburt nachteilig für die geistige Entwicklung des Babys sei. Ob der Kaiserschnitt für das Kind auf lange Sicht tatsächlich Vorteile bringt, ist aber zu bezweifeln. Sorgfältig kontrollierte Nachfolgeuntersuchungen der körperlichen Gesundheit sowie des Intelligenzquotienten Zwei- und Achtjähriger, die alle mit dem Po zuerst geboren wurden, ergaben, dass die Art der Geburt keine Auswirkungen hat.*

Die Geburt bei der Beckenendlage
Babys in der Beckenendlage können vaginal geboren werden, wenn der Beckenausgang breit genug ist, um den Kopf des Babys durchzulassen.

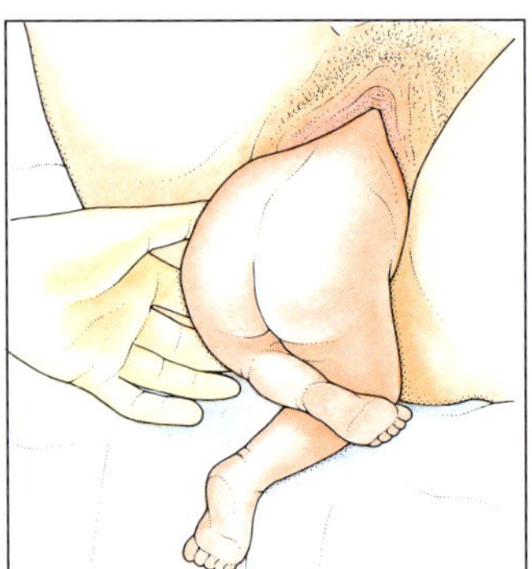

***Zuerst** wird in der Regel der Po geboren (Steißgeburt), danach die Beine des Babys.*

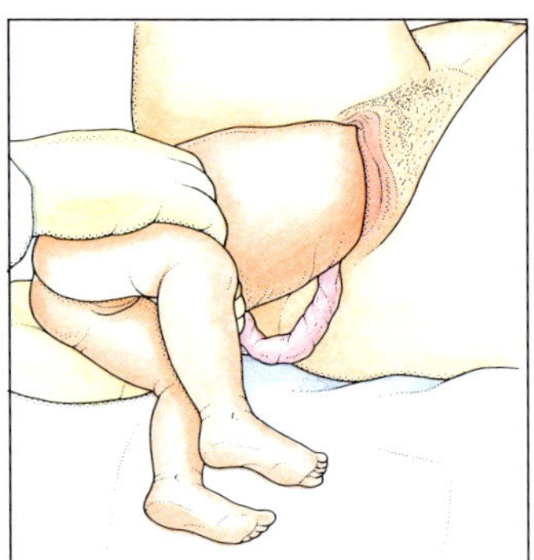

***Das Baby dreht sich so,** dass die Schultern möglichst leicht herausgleiten können.*

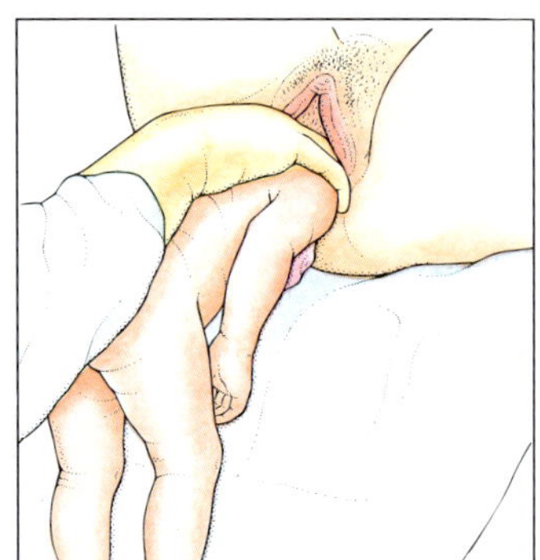

***Das Gewicht des Körpers** zieht das Baby nach unten, dann werden die Beine angehoben, um den Kopf zu entbinden.*

Steißgeburt in der Hocke

Wenn Sie während der Wehen mehr oder weniger aufrecht bleiben und sich bewegen, wird Ihnen die Schwerkraft helfen, Ihr Baby hinauszuschieben. Ihre Wehen sind dann auch effektiver und wahrscheinlich weniger schmerzhaft als im Liegen.

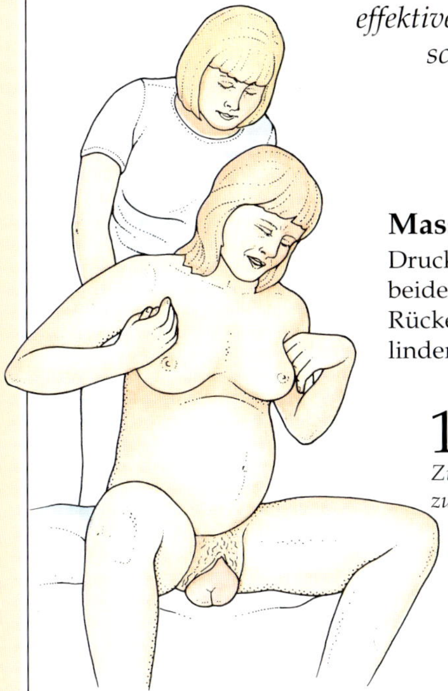

Massage

Druck oberhalb und auf beiden Seiten des Pos kann Rückenschmerzen stark lindern.

1 *Die Mutter wird von einer Helferin hinten abgestützt. Zuerst kommt der Po des Babys zum Vorschein (Steißgeburt).*

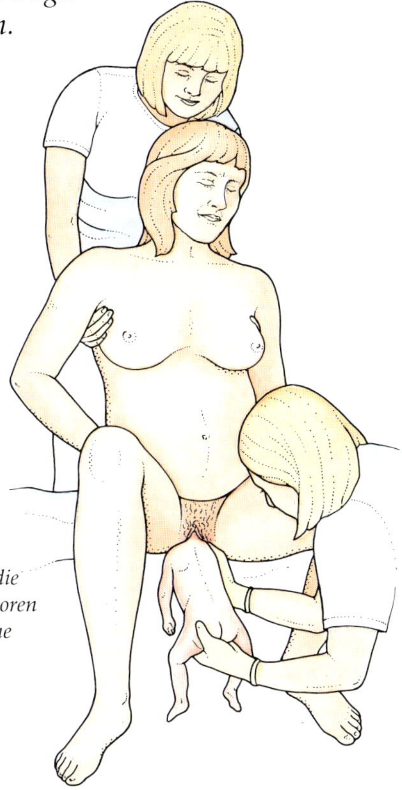

2 *Der Körper und die Beine werden geboren und von der Hebamme sanft aufgefangen.*

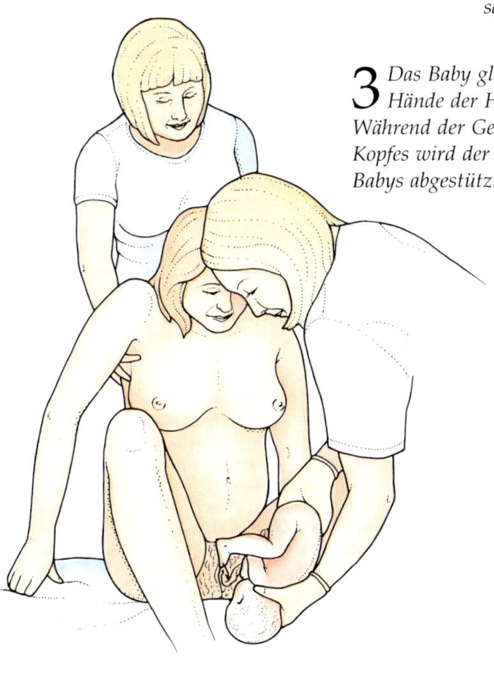

3 *Das Baby gleitet in die Hände der Hebamme. Während der Geburt des Kopfes wird der Körper des Babys abgestützt.*

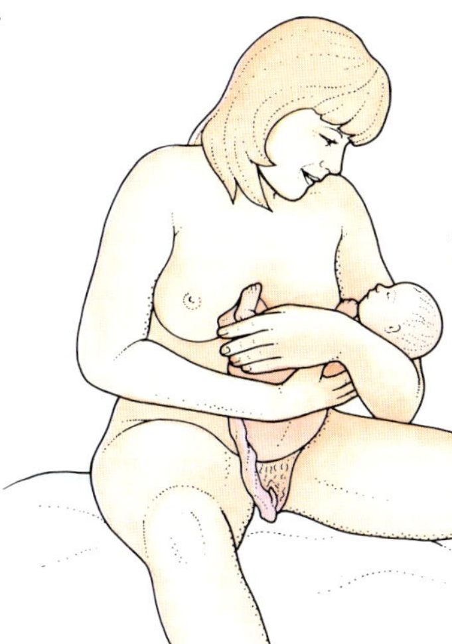

4 *Dann kann sich die Mutter zurücklehnen und gleich nach der Geburt ihr Baby in die Arme nehmen.*

Wenn Sie über die Geburtsmöglichkeiten bei einer Beckenendlage nachdenken, sollten Sie berücksichtigen, dass das Becken kein fest umgrenzter, unbeweglicher Raum ist. Während der Schwangerschaft werden die Gelenke nachgiebiger, die Knochen bewegen sich leichter aneinander, und das Becken weitet sich, damit das Baby mehr Platz hat. Zudem vergrößert sich bei 28% der Frauen, die vom Liegen in die Hocke gehen, die Beckenöffnung sowohl in der Breite als auch zwischen Vorderseite und Rücken.*

In Dr. Michel Odents Praxis gebären die meisten Frauen Babys in Beckenendlage vaginal: »Wir bestehen einzig auf der abgestützten Hockstellung bei der Geburt, weil sie physikalisch am wirksamsten ist. (...) Es ist die beste Möglichkeit, die Verzögerung zwischen der Geburt der Nabelschnur und der des Kopfes so gering wie möglich zu halten. (...) Wir wagen niemals eine solche Geburt bei Rückenlage oder halb sitzender Stellung der Frau.«*

Eine kurze, heftige Geburtsarbeit

Dass eine kurze Geburtsarbeit für das Baby schlecht sei, trifft nicht zu. Oft ist es bei sehr kurzen Geburten so, dass sich der Muttermund über Tage hinweg ganz allmählich geöffnet hat (siehe S. 241), bevor Sie merken, dass die Wehen einsetzen. Aber wenn Sie es auch körperlich scheinbar leichter haben, kann eine heftige, überstürzte Geburt eine große emotionale Belastung bedeuten und ein Schock für Sie sein.

Wenn Ihre Geburt von Beginn bis Ende nicht länger als eine oder zwei Stunden dauert, brauchen Sie von Ihrem Partner sehr viel aktive Unterstützung; denn es ist fast so, als würden Sie zum Ende der Eröffnungsphase einsteigen. Ihr Partner muss sich mit Ihnen zusammen konzentrieren, Blickkontakt zu Ihnen behalten und mit Ihnen atmen. Vergessen Sie nicht, ganz leicht zu atmen, um nicht zu hyperventilieren. Wenn alles sehr schnell geht, wird Ihr Partner vielleicht unruhig. Versuchen Sie also beide, während der Wehenhöhepunkte leicht wie ein Schmetterling zu atmen.

Wenn Sie den Druck des Babys am After spüren, fällt es Ihnen in der Seitenlage mit angezogenen Knien am leichtesten, nicht zu pressen. Pressen Sie in jeder Haltung nur, wenn Sie nicht anders können, und so kurz wie möglich. Machen Sie den Mund auf, lassen Sie den Unterkiefer fallen, und entspannen Sie die Lippen. Atmen Sie weiterhin durch einen entspannten Mund ein und aus, und konzentrieren Sie sich auf das Loslassen Ihres Scheidengewebes, das sich auffächert und weit öffnet.

Kommt das Baby in der Austreibungsphase sehr rasch, müssen Sie wahrscheinlich immer wieder heftig ausblasen und schnell atmen, damit Sie nicht pressen. Wenn Sie das Gefühl haben, jetzt wirklich pressen zu müssen, blasen Sie aus, als löschten Sie eine Kerze; das mildert den Druck (siehe S. 208). Das Pressen können Sie damit nicht verhindern, denn Ihre Gebärmutter schiebt auf jeden Fall, Sie können diese Kraft aber etwas abschwächen.

Nach einer solchen Geburt möchten manche Frauen am liebsten noch einmal von vorne anfangen, weil alles so unbegreiflich schnell ging, oder sie fühlen sich »um ein richtiges Geburtserlebnis betrogen«. Wenn es Ihnen so geht, dann besprechen Sie alle Abläufe mit Ihrem Partner, und durchleben Sie die Geburt in Gedanken noch einmal, um ein vollständiges Bild zu erhalten.

EINE LANG ANDAUERNDE GEBURT

Eine Geburt, die sich lange hinzieht, kann seelisch und körperlich sehr erschöpfend sein. Sie brauchen den fortwährenden verlässlichen emotionalen Beistand eines Menschen, der Sie liebt und nicht im Stich lässt. Doch besteht die Gefahr, dass Männer bei einer langwährenden Geburt Angst bekommen, sich ihrer Rolle nicht mehr sicher sind und dann oft lieber alles den Fachleuten überlassen.

Eine Geburt kann Ihnen aus zwei Gründen langwierig vorkommen: Vielleicht können Sie nicht klar unterscheiden zwischen der manchmal als »latente« Phase bezeichneten Zeit vor dem eigentlichen Geburtsbeginn und dem Beginn geburtswirksamer Wehen. Vielleicht dauert die aktive Geburtsarbeit so lange, weil die Wehen schwach und unregelmäßig sind und der Muttermund sich nicht öffnet.

Dann sind psychische Unterstützung durch Partner und Hebamme, genaue Informationen und die Möglichkeit zum Ausruhen ganz wichtig. Auch wenn die Wehen nichts auszurichten scheinen und es lange dauert, bis der Muttermund 4 cm eröffnet ist, kommt plötzlich alles in Gang, und von da an geht die Geburt unaufhaltsam voran. Über 90% aller Frauen mit einer langen Latenzphase haben danach normale Wehen und eine komplikationslose Geburt, wenn sie die Chance dazu haben.* Auch wenn sich Ihr Geburtsbeginn über Tage hinzieht, brauchen Sie nicht zu befürchten, dass es die ganze Zeit so weitergeht. Nehmen Sie öfter ein Bad, schlafen oder ruhen Sie in verschiedenen Betten, falls möglich, damit Sie nicht immer in derselben Umgebung sind, und nehmen Sie immer wieder andere Haltungen ein. Gehen Sie erst in die Klinik, wenn Sie glauben, dass Sie sich dort wohler fühlen. Auch bei einer langen Eröffnungsphase kann die Geburt ganz normal sein.

»Die ganze Geburt über war mir klar, dass mir nichts übrig blieb, als mit den Wehen mitzugehen. Es war wie ein Marathonlauf.«

Wie weit die Geburt vorangeschritten ist, wird daran gemessen, wie weit Ihr Muttermund eröffnet ist (siehe S. 241–242). Wenn es dem Baby gut geht und seine Herztöne regelmäßig sind, *schadet eine langsame Eröffnung zu Geburtsbeginn nicht,* auch wenn das für Sie erschöpfend ist. Ein völliger Wehenstillstand mehrere Stunden nach Beginn der aktiven Geburtsarbeit (ab 3 cm Eröffnung) kann jedoch ein Risiko für das Baby bedeuten, und die Herzschlagfrequenz kann sich verlangsamen. Vergessen Sie dabei aber nicht, dass exakte Angaben über die Eröffnung immer schwierig sind.

Umgang mit einer lang andauernden Geburt

In der Klinik ist es oft schwierig, sich frei zu bewegen und abwechselnd zu ruhen und aktiv zu sein. Sollte es jedoch möglich sein, ist das der beste Weg, um bei einer Wehenschwäche die Gebärmutter zu geburtswirksamen Wehen anzuregen.

Denken Sie daran, ausreichend Flüssigkeit zu sich zu nehmen, um nicht zu dehydrieren. Vielleicht bekommen Sie eine Infusion mit Traubenzuckerlösung, damit Sie bei Kräften bleiben und nicht austrocknen. Setzen Sie sich dann aufrecht hin, um nicht die ganze Zeit liegend am Tropf zu hängen. Wenn Sie im Bett bleiben müssen, nehmen Sie eine kniende oder hockende Haltung ein, in der die Längsachse Ihrer Gebärmutter sich auf einer Linie mit dem Geburtskanal befindet. Das ist eine der wirkungsvollsten Maßnahmen; probieren Sie es aus, bevor Sie Schmerzmittel nehmen (siehe S. 307–313), eine Periduralanästhesie machen lassen (siehe S. 309) oder einem Wehentropf (siehe S. 329) zustimmen.

Manchmal kann sich Angst hemmend auf die Gebärmuttertätigkeit auswirken. Wenn körperliche Ursachen ausgeschlossen sind, besprechen Sie Ihre Sorgen mit Ihrem Partner. Bemühen Sie sich gemeinsam um eine positivere Atmosphäre, indem Sie sich auf die Geburt Ihres Babys konzentrieren. In Neuguinea wird die Frau bei einer lang andauernden Geburt dazu aufgefordert, unterdrücktem Ärger Luft zu machen, denn man nimmt an, dass die Geburt erst dann zügig voranschreitet, wenn sie ihre angestauten negativen Gefühle losgeworden ist. Wenn sich Wehen lange hinziehen, sprechen die Ärzte oft davon, dass die Geburtsarbeit »keine Fortschritte« mache. Dies ist einer der Hauptgründe für einen Kaiserschnitt, obwohl »keine Fortschritte« in vielen Fällen nur »keine Geduld« bedeutet.* Wie schwer die Gebärmutter auch arbeitet, sie kann das Baby erst hinausschieben, wenn der Muttermund weich und offen ist, und in vielen Fällen braucht der Muttermund einfach Zeit, um weich zu werden und sich zu öffnen.

Geburtsunwirksame Wehen

Eine unkoordinierte Gebärmuttertätigkeit ist eine der Ursachen dafür, dass es nicht richtig vorangeht. Es ist durchaus möglich, dass Sie bereits starke Wehen haben, aber das obere Gebärmuttersegment nicht in der Lage ist, den unteren Bereich hochzuziehen und zu weiten. Es ist so, als arbeite der eine Teil der Gebärmutter gegen den anderen. Bei solchen Wehen kann ein entspannendes Bad im Geburtsbecken oder einer randvollen Badewanne in einem abgedunkelten Raum helfen. Wenn es dann immer noch nicht weitergeht, können eine Periduralanästhesie (PDA) und ein wehenverstärkender Oxytozintropf die Lösung sein. Diese Maßnahme wird nötig, weil die PDA selbst die Wehen bremst. Wenn Sie also einer PDA zustimmen, können Sie sich von den Schmerzen erholen, und auf Ihren Wunsch hin kann man die PDA rechtzeitig abklingen lassen, damit Sie Ihr Baby hinausschieben können.

Die Geburtsarbeit unterstützen

In den meisten Kliniken ist es heute selbstverständlich, wenn der Vater bei der Geburt dabei ist. Es wird jedoch noch eine Weile dauern, bis die Kliniken auch gegenüber anderen Begleitpersonen oder einer Geburtsbegleiterin aufgeschlossen sind. Jedoch sollte sich jede Frau die Menschen, die sie bei dieser wichtigen Erfahrung bei sich haben möchte, selbst aussuchen können. In vielen Ländern ist die Anwesenheit des Mannes bei der Geburt nicht zulässig, in anderen haben die Frauen ihren Partner gern dabei, wenn auch nur zur Bestätigung, dass sie von ihm geliebt werden und sich auf ihn verlassen können.

Früher wurden die Frauen bei der Geburt immer von anderen Frauen begleitet. Keinesfalls sollte eine Frau auf Beistand z.B. einer Doula verzichten müssen, weil ihr Mann aus religiösen oder kulturellen Gründen nicht dabei sein konnte. Obwohl sich dieser Abschnitt vor allem an die Väter richtet, will er auch alle anderen Geburtsbegleiter informieren.

Untersuchungen haben ergeben, dass bei Anwesenheit eines Geburtsbegleiters weniger Schmerzmittel gebraucht werden, dass die Geburt schneller vorangeht und für die Frau leichter und freudiger erlebt wird. Darüber hinaus benötigen weniger Babys eine Intensivbehandlung.*

Wichtig ist in jedem Fall, dass die Bezugsperson vorher genau lernt, wie sie der Frau am besten helfen kann. Massagen, Hilfe bei der Atmung, alle Techniken, die bei der Geburtsvorbereitung für Paare gelernt wurden, können jetzt angewendet werden. Vielleicht möchte die Frau aber auch nur gehalten und nicht weiter berührt werden. Manche Väter, vor allem ängstliche, bemerken in ihrem Übereifer nicht, wann eine Frau ihren eigenen Raum braucht – und das kann sich auf die Geburtsarbeit negativ auswirken.

Der Vater bei der Geburt

Wenn ein Mann weiß, wie er helfen kann, befindet er sich in einer wesentlich besseren Position als jener, der lediglich im Kreißsaal anwesend ist, aber keine Ahnung von den Vorgängen hat. Emotionaler Beistand besteht nicht nur im Hände halten, sondern auch in der Fähigkeit zu beurteilen, wo und wann die Frau Unterstützung bei der Entspannung braucht.

Hat der Partner mit der Frau die verschiedenen Übungen gelernt, kann er mit ihr zusammen atmen. Er weiß dann auch, wie er ihr den Rücken massieren und den Bauch unterhalb des Nabels leicht streicheln kann, während sich der Muttermund öffnet, und kann auf Schultern, Arme und Beine festen Druck ausüben.

In der sterilen Klinikumgebung unter lauter fremden Menschen in weißen Kitteln und mit Mundschutz können sich Väter aber auch fehl am Platz vorkommen, obwohl die Klinik seiner Anwesenheit zugestimmt hat. Deshalb ist es ratsam, wenn sich das Paar die Klinik und besonders das Entbindungszimmer vor der Geburt ansieht. Frauen berichten manchmal, dass die Anspannung bei ihnen erst begann, als sie während der Geburtsarbeit all die unbekannten Instrumente sahen, und dass ihnen die Entspannung um einiges leichter gefallen wäre, wenn sie vorher darüber unterrichtet gewesen wären, wozu und wie diese Instrumente eingesetzt werden. Auch Männer fühlen sich der Apparatemedizin hilflos ausgeliefert und haben das Gefühl, dass die Geburt nunmehr von Maschinen überwacht wird.

Meist bleibt für den Partner neben dem Bett, wo eine Halterung für den Tropf oder ein Herzton-Wehenschreiber installiert ist, nicht mehr viel Platz. Wenn die Frau wegen der Aufzeichnung der Herztöne einen Gurt um den Bauch hat, kann er sie dort auch nicht massieren. In vielen Kliniken ist das Paar auch nicht mehr allein, sobald die Frau an Geräte angeschlossen ist, so dass die anfangs zwischen ihnen vorhandene Intimität gestört ist. Da kommt schnell das Gefühl auf, dass von nun an Fachleute und Apparate die Geburt übernehmen.

Wie Sie sie unterstützen können

Vor allem sollte die Person, die der Frau während der langen Eröffnungsphase beisteht, selbst entspannt sein, denn jede Anspannung oder Aufregung überträgt sich sofort auf die Gebärende. Wenn Sie sich die Geburtsarbeit anders vorgestellt haben, sind Sie vielleicht viel beunruhigter als die Frau selbst, die ganz von den in ihrem Körper wirkenden Kräften vereinnahmt ist und alle unwichtigen Außenreize ausblenden kann. Sie jedoch sind wegen des Tonfalls des Arztes, einer Bemerkung der Hebamme oder wegen des blutigen Schleims, der während einer Wehe abgeht, besorgt. Fragen Sie, denn wenn Sie sich wegen etwas Sorgen machen, vergewissern Sie sich besser früh genug als zu spät. Sprechen Sie langsam und leise. Berühren Sie Ihre Partnerin ohne Hast, legen Sie Ihre Hand entspannt auf ihren Körper, und nehmen Sie sie auch wieder langsam weg. Führen Sie ebenso Massagen behutsam aus.

Am Ende der Eröffnungsphase, *wenn die Wehen alle zwei Minuten über Sie hinwegfegen, fühlen Sie sich vielleicht wie in einem Wirbelsturm (Abb. rechts).*

Ablenkungen im Entbindungszimmer

Stören Sie die Frau niemals bei ihrer Konzentration auf die Wehen, indem Sie sich mit anderen unterhalten oder sich vom Treiben um Sie herum ablenken lassen. Die modernen Apparate können die Frau nervös machen, faszinieren aber oft ihren Partner, der z.B. so intensiv mit dem Herzton-Wehenschreiber beschäftigt ist, dass die Frau in den Hintergrund tritt und spürt, wie ihr die emotionale

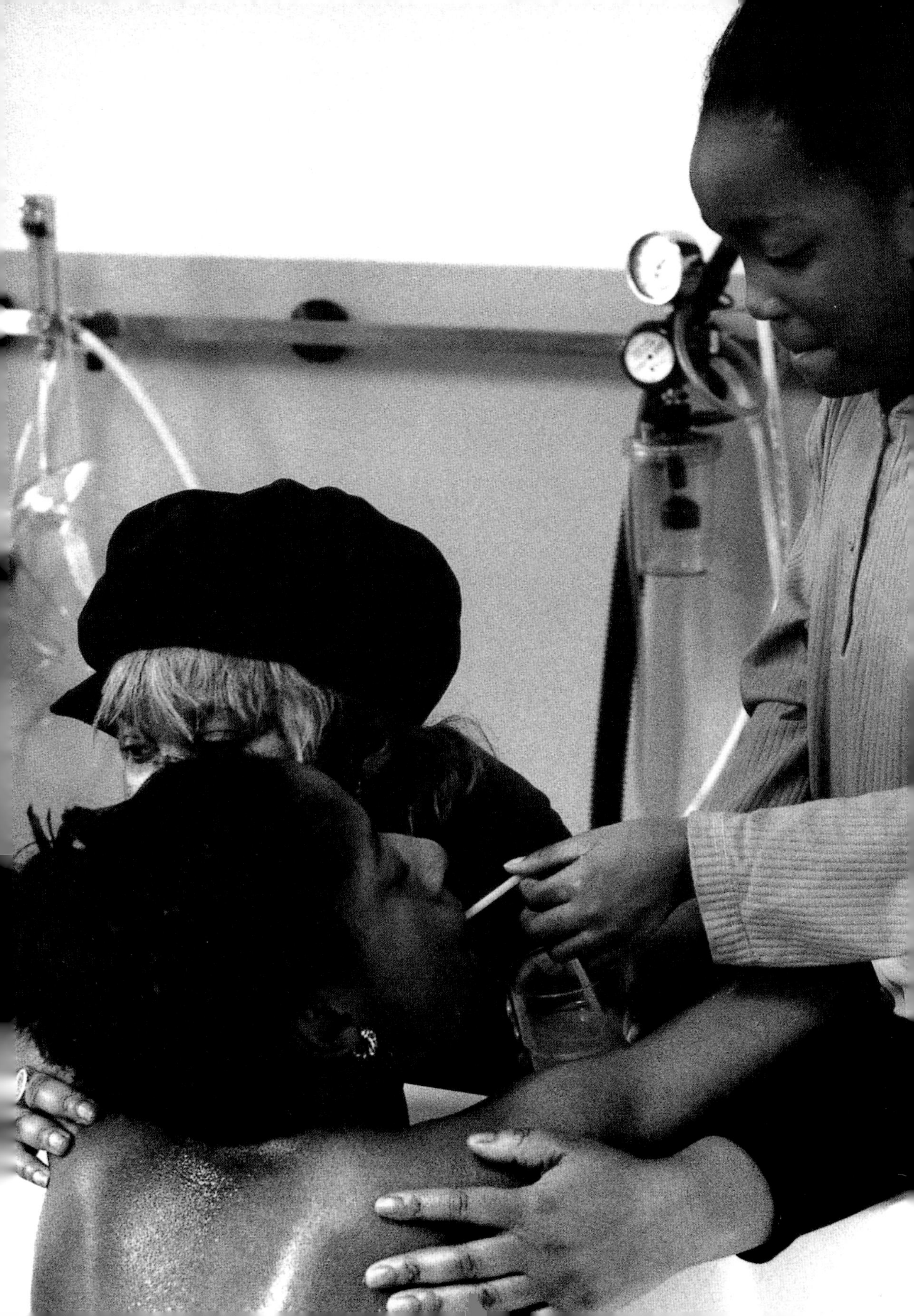

Unterstützung entzogen wird. Wenn die Wehen in Gang gekommen sind, braucht sie Ihre ganze Aufmerksamkeit, und bei jeder Wehe sollten Sie sie durch Ihre Worte, Berührung oder Blicke ermutigen.

Für die Klinik kann eine eingeleitete oder beschleunigte, durch Herzton-Wehenschreiber überwachte Geburt zu einer interessanten Praxisdemonstration werden. Möglicherweise kommen Hebammen, Ärzte und Studenten hinzu, der Unterricht findet am Entbindungsbett statt, und es wird über die Apparate diskutiert, während die Frau intensiv mit einer Wehe beschäftigt ist. Obwohl Sie nicht verlangen können, dass alle während der Wehen verstummen, können Sie durch Ihre eigene Aufmerksamkeit gegenüber der Gebärenden eine Mauer des Schweigens errichten, hinter die sich die Mutter mit Ihnen und dem Baby, das bald zur Welt kommen wird, zurückziehen kann.

Manchmal versagt ein Gerät, und es kommen Mechaniker ins Zimmer. Dadurch kann die Frau abgelenkt und beunruhigt werden. Zum Glück ist sie bei der Geburt nicht vom Wehenschreiber oder anderen Apparaten abhängig. Wenden Sie ihr Ihre ungeteilte Aufmerksamkeit zu, und bleiben Sie am Kopfende des Bettes auf einer Ebene mit ihr. Unterstützen Sie sie nonverbal durch Blickkontakt. Wenn sie gut mit den Wehen zurechtkommt, macht sie vielleicht lieber die Augen zu, doch wenn sie Schwierigkeiten hat, dann fordern Sie sie auf, Ihnen in die Augen zu schauen und die Wehe zusammen durchzustehen. Besonders gegen Ende der Eröffnungsphase, wenn ihr Muttermund über 6 cm oder beinahe ganz eröffnet ist, kann das eine große Hilfe sein.

Positive Unterstützung während der Wehen

Drücken Sie alles, was Sie sagen, positiv aus. Also nicht: »Hier bist du nicht entspannt« oder »Du ziehst deine Schultern hoch«, sondern lieber: »Deine Füße sind sehr gut entspannt. Probiere das Gleiche mit deinen Händen« oder »Versuch mal, deine Schultern loszulassen«. Entspannt sie sich gut, dann sagen Sie es ihr. Das hilft sehr, wenn die Wehen immer heftiger werden. Bei starken Wehen kann es gut tun, wenn Sie ihre Schultern fest anfassen, und falls sie geübt hat, sich zu Ihrer Berührung hin zu entspannen (siehe S. 186–194), dann vermeidet sie auf diese Weise zu hyperventilieren. Reden Sie in den Wehenpausen darüber, wo sie massiert oder angefasst werden möchte.

Der Frau kann es helfen, wenn Sie ihr beschreiben, was die Gebärmutter bewirkt: »Du öffnest dich immer mehr. Dein Muttermund wird hochgezogen und geht auf. Das Baby drückt mit seinem Kopf nach unten.« Für den Fall, dass eine Frau wenig Bezug zu den Vorgängen in ihrem Körper hat, empfiehlt eine erfahrene Hebamme, dass der Partner zwischen den Wehen mit ihr über die negativen Vorstellungen, die sie vielleicht hat, spricht. Damit können Sie während der nächsten Wehe arbeiten. Beschreiben Sie bildhaft, wie das Baby nach unten drückt, wie sich der Muttermund öffnet, und unterstreichen Sie mit Ihren Händen diesen allmählichen Vorgang des Öffnens. Fragen Sie nach der nächsten Wehe, wie diese im Vergleich zur vorangehenden war. Vielleicht kann Ihnen die Frau selbst weitere Anregungen geben, wie Sie sie unterstützen können, sich zu konzentrieren.

Überblick über den Geburtsfortgang

Ebenso wichtig sind Informationen darüber, was die Geburtshelfer gerade unternehmen. Angst vor dem Unbekannten ist der Hauptgrund für Panik während der Wehen, und die Bitte um schmerzstillende Mittel gewöhnlich eine Bitte um Aufmunterung und Erklärung. Eine Frau kann den Mut verlieren, weil sie nicht bemerkt hat, wie gut ihre Geburt vorangeht. Sie verliert ihr Zeitgefühl und wird von jeder Wehe so vereinnahmt, dass sie keinen Überblick über den Geburtsablauf hat. Informieren Sie sie also über ihre Fortschritte, und bereiten Sie sie – falls möglich – auf das vor, was mit ihr geschehen wird. Wenn die Frau z.B. alle zwei Minuten Wehen hat, kommt es mit ziemlicher Sicherheit bald zum Blasensprung. Möchte sie keine Amniotomie (siehe S. 317), müssen *Sie* das dem Arzt deutlich zu verstehen geben. Wird die Blase doch gesprengt, können Sie Ihre Partnerin auf die stärkeren Wehen und die Anpassung ihrer Atmung vorbereiten. Erinnern Sie sie in der Austreibungsphase auch daran, dass das Brennen ein Zeichen ist, dass die Geburt des Babys unmittelbar bevorsteht.

»Ohne meinen Partner hätte ich es nicht geschafft. Ich brauchte wirklich seine Kraft, vor allem, weil die Austreibungsphase so lange dauerte.«

Achten Sie aufmerksam darauf, wann Sie besser schweigen sollten. Es hängt viel davon ab, wie viel Gespür Sie füreinander haben. Wichtig sind der Gesichtsausdruck, die Gestik, Berührung und Massage. Eine der besten Hilfen: Legen Sie eine Hand um die Schultern der Frau, und umfassen Sie mit der anderen ihr Handgelenk, während sie sich durch eine Wehe hindurchatmet. Wenn sie Rückenschmerzen hat, tun ihr Druck oder feste Massage im Kreuz oder etwas seitlich davon gut (siehe S. 192).

Wie Sie der Frau beim Atmen helfen können

Atmen Sie bei schwierigen Wehen zusammen. Warten Sie damit nicht, bis die Frau verspannt ist. Beginnen Sie gemeinsam mit entspanntem Ausatmen. Passen Sie sich von Beginn an ihrem Atemrhythmus an, und zwingen Sie ihr nicht eine völlig andere Atemebene oder -geschwindigkeit auf, sonst entsteht ein Wettkampf, der Spannungen schafft. Wenn sie anfängt, sich keuchend durch eine Wehe richtiggehend hindurchzukämpfen, sollten Sie deutlich zu einer anderen Atmung übergehen. Falls es angebracht ist, bewegen Sie Ihre Hand leicht wie Schmetterlingsflügel, um die Notwendigkeit einer leichten Atmung zu betonen, wenn sich die Gebärmutter besonders fest zusammenzieht.

Helfen Sie der Frau dabei, sich zwischen den Wehen völlig zu erholen. Bei einer anstrengenden Geburtsarbeit ist das besonders wichtig, weil sie sonst Spannungen aus der vergangenen Wehe in die nächste mit hinübernimmt. Wenn die Frau entspannt ist, dann können Sie darüber reden, wie Sie die nächste Wehe gemeinsam angehen wollen. Verwenden Sie keine komplizierten Fachausdrücke. Denken Sie daran, »deine« Gebärmutter und »dein« Muttermund zu sagen und ebenso auch von »deinem« oder »unserem« Baby zu sprechen. Während der Wehen sollten Sie einfache, rhythmische Worte gebrauchen und diese öfter wiederholen.

MIT SCHMERZEN UMGEHEN

Die Helfer bei der Geburt wissen oft nicht, ob sie das Wort »Schmerz« verwenden sollen. Für manche ist es ein Tabu. Wichtig ist aber, vorhandenen Schmerz zu akzeptieren und nicht so zu tun, als gäbe es ihn nicht. Wenn die Frau sagt, dass es wehtut, dann akzeptieren Sie das und sagen: »Das verstehe ich« oder »Ja, ich merke es«. Vielleicht können Sie noch hinzufügen: »Deine Gebärmutter leistet schwere Arbeit« oder »Das Baby drückt jetzt nach unten«. Wenn der Muttermund schon über 6 oder 7 cm eröffnet ist, macht die Frau eine schwierige Phase durch. Zeigen Sie ihr den Abstand mit der Hand. Helfen Sie ihr, eine andere Haltung einzunehmen, erfrischen und massieren Sie sie. Widmen Sie ihr ungeteilte Aufmerksamkeit. Eine solche emotionale Unterstützung kann oft Schmerzmittel ersetzen.

»Wir hatten gar nicht geplant, dass mein Mann bei der Geburt dabei sein sollte. Doch die Ärztin hielt es für selbstverständlich, dass er mit ins Geburtszimmer kam. Er freute sich wie ein Schneekönig und konnte später gar nicht mehr aufhören, davon zu erzählen!«

Eine Frau während der Geburtsarbeit in ihrem Selbstmitleid zu bestärken wäre äußerst demoralisierend. Wenn sie zu hören bekommt: »Ich kann gar nicht mit ansehen, wie sehr du leiden musst«, wird ihr jede emotionale Unterstützung entzogen. Und nicht vergessen: Ein Helfer kann so etwas manchmal auch ohne Worte deutlich vermitteln. Eine Frau, die sich auf die Geburt vorbereitet hat, möchte aktive Hilfe, um die haushohen Wellen bewältigen zu können, sie wünscht sich weder trunkene Benommenheit noch eine empfindungslose Geburt. Wenn sie schmerzstillende Mittel möchte, sollte sie das aus freien Stücken verlangen und nicht, weil sie dazu überredet oder gedrängt wurde.

ZUSAMMENBLEIBEN

Wenn Sie sich unwohl fühlen oder eine Pause brauchen, dann sagen Sie Ihrer Partnerin, dass Sie gleich wiederkommen. Oft sind Frauen besonders unterstützungsbedürftig, wenn sie untersucht werden oder Schmerzmittel angeboten bekommen, und wenn Sie dann hinausgeschickt werden und gehen, ist das für sie besonders hart. Die Frau selbst sollte in einer solchen Situation deutlich sagen, was ihr lieber ist, z. B.: »Bitte, ich möchte gerne, dass mein Mann bei mir bleibt. Ich brauche ihn.« oder: »Ich glaube nicht, dass ich mich entspannen kann, wenn er draußen ist.« Sie könnte noch hinzufügen: »Er weiß über die Vorgänge Bescheid und hat mir die ganze Zeit über wunderbar geholfen!«

Wenn die Wehen plötzlich nachlassen

Manchmal geht die Geburt überhaupt nicht mehr voran, und eine Frau kommt dann stundenlang über eine Eröffnung von 4 cm nicht hinaus. Das ist ein Hinweis darauf, dass sie nach Möglichkeit einen Haltungswechsel vornehmen sollte. Die flache Rückenlage ist weder für die Frau noch für das Baby günstig. Achten Sie darauf, dass die Frau im Bett nicht nach unten rutscht. Wenn sie auf der linken Seite liegt oder aufrecht sitzt, kann das Blut besser durch die Plazenta zum Kind gelangen, und auch Rückenschmerzen sind einfacher zu bewältigen.

Es ist ungünstig, wenn die Frau lange Zeit unbeweglich daliegt, und Sie können ihr vorschlagen, sich hin und wieder auf die andere Seite zu drehen oder sich aufzusetzen. Wenn sie gut abgestützt sitzt, behindert das den Blutfluss zum Baby nicht. Günstig ist es auch, wenn sie hocken, knien, stehen oder eine der vielen Haltungen einnehmen möchte, für die sich Gebärende oft ganz spontan entscheiden (siehe S. 210–215). Wenn sie an einen Tropf oder Wehenschreiber angeschlossen ist, geht das allerdings kaum.

Kommen die Wehen zum Stillstand, dann ermuntern Sie die Frau zum Aufstehen und Umhergehen. Wenn sie das schon macht, dann schlagen Sie ihr ein Bad oder eine Dusche vor, vielleicht auch eine Rückenmassage und danach Bettruhe mit Wärmflaschen im Schmerzbereich. Volkshebammen in Jamaika waschen die Frau von oben bis unten, umhüllen sie dann mit heißen Tüchern und geben ihr Thymian- oder Gewürztee, wenn die Geburt nicht vorangeht. Vielleicht können wir uns davon inspirieren lassen.

Eine volle Blase kann unnötige Schmerzen verursachen. Die Annahme, dass sie die Geburt verzögern kann, ist aber nicht bewiesen. Zu ihrem eigenen Wohlbefinden sollten Sie die Frau daran erinnern, alle eineinhalb Stunden oder öfter ihre Blase zu entleeren. Wenn die Geburt sehr langsam vorangeht, dann bestärken Sie sie darin, ihr natürliches Tempo beizubehalten. Jede Geburt verläuft anders, und es geht nicht darum, wer am schnellsten ist oder der Norm am ehesten entspricht. Unterstützen Sie sie darin, ihrem eigenen Körperrhythmus zu vertrauen.

Wenn der Muttermund zwischen 8 und 10 cm eröffnet ist, dann fühlt sich die Frau von den pausenlos aufeinander folgenden Wehen vielleicht überwältigt. Halten Sie Blickkontakt, und atmen Sie mit ihr zusammen. Jetzt ist es besonders wichtig, ihr zu vermitteln, dass sie ihrem natürlichen Rhythmus vertrauen muss, denn viele Frauen bekommen Endspurtgefühle. Vielleicht hat sie kalte Beine, die zu zittern beginnen. Sie können ihr mit einer festen Massage an den Innenseiten der Oberschenkel helfen.

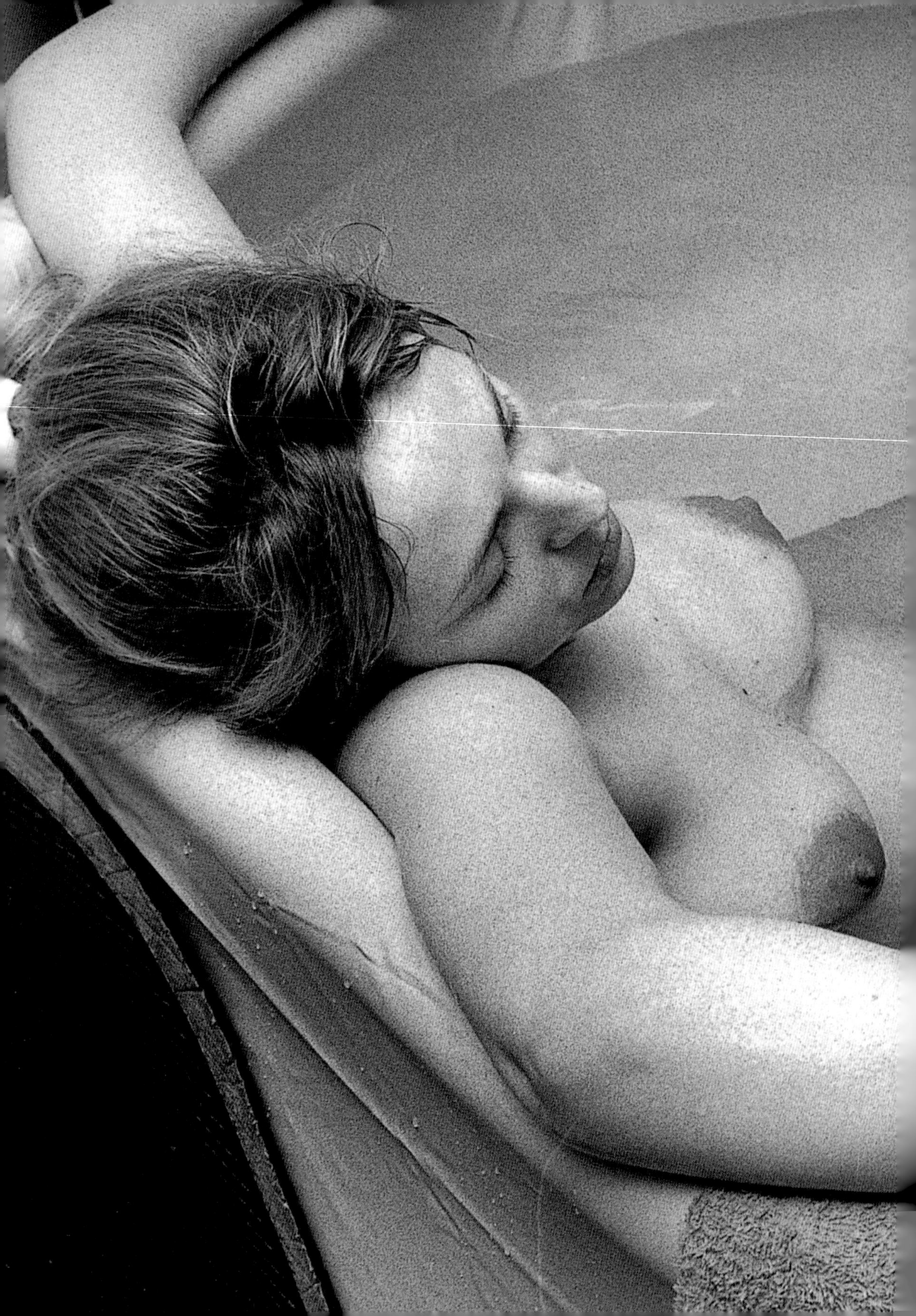

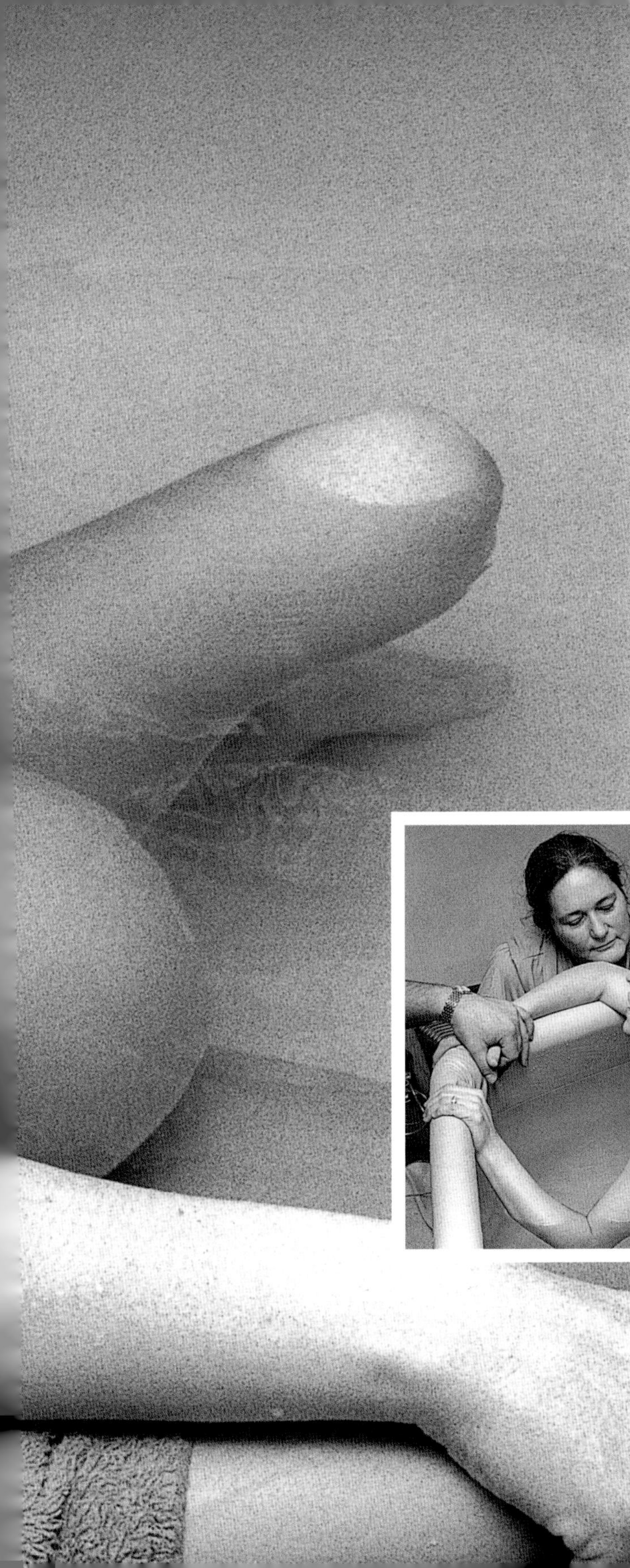

Eine Wassergeburt

Janes drittes Baby kam im Wasser zur Welt. Sie entschloss sich für eine Hausgeburt mit einer Hebamme, die viel Erfahrung mit Wassergeburten hatte, und mietete ein Becken. Als sie sich ins Wasser sinken ließ, ließen die Schmerzen sofort nach.

Die Geburt ging glatt, Jane atmete das Köpfchen des Babys ganz allein heraus, während die Hebamme zusah und wartete. Die Nabelschnur war locker um den Hals geschlungen; die Hebamme löste sie unter Wasser und hob das Baby nach oben. Sie warteten, bis die Nabelschnur auspulsiert hatte, dann schnitt Stewart sie durch.

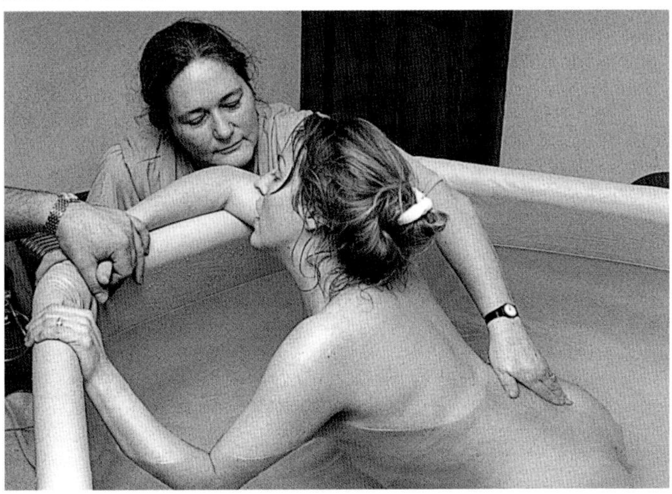

In der Hocke schob Jane die Plazenta heraus, immer noch im Wasser. Ihre Hebamme sagte danach: »Die Geburt, die Atmosphäre – es war einfach toll!«

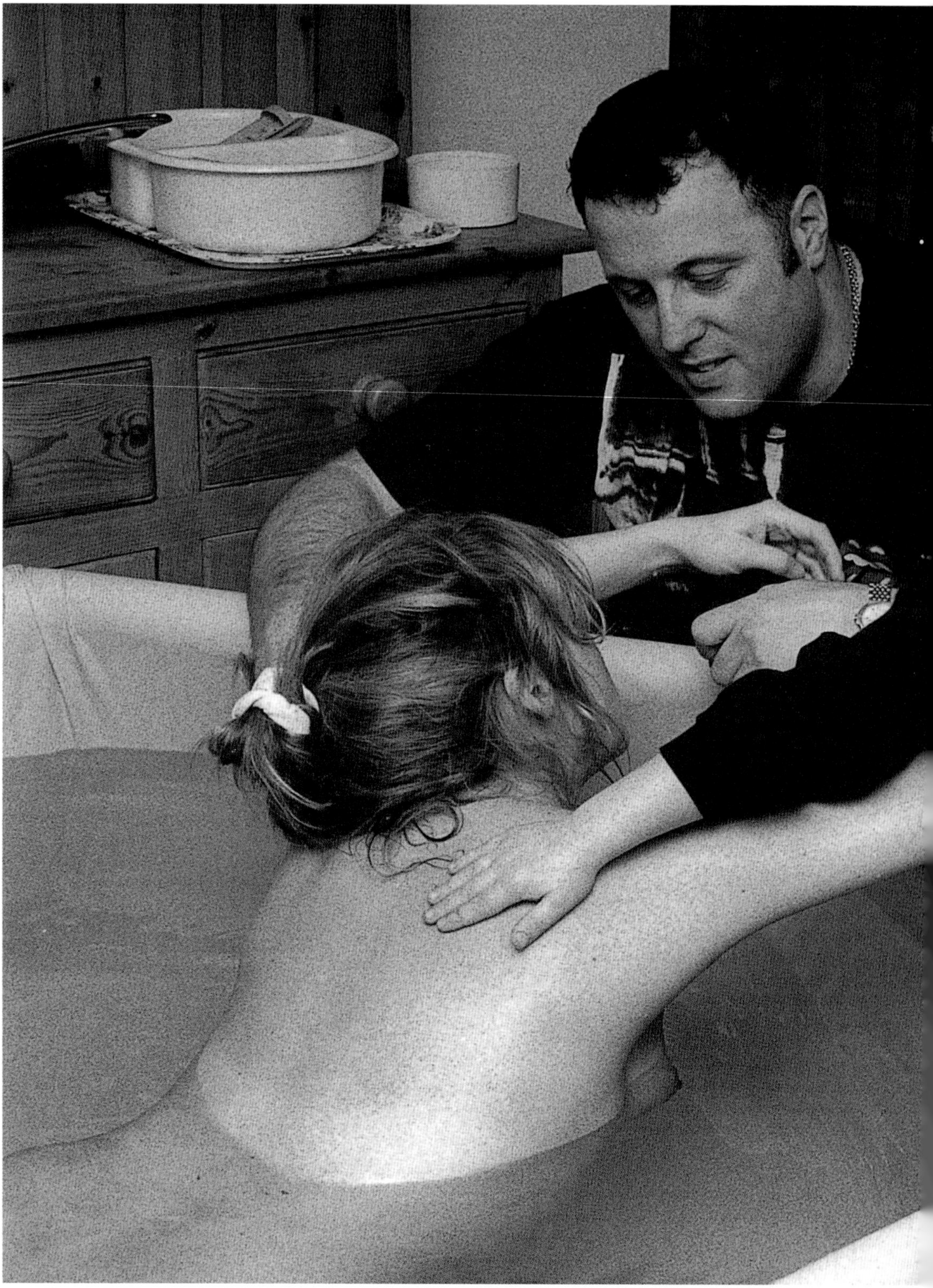

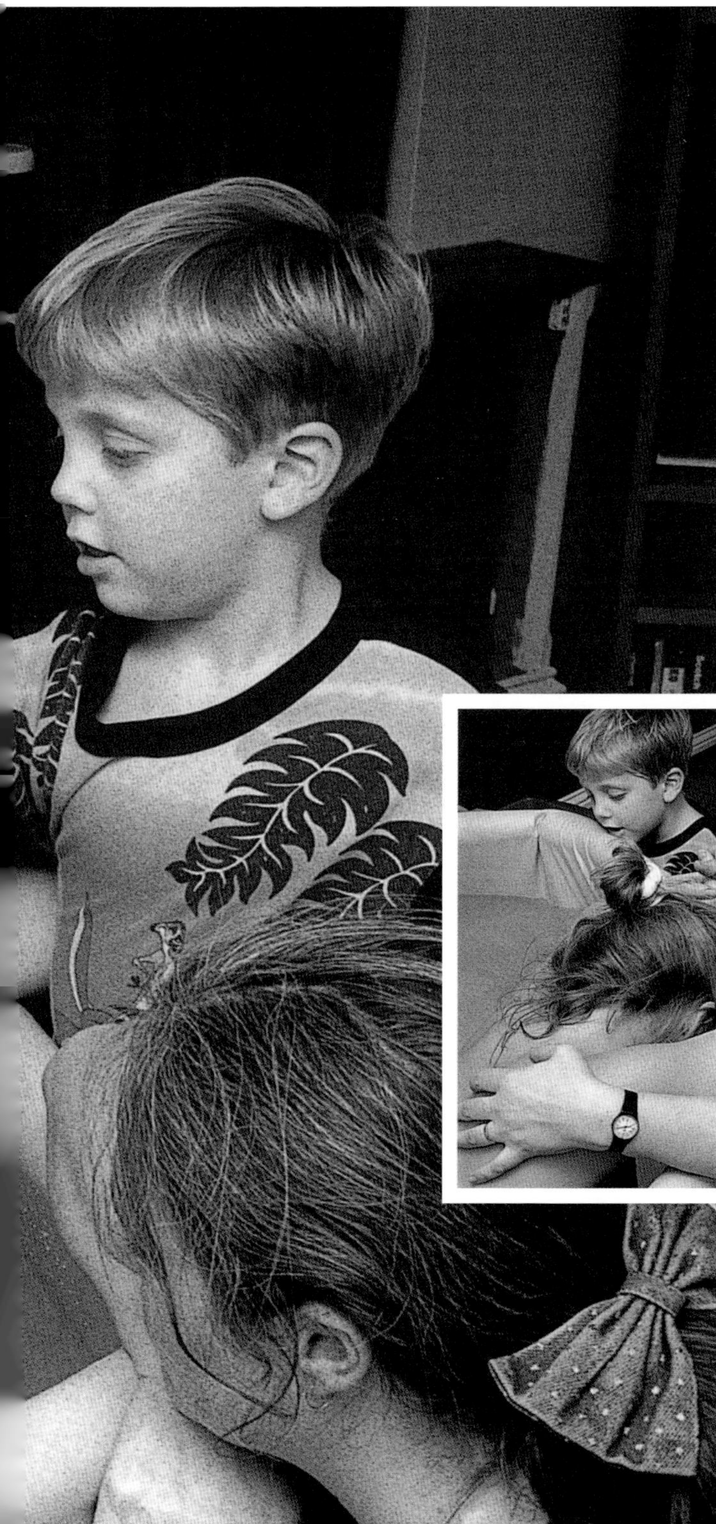

In der ruhigen, friedlichen Atmosphäre der Geburtsarbeit im Wasserbecken lässt sich die Familie gut einbeziehen. Auch Kinder können helfen: der Mutter ein feuchtes Tuch an die Stirn drücken, ihr über die Schultern streichen oder eine kleine Zärtlichkeit mit ihr austauschen.

Die Anwesenheit der Kinder trägt dazu bei, die Geburt als etwas ganz Normales zu erleben. Kinder, die diese Erfahrung in einer liebevollen, angstfreien Umgebung machen, lernen die Geburt als wichtiges Ereignis im Leben der Familie sowie die kreative Kraft des Frauenkörpers kennen und feiern die Geburt eines neuen Geschwisters.

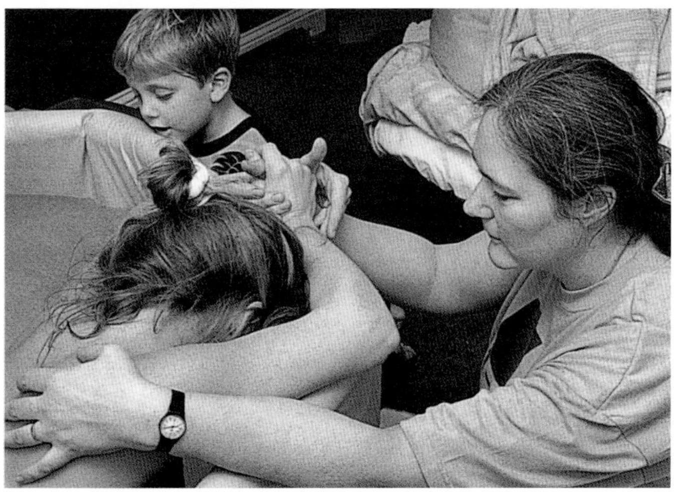

Im Wasser ist es einfach, sich zu bewegen, und oft wechselt eine Frau zwischen vorgebeugten und anderen aufrechten Haltungen, ohne einen Gedanken daran zu verschwenden – sie tut, was im jeweiligen Moment gut für sie ist. Bewegung unterstützt die Drehung und das Herabgleiten des Köpfchens.

Fürs Pressen günstig ist die abgestützte Hocke, bei der die Frau sich mit dem Rücken an die Beckenwand lehnt und ihr Partner sie unter den Armen hält. Wichtig ist, dass er ihr sicheren Halt gibt, ohne sie allzu fest zu umklammern. Ihre Knie sind weit geöffnet, damit sich das Becken weitet. Sie fühlt, wie sich die Beckenbodenmuskeln und das Dammgewebe dehnen, bis das Köpfchen schließlich in der Scheide sichtbar wird.

Dann spürt die Frau einen weiteren leidenschaftlichen Pressdrang, und das Köpfchen beginnt herauszugleiten. Die Hebamme sieht zu und greift nicht ein, während sich das Baby selbst herausarbeitet; ihre Hände warten darauf, den kleinen Körper abzustützen. Behutsam und vorsichtig, abwechselnd pressend und atmend, schiebt die Mutter das Köpfchen heraus. Noch einmal pressen, dann sind die Schultern frei und der ganze Körper kommt zum Vorschein.

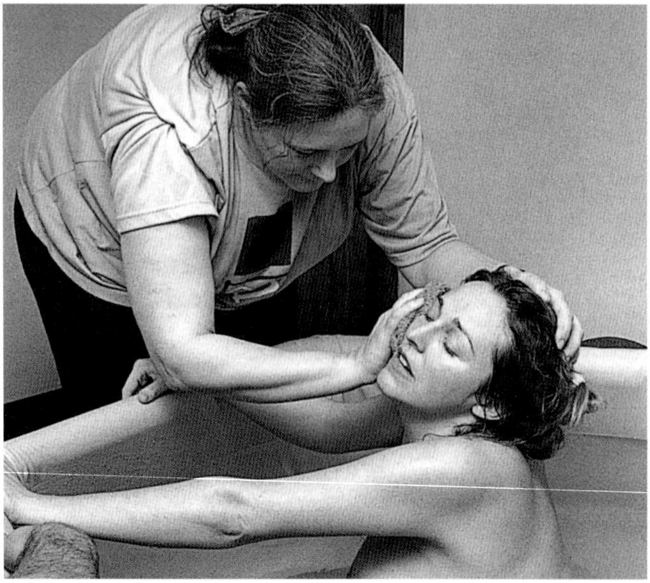

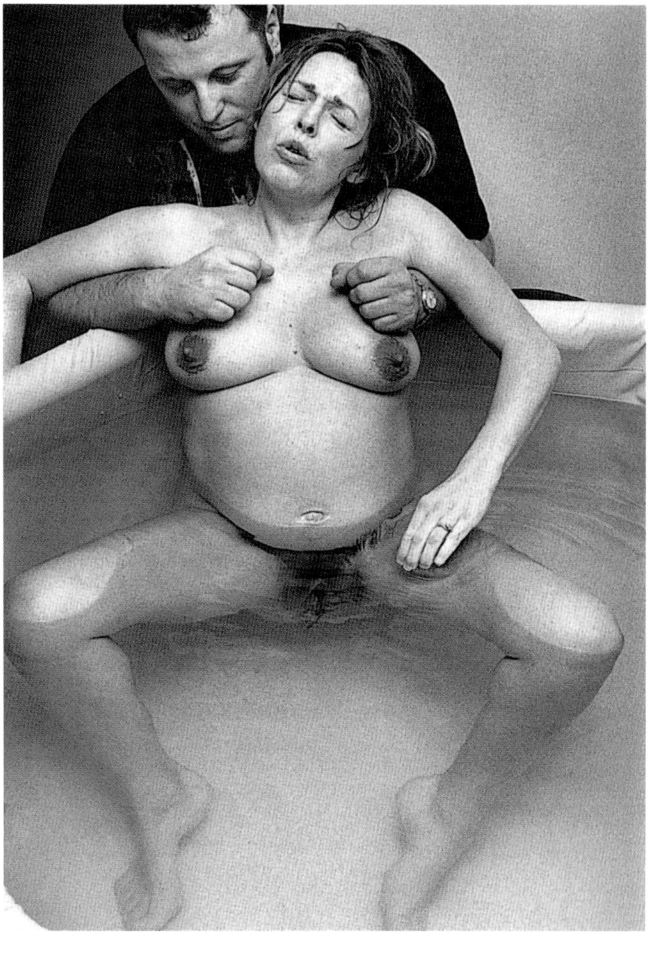

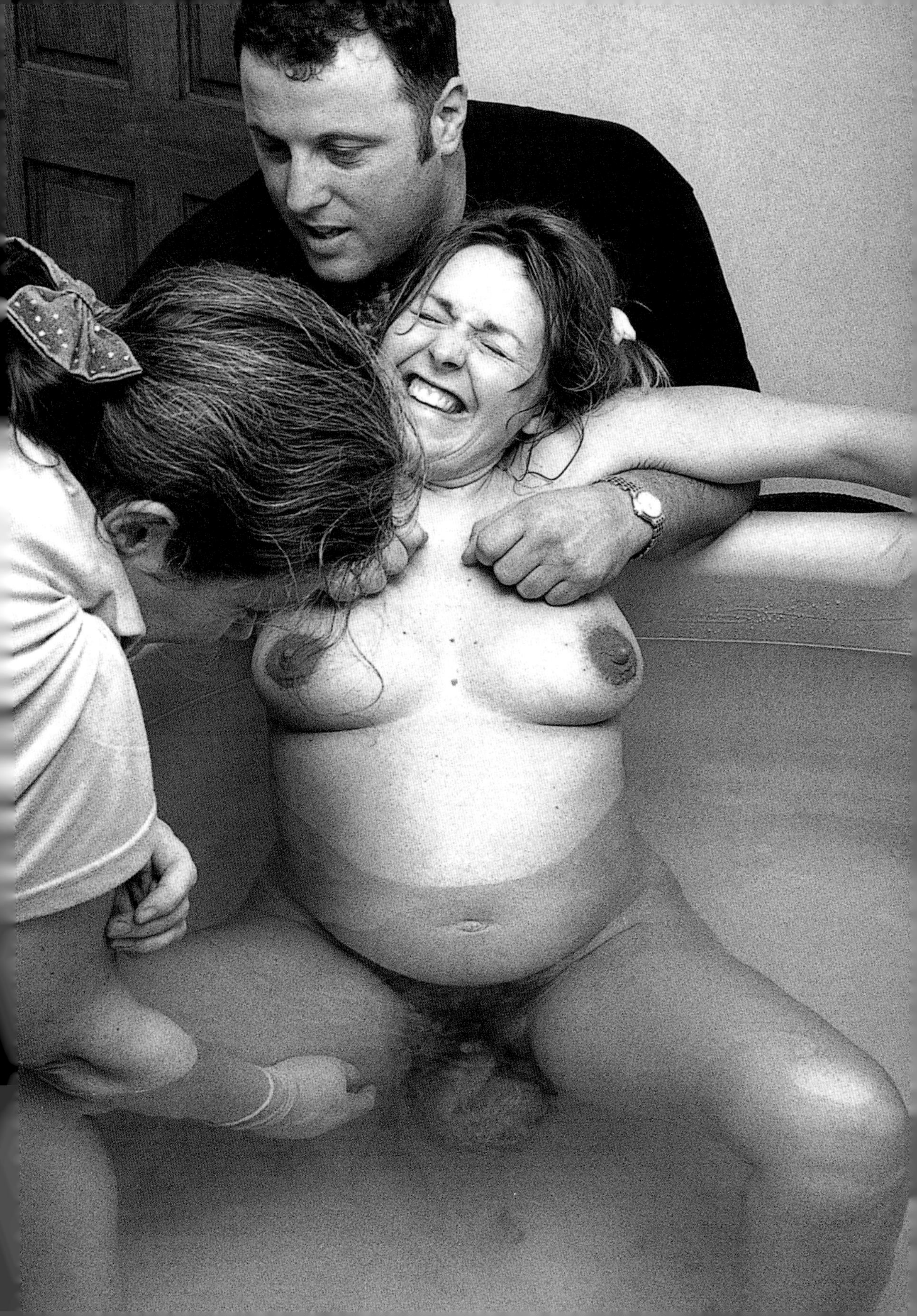

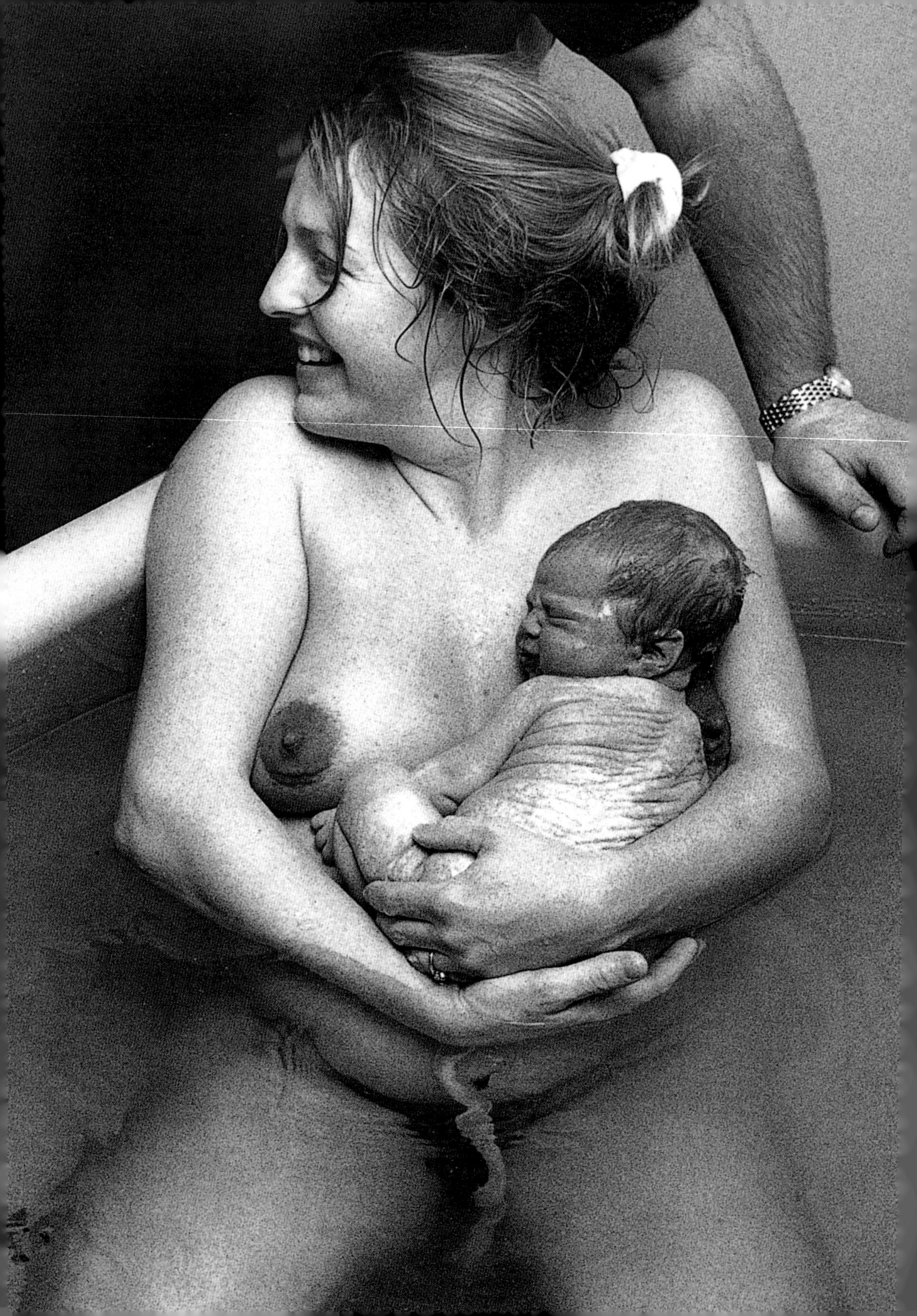

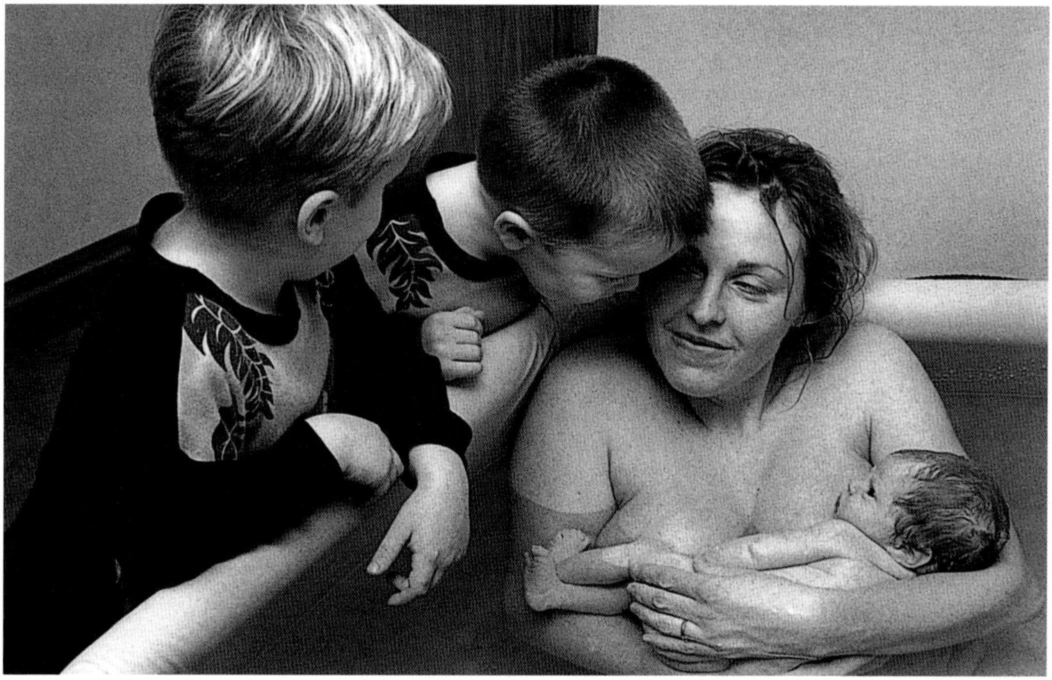

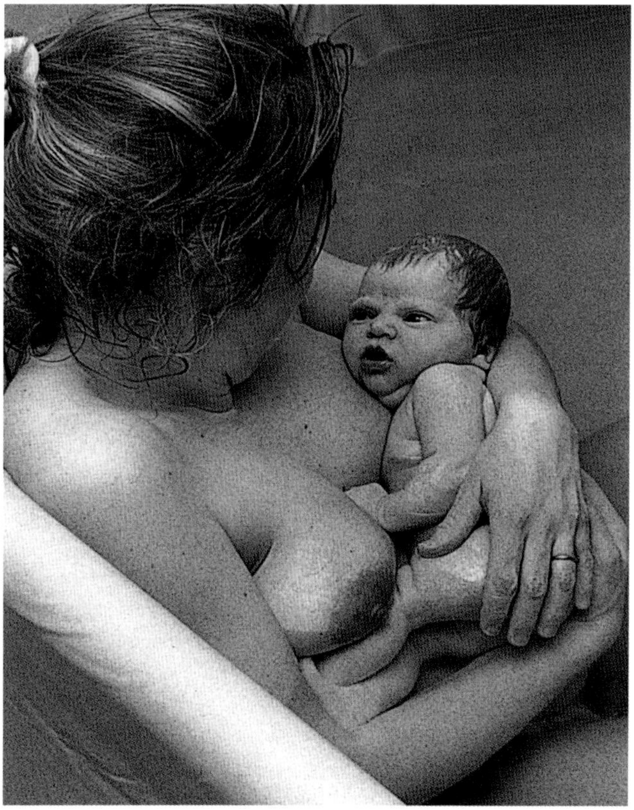

Die Hebamme hebt das Baby sanft aus dem Wasser und legt es der Frau sofort in die Arme – oder die Frau macht beides selbst. Die Nabelschnur wird erst abgeklemmt und durchtrennt, wenn sie aufgehört hat zu pulsieren; so bekommt das Baby alles Blut, das für es vorgesehen war.

Mit weit geöffneten Augen schaut dieses kleine Mädchen im ruhigen Wachzustand, der oft einer Geburt folgt, seine beiden Brüder an, die es begeistert begrüßen. Während die Mutter ihr Baby in die Arme schließt, beginnt das erste von vielen gemeinsamen »Gesprächen« und der »Tanz der Interaktion« – die Grundlage jeder späteren Sozialisation.

DIE RUHEPAUSE

Oft tritt bei fast vollständiger Eröffnung des Muttermundes eine deutliche Pause von 20 Minuten oder länger ein. Obwohl die Frau weder Pressdrang noch Wehen verspürt, sind die Geburtshelfer oft ganz und gar auf den Beginn der Austreibungsphase eingestellt. Vielleicht befürchten sie, die Gebärmutter könnte versagen, manchmal versuchen sie auch, die Frau zum Pressen anzufeuern, obwohl sie keinen Impuls dazu verspürt, so dass sie schnell erschöpft ist. Manche Ärzte geben Oxytozin, um die Wehen anzuregen.

Fühlt eine Frau sich jetzt bedrängt und spürt sie besorgte Blicke auf sich ruhen, reagiert sie selbst oft angespannt und ängstlich. Versichern Sie ihr, dass sie viel Zeit hat. Gönnen Sie ihr eine Ruhepause, wenn der Kopf des Babys noch nicht tief im Becken ist. Sie braucht sich nicht anzustrengen, damit sich das Köpfchen weiter vorschiebt. Dazu kommt es fast immer ganz von selbst, wenn sie sich entspannt ausruhen und erholen kann.

Helfen Sie der Frau beim Aufstehen, vielleicht möchte sie duschen oder mit einem Schwamm erfrischt werden, auch Musik könnte angenehm für sie sein. Vielleicht möchte sie gerne umhergehen und sich im Becken wiegen und drehen. Sie können sich im Stehen aneinander schmiegen, sie an den Schultern, Ellenbogen oder Handgelenken halten und sich mit ihr zusammen bewegen. Nach etwa einer halben Stunde – manchmal auch nach mehr als einer Stunde – kommen wieder Wehen, und die Frau beginnt nach dieser willkommenen Pause die Austreibungsphase erfrischt und erwartungsvoll.

»Es geht nicht nur darum, der Frau beizustehen, es geht auch um Sie selbst. Sie können sich gar nicht vorstellen, was Ihnen entgeht, wenn Sie die Geburt nicht miterleben.«

UNTERSTÜTZUNG IN DER AUSTREIBUNGSPHASE

Beim Hinausschieben des Babys kann die Frau jede Haltung einnehmen, die sie bequem findet: von Ihrem Körper abgestützt, an etwas Stabilem gehalten oder vornübergebeugt gelagert. Sie braucht Bewegungsfreiheit, um den Rücken während der Wehen rund machen und das Kinn ans Brustbein ziehen zu können. Sie können sie stützen, wenn sie das wünscht, und sie vielleicht daran erinnern, auf dem Höhepunkt einer jeden Presswehe den Kopf sachte an die Brust zu ziehen. Geben Sie ihr von Zeit zu Zeit einen Schluck Wasser bzw. Saft (ein biegsamer Trinkhalm ist günstig) oder Eiswürfel zum Lutschen.

Reden Sie nicht von »Pressen«, sondern von »Öffnen«. Überanstrengung führt nur zu Energieverschwendung und zu unkoordinierten Pressbemühungen. Wenn Sie der Frau vorschlagen, nur mitzuschieben, wenn sie den Impuls dazu verspürt, dann tut sie das im richtigen Moment mit entsprechender Kraft.

Vermeiden Sie es auch, dauernd nach der Uhr zu schielen. Für die Frau ist es wichtig, sich unabhängig von Zeit und Leistungsnormen sicher zu fühlen, sie selbst zu sein und sich ganz der Intensität der Geburtserfahrung hinzugeben. Hat es bei starkem, kaum zu kontrollierendem Pressdrang den Anschein, alles ginge viel zu schnell, dann helfen Sie ihr in die Seitenlage oder den Vierfüßlerstand. Ermuntern Sie sie, ihre Hände auszustrecken und den Kopf des Babys zu fühlen, noch bevor er durch die Scheide gleitet. Halten Sie ihr einen Spiegel, damit sie sehen kann, wie er durchtritt. Wenn Sie beobachten, wie sich der Kopf vorschiebt, und die Frau immer noch die Luft anhält, dann dürfen Sie sie ruhig ans Atmen erinnern. Sie sollte dann gleich ausatmen und mit hängendem Unterkiefer weiteratmen.

Viele Frauen haben Angst, dass ihre Scheide zu eng sei. Versichern Sie ihr, dass das Baby Platz hat und dass allein ihre Vorstellung, sich zu öffnen und nachzugeben, Raum schaffen wird. Suggestion wirkt in diesem Stadium oft sehr stark, so dass jedes Wort von Ihnen die Gebärende beeinflussen kann.

Sich an der Geburt beteiligen

Wenn Sie der Frau bei der Geburt beistehen, reisen Sie mit ins Unbekannte. Der Begleiter ist wie der Beobachtungsposten auf einer Segelfahrt bei Nacht, der nach der Küste Ausschau hält und beim Manövrieren hilft. Die Frau braucht Ihre Gegenwart – das Allerschlimmste wäre, allein gelassen zu werden. Zeigen Sie Umsicht, Geschick, Geduld und Einfühlungsvermögen in jedem einzelnen Moment. Das kann für Sie harte Arbeit und totale Erschöpfung bedeuten. Aber Sie nehmen zugleich an der Begeisterung, der tiefen Befriedigung und Freude am Ende der Reise teil, wenn das Kind geboren ist.

Von der Geburt überrascht werden

Sollten Sie allein mit einer Frau sein, die ihr Kind zur Welt bringt, dann versuchen Sie auf jeden Fall, Ruhe zu bewahren und Zuversicht zu vermitteln. Lassen Sie die Schultern los, und entspannen Sie sich! Bestärken Sie die Frau darin, dass sie ihre Sache gut macht. Halten Sie sie im Arm, geben Sie ihr Sicherheit.

Bereiten Sie alles vor

Wenn es im Zimmer kühl ist, dann sorgen Sie für Wärme. Das Baby braucht nach der Geburt eine angenehme Raumtemperatur. Legen Sie der Frau Zeitungen, eine Plastikfolie oder Baumwollsachen unter. Suchen Sie warme Tücher oder eine Decke hervor, um später das Neugeborene darin einzuwickeln. Legen Sie der Frau Kissen oder etwas anderes zum Abstützen in den Rücken, hinter die Schultern und den Kopf, damit sie bequem sitzen, knien, hocken oder sich anlehnen kann, es sei denn, sie zieht eine andere Haltung vor. Wenn Stuhl abgeht, dann wischen Sie ihn mit Watte oder Toilettenpapier ab (immer weg von der Scheide). Waschen Sie sich die Hände, und bürsten Sie gründlich Ihre Nägel.

Hat das Baby beim Herausgleiten die Nabelschnur um den Hals gewickelt, haken Sie einen Finger darunter, und heben Sie sie vorsichtig über den Kopf. *Ziehen Sie weder an dem Baby noch an der Nabelschnur,* denn dadurch kann die Plazenta von der Gebärmutterwand abgelöst werden, während das Kind noch von ihr versorgt wird. Ist das Gesicht des Babys von der Fruchtblase bedeckt, entfernen Sie sie. Legen Sie das Neugeborene auf den Oberschenkel oder den Bauch der Mutter, den Kopf etwas tiefer, damit der Schleim abfließen kann.

Nach der Geburt

Decken Sie Mutter und Baby zu, mit einer Baumwolldecke oder am besten mit einer Daunendecke, die warm und leicht ist. Stellen Sie eine Schüssel zum Auffangen der Plazenta zwischen den Beinen der Mutter bereit, sobald sie weitere Wehen spürt. Die Nabelschnur braucht nicht sofort durchtrennt zu werden. Genießen Sie die Ruhe nach der Geburt, während Sie gemeinsam das Baby bewundern und auf die Plazenta warten. Sorgen Sie dafür, dass sich die Mutter wohl fühlt. Vielleicht friert sie und braucht eine Wärmflasche und einen heißen Tee. Beginnt das Baby zu suchen, legen Sie es an die Brust der Mutter; achten Sie darauf, dass es den ganzen Warzenhof ergreift.

Wenn es fern von jeder Hilfe oder häuslichen Annehmlichkeiten zu einer überstürzten Geburt kommt, brauchen Sie wegen der Plazenta und der Nabelschnur nichts zu unternehmen. Doch wenn Sie eine Plastiktüte oder Zeitung bei der Hand haben, können Sie die Plazenta darin einwickeln und so halten, dass sie sich auf gleicher Höhe befindet wie das Baby.

Sind Sie daheim, kochen Sie Schuhbänder oder eine weiche Schnur und eine Schere zum Durchtrennen der Nabelschnur aus. Ist die Plazenta nach 20 Minuten nicht geboren, kniet sich die Frau hin und bläst mehrmals lang und langsam, bis sie langsam herausgleitet. Ziehen Sie keinesfalls an der Nabelschnur! Schieben Sie der Frau eine Schüssel unter, und gießen Sie warmes, abgekochtes Wasser zwischen ihre Beine. Durch festes Massieren und Stillen kann die Frau das Zusammenziehen der Gebärmutter beschleunigen, so dass die Blutungen durch die Plazentaablösung schwächer werden.

Binden Sie die Nabelschnur etwa 10 cm vom Baby entfernt ab und dann noch einmal 15 cm weiter, und durchtrennen Sie sie mit einer sterilisierten Schere oder einer unbenutzten Rasierklinge. Achten Sie darauf, dass der Nabelstumpf nicht blutet. Sonst müssen Sie ihn näher zum Baby hin nochmals abbinden.

Am Kopf des Babys ist der Wärmeverlust am größten, decken Sie ihn deshalb zu. Am besten liegen Mutter und Kind eng beieinander.

Setzt die Geburt überraschend ein, sind Komplikationen unwahrscheinlich, denn die Naturkräfte sind dann besonders wirksam.

Mit Schmerzen umgehen

»Wie fühlen sich Wehenschmerzen an? Ist das so, wie wenn man sich den Arm bricht, Kopfschmerzen, Periodenkrämpfe oder Verstopfung hat – oder ganz anders? Wenn ich es mir vorstellen könnte, würde ich mich der Sache besser gewachsen fühlen.«

Hier kommt zum Ausdruck, was viele Frauen beim ersten Kind empfinden, jedoch vielleicht nicht wahrhaben wollen oder nicht aussprechen: die Angst, von den Schmerzen überwältigt zu werden, das Gefühl, noch nie Schmerzen empfunden zu haben, die wirklich an die Substanz gingen, und völlige Ahnungslosigkeit, wie Geburtsschmerzen sein können.

Schmerzen in ihrem Zusammenhang sehen

Viele halten Schmerzen lediglich für eine Frage »hoher« oder »niedriger« Empfindlichkeitsschwelle. Nur wenige Frauen meinen, eine hohe Schmerzschwelle zu haben und Leid so gut ertragen zu können wie andere. Die Vorstellung von Schwellen, die bei manchen hoch wie eine Mauer und bei anderen niedrig sind, ist jedoch ein Mythos. Man weiß jetzt, dass die Empfindlichkeitsschwelle für Schmerzen bei allen Menschen genau gleich ist.* In einer amerikanischen Untersuchung wurden Versuchspersonen italienischer, jüdischer, irischer und anderer Herkunft ganz leichten bis ziemlich starken Elektroschocks ausgesetzt, und alle gaben den gleichen Zeitpunkt an, an dem sie den Schmerz spürten. Aber offenbar *reagieren* wir nicht alle in gleicher Weise darauf, und manchmal werden Leiden, die man gewöhnlich gut aushält, plötzlich unerträglich.

Manche Menschen testen bewusst, wie viel Schmerz sie ertragen können, und geben dann oft nicht zu, dass es wehtut. Im Sudan z. B. verliert ein junger Mann sein gesellschaftliches Ansehen, wenn er Schmerzen nicht aushält, und findet dann oft keine Frau. In vielen Kulturen ist das stoische Ertragen von Schmerzen Bestandteil des Wertesystems.

In jeder Gesellschaft gibt es kulturell bestimmte Belastungspunkte, Situationen, die als bedrohlich gelten, so dass die Bereitschaft zum Schmerz latent vorhanden ist. Wenn wir wissen, wovor Menschen Angst haben, können wir diese Belastungen eher verstehen. In vielen Gesellschaften sind manche Schmerzreize lustvoll. Nehmen Sie z. B. das Liebesspiel: Leichter Schmerz kann bewusst herbeigeführt werden, weil er sexuell erregend ist. Die Grenze zwischen Lust und Schmerz ist unscharf.

Dennoch muss man unterscheiden, in welchem Zusammenhang Schmerz auftritt. Bei einem Experiment erhielten Versuchspersonen

Elektroschocks, als sie entspannt und in guter Stimmung waren, und dann, nachdem man sie in Angst versetzt hatte.* Bezeichnenderweise empfanden sie die Schocks anfangs als sehr viel weniger schmerzhaft. Eine andere Untersuchung ergab, dass 35% der Patienten eines Arztes nach Einnahme eines Placebos eine merkliche Verbesserung ihres Zustands empfanden, weil sie die wirkungslose Substanz für ein Schmerzmittel hielten.* Auch wurde festgestellt, dass der Grad des erträglichen Schmerzes davon abhängt, wie schnell er ansteigt, und nicht so sehr, welche Schmerzebene er erreicht.* Es hilft also, wenn man Zeit hat, sich an den Schmerz allmählich zu gewöhnen.

Das kann vor allem für eine sehr kurze oder eingeleitete Geburt wichtig sein, die oft extrem stürmisch verläuft. Man meint vielleicht, eine lang dauernde Geburt sei schwierig, eine schnelle dagegen leicht. Das stimmt so jedoch nicht. Die Dauer allein ist kein Kriterium dafür, wie eine Frau ihre Geburt tatsächlich erlebt.

Zur Schmerzwahrnehmung gehört nicht nur eine Aufzeichnung des Reizes im Gehirn, sondern auch eine Beurteilung seiner Bedeutung und seines Stellenwerts innerhalb der gesamten Situation. Es zeigt sich immer wieder, dass das Schmerzerleben bei der Geburt grundlegend von den Werten der Gesellschaft beeinflusst ist, in der die Frau aufgewachsen ist.

Geburtsschmerzen sind also zum Großteil ein Produkt der persönlichen und gesellschaftlichen Werte, die mit der Geburt verbunden sind. Essen, Schlafen, Verdauung, Sexualität, Gebären und Sterben sind nicht einfach nur biologische Vorgänge. In ihnen kommen unsere kollektiven Vorstellungen von gut und böse, schön und hässlich, rein und unsauber deutlich zum Ausdruck. Sie geben auch Aufschluss darüber, was als gesund, krank, normal oder anormal gilt.

Körperliche Ursachen von Wehenschmerzen

Im Lauf der Eröffnungsphase werden Nervenfasern, die Schmerz registrieren, angeregt, weil sich die Uterusmuskeln extrem anspannen. Ähnliches geschieht, wenn Sie einen Bein- oder Armmuskel sehr stark anspannen und die Spannung etwa eine Minute halten. Und da die Gebärmutter der größte Muskel Ihres Körpers ist, braucht es Sie nicht zu verwundern, dass es wehtut, wenn er sich anspannt. Schmerz dieser Art ist ein Anzeichen für wirkungsvolle, starke Kontraktionen.

Wenn sich die Gebärmutter fest zusammenzieht, wird der Zufluss sauerstoffreichen Bluts und der Abfluss sauerstoffarmen Bluts zu diesem Muskel gebremst, bis die Wehe vorbei ist. Deshalb sammeln sich vorübergehend Abfallstoffe an, die nur in den Wehenpausen abtransportiert werden. Wenn Sie sich nach jeder Wehe entspannen und langsam und tief atmen, versorgen Sie diesen schwer arbeitenden Muskel mit dem nötigen frischen Sauerstoff, damit er weiter effektiv arbeiten kann.

Während der Muttermund gedehnt wird, damit das Baby durchgleiten kann, treten dort örtlich begrenzte Schmerzen auf. Diese Schmerzen ganz unten am Bauch kommen bei problemlosen Geburten häufig vor und sind ein gutes Zeichen, dass sich der Muttermund öffnet.

Wenn sich die Bänder und Gelenke des Beckens dehnen, während sich das Becken beim Durchtreten des Babys weitet, werden an dieser Stelle verlaufende Nervenfasern gereizt, so dass das Öffnen als schmerzhaft empfunden wird. Dieser Dehnungsschmerz ist zwar schwer erträglich, aber ein Zeichen, dass Ihr Körper gut arbeitet.

Ein Baby, das nicht mit dem Kopf nach unten zu einer kompakten Kugel zusammengerollt ist, braucht vielleicht länger, um den Muttermund und den Geburtskanal zu passieren. Zudem kann es sehr schmerzhaft sein, wenn es sich mit dem Hinterkopf ins Kreuz der Mutter bohrt oder wenn der nicht geneigte Kopf sich seinen Weg durch weiches Bindegewebe bahnt. Solche Schmerzen können auch auftreten, wenn das Baby sehr groß ist. Wenn die Wehen stärker werden und dichter aufeinander folgen, pressen Frauen das Kind meist in eine handliche Form und in eine bessere Lage. Daher kann dieser Schmerz völlig verschwinden, sobald die Bahn frei ist und sie pressen können. Sie können Ihrem Baby helfen, sich in die beste Position zu drehen, wenn Sie sich aufrichten oder sich im Vierfüßlerstand niederlassen. Bei aufrechten Haltungen wie beim Stehen, Knien oder Hocken nutzen Sie die Schwerkraft. Im Vierfüßlerstand fällt das Kind von Ihrer Wirbelsäule weg nach unten auf die elastische Bauchwand, auf der es sich besser drehen kann.

»Die Rückenschmerzen waren schlimm, aber ich dachte immer an deine Worte: ›Das Baby öffnet das Tor.‹ Plötzlich drehte sich das Köpfchen, und dann war alles einfach.«

Schmerzlinderung in anderen Kulturen

Über die Art, wie Frauen in der Dritten Welt gebären, gibt es zwei Mythen. Eine Legende besagt, dass die Frauen die Geburt immer als schlimm empfinden, da strenge Tabus ihnen jegliche Schmerzäußerung verbieten. Der andere Mythos lautet, dass die Frauen sich einfach auf dem Feld hinhocken, ihr Kind völlig schmerzlos zur Welt bringen und dann mit ihrer Arbeit wie gewohnt fortfahren. Die Wahrheit liegt wahrscheinlich irgendwo dazwischen. In vielen Ländern der Dritten Welt haben gesunde Frauen normale Geburten, unterernährte dagegen komplizierte.

Da es in den meisten Kulturen Methoden zur Schmerzlinderung gibt, wird das Vorhandensein von Schmerzen offensichtlich anerkannt. Doch die Art, wie Schmerz gelindert und die Geburt erleichtert wird, unterscheidet sich grundlegend von den Methoden in der technisierten westlichen Welt. Mit örtlicher Betäubung, z. B. der Periduralanästhesie, können wir den Schmerz und jede Empfindung von der Taille abwärts völlig ausschalten (siehe S. 308). Durch andere Mittel wird der Schmerz teilweise behoben oder die Erinnerung daran ausgelöscht. Wir verlassen uns dabei auf pharmakologische Substanzen. In der Dritten Welt finden pflanzliche Mittel Verwendung, und manche haben wie moderne Medikamente narkotische oder bewusstseinsverändernde Eigenschaften. Allerdings ist es viel schwieriger, pflanzliche Mittel richtig zu dosieren. Abgesehen davon gibt es noch andere Heilmittel, die in der westlichen Welt leider zum Großteil in Vergessenheit gerieten. Dazu gehören religiöse und magische Riten, verschiedene Arten des Gegenreizes, Massage, heiße und kalte Kompressen sowie körperliche und emotionale Unterstützung aller, die bei der Geburt dabei sind.

Die meisten dieser Maßnahmen stellen eine einfache, praktische Hilfe dar, die auf Erfahrungen beruhen, die von einer Generation an die nächste weitergegeben werden. Außerdem kommt ihnen auch eine psychosomatische Wirkung zu: Durch positive Beeinflussung der Psyche der Gebärenden helfen sie auch dem Baby, sanft auf die Welt zu kommen. In unserer modernen Apparatemedizin ist solche Hilfe weitgehend unbekannt.

Stellen Sie sich Ihre Geburtsarbeit vor

Überlegen Sie, wie Sie Ihrem Körper helfen können, Harmonie zwischen den Vorgängen in Ihrer Gebärmutter und Ihren inneren Bildern entstehen zu lassen. Das mag vor der Geburt Ihres ersten Kindes schwer vorstellbar sein.

Versuchen Sie nicht, Ihren Körper beherrschen zu wollen oder vor Ihren Empfindungen davonzulaufen, denn dann verspannen Sie sich, und dies löst sofort chemische Reaktionen aus, die über den Kreislauf Ihren gesamten Stoffwechsel beeinflussen. Dadurch verändern sich Blutdruck, Herzschlag und Atmung, Verdauung, Stuhlgang und Muskeltonus. Auf noch nicht völlig geklärte Weise können psychosomatische Faktoren sogar die Gebärmutterkontraktionen stören. Eine sehr lange Geburt oder ein Wehenstillstand können die Folge von starker Angst sein.

»Mir kamen in meiner Phantasie lauter Bilder vom Meer. Ich war wie eine Insel, auf die die Wellen hereinbrachen und wirbelnd und strudelnd meinen Körper für die Geburt öffneten.«

Wie sich Wehen anfühlen

Die körperlichen Empfindungen, die durch eine kräftig kontrahierende Gebärmutter hervorgerufen werden, können sehr intensiv und kraftvoll sein. Sie setzen sich aus verschiedenartigen Gefühlen zusammen, einem festen Zwicken, einem Ziehen durch das sich weitende Gewebe und dem festen Druck des kindlichen Kopfes, der den Geburtskanal weitet.

In Filmen wird manchmal gezeigt, wie sich eine Frau plötzlich zusammenkrümmt und ihre Hände fest auf den Oberbauch presst.

Dann erfahren die Zuschauer, dass die Wehen begonnen haben. In Wirklichkeit läuft das *nie* so ab. Eher werden Sie das Gefühl haben, dass sich in Ihrer Leistengegend oder im Kreuz etwas zusammenzieht. Auch sind das keine plötzlich einsetzenden Gefühle, sondern sie steigen wellenartig bis zu ihrem Höhepunkt an und lassen dann nach. Dazwischen ist immer eine Pause, die oft eine Minute oder länger dauert, sogar am stürmischen Ende der Eröffnungsphase. Wenn die Wehen stärker und länger werden und dichter aufeinander folgen, dann spüren Sie das Zusammenziehen um Ihren ganzen Hüftbereich herum, so wie einen dicken, breiten Gummiring, der fortwährend angezogen, festgehalten und dann allmählich wieder lockergelassen wird. Vielleicht nehmen Sie am Fundus, der sich weitet und hebt, eine Dehnung wahr, während sich dieser große Muskel öffnet und das Baby nach unten drückt.

Schmerzen, die einen Sinn haben

Die durch Wehen hervorgerufenen Empfindungen können schmerzhaft sein, doch unterscheiden sie sich grundlegend von Verletzungsschmerzen. Die Wehen selbst sind nicht schmerzhaft, und tatsächlich zieht sich ja die Gebärmutter in der zweiten Schwangerschaftshälfte hin und wieder kräftig und rhythmisch zusammen, ohne dass das wehtut. Am schmerzhaftesten wird die Wehe auf ihrem Höhepunkt empfunden, wenn der Muskel am schwersten arbeitet und am meisten bewirkt, und das kann 30 oder auch nur 15 Sekunden andauern.

Keiner kann sich Schmerzen vorstellen, die er selbst noch nicht erlebt hat. Rein körperliche Anstrengung, wie sie beim Schnelllauf oder beim Bergsteigen nötig ist, ruft ebenfalls diesen »funktionalen« Schmerz durch Muskeln hervor. Wenn eine Sportlerin nicht an ihren Sieg dächte, würde sie aufgeben.

Wehenschmerzen sind eine Begleiterscheinung der schöpferischen Körpertätigkeit. Was schmerzhaft empfunden wird, ist das Zusammenziehen der Muskeln. Versuchen Sie, jede neue Wehe mit dem Gedanken zu begrüßen: »Großartig! Schon wieder eine!« oder: »Oh, die bringt die Sache voran!«, vor allem wenn sie später gegen Ende der Eröffnungsphase am heftigsten werden.

Mitten in der Geburtsarbeit sind Sie ganz und gar bei der Sache. Diese Intensität kann beängstigend sein, besonders wenn Sie nicht darauf vorbereitet sind und gern hätten, dass alles auf der Ebene des Gelernten abläuft. Deshalb reicht eine Vorbereitung, bei der es nur um die Reaktionen auf Wehen geht, nicht aus. Sie müssen sich auch geistig und emotional auf die überwältigenden Empfindungen bei der Geburtsarbeit einstellen.

Hypnose

Manche Frauen sind überzeugt, dass Hypnose eine wirksame Methode zur Schmerzlinderung sei. Der große Vorteil gegenüber chemischen Betäubungsmitteln ist, dass dadurch die Sauerstoffzufuhr zum Baby nicht verringert wird. Etwa ein Viertel der Frauen, die bei der Geburt unter Hypnose standen, gaben an, dass sie keine Schmerzen hatten, doch die Ergebnisse variierten, und meist sind zusätzlich chemische Schmerzmittel nötig gewesen.

Die verbreitete Annahme, Hypnose sei eine Art Zaubertrick und könne Sie dazu bringen, alles zu tun, was der Hypnotiseur will, ist abwegig. Hypnose ist einfach ein Zustand erhöhter Beeinflussbarkeit, der durch tiefe Entspannung und Konzentration erzeugt wird.

In tiefer Trance sind Menschen völlig schmerzunempfindlich, so dass sie ohne örtliche Betäubung eine Zangengeburt oder das Nähen nach einem Dammschnitt ertragen können. Es wird geschätzt, dass von 100 Frauen etwa zwei in eine so tiefe Trance gelangen können, dass sie sogar bei einem Kaiserschnitt keine Schmerzen empfinden würden.*

Wenn Sie sich für Hypnose entscheiden, üben Sie gewöhnlich progressive Entspannung gegen die Angst und eine positive Einstellung zur Geburt. Wenn Sie Autohypnose wünschen, wird der Hypnotiseur Ihnen suggerieren, dass Sie sich selbst zum Einschlafen bzw. Aufwachen bringen können.

Doch in allen guten Vorbereitungskursen werden Elemente der Autohypnose vermittelt, wenn das auch Geburtsvorbereiterinnen meist ungern zugeben. Am besten versuchen Sie selbst, Autosuggestion und positive Phantasien kreativ zur Geburtsvorbereitung einzusetzen. Das ist das unschädlichste Schmerzmittel, das es gibt.

Akupunktur

Akupunktur ist eine weitere Möglichkeit der Schmerzlinderung. Dieser chinesischen Therapieform liegt eine ganz andere Theorie über den menschlichen Körper zugrunde als der westlichen Medizin. Mit haarfeinen Nadeln werden zwölf unter der Haut verlaufende Energiebahnen stimuliert, die so genannten Meridiane. Die Energie lässt das Blut wieder ungehemmt fließen, wärmt den Körper und bekämpft Krankheiten. In der Schwangerschaft hilft Akupunktur gegen Übelkeit, Erbrechen und Verstopfung, wird zum Drehen von Beckenendlagen eingesetzt und kann die Wehen auslösen. Akupunkteure arbeiten manchmal zusätzlich mit Moxibustion, indem sie kleine Brennkegel aus Kräutern auf verschiedenen Körperteilen verbrennen. Bei den Wehen lässt sich der Schmerz durch Ohr-Elektroakupunktur dämpfen; bei dieser Technik kann die Frau selbst den Grad der Stimulation bestimmen.* In Peking wird Akupunktur heute bei 98% aller Kaiserschnitte angewendet.* Manchmal werden zusätzlich Medikamente in geringen Dosen verabreicht, jedoch keine Periduralanästhesie vorgenommen.

Die Vorteile von Akupunktur sind, dass sie leicht angewendet werden kann, sofort reversibel ist und die Babys bei der Geburt in einem besseren Zustand sind als nach Pethidin (Dolantin). Einige Untersuchungen haben ergeben, dass die Eröffnungsphase bei Erstgebärenden durch Akupunktur verkürzt wurde. Diese Frauen hatten das Gefühl, selbst mehr über den Ablauf von Wehen und Geburt bestimmen zu können als bei der Einnahme von Schmerzmitteln.*

Transkutane elektronische Nervenstimulation (TENS)

Bei der TENS wird ein pulsierender elektrischer Reiz variabler Intensität durch Elektroden auf die Haut geleitet. Das scheint im Körper die Produktion natürlicher schmerzlindernder Substanzen, vor allem endogener Morphine, anzuregen.

Die Elektroden werden in der Eröffnungsphase befestigt, und wenn sich eine Wehe aufbaut, schaltet die Frau selbst die Impulsgeber ein und spürt dabei ein leichtes Prickeln. Die Elektroden werden meist am Rücken befestigt, können aber auch am Bauch oder in der Leistengegend sitzen. Die TENS hat den Nachteil, dass sie sich nicht im Wasser anwenden lässt. Jedoch wird diese Methode von immer mehr Kliniken angeboten.

»Ein Vorteil des TENS-Geräts bestand darin, dass ich aktiv etwas tun konnte, und das half mir, die lange, ermüdende Eröffnungsphase durchzustehen.«

Reflexzonenmassage

Sie ist ähnlich wie Shiatsu eine Form der Akupressur. An den Füßen, Händen und im Gesicht wird manueller Druck ausgeübt, der unter der Haut liegende Nervenenden stimuliert. Dies zielt darauf ab, das Gehirn zur Produktion endogener Morphine und anderer schmerzdämpfender Substanzen anzuregen. Während der Geburtsarbeit werden auch die Füße massiert und sanft gedrückt.

Aromatherapie

Bei der Aromatherapie geht es darum, angenehme Düfte einzuatmen, die Ihnen helfen, sich wohl in Ihrer Haut zu fühlen. Sie schafft eine positive »Geruchsatmosphäre«, was sehr nützlich sein kann, wenn Sie Ihr Baby in der Klinik bekommen. Störende Krankenhausgerüche werden übertönt, und auch Ärzte und Hebammen entspannen sich und genießen den Duft. Pflanzenessenzen stimulieren die Riechzellen in der Nase, die chemische Signale ans limbische System im Gehirn schicken, das wiederum neurochemische Substanzen ins Blut ausschüttet. Die Essenzen erfrischen – stellen Sie sich den Duft von Orangen, Zitronen, Eukalyptus oder Rosmarin vor – oder entspannen, wie z. B. Lavendel, Geranie oder Rose. Ätherische Öle regen außerdem die Produktion von Endorphinen an, den natürlichen Schmerzkillern des Körpers, die eine morphinähnliche Struktur haben, so dass Sie wahrscheinlich keine oder zumindest weniger Schmerzmittel brauchen.

Ätherische Öle lassen sich vielseitig einsetzen. Sie können ein paar Tropfen auf ein Kissen, ein Taschentuch bzw. einen heißen, feuchten Waschlappen träufeln. Oder Sie stellen eine Mischung her von Ölen aus Soja, Jojoba, Aprikosenkernen, Weizenkeimen, Sonnenblumenkernen, Mandeln oder Avocado und massieren sie in die Haut ein. Vielleicht geben Sie lieber ein paar Tropfen pure oder verdünnte Essenz ins Badewasser oder Geburtsbecken. Oder Sie lassen das Öl in der Duftlampe über einer Kerze oder im elektrischen Verdampfer verdunsten.

Durch das Einatmen ätherischer Öle werden Sie feststellen, dass Ihre Gesichtszüge weicher und Ihr Atem langsamer und tiefer werden. Wenn Sie entspannt und zuversichtlich sind, atmen Sie rhythmisch in vollständigen Atemzügen, und zwischen jedem Einatmen und Ausatmen liegt eine kurze Pause. Experimentieren Sie in der Schwangerschaft mit verschiedenen Düften, damit Sie entdecken, welche auf Sie am wohltuendsten wirken, welche die Atmung erleichtern, erfrischen und beleben und welche die Spannungen aus Ihrem Körper abfließen lassen.

Lavendelöl können Sie direkt auf die Haut auftragen. Sie können ein, zwei andere Öle dazumischen, z.B. Kamille, Rosengeranie, Zeder, Weihrauch, Myrrhe, Jasmin, Neroli, Rosenholz, Rosmarin, Pfefferminze (allerdings nicht, wenn Sie homöopathische Medikamente einnehmen), Melisse oder Mandarine. Einige Öle duften so intensiv, dass Sie nur ein bis zwei Tropfen davon nehmen sollten; schnuppern Sie erst an den Fläschchen, bevor Sie Ihre eigene, ausgewogene Mischung zusammenstellen. Einige gute Mischungen mit entspannender Wirkung sind Lavendel und Orange, Lemongrass und Orange, Rosengeranie und Orange, Ylang-Ylang, Sandelholz und Jasmin. Rose, Neroli (sehr teuer) und Sandelholz, verdünnt in Jojobaöl, können im Gesicht und im Nacken einmassiert werden.

»Der Arzt kam in den Raum und fragte: ›Was duftet hier denn so gut?‹ Die ätherischen Öle schufen eine entspannende Atmosphäre, die wir alle genossen.«

Muskatellersalbei sollte in der Schwangerschaft nicht verwendet werden, weil er die Gebärmutter zu Kontraktionen anregen kann. Er kann jedoch nützlich werden, wenn sich der Muttermund bei den Wehen nur langsam öffnet und es sehr lange dauert, bis die Wehen richtig einsetzen oder wenn Sie zwei Wochen oder länger überfällig sind. Im Grunde wurde noch nicht viel über die Vorzüge und Risiken der Aromatherapie bei Schwangerschaft und Geburt geforscht. Die dabei verwendeten ätherischen Öle sind hochkonzentriert, und Moleküle, die in den Blutstrom wandern, können auch das Baby erreichen. Wenn wir strenge Tests von Medikamenten fordern, die ja auch meist Pflanzenderivate sind, sollten wir auch auf Forschungen über die Wirkung der Aromatherapie bestehen. Bücher zur Aromatherapie (z.B. von Susanne Fischer-Rizzi oder Anne Charlish) finden Sie im Anhang (siehe S. 412).

Homöopathie

Die Homöopathie zielt auf die Behandlung des ganzen Menschen ab, auch der geistigen und emotionalen Zustände, die das körperliche Wohlbefinden stören können. Es gibt 2500 homöopathische

Medikamente; viele davon werden aus Pflanzen hergestellt, aber auch aus Metallen (Gold, Silber), tierischen Produkten (Kuhmilch, Schlangengift), Allergenen (Blütenstaub, Hausstaub) und Extrakten aus Medikamenten (Aspirin). Alle diese Heilmittel folgen dem Prinzip, dass Gleiches mit Gleichem zu behandeln ist, allerdings in starker Verdünnung. Je höher die Verdünnung (in Potenz ausgedrückt), desto wirksamer das Medikament.

Eine homöopathische Geburtsapotheke könnte aus folgenden Mitteln bestehen:

- Arnica. Verringert Blutungen und hilft bei Quetschungen.
- Hypericum. Fördert die Heilung der Haut.

Mit diesen beiden Mitteln (Potenz und Einnahme laut Homöopath) können Sie beginnen, sobald die Wehen einsetzen; sie werden mindestens fünf Tage lang eingenommen.

- Staphysagria. Heilt Verletzungen der Harnröhre und hilft bei Wochenbettdepressionen.
- Hypericum und Calendula als kombinierte Urtinktur, die Hautabschürfungen und Quetschungen lindert. Vermischen Sie 10 Tropfen mit 20 ml (eineinhalb Esslöffeln) sterilem, kaltem Wasser, und bestreichen Sie damit wunde Stellen.*

Wenn Sie zum Homöopathen gehen, dauert die Anamnese etwa eine Stunde, und diese Bereitschaft, dem Patienten zuzuhören, mag einer der Gründe für den Erfolg der Homöopathie sein. Manche Homöopathen haben gleichzeitig die Zulassung zum Allgemeinarzt.

Bachblütentherapie

Mit diesen Heilmitteln, die ähnlich wie homöopathische Präparate wirken, werden Gefühlszustände und keine körperliche Erkrankungen behandelt. Sie lassen sich bei Schwangerschaft und Geburt gegen Stress, Angst und mangelndes Selbstvertrauen einsetzen. Die Tinkturen werden in homöopathischer Verdünnung angeboten; die Pflanzenessenzen sind mit Alkohol konserviert. Nach Dr. Bach gibt es 38 klassische Blüten für verschiedene Gefühlszustände wie Depression, Schock, Furcht und Gereiztheit, und weil unsere Emotionen oft komplex sind, werden auch die Mittel häufig kombiniert. Das Universalheilmittel »Rescue-Remedy« wird für alle empfohlen, die schwer mit überraschenden Ereignissen zurechtkommen. Weitere Informationen können Sie Büchern über Bachblütentherapie (siehe auch S. 412) entnehmen. (In diesem Zusammenhang sei auch das Buch von Dirk Albrodt und Brigitte Glowsky erwähnt, in dem zahlreiche erprobte Blütenessenzen zur Selbstbehandlung während Schwangerschaft und Geburt vorgestellt werden.)

Das Baden

Sie kennen sicherlich die schmerzlindernde Wirkung eines heißen Vollbads bei Rückenschmerzen, Muskelkater oder Menstruationsschmerzen. Viele Frauen haben auch erlebt, wie gut warmes Wasser bei den Wehen tut. Die Herztätigkeit wird verbessert, der Puls wird langsamer. Sich im wohltuenden Vollbad völlig zu entspannen kann geburtswirksame Wehen fördern. Aber das ist noch lange nicht alles. Weil Wasser der Schwerkraft und dem Druck im Rücken und am Gesäß entgegenwirkt und auch den Druckschmerz im Inneren des Körpers vermindert, hat es eine weitere schmerzlindernde Wirkung.*

Manchmal ist das Schmerzempfinden so verringert und der Muttermund öffnet sich so schnell, dass das Baby im Wasser zur Welt kommt. Das ist ungefährlich, denn das Kind holt erst Atem, wenn es aus dem Wasser gehoben wird, und einige Minuten lang pulsiert weiterhin die Nabelschnur und versorgt es mit Sauerstoff.

Geburt im Wasser

Wenn Sie bei den Wehen und der Geburt gern Wasser zu Hilfe nehmen möchten, besprechen Sie Ihren Wunsch mit Ihrer Hebamme oder dem Arzt. Manche Kliniken bieten zwar ein Wasserbecken für die Wehen an, betrachten Geburten im Wasser jedoch mit Skepsis. Sie haben Bedenken wegen Infektionen, vor allem bezüglich HIV. Angesichts des hohen Standards an Hygiene in heutigen Kliniken gibt es keinen Grund zur Sorge, dass bei einer Wassergeburt eine größere Ansteckungsgefahr bestehen soll als bei einer »trockenen«

Starke Wehen *sind im Wasser leichter zu verarbeiten.*

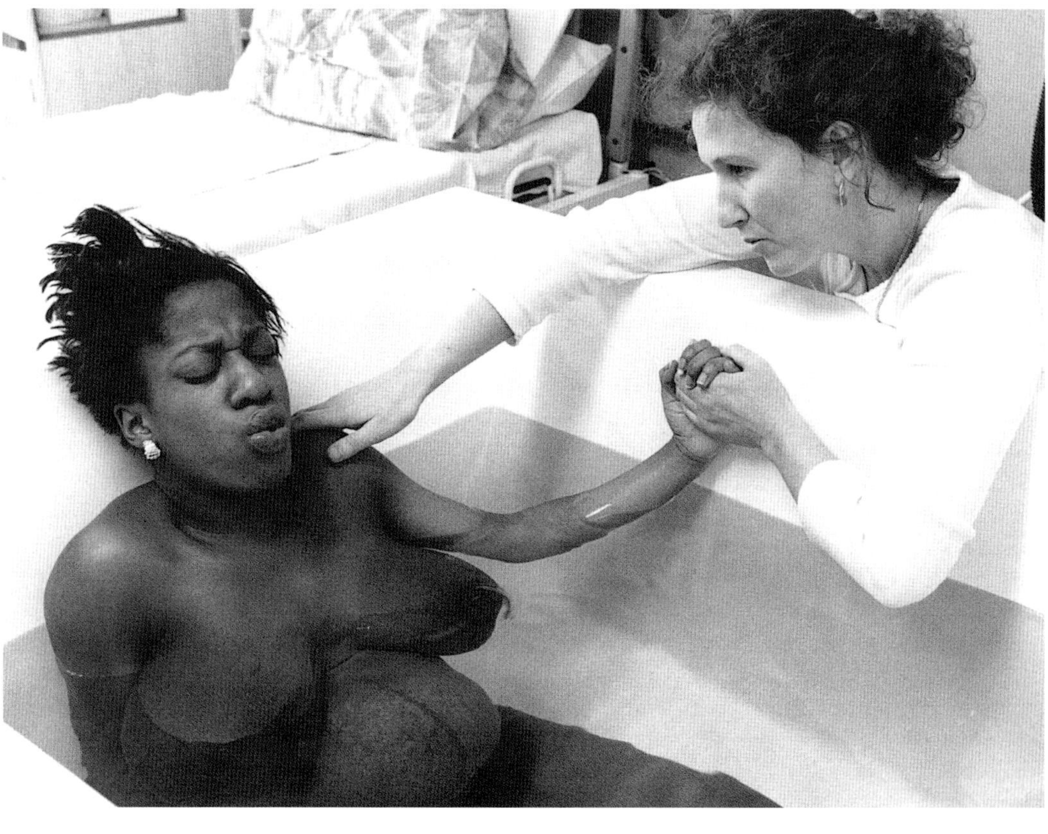

Geburt. Eine AIDS-Expertengruppe der britischen Gesundheitsbehörden hält es für nicht gerechtfertigt, werdende Mütter als Vorbedingung für die Benutzung eines Geburtsbeckens auf AIDS hin zu testen. In manchen Kliniken dürfen Frauen mit hohem Blutdruck, einem Blasensprung oder bei Zwillingen und einer Beckenendlage kein Wasserbecken benutzen. Stattdessen werden Duschen angeboten. Bei Beckenendlage ist es sicherer und praktikabler, wenn die Geburt nicht im Wasser, sondern mit Hilfe der Schwerkraft auf dem Trockenen stattfindet.

Die Benutzung eines Wasserbeckens ist heute in vielen Kliniken und bei Hausgeburten durchaus üblich.* Sie gilt nicht mehr als »alternativ«, sondern als eine unter vielen Möglichkeiten, die Geburt zu erleichtern. Die Hälfte aller Frauen, die während der Wehen ein Wasserbecken benutzen, bekommen auch ihr Baby im Wasser. Sie genießen die Bewegungsfreiheit, die schmerzlindernde Wirkung des Wassers und die friedliche Atmosphäre in der Geborgenheit des Beckens. Viele sind der Meinung, dass eine Geburt im Wasser für das Kind, das neun Monate im Fruchtwasser schwebte, ein sanfterer Übergang ins Leben sei.

Bei einer Wassergeburt sollte das Baby nie unter Wasser gelassen, sondern der Mutter sofort in die Arme gelegt werden. Da das Neugeborene sehr schnell auskühlen kann, ist es wichtig, dass der Raum sehr gut aufgeheizt ist. Beim Verlassen des Beckens sollten Sie und Ihr Baby in ein großes Badetuch eingewickelt werden, damit Sie beide nicht frieren.

Auch wenn Sie den Entschluss gefasst haben, Ihr Kind im Wasser zur Welt zu bringen, sollten Sie auch für andere Möglichkeiten offen bleiben. Manche Frauen, die es sehr genossen haben, sich in der Eröffnungsphase im Wasser treiben zu lassen, wollten das Wasser zu Beginn der Austreibungsphase verlassen, um festen Boden unter den Füßen zu spüren. Tun Sie, was Ihr Körper Ihnen im jeweiligen Moment sagt.

Wie sicher ist eine Wassergeburt?

Ein gesundes Neugeborenes atmet nicht unter Wasser.* Babys atmen vor der Geburt in der Gebärmutter, wobei nicht Luft, sondern Fruchtwasser in die Lungen gelangt. Vor Beginn der Wehen hört das Kind auf zu atmen, wahrscheinlich aufgrund hormoneller Veränderungen und eines Anstiegs des Prostaglandins E_2. Diese hormonelle Atemhemmung bleibt bestehen, solange die Nabelschnur nicht durchtrennt ist, weil dann das prostaglandinhaltige Blut weiter in den Blutkreislauf des Babys fließt.

Fruchtwasser ist warm und die Körpertemperatur des Babys liegt sogar leicht über der der Mutter. Sehr heißes Wasser kann jedoch den Sauerstoffanteil im Blut, das zum Kind fließt, verringern; daher sollte das Wasser im Becken Körpertemperatur haben. Ein gesundes Neugeborenes, das in körperwarmem Wasser geboren wird, atmet kein Wasser ein.

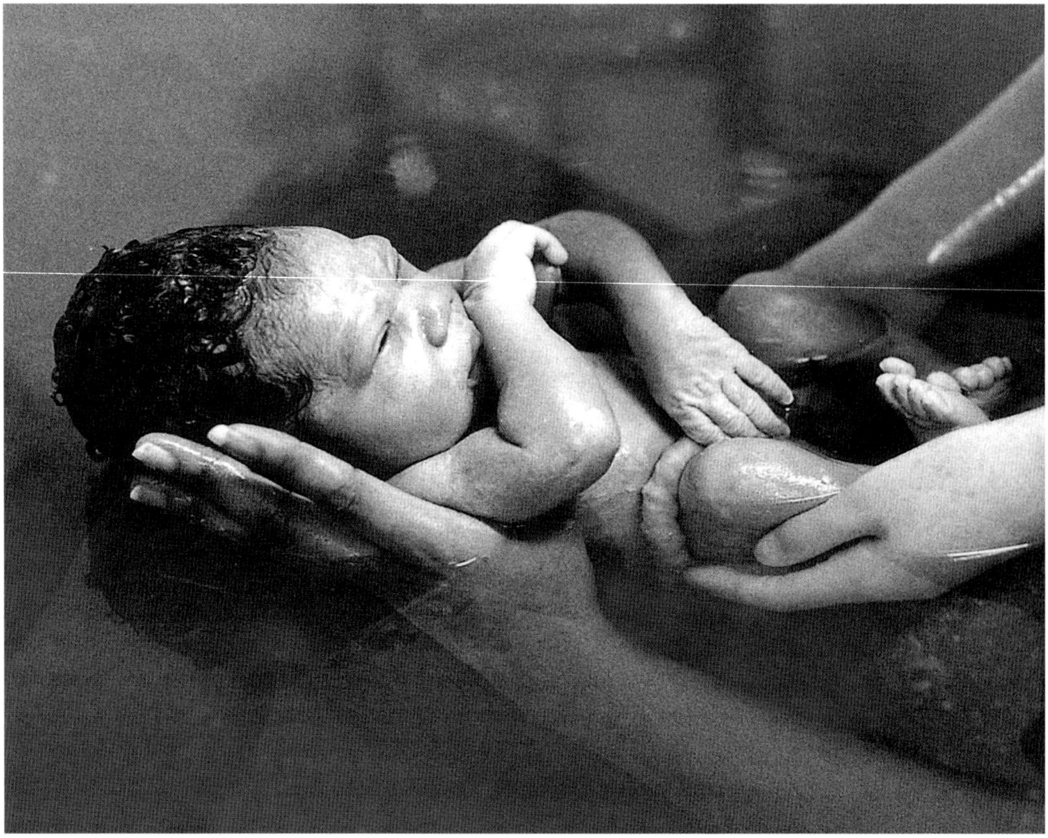

Das Baby wird sanft hochgehoben *und liebevoll begrüßt.*

Die harte Geburtsarbeit, das Quetschen und Pressen führen zu einer normalen Verringerung des Sauerstoffgehalts im kindlichen Blut (Hypoxämie). Das Baby wird deshalb aber keinen Versuch machen, Wasser einzuatmen. Nur wenn ein Kind unter starkem Sauerstoffmangel leidet (Hypoxie), wird es dadurch stimuliert, nach Luft zu schnappen – und Wasser einzuatmen.

Am Eingang zum kindlichen Kehlkopf sitzen mächtige geschmacksempfindliche Chemorezeptoren, die das Baby in die Lage versetzen, zwischen Dingen zu unterscheiden, die eingeatmet werden, und Dingen, die geschluckt werden. So gelingt es dem Kind, beim Trinken gleichzeitig zu atmen und zu schlucken. Ein im Wasser geborenes Baby wird daher eher Wasser *schlucken* als Wasser einatmen. Salzwasser wird vielleicht leichter eingeatmet, weil es dem Fruchtwasser ähnelt. Da man noch nicht weiß, ob das schädlich ist, müssen weitere Forschungen abgewartet werden.

Bei einer Wassergeburt sollten Sie darauf achten, dass das Wasser über Ihren Bauch reicht; halten Sie die Schultern und Oberarme immer entspannt, damit Sie den Damm nicht aus dem Wasser heben, denn das Köpfchen des Babys sollte nicht *über* Wasser entbunden und dann untergetaucht werden.

Schmerzmittel bei der Geburt

Es gibt viele verschiedene Schmerzmittel, die unterschiedlich gut geeignet sind. Es ist wichtig zu wissen, welche Medikamente verwendet werden können und wie sie wirken, damit Sie selbst mitentscheiden können. Es kommt nämlich auch auf Sie an, ob und wie viel Schmerzmittel Sie einnehmen wollen. Ein Anästhesist in der Geburtshilfe hat einmal gesagt: »Die einzige, die den Schmerz wirklich beurteilen kann, ist die Patientin ... eine Standarddosis wird den individuellen Abweichungen in der Reaktion auf Schmerz nicht gerecht.«*

Da alle während der Geburtsarbeit verabreichten Präparate vom Blutkreislauf der Mutter auf das Baby übergehen, sollten Sie sich vor Augen führen, dass manche Betäubungs- und Schmerzmittel Ihre erste Begegnung mit dem Neugeborenen erschweren können.

Tranquilizer und Analgetika

Tranquilizer gehören zu den Beruhigungsmitteln und werden bei Ängstlichkeit und Angespanntheit verabreicht. Intramuskulär gespritzt wirken sie nach 15 Minuten, durch den Mund eingenommen nach 30 Minuten. Das Baby wird davon schlaff und hat bei der Geburt einen schwachen Saugreflex. Tranquilizer wirken sich auch auf den Temperaturausgleich des Kindes aus. Die Wirkung von Diazepam (in Valium) hält eine halbe bis vier Stunden lang an und überträgt sich rasch auf das Baby. Die Hersteller berichten, dass das Erinnerungsvermögen der Frau an die Wehen und die Entbindung herabgesetzt wird und in 70% der Fälle eine völlige Amnesie (Gedächtnislücke) auftritt. Zudem bewirkt es bei Anwendung während der Geburtsarbeit Veränderungen der Herztöne des Babys. Manchmal werden Tranquilizer zusammen mit Analgetika (Schmerzmittel) verwendet, z. B. mit Pethidin (in Dolantin), um ihre Wirkung zu erhöhen.

Betäubungsmittel Zur Schmerzlinderung bei Wehen werden am häufigsten Betäubungsmittel wie Pethidin (in Dolantin) verwendet. Sie können oral, intravenös oder durch eine intramuskuläre Injektion verabreicht werden. Die Wirkung tritt nach 15 Minuten ein und hält zwei bis vier Stunden lang an. Einige Frauen fanden es gut, weil sie sich danach entspannt und etwas beschwipst gefühlt haben, andere fühlten sich benebelt und handlungsunfähig. Manche Frauen bekommen sogar Halluzinationen. Der Blutdruck kann plötzlich absinken, so dass die Glieder einschlafen und die Frau an Schwäche und Orientierungslosigkeit leidet.

Übelkeit ist eine häufige Nebenwirkung von Dolantin. Von zehn Frauen müssen sich eine oder zwei erbrechen. Manchmal werden zur Verhinderung von Übelkeit Antihistaminika verabreicht, die jedoch noch schläfriger machen. Manche Betäubungsmittel dürfen bei Asthma nicht gegeben werden, weil sie die Atmung unterdrücken. Aber auch bei Frühgeburten sollten Betäubungsmittel besser vermieden werden.

Dolantin hat auch eine starke Wirkung auf das Baby. Es tritt eine größere Menge davon in den Kreislauf, wenn es fünf Stunden vor der Geburt, noch mehr, wenn es drei Stunden davor gespritzt wird. Wird es 45 Minuten vor der Geburt verabreicht, baut es sich im kindlichen Gewebe nicht mehr auf. Doch in der Austreibungsphase brauchen Sie vermutlich kein Medikament mehr, da Sie schwer damit beschäftigt sind, das Baby hinauszuschieben. In manchen Kliniken werden Schmerzmittel in computergesteuerten Spritzen angeboten, bei denen die Menge von der Patientin selbst dosiert wird, so dass sie sich so viel nehmen kann, wie sie braucht. Dabei wird meist weniger Dolantin verbraucht als beim Spritzen durch die Geburtshelfer.

In der Forschung gibt es Hinweise darauf, dass Opiate oder Barbiturate möglicherweise das Suchtrisiko im späteren Leben erhöhen. Schwedische Forscher empfehlen andere Methoden der Schmerzlinderung, bei denen keine größeren Mengen chemischer Substanzen die Plazenta passieren.*

Metamizol (in Novalgin) wird manchmal statt Dolantin angeboten; angeblich lindert es den Schmerz effektiver. Es weist unter Umständen dieselben Nebenwirkungen wie Dolantin auf – Müdigkeit, Übelkeit, Erbrechen, Schwindelgefühle, Zittern, Schwitzen und nervöse Unruhe. Die Wirkung kann sich ebenfalls auf das Baby übertragen.

Lachgas (Stickoxidul) wird, mit Sauerstoff gemischt, über eine Einatmungsmaske verabreicht. Sie brauchen Lachgas nur in der ersten Wehenhälfte anzuwenden, da die schmerzlindernde Wirkung über den Höhepunkt der Wehe hinaus anhält. Lachgas verschwindet mit dem ersten Atemzug des Babys nach der Geburt aus seinem Körper. Die Einatmungsmaske muss fest an Ihrem Gesicht anliegen, weil das Gas sonst ausströmt.

Die schmerzstillende Wirkung, die verhältnismäßig schwach ist und manchen Frauen nicht genügt, tritt innerhalb von 15 bis 30 Sekunden ein und hält etwa eine Minute lang an. Deshalb kommt es sehr auf den richtigen Zeitpunkt an. Eine Frau beschreibt das so: »Wenn ich den Beginn einer Wehe spürte, atmete ich dreimal Lachgas durch meinen geöffneten Mund ein und aus. Ich machte ganz lange Atemzüge … Wenn die Wehe dann stärker wurde, legte ich die Maske weg und ging zur schnellen Atmung über. Das funktionierte großartig …«

ÖRTLICHE BETÄUBUNG (REGIONALANÄSTHESIE)

Örtliche Betäubungsmittel können ebenfalls die Plazenta passieren, wenn sie jedoch im Scheiden- und Dammbereich gespritzt werden, besteht die geringste Wahrscheinlichkeit einer Beeinträchtigung des

Babys. Sie werden vor einem Dammschnitt (siehe S. 320), einer Saugglocke oder einer Zangengeburt (siehe S. 334) gegeben, falls Sie keine andere Anästhesie bekommen haben.

Paracervicalblock Bei diesem Verfahren wird um den Muttermund herum mehrmals Lokalanästhetikum gespritzt. Die Wirkung tritt beim Baby sofort ein, und bei drei von zehn Kindern verlangsamt sich die Herzfrequenz (ein Zustand, der als Bradykardie bezeichnet wird).* Da als Folge davon bereits einige Babys gestorben sind, wird der Paracervicalblock kaum noch angewendet.

Spinalanästhesie Dabei wird am unteren Ende der Wirbelsäule in die zerebrospinale Flüssigkeit ein Narkosemittel gespritzt, das die Frau von den Hüften bis zu den Zehen betäubt. Die Wirkung tritt nach etwa zehn Minuten ein. Nach der Geburt müssen Sie noch etwa acht Stunden flach liegen bleiben, um Kopfschmerzen vorzubeugen. Spinalanästhesien gelten als nicht ganz ungefährlich, weil der Blutdruck sinkt und das Baby dadurch weniger Sauerstoff bekommt. Auch die Wehen können sich verlangsamen, und in der Regel ist eine Zangenentbindung nötig.

Pudendusblock Er betäubt die Nerven (vor allem den Pudendusnerv) im Damm und kann nach der vollen Eröffnung jederzeit mittels Injektion eines Lokalanästhetikums hervorgerufen werden. Er schaltet den Dehnungsschmerz im Damm aus und führt zu einer Entspannung dessen Muskulatur. Oft wird er vor einem Dammschnitt oder einer Entbindung mit Zange oder Saugglocke verwendet.

Periduralanästhesie (PDA), Epiduralanästhesie Hierbei wird ein Lokalanästhetikum in den Periduralraum zwischen Wirbelkanal und harter Rückenmarkshaut gespritzt. Durch einen Katheter, der bei der ersten Injektion angelegt wird, kann die Anästhesie immer wieder aufgefrischt oder als kontinuierlicher Tropf verabreicht werden. Bei letzterem kann der Anästhesist das Mittel in einer geringeren Konzentration geben, was die unerwünschten Nebenwirkungen verringert. Zum Anlegen der PDA müssen Sie vorgebeugt sitzen oder zusammengerollt auf Ihrer linken Seite liegen – eine schwierige Haltung bei starken Wehen. Es dauert eine halbe Stunde, bis die Wirkung eintritt.

»Ich musste aufs Gerät schauen, um zu merken, wann ich eine Wehe hatte … Ich wollte so gern spüren, wie es herauskommt, und dass ich nichts davon mitbekam, war furchtbar enttäuschend.«

Durch eine Periduralanästhesie kann völlige Schmerzfreiheit herbeigeführt werden. Sie kann deshalb auch bei einem Kaiserschnitt Anwendung finden. Sie sind dann von der Taille oder manchmal auch vom Nabel abwärts entweder völlig oder teilweise empfindungslos, bleiben aber bei klarem Bewusstsein. Bei einer schmerzhaften Geburt, die schwierig und langwierig ist, scheint eine Periduralanästhesie die ideale Lösung zu sein.

Eine PDA sollte jedoch nicht gelegt werden, wenn Sie Blutungen aus der Plazenta hatten, wenn Sie niedrigen Blutdruck haben, Antigerinnungsmittel nehmen oder an der Einstichstelle eine Hautinfektion haben. Meist verlängert eine PDA die Wehen, daher ist es oft nötig, die Gebärmutter mit einem intravenösen Oxitozintropf zu stimulieren. Auch sollten Sie bedenken, dass eine PDA nicht immer wirkt. Es kann schwierig sein, die richtige Stelle zum Einspritzen zu finden, und manchmal spricht nur eine Seite auf das Mittel an, so dass Sie unter Umständen halbseitige Wehen spüren. Dann versucht der Anästhesist meist, die PDA zu verlegen, bis Sie schließlich von den Schmerzen befreit sind.

Das Betäubungsmittel ist das Gleiche, das auch Zahnärzte verwenden. Obwohl es nur eine örtliche Betäubung ist, muss sie von einem erfahrenen Anästhesisten unter sterilen Bedingungen vorgenommen werden.

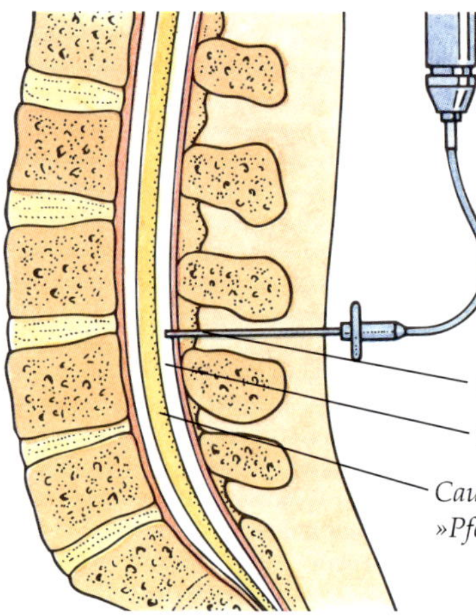

Periduralanästhesie
Eine PDA ist die effektivste Form der Schmerzlinderung durch pharmakologische Mittel. Die Nadel dringt nicht bis zum Ausläufer des Rückenmarks (Cauda equina »Pferdeschwanz«) vor, sondern bleibt im Periduralraum stecken.

Eine Periduralanästhesie senkt den Blutdruck, in drastischen Fällen müssen Gegenmittel gegeben werden, damit er wieder steigt. Deshalb bekommen manchmal Frauen mit hohem Blutdruck eine Periduralanästhesie verabreicht, obwohl sie vielleicht gar keine schmerzhaften Geburten hatten. In einer Untersuchung hatten 39% der Frauen, die eine Periduralanästhesie bekommen haben, danach niedrigen Blutdruck, der allerdings nur eine Stunde anhielt. Bei zusätzlichem Wehentropf (siehe S. 325) stieg dieser Anteil auf 47%.* Wenn Ihr Blutdruck plötzlich sinkt, wird Ihnen übel und schwindelig, und Sie erbrechen sich vielleicht. Dieses plötzliche Absinken des Blutdrucks wirkt sich auch auf Ihr Baby aus, da das sauerstoffangereicherte Blut schwächer durch die Plazenta gepumpt wird. Die Techniken und Dosierungen der PDA sind von Land zu Land verschieden. In den USA beispielsweise wird fast immer eine kontinuierliche Infusionspumpe verwendet und die Dosis des Bupivacains (lokales Betäubungsmittel) niedrig gehalten, um die Nebenwirkungen zu verringern. In Deutschland hingegen wird die PDA meist in Form einer Einmalgabe des Bupivacains durchgeführt; die schmerzlindernde Wirkung hält dabei ca. sechs bis acht Stunden an. Um das Risiko eines plötzlichen Blutdruckabfalls zu verringern, werden vor und während der PDA Infusionen über die Venen verabreicht.

Durch eine Periduralanästhesie kann eine Reihe anderer Eingriffe ausgelöst werden, auf die Sie sich gar nicht eingestellt haben. Möglicherweise bekommen Sie Oxytozin verabreicht und werden darüber hinaus kontinuierlich von einem Herzton-Wehenschreiber überwacht. Auch kommt es dadurch öfter zum Kaiserschnitt.* Dieses Risiko ist dabei am größten, wenn die PDA gelegt wird, bevor der Muttermund 5 cm eröffnet ist.

Da Sie kein Gefühl mehr für Ihre Blase haben, muss sie durch einen Katheter entleert werden. Und nachdem Sie auch keinen Pressdrang mehr empfinden, muss der kindliche Kopf vielleicht mittels Saugglocke oder Zange geholt werden.*

Um dem vorzubeugen, hätten Sie vielleicht gern, dass die Betäubung gegen Ende der Eröffnungsphase abklingt, so dass Sie keine Auffrischung mehr brauchen. Haben Sie jedoch in der Eröffnungsphase überhaupt keine Wehen gespürt, müssen Sie nun kurz vor der vollständigen Eröffnung unter Umständen mit sehr langen, heftigen Wehen fertig werden, die Sie vielleicht nicht verkraften. Pressen Sie nicht einfach, sondern atmen Sie immer durch die Wehen durch, bis das Köpfchen Ihres Babys weit unten am Damm liegt. Wenn Sie pressen, nur weil Sie glauben, dass Sie *müssen*, droht eher die Gefahr, dass das Köpfchen im Becken stecken bleibt. Bei einer PDA verlieren die Beckenbodenmuskeln ihren Tonus, doch genau diese Muskeln unterstützen die Drehung des kindlichen Kopfs, während er durch sie hindurch nach unten rutscht. In einem solchen Fall ist ein Eingriff mit Zange oder Saugglocke unvermeidbar. Eine PDA vervielfacht also das Risiko, dass Ihr Baby in einer vorderen Hinterhauptslage oder Querlage stecken bleibt (siehe S. 263).* Die Geburtshelfer begegnen diesem Problem oft mit einem Oxytozintropf. Doch Sie können auch selbst etwas tun und das Risiko des Steckenbleibens um die Hälfte reduzieren, wenn Sie mit dem Pressen warten, bis das Köpfchen des Babys sichtbar wird. Das kann nach der vollen Eröffnung bis zu zwei Stunden dauern.*

Zu den Nebenwirkungen einer PDA gehört auch, dass die Körpertemperatur steigt. Hat eine Frau während der Wehen Fieber, wird außerdem untersucht, ob sie und das Neugeborene an einer Infektion leiden; das Baby wird womöglich »vorsorglich« zur Beobachtung in die Intensivstation gebracht und mit intravenösen Antibiotika behandelt.

Eine PDA kann auch langfristige Nebenwirkungen haben. Manche Frauen klagen nach einer PDA über Rückenschmerzen, Migräne, Nackenschmerzen oder taube Hautpartien.*

Bei einer PDA geht das Betäubungsmittel innerhalb von zehn Minuten auf das Baby über; über die möglichen Auswirkungen wird noch geforscht.* Einige Untersuchungen kommen zu dem Schluss, dass die Kinder danach nervöser und zappeliger sind, andere ergeben, dass sie nach der Geburt eher schläfrig sind.* Jedoch muss dabei auch berücksichtigt werden, welche zusätzlichen Mittel in welcher Dosierung gegeben wurden, wie lange die PDA bestand und in welchem Zustand der Fetus im Mutterleib war. Wenn Sie sich für eine PDA entscheiden, dann denken Sie daran, dass Schwierigkeiten in der ersten Woche vielleicht auf die PDA zurückgehen könnten, also nicht auf Ihre Unfähigkeit als Mutter. Sie werden diese Zeit bald überstanden haben, und dann bessert sich auch die Beziehung zu Ihrem Baby schnell.

Mobile Periduralanästhesie Damit Frauen auch bei einer PDA noch ein Gefühl in den Beinen haben und sich etwas bewegen können, wird Bupivacain in geringeren Dosen gegeben. Dafür gibt es drei Möglichkeiten:

1. Die erste Dosis des Betäubungsmittels – die Hälfte der üblichen Menge – wird in den Subarachnoidalraum gespritzt (Spinalanästhesie), in dem zerebrospinale Flüssigkeit zirkuliert. Dazu wird eine sehr feine Nadel benutzt. Dies verringert das Risiko späterer Kopfschmerzen, doch die richtige Stelle ist noch schwerer zu finden als der Periduralraum, und bei Fehlern droht eine Meningitis.

2. Opiumderivate und örtliche Betäubungsmittel werden sowohl in den Subarachnoidalraum als auch in den Periduralraum gespritzt. Wieder gilt, dass bei opiathaltigen Kombinationspräparaten die Bupivacainmenge um fast die Hälfte reduziert werden kann.

3. Die PDA wird im Bedarfsfall durch mehrere weitere Spritzen aufgefrischt, oder das Mittel wird mit Hilfe einer Infusionspumpe kontinuierlich verabreicht. Auffrischungsgaben verringern die Dosis im Vergleich zur einmaligen PDA um 35%.

Eine mobile PDA verringert zudem das Risiko von Rückenschmerzen als Spätfolge und die Notwendigkeit geburtshilflicher Eingriffe.* Trotz der Vorteile einer geringeren Dosierung können Spinalopiate Schwindel erzeugen, und die Beine fühlen sich eventuell weich wie Gummi an. Daher sollte stets jemand im Raum sein und die Frau das Geburtszimmer nicht verlassen.

Was Frauen von der PDA halten

Die Meinungen von Frauen über PDA sind sehr geteilt: Eine Untersuchung ergab, dass viele sehr zufrieden waren und von »Wunder« und »Zauberei« sprachen. 18% der Frauen bereuten es jedoch im Nachhinein, einer PDA zugestimmt zu haben und würden das »nie wieder« machen.*

»Wäre ich über die PDA schon damals aufgeklärt worden, hätte ich nicht zugestimmt, aber mir wurde sie als völlig risikofrei und ohne Nebenwirkungen beschrieben.«

Frauen äußerten sich positiv, wenn die PDA auf ihre eigene Entscheidung zurückging, die Atmosphäre freundlich war, wirksam Schmerzen gelindert wurden, wenig zusätzliche Eingriffe stattfanden und sie das Baby selbst hinausschieben konnten. Sehr kritisch äußerten sie sich, wenn sie den Eindruck hatten, dass sie in ihrer Entscheidung nicht frei waren, sie sich emotional nicht unterstützt fühlten, die PDA nicht wirkte, bei der Geburt Saugglocke oder Zange verwendet wurden oder wenn

Nebenwirkungen auftraten – ihnen übel oder schwindlig wurde, sie Kopfschmerzen oder längerfristig Beschwerden wie z.B. Taubheitsgefühle hatten.

Kaudalanästhesie Sie ist eine Sonderform der Periduralanästhesie. Hier wird das Betäubungsmittel zwar auch in den Epiduralraum gespritzt, aber in Kreuzbeinhöhe. Sie blockiert nur dort – und nicht in einem größeren Bereich – Schmerzempfindungen. Dabei ist eine höhere Dosis des Anästhetikums erforderlich; gewöhnlich wird sie Frauen zur kurzzeitigen Schmerzlinderung in der schwierigen Austreibungsphase gegeben.

Zur Anwendung von Medikamenten

Die Atmosphäre in den Kliniken und die persönliche Betreuung sollte sich so gestalten, dass jede Frau die Freiheit hat, schmerzstillende Medikamente auf eigenen Wunsch anzunehmen oder abzulehnen. Bei allen Präparaten, die Sie während der Geburt bekommen, sollte vorher Ihr Einverständnis eingeholt werden. Sie sollten über Wirkungen und mögliche Nebenwirkungen für Sie und Ihr Baby voll informiert werden. Leider ersetzen Medikamente heute oft die liebevolle emotionale Unterstützung und die Zuwendung, die Sie von einer einzigen, persönlichen Geburtsbetreuerin bekommen sollten.

Angst, Einsamkeit und das Gefühl, sich in einer Fabrik der Babyproduktion zu befinden, verstärken die Schmerzen. Wenn Sie hingegen die Vorgänge in Ihrem Körper kennen und wissen, wie Ihnen und dem Baby konkret geholfen werden kann, wenn Sie sich frei bewegen und selbst helfen können und das Gefühl haben, in einer freundlichen Umgebung zu sein, und vielleicht noch jemanden bei sich haben, der Sie liebt, dann sind die Schmerzen viel leichter zu ertragen.

Schmerzmittel wirken sich fast immer auf den Fortschritt der Wehenarbeit aus, verlängern sie oft oder erhöhen die Wahrscheinlichkeit eines operativen Eingriffs. Es mag sich lohnen, diesen Preis zu zahlen, doch die Entscheidung sollte bei Ihnen liegen.

Moderne Anästhesie in der Geburtshilfe ist zwar relativ sicher für das Baby, doch ist wenig über die subtileren kurz- und langfristigen Wirkungen auf das Kind bekannt. Manche Anästhesisten warnen, es seien »noch viele Fragen offen, wie sich die der Mutter verabreichten Medikamente auf die Mutter-Baby-Beziehung und die künftige Entwicklung des Kindes auswirken«.* Sie fordern deshalb Langzeitstudien zur genaueren Einschätzung der Risiken.

Medizinische Kontrolle

Sie haben ein Recht darauf zu entscheiden, was während und nach der Geburt mit Ihrem Körper geschieht. Für Sie besteht weder eine gesetzliche noch persönliche Verpflichtung, medizinischen Eingriffen und Untersuchungen zuzustimmen, die Sie nicht möchten. Wenn etwas ohne Ihr Einverständnis unternommen wird, ist das als Körperverletzung zu betrachten. Von Ihrer Zustimmung wird allerdings ausgegangen, wenn ein bestimmter Eingriff angekündigt wird und Sie nichts einwenden.

Sie haben ein Recht auf vollständige Information darüber, was mit Ihnen und Ihrem Baby geschieht. Nehmen Sie sich Zeit, um über alle zur Verfügung stehenden Möglichkeiten nachzudenken, und lassen Sie sich nicht dazu drängen, einem vorgeschlagenen Eingriff allzu rasch zuzustimmen. Wenn Sie nicht fragen, geht das Klinikpersonal davon aus, dass Sie nicht mehr wissen möchten oder weitere Informationen Sie sogar beunruhigen könnten. Soll die Geburt zur beglückenden und befriedigenden Erfahrung werden, ist jedoch das Gefühl der Mitentscheidung sehr wichtig. Herrscht in diesem Punkt Sicherheit, können Sie »loslassen«, damit Ihr Körper ungehindert arbeiten kann. Frauen hören manchmal den Vorwurf, sie setzten in die Geburt »zu hohe Erwartungen«. Doch Forschungen über psychische Folgen der Geburt zeigen, dass Enttäuschungen nicht zwangsläufig aus weltfremden und rosigen Erwartungen resultieren. Frauen fühlen sich sogar betrogener, wenn die Erwartungen vonvorn herein relativ gering waren. Welches Gefühl die Geburt hinterlässt, hängt stark von menschlichen Beziehungen ab. Sie werden viel eher ein positives Geburtserlebnis haben, wenn Sie in einer entspannten Atmosphäre alle Fragen ausgiebig besprechen können und in sämtliche anfallenden Entscheidungen einbezogen werden.*

»Ich musste stundenlang flach auf dem Rücken liegen und kam mir vor wie ein Stück Fleisch, an dem herumgetastet und -gestochert wurde.«

IHRE ENTSCHEIDUNGSFREIHEIT

Bei allen medizinischen Maßnahmen geht es darum, sorgfältig zwischen den relativen Risiken eines Eingriffs einerseits und dem Zeitverlust andererseits abzuwägen. Um eine fundierte Entscheidung treffen zu können, werden Sie den Rat erfahrener Fachleute zu schätzen wissen, doch letzten Endes entscheiden Sie darüber, *wo* Sie Ihr Kind zur Welt bringen und *wie*. Wenn Sie eine natürliche Geburt bevorzugen, müssen Sie sich darum kümmern. Planen Sie im Voraus, bereiten Sie sich vor, und unternehmen Sie alles, um die richtige Umgebung für dieses Ereignis zu schaffen. Doch bleiben Sie flexibel umzudisponieren, falls bei Ihnen oder Ihrem Baby eine Situation eintritt, in der die moderne Technologie eindeutig Vorteile bietet.

Eine Frau, die ein Kind bekommt, hat nicht nur Rechte, sondern auch Verantwortung, vor allem die, dem Baby den bestmöglichen Start ins Leben zu verschaffen. Manche Mediziner meinen, dass jede verfügbare Maschine und jeder Eingriff, die eine größere medizinische Kontrolle über die Geburt ermöglichen, auch eingesetzt werden müssten. Genauso berechtigt ist die Ansicht, moderne Technologie nur dort anzuwenden, wo sie wirklich nötig ist. Man sollte bei diesen Diskussionen jedoch nie vergessen, dass die Geburt auch eine psychische Erfahrung ist, die die Beziehung von Mutter, Vater und Kind stark beeinflusst – vielleicht noch lange danach.

Die günstigste Umgebung für die Geburt

Optimale Versorgung und der bestmögliche Empfang des Babys schließen emotionale und medizinische Aspekte der Geburt ein. Wenn Sie ärztliche Hilfe annehmen, so bedeutet das nicht, dass Sie die psychischen Dimensionen der Geburt nicht mehr berücksichtigen. Die Technologie stört die persönliche Geburtserfahrung einer Frau nicht zwangsläufig.

Keine Frage, wenn Apparate an die Stelle freundlicher menschlicher Beziehungen treten, gewinnen sie die Oberhand. Stehen dagegen emotionale Unterstützung und Ermunterung im Vordergrund, dann sind Geräte eine nützliche Ergänzung, besonders wenn für das Baby ein Risiko besteht.

Viele Paare können bestätigen, dass sie sich durch die moderne geburtshilfliche Technologie sicherer gefühlt und sie als eine Hilfe, nicht als Behinderung erlebt haben. Doch das setzt eine ganz besondere Umgebung voraus, und alle, die mit den werdenden Eltern zu tun haben, müssen sich auch persönlich einbringen, nicht nur mit ihren technischen Fertigkeiten. Nur in einer solchen Atmosphäre können Vertrauen, Aufrichtigkeit und Zutrauen zu sich selbst entstehen.

Der zunehmende Einsatz von Technologie

Die Geburtshelfer entdecken heute neue Möglichkeiten der Geburtsbegleitung, die früher der Natur überlassen waren. Viele sind der Auffassung, dass die Geburt von Anfang bis Ende der Betreuung bedarf. Dazu müssen sie die Gebärmuttertätigkeit und den Zustand des Babys in jedem Augenblick überwachen, um dafür zu sorgen, dass das Öffnen des Muttermundes, die Wehenstärke und der biochemische Zustand von Mutter und Kind einer festgelegten Norm entsprechen. Das wird als *aktive Geburtsleitung* bezeichnet.*

Viele technische Neuentwicklungen kommen auf den Markt, die von den Ärzten im Kampf gegen die Säuglingssterblichkeit rasch eingesetzt werden. Manche Frauen hassen dieses Eindringen der Technik in einen für sie natürlichen Vorgang und melden Zweifel an den Vorteilen der Apparatemedizin an. Andere fühlen sich sicher durch das Wissen, dass die Geburt sorgfältig überwacht wird, dass sie den genauen Geburtstermin kennen und die ungefähre Dauer der Geburt abschätzen können. In einigen Kliniken weicht der Glaube an die Technologie allmählich einem neuen Verständnis für die Qualität menschlicher Beziehungen. Es gibt jedoch kein für alle Frauen geltendes Rezept. Das Wichtigste ist die *persönliche* Betreuung.

Häufige Eingriffe während der Geburt

Die Wehenfortschritte werden normalerweise durch vaginale Untersuchungen überwacht. Dazu werden zwei Finger durch die Vagina in den Muttermund eingeführt, die abtasten, wie weit er eröffnet ist. So lässt sich auch feststellen, wie weich der Muttermund ist, ob das Baby mit dem Kopf nach unten liegt, wie weit das Köpfchen schon nach unten gerutscht ist und welcher Teil des Kopfes vorangeht.

Vaginale Untersuchungen haben den Nachteil, dass sie die Frau in ihrer Konzentration stören, oft als schmerzhaft oder bedrohlich wahrgenommen werden und trotz der Handschuhe ein gewisses Infektionsrisiko bergen. Doch manche Frauen brauchen die Bestätigung, dass sich der Muttermund gut öffnet, und bitten um Untersuchungen. Eine erfahrene Hebamme, die die Gebärende von Anfang an begleitet, sollte jedoch, vor allem, wenn die Frau nicht unter Schmerzmitteln steht, die Fortschritte der Geburtsarbeit durch reine Beobachtung abschätzen können – anhand der Mimik, der Bewegungen, der Atmung und der Geräusche, die die Frau macht – und sich nicht auf häufige Untersuchungen stützen.*

Wenn Sie in der Klinik ankommen, kann es sein, dass Ihre Fruchtblase gesprengt wird und Sie an einen Herzton-Wehenschreiber

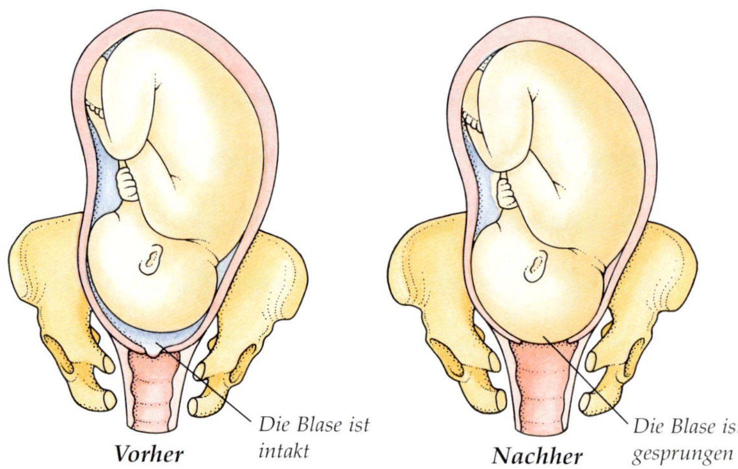

Der Blasensprung
Solange die Fruchtblase intakt ist, polstert sie das Köpfchen des Babys ab. Springt sie, wird das Köpfchen gegen den Muttermund gepresst.

und an einen Tropf angeschlossen werden. Während der Austreibungsphase wird vielleicht zum schnelleren Austritt des kindlichen Kopfes ein Dammschnitt gemacht. Wenn Sie dem Arzt oder der Hebamme nicht vorher ausdrücklich sagen, dass Sie eine solche regulierte Geburt nicht wollen, ist nicht auszuschließen, dass mindestens einer dieser Eingriffe vorgenommen wird.

KÜNSTLICHES SPRENGEN DER FRUCHTBLASE

In vielen Kliniken gehört das Sprengen der Fruchtblase (Amniotomie) zur Routine, die häufig gleich nach der Aufnahme »vorbereitend« durchgeführt wird. Mit einem kleinen Instrument, das wie eine Häkelnadel aussieht, wird die den Fötus umgebende Fruchtblase durch den eröffneten Muttermund durchstochen. Das sollte jedoch unterbleiben, wenn Sie sich noch nicht voll in aktiver Wehenarbeit befinden, d.h. unter 4 cm eröffnet sind.

Normalerweise tritt ein spontaner Blasensprung gegen Ende der Eröffnungsphase ein.* Nur bei 12% der Frauen bleibt die Fruchtblase während der ganzen Geburt intakt. Manchmal platzt die Fruchtblase bei einer vaginalen Untersuchung von selbst.

Da es in der Fruchtblase keine Nerven gibt, tut ein Blasensprung nicht weh. Sie nehmen lediglich einen Schwall warmer Flüssigkeit wahr. Seien Sie jedoch darauf gefasst, dass die Wehen danach stärker werden. Wenn es bis zum Ende der Eröffnungsphase noch nicht zum spontanen Blasensprung gekommen ist, kann eine künstliche Sprengung die Geburt um 30–45 Minuten beschleunigen. Der kindliche Kopf drückt nun stärker gegen den Muttermund, da kein Flüssigkeitspolster mehr vorhanden ist. Das löst eine Oxytozinausschüttung aus, wodurch die Wehen stärker werden.

GRÜNDE FÜR EINE AMNIOTOMIE

Das Sprengen der Fruchtblase ermöglicht dem Arzt neben der Beschleunigung der Geburt die Beurteilung des Fruchtwassers. Wenn es dem Kind schlecht geht, scheidet es Mekonium (Kindspech) aus, das an einer Grünverfärbung des abgehenden Fruchtwassers zu erkennen ist. Darüber hinaus lässt sich durch Amniotomie eine Kopfschwartenelektrode zur Messung der kindlichen Herztöne während des gesamten Geburtsverlaufs am Kopf des Babys befestigen (siehe S. 330–333).

Manche Ärzte ziehen zur Überprüfung des Fruchtwassers ein Amnioskop vor, wobei die Fruchtblase intakt bleibt. Das kann zwar sehr unangenehm sein, ist aber ein schonenderer Eingriff als das Sprengen der Fruchtblase.

RISIKEN BEI EINER ROUTINEMÄSSIGEN AMNIOTOMIE

Abdrücken der Nabelschnur Eine intakte Fruchtblase bietet dem kindlichen Kopf Schutz, da das Fruchtwasser einen Druckausgleich bewirkt. Mit der Amniotomie wird das Wasserpolster um das Kind herum zum Verschwinden gebracht, so dass es der direkten Wirkung der Wehen ausgesetzt ist. Dadurch besteht jedoch erhöhte Gefahr, dass die Nabelschnur abgedrückt und die Blutzirkulation behindert wird. Nicht selten hat das Baby die Nabelschnur um den Hals, und ohne die Polsterung durch das Fruchtwasser sind solche Kinder gegen Druck auf die Nabelschnur besonders empfindlich. Es wird auch angenommen, dass nach Abgehen des Fruchtwassers die kindliche Seite der Plazenta zusammengedrückt und so der Blutfluss zum Baby verringert wird.*

Unterleibsentzündung Eine Amniotomie birgt die Gefahr einer aufsteigenden Entzündung.* Das Risiko nimmt zu, wenn die Geburt nach der Amniotomie länger als 24 Stunden dauert, und dann kann eine operative Geburt notwendig werden.

Wenn die Fruchtblase gesprengt wird, bevor die Wehen gut in Gang gekommen sind, kommt es manchmal vor, dass sie schwächer werden oder ganz aufhören, und es stellt sich heraus, dass das erst Probewehen waren. Wegen des Risikos einer aufsteigenden Infektion wird dann oft beschlossen, durch einen Oxytozintropf Wehen anzuregen, wenn sie längere Zeit nach Sprengen der Fruchtblase nicht von selbst einsetzen.

Verlangsamung der kindlichen Herztöne Einige Untersuchungen haben gezeigt, dass sich nach einer Amniotomie häufig der Herzschlag des Kindes verlangsamt. Diese so genannte Frühdezeleration tritt zu Beginn einer Wehe auf, und am Ende der Wehe schlägt das Herz wieder normal. Viele Geburtshelfer halten eine solche leichte Verlangsamung um 40 Schläge pro Minute für normal und harmlos.* Aus der Tatsache, dass viele Babys nach einer Amniotomie in einem guten Zustand sind und einen hohen Apgar-Index (siehe S. 356) haben, ziehen manche Ärzte den Schluss, das Kind sei infolge der Amniotomie bei der Geburt keiner besonderen Belastung ausgesetzt.

Geburtsverformungen Manche Ärzte sind über die Geburtsverformungen und die Verschiebung der Schädelknochen besorgt, die nach einer Amniotomie verstärkt auftreten können. Es gibt darüber unterschiedliche Ansichten, doch in jedem Fall verschwinden diese Verformungen innerhalb der ersten zwei Lebenswochen.

Die Amniotomie wirft also zahlreiche Fragen auf, die noch nicht hinreichend beantwortet sind – besprechen Sie sich daher mit Arzt oder Hebamme. Auch können Sie darum bitten, dass eine künstliche Sprengung der Fruchtblase nur dann vorgenommen wird, wenn es dem Baby schlecht zu gehen scheint.

Der intravenöse Tropf

In immer mehr Kliniken bekommen Gebärende einen Wehentropf. Eine dünne Kanüle (Hohlnadel) wird in eine Vene an Ihrem Arm

Ein Klinik-Partogramm

Ein Partogramm dokumentiert den Geburtsverlauf und gibt nach dem Schichtwechsel den neuen Betreuern nützliche Informationen.

Kindliche Herzschlagfrequenz *Sie wird in Schlägen pro Minuten aufgezeichnet; als normal gelten 120–160 Schläge pro Minute. Auch der Zustand des Fruchtwassers wird notiert (I=intakt, K=klar).*

Weite des Muttermunds *Alle drei bis vier Stunden wird kontrolliert, wie weit der Muttermund eröffnet ist. Fällt ein Wert zwei Stunden hinter die Norm zurück, regt der Arzt die Wehen mit einem Oxytozintropf an. Außerdem wird der Höhenstand des kindlichen Kopfes notiert.*

Medikamente *Alle verabreichten Medikamente werden vermerkt. In diesem Fall wurde Lachgas mit Sauerstoff zur Schmerzlinderung und Syntometrin zur schnelleren Ausstoßung der Plazenta gegeben.*

Wehen *Häufigkeit, Stärke (Schraffierung) und Länge der Wehen werden in Sekunden angezeigt.*

Blutdruck *Puls und Blutdruck der Frau werden mehrmals während der Wehen gemessen. Der obere Wert zeigt den systolischen Druck, der untere den diastolischen an.*

Temperatur *Auch die Körpertemperatur der Frau wird während der Wehen überwacht.*

Persönliche Daten* der Frau: die letzte Periode (LP), der erwartete Entbindungstermin (ET) und der Zeitpunkt des Blasensprungs.*

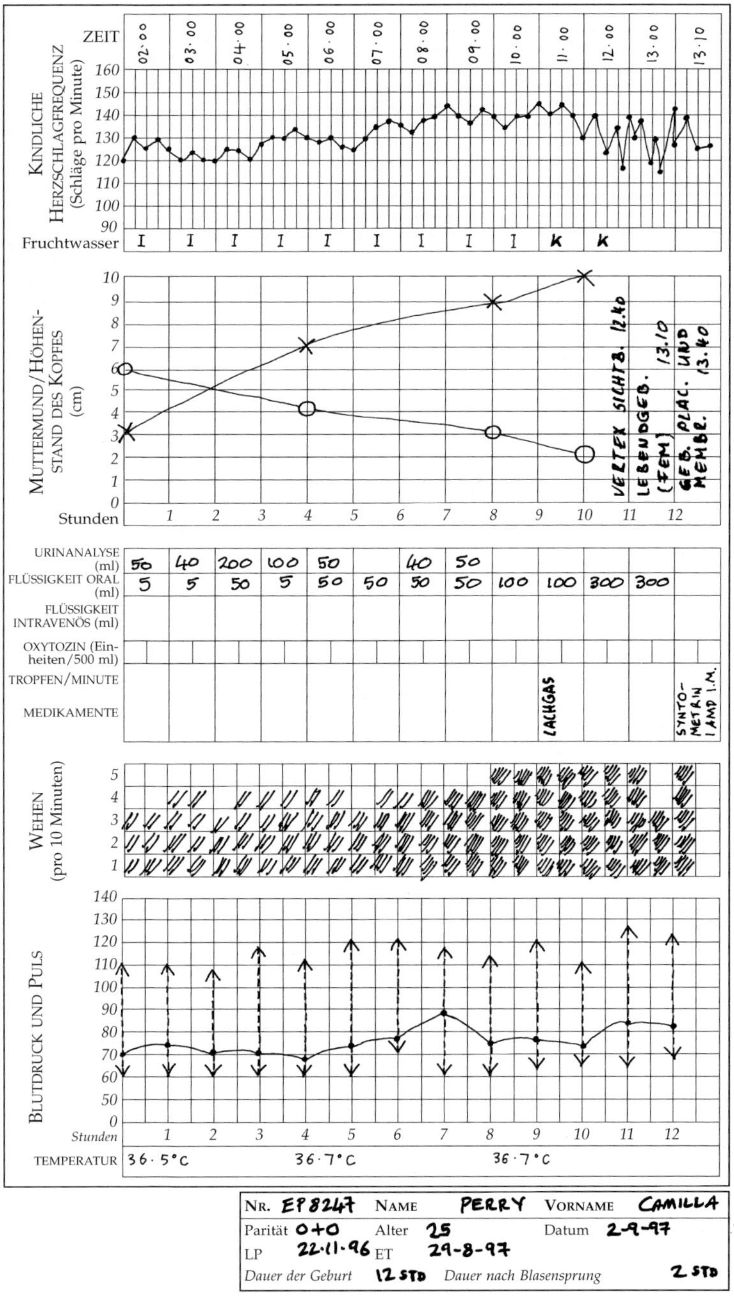

oder Ihrer Hand eingeführt und mit Heftpflaster befestigt, so dass Flüssigkeiten direkt in Ihren Kreislauf eingeschleust werden können. Begründet wird das damit, dass dann in einer Notsituation sofort ein Zugang zu Ihrer Vene besteht und Sie bei Kräften gehalten werden können, ohne etwas essen oder auch trinken zu müssen. Wenn also ein Kaiserschnitt notwendig sein sollte (siehe S. 336–339) und Sie eine Vollnarkose bekommen müssen, dann ist Ihr Magen wahrscheinlich völlig leer; es besteht somit keine große Gefahr, dass Sie Ihren Mageninhalt erbrechen. Im Bedarfsfall bekommen Sie ein alkalisches Getränk, das den Säuregehalt des Mageninhalts verringert.

Den Frauen während der Wehen das Essen und Trinken zu verbieten ist eine unnötige Reglementierung, die die Geburtserfahrung in einen medizinischen Bezugsrahmen rückt.* Wehen sind harte Arbeit. Vor allem am Anfang der Eröffnungsphase können Sie Hunger bekommen und sollten dann essen dürfen, worauf Sie Lust haben. Ganz sicher werden Sie durstig sein und sollten ohne Einschränkungen trinken können.

Durch einen Tropf kann Ihnen Glukose (Traubenzucker) verabreicht werden, die Ihnen auch während der Geburt als Stärkung dient. Da sie den Magen umgeht, brauchen Sie sie nicht zu verdauen. Glukose ist sinnvoll, wenn die Geburt lang und anstrengend verläuft und Sie austrocknen, oder wenn im Verlauf einer schwierigen Geburt Azeton in Ihrem Urin auftritt – ein Zeichen für Glukosemangel. Jedoch kann ein Glukosetropf bei Ihrem Baby zu einem niedrigen Blutzuckerspiegel (Hypoglykämie) nach der Geburt führen.

Wenn Sie einen Tropf bekommen, ist es besonders wichtig, dass Sie daran denken, Ihre Blase regelmäßig jede Stunde zu entleeren. Sie sammeln Flüssigkeit an und sollten deshalb häufig Wasser lassen, damit sich kein Urin in der Blase staut.

Sind Sie an einen Tropf angeschlossen, können auf diesem Weg auch andere Mittel verabreicht werden. Das kann ohne Ihre Zustimmung geschehen oder sogar, ohne dass Sie davon erfahren. Fragen Sie also ruhig nach, wenn Sie eine intravenöse Infusion bekommen oder die Flasche ausgewechselt wird. Ihr Partner wird wahrscheinlich nahe genug herankommen, um die Aufschrift zu lesen. Bei Oxytozingaben lautet die Bezeichnung vermutlich »Syntocinon«. In dem Abschnitt über Geburtseinleitung können Sie mehr darüber lesen (siehe S. 324–329).

Einem intravenösen Tropf brauchen Sie jedoch nicht ohne Weiteres zuzustimmen, wenn Sie nicht überzeugt sind, dass ein wichtiger Grund dafür besteht; bei routinemäßiger Anwendung schränkt er Sie nur in Ihrer Bewegungsfreiheit ein.

Der Dammschnitt

Ein Dammschnitt (Episiotomie) wird vorgenommen, um die Scheidenöffnung kurz vor der Geburt des Babys zu vergrößern. Meist

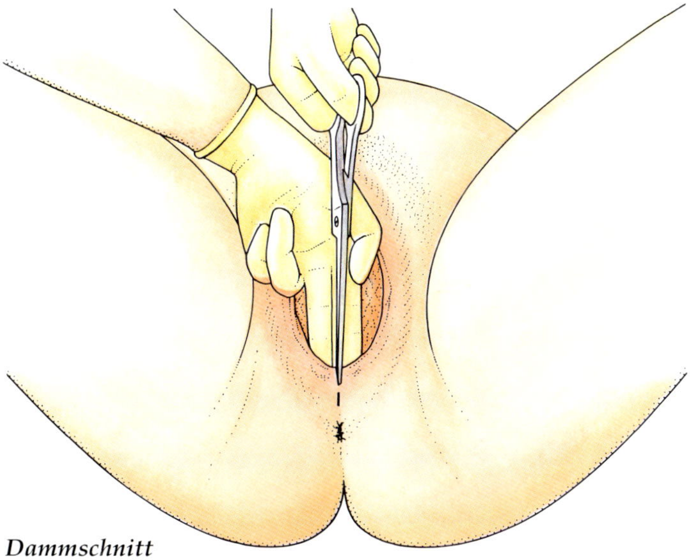

Dammschnitt

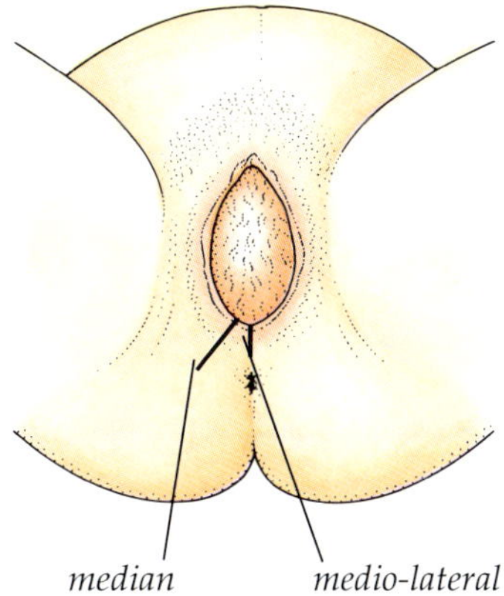

Mögliche Schnitte

unter örtlicher Betäubung wird mit einer Schere Gewebe aufgeschnitten. Der Schnitt kann in der Mitte (median) von der Scheide aus zum After hin verlaufen oder medio-lateral, also schräg vom After weg bzw. nach unten und dann zur Seite.

Da sowohl Haut als auch Muskelgewebe durchtrennt werden, muss die Wunde nachher sorgfältig genäht werden. Falls notwendig, wird die vor dem Dammschnitt gegebene örtliche Betäubung aufgefrischt. Es dauert ein paar Minuten, bis sie wirkt, und der Arzt sollte mit dem Nähen warten, bis der Bereich völlig betäubt ist. Das Nähen, das mit einer gebogenen Nadel ausgeführt wird, kann bei einer medio-lateralen Episiotomie oder einem weiter gerissenen Schnitt bis zu einer Stunde dauern. Das Nähen eines medianen Schnitts geht meist einfacher und schneller, weil es in der Mitte des Muskelgewebes eine natürliche Trennlinie gibt.

Meist werden Fäden verwendet, die sich auflösen, so dass sie später nicht gezogen werden müssen. Am besten schauen Sie sich den Bereich alle paar Tage im Spiegel an, um sicherzugehen, dass die Fäden nicht von Gewebe umschlossen werden. Das fühlt sich dann an, als würden Sie auf Dornen sitzen. In einem solchen Fall sollten die Fäden vom Arzt etwa um den zehnten Tag entfernt werden. Nach einem Dammschnitt kann Ihr Damm tagelang, manchmal wochenlang sehr empfindlich, wund und geschwollen sein. Bitten Sie um ein örtliches Betäubungsmittel zum Aufsprühen. Das ist sehr hilfreich.*

***Der Dammschnitt** wird beim Durchtritt des Kopfes zwischen den Wehen durchgeführt. Wegen der örtlichen Anästhesie und der betäubenden Wirkung des Kopfes, der gegen den Damm drückt, ist der Schnitt meistens nicht zu spüren.*

GRÜNDE FÜR EINEN DAMMSCHNITT

Manche Ärzte sind der Auffassung, dass bei allen Erstgebärenden ein Dammschnitt vorgenommen werden sollte, damit das Gewebe entlastet und das Baby schnell geboren wird. Sollte es Anzeichen geben, dass es dem Kind schlecht geht, kann die Geburt durch einen Dammschnitt beschleunigt und für das Baby erleichtert werden. Wenn Anzeichen dafür vorhanden sind, dass es zu zahlreichen sehr kleinen, längsgerichteten Einrissen im inneren Dammgewebe kommt, die nicht vom Scheidenrand ausgehen, wird ein Dammschnitt das Gewebe in der Scheide schonen.

Doch viele Frauenärzte propagieren immer noch den routinemäßigen Dammschnitt – wenn sich auch eine rückläufige Tendenz abzeichnet. Wurde in den 70er-Jahren bei der überwiegenden Mehrzahl der Frauen in den meisten Kliniken ein Dammschnitt gemacht, liegt die Rate heute im Allgemeinen bei unter 40%. Kaum hatte eine Untersuchung die Notwendigkeit dieses Eingriffs in Frage gestellt, gingen Dammschnitte um ein Drittel zurück.

Probleme bei einem Dammschnitt

In Dublin, Montreal und Argentinien durchgeführte Untersuchungen ergaben, dass Frauen, deren Dammgewebe unverletzt oder nur oberflächlich gerissen war, nach der Geburt weniger Schmerzen haben als Frauen mit einem Dammschnitt.* Die Schmerzen nach einem Dammschnitt gleichen in etwa denen eines Risses zweiten Grades. Die Wahrscheinlichkeit, dass das Gewebe bis in den Anus hinein reißt, ist bei einem Dammschnitt größer.* Weitere Untersuchungen zeigten, dass ein Dammschnitt gegenüber einem Riss ersten oder zweiten Grades keinerlei Vorteile bietet.*

Viele Frauen berichten, dass der Geschlechtsverkehr noch monatelang nach dem Dammschnitt sehr unangenehm für sie gewesen sei.

Andere Probleme beim Dammschnitt sollten ebenfalls nicht vergessen werden: Wird der Schnitt zu früh gemacht – bevor sich das Dammgewebe ganz gedehnt hat –, kann es zu unnötigen Blutungen kommen. Manchmal gerät der Schnitt sehr viel größer als ein Riss, und recht häufig infiziert sich die Naht, so dass Antibiotika nötig sind.*

Mit einer guten Anleitung während der Austreibung und bei einer sanften Geburt (siehe S. 343–353) kommt es bei vielen Frauen heute zu keinerlei Verletzungen des Dammgewebes, was sich merklich auf das Wohlbefinden nach der Geburt auswirkt.

Nachgeburtsphase

Es ist heute weit verbreitet, nach Geburt der vorderen Schulter intramuskulär Oxytozin zu spritzen, um die Nachgeburtsphase – das Ablösen und Ausstoßen der Plazenta – besser zu kontrollieren. Gewöhnlich löst sie sich dann mit der nächsten Wehe von der Gebärmutterwand innerhalb von fünf Minuten ab.

Wenn sich die Plazenta nach der Spritze jedoch nicht völlig ablöst, kann sie in der heftig kontrahierenden Gebärmutter hängen bleiben. Deshalb wird sofort nach der Geburt des Babys die Nabelschnur abgeklemmt und durchtrennt, mit der Hand auf den Fun-

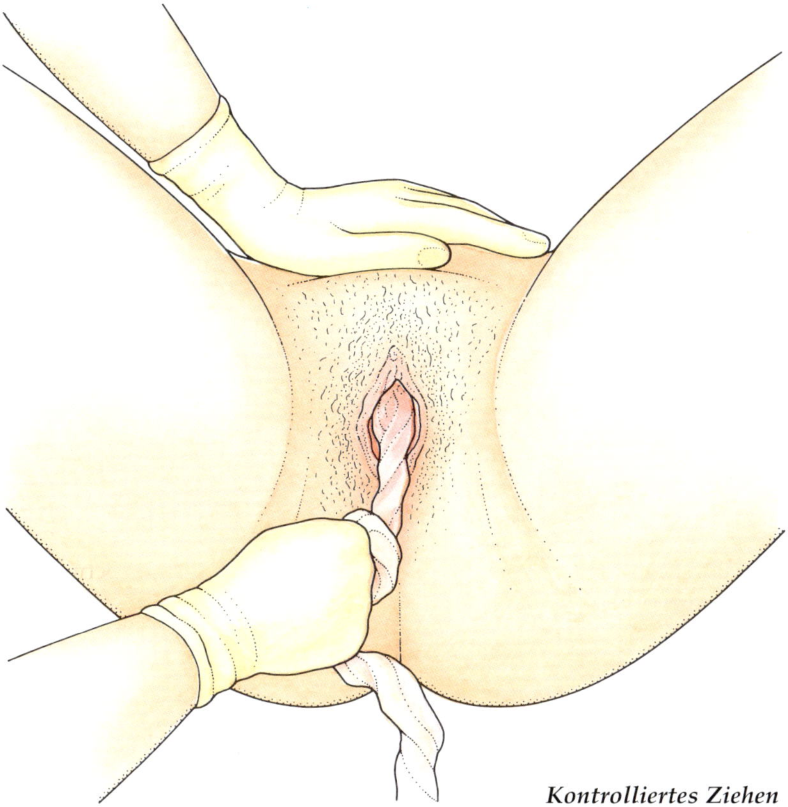

Kontrolliertes Ziehen

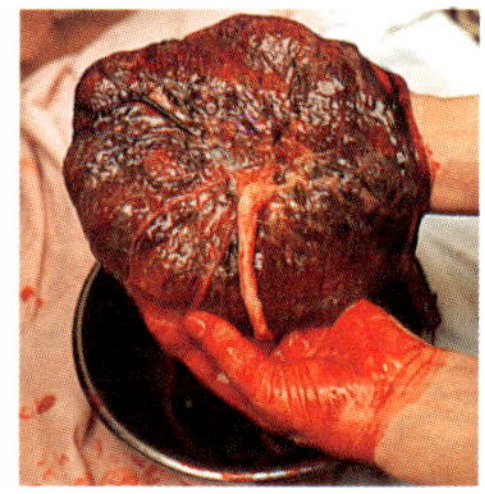

Eine gesunde Plazenta

Ziehen an der Nabelschnur

Nach der Geburt zieht sich Ihre Gebärmutter weiter kräftig zusammen, um die Plazenta auszustoßen. Wenn sie sich von der Gebärmutterwand gelöst hat, werden Sie vielleicht aufgefordert, den Vorgang zu unterstützen, indem Sie gegen die Hand der Hebamme oder des Arztes pressen, während die andere Hand sanft an der Nabelschnur zieht.

dus gedrückt und gleichzeitig sanft an der Nabelschnur gezogen, damit die Plazenta geboren wird.

Die natürliche Lösung der Plazenta kann etwa eine halbe Stunde dauern. Beim sofortigen Abklemmen der Nabelschnur wird der Blutfluss unterbrochen, die Plazenta bleibt fest und prall, so dass die Ablösung wahrscheinlich verzögert wird. Wenn die Nabelschnur auspulsieren kann, ist die Gefahr einer verspäteten Lösung und einer starken Blutung wesentlich geringer.

Wenn die Nachgeburtsphase ihren natürlichen Lauf nehmen kann, kommt es bei Ihrer ersten Begegnung mit dem Baby durch die starken Gefühle zu einer Oxytozinausschüttung. Dieses *natürliche* Oxytozin bewirkt ein Festwerden und eine weitere Wehentätigkeit der Gebärmutter. Wenn sich die Plazenta gelöst hat, legt die Hebamme sanft ihre Hand auf Ihren Unterbauch oberhalb des Schambeins, und Sie pressen gegen ihre Hand, wodurch Plazenta und Eihäute geboren werden. Oft ist es eine große Hilfe, gegen eine Hand zu pressen. Sie können sich auch die Schwerkraft zu Hilfe nehmen und sich über eine Schüssel hocken.

Es besteht also kein Anlass, die Nabelschnur abzuklemmen, bevor die Plazenta geboren ist – von den seltenen Fällen abgesehen, wo die Nabelschnur so kurz ist, dass die Mutter das Neugeborene erst in die Arme nehmen kann, wenn sie durchtrennt ist, oder wenn die Nabelschnur mehrmals um den Hals des Babys gewickelt ist und durchtrennt werden muss, damit das Kind geboren werden kann. Bei einer Rhesus-negativen Mutter, deren Baby Rhesus-positiv ist (siehe S. 113), sollte mit dem Abklemmen der Nabelschnur ebenfalls gewartet werden. Wenn sie vor dem Auspulsieren abgeklemmt wird, bleibt fetales Blut in der Plazenta, Blutgefäße reißen bei den Gebärmutterkontraktionen auf, und es besteht eine größere Wahrscheinlichkeit, dass Rhesus-positives Blut in den mütterlichen Kreislauf zurückfließt.

Geburtseinleitung

Die Einleitung ist eine medizinische Möglichkeit, die Geburt auszulösen und in Gang zu halten. Wenn die Geburt natürlich einsetzt, reagiert die Gebärmutter auf die Hormone, die gegen Ende der Schwangerschaft in Ihrem Kreislauf vorhanden sind. Bei einer Geburtseinleitung versucht der Arzt das Gleiche durch eine Hormonüberflutung Ihres Körpers zu erreichen. Der Hormonspiegel ist dann wesentlich höher als bei einem natürlichen Geburtsbeginn. Sie bekommen entweder synthetisches Oxytozin durch einen intravenösen Tropf zugeführt oder Prostaglandine in Ihre Scheide eingeführt. Gewöhnlich sind beide Methoden mit einer künstlichen Sprengung der Fruchtblase verbunden.

Methoden der Einleitung

Denken Sie daran, dass Sie ein Recht haben, umfassend über die Maßnahmen und ihre Folgen informiert zu werden, bevor Sie zur Einleitung in die Klinik eingeliefert werden. Sie können diesen Eingriff auch ablehnen.

Zurückschieben der Fruchtblase Manche Ärzte schieben die Fruchtblase zurück, um Wehen anzuregen. Dabei wird sie mit der Hand so vom Muttermund weggeschoben, dass sie nicht verletzt wird. Das ist unangenehm, doch kann es die Geburt in Gang setzen.

Sprengen der Fruchtblase Wenn sich Ihr Muttermund bereits zu öffnen beginnt, ist die Sprengung oft die einzige Maßnahme zur Einleitung der Geburt (siehe S. 317). Die meisten Ärzte sind der Meinung, dass bei offener Fruchtblase das Baby innerhalb von 24 Stunden geboren sein sollte, um einer Infektionsgefahr vorzubeugen. Bei einer Einleitung durch Sprengen der Fruchtblase werden also wehenverstärkende Mittel notwendig sein.

Prostaglandin-Scheidenzäpfchen Eine Methode der Geburtseinleitung sind Scheidenzäpfchen aus Prostaglandin-Gel, die in Ihren Muttermund eingeführt werden. Diese lösen die Wehen zwar nicht aus, fördern aber die Reifung und das Verstreichen eines festen, dicken Muttermunds, so dass er sich mit größerer Wahrscheinlichkeit auf Oxytozingaben hin öffnet. Wenn das am Abend geschieht, kann die Geburt am nächsten Morgen schon begonnen haben. Eine Amniotomie (siehe S. 317) und ein Oxytozintropf sind oft gar nicht zusätzlich nötig. Prostaglandin-Gel hat den Vorteil, dass Sie sich frei bewegen können.

Wehentropf Wenn Sie zur Einleitung an einen Oxytozintropf angeschlossen werden, bitten Sie darum, dass die Kanüle in den Arm eingeführt wird, den Sie seltener brauchen. Bitten Sie darum, dass die Verbindungsleitung lang genug ist und gut befestigt wird, so dass Sie Ihre Haltung ändern können. Viele Frauen haben festgestellt, dass sie Rückenschmerzen außer durch Wehen dann bekommen, wenn sie lange ihre Lage nicht verändern. Häufig bekommen Sie durch den Tropf zunächst eine Glukoselösung. Sobald Sie 5 cm eröffnet sind, kann der Tropf gedrosselt oder abgestellt werden. Bitten Sie den Arzt darum. Gewöhnlich bleiben Sie bis zum Ende der Austreibungsphase angeschlossen, um nach der Geburt auftretende Blutungen mit Kontraktionsmitteln unter Kontrolle zu bringen.

»Obwohl ich am Tropf angeschlossen war, konnte ich mich in aufrechter Haltung bewegen, aus dem Bett steigen und herumlaufen!«

Gründe für eine Einleitung

Die Geburtseinleitung ist von unschätzbarem Wert, wenn ein Kind unverzüglich geboren werden muss. Viele Ärzte sind der Ansicht, dass 15 bis 20% aller Frauen und auch deren Babys von einer Geburtseinleitung oder -beschleunigung profitieren. Manche halten diese Werte für zu hoch, andere meinen, dass 60% aller Geburten eingeleitet werden sollten. Wenn bei Ihnen Symptome für eine Präeklampsie auftreten (siehe S. 139), also z. B. hoher Blutdruck, Eiweiß im Urin, plötzlich auftretende Gewichtszunahme oder Ödeme, so sind das wichtige Gründe für eine Einleitung, weil das Baby bei Fortsetzung der Schwangerschaft vielleicht nicht mehr ausreichend ernährt werden könnte.

Wenn Sie bereits eine Zangengeburt hatten, dann können Sie Ihr nächstes Kind durch eine Einleitung leichter zur Welt bringen. Doch eine Garantie für eine komplikationslose Geburt gibt es nicht, weil die Schmerzen bei einer Einleitung meist heftiger sind.

Einleitung vor dem errechneten Geburtstermin Manche Babys wachsen nicht mehr, weil die Plazenta, die sie mit Nahrung und Sauerstoff versorgt, am Ende der Schwangerschaft nicht mehr ausreichend gut arbeitet. Dann ist ein Kind außerhalb der Gebärmutter besser aufgehoben.

Einleitung nach dem errechneten Geburtstermin Zwischen 10 und 12% aller Frauen sind um zwei Wochen und mehr über dem Termin, doch nur bei 1% dieser Babys sind Übertragungszeichen vorhanden (die Haut des Kindes ist trocken und schält sich, die Fingernägel sind sehr lang). Meist wurde der Beginn der Schwangerschaft falsch berechnet oder normale Schwankungen der Schwangerschaftsdauer nicht berücksichtigt. Ein Baby stammt schließlich nicht aus einer maschinellen Fabrikation.

In der 43. Schwangerschaftswoche kann es zu einer Funktionsstörung der Plazenta kommen, weil sie altert. Jedoch *besteht für Frühgeburten das größte Risiko.* Sie müssen also vor der Einleitung sicher sein, dass das Baby wirklich »übertragen« ist. Manche Ärzte leiten ein, wenn der Geburtstermin um mehr als eine Woche überschritten ist, andere schicken Sie bereits wenige Tage nach dem Termin ins Krankenhaus. Durch Ultraschall lässt sich der Blutfluss zum Baby hin sowie die Fruchtwassermenge kontrollieren, die sich bei einer Übertragung verringert, so dass man feststellen kann, ob eine Einleitung nötig ist oder nicht (siehe S. 223–226).

Die Dauer einer eingeleiteten Geburt

Bei einer Einleitung kann die Geburt sehr schnell gehen, doch gibt es dafür keine Garantie. Manche Ärzte meinen, dass eine Geburt nicht länger als zehn, acht oder gar fünf Stunden dauern sollte, und machen eine Zangenentbindung oder einen Kaiserschnitt, wenn sich die Geburt länger hinzieht. Wird in einer Klinik die künstliche Einleitung routinemäßig eingeführt, steigt die Zahl der operativen Entbindungen und Kaiserschnitte erheblich, ebenso der Anteil der Babys mit niedrigen Apgarwerten (siehe S. 356) – ein Zeichen, dass eine routinemäßige Einleitung sowohl für die Mutter als auch für das Kind von Nachteil ist.*

»In der 42. Woche lehnte ich das Angebot einer Einleitung ab und bat stattdessen um einige Tests. Dem Baby ging es ausgezeichnet, und am nächsten Tag setzten die Wehen ein.«

Da es unterschiedliche Auffassungen darüber gibt, fragen Sie am besten Ihren Arzt vor der Geburt nach seiner Einstellung.

Mögliche Probleme

Eine Geburtseinleitung kann zwar ein sehr nützlicher Eingriff sein, wenn sie wirklich notwendig ist. Sie ist aber auch mit Risiken verbunden, die bei Ihrer Entscheidung Berücksichtigung finden sollten.

Unreifer Muttermund Es wurde festgestellt, dass der Zustand des Muttermundes »der Hauptfaktor für den Erfolg einer Einleitung ist«.* Wenn sich der Muttermund weich – wie Ihre Lippen bei halbgeöffnetem Mund – anfühlt, ist er geburtsbereit. Leider wird oft eingeleitet, bevor der Muttermund reif ist, und dann reagiert die Gebärmutter vielleicht nicht auf die Hormone. Wenn die Fruchtblase gesprengt wurde, bleibt nur noch die Möglichkeit eines Kaiserschnitts. Wenn eine Einleitung bei unreifem Muttermund nötig wird, empfiehlt sich eine mehrtägige Anwendung von Prostaglandinzäpfchen, bevor Oxytozin verabreicht wird.

Heftige Wehen Wenn die Gebärmutter zu stärkerer Wehentätigkeit angeregt wird, ist die Geburtsarbeit härter als bei einem natürlichen Beginn. Bei einer eingeleiteten Geburt hat die Wehe oft zwei Höhepunkte und kann eine Minute und länger dauern. Frauen, die schon Spontangeburten hinter sich hatten, berichten, dass die Wehen heftiger beginnen und es keine Anlaufzeit gibt, sie stattdessen »explosionsartig« einsetzen. Sie können in sehr kurzen Abständen aufeinander folgen; die Pause reicht gerade zu einem einmaligen Entspannungsausatmen, dann kommt schon die nächste Wehe! Wahrscheinlich müssen Sie von Anfang an die Atemtechnik anwenden, die Sie für die Wehen nach halber Eröffnung gelernt haben (siehe S. 201–208).

Gestörte Blutzirkulation Sehr heftige Wehen können sich störend auf den Blutfluss in der Gebärmutter auswirken und beim Kind zu Distress (Sauerstoffmangel) führen. Eine Untersuchung ergab, dass das fetale Distress-Syndrom deutlich öfter vorkam, wenn die Frauen Oxytozin einnahmen, was auch an den häufig niedrigen Apgar-Werten abzulesen ist (siehe S. 356). Zudem mussten sehr viel mehr Babys auf eine Intensivstation.*

Es ist also wichtig, dass bei einer Einleitung die Herztöne des Kindes ständig kontrolliert werden. Wenn eine Wehe länger als 90 Sekunden dauert, muss die Hebamme sofort darauf aufmerksam gemacht werden. Selbst bei einer geringen Dosis Oxytozin kommt es bei manchen Frauen zu einer lang anhaltenden Wehe, bei der die Gebärmutter sich krampfartig zusammenzieht und das Baby umklammert. Es gibt keinen Test, durch den sich feststellen ließe, wie gut Ihre Gebärmutter auf Oxytozin anspricht. Deshalb ist es am besten, mit einer kleinen Dosis zu beginnen und die Menge allmählich zu steigern. Ziel sollte es sein, einer normalen Geburt möglichst nahe zu kommen.

Die Stärke der Wehen messen

Bei einer eingeleiteten Geburt wird vielleicht ein intrauteriner Druckkatheter eingesetzt, der die Stärke der Kontraktionen misst, so dass der Oxytozinfluss gedrosselt oder eingestellt werden kann, wenn sich die Gebärmutter zu stark zusammenzieht. Ein anderes Gerät passt die Menge automatisch dem Druck in der Gebärmutter an, so dass die Frau zur Drucküberwachung keinen engen Gürtel umzuschnallen braucht. Mit Hilfe dieser Technik lässt sich das Problem der zu starken Wehen in den Griff bekommen, das oft entsteht, wenn mehr Oxytozin in den Blutkreislauf gelangt, als die Gebärmutter benötigt.

Einleitung und Periduralanästhesie

In manchen Kliniken schlägt man Ihnen vielleicht eine Einleitung in Verbindung mit einer Periduralanästhesie vor (siehe S. 309–313). Diese neue Methode ist für viele Ärzte und auch Frauen attraktiv.

Wenn Sie, wie das bei jedem intravenösen Tropf der Fall ist, sehr viel Flüssigkeit aufnehmen, sollten Sie nicht vergessen, Ihre Blase regelmäßig zu entleeren. Wenn Sie das nicht können (was bei einer Periduralanästhesie gewöhnlich der Fall ist), wird die Hebamme einen Katheter einführen. Eine volle Blase führt schnell zu schmerzhaften Wehen, weil sie als Barriere zwischen dem kindlichen Kopf und dem Schambogen wirkt.

Programmierte Geburt

Einige Ärzte meinen, das sei die einzige Möglichkeit, eine effiziente Geburt zu gewährleisten. Sie argumentieren, dass es für die Frauen wichtig sei, ihr Kind während der Dienstzeiten des Personals zur Welt zu bringen und es darüber hinaus die Klinikorganisation erleichtere, wenn feststeht, wie viele Frauen pro Tag gebären. Manche halten eine Einleitung nach der 38. oder 39. Woche bei den meisten Frauen für den richtigen Zeitpunkt. Doch eine solche Einstellung führt dazu, dass spontane Geburten als »Notfälle« gelten und alle »normalen« Geburten eingeleitet werden!

Die amerikanische Gesundheitsbehörde FDA hat nach Durchsicht der Forschungsergebnisse ihre Zustimmung zur Verwendung von Oxytozin bei einer programmierten Geburt zurückgezogen, weil Mutter und Kind dadurch einer unnötigen Gefahr ausgesetzt sein könnten.

Mit einer Einleitung umgehen

Es gibt grundlegende Fragen, die Frauen über Einleitung und Wehenverstärkung im Zusammenhang mit der zunehmend technisierten Geburt in der westlichen Welt stellen müssen.

Obwohl viele Frauen mit einer Einleitung gut zurechtgekommen sind, berichten leider auch viele, dass sie gar keine andere Wahl hatten und sie unzureichend aufgeklärt wurden. Von den britischen Gesundheitsbehörden kam deshalb folgende Stellungnahme: »Jede Mutter sollte in Geburtsvorbereitungskursen über Geburtseinleitung informiert werden, und wenn später der Eindruck entsteht, dass eine Einleitung in ihrem Fall angezeigt wäre, sollte sie jede Gelegenheit haben, diese Frage mit ihren medizinischen Betreuern zu diskutieren. Erst wenn sie weiß, welche Konsequenzen sich daraus ergeben können, kann sie eine bewusste Entscheidung treffen.«*

Wichtig ist, dass Sie fragen. Warten Sie nicht ab in der Hoffnung, dass Ihnen jemand die Maßnahmen freiwillig erklären wird. Lassen Sie sich den Eingriff schildern, und entscheiden Sie mit, anstatt das Gefühl aufkommen zu lassen, alles sei bereits ohne Sie entschieden worden. Wenn Sie über Ihre Situation Bescheid wissen und sich den Rat Ihres Arztes angehört haben, dann wägen Sie in Ruhe ab und entscheiden sich für den Weg, den Sie für den besten halten. Bleiben Sie dabei immer offen gegenüber Eingriffen, die eventuell später notwendig sein können. Es geht um Ihr Baby und Ihren Körper, und die Fachleute sind dafür da, Ihnen zu helfen.

Wehenverstärkende Mittel

Wehenverstärkende Präparate werden angewandt, wenn die Geburt begonnen hat und aus irgendeinem Grund eine Beschleunigung für notwendig gehalten wird. Wenn Sie *vor* der Eröffnung des Muttermundes an einen Wehentropf angeschlossen werden, handelt es sich jedoch um eine Einleitung, auch wenn Sie Vorwehen gespürt haben.

Die Geburt kann bei einem Wehenstillstand oder bei unkoordinierter Gebärmutterfunktion (siehe S. 276) durch wehenverstärkende Mittel beschleunigt werden. Am schwierigsten sind oft lang dauernde Geburten. Wenn Sie dann vor lauter Rückenschmerzen erschöpft sind, können wehenverstärkende Mittel eine Hilfe sein, da sie die Gebärmuttertätigkeit anregen.

Soll Ihre Geburt eingeleitet oder beschleunigt werden, so können Sie durch Atemtechniken (siehe S. 201–208) besser damit umgehen.

Aktive Geburtsleitung

Es handelt sich um eine Methode kontrollierter und beschleunigter Geburtsarbeit, die durch das Einschleusen von Oxytozin in den mütterlichen Blutkreislauf rasche und wirksame Gebärmutterkontraktionen garantiert. Angeblich wird die Kaiserschnittrate dadurch verringert. Entwickelt wurde die Methode von Geburtshelfern im National Maternity Hospital in Dublin, wo 40% der Frauen ihre Wehen auf diese Weise kontrollieren lassen. Die aktive Geburtsleitung gewinnt weltweit zunehmend an Beliebtheit. Den Frauen wird versichert, dass ihre Wehen unter keinen Umständen länger als zwölf Stunden dauern, und wenn sich ihr Muttermund nicht mindestens 1 cm pro Stunde öffnet, wird die Gebärmutter künstlich zu stärkeren Kontraktionen stimuliert.

In Dublin wird diese Methode der Gebärmutterstimulation ausschließlich bei Erstgebärenden angewendet; sie gilt aber bei Frauen, die schon mehrere Kinder haben, als potentiell gefährlich.* Ein wichtiger Bestandteil der Methode ist außerdem die Einzelbetreuung durch eine persönliche Hebamme, die die Frau so lange begleitet, bis ihr Baby geboren ist. Zu ihren Pflichten gehören ständige Anwesenheit, Blickkontakt und ermutigender Zuspruch bei jeder Wehe, außerdem einige klinische Aufgaben.

»Die Geburt artete zu einem Rennen gegen die Zeit aus, einzig wegen der Überzeugung des Geburtshelfers, die schnellsten Wehen seien die besten.«

Es gibt tatsächlich Hinweise, dass die Senkung der Kaiserschnittrate nicht etwa der aktiven Geburtsleitung, sondern der persönlichen Einzelbetreuung zu verdanken ist.* So gesehen ist ein Geburtspartner wahrscheinlich einer der besten Garanten für eine normale Geburtsarbeit, bei der das Risiko eines Kaiserschnitts so gering wie möglich ist. Vielleicht wollen Sie außerdem noch dafür sorgen, dass Sie bei der Geburt dieselbe Hebamme oder eine persönliche Geburtsbegleiterin um sich haben.

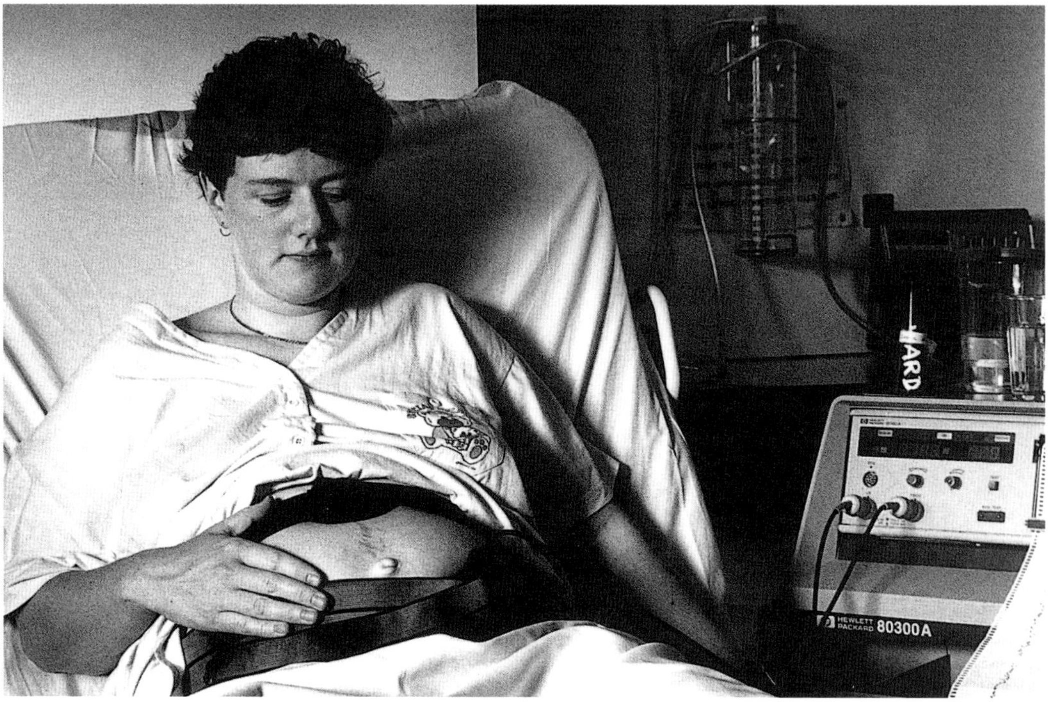

***Der elektronische Herzton-Wehenschreiber** steht gewöhnlich nahe am Bett, so dass Sie sehen, wann die nächste Wehe beginnt, noch ehe Sie sie fühlen. Sie können sich dann mit Ihrer Atmung darauf einstellen. Nehmen Sie eine aufrechte Haltung ein, bevor Sie an das Gerät angeschlossen werden, damit Sie die Wehen nicht im Liegen verarbeiten müssen.*

Am Herzton-Wehenschreiber

Das Kardiotokogramm (CTG) ist eine fortlaufende Aufzeichnung zur Überwachung der kindlichen Herzschlagfrequenz und des Gebärmutterdrucks. Entweder wird ein Schallkopf an Ihrem Bauch in der Nähe des kindlichen Herzens angebracht (externe Überwachung) oder eine Elektrode durch den sich öffnenden Muttermund eingeführt und in der Kopfschwarte des Babys befestigt (interne Überwachung). Auf einer Papierrolle erscheint die grafische Aufzeichnung des kindlichen Herzrhythmus parallel zur Tätigkeit Ihrer Gebärmutter. Das Gerät kann die Herztöne verstärken, so dass Sie sie deutlich hören können. Oft ist auch eine Anzeige der Herztöne durch Licht vorhanden, die aber abgestellt werden kann. Wenn etwas nicht stimmt, ertönt ein Alarmzeichen, was aber nicht selten auf eine Funktionsstörung des Apparates zurückgeht.

Herztonüberwachung – ja oder nein?

Als die Kardiotokografie in den 70er-Jahren erfunden wurde, glaubte man, sie würde die Gefahren der Geburt für die Babys verringern, weil deren Herzfrequenz ständig überwacht werden konnte. Doch neun Kontrolluntersuchungen haben inzwischen nachgewiesen, dass dies nicht eingetreten ist. Die Geburt ist genauso sicher, wenn die Herztöne nach einer Wehe und in den Wehenpausen mit einem Stethoskop oder einem Doppler-Gerät abgehört werden. Bei nur gelegentlich überwachten Babys ist die Wahrscheinlichkeit niedriger Apgarwerte oder einer Einweisung in die Intensivstation keineswegs größer.* Bei Geburten mit CTG-Überwachung treten sogar mehr Fälle frühkindlicher Hirnschäden auf als bei gelegentlicher Überwachung.*

Die Forschung hat aber gezeigt, dass eine CTG-Überwachung die Häufigkeit von Krampfanfällen bei Neugeborenen reduziert. Manche leiteten daraus eine Bestätigung für kontinuierliche Überwachung ab. Dann stellte sich heraus, dass diese Anfälle keine längerfristigen Probleme verursachen – sie traten nur bei Babys auf, deren Mütter während der Wehen Oxytozin bekommen hatten.

Ein großer Nachteil der CTG-Überwachung ist die Erhöhung der Kaiserschnittrate um 160%, ohne dass das Kind davon irgendwelche Vorteile hätte.* Die Rate sinkt zwar, wenn beim Baby vor der Entscheidung zur Operation eine Blutprobe entnommen wird, doch liegt sie immer noch 30% über dem Durchschnitt.* Die ständige Überwachung greift außerdem stark in den Ablauf der Wehen ein, da sich die Frau dabei nicht frei bewegen kann. Zudem wird sie öfter allein gelassen, weil die Betreuer der Ansicht sind, die Geräte nähmen ihnen die Überwachung ab. Die Frau kann weder ein Wasserbecken noch die TENS-Methode zur Schmerzlinderung nutzen. Viele Frauen werden so durch die CTG-Überwachung unnötig belastet.

Die externe Überwachung

Mittels eines zweiteiligen elastischen Gürtels werden an Ihrem Bauch ein Druckmesser zur Aufzeichnung der Wehenstärke und ein Schallkopf zur Feststellung der kindlichen Herztöne befestigt.

Die interne Überwachung

Bei der internen Überwachung, die exakter ist, wird durch Scheide und Muttermund eine Elektrode eingeführt und am Kopf des Kindes befestigt. Sie ist durch ein Kabel mit dem Gerät verbunden. Zur Wehenüberwachung wird ein Katheter in Ihre Gebärmutter eingeführt. Eine interne Überwachung ist erst nach einem Blasensprung oder einer Blasensprengung möglich. Der Muttermund muss mindestens 2 cm eröffnet sein.

Vorteile der elektronischen Herzton-Wehen-Überwachung

Von besonderem Nutzen ist der Herzton-Wehenschreiber bei Einleitung oder Geburtsbeschleunigung durch wehenverstärkende Mittel, denn Länge, Stärke und Frequenz der durch den Wehentropf hervorgerufenen Wehen müssen sorgfältig beobachtet und ihre Wirkung auf das Baby überwacht werden, damit es nicht zu großem Stress ausgesetzt ist. Noch vor kurzem wurde oft »blind« eingeleitet, und es kam zu äußerst heftigen Wehen (Wehensturm), durch die manchmal die kindliche Blutversorgung unterbrochen wurde. Heute reichen oft schon geringe Mengen an Oxytozin aus.

Ein weiterer Vorteil des Herzton-Wehenschreibers besteht zweifellos darin, dass Sie selbst ablesen können, wann die nächste Wehe anfängt, so dass Sie frühzeitig ausatmen, sich entspannen und durch die Wehe hindurchatmen können.

Probleme bei der Herzton-Wehenüberwachung

Viele Frauen empfinden den elastischen Gürtel am Bauch bei der externen Überwachung als sehr unbequem. Manche sagen sogar, dass der Druck des Schallkopfs auf dem Bauch das Schmerzhafteste bei der ganzen Geburt war. Es passiert auch, dass sich bei der internen Überwachung die Kopfschwartenelektrode löst oder bei der externen Überwachung das Baby sich bewegt und damit keine Herztöne mehr aufgezeichnet werden können. Bei neuentwickelten Geräten kann der Schallkopf die Position des kindlichen Herzens verfolgen.

Ebenso wie bei einem Wehentropf müssen Sie bei der externen Überwachung mehr oder weniger still liegen, damit nichts verrutscht. Eine solche Bewegungseinschränkung ist nicht nur für Sie unbequem, sondern auch für das Baby; so werden die kindlichen Herztöne manchmal erst durch die Überwachung schwächer. Lassen Sie sich nicht davon abhalten, sich so viel zu bewegen, wie es die Länge der Kabel zulässt. Die Hebamme kann das Gerät gegebenenfalls neu einstellen.

Manchmal werden Frauen an einen nicht funktionierenden Herzton-Wehenschreiber angeschlossen, was natürlich sehr irritierend ist. Das Klinikpersonal reagiert oft leicht gereizt, wenn eine Frau darum bittet, den Schallkopf zu entfernen, damit sie sich frei bewegen und ungehindert mit ihrer Geburtsarbeit fortfahren kann. Es ist völlig berechtigt, wenn Sie in diesem Fall beharrlich bleiben. Wenn der Herzton-Wehenschreiber richtig funktioniert, finden es manche Frauen jedoch sehr beruhigend, dass jeder Herzschlag ihres Kindes registriert wird.

Telemetrie

Die Überwachung durch Telemetrie (Fernübertragung von Messgrößen) ist eine Weiterentwicklung der CTG-Methode, die Ihnen ungehinderte Bewegungsfreiheit lässt und trotzdem eine ununterbrochene Überwachung ermöglicht. Die Anlage nimmt weniger Platz ein und kann in einiger Entfernung von Ihnen aufgestellt sein. Die meisten Frauen ziehen diese Methode vor, die Geburtsarbeit scheint schneller voranzuschreiten als bei anderen Überwachungsmethoden, und den Babys geht es dabei besser. Da Sie aufrecht bleiben können, haben Sie vielleicht weniger Schmerzen, und die Gebärmutter kann wirksamere Wehen hervorbringen.

Doch auch bei der Telemetrie muss am kindlichen Kopf eine Elektrode befestigt werden, was jedoch heute auch mit Epoxyharz möglich ist. Jeder Eingriff (bei dem in den Körper eingedrungen wird) ist mit einem zusätzlichen Infektionsrisiko verbunden. Dieses

Risiko einzugehen ist gerechtfertigt, wenn der Verdacht besteht, dass es zu Schwierigkeiten kommt, nicht jedoch, wenn alles komplikationslos zu verlaufen scheint.

Die Kopfschwartenelektrode verursacht dem Kind sehr wahrscheinlich Schmerzen, denn seine Kopfhaut wird durch einen Stich verletzt. Die Elektrode bleibt bis nach der Geburt am Kopf des Babys und sollte dann behutsam entfernt und nicht einfach herausgezogen werden. Bei 85% dieser Neugeborenen bildet sich an der Stelle eine Hautreizung, bei 20% ein Abszess.* Manchmal entsteht dort eine bleibende kahle Stelle.

DIE AUSWERTUNG DER DATEN

Wenn auch auf 1000 überwachte Babys wahrscheinlich nur eines kommt, dessen Leben aufgrund des Herzton-Wehenschreibers gerettet werden kann, so ist doch die Auswertung der gewonnenen Daten von größter Bedeutung. Dennoch kann das Gerät allein nichts zu einer sicheren Geburt beitragen. Allzu leicht werden normale Abweichungen der kindlichen Herztätigkeit als pathologisch interpretiert, oder es werden klinische Anzeichen übersehen, weil die Daten normal scheinen. Leider wird die Erfahrung von Geburtshelfern und Hebammen im Abhorchen der kindlichen Herztöne (Auskultation) und in der Beurteilung des klinischen Befunds zunehmend vernachlässigt und immer mehr Vertrauen in elektronische Maschinen gesetzt.

Durch die Interpretation der Daten entsteht manchmal mehr Schaden als Nutzen. Bei der Hälfte aller Babys kommt es während der Geburt zu Unregelmäßigkeiten der Herztöne. Gewöhnlich ist das ohne Bedeutung, denn Kinder schlafen auch während der Geburt. REM-Schlaf (Rapid Eye Movement) wechselt mit bis zu 40-minütigen Tiefschlafphasen ab. Mit den unterschiedlichen Schlafphasen verändert sich auch der Herzschlag. Im Tiefschlaf bleibt er gleichmäßig, die Aufzeichnung ist eher flach und beunruhigte deshalb früher die Geburtshelfer. Jetzt wurde entdeckt, dass das Baby nur ein wenig geweckt werden muss, damit die Herztöne schneller werden, z. B. indem sein Oberkopf berührt wird. Mütter wissen oft eigene Wege, sie wechseln etwa ihre Haltung oder reden mit dem Kind, und das kann auch auf die Geburtshelfer beruhigend wirken.

»Die Helfer entdeckten beunruhigt, dass die Herztöne des Babys zu langsam waren, bis sich herausstellte, dass nicht der Herzschlag des Kindes, sondern mein eigener aufgezeichnet wurde!«

Die Herzschlagfrequenz beträgt normal zwischen 120 und 160 Schläge pro Minute. Eine höhere Frequenz wird als Tachykardie, eine niedrigere als Bradykardie bezeichnet. Unzureichendes Wissen über die normalen Abweichungen der kindlichen Herztöne während der Wehen hat zu zahlreichen Eingriffen geführt. Kaiserschnitte als Notoperationen werden oft durchgeführt, weil Veränderungen der Herzschlagfrequenz als Erstickungsanzeichen gedeutet werden. Doch über die Hälfte der durch Kaiserschnitt entbundenen

Babys sind in gutem Zustand – die Operation war also unnötig. Was war passiert? Ein normaler Anstieg der Katecholamine (Stresshormone) führte zu komplexen Veränderungen der kindlichen Herzschlagfrequenz, die fälschlich als Zeichen einer Notlage des Babys interpretiert wurden.

Wenn z. B. in Deutschland oder auch in Spanien unregelmäßige Herztöne aufgezeichnet werden, geben die Ärzte wehenhemmende Mittel. In allen Ländern hat jedoch die elektronische Herztonüberwachung zu mehr Zangengeburten und Kaiserschnitten geführt. Ein amerikanischer und kanadischer Verband von Geburtshelfern (ACOG und SOGC) treten heute für ein regelmäßiges, häufiges Abhören mit einem Ultraschallstethoskop ein, weil sie der Meinung sind, dass dies genauso effektiv wie ein CTG sei.

Untersuchung des kindlichen Bluts

Weisen die Daten des CTG auf einen schlechten Zustand des Babys hin, sollte das kindliche Blut zur Klärung untersucht werden, da sich Stressanzeichen immer in den Blutwerten spiegeln. Doch solche Untersuchungen unterbleiben sehr häufig. Durch einen biochemischen pH-Wert-Test lässt sich die Zahl der unnötigen Kaiserschnittgeburten verringern. Es gibt eine Elektrode, mit der gleichzeitig die Herzfrequenz des Babys aufgezeichnet und sein Blut untersucht wird.

Es bestand allgemein die Annahme, dass ein Baby Gehirnschäden davonträgt, wenn die Blutuntersuchung hohe Milchsäurewerte ergibt – ein Zeichen für Sauerstoffmangel in der Austreibungsphase. Jetzt ist bekannt, dass ein gesundes Kind darauf mit einem veränderten Stoffwechsel reagiert, bei dem es auf Energiereserven zurückgreift, die in den letzten Wochen entstanden sind. So kann es einen Sauerstoffmangel ohne Schäden überstehen. Tatsächlich haben Babys, deren Blut bei der Geburt im sauren Bereich war, hohe Apgarwerte (siehe S. 356). Neurologische Untersuchungen bei Vierjährigen, deren Blut bei der Geburt aufgrund von Sauerstoffmangel im sauren Bereich war, ergaben, dass sich das nicht schädlich ausgewirkt hat.*

Nachhelfen bei der Geburt

Heute wird annähernd jedes zehnte Baby mit Hilfe der Geburtszange oder der Saugglocke entbunden. In manchen Kliniken liegt der Prozentsatz deutlich höher.

Zangengeburt

Die Geburtszange (Forceps) sieht wie ein Salatbesteck aus Metall aus, das durch ein Schloss arretiert werden kann, so dass kein allzu großer Druck auf den kindlichen Kopf ausgeübt wird. Wenn die Frau nicht schon eine Periduralanästhesie bekommen hat, wird erst

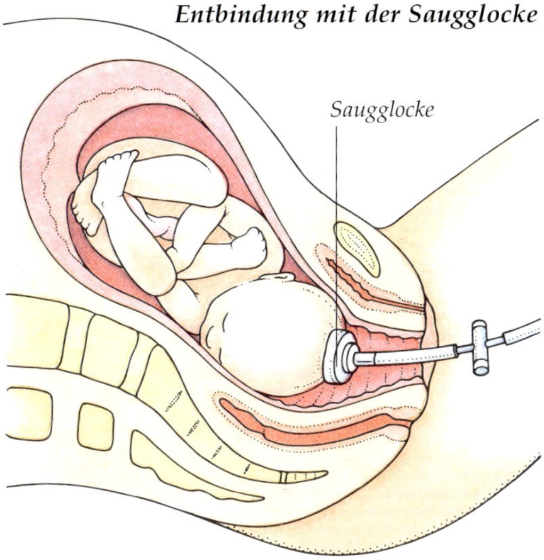

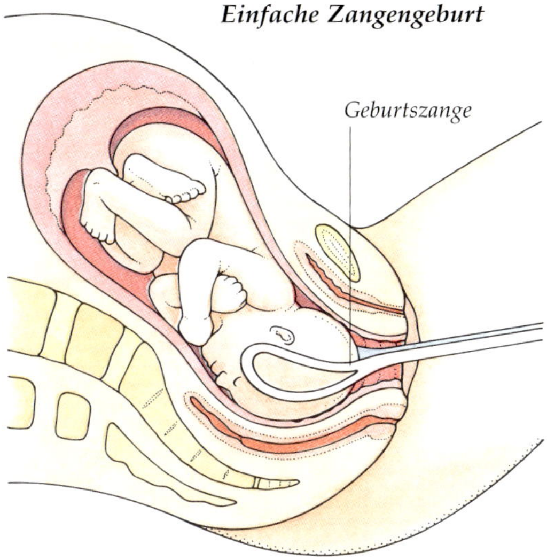

Bei der Geburt nachhelfen
Die Saugglocke (Abb. links) kann unter Umständen eine schwierige Zangengeburt verhindern; sie wird manchmal schon am Baby befestigt, bevor es in den Geburtskanal eintritt. Eine Geburtszange (Abb. rechts) wird benutzt, um das Kind aus dem Geburtskanal herauszuheben.

der Scheidenausgang durch eine Spritze betäubt. Die gekrümmten Löffel der Zange werden nacheinander eingeführt und an die Schläfen des kindlichen Kopfes gelegt. Meist wird das Kind mit der Zange aus dem Geburtskanal gezogen, manchmal wird sie lediglich verwendet, um das Baby herauszuheben. Bei schrägstehendem Kopf oder einer hinteren Hinterhauptslage (siehe S. 263) dreht der Geburtshelfer den Kopf vielleicht zunächst manuell oder verwendet dazu eine gebogene Kielland-Zange.

Saugglocke

Statt einer Zange wird immer häufiger eine Saugglocke (Vakuumextraktor) verwendet. Es gibt Hinweise, dass der Einsatz einer Saugglocke für die Mutter wie für das Baby schonender ist als die Zange. Doch auch diese Technik will erlernt sein.*

Eine Saugglocke funktioniert wie ein Miniaturstaubsauger. Sie wird am Kopf des Kindes leicht angedrückt, dann wird ein Vakuum hergestellt. Das kann 10 bis 20 Minuten dauern. Es hilft, wenn Sie pressen und von oben mitschieben, während das Baby durch den Sog von unten gezogen wird.

Zange oder Saugglocke?

Zange und Saugglocke werden nur in der Austreibungsphase verwendet, wenn die Geburt schnell erfolgen muss, weil z. B. Ihr Blutdruck stark gestiegen ist, weil Anzeichen vorhanden sind, dass es dem Kind schlecht geht, oder weil sich das Baby in einer ungewöhnlichen Lage befindet, die den Weg durch den Scheidenausgang erschwert. Der Arzt muss jeweils beurteilen, ob das Kind wie ein Korken aus der Flasche hinausschnellt, wenn es durch festen, fortdauernden Zug unterstützt wird, oder ob es so fest sitzt, dass eine vaginale Geburt sowohl für Sie als auch für das Baby schädlich sein würde. Manchmal wird nach Versagen der Zange ein Kaiserschnitt gemacht. Auch nach einer Periduralanästhesie (siehe S. 309–313) kann eine Zangengeburt nötig sein, weil Sie zu wenig spüren und nicht mit den Wehen mitarbeiten können.

Häufig wird bei einer langen Austreibungsphase zu einer Zangengeburt geraten. Die Ärzte haben dabei unterschiedliche Maßstäbe. Für manche ist eine Austreibungsphase schon zu lang, die länger als eine halbe Stunde dauert und bei der sich keine Fortschritte abzeichnen. Viele setzen für die Austreibungsphase ein Zeitlimit und lassen sich von der Hebamme rufen, wenn es scheint, als würde diese Grenze überschritten. Andere halten diese Einstellung für zu doktrinär. Für sie kommt es darauf an, ob das Baby sich allmählich durch den Geburtskanal schiebt, wobei sie seinen Zustand regelmäßig sorgfältig überwachen.

Manche Frauen scheinen ohne Ermüdungserscheinungen mit einer langen Austreibungsphase zurechtzukommen, andere dagegen sind sehr schnell erschöpft. Wenn Sie schon eine lange Geburtsarbeit hinter sich haben und auch die Austreibung langsam vorangeht, verlieren Sie leicht den Mut, so dass es Ihnen egal ist, wie das Baby auf die Welt kommt.

Manchmal wird die Frau zum Pressen oder zum Anhalten des Atems angewiesen (obwohl sie gar keinen spontanen Pressdrang spürt), weil die Hebamme eine Zangengeburt befürchtet. Sie hofft, dass das Baby noch vorher geboren wird, wenn sie die Mutter dazu bringt, sich beim Pressen mehr anzustrengen.

Vermeidung einer Zangengeburt

Wenn Sie bemerken, dass die Rede davon ist, die Zange einzusetzen, weil entweder die Austreibungsphase zu lange dauert, Sie zu erschöpft sind oder der kindliche Herzschlag langsamer wird, dann versuchen Sie, *nicht zu pressen*. Vielleicht werden Sie feststellen, dass Sie über mehrere Wehen hinweg überhaupt nicht zu pressen brauchen, bis Sie dann einen unüberwindlichen Pressdrang verspüren, der sehr viel mehr bewirkt als Pressen auf Anweisung. Gut ist es, sich hinzustellen, zu hocken oder zu knien, so dass die Schwerkraft den Austritt des Babys unterstützt.

Kaiserschnitt

Wenn Ihnen der Arzt mitteilt, dass Ihr Kind durch einen Kaiserschnitt entbunden werden muss, bedeutet das für Sie eine Narkose und einen Schnitt durch die Bauchdecke.

Der häufigste Grund für einen Kaiserschnitt ist ein Missverhältnis zwischen dem kindlichen Kopf und dem Becken der Frau: Das Becken ist für den Kopf des Babys zu klein. Manche Ärzte entbinden auch Beckenendlagen grundsätzlich durch Kaiserschnitt, zumindest bei Erstgebärenden, weil sie das für sicherer halten.

Doch sollten dabei auch die Größe des Babys im Verhältnis zum Becken der Mutter und die genaue Lage berücksichtigt werden. Wenn der Herzton-Wehenschreiber einen schlechten Zustand des Babys anzeigt und der Arzt sich Sorgen über den Zustand des Kindes macht, entscheidet er sich vielleicht für einen Kaiserschnitt als Notoperation. Vorher sollte eine Blutprobe aus der kindlichen Kopfhaut entnommen und getestet werden, ob das Baby wirklich in einer Stresssituation ist.

Außerdem kann ein Kaiserschnitt bei Zwillingen angeordnet werden oder wenn durch Amniozentese (Fruchtwasseruntersuchung) eine Schädigung des Kindes festgestellt wurde, ferner bei sehr schwachen Babys und bei Müttern, die unter akutem Herpes, Diabetes mellitus, Nierenstörung oder chronischem Bluthochdruck leiden. Man hat untersucht, ob ein routinemäßiger Kaiserschnitt bei Mehrlingsgeburten und Diabetikerinnen von Vorteil ist, was sich aber nicht bestätigen ließ.* Der Kaiserschnitt bei Zwillingen rettet weder das Leben der Babys, noch verbessert sich dadurch ihr Zustand bei der Geburt. In einer Studie wurden die Geburtsergebnisse einer Region Dänemarks mit den Geburten eines anderen Landesteils verglichen, in dem die Kaiserschnittrate etwa doppelt so hoch lag. Es ließen sich keine Unterschiede in der perinatalen Sterblichkeits- oder Krankheitsrate feststellen.*

Die Zunahme der Kaiserschnittgeburten

Die Kaiserschnitthäufigkeit variiert. In Deutschland z.B. liegt sie derzeit bei etwa 18%, wobei kleinere Kliniken deutlich niedrigere Raten vorzuweisen haben; geburtshilfliche Zentren verzeichnen wegen des hohen Anteils an Risikoschwangerschaften dagegen bis zu 35%. In England liegt die Kaiserschnittrate bei etwa 15%, in den USA bei 24% (zum Teil deutlich höher), ohne dass die Überlebensrate Neugeborener entsprechend gestiegen wäre. Zudem bedeutet ein Kaiserschnitt für die Frau ein zusätzliches Risiko, unnötige Schmerzen, und häufig kommt es nach der Operation zu einer Infektion. Die WHO (Weltgesundheitsorganisation) empfiehlt, dass Schnittentbindungen die Zahl von 10 bis 12% nie überschreiten sollten.

»Für mich war der Kaiserschnitt ein Schock, da ich mich auf eine natürliche Geburt gefreut hatte. Ich fühlte mich betrogen und so, als ob ich keine normale Frau wäre.«

Wo früher noch versucht wurde, eine ungünstige Lage des Babys durch äußere Wendung zu korrigieren (siehe S. 234), besteht seit vielen Jahren die Tendenz zur Schnittentbindung. Die Folge ist, dass viele Ärzte gar keine äußere Wendung mehr ausführen *können*. Dennoch beginnen heute einige von ihnen, diese Technik wieder zu erlernen.

Immer mehr Frauen werden der Kategorie der »Risikoschwangerschaften« zugeordnet. Das Alter für diese Kategorie wurde von 40 auf 35 herabgesetzt, dann auf 30. Wenn Sie über 35 sind und mit Schwierigkeiten gerechnet wird, rät man Ihnen möglicherweise zum Kaiserschnitt. Manche Ärzte führen schon einen Kaiserschnitt durch, wenn es scheint, als wäre das Baby recht groß. Doch das sind heutzutage keine ausreichenden Gründe mehr.*

In den USA ist es üblich, bei nachfolgenden Schwangerschaften wieder einen Kaiserschnitt zu machen, auch wenn die Gründe, die den ersten rechtfertigten, gar nicht vorliegen: Einmal Kaiserschnitt, immer Kaiserschnitt! Bei vielen Zweitgeburten wäre der Kaiserschnitt unnötig gewesen. Oft sind es die Frauen, die einen Kaiserschnitt wollen, um sich die Wehenschmerzen zu ersparen und den Geburtstermin auf einen günstigen Zeitpunkt zu legen. In Großbritannien lässt man häufig der Geburt ihren natürlichen Lauf, bereitet jedoch alles für einen Kaiserschnitt vor, falls er doch notwendig sein sollte. Bei Einhalten des Zweijahresabstandes zwischen den Geburten wird mittlerweile auch in Deutschland so verfahren. Ein erfahrener Professor der Geburtshilfe meint, dass das Problem des Narbenrisses »viel seltener auftritt als bei dem häufig zitierten einen Prozent«, und dass es, selbst wenn die Narbe durch starke Wehen aufreißt, »bei sorgfältiger Überwachung im Allgemeinen nur selten zu Schäden kommt«.*

Geplanter Kaiserschnitt

Die Entscheidung für einen Kaiserschnitt wird oft schon Tage oder Wochen vorher getroffen. Wie eine Frau sagte: »Ich nahm meinen Kalender und trug ein paar Monate im Voraus an einem bestimmten Tag ›Baby‹ ein.« Eine solche Planung gelingt aber nur, wenn bekannt ist, dass das Kind sich in einer für eine Vaginalgeburt ungünstigen Lage befindet. Vielleicht rät man Ihnen auch zum Kaiserschnitt, wenn ein Missverhältnis zwischen dem kindlichen Kopf und Ihrem Becken besteht – doch sicher weiß man das erst, wenn die Geburt begonnen hat.

Durch die Bauchdecke entbunden werden muss jedoch, wenn die Plazenta über dem Muttermund und damit vor dem vorangehenden Teil des kindlichen Kopfes liegt (Placenta praevia). Meist wird in der 32. Woche mit Ultraschall festgestellt, ob sich die Plazenta immer noch dort befindet. In diesem Fall wird der Kaiserschnitt für die 39. Woche geplant oder sobald die Lungen des Babys reif sind, was sich durch eine Amniozentese prüfen lässt.

Ungeplanter (vorbeugender) Kaiserschnitt

Bei einer lang dauernden Geburt wird die Entscheidung für einen Kaiserschnitt einzig aus dem Grund getroffen, dass die Eröffnung zu langsam vorangeht. Es ist wichtig, dass Sie sich am Entscheidungsprozess beteiligen. Die Entscheidung liegt bei Ihnen.

Kaiserschnitt als Notoperation

Einige Gründe für einen geplanten Kaiserschnitt (z. B. Missverhältnis zwischen kindlichem Kopf und Becken) treffen auch für eine Notoperation zu, wenn sie erst während der Geburt zu Tage treten.

Ein Notkaiserschnitt kann außerdem angeordnet werden, wenn es dem Baby deutlich schlecht geht und es zu wenig Sauerstoff erhält, oder wenn die Plazenta das Kind nicht mehr versorgt oder sich löst und es bei der Mutter zu Blutungen kommt oder bei einem Nabelschnurvorfall.

ANÄSTHESIE BEIM KAISERSCHNITT

Wenn die Entscheidung für einen Kaiserschnitt sehr schnell getroffen werden muss, ist eine Vollnarkose notwendig. Frauen, die eine Periduralanästhesie bekommen, sind gewöhnlich froh, die Geburt bewusst mitzuerleben, um dann das Baby gleich nach der Entbindung in Empfang nehmen zu können.

Vollnarkose Bei einer Vollnarkose bekommen Sie wegen der Wirkung auf das Baby eine möglichst geringe Dosis und verlieren vielleicht nur wenige Minuten lang das Bewusstsein. Alle Vorbereitungen werden noch während Ihres Wachzustandes getroffen, und gewöhnlich bekommen Sie in dieser Zeit reinen Sauerstoff zum Atmen. Wenn es dem Neugeborenen gut geht, sollte der Vater es im Arm halten, solange Sie in Narkose sind.

Periduralanästhesie (PDA) wird durchgeführt, wenn Sie im Operationssaal sind oder eine bereits gelegte Periduralanästhesie verstärkt wird – die Dosis ist höher als die zur Linderung des Wehenschmerzes. Ein Anästhesist überprüft gewissenhaft, ob die Anästhesie für die Schnittentbindung ausreicht und hält alles für eine Vollnarkose bereit, falls Sie auf die PDA nicht genügend ansprechen sollten. Möglicherweise treten nach der Operation Übelkeit und Erbrechen auf wie oft nach einer Narkose. Doch eine PDA ist für Sie ungefährlicher, weil keine Gefahr besteht, dass Sie den Mageninhalt einatmen, und sicherer für das Baby, dem eine bewusstlos machende Narkotikum-Dosis erspart bleibt. Ein weiterer Vorteil besteht darin, dass Sie Ihr Kind gleich nach der Geburt in die Arme nehmen und an die Brust legen können.

Kaudalanästhesie Wenn Sie vor der Entscheidung für einen Kaiserschnitt noch keine Betäubungsmittel erhalten haben, wird möglicherweise diese Form der PDA vorgenommen, weil sie sich leichter durchführen lässt als eine klassische PDA.

HORIZONTALER ODER VERTIKALER SCHNITT

Der Schnitt erfolgt entweder horizontal oder vertikal. Der vertikale ist der klassische Schnitt, wird aber heute nur noch ausgeführt, wenn es sehr schnell gehen muss. Der horizontale Schnitt hat den Vorteil, dass er nahe der Schamhaargrenze verläuft und die Narbe verdeckt ist, wenn Sie einen Bikini tragen. Zudem reißt er bei einer weiteren Schwangerschaft seltener als ein vertikaler Schnitt.

Der klassische Kaiserschnitt *ist ein Längsschnitt, der nur noch in Notfällen gemacht wird. Heute ist ein Querschnitt üblicher, da bei einer weiteren Schwangerschaft die Gefahr eines Risses verringert wird. Die horizontale und die vertikale Schnittführung sind unten markiert.*

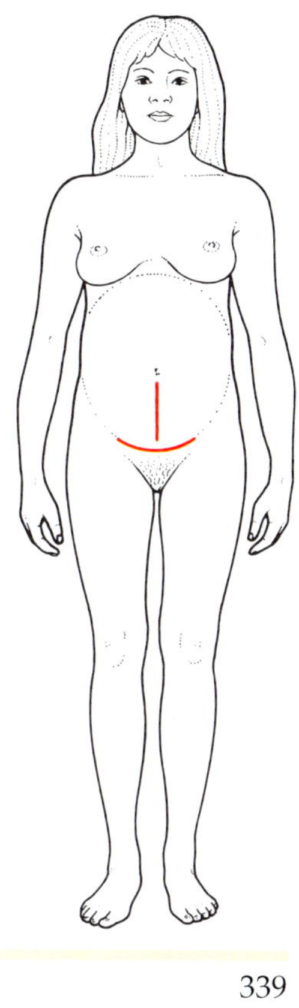

DER ABLAUF EINES KAISERSCHNITTS

Vor einem Kaiserschnitt sollten Sie Antibiotika bekommen, weil anschließend häufig Infektionen auftreten.* Die Hebamme rasiert Ihre Schamhaare ab und legt einen Katheter, damit Ihre Blase leer bleibt. Im Operationssaal wird Ihr Bauch mit sterilen Laken abgedeckt, und wenn Sie den Kaiserschnitt bei Bewusstsein erleben, wird in Taillenhöhe ein Sichtschutz errichtet, damit Sie die Operation nicht sehen. Ihr Bauch wird mit einer antiseptischen Lösung abgewaschen. Stellen Sie auch jetzt noch Fragen, wenn Sie etwas wissen wollen.

Sie bekommen eine klassische PDA, eine Kaudalanästhesie oder eine Vollnarkose. Dann wird durch die untere Bauchdecke unterhalb Ihres Nabels eine Serie kleiner Schnitte gemacht, um das untere Gebärmuttersegment freizulegen. Um andere Organe fern zu halten, werden Haken eingebracht. Durch den Uterus wird ein horizontaler Schnitt gezogen, und die Fruchtblase tritt hervor. Der Chirurg sprengt die Fruchtblase und saugt das Fruchtwasser ab – bei einer Periduralanästhesie hören Sie vielleicht das Gluckern. Er schiebt einen Löffel der Geburtszange oder seine Hand unter den vorangehenden Teil des Kindes und hebt es durch die kleine Öffnung heraus, während er gleichzeitig mit der anderen Hand auf den oberen Teil der Gebärmutter drückt, damit das Baby nach unten durch den Schnitt herausgeschoben wird.

Wenn Sie eine klassische Peridural- oder eine Kaudalanästhesie bekommen haben, können Sie vielleicht von diesem Zeitpunkt an zuschauen. Bitten Sie den Arzt, den Sichtschutz für einen Moment zu entfernen, um das Baby herauskommen zu sehen. Wahrscheinlich werden Sie nur Augen für Ihr Kind haben und nicht an die Operationsöffnung denken. Das Baby wird herausgehoben, abgesaugt und kann Ihnen in die Arme gelegt werden, sobald es gut atmet. Die ganze Operation dauert im Notfall nur etwa vier Minuten, sonst 10 bis 15 Minuten.

Sie bekommen dann wahrscheinlich eine Oxytozinspritze, damit die Plazenta sich löst; sie wird dann ebenfalls durch die Bauchöffnung herausgehoben. Danach schließt der Geburtshelfer den Schnitt in der Gebärmutter Schicht um Schicht mit Fäden, die sich selbst auflösen. Zum Absaugen von Blut und Fruchtwasser werden Sauggeräte verwendet. Zuletzt schließt der Geburtshelfer die Bauchdecke. Das dauert viel länger als die Geburt selbst, oft bis zu einer Stunde. Dazu gehört auch das Nähen der Haut mit Fäden, Klammern oder Metallclips, die nach ungefähr zehn Tagen entfernt werden.

DIE ANWESENHEIT DES PARTNERS

Nicht alle Paare möchten bei einer operativen Entbindung zusammenbleiben. Vielleicht befürchten sie, dass der Partner davon überfordert wäre. Die Paare, die zusammenbleiben, wollen die Geburt ihres Babys, auf welchem Weg es auch zur Welt kommen mag, gemeinsam erleben. Wenn Ihr Partner dabei ist, sitzt er bei Ihnen am Kopfende und unterstützt Sie. Die Operation braucht er nicht mit anzusehen, da ein Sichtschutz davor ist.

Nach der Entbindung

Sie können Ihr Baby nach der Operation in Ihren Armen halten. Sie bleiben einige Stunden lang an einen intravenösen Tropf angeschlossen, damit Flüssigkeit direkt in Ihren Blutkreislauf eingeführt werden kann. Nach einer Vollnarkose fühlen Sie sich ungefähr einen Tag lang schwach; wahrscheinlich ist Ihnen übel. Bewegen Sie sich möglichst bald. Wenn Sie Ihre Zehen bewegen oder die Fußgelenke drehen, können Sie Blutstau in Ihren Beinen vermeiden.

Unabhängig von der Art der Anästhesie werden Ihnen Schwestern wahrscheinlich noch am gleichen Tag helfen, wieder aufzustehen. Das tut zwar weh, ist aber zur Vermeidung einer Thrombose wichtig. Zum Aufstehen rutschen Sie an den Rand des Bettes, drehen sich in Seitenlage und schieben sich mit den Händen zum Sitzen hoch. Wahrscheinlich fließt beim Aufstehen viel Blut aus Ihrer Scheide. Dieses Blut sammelt sich auch nach einer vaginalen Geburt beim Liegen an. Bewegen Sie sich im Zimmer, um den Kreislauf anzuregen, und wenden Sie dabei die langsame, tiefe Atmung an, die Sie im Vorbereitungskurs gelernt haben.

Wenn Sie Schmerzmittel brauchen, lassen Sie sich welche geben. Wenn Ihr Partner auch in Ihren Ruhezeiten häufig bei Ihnen sein kann, sind Sie entspannter, weil Sie sehen, dass jemand das Baby liebevoll versorgt. Wahrscheinlich werden Sie drei bis fünf Tage nach dem Kaiserschnitt nach Hause entlassen, mit Anweisungen, wie Sie Ihre Wunde versorgen. Rufen Sie in der Klinik oder bei Ihrem Arzt an, wenn Sie Probleme oder Fragen haben.

Der Verband wird ungefähr drei bis vier Tage später entfernt. Da der Arzt Muskeln durchtrennen musste, sieht Ihr Bauch dick und aufgedunsen aus. Die Stiche im Inneren lösen sich von selbst auf, die äußeren Fäden werden nach eineinhalb Wochen gezogen. Machen Sie sich keine Sorgen, dass die Naht aufgehen könnte. Da jede Schicht gesondert genäht wurde, ist diese Gefahr sehr gering.

Nach einer Vollnarkose sammelt sich in den Lungen Flüssigkeit an, die abgehustet werden muss. Eine Physiotherapeutin wird Ihnen zeigen, wie Sie das am besten machen. Auch die in der Vorbereitung gelernte Atmung hilft.

Nach einem Kaiserschnitt sind widersprüchliche Gefühle ganz natürlich. Ein Kaiserschnitt ist ein chirurgischer Eingriff, und Sie brauchen Zeit, sich davon zu erholen. In den ersten sechs Wochen nach der Geburt sollten Sie nichts Schweres heben. Eine große Wohltat wäre es, wenn Sie eine Haushaltshilfe hätten, die Sie von anstrengenderen Arbeiten entlastet, besonders, wenn Sie ein älteres Kind haben, das noch oft auf den Arm genommen werden möchte.

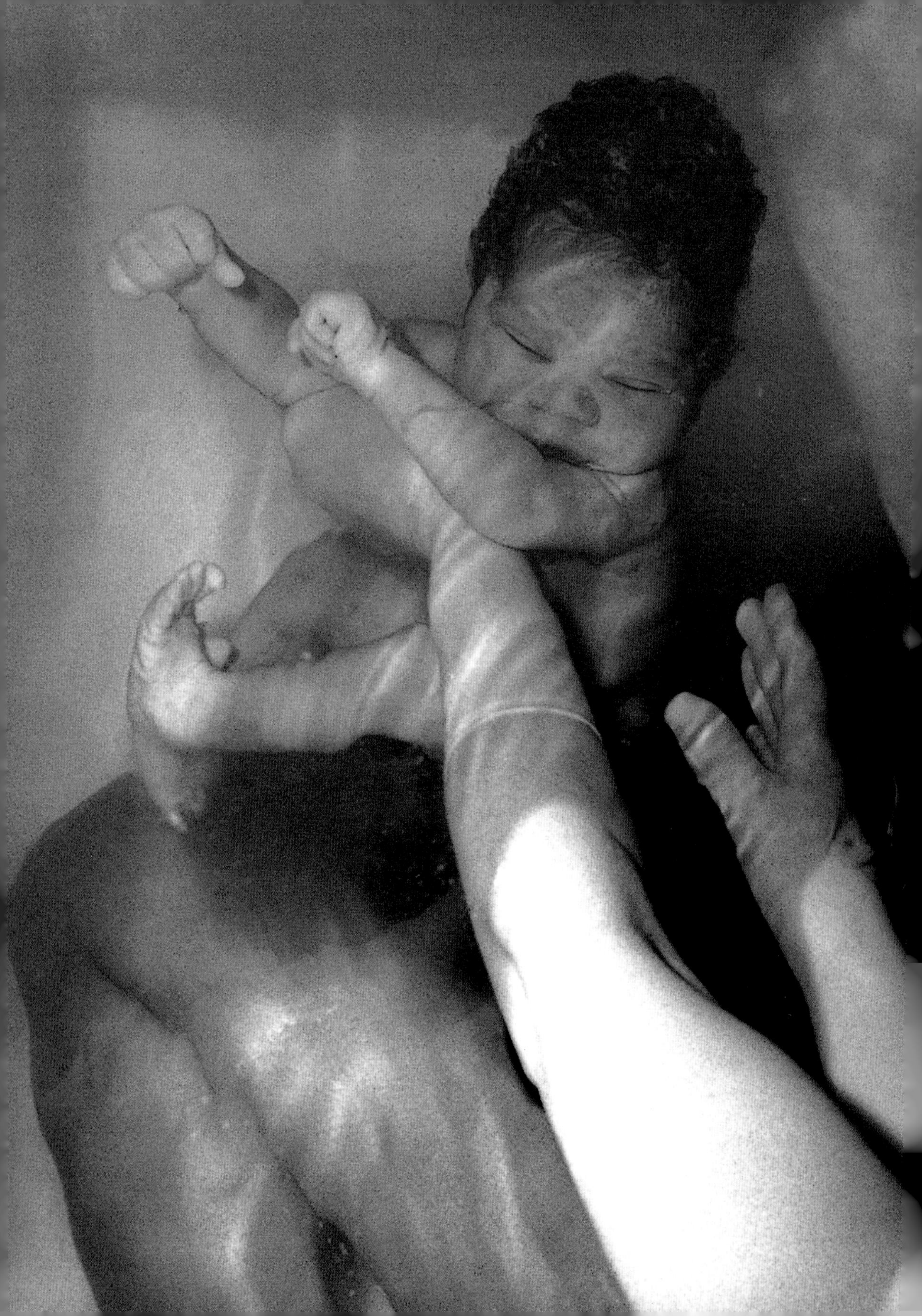

Sanfte Geburt

Bei der Geburt öffnen sich die Augen des Babys zum ersten Mal in einer neuen Welt. Das Leben des Kindes außerhalb Ihres Körpers beginnt. Doch neun Monate Lebenserfahrung in Ihrem Bauch hat es schon hinter sich. Im alten China galt deshalb die Empfängnis als Beginn des Lebens. Das Kind ist aus dem zufälligen Zusammentreffen einer reifen Eizelle und einer Samenzelle heraus entstanden; aus dem knospenden Embryo entwickelte sich allmählich ein völlig ausgeformtes menschliches Wesen in Miniaturgröße. Im dritten Monat existierte bereits der Fetus, dessen Hauptaufgabe im Wachsen und Reifen bestand. Seine Sinne wurden Woche für Woche schärfer, so dass er sich seiner Umgebung immer mehr bewusst wurde und auf Bewegungen, helles Licht, Geräusche und Musik reagierte. Diese lange Zeit der Vorbereitung gipfelt in der aufwühlenden Reise hinein in die Helligkeit und Betriebsamkeit einer Welt außerhalb des Mutterleibes.

Wie ist das, geboren zu werden?

Die Geburt ist nicht nur für Sie eine intensive Erfahrung, auch für Ihr Baby ist sie der Höhepunkt einer Zeit des Wachsens und Wartens. Dieser neue Mensch ist dem Ansturm kraftvoller Gebärmuttertätigkeit ausgesetzt, durch die er aus der Enge der ihn fest umfangenden Muskeln und der knöchernen Wiege, in der er geschaukelt wurde, in ein eigenständiges Dasein hinausgeschoben wird.

Auf seiner Reise aus der Gebärmutterhöhle durch das knöcherne Becken und die weichen, sich öffnenden Falten der Scheide erfährt das Baby eine Vielzahl unterschiedlicher Sinnesreize.

Wie das Baby die Geburt erlebt

Am Hinterkopf des Babys, der bei seinem Weg durch den Geburtskanal gegen den Muttermund drückt, baut sich Druck auf, und der eröffnete Muttermund zieht sich über seinen Kopf wie ein Rollkragen. Auch das Gesäß des Kindes ist beim Zusammenziehen der Gebärmutter Druck ausgesetzt, so dass es vorwärts geschoben wird. Das Baby befindet sich also zwischen dem von oben drückenden Gebärmutterfundus und dem allmählich über seinen Kopf gleitenden Muttermund. Durch diesen Druck rollt es sich wie ein Ball zusammen, wobei es den Kopf ein- und die Knie anzieht und die Arme über der Brust faltet. Der obere Teil des Kopfes, der noch nicht verknöchert ist, wird verformt, die Augenbrauen werden nach hinten gedrückt.

Wenn das Baby nach unten geschoben wird, bieten ihm auch die Beckenbodenmuskeln Widerstand, sie sind elastisch und fest und

Eine Geburt braucht für ein Baby kein Akt der Gewalt zu sein. *Stattdessen wird es von liebevollen Armen in Empfang genommen, die ihm einen sanften Übergang ins Leben bereiten (Abb. links).*

geben Stück für Stück den Weg für seinen Kopf frei. Der Weg ist eng, doch die Wände geben nach, und der ganze Körper des Babys wird mit jeder Wehe kräftig massiert, während es sich langsam seinen Weg bahnt.

In den letzten Schwangerschaftswochen hat das Kind unter der gedehnten Bauchdecke und der transparenten Gebärmutterwand durch Sonnenlicht oder künstliches Licht einen Lichtschimmer wahrgenommen. Das muss etwa wie ein Feuerschein oder durch einen roten Schirm fallendes Licht aussehen.

Wenn die Geburtsreise beginnt, wird das Baby durch Knochenbögen hindurch tiefer in den Beckenraum hineingedrückt. Vielleicht ist das wie eine Reise durch eine lange, dunkle Allee mit überhängenden Ästen.

Der Fetus ist nicht einfach eine lebensgroße Puppe, sondern bereits ein Mensch, der Schmerzen und Wohlbehagen empfinden kann, eine *Persönlichkeit*. Obwohl das Baby sich später nicht daran erinnern kann, hat es starke Gefühle und Empfindungen. Die Gebärmutter hält das Ungeborene mit ständig zunehmender Kraft fest und übt Druck aus. Am Ende der Eröffnungsphase dauert dieses feste Umklammern jeweils eine oder zwei Minuten. Jede Umarmung beginnt sanft und wird dann immer fester, bis das Kind auf dem Höhepunkt einer Wehe 20 bis 30 Sekunden lang ganz fest gedrückt wird. Dann nimmt der Druck wieder ab, und das Baby schwebt wieder in seinem intrauterinen Meer. Zusammen mit Ihnen erlebt es so die Wehen.

»Natürlich habe ich ein Baby erwartet, das ich dann in die Arme schließen würde. Doch seine Augen waren weit geöffnet, und mir wurde klar: ›Das ist eine Persönlichkeit!‹«

Neugeborenenreflexe bei der Geburt

Als Reaktion auf die in Ihrem Körper frei werdenden Kräfte ändert das Baby seine Haltung, und zwar nicht nur aufgrund der mechanischen Kräfte, sondern auch durch eigene Bewegungen. Mit Hilfe seiner Reflexe arbeitet es mit Ihnen zusammen auf die Geburt hin, gleichsam als Ihr Partner (siehe S. 357).

Ein Neugeborenes dreht seinen Kopf dorthin, wo es berührt wird, bewegt ihn gegen festen Druck auf und ab, zieht bei Druck auf die Ballen die Zehen ein, hebt bei Druck auf den Spann seinen Fuß an und setzt ihn etwas höher wieder auf und macht Schrittbewegungen, wenn es auf festem Untergrund nach vorne geneigt wird.

Zwei dieser Reflexe helfen dem Baby wahrscheinlich auch auf seinem Geburtsweg weiter: Durch das Auf- und Abbewegen des Kopfes gegen festen Widerstand windet es sich durch den Muttermund und das aufgefaltete Gewebe der Scheide hindurch. Zum anderen ist es die Schrittbewegung bei Widerstand an seinen Fußsohlen, mit der es sich von der festen Gebärmutterwand abstößt.

DAS EINWIRKEN DER AUSSENWELT

In der Austreibungsphase muss der Kopf eine fast rechtwinklige Krümmung überwinden. Der Druck steigt, bis sich der Hals dreht und das Kind nach unten schaut und so herausgleiten kann. Das ist ein starker Reiz für das Baby, eine unmissverständliche Anweisung: »Es verändert sich etwas. Aufgewacht! Jetzt musst du ganz dabei sein!« Schließlich kommt der Hinterkopf des Kindes durch die Scheide. Vielleicht strecken Sie die Hand aus, um – als ersten Gruß sozusagen – die feuchte, warme Stelle des Kopfes zu berühren.

Der Kopf gleitet heraus, und plötzlich trifft das Baby auf Raum und Luft. Die Schultern und der Brustkorb werden geboren, gefolgt vom ganzen Körper. Das Kind schnappt nach Luft, die in die Lungen eindringt und sie erstmals auffaltet. Die feuchte innere Lungenoberfläche, die vorher wie nasse Plastiktüten zusammenklebte, weitet sich mit dem ersten Schrei, mit dem das Baby dem Leben begegnet.

Luft, das Gefühl im Raum, die Gliedmaßen, die sich ungewohnt frei bewegen können, das eigene Gewicht, merkwürdige Geräusche, blendendes Licht, kalte Hände, die es hochheben und drehen – plötzlich gibt es eine Unzahl neuer Empfindungen. Nicht nur die Lungen müssen ihre rhythmische Funktion aufnehmen, auch der Blutkreislauf muss sich einen neuen Weg bahnen.

DIE WEHEN ALS STIMULANS

In seinem Buch *Geburt ohne Gewalt* vergleicht Dr. Frédérick Leboyer die Mutter wegen der Schmerzen, die sie seiner Meinung nach dem Baby während der Geburtswehen unweigerlich zufügt, mit einem »Ungeheuer«.* Doch die Geburt kann auch als ein Vorgang betrachtet werden, der das Kind anregt und aufnahmebereit macht, um es so auf das Leben vorzubereiten.

Manche Babys erleben die Geburt zweifellos als traumatisch, doch andere sehen gleich danach ausgesprochen ruhig und zufrieden aus. Gegen Ende der Eröffnungsphase kommen Sie sich vielleicht wie auf stürmischer See vor, und Sie machen sich Sorgen, dass Ihr Baby unter dem gewaltigen Muskeldruck der Gebärmutter leiden muss. Doch trotz des erbarmungslosen Wehenansturms kurz vor der vollständigen Eröffnung reagiert das Kind, das so durch den Muttermund und den Geburtskanal entlanggeschoben wird, nach der Geburt sehr viel lebhafter als die meisten Babys, die durch einen Kaiserschnitt einfach herausgehoben wurden. Auf seinem 23 cm langen Weg werden Flüssigkeit und Schleim aus seiner Nase und seinem Mund herausgequetscht, so dass ein vaginal geborenes Baby weniger Schleim in den Atemwegen hat als ein Kaiserschnittbaby und auf die neue Tätigkeit des Atmens besser vorbereitet ist. Nach einer vaginalen Geburt kann ein Baby auch seine Körpertemperatur besser halten als nach einem Kaiserschnitt, dem wenige oder keine Wehen vorausgehen.

Katecholamine: Die erstaunlichen »Stresshormone«

Wir reden oft von Stress, als wäre er stets etwas Schädliches. Doch Stress gehört zum aktiven Leben. Wehen sind aufregend, eine Herausforderung und zugleich Stress, sowohl für Sie als auch für das Baby. Hormone schießen in die Blutbahn ein und rütteln Sie wach. Es handelt sich um dieselben Hormone, die die Gefühle von Triumph und Befriedigung begleiten, wenn Sie den Gipfel eines Berges endlich erklommen haben, oder die bei einem Wettkampf Ihre letzten Kraft- und Ausdauerreserven mobil machen. Sie spüren den überwältigenden Drang, Ihr Äußerstes zu geben, und die erregende Herausforderung des Unbekannten. Genauso fühlen Sie sich beim Beginn der Wehen. Und Ihr Baby produziert dieselben Hormone wie Sie, und zwar in erheblichen Mengen.

»Meine Wehen dauerten lange und waren heftig, und mein Baby tat mir Leid. Aber als es dann kam, war es ganz wach und friedlich und suchte schon bald nach meiner Brust.«

Alle Hormone sind chemische Botschafter. Katecholamine geben Ihrem Kind die Botschaft des Lebens. Vor dem Beginn der Wehen strömen plötzlich große Mengen der Stresshormone Adrenalin und Noradrenalin durch den Kreislauf Ihres Babys. Sie schützen es vor Sauerstoffmangel, verdrängen das Blut aus unwichtigeren Organen, so dass Herz, Gehirn und Muskeln reichlich mit Blut versorgt werden. Sie bremsen den Herzschlag, damit das Herz nicht so schwer arbeiten muss und weniger Sauerstoff braucht, erweitern die Bronchiolen und bereiten so die Lungen zum Atmen vor, spalten Fett und Glykogen auf, damit sie als schnelle Energiespender abrufbar sind, und rüsten es so für die Anforderungen, die das Leben außerhalb der Gebärmutter an das Baby stellt.

Ein Wissenschaftler, der die Funktion der Katecholamine bei der Geburt erforscht, schreibt: »Fast jedes Neugeborene hat ein Sauerstoffdefizit, das dem eines Sprinters nach einem Wettkampf gleicht.«* Dank der Katecholamine verarbeiten Babys Sauerstoffmangel viel besser als Erwachsene, bei denen schon nach ein paar Minuten der Herzrhythmus gestört wird.

Im Baby baut sich der Katecholaminspiegel am Anfang der Wehen auf, wenn der Muttermund erst 2 bis 3 cm eröffnet ist; der Wert ist dann etwa fünfmal so hoch wie bei einem Erwachsenen im Ruhezustand. In der Austreibungsphase folgt ein weiterer Katecholaminschub, und nach der Geburt ist das Doppelte oder Dreifache des Werts der frühen Wehenphase erreicht. Nach zwei Stunden sinkt der Hormonspiegel wieder auf den Ruhewert ab.

Druck auf den kindlichen Kopf erhöht den Ausstoß an Katecholaminen. Babys, die keine Wehen durchgemacht haben und durch einen Kaiserschnitt entbunden wurden, haben viel niedrigere Werte. Deshalb sollte die Mutter wenigstens einige Wehen durchmachen. Ein Kind, das einfach durch einen Schnitt in der Bauchdecke herausgehoben wird, hat eher mit Atemschwierigkeiten zu kämpfen, weil die Flüssigkeit in den Lungen während des Geburtsvorgangs nicht absorbiert wurde und die Lungen nicht viel Oberflächenfaktor produzieren konnten – eine seifenähnliche Substanz, die das Zusammenkleben der Lungenbläschen verhindert. Sowohl die Absorption von Flüssigkeit aus den Lungen als auch die Produktion des Oberflächenfaktors stehen in engem Zusammenhang mit den Katecholaminen, die in den Stunden unmittelbar vor der Geburt ausgeschüttet werden. Auch einige Medikamente zur Behandlung von Bluthochdruck bei der Mutter hemmen die Wirkung dieser Hormone.

Ein Neugeborenes kühlt wegen der im Verhältnis zum Körpervolumen relativ großen Hautoberfläche schnell aus. Wenn ein Baby nach der Geburt friert, aktivieren die Katecholamine auch spezielle hitzeproduzierende Gewebezellen, das so genannte »braune Fett«. Außerdem erweitern sie die Pupillen des Babys und erhöhen seine Aufmerksamkeit. Mutter und Kind versenken ihre Blicke ineinander. Jeder ist für den anderen die interessanteste Person auf der Welt. Das Baby ist nicht nur anschmiegsam und warm, sondern auch wach und reaktionsbereit. Damit übernehmen die Katecholamine auch eine wichtige Rolle beim Bonding von Mutter und Kind.

Die Begrüssung Ihres Babys

Haben Sie schon daran gedacht, wie Sie Ihr Kind auf der Welt willkommen heißen wollen? Für das Baby geht es nicht nur um eine sichere, schnelle Geburt und darum, dass es genügend Sauerstoff erhält und nicht geschädigt wird, es soll auch rücksichtsvoll und sanft empfangen werden.

Die meisten Babys schreien als Reaktion auf den Geburtsschock, und dadurch füllen sich ihre Lungen mit Luft. Doch wenn sie weiter *schreien*, stimmt etwas nicht. Schreien aus Verzweiflung und Verlassenheit unterscheidet sich sehr von dem gesunden Schrei eines Neugeborenen. Doch viele halten ausdauerndes Schreien für eine Selbstverständlichkeit und meinen lächelnd: »Es hat kräftige Lungen!« Vielleicht schreit das Neugeborene, weil keiner seine Bedürfnisse wahrnimmt und sanfte Zuwendung fehlt. Wenn das Baby respektvoll und liebevoll behandelt wird, beruhigt es sich von selbst. Doch dazu muss es im Geburtszimmer ruhig sein, das Licht sollte gedämpft und die Bewegungen im Umgang mit dem Kind langsam, sorgfältig und liebevoll sein. Erst dann spricht man von *sanfter Geburt*.

Für eine liebevolle Umgebung sorgen

Sanfte Geburt beginnt nicht erst, wenn das Baby auf die Welt kommt. Durch die Art der Geburtsbegleitung und die gesamte Atmosphäre im Entbindungszimmer kann eine Stimmung des Friedens geschaffen werden. Mutter und Kind sind sich so nahe, dass alles, was mit der Frau während der Geburt geschieht, sich auch auf ihr Neugeborenes auswirkt. Eine liebevolle Umgebung für das Baby setzt eine wohltuende Umgebung für *Sie* voraus, Respekt vor Ihrem Rhythmus, Geduld und rücksichtsvolle Unterstützung.

GEDÄMPFTES LICHT

Grelles Neonlicht bei der Geburt ist für Sie genauso irritierend wie für das Baby. Bei einer sanften Geburt werden alle unnötigen Lampen ausgeschaltet, so dass der Raum angenehm beleuchtet ist und nur auf den Dammbereich helles Licht fällt. Sie sollten sich in einer bequemen Haltung befinden, in der Sie die Geburt aktiv unterstützen können, anstatt flach in Beinhaltern auf dem Rücken zu liegen. Viele Frauen möchten gerne aufrecht sitzen, hocken oder knien, so dass sie gleich den Kopf des Babys sehen und ihre Hände nach ihm ausstrecken können, noch bevor es ganz herausgekommen ist (siehe S. 246–247).

Wenn der Kopf durchtritt, strecken manche Frauen instinktiv ihre Hände aus und liebkosen den Hinterkopf des Babys. Er fühlt sich warm und fest an, und sie spüren immer mehr warmes, feuchtes Seidenhaar, je weiter er sich vorschiebt. Der Moment der ersten Berührung zwischen Mutter und Kind ist voller Ehrfurcht und kommt für manche Frauen spiritueller Ekstase nahe.

Dann gleitet der Kopf heraus und dreht sich zur Seite in Richtung der Schultern, so dass Sie Ihr Kind im Profil sehen. Wenn das Baby herausgleitet und zu atmen beginnt, kann das Licht noch mehr gedämpft werden, so dass das Kind seine Augen im Halbdunkel ganz allmählich aufmachen kann. Vor vielen Jahren hat die Pädagogin Maria Montessori darauf hingewiesen, dass Babys grelles Licht als schmerzhaft empfinden. Sie meinte, dass Neugeborene die Welt ganz langsam mit ihren Sinnen erkunden sollten, von sanften Lichtern und Schatten umgeben, ähnlich der Umgebung der Gebärmutter, die sie gerade verlassen haben.

DÄMPFUNG DES GERÄUSCHPEGELS

Bei einer sanften Geburt ist kein Platz für überflüssige Gespräche, und die Geburtshelfer sprechen mit gesenkter Stimme. Dr. Leboyer meint, dass auch die Frau ruhig sein sollte und erregte Stimmen das Baby erschrecken könnten. Als er sein Buch schrieb, war noch nicht bekannt, dass die Gebärmutter eine Welt voller Klänge ist, erfüllt vor allem vom Herzschlag und der Stimme der Mutter. Dr. Michel Odent ist der Meinung, die Anwesenheit des Vaters während der Geburt werde heute überbetont, weil die Gefühle mit den Vätern manchmal durchgehen würden. Dennoch glaube ich wie viele andere Frauen, dass es ohne den Vater des Kindes kaum möglich wäre, die Wehen und die Geburt sanft zu erleben.

Wenn die Eltern also vor Staunen oft laut aufschreien, ist das ein spontaner Gefühlsausdruck und Teil einer freudigen Geburt, die *als*

In einer Atmosphäre der Ruhe *legt die Hebamme das Baby der Mutter in die Arme; mit den Fingern tastet sie nach seinem Herzschlag (Abb. rechts).*

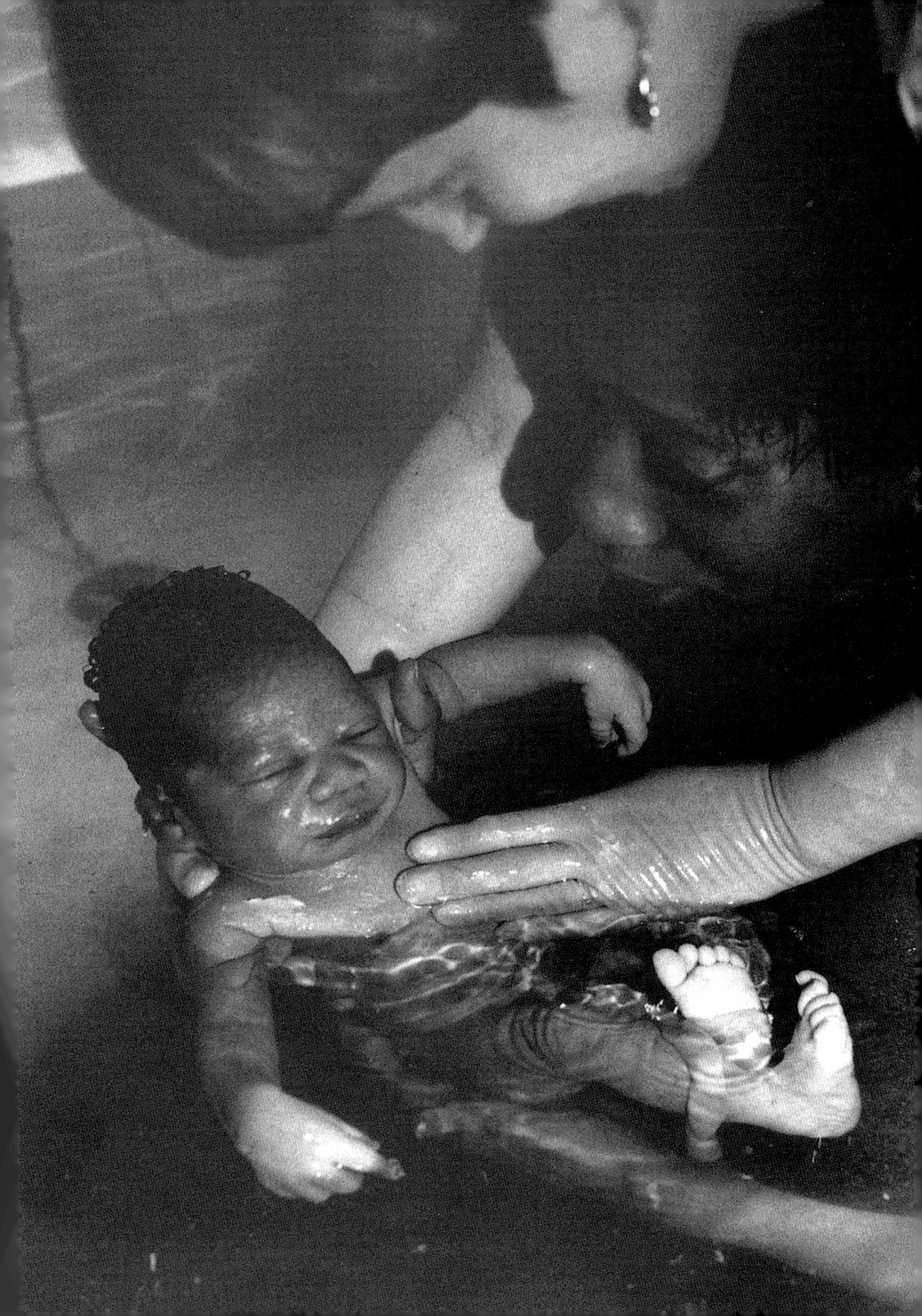

solche die Lebenserfahrung beider Elternteile bereichert. Die Geburt ist eine triumphale Erfahrung. Sie ist ein Akt der Liebe, Fortsetzung und Gipfelpunkt der Leidenschaft, mit der die Entwicklung dieses Babys ihren Anfang nahm.

KÖRPERKONTAKT

In einer günstigen Geburtsatmosphäre werden Sie von intensiven Gefühlsaufwallungen überflutet. Das bedeutet jedoch nicht, dass das Baby in einer Orgie selbstsüchtiger Gefühle vernachlässigt wird. Die Eltern beziehen ihr Kind in ihre Liebe mit ein. Auf diese Weise wird nicht nur ein Baby, sondern eine Familie geboren.

»Ich hob sie auf meinen Bauch und streichelte sie. Plötzlich brach in mir die Erkenntnis durch, dass dieses unglaubliche kleine Wesen aus meinem Körper gekommen war! Es war ein Teil von mir gewesen. Jetzt waren wir getrennt, aber wir brauchten einander immer noch.«

Bei einer Geburt ohne Gewalteinwirkung wird mit dem Baby sanft und ohne Hast umgegangen. Niemand bewegt sich heftig oder schnell. Das Kind wird Ihnen auf die Schenkel oder den Bauch gelegt. Wenn Sie vorher fragen, können Sie es oft selbst in Empfang nehmen und zu sich an Ihre nackte Brust holen.

Leboyer meint, dass das Baby sanft und liebevoll massiert werden sollte, bis es aufhört zu schreien und sich beruhigt. Erst dann sei das Kind so weit, dass die Mutter es in die Arme nehmen könne. Als Geburtshelfer führte er diese Massage selbst aus. Doch viele Frauen empfinden dies als Einmischung und Versuch, die Geburt an sich zu reißen, auch wenn das noch so vorsichtig geschieht.

Normalerweise haben Sie bei einer sanften Geburt heute gleich das Kind in den Armen, um es zu liebkosen. Wie Sie Ihr Neugeborenes massieren, braucht Ihnen niemand zu zeigen. Ihr Streicheln und erkundendes Tasten ist spontan, und Sie tun intuitiv das Richtige. Oft werden Neugeborene gleich eingewickelt, damit sie nicht auskühlen. Es stimmt zwar, dass sie einem starken Wärmeverlust ausgesetzt sind, doch wenn Sie Ihr Kind in einem warmen Raum dicht an Ihrem Körper halten, fühlt es sich geborgen und warm. Neuere Untersuchungen zeigen sogar, dass auch Babys von geringem Geburtsgewicht im Körperkontakt mit der Mutter wärmer bleiben als Kinder, die angezogen und eingewickelt in ein Bett gelegt werden. Schieben Sie also Ihr Nachthemd oder T-Shirt kurz vor der Geburt hoch, oder ziehen Sie es aus.

Sie können mit Ihrem Kind zusammen zugedeckt oder mit einem Wärmestrahler bestrahlt werden. Viele Frauen frösteln nach der Geburt und sind selbst für mehr Wärme dankbar. Ein Baby verliert weniger Wärme, wenn sein Köpfchen zugedeckt wird.

Wenn Ihnen Ihr Kind eingepackt gebracht wird, dann wickeln Sie es vorsichtig aus und nehmen es ganz nahe zu sich. Reden Sie ruhig mit ihm. Es wird auf Ihre Stimme reagieren – besonders aufmerksam ist es gegenüber hohen Tönen bei Frauenstimmen. Das Baby gewöhnt sich auch an Ihren unverwechselbaren körpereigenen Geruch, und schon nach wenigen Tagen wird es ein Laken, das Ihren Körpergeruch trägt, einem Laken mit dem Geruch einer anderen Mutter eindeutig den Vorzug geben.

Auspulsieren der Nabelschnur

Bitten Sie die Hebamme oder den Arzt, mit dem Abklemmen der Nabelschnur zu warten, bis sie auspulsiert hat. Früher haben die Hebammen damit immer gewartet, doch heute geht die ganze Geburt oft so hastig vor sich, dass die Nabelschnur manchmal sofort abgeklemmt und durchtrennt wird, noch während Blut darin fließt. Auch wenn dieses Blut nicht mehr sehr sauerstoffreich ist – da sich die Plazenta gleich nach der Geburt von der Gebärmutterwand löst –, ist es doch wichtig, dass ein Ausgleich der Blutmengen im kindlichen Kreislauf und der Plazenta stattfindet. Dazu muss sich das Baby etwa auf der gleichen Höhe befinden wie die Plazenta. Wenn die Nabelschnur erschlafft, ist das ein Zeichen, dass in beide Richtungen kein Blut mehr fließt. Es gibt gelegentlich Gründe, die Nabelschnur früher abzuklemmen, z.B. wenn eine Rhesus-negative Mutter bereits Antikörper gegen ihr Rhesus-positives Kind produziert hat (siehe S. 113–114).

Das Durchtrennen der Nabelschnur zwischen den beiden Klammern ist ganz einfach, und vielleicht möchte der Vater das gerne machen. Besprechen Sie das vorher miteinander.

Manche Geburtshelfer befürchten, dass Blut in die Plazenta zurückfließen und ein Blutmangel beim Baby entstehen könnte, wenn es mit nicht abgeklemmter Nabelschnur höher als die Plazenta liegt. Damit lässt sich ein sofortiges Abklemmen oder die Verweigerung von Körperkontakt nicht begründen. Das Baby kann auf Ihren Oberschenkeln liegen, auf Höhe der Plazenta; so können Sie es halb aufgerichtet gut sehen und berühren. Der Schleim fließt gewöhnlich von selbst ab, so dass kein Absaugegerät nötig ist, doch sollte das Neugeborene aufmerksam beobachtet und abgesaugt werden, wenn die Atemwege nicht frei werden, anschließend tut ihm eine kleine Sauerstoffgabe gut.

Warten auf den Suchreflex

Vielleicht möchte Ihr Kind gleich saugen, wenn es herauskommt. Doch viele Babys sind noch nicht ganz so weit und brauchen Zeit, um sich geborgen zu fühlen, ehe sie nach der Brust zu suchen beginnen. Dieser Suchreflex (siehe S. 357) ist ein sicheres Zeichen, dass das Neugeborene jetzt angelegt werden möchte. Es ist besser, darauf zu warten und dem Baby nicht die Brustwarze in den Mund zu schieben.

Warten Sie ruhig ab. Lassen Sie Ihr Kind auf Ihrer nackten Brust ausruhen, und wenn es so weit ist, wird es mit Mund, Händen und Augen zu suchen beginnen. Das ist für Sie und Ihr Baby eine einzigartige Zeit. Versuchen Sie, den spontanen, natürlichen Rhythmus nicht zu stören. Nach einer Weile wird das Baby an

Ihrer Brustwarze lecken wollen, und wenn Sie ein klein wenig nachhelfen und die Brustwarze in seinen Mund stecken, wird es auch zu saugen beginnen.

Das Baby baden

Ein wichtiger Bestandteil einer Geburt ist das warme Bad, in das das Neugeborene gehoben wird. In dem Video *Geburt mit Leboyer. 1 Geburt* bekommt das Baby dieses Bad, noch ehe es die Mutter im Arm gehalten hat. Dr. Leboyer ist der Ansicht, dass das Kind Zeit braucht, um in dem Element, das es gerade verlassen hat, wieder Geborgenheit zu fühlen. Er hat beobachtet, dass Babys im Wasser schwebend friedvoll und manchmal richtig glückselig werden, sich selbst entdecken, die Augen öffnen und die Welt um sich herum erkunden. Es ist wahr, dass manche Neugeborene das Bad wirklich sehr zu genießen scheinen, aber nur, wenn sie langsam, ruhig und in so tiefem warmem Wasser gebadet werden, dass sie darin schweben können. Am besten verwendet man für das Bad ein tiefes Gefäß mit einer Isolierschicht (wie z.B. bei einer Kühlbox) und bringt einen Heizstrahler darüber an.

Es kann sein, dass in der Klinik, wo Sie Ihr Kind zur Welt bringen, ein solches Bad wegen der Auskühlungsgefahr nicht gestattet ist. In vielen modernen Entbindungsstationen sind Leitungen zur Luftventilation eingebaut, und das Baby kann sich dann im Wasser leicht unterkühlen. Sie wissen selbst, wie sehr Sie frösteln, wenn Sie aus dem heißen Badewasser kommen. Für das Kind, das noch nicht zittern kann und das die meiste Wärme am Kopf verliert, ist es noch viel schwieriger, warm zu bleiben.

»Sie schaute mich ganz kritisch an, als wollte sie sagen: ›Bist du dir ganz sicher, was du da machst?‹ Dann entspannte sie sich, und es war, als würde im Wasser eine Knospe aufblühen.«

Das Baby kann seine Temperatur aufrechterhalten, indem es in seinem Fettpolster Wärme erzeugt wie ein Igel, der überwintert; ein Kind mit geringem Geburtsgewicht hat dafür jedoch nicht genügend braunes Fett. Auch Muskeltätigkeit und Schreien helfen ihm, warm zu bleiben. Darüber hinaus können sich die Blutgefäße an der Hautoberfläche zur Reduzierung des Wärmeverlusts zusammenziehen und so den Wärmeschutz des Gewebes verstärken. Doch Babys, die über den Kreislauf der Mutter Medikamente aufgenommen haben, z.B. Dolantin, sind nicht nur betäubt, sondern können auch Wärmeverlust nicht wirksam verhindern. Wenn Sie Ihr Kind also gerne baden möchten, dann sollten Sie in den letzten fünf Stunden vor der Geburt keine Schmerz- oder Betäubungsmittel bekommen haben, Ihr Baby sollte voll ausgetragen sein, mehr als 2,5 kg wiegen und bei der Geburt keine Atemschwierigkeiten gehabt haben. Der Raum muss mollig warm sein.

Manche Eltern haben Zweifel an den Vorteilen des sofortigen Bades und möchten das Baby lieber ganz nah bei sich haben und es so lange saugen lassen, wie es möchte. Wenn es sich bei seiner Mutter wohl und geborgen fühlt und nach einer Weile zu saugen beginnt, wäre es nur leeres Ritual, aufgrund vorgefasster Meinungen auf einem Bad zu bestehen.

Dr. Michel Odent empfiehlt ein anderes Vorgehen: Zuerst ist das Baby bei der Mutter und wird angelegt, wenn es die Brustwarze sucht. Erst dann wird es vom Vater ins Bad gehoben, und zwar nahe genug bei der Mutter, so dass sie zusehen und ihr Kind berühren kann.* Es ist ein bewegendes Erlebnis, dem Vater dabei zuzuschauen, wie er sein Neugeborenes stützt und wie sie sich das erste Mal in die Augen schauen. Eine Hebamme beschreibt das in einem Fall so:

»Das Baby, das ruhig bei seiner Mutter gelegen hatte, öffnete langsam seine Augen und schien jetzt seine Umgebung deutlicher wahrzunehmen. Es schaute ruhig umher. Diese heitere Ruhe war bemerkenswert und machte unglaubliche Freude. Der Körper des Babys war ganz im Wasser. So blieb es warm und konnte sich völlig entspannen. Nach fünf oder zehn Minuten nahm die Hebamme das Kind und legte es auf ein vorgewärmtes Badetuch unter den Heizstrahler. Während dieser ganzen Zeit schrie es kein einziges Mal. Es wurde äußerst behutsam mit ihm umgegangen. Beim Anziehen wurden keine ruckartigen Bewegungen gemacht oder an dem Baby gezogen. Mir ist jetzt klar, dass das Schreien, das so oft mit diesen Vorgängen verbunden ist, auf reine Angst zurückzuführen ist.«*

NACH DER GEBURT

Die sanfte Geburt ist Teil einer Entwicklung, einer Wechselbeziehung zwischen Ihnen und Ihrem Baby, die in der Schwangerschaft begonnen hat und in den Wochen nach der Geburt noch weitergeht. Wichtig ist nicht nur, wie die Geburt verlaufen ist und ob Sie Ihr Kind sofort bei sich haben konnten, sondern eine Umgebung, in der Sie rund um die Uhr freien Zugang zu Ihrem Baby bekommen und das Gefühl haben, dass es *Ihr Kind* ist und Sie Ihren spontanen Empfindungen nachgeben können. Sie sollten spüren, dass alle Personen in Ihrer Umgebung Ihre Gefühle verstehen und Sie emotional unterstützen, während Sie zusammen mit Ihrem Partner lernen, Eltern zu werden.

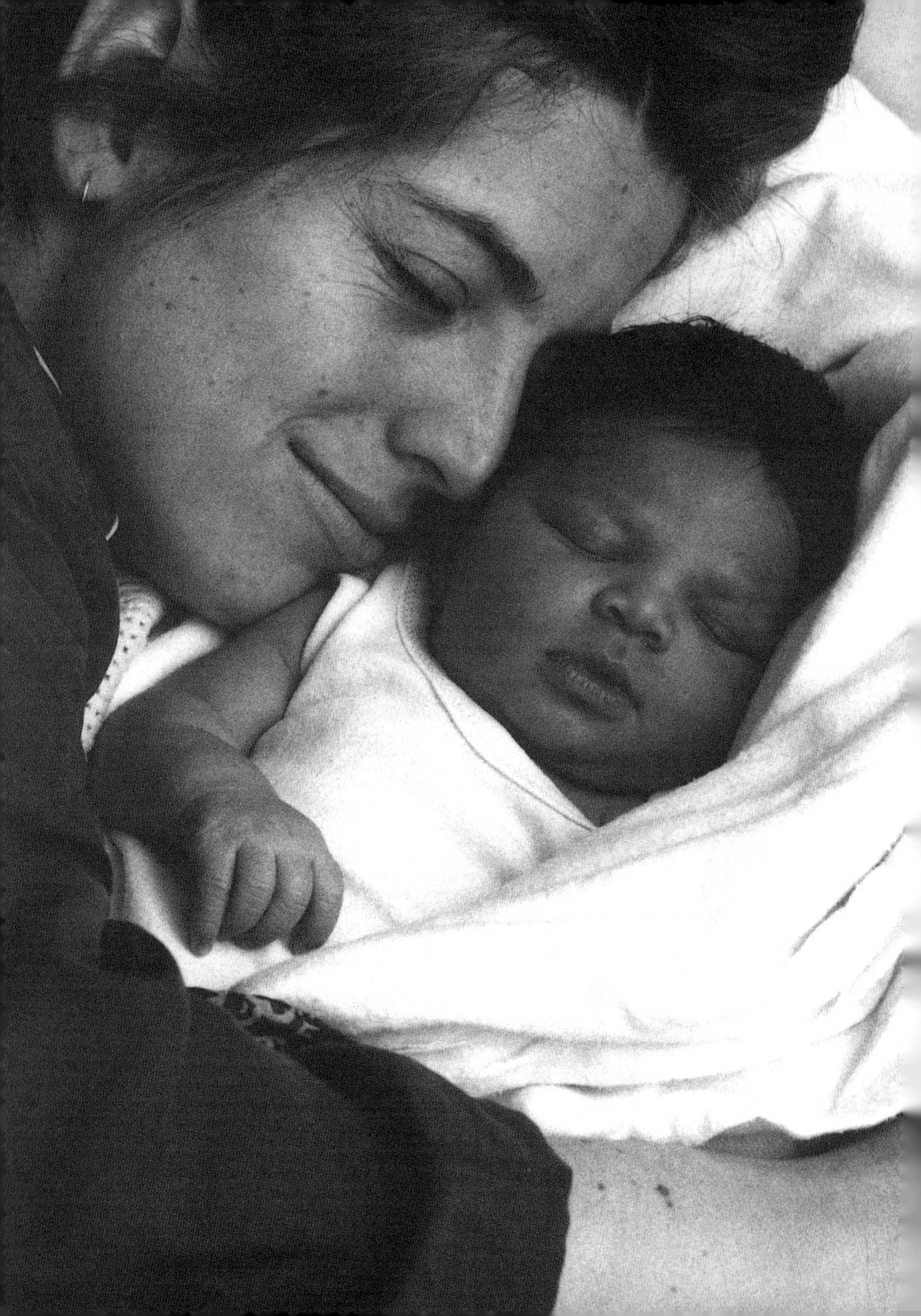

Die Begegnung mit dem Neugeborenen

Die ersten Stunden

Für viele Frauen gehören die Stunden unmittelbar nach der Geburt zu den intensivsten Lebenserfahrungen. Ein so einmaliges Erlebnis wie die Geburt ist nicht plötzlich zu Ende, wenn die Lichter im Entbindungszimmer gelöscht werden. Es ist nicht verwunderlich, dass manche Frauen nach einer so aufwühlenden und leidenschaftlichen Erfahrung nicht schlafen können und viele noch Stunden oder Tage danach in Feststimmung sind.

Leider gilt in vielen Kliniken die Zeit nach der Geburt, nachdem Sie gewaschen sind, als Ruhezeit. Wenn Sie vor Aufregung nicht schlafen können, bietet man Ihnen vielleicht Schlaf- oder Beruhigungsmittel an. Die meisten Kliniken sorgen nicht dafür, dass Sie Ihre Gefühle ausklingen lassen und so das Muttersein integrieren können. Diese starken Emotionen tragen Sie durch die Übergangszeit, in der Sie meinen, überhaupt nichts über Ihr Baby zu wissen, bis zu dem Moment, in dem Ihnen klar wird, dass Sie *alles* wissen und Ihr Kind so gut kennen wie sich selbst.

Die erste Begegnung

Sie betrachten dieses neue kleine Wesen und spüren das Gewicht seines Körpers, wenn es sich nach den Geburtsanstrengungen zu entspannen beginnt. Der Kopf ist der größte Körperteil, die Haare sind seidig und kleben vielleicht noch feucht an der Kopfhaut. Die

Der Apgar-Index

Unmittelbar nach der Geburt sowie fünf und zehn Minuten später wird das Baby auf fünf grundlegende Merkmale hin untersucht. Kinder, die zuerst wenig Punkte hatten, erreichen anschließend gewöhnlich neun oder zehn Punkte. Ein Baby braucht jedoch nicht zu schreien, um gesund und kräftig zu sein.

Was untersucht wird	**0 Punkte**	**1 Punkt**	**2 Punkte**
Herzschlag-frequenz	keine	unter 100 Schläge pro Minute	über 100 Schläge pro Minute
Atmung	keine	langsam oder unregelmäßig	regelmäßig
Kolorit (Hautfarbe)	blau, blass	Körper rosig, Extremitäten blau	überall rosig
Muskeltonus	schlaff	mittel, träge Flexionsbewegungen	gut, Spontanbewegungen
Reflexe	keine	verzieht Gesicht	Husten, Niesen …

Neugeborenenreflexe

Babys besitzen Reflexe, die teilweise angeboren sind, teilweise sich in den ersten Lebenstagen ausbilden. Die wichtigsten sind Licht-, Saug- und Schluckreflex. Hier sind noch einige andere beschrieben:

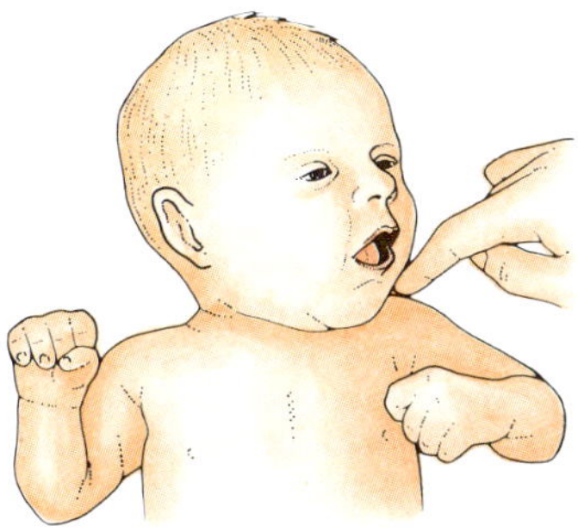

Suchreflex
Beim Berühren der Mundgegend öffnet das Baby seinen Mund und dreht den Kopf: Es sucht die Brustwarze.

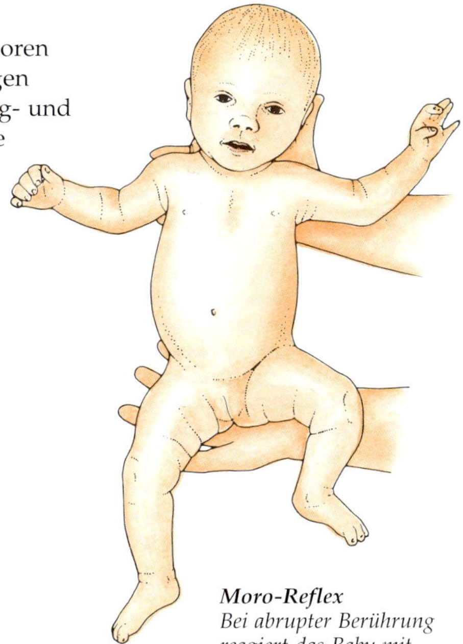

Moro-Reflex
Bei abrupter Berührung reagiert das Baby mit dem Moro-Reflex: Es wirft die Arme in die Luft, hebt die Beine leicht an und zittert.

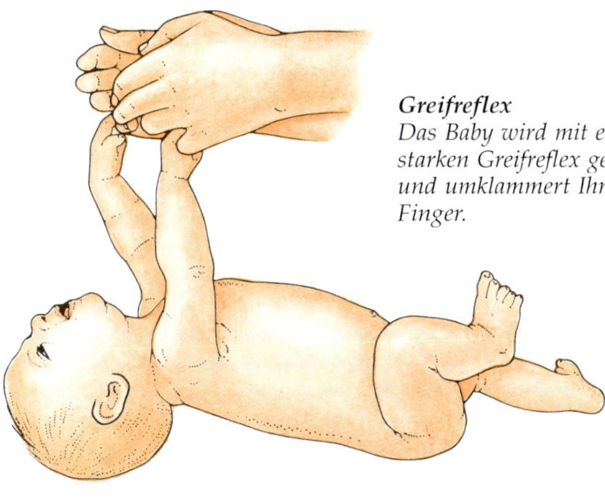

Greifreflex
Das Baby wird mit einem starken Greifreflex geboren und umklammert Ihren Finger.

Krabbelhaltung
Legen Sie ein Neugeborenes auf den Bauch, so wird es automatisch eine Haltung einnehmen, als wolle es gleich loskrabbeln.

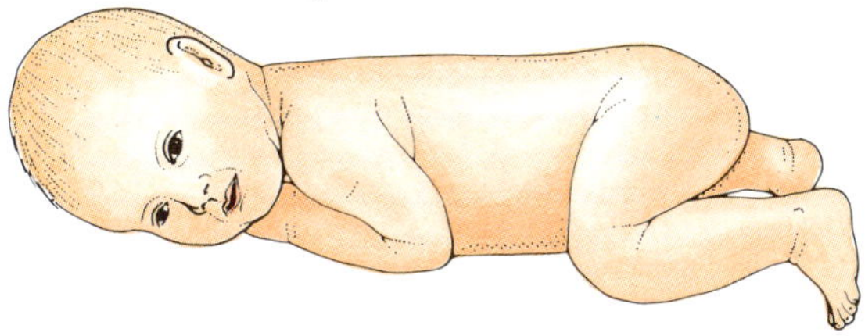

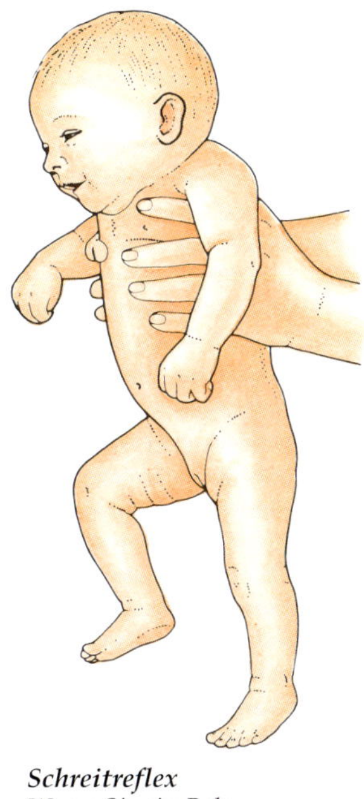

Schreitreflex
Wenn Sie ein Baby hinstellen, macht es »Schrittbewegungen«.

winzigen Ohren erinnern an ein Schneckenhaus und die Fingernägel an kleine rosa Muscheln, die Sie als Kind am Strand gesammelt haben.

Wenn Ihr Baby schreit, sieht der Mund riesig aus; er ist bestens dafür ausgestattet, an der Brust zu saugen, um sich seine lebenswichtige Nahrung zu holen. Und auch das hohe, an Tierschreie erinnernde Weinen zieht unverzüglich die Aufmerksamkeit auf sich, damit Sie herausfinden, was fehlt und wie Sie die Bedürfnisse Ihres Kindes befriedigen können; es wird so lange schreien, bis Sie es getröstet haben. Das ist ein biologischer Mechanismus, der für das Überleben entscheidend ist.

Während Sie Ihr Baby im Arm halten, beginnt es mit seinen Händen in der Luft herumzutasten. Dabei berührt es sein Gesicht und vielleicht auch Ihren Körper oder Ihre Hand. Die Finger rudern und wedeln herum wie Seeanemonen, machen sich gleich an die große Aufgabe, diese neue Welt zu erforschen.

Wenn das Licht im Zimmer gedämpft ist, öffnet das Baby seine Augen und schaut Sie irgendwann während dieses langsamen Erwachens direkt an. Man hat herausgefunden, dass sich Neugeborene am liebsten das Gesicht eines Menschen anschauen, viel lieber als Stofftiere, und am besten gefällt ihnen das sich bewegende, sprechende menschliche Gesicht.

Bonding – Das Entstehen der Mutter-Kind-Bindung

Die Geburtsumgebung und das Verhalten derer, die mit dem Baby umgehen, sind nicht nur für das Kind, sondern auch für Sie und die entstehende Beziehung zwischen Ihnen von Bedeutung. Es ist für eine Mutter sehr viel schwieriger, das Baby als zu sich gehörend zu empfinden – eine *Bindung* herzustellen –, wenn sie keine Gelegenheit hatte, ihr Kind unmittelbar nach der Geburt kennen zu lernen.* Ein wichtiges Element dabei ist der Hautkontakt. Das Baby sollte nicht zu einem festen Paket zusammengeschnürt werden, das Sie zwar im Arm halten, aber nicht erkunden dürfen. Sie sollten es vielmehr gleich auf den nackten Bauch legen und an die Brust nehmen dürfen, sobald es saugen möchte.

Marshall Klaus und John Kennel, die an einer Klinik in Cleveland arbeiten, empfehlen, den Müttern ihre Babys nackt auf dem Entbindungsbett in die Arme zu legen und ihnen genügend Zeit zu geben, ihr Neugeborenes ungestört kennen zu lernen.* Die Frauen sollten dann ermuntert werden, ihre Kinder selbst zu versorgen, wobei sie Hilfe bekommen, wenn sie sie brauchen. Sie sollten ihre Babys bei sich haben und mindestens fünf Stunden am Tag voll für sie verantwortlich sein, während sie vom Klinikpersonal emotional unterstützt werden. Die Forscher konnten belegen, dass die Bindung zwischen Mutter und Baby stärker war, wenn die beiden in der ersten Stunde nach der Geburt ungestört zusammen sein konnten und in den ersten 48 Stunden ausgiebig Kontakt miteinander hatten.

Die Neugeborenenuntersuchung

Diese Untersuchungen gehören zu den Standardtests, die an allen Neugeborenen durchgeführt werden. Sie können darum bitten, dass Ihr Baby neben Ihnen untersucht wird, damit Sie mit dem Arzt über die Ergebnisse sprechen können.

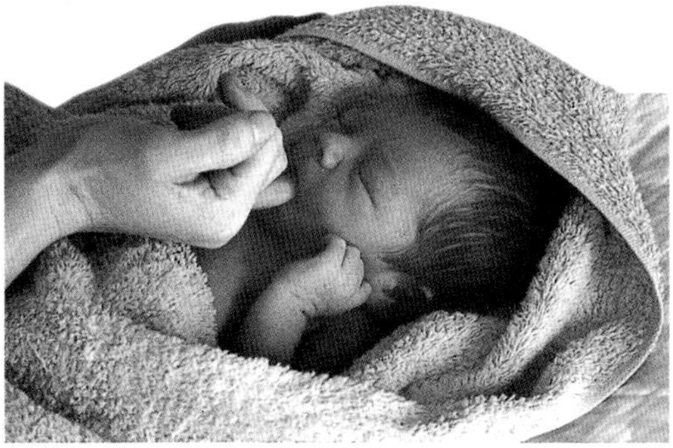

Der Mund des Babys wird nach einer Gaumenspalte abgetastet …

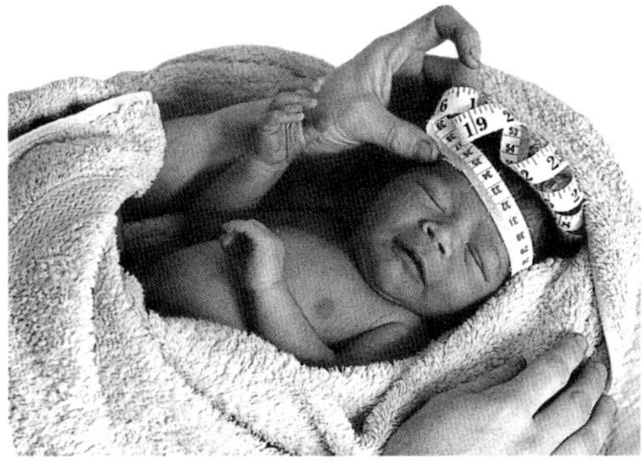

… der Kopfumfang wird gemessen …

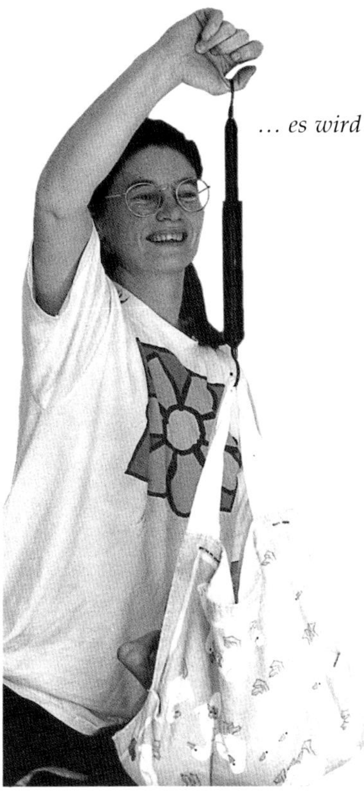

… es wird gewogen …

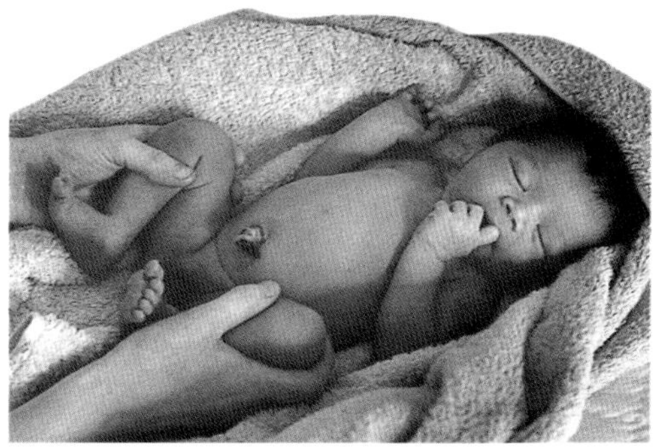

… Kiefer und Hüften werden auf Luxationen hin untersucht …

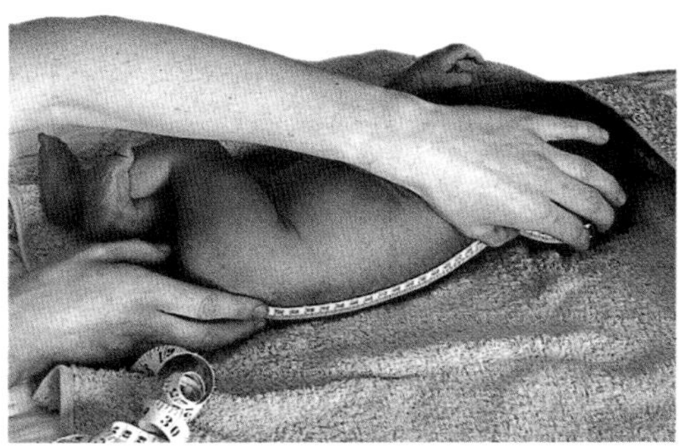

… die Körpergröße von Kopf bis Fuß wird gemessen.

WELCHE UNTERSUCHUNGEN WERDEN DURCHGEFÜHRT?

Gleich nach der Geburt beurteilt die Hebamme oder der Arzt den Zustand des Babys und bewertet ihn nach einer Tabelle, die als Apgar-Index bezeichnet wird (siehe S. 356). Dabei werden Atmung, Hautfarbe, Muskeltonus, Herzschlagfrequenz und Reflexe beobachtet. Wichtigere Daten liefert die Messung, die fünf Minuten nach der Geburt stattfindet, nachdem das Baby Zeit hatte, sich dem neuen Leben anzupassen, und bereits ein paar Atemzüge Sauerstoff geschnappt hat.

Die höchste Punktzahl ist zehn, die meisten Babys bekommen sieben. Nachdem Sie Ihr Kind eine Weile liebkosen konnten, wird es noch einmal untersucht. Viele Frauen möchten diese Untersuchung ganz in ihrer Nähe durchgeführt haben, so dass sie zuschauen und mit dem Kinderarzt über beunruhigende Beobachtungen reden können. Wenn das Baby dabei auf Ihrem Körper bleibt, ergibt sich das von selbst.

Gewicht und Größe des Kindes werden festgestellt. Es wird auf seine Atemtiefe geachtet und darauf, ob seine Extremitäten noch blau sind, ob es auf Reize lebhaft reagiert und kräftig und gesund wirkt. Die Kopfgröße wird gemessen sowie festgestellt, ob die Geschlechtsteile normal sind und – bei Jungen – ob beide Hoden nach unten wandern. Wenn das Baby noch kein Mekonium (Kindspech) ausgeschieden hat, wird nachgesehen, ob der After normal ist. Die Herztöne werden abgehört (Auskultation), der Mund wird auf Vollständigkeit des Gaumens überprüft, und die Beine werden sanft nach oben gebogen und gespreizt, um sicherzugehen, dass keine Hüftgelenksanomalien vorhanden sind. Durch sanftes Abtasten des Bauches lässt sich erkennen, ob Leber und Milz die richtige Größe haben, und ein Abtasten des Oberkopfes gibt Aufschluss über den Zustand der Schädelknochen.

»Ich hätte nie gedacht, dass ich etwas so Schönes hervorbringen könnte. Er ist absolut vollkommen, ich liege nur da und starre ihn ehrfürchtig an. Und wenn er die Augen aufmacht und mich ansieht, bin ich einfach hingerissen.«

Üblicherweise wird eine Dosis Vitamin K als Injektion oder oral verabreicht. Dieses Vitamin wird zur Bildung des Enzyms Thrombin benötigt, ohne das das Blut nicht gerinnt.

EINE BEZIEHUNG ZU IHREM BABY HERSTELLEN

Manchmal treten die medizinischen Tests so in den Vordergrund, dass der Eindruck entsteht, als wäre die Beziehung zwischen Mutter und Kind zweitrangig. Die Folge davon ist, dass viele Frauen im Umgang mit ihrem Baby unsicher sind. In unserer Gesellschaft wird diese Unsicherheit fast schon erwartet. Wahrscheinlich gehen die gewöhnlich als »Wochenbett-Depression« bezeichneten Gemütszustände zum großen Teil auf dieses Unvermögen zurück. Es kommt der Mutter so vor, als gehörte das Kind nicht ihr, sondern der Klinik.

Für Männer kann es sogar noch schwieriger sein, ein Zugehörigkeitsgefühl zum Baby zu entwickeln. In einer Stockholmer Entbindungsklinik wurde den Vätern der Umgang mit Neugeborenen, das Windeln, Baden und Wiegen gezeigt und ihnen geholfen, mehr Verständnis für die emotionalen und körperlichen Belastungen der Frau durch Schwangerschaft und Geburt aufzubringen. Man konnte beobachten, dass sich diese Väter später stärker an der Kindesversorgung beteiligten und einen verständnisvolleren und aufmerksameren Eindruck machten, als das bei einer anderen Gruppe von Vätern der Fall war, die eine solche Möglichkeit nicht gehabt hatten. Untersuchungen zeigen immer wieder, dass eine ungestörte, friedliche Zeit mit dem Baby unmittelbar nach der Geburt für *beide* Eltern wichtig ist.

Wie Ihr Baby aussehen könnte

Ihr Baby hat vielleicht eine niedrige, flache Stirn, ein fliehendes Kinn, Haare bis zu den Schläfen (manchmal auch den Rücken hinunter), einen merkwürdig verbeulten Kopf, eine plattgedrückte Boxernase und fleckige Haut. Doch die meisten Frauen finden ihr Neugeborenes wunderschön! Beschützend und fürsorglich reagieren sie auf das Wunder dieses neuen Menschen, der aus der Tiefe ihres Körpers kam, um hinaus in die Welt zu gelangen.

Auch wenn Sie in diesen Momenten keine außergewöhnlichen Gefühlsaufwallungen bei sich wahrnehmen, werden Sie sie im Rückblick wahrscheinlich als herausragend empfinden. Dieses nochmalige innerliche Durchleben ist besonders nach einer schwierigen Geburt wichtig und ergibt sich bei den meisten Frauen ganz spontan, wenn sie sich Zeit lassen und das Erlebte nicht zu verdrängen versuchen.

Wie sich das Baby anpassen muss

Es finden enorme Veränderungen statt, wenn sich das Baby an die Anforderungen des Lebens außerhalb der Gebärmutter anpasst. Am einschneidendsten, wenn auch unsichtbar, ist der Übergang vom fetalen zum Neugeborenenkreislauf: Das Blut nimmt jetzt andere Wege. Solange das Baby in Ihrem Bauch ist, fließt alles Blut durch die Nabelschnur hin und zurück, wobei die Lungen, die noch nicht in Funktion sind, größtenteils umgangen werden. Leber und Nieren brauchen in der Gebärmutter nur mit wenig Blut versorgt zu werden, da die Arbeit, die diese Organe später übernehmen, zu einem großen Teil von der Plazenta geleistet wird.

Bei der Geburt bewirkt der erste große Atemzug im gesamten Kreislaufsystem Druckveränderungen: Es fließt vermehrt Blut in die Lungen, die Leber und die Nieren. Durch den verstärkten Druck in diesen Organen fallen die Blutgefäße der Nabelschnur und der Umgehungskreisläufe von Lungen, Leber und Nieren zusammen. Wenn dieser Druckausgleich stattgefunden hat, arbeitet der Kreislauf ein Leben lang so weiter, wobei die nicht mehr benötigten Blutgefäße sich bindegewebig verschließen.

Warum Ihr Baby vielleicht merkwürdig aussieht

Eine Menge Dinge an Ihrem Kind können Sie beunruhigen. Denken Sie daran, dass das Baby vielleicht nach ein paar Tagen, wenn sich seine Falten geglättet haben, ganz anders aussieht.

Die Lanugobehaarung Der dunkle Haarflaum, mit dem der Körper eines Neugeborenen weitflächig bedeckt sein kann, besonders bei einem Frühgeborenen, fällt irgendwann in den nächsten Wochen aus. Die ersten Haare haben oft eine ganz andere Farbe als diejenigen, die in ein paar Wochen nachwachsen. Eines meiner Kinder wurde mit fast schwarzen Haaren geboren und war nach ein paar Monaten strohblond.

Käseschmiere oder **Vernix** nennt man die cremige Substanz, mit der die Haut des Babys manchmal bedeckt ist. Sie entsteht aus Hautzellen, die ins Fruchtwasser abgesondert werden und bildet auf der Haut des Kindes einen schützenden Belag. Sie wird von der Haut allmählich aufgenommen und braucht nicht abgewischt zu werden, außer vielleicht am Kopf, wo es die Haare verklebt, in den Falten unter den Armen, am Hals und in der Leistenbeuge.

Geburtsgeschwulst Einige Babys werden mit einer merkwürdigen Beule am Kopf (Geburtsgeschwulst oder Caput succedaneum) geboren, die wie eine große Blase aussieht und sich meist seitlich von der Mittellinie befindet. An dieser Stelle hat der Kopf vor der Austreibungsphase gegen den noch nicht vollständig eröffneten Muttermund gedrückt. Die so entstandene Geschwulst ist nur oberflächlich und verschwindet allmählich, das Gehirn des Babys ist davon nicht betroffen.

Kopfverformungen Gewöhnlich sind die Augenbrauen beim Neugeborenen ziemlich niedrig und verlaufen schräg nach hinten, doch einige Babys haben lang gezogene, turmartige Köpfe wie ägyptische Pharaonen. Diese Kopfverformung entsteht bei der hinteren Hinterhauptslage. Wenn ein Kind in Gesichtslage zur Welt gekommen ist, hat es gewöhnlich einen sehr geschwollenen, gequetschten Kopf, doch das gibt sich allmählich.

Mongolenfleck Manche Babys haben auf dem Bauch oder auf dem Rücken einen schieferblauen Pigmentfleck, der als Mongolenfleck bezeichnet wird, aber völlig harmlos ist und nichts mit Mongolismus (Down-Syndrom) zu tun hat. Diese Verfärbungen kommen am häufigsten in Familien afrikanischer, indianischer, asiatischer oder mediterraner Herkunft vor.

Geschlechtsmerkmale Die Geschlechtsteile eines Neugeborenen können riesig sein, besonders bei Frühgeborenen. Manchmal haben sowohl Mädchen wie Jungen Milch in den Brustdrüsen, die als

Die Begegnung mit einem neuen Geschwisterchen
Das Staunen über den neugeborenen Menschen ist ein sehr wichtiges Ereignis im Leben eines Kindes (Abb. rechts).

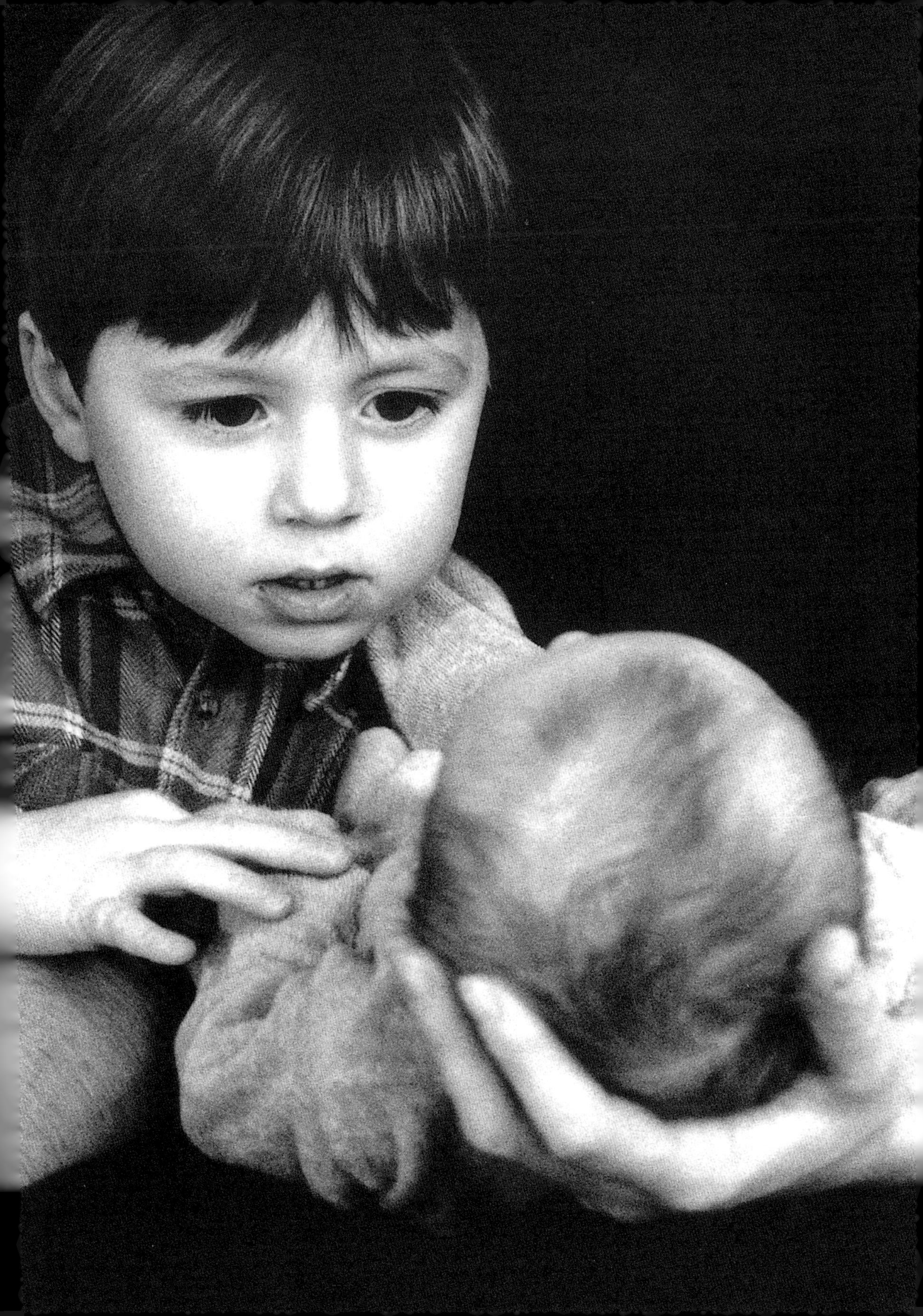

Hexenmilch bezeichnet wird. Sie bildet sich von selbst wieder zurück und ist auf den Wegfall des Östrogens aus dem mütterlichen Kreislauf und die Wirkung des Prolaktins zurückzuführen, das von der Hirnanhangdrüse des Babys freigesetzt wird. Manche Mädchen haben sogar eine Art Regelblutung aufgrund des mütterlichen Progesteronentzugs. Auch das ist nicht beunruhigend und hört nach ein paar Tagen auf.

Das Entstehen einer Bindung

Vieler Ihrer Reaktionen dem Baby gegenüber sind instinktiv. Sie reagieren auf seine runden Formen, seinen gewölbten Kopf, die hohe Stirn, den Geruch seiner Haut und den strahlenden Blick seiner Augen, auf das Weinen, seine suchenden Hände und seinen Mund, auf seine lebhaften Bewegungen und die kompakte Vollkommenheit seines kleinen Körpers. Doch auch instinktives Verhalten entfaltet sich am besten in einer günstigen Umgebung. Dann können Sie mehr und mehr von Ihrem Baby lernen, nämlich, wie Sie am besten auf seine Botschaften eingehen und seine Bedürfnisse befriedigen.

Oft wird über die Mutter-Kind-Bindung so gesprochen, als wäre das ein Sofortkleber, der die beiden in der ersten Minute nach der Geburt zusammenfügt, und manche Frauen, die ihr Baby nach der Geburt nicht bei sich haben, befürchten, dass sie gleich zu Anfang versagt hätten. Eine Bindung entsteht jedoch allmählich, sie *beginnt* lang vor der Geburt und entwickelt sich danach in jeder Stunde weiter, die Sie mit Ihrem Baby zusammen sind. Sie erfahren immer mehr übereinander. Durch bestimmte Reize werden körperliche Veränderungen in Ihnen ausgelöst, z.B. der Milchflussreflex durch das Weinen des Babys und sein Suchen nach der Brust, durch die Berührung Ihrer Brust und das Saugen.

Ein wichtiger Aspekt der Krankenhausbetreuung ist die Art und Weise, wie Ärzte und Schwestern für die Familie da sein können – nicht nur für Mutter, Vater und Baby, sondern auch für eventuelle Geschwister, die ebenfalls Gelegenheit haben sollten, einen engen Kontakt zum Neugeborenen herzustellen.*

Die ungestörte Zeit nach der Geburt

Ganz gleich, wo Sie Ihr Baby zur Welt bringen, und selbst wenn Sie als »Risikofall« gelten und schwierigen Eingriffen ausgesetzt waren, Sie sollten nach der Geburt eine ruhige, ungestörte Zeit miteinander verbringen können. Und das sollte in einer großen Universitätsklinik ebenso möglich sein wie in einer kleinen Entbindungsklinik.

Die emotionale »Arbeit« nach der Geburt ist für das Neugeborene und seine Eltern nicht weniger bedeutsam als die rein körperliche Geburtsanstrengung. Notwendig dafür ist eine freundschaftliche Umgebung, in der sie das Baby gleich nach der Geburt in Empfang nehmen und ungestört mit ihm allein sein können.

Die Frage der Beschneidung

Eine Beschneidung ist eine Operation, für die keine Notwendigkeit besteht. Sie kann sogar gefährlich sein, wenn starke Blutungen oder Infektionen auftreten. Manchmal wird der Penis irreparabel beschädigt. Es kommt auch vor, dass Babys auf eine Intensivstation verlegt werden müssen, weil es nach der Beschneidung zu Komplikationen kam.

Auch Neugeborene empfinden Schmerz, vielleicht sogar heftiger als Erwachsene. Wenn Sie eine Beschneidung Ihres Sohnes erwägen, vielleicht weil Sie dem Judentum angehören, sollten Sie bedenken, dass die Amputation der Vorhaut eine äußerst schmerzhafte und traumatische Prozedur ist, auch wenn ein örtliches Betäubungsmittel in den Penis gespritzt wird. Es stimmt zwar, dass manche Babys bei einer Beschneidung nicht weinen, doch oft erleiden sie einen solchen Schock, dass sie sich stattdessen innerlich zurückziehen. Ob ein Baby untröstlich weint oder vom Schock überwältigt wird, es bleibt ihm eine offene, schmerzende Wunde. Oft ist das Kind so verstört, dass es nicht mehr richtig trinkt, und eine Frau, die sich aufs Stillen freute, wird vielleicht nicht mehr in der Lage dazu sein. Manchmal wird beobachtet, dass sich die Persönlichkeit eines Babys zu ändern scheint, was vielleicht mit mangelndem Vertrauen zusammenhängt. Der Fluss der Liebe und Intimität zwischen Mutter und Neugeborenem wurde jedenfalls unterbrochen. Wir können nur vermuten, welche langfristigen emotionalen Auswirkungen dieser verstümmelnde Eingriff haben könnte.

Obwohl heute nur noch wenige Ärzte die Beschneidung als medizinisch notwendig verteidigen, halten sie sich oft mit Kritik zurück, weil sie glauben, Babys könnten noch nicht viel spüren; vielleicht fürchten sie auch den Vorwurf des Antisemitismus. Manche Väter lassen ihre Söhne beschneiden, damit sie »wie alle anderen« sind – ein Argument, das auch im Zusammenhang mit der Klitoridektomie und Infibulation bei den Mädchen in Somalia und Ägypten angeführt wird.

»Unsere Eltern setzten uns stark unter Druck, ihn beschneiden zu lassen. Wir informierten uns und kamen zu dem Schluss, dass wir unserem Sohn diese Qual nicht antun wollten.«

Die Vorhaut schützt die Eichel des kindlichen Penis. Sie brauchen sie nicht zurückzuziehen oder zu lockern. Bei solchen Versuchen können zarte Häutchen reißen, wodurch Schmerzen entstehen. Bis zur Pubertät wird die Vorhaut dehnbarer.

Als Juden möchten Sie Ihr Baby vielleicht in der jüdischen Gemeinschaft mit einem Ritual der Segnung und des Danks statt einer Verstümmelung willkommen heißen. Erwarten Sie dafür nicht die Billigung der Großeltern. Versuchen Sie dazu zu stehen, dass Sie mit Ihrer Entscheidung die ältere Generation in ihren Gefühlen verletzen. Doch letztlich liegt die Entscheidung in *Ihrer* Hand.

Intensivbehandlung

Etwa 6% aller Babys wiegen bei der Geburt nur bis zu 2,27 kg (die international festgelegte Definition für geringes Geburtsgewicht). Diese Neugeborenen, unterteilt in Früh- und Mangelgeburten, brauchen vermutlich Intensivbehandlung. Mehr als die Hälfte aller untergewichtigen Babys sind »Frühchen«. Jedoch ist noch nicht gänzlich erforscht, aus welchen Gründen es dazu kommt. Spielen Kriterien wie Krankheit der Mutter, Rauchen, schlechte Ernährung, ein Leben mit hoher Stressbelastung und Armut eine große Rolle, so gibt es manche, bei denen keiner dieser Faktoren zutrifft.

Mangelgeburten kommen zwar meist zum errechneten Termin zur Welt, sind aber aus verschiedenen Gründen in den letzten Schwangerschaftsmonaten in der Gebärmutter nicht ausreichend ernährt worden. Das kann an einer Unterernährung der Mutter, am Rauchen, hohem Blutdruck oder Präeklampsie, an Plazentainsuffizienz oder einer Mehrlingsgeburt liegen. Diesen unterernährten Babys geht es bei der Geburt häufig schlecht, sie haben Sauerstoffmangel und Atemschwierigkeiten nach der Entbindung. Mitunter treten Hypoglykämie (Verminderung des Blutzuckers) und Krämpfe auf. Eine geringe Zahl von Babys ist während der ganzen Schwangerschaft klein geblieben, weil ihr Wachstum aus genetischen (bei kleinen Eltern), chromosomalen (z.B. Down-Syndrom) oder anderen Gründen von Anfang an eingeschränkt war.

Das Baby mit schwacher Wärmeregulation

Babys mit geringem Geburtsgewicht haben oft eine gestörte Wärmeregulation, weil die Fettschicht unter der Haut kaum ausgebildet ist. (Sie bekommen auch leicht Gelbsucht, haben oft Trinkschwierigkeiten und sind sehr infektionsanfällig.) Durch die dünne Fettschicht ihrer Haut sind die roten Blutgefäße zu sehen, so dass die Haut meist rot wirkt. Diese Kinder werden im Brutkasten (Inkubator) versorgt. Manchmal wird am Bauch des Babys ein Thermostat angebracht, um die Temperatur seinen individuellen Bedürfnissen anzupassen. Manche Kinder kommen unter eine Folie aus Kunststoff, um Wärmeverlust zu verhindern. Wenn zu kleine Babys warm gehalten werden, wachsen sie schneller.*

Das Baby mit Atemschwierigkeiten

Bei Früh- und Mangelgeburten kann es in den ersten Tagen zu Unterbrechungen der Atmung (Apnoe) kommen. Deshalb liegen sehr kleine Babys auf einer Spezialunterlage, die bei Atemstillstand Alarm auslöst. Um die Atmung des Kindes wieder in Gang zu bringen, braucht es gewöhnlich nur einen Berührungsreiz.

Bei jeder zehnten Frühgeburt ist der Oberflächenfaktor, der in den Lungen die Spannung vermindert und dafür sorgt, dass sie sich entfalten und nicht bei jedem Ausatmen zusammenfallen, nicht ausreichend.

Gewöhnlich entfalten sich die Lungen des Babys beim ersten Atemzug und öffnen sich wie ein Fallschirm. Beim ersten Ausatmen bleibt die Hälfte der Luft in den Lungen, so dass das Atmen beim nächsten Mal leichter ist. Wenn nicht genug cremige Substanz vorhanden ist, muss das Kind sich beim Atmen sehr anstrengen und ist vielleicht bald erschöpft. Es atmet sehr schnell, sein Brustkorb sinkt bei jedem Ausatmen ein, es wird blau und röchelt beim Atmen. Dieser Zustand wird als Idiopathisches Atemnot-Syndrom oder Membran-Syndrom bezeichnet.

Unter dem Atemnot-Syndrom können auch Babys leiden, deren Mütter Diabetes haben, Babys, die während der Geburt unter Sauerstoffmangel gelitten haben sowie durch Kaiserschnitt zur Welt gekommen sind oder als Folge einer Infektion Lungenentzündung bekommen haben.

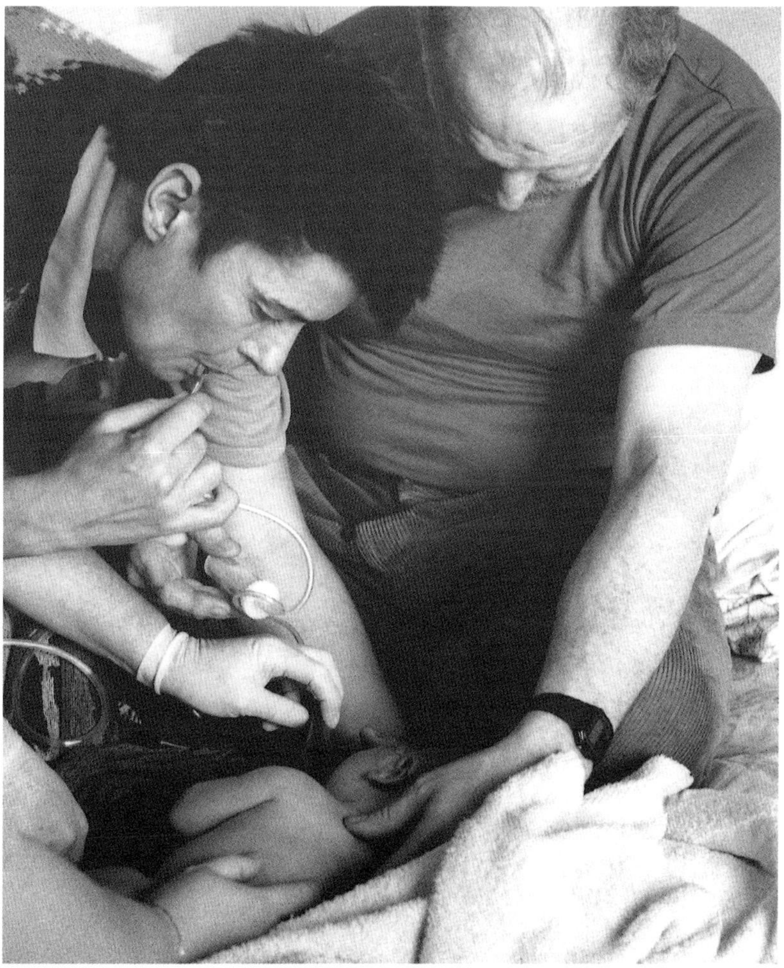

Hat ein Baby bei der Geburt Mekonium eingeatmet, *saugt die Hebamme oder der Arzt die Luftwege ab, damit es nicht in die Lungen gelangt, wo es eine Lungenentzündung hervorrufen kann.*

Ordnet der Kinderarzt Sauerstoff für das Baby an, wird meist durch den Nabelstumpf ein kleiner Katheter in eine Arterie eingeführt, damit etwa alle drei Stunden Blutproben entnommen werden können. Sauerstoff kann durch fortwährenden Überdruck zugeführt werden, so dass die Lungen des Kindes aufgefaltet bleiben. Dazu wird ein winziges Röhrchen durch das Nasenloch des Babys eingeführt, oder es wird eine Gesichtsmaske verwendet.

Das Baby mit vermindertem Blutzucker

Ein Baby kann verminderten Blutzucker (Hypoglykämie) haben, wenn es ein geringes Geburtsgewicht hat, eine Frühgeburt ist, wenn seine Mutter während der Wehen am Tropf große Mengen Glukose bekommen hat, Diabetes hat oder die Geburt schwierig war. Ein solches Baby kann Atemschwierigkeiten haben, zappelig oder ganz apathisch sein. Es muss dann für ausreichende Ernährung gesorgt werden, deshalb kann es sein, dass der Kinderarzt unter Umständen einen intravenösen Glukosetropf anordnet.

Wegen des Risikos einer Hypoglykämie kann bei einem sehr kleinen Baby auch ohne Anzeichen für verringerten Blutzucker zugefüttert werden. Ist das Kind über 34 Wochen alt, kann es oft kleine Schlucke Milch (mit dem Löffel gegeben) trinken. Der Übergang zum Stillen ist dann häufig einfacher als bei Ernährung durch den Tropf.*

Neugeborenengelbsucht

Sieht Ihr Baby so schön sonnengebräunt aus, als käme es gerade von einer Kreuzfahrt in der Ägäis, hat es meist Gelbsucht (Ikterus). Ein Neugeborenes hat zu viele rote Blutkörperchen, die nach der Geburt abgebaut werden. Dabei bildet sich eine gelbliche Substanz, die von der Leber des Babys ausgeschieden werden muss, das Bilirubin. Manchmal kann die Leber das überschüssige Bilirubin nicht abbauen, und es sammelt sich im Blut an, wodurch sich die Haut gelblich färbt. Zwischen dem dritten und fünften Tag erreicht der Bilirubinspiegel seinen Höhepunkt und fällt dann ab.

Physiologische Gelbsucht Etwa die Hälfte aller Babys bekommen Gelbsucht. Gewöhnlich ist sie harmlos und wird dann als physiologische Neugeborenengelbsucht bezeichnet. Am häufigsten tritt sie nach dem zweiten Lebenstag auf und verschwindet nach einer Woche. Bei Frühgeborenen ist sie meist um den fünften Tag besonders ausgeprägt und dauert oft über zehn Tage an.

Ein Baby mit Neugeborenengelbsucht braucht Sonnenlicht und häufige Mahlzeiten. Wenn möglich, legen Sie Ihr Kind ans Fenster und ziehen Sie es aus, wenn es warm genug ist, so dass das Licht auch auf seinen Körper fällt. Diese Babys sind oft sehr schläfrig und wachen nicht so leicht auf. Da sie sehr viel Flüssigkeit brauchen, um das Bilirubin abzubauen, müssen sie deshalb zum Stillen etwa alle zwei Stunden geweckt werden.

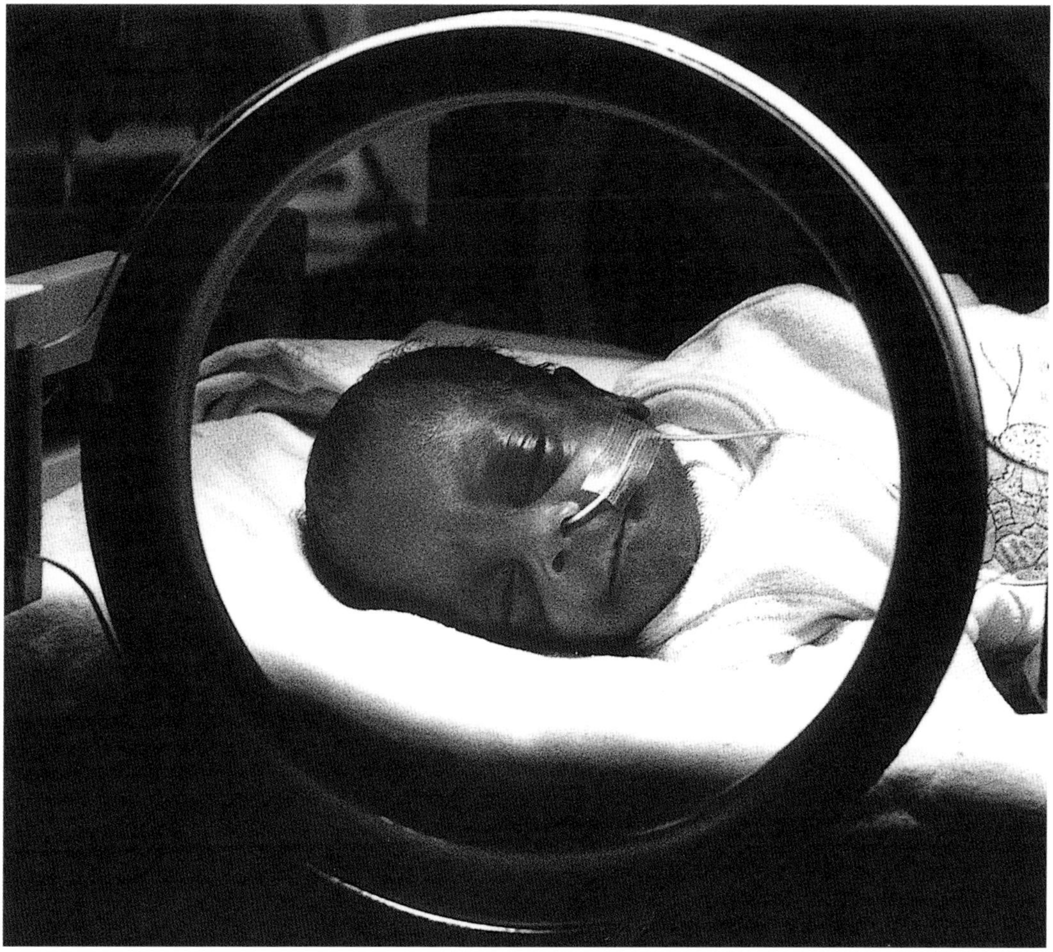

Wenn der Bilirubinwert hoch ist, ordnet der Kinderarzt Fototherapie an. Durch diese Behandlung mit Licht wird ein fotochemischer Abbau des Bilirubins in Stoffe bewirkt, die im Urin des Babys ausgeschieden werden. Die Augen des Kindes werden bedeckt, so dass das Licht ihm nicht schadet. Wenn Sie Ihr Kind zum Füttern unter der Bestrahlung hervorholen, dann nehmen Sie ihm den Augenschutz ab. Eine andere Form der Fototherapie ist eine Decke, in die Licht aussendende Fiberglasstäbe eingenäht sind. Die Decke wird um das Baby gewickelt, eingeschaltet und leuchtet, während das Kind von seiner Mutter gehalten oder gefüttert wird. Diese Art der Fototherapie lässt sich wie die herkömmliche Methode auch zu Hause durchführen.

Heute werden Mütter und Väter sogar dazu aufgefordert, *in die Intensivstation zu kommen, um Zeit mit ihrem Baby zu verbringen. Sie können ihr Kind durch die Öffnungen im Brutkasten berühren und liebkosen.*

Hämolytische Gelbsucht Kinderärzte beobachten Babys mit Gelbsucht immer sehr genau, denn obwohl Neugeborenengelbsucht häufig vorkommt und relativ harmlos ist, kann das Kind auch aufgrund einer Unverträglichkeit mit der Blutgruppe der

Mutter Gelbsucht haben. Dies wird als hämolytische Gelbsucht bezeichnet und kann das Nervensystem und die Gehirnzellen des Babys schädigen. Manchmal hängt die Gelbsucht auch mit einer Infektion, mit Stoffwechselstörungen, wie z.B. verringertem Blutzucker, oder auch mit Medikamenten zusammen, die die Mutter in der Schwangerschaft eingenommen hat.

Die Ernährung bei Intensivbehandlung

Babys mit geringem Geburtsgewicht gedeihen am besten, wenn sie bald nach der Geburt gefüttert werden, sie können daher innerhalb von zwei Stunden eine Milchmahlzeit bekommen.* Die beste Nahrung ist die Milch seiner eigenen Mutter, doch wird sie erst in ein paar Tagen ausreichend zur Verfügung stehen. Wenn das Kind jedoch kräftig genug ist, um zu saugen, kann es angelegt werden, damit es die Proteine und Antikörper bekommt, die in der schon vorhandenen Vormilch (Kolostrum) enthalten sind. Oft wird zusätzlich Vitamin D und K sowie Phosphat gegeben.

Ein Baby, das nicht saugen kann, wird gewöhnlich durch eine kleine weiche Magensonde ernährt, die durch Nasenloch und Schlund in seinen Magen eingeführt wird. Es sollte häufig – etwa jede halbe Stunde – kleine Mahlzeiten bekommen. Für ein krankes Kind ist eine kontinuierliche Tropfernährung meist am besten. Gewöhnlich können Sie dann beim Füttern helfen, sobald Sie bei sich Milch abpumpen können. Muttermilch bietet wichtigen Schutz gegen Darmbrand (Enteritis necroticans), eine Erkrankung, bei der wahrscheinlich bestimmte Bakterien den Darm des Babys schädigen. Mit Fläschchenmilch ernährte Frühgeborene sind einem höheren Risiko ausgesetzt, daran zu erkranken.

Die Beziehung zu dem Baby

Für die Eltern ist es qualvoll, ihr Baby in der Intensivstation an Schläuche und Drähte angeschlossen und einsam in einem Brutkasten liegend zu sehen. Sie bekommen vielleicht das Gefühl, ihr Kind würde zu Forschungszwecken missbraucht. Gegenüber der routinierten Sicherheit, mit der das Klinikpersonal mit hochkomplizierten Geräten umgeht, kommen sich die Eltern wahrscheinlich hilflos und ungeschickt vor. Doch Berührung und liebevolle Zuwendung ist in dieser Zeit für alle Babys sehr wichtig. Sie können es durch die Öffnungen des Brutkastens streicheln. Liebe ist für Ihr Kind genauso notwendig wie die medizinische Versorgung.

In vielen Kliniken gibt es jetzt Zimmer für Mütter, deren Baby in Intensivbehandlung ist, so dass sie ihm nahe sein, bei der Versorgung helfen und es stillen können. Wenn die Mutter in der Intensivstation bleiben kann und nicht nur zu Besuch kommt, hat das für beide, Mutter und Kind, nur Vorteile und erleichtert die Entwicklung einer engen Beziehung. Wenn eine Frau sich selbst um ihr Baby kümmern kann, bekommt sie eher das Gefühl, dass es zu ihr gehört und nicht Eigentum der Klinik ist. Eine Säuglingsschwester meinte dazu: »Keinesfalls dürfen die Schwestern den Eltern die Verantwortung aus der Hand nehmen. Wir versuchen immer, der Mutter das Gefühl zu geben, dass es ihr Baby ist, auch wenn es sehr klein und krank ist.«

DAS BEHINDERTE BABY

Der Augenblick, wenn Sie selbst erkennen – oder Ihnen mitgeteilt wird –, dass Ihr Baby nicht »normal« ist, wird Ihnen immer im Gedächtnis haften bleiben. Behinderungen kommen leider immer noch in drei von 100 Fällen vor. Zu den häufigsten Behinderungen gehören frühkindliche Hirnschäden, die sich auch auf den Körper auswirken, sowie das Down-Syndrom, das auf einen genetischen Defekt zurückgeht. Bei vielen Behinderungen ist die Ursache aber unbekannt. Früher glaubte man, ein Hirnschaden würde durch Sauerstoffmangel während der Wehen und Geburt verursacht, heute weiß man aber, dass wahrscheinlich Sauerstoffmangel in der Schwangerschaft der Grund ist. Und dies lässt sich unmöglich erkennen; auch eine Mutter kann nichts unternehmen, um sich dagegen zu schützen.

Ihre erste Reaktion auf den Verdacht einer Anomalie wird sein, dass Sie einfach die Augen davor verschließen. Während Ihr Baby untersucht wird und die Informationen bei Ihnen ankommen, fühlen Sie sich vielleicht betrogen. Sie sehen andere Mütter mit ihren gesunden Babys und fragen: »Warum ich?« Mit einem behinderten Kind fühlen Sie sich von der Gemeinschaft der anderen Mütter ausgeschlossen; Sie fühlen sich stigmatisiert. Schwere Schuldgefühle können Sie belasten: »Was habe ich falsch gemacht?« Auch wenn man Ihnen versichert, dass nichts, was Sie getan oder unterlassen haben, diese Behinderung verursachte, werden Sie sich wahrscheinlich weiter Vorwürfe machen, auch wenn Ihnen der Verstand sagt, dass im Leben Schlimmes passiert, worüber Sie keine Macht haben. Oft ist es schwierig, mit den Reaktionen anderer fertig zu werden, ob sie nun das Thema vorsichtig meiden, Mitleid zeigen oder eine positive, beruhigende Haltung einnehmen. Scham und Groll liegen im Widerstreit mit schierer Wut. Sie würden gern jemanden dafür verantwortlich machen, doch niemand ist schuld, und die Ängste, mit denen Sie der Zukunft entgegensehen, sind natürlich ganz realistisch. Da eines der schmerzlichsten Dinge nach der Geburt eines behinderten Kindes die Isolation ist, die oft genug folgt, sollten Sie Kontakt mit einer Organisation aufnehmen, durch die Sie andere Eltern in der gleichen Situation kennen lernen können. Bei solchen Begegnungen können Sie voneinander lernen, Erfahrungen austauschen und Bewältigungsstrategien entwickeln. Adressen finden Sie auf S. 413–414.

»Wir konnten es nicht glauben. Wir hofften immer, sie würden sagen: ›Ein bedauerlicher Irrtum. Mit Ihrem Baby ist alles in Ordnung.‹«

Ein Kind verlieren

Viele Frauen wissen, wie das ist, wenn die Schwangerschaft ein plötzliches Ende nimmt, doch oft wird das Leid unterschätzt, das mit einer noch so frühen Fehlgeburt einhergeht. Totgeburten sind heute selten, es gibt aber immer noch eine kleine Anzahl von Frauen, die eine solche Erfahrung machen müssen.

Auch Frauen, die die schmerzliche Entscheidung treffen, wegen Missbildungen des Babys oder aus anderen Gründen die Schwangerschaft abzubrechen, können tief bekümmert sein – selbst wenn sie wissen, dass sie den in der Situation bestmöglichen Weg gewählt und vernünftig gehandelt haben. Eine Abtreibung sollte niemals als einfacher Ausweg abgetan werden. Das ist jedoch immer noch ein Tabuthema, und oft müssen Frauen diese Situation ganz allein durchstehen, gesellschaftlich isoliert, ohne Hilfe und emotionalen Beistand.

Auch nach einer Totgeburt wissen Menschen oft nicht, wie sie der Frau helfen können, und ziehen sich, von ihrer Trauer peinlich berührt, zurück. Nach all der freudigen Erwartung und den Vorbereitungen macht die Frau eine Geburtsarbeit durch, an deren Ende die Geburt eines toten oder behinderten Babys steht, das vielleicht nur ein paar Wochen leben wird. Je mehr die Säuglingssterblichkeit verringert werden kann, umso einsamer ist die Frau, deren Baby stirbt.

Fehlgeburt

Eine Fehlgeburt löst meistens Erschütterung aus, dennoch endet durchschnittlich ca. jede fünfte Schwangerschaft als Fehlgeburt oder »spontaner Abgang«. In drei von vier Fällen kommt es vor der zehnten Woche dazu, manchmal noch ehe die Frau gemerkt hat, dass sie schwanger ist.

Drohende Fehlgeburt

In den ersten drei Schwangerschaftsmonaten bemerken Sie möglicherweise im Unterleib und im Bauchnabel einen Druck und ein Ziehen wie bei der Periode.

Manchmal kommt es zu schwachen Blutungen, die eigentlich eine unterdrückte Periode sind. Das passiert, wenn die Schwangerschaftshormone nicht ausreichen, um Ihre Periode zu verhindern. Dabei handelt es sich um keine Fehlgeburt, da das Blut aus dem Endometrium (Schleimhaut des Gebärmutterkörpers) stammt und nicht von der Plazenta oder vom Kind. Manchmal passiert das zu dem Zeitpunkt, an dem Ihre Periode fällig gewesen wäre, so dass Sie dann in den ersten Schwangerschaftsmonaten jedes Mal leichte Blutungen haben. Manche Ärzte raten zu Progesteronspritzen, damit die Blutungen aufhören.

Früher hielt man es für das Beste, sich bei einer Blutung ins Bett zu legen und dort auszuharren, bis sie aufhörte. Da sich das bisher durch nichts bestätigen ließ, fahren Sie am besten in Ihren alltäglichen Dingen fort.*

UNVERMEIDLICHER ABGANG

Ein Abgang ist unvermeidlich, wenn das Baby nicht mehr lebt und die Blutung daher zwangsweise andauern muss. Wenn sich der kindliche Herzschlag nicht mehr durch Ultraschall feststellen lässt (siehe S. 223–226), ist der Abgang nicht mehr aufzuhalten. In diesem Fall brauchen Sie nicht das Bett zu hüten, sondern müssen der Sache ihren Lauf lassen. Werden vom Ultraschallgerät Herztöne wahrgenommen, so besteht nur zu 10% das Risiko eines Abgangs, auch wenn Sie noch eine Zeit lang bluten.

MÖGLICHE GRÜNDE

Oft sind die Gründe unbekannt. Bei Embryos mit Fehlbildungen, mit denen das Kind nach der Geburt nicht lebensfähig gewesen wäre, kommt es meist zu einem Abgang. Ein großer Teil der Fehlgeburten geht wohl darauf zurück, dass die Natur geschädigte Babys gar nicht erst zur Welt kommen lässt. Manchmal ist die Entwicklung nicht über die ersten Stadien der Zellteilung hinausgekommen, und es geht eine Mole (Windei) ab. Es wird geschätzt, dass jede sechste Fehlgeburt auf unzureichende Entwicklung des befruchteten Eies zurückzuführen ist.

Nachdem aufgefallen war, dass während Grippeepidemien mehr Frauen als sonst in der Frühschwangerschaft eine Fehlgeburt hatten, fand man heraus, dass auch hohes Fieber zu einer Fehlgeburt führen kann (siehe S. 111). Manchmal verhindern auch ein Myom (häufiger bei älteren Frauen vorkommender gutartiger Tumor der Gebärmutter) oder eine unregelmäßig geformte Gebärmutter, dass sich eine Schwangerschaft weiterentwickelt, weil nicht genug Platz ist.

Ausschabung der Gebärmutter Manche Ärzte halten es für selbstverständlich, dass nach einer Fehlgeburt eine Kürettage vorgenommen wird, bei der alle in der Gebärmutter verbliebenen Reste chirurgisch entfernt werden, um eine Infektion zu vermeiden. Eine Ausschabung ist eine traumatische Erfahrung, und Forschungen, die mit Ultraschalluntersuchungen gearbeitet haben, zeigen, dass sie selten nötig ist.*

Bei manchen Fehlgeburten mag ein hormoneller Faktor beteiligt sein, da ein Drittel der Frauen, bei denen es wiederholt zu Fehlgeburten kam, auch Schwierigkeiten hatten, schwanger zu werden. (Insulinabhängige Diabetikerinnen mit schlechter Glukose-Kontrolle haben bis zu dreimal mehr Fehlgeburten als andere Frauen.) Gelegentlich ist auch eine körpereigene Abwehrreaktion die Ursache wiederholter Fehlgeburten. Die Mutter produziert Antikörper, die Blutklumpen in der Plazenta erzeugen. Acetylsalicylsäure (z.B. in Aspirin) in niedriger Dosierung, eingenommen während der gesamten Schwangerschaft, kann diesen Frauen helfen.

Fehlgeburt nach dem dritten Monat

Eine Fehlgeburt ist nach der 12. Schwangerschaftswoche dreimal so selten wie ein Abgang in der Frühschwangerschaft. Fehlgeburten sind wahrscheinlicher mit zunehmendem Alter (über 35), nach Schwierigkeiten bei der Empfängnis (wenn es länger als sechs Monate dauerte) oder nach zwei oder mehr Fehlgeburten. Hatten Sie bisher nur *eine* Fehlgeburt, spricht nichts dagegen, dass die nächste Schwangerschaft komplikationslos verläuft. Nach drei Fehlgeburten stehen die Chancen 50:50. Sprechen Sie also schon vor der nächsten Schwangerschaft mit Ihrem Arzt, und gönnen Sie sich schon vom ersten Tag einer möglichen Empfängnis an viel Ruhe.

Zervixinsuffizienz Zu einer Fehlgeburt nach der 12. Woche kommt es oft wegen einer Gebärmutterhalsschwäche (Zervixinsuffizienz), bei der sich der Muttermund viel zu früh öffnet. Die Fruchtblase rutscht dann zwischen Baby und Muttermund und platzt, wenn der Muttermund sich zu öffnen beginnt. Das erste Anzeichen kann also ein Blasensprung sein. Dies kommt besonders häufig vor, wenn eine Frau schon mehrere Male eine Fehlgeburt in einem fortgeschrittenen Schwangerschaftsstadium hatte. Eine Gebärmutterhalsschwäche kann die Folge eines früheren Schwangerschaftsabbruchs nach der 12. Woche oder einer früheren schwierigen Geburt sein. Mehr über Zervixinsuffizienz auf Seite 115.

Plazentainsuffizienz Eine Fehlgeburt nach der 20. Woche kann bedeuten, dass die Plazenta das Baby nicht mehr versorgt. (Nach der 28. Woche wird der Verlust des Kindes als Totgeburt bezeichnet.) Wenn Anzeichen für eine Plazentainsuffizienz und einen Wachstumsstillstand des Fetus vorhanden sind, führt Bettruhe zu einer besseren Blutversorgung des Babys. Sie können die Plazentafunktion positiv beeinflussen, wenn Sie sich in der Schwangerschaft gut ernähren. Wenn Sie eine Fehlgeburt hatten, beginnen Sie möglichst schon vor der nächsten Schwangerschaft mit einer hochwertigen Ernährung (siehe S. 93–100). Hatten Sie schon mehrere Fehlgeburten, dann bewahren Sie von der letzten große Blutklumpen auf (in einem Glas mit Vakuumverschluss), damit Ihr Arzt sie sehen und eventuell in einem Labor untersuchen lassen kann.

Schuldgefühle wegen einer Fehlgeburt

Jede Frau, die eine Fehlgeburt hatte, fragt sich, ob es daran lag, dass sie etwas falsch gemacht hat. Vielleicht hatten Sie Streit mit jemandem, oder Sie sind auf der Straße ausgerutscht, haben unmittelbar vorher Geschlechtsverkehr gehabt oder sind am Abend zuvor nach einer Party spät ins Bett gegangen. Bisher hat sich jedoch kein derartiges Vorkommnis als Ursache für eine Fehlgeburt erwiesen. Trotzdem kann es sein, dass Sie Schuldgefühle haben.

TRAUER UM EIN VERLORENES BABY

Eine Fehlgeburt, wie früh sie auch passiert, wird von den meisten Frauen als großer Verlust empfunden. War es Ihre erste Schwangerschaft, kommt der Verlust Ihrer selbst als Mutter hinzu, und bei wiederholten Fehlgeburten erleben Sie diesen Verlust immer wieder aufs Neue. Vielleicht erlebt Ihr Partner diesen Verlust ähnlich wie Sie. Ältere Kinder verlieren ihr erwartetes Brüderchen oder Schwesterchen. Es gibt also Grund genug zu trauern. Doch oft schämen sich die Frauen ihrer Trauer und haben Angst, sie könnten als »zu gefühlsbetont« oder als »unreif« gelten. Sprechen Sie mit Ihrem Partner über Ihre Gefühle. Auch wenn Sie noch keine Kindsbewegungen gespürt haben, kann eine Fehlgeburt starke Gefühle auslösen. Wenn Sie schon mehrere Fehlgeburten hatten oder es bis zur Empfängnis jedes Mal lange dauert, dann kommt Ihnen vielleicht jede Periodenblutung wie ein verlorenes Baby vor und erfüllt Sie mit Trauer. Diese Trauer ist wichtig, damit Sie wieder Zuversicht und Selbstvertrauen gewinnen und sich als »richtige Frau« empfinden. Unterdrückte Trauer verursacht später immer Probleme.

»Ich hatte spät in der Schwangerschaft eine Fehlgeburt, und die Milchbildung hatte schon begonnen. Es war, als ob meine Brüste Milch über mein verlorenes Baby weinten – alles war vergeudet.«

Möglicherweise hat Ihr Partner die Schwangerschaft noch gar nicht so stark als Realität wahrgenommen, so dass er Ihre Trauer nur schwer nachvollziehen kann. Bitten Sie ihn, mit Ihnen darüber zu sprechen. Vielleicht aber sollten Sie sich besser einer Frau anvertrauen, die das selbst erlebt hat.

Wenn die Trauer abgeklungen ist, kann der Wunsch, wieder schwanger zu werden, sich sehr störend auf eine entspannte Sexualität auswirken. In diesem Fall sollten Sie sich einmal Ferien voneinander gönnen.

Totgeburt

»Es tut mir Leid. Ihr Baby ist gestorben.« Fast jede Schwangere hat schon einmal daran gedacht, diese Worte hören zu müssen. Für manche Frauen ist das eine quälende Angst, mit der sie sich selbst bestrafen, weil sie negative Gefühle gegenüber dem Baby und dem Muttersein empfinden oder weil sie von der Geburt zu viel erwarten. Obwohl nicht mehr so oft wie früher, kommt es bei etwa acht von 1000 zu einer Totgeburt.

DIE VERLUSTGEFÜHLE

Plötzlich stehen Sie diesem Verlust gegenüber, ohne dass jemand etwas dagegen tun könnte. Sie haben nicht nur Ihr Baby verloren, auch alle Hoffnungen und Erwartungen als künftige Eltern, die während der Schwangerschaftsmonate entstanden sind, müssen Sie aufgeben.

Niemand kann Sie vor dem Leid bewahren, das nach einer Totgeburt eintritt. Auch wenn Sie liebevoll und mitfühlend betreut werden, kann dieser emotionale Beistand erst allmählich helfen, diese Erfahrung zu verarbeiten und zu akzeptieren. Leider können manche Klinikangestellte dann mit ihren eigenen Schuldgefühlen und ihrem Leid nicht umgehen und gehen Ihnen möglichst aus dem Weg, um nicht »daran rühren zu müssen«, denn Sie sollen »geschont« werden. Wenn man mit Ihnen redet, rät man Ihnen vielleicht, das nicht so schwer zu nehmen und an das nächste Kind zu denken. Je mehr Sie davon hören, umso länger brauchen Sie unter Umständen, diese Erfahrung zu verarbeiten.

Man wird Ihnen ein Beratungsgespräch anbieten, und auch wenn Ihnen in diesem Moment nicht danach ist, hilft es doch, mit jemandem zu reden, der nicht zu Ihren Freunden oder Verwandten gehört. Die Trauerarbeit ist eine sehr persönliche Angelegenheit. Diese Erfahrung in Ihr Leben einzuordnen und ihr einen Sinn zu geben, braucht Zeit und ist schmerzhaft – manchmal haben Sie vielleicht das Gefühl, dass Ihnen das nie gelingen wird. Wenn Sie so weit gekommen sind, können Sie ein wenig Abstand gewinnen, und der Verlust wird Sie nicht mehr derart überwältigen.

Totgeburten in der Dritten Welt

Vor hundert Jahren noch wurde auch in den westlichen Ländern erwartet, dass ein bestimmter Anteil von Babys starben; Frauen brachten zehn Kinder zur Welt und zogen bestenfalls sechs davon auf. In vielen Ländern der Dritten Welt bekommen die Babys auch heute noch in den ersten Lebenswochen keinen Namen, und es wird anderen gegenüber nicht von ihnen gesprochen, da sie vielleicht nicht überleben könnten. Auch die Mütter sollen einen gefühlsmäßigen Abstand wahren.*

In diesen Gesellschaften ist der Tod in das alltägliche Leben eingebunden, und es gibt Rituale, die den Trauernden helfen, wogegen wir in der westlichen Welt auf den Umgang mit dem Tod schlecht vorbereitet sind. Jeder kämpft bei uns einsam um einen Ausweg und hat häufig das Gefühl, der Einzige zu sein, dem dergleichen widerfahren ist. Der Tod ist ein erschütternder Einbruch in das normale Dasein.

Sich dem Verlust stellen

Wenn die Geburtshelfer merken, dass Ihre Geburt Komplikationen mit sich bringt, dann haben Sie ein Recht darauf, darüber informiert zu werden. Frauen, die diese leidvolle Erfahrung hinter sich gebracht haben, hat es geholfen, dass man ihnen die Wahrheit sagte und sie in die Vorgänge mit einbezog, statt sie durch medizinische Geheimnistuerei von dem Ereignis abzuschirmen.

Wenn Ihr Baby noch in Ihrer Gebärmutter stirbt, dann wissen Sie, dass Sie ein totes Kind in sich tragen. Es ist, als wäre Ihre Gebärmutter von einem Ort des Lebens zu einem Grab geworden. Ihr Arzt rät Ihnen vielleicht abzuwarten, bis die Geburt natürlich beginnt, was oft in ein paar Wochen eintritt. Er wird aber eine rasche Einleitung befürworten, wenn Sie sie wünschen. Viele Frauen haben den dringenden Wunsch, »es hinter sich zu bringen«, andere wollen ihr Baby die letzten noch verbleibenden Tage bei sich im Bauch behalten.

Wenn etwas so Schmerzliches passiert, dann gibt es keine »einfache Lösung«, keine Möglichkeit, sich von dem Leid zu befreien. Manchmal stellen Männer die Frage, was sie sagen oder tun können, um ihrer Partnerin über den Schmerz hinwegzuhelfen, oder die Familie und Freunde wollen helfen, wissen aber nicht, wie. Sie können am ehesten etwas Gutes tun, wenn sie für sie da sind und ihre Bereitschaft zeigen zuzuhören, ohne sich aus Angst, aufdringlich zu sein oder Gefühlsausbrüche zu zeigen, zurückzuziehen. Am hilfreichsten ist *abwartendes Schweigen*, ohne Spannung oder überflüssige Worte – die Bereitschaft, den Schmerz der Trauernden in sich aufzunehmen.

Trauer um das Baby

Trauer ist nicht nur mit Tränen und Schmerz, sondern auch mit Erschütterung, Schuldgefühlen und Wut verbunden; all diese Gefühle kommen in den verschiedenen Phasen der Trauer an die Oberfläche. Es fällt schwer, zerstörerische Schuldgefühle zuzulassen, und noch schwieriger ist es, mit Wut umzugehen, die sich vielleicht auch gegen Ärzte und Hebammen richtet.

Die Zeit unmittelbar nach dem Tod des Babys kann für Sie in einer starren, getrübten Wahrnehmung des Geschehenen dahingehen, und oft machen Sie erst nach etwa drei Wochen die anderen Trauerphasen durch.

Manchmal fällt einer Mutter die Trauer um ihr tot geborenes Baby schwer, weil sie dieses Wesen niemals richtig kennen gelernt hat. Noch schwieriger kann es sein, wenn sie das tote Kind nie gesehen hat und sich nur erinnern kann, dass sie in ihrem runden Bauch ein lebendiges Kind getragen hat, das dann gestorben ist. Darum ermutigen manche Psychologen und Kinderärzte die Mutter dazu, ihr totes Baby zu berühren. Sie können darum bitten, Ihr Kind ein letztes Mal in die Arme nehmen und mit ihm allein bleiben zu dürfen, um sich von ihm zu verabschieden. Nehmen Sie sich dafür so viel Zeit, wie Sie brauchen.

»Ich sehnte mich so danach, in den Arm genommen und liebevoll getröstet zu werden, doch das fiel meinem Mann sehr schwer, da er versuchte, stark zu sein und seine Gefühle zu verbergen.«

Das Begräbnis des Babys

Vielleicht möchten Ihr Partner und Sie gemeinsam besprechen, wie das Baby begraben werden soll. Manche Frauen wollen nicht wissen, wo das Grab liegt, andere Frauen haben nachher das Gefühl, dass das Baby ein Fantasiegebilde war und niemals existiert hat. Es ist entfernt worden wie ein Zahn, der gezogen wurde. Sie selbst entscheiden, wie viel Sie darüber erfahren möchten.

DIE AUSWIRKUNG AUF IHRE BEZIEHUNG

Wenn wir deprimiert sind, wirkt sich das auf unsere Beziehungen zu anderen Menschen aus, auch auf diejenigen, die wir lieben und am meisten brauchen. Der Tod Ihres Babys kann Sie und Ihren Partner zwar einander näher bringen, doch ist die Beziehung dadurch großen Belastungen ausgesetzt. Sie brauchen vielleicht beide Hilfe von außen. Auch für Ihren Partner ist es wichtig zu trauern, doch möglicherweise empfindet er es als »unmännlich«, Schwäche zu zeigen, und meint, er müsse stark sein, um Sie zu unterstützen. Das kann dazu führen, dass er sich nach außen hin sachlich in das Unabänderliche fügt und Sie sich durch seine vermeintliche Verständnislosigkeit zurückgewiesen und isoliert fühlen.

Wenn Ihr Baby eine Weile gelebt hat und in der Intensivstation war, konnte Ihr Partner es wahrscheinlich besuchen und berühren, während Sie noch in der Entbindungsstation lagen. Deshalb sind Sie auf seine Beschreibungen angewiesen, um sich eine Vorstellung machen zu können. Doch wenn ein Mann selbst voller Schmerz ist, fällt es ihm schwer, darüber zu reden, ohne sein eigenes Leid zu zeigen, und er wehrt sich dann vielleicht gegen die Erinnerungen. Sie haben dann den Eindruck, dass er Ihnen wichtige Einzelheiten vorenthält.

Der Verlust eines Babys wirkt sich fast immer auf die sexuelle Beziehung eines Paares aus. Eine deprimierte Stimmung lässt sexuelle Erregung schwerlich zu. Und auch wenn etwas Zeit vergangen ist, werden Sie bei freudigen Gefühlen sofort wieder an Ihr Leid erinnert.* In der Trauerzeit ist es also für Sie beide wichtig, viel Verständnis füreinander aufzubringen.

Wenn Sie Ihr Kind verloren haben und mit anderen in Verbindung treten wollen, die die gleiche Erfahrung gemacht haben, können Sie sich an entsprechende Organisationen wenden (Adressen siehe S. 413–414).

Erneut schwanger

Wenn Sie schon einmal abtreiben ließen, Ihr letztes Baby durch eine Fehl- oder Totgeburt verloren haben oder wenn es nach der Geburt starb, dann kann Ihre neue Schwangerschaft davon überschattet sein.

Eine Frau, die ihr Baby durch einen Unfall, eine Fehlgeburt oder den Plötzlichen Kindstod verloren hat, mag Zorn empfinden, wenn eine Frau, die eine Abtreibung hatte, in einem Atemzug mit ihrem Leid genannt wird – deren Verlustgefühle können aber ebenso quälend sein und Schuldgefühle sehr viel stärker.

Wir neigen dazu, unsere jetzige Schwangerschaft mit vorhergegangenen zu vergleichen. Wenn eine frühere Schwangerschaft einen tragischen Ausgang hatte, dann beeinflusst das unsere Einstellung zum Schwangersein, und es ist ganz natürlich, sich möglicher Risiken und Gefahren besonders deutlich bewusst zu sein. Nicht immer bemerken wir das bei uns, denn häufig schieben wir alle Gedanken an eine leidvolle Erfahrung weg, aus Angst, sie könne sich wiederholen. So versuchen wir, uns vor einem weiteren Fehlschlag zu schützen.

Wenn eine Frau sich wegen einer Abtreibung schuldig oder für eine Fehlgeburt verantwortlich fühlt, überträgt sie diese Schuldgefühle vielleicht auf ihre jetzige Schwangerschaft und fürchtet, dass sie als eine Art Strafe eine schlimme Geburt erleben könnte.

Indem Sie versuchen, die Ereignisse zu vergessen oder wegzuschieben, sind Sie auf die Gefühle nicht vorbereitet, die in Stresssituationen auf Sie einstürmen können, z. B. wenn Sie vaginal untersucht werden oder in die Klinik gehen. Und wenn die Geburt beginnt, müssen Sie vielleicht an damals denken, als Sie Ihr Baby verloren haben.

»Ich kam mir vor, als würde ich durch meine neue Schwangerschaft mein totes Baby verraten. Ich hatte starke Schuldgefühle, gegen die ich mich nicht wehren konnte.«

Wenn Sie sich selbst gut zureden, vernünftig zu sein und keinen so trüben Gedanken nachzuhängen, hilft das kaum. Lassen Sie Ihre Gefühle zu; Sie können mit gutem Recht verlangen, dass Ihre Betreuer Sie ernst nehmen. Doch warten Sie damit nicht bis zum Ende der Schwangerschaft oder gar bis zum Beginn der Geburt. Suchen Sie sich einen Vorbereitungskurs, in dem auch Gespräche über Gefühle möglich sind und Ihre Leiderfahrung akzeptiert wird.

Oft haben Frauen, die ein Kind verloren haben, in der nächsten Schwangerschaft beunruhigende Träume, in denen sie ein missgebildetes oder totes Kind zur Welt bringen. In solchen Träumen steht für das Baby manchmal eine Puppe, ein kleines Tier, ein eigener Zahn oder ein Körperglied, und der unwiederbringliche Verlust von etwas sehr Wertvollem bedeutet den Tod.

Vielleicht haben Sie das Gefühl, dass das Baby wieder das gleiche Geschlecht hat, oder sogar, dass Sie wieder dasselbe Kind in sich tragen. Das ist ein verzweifelter Versuch, mit der schmerzlichen Erfahrung fertig zu werden. Manche Leute sagen tatsächlich: »Wenn du gleich wieder ein Kind bekommst, vergisst du das alles.« Aber natürlich können Sie durch eine neue Schwangerschaft nicht ein Baby durch ein anderes ersetzen. Es ist wichtig, dass Sie es als einzigartiges Wesen akzeptieren.

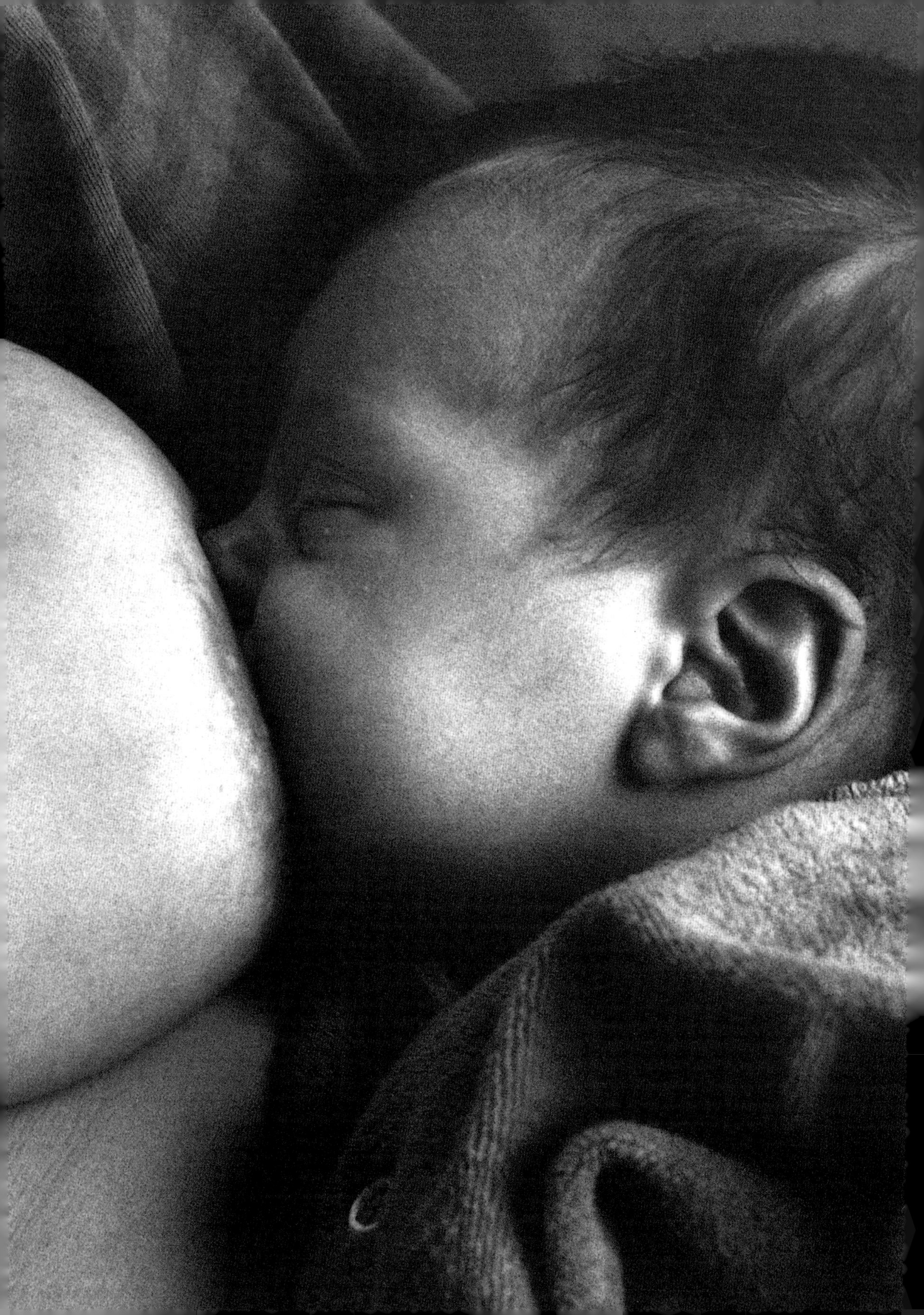

Die ersten zehn Tage

Nicht nur Frauen, die ein krankes Kind zur Welt bringen oder deren Kind stirbt, durchleben eine Zeit des Schmerzes. *Jede Frau* erlebt die Zeit direkt nach der Geburt als einen Verlust. Denn als junge Mutter stehen Sie an der Schwelle eines Neubeginns, der zugleich einen Bruch bedeutet: Mit der Geburt Ihres Babys müssen Sie endgültig Ihren eigenen Status als Kind aufgeben.

Empfindungen nach der Geburt

Unerwartete Gefühle

Viele Frauen brauchen Zeit, um sich von dem imaginären – nicht sichtbaren Baby im Bauch – auf das wirkliche Kind einzustellen, das oft gänzlich anders als das Fantasiegebilde ist. Der Abschied von dieser Wunschvorstellung kann schmerzlich sein. Dazu kommen Ängste, wenn das Baby zu früh geboren ist oder Intensivbehandlung braucht. Doch auch ein gesundes Kind weicht möglicherweise stark von ihren Erwartungen ab. Sie können sich damit genauso wenig abfinden wie mit der Tatsache, dass sie nun Mutter geworden sind und ganz neue Aufgaben und Verantwortungen auf sie zukommen.

Stimmungsschwankungen

Alle diese intensiven Gefühle in der Zeit nach der Geburt garantieren dem Baby das Überleben. Dabei soll nicht nur von Depressionen die Rede sein. Sie können sich sogar ständig in Hochstimmung befinden. Doch wahrscheinlich werden Sie irgendwann in den ersten fünf Tagen nach der Geburt einen Stimmungswechsel und eine plötzliche Niedergeschlagenheit erleben. Ihre Dammnaht tut weh, und Sie fühlen sich in der ersten Zeit zu Hause wie im dichten Nebel. Sie machen sich Gedanken um das Baby oder Ihre Fähigkeit, eine gute Mutter zu sein. Die Feststimmung ist jetzt verflogen, und Sie kommen sich erst einmal wie in einer emotionalen Achterbahn vor. Leider herrscht in unserer Gesellschaft immer noch eine sehr romantische Klischeevorstellung von einer jungen »glücklichen« Mutter. Die heftigen Gefühlsschwankungen in der Zeit nach der Geburt können Sie sehr verunsichern, da sie nicht dem entsprechen, was Sie eigentlich fühlen *sollten*.

Das Bedürfnis nach Spontaneität

Obwohl Sie sich natürlich in keinen anderen Menschen verwandeln, werden Sie feststellen, dass durch das Baby Ihre Persönlichkeitszüge intensiver werden. Mal ist Ihnen zum Weinen, mal zum Lachen. Deshalb kann Ihre Entrüstung über manche Vorgänge in der Klinik, z.B. wenn Ihr Baby im Säuglingszimmer ist, so heftig

Die Mutter gibt ihrem Neugeborenen *eine erste Kostprobe eines sehr großen Vergnügens (Abb. links).*

werden, dass Sie Ihre Gefühle körperlich spüren: Ihr Magen krampft sich zusammen, Ihr Hals wird trocken, Sie fühlen sich wie in Brand gesteckt. Viele Frauen, die ihr Kind in der Klinik zur Welt gebracht haben, finden ihr emotionales Gleichgewicht erst wieder zu Hause. Die Klinikatmosphäre macht sie nervös und bringt sie durcheinander. Sie scheinen ein großes Bedürfnis nach ihren *eigenen vier Wänden* zu haben. Andererseits fühlen Sie sich vielleicht noch gar nicht bereit, wenn Sie 24 oder 48 Stunden nach der Geburt nach Hause geschickt werden. Vielleicht hat sich das Stillen noch nicht eingespielt, oder Ihre Naht schmerzt, und es gibt zu Hause niemanden, der Ihnen hilft. So früh Verantwortung zu übernehmen kann Angst und ein Gefühl der Hilflosigkeit auslösen. Wenn es Ihnen so ergeht, ist das aber ganz normal. Wichtig ist, dass Sie das erkennen und auch Ihr Partner Ihre Bedürfnisse akzeptiert, damit Sie so schnell wie möglich entsprechende Maßnahmen treffen können.

»Ich litt unter starken Depressionen, erzählte es aber niemandem, weil es mir selbst fürchterlich unangenehm war, das Thema anzusprechen.«

Wenn gesundheitlich alles in Ordnung ist und Sie zu Hause jemand unterstützt, werden Sie die Klinik so früh wie möglich verlassen dürfen. Übrigens zahlt die Krankenkasse zehn Hausbesuche einer Nachsorgehebamme nach dem Entbindungstag. Aus diesem Grund ist es wichtig, sich schon vorher mit einer frei niedergelassenen Hebamme in Ihrer Gegend in Verbindung zu setzen, auch wenn Sie keine Hausgeburt planen. So sichern Sie Ihre medizinische Versorgung, auch wenn Sie die Klinik früher als geplant verlassen.

Zwiespältige Gefühle des Partners

Auch die Gefühle Ihres Partners sind in dieser Zeit vermutlich in Bewegung, auch ihm wird nach der Geburt gleichzeitig zum Lachen und Weinen zumute sein. In unserer Gesellschaft hat der Mann immer noch stark zu sein, damit sich »das schwache Geschlecht« an seine Schultern lehnen kann. Manche Männer sind aber vom Erlebnis der Geburt so sehr aufgewühlt, dass sie die gleichen Gefühlsaufwallungen durchleben wie die Frau. Ein junger Vater kann sehr darunter leiden, wenn er die Klinik verlassen muss, denn er überlässt Mutter und Baby der Versorgung Fremder.

Veränderungen in Ihrem Körper

Nachdem Ihr Baby geboren ist, ist Ihr Körper plötzlich völlig verändert. Während Sie sich vorher über die weichen Rundungen Ihres Bauches freuten, der mit zunehmender Schwangerschaft wie eine reife Melone aussah, kommen Sie sich vielleicht nach der Geburt unerwartet einsam und leer vor. Wenn Sie in der Klinik niemanden um sich haben, der Ihnen nahe steht, sondern von Leuten versorgt werden, die Sie als »Mutti« oder Patientin behandeln, dann brauchen Sie viel Zeit, um sich an Ihren veränderten Körper zu gewöhnen und sich als eigenständige Person wieder zu finden.

Bei vielen Frauen folgt auf die Begeisterung die Begegnung mit dem eigenen Körper. Die Veränderungen der Brüste durch das Stillen sind jedoch für manche Frauen eine Qual. Viele haben nur bis zu den Wehen und der Entbindung gedacht. Auf die Anforderungen, die unmittelbar nach der Geburt auf sie zukommen, sind sie schlecht vorbereitet.

Gewichtsabnahme

Gleich nach der Geburt fühlen Sie sich wahrscheinlich schlanker und leichter als vor der Schwangerschaft. Doch erst wenn Sie Ihren Bauch abtasten, spüren Sie die weichen schwabbeligen Hautfalten, und wenn Sie sich nackt im Spiegel sehen, sind Sie entsetzt darüber, wie viel Sie zugenommen haben: Sie haben eine weitere Taille, dickere Oberschenkel, und wenn Sie stillen, auch riesige Brüste, über die Sie vielleicht erfreut sind, die Ihnen aber auch als zu groß erscheinen können, wenn Sie sowieso schon vollbusig waren.

Rückbildung von Wasseransammlungen Die meisten Frauen schwitzen in der ersten Woche nach der Geburt die nicht mehr benötigte Flüssigkeit aus, so dass Anschwellungen in den Beinen und Gelenken verschwinden. Auch Ihre fülligeren Gesichtskonturen und Wasseransammlungen in den Fingern gehen zurück.

Wiederherstellung des Muskeltonus Wenn Sie Ihre Bauchmuskulatur einsetzen, wird Ihr Bauch in ein paar Wochen wieder flach sein, ohne Übungen geht das jedoch nicht. Übungen für das Wochenbett finden Sie auf Seite 398–401. Bewegung ist gut für die Bauchmuskeln: Gehen Sie bei schönem Wetter mit dem Baby im Tragetuch spazieren, möglichst im Grünen.

Zunächst fühlen sich Ihre Beckenbodenmuskeln vielleicht wie eine schwer durchhängende Hängematte an, doch ihr normaler Tonus wird sich in den nächsten drei Monaten allmählich wieder völlig einstellen.

Brustpflege und Stillen

Je früher Sie Ihr Baby anlegen, umso eher werden seine Verdauungsorgane mit Kolostrum versorgt, einer Flüssigkeit, die einen Schutzfilm und eine Barriere gegen das Eindringen von Bakterien bietet. Durch diese Vormilch erhält Ihr Kind außerdem Abwehrstoffe gegen Krankheiten, gegen die Sie selbst immun sind. Diese schon gegen Ende der Schwangerschaft in Ihrer Brust vorhandene allererste Milch ist sehr eiweißhaltig und für Ihr Kind die ideale erste Nahrung in konzentrierter Form. Babys finden den Weg zur

Brust zum Teil durch den Geruch, den sie ausströmt, und ziehen eine ungewaschene Brust einer sauberen vor.*

Der Milchflussreflex

Wenn Ihr Baby saugt, löst das einen Reiz in Ihrer Hirnanhangdrüse aus, die daraufhin Oxytozin ausschüttet. Dieses Hormon strömt dann in die Blutgefäße Ihrer Brüste und regt spezielle Zellen in der Umgebung der Milchdrüsen dazu an, sich zusammenzuziehen. Das wiederum bewirkt, dass die Milch durch die winzigen Öffnungen in Ihren Brustwarzen herausfließt. Da Oxytozin auch Kontraktionen der Gebärmutter auslöst, werden Sie die merkwürdige Empfindung haben, dass sich während des Stillens gleichzeitig der Uterus fest zusammenzieht. Nach etwa einer Woche hören diese Kontraktionen auf, und Sie werden nur noch den Milchflussreflex wahrnehmen – ein warmes, prickelndes Gefühl unmittelbar vor Einsetzen des Milchflusses. Das Oxytozin erreicht über das Blut Ihre Brüste, die beim Schreien des Babys warm werden – was man auch auf Infrarotfotos erkennen kann.

Die ersten Stillmahlzeiten Beobachten Sie, was geschieht, wenn Sie Ihr Baby anlegen. Es sollte die ganze Brustwarze und so viel wie möglich vom Warzenhof ergreifen, also den Mund wirklich voll haben. Schmiegen Sie Ihr Kind eng an sich. Entspannen Sie die Schultern. Wenn sie sich verspannt anfühlen, ziehen Sie sie bewusst nach unten und lassen dann locker. Es kann ein paar Minuten dauern, bis sich der Milchflussreflex einstellt. Plötzlich spüren Sie die Milch einschießen: Im Inneren Ihrer beiden Brüste entsteht ein prickelndes, vibrierendes Gefühl, als würde Sekt in Ihren Adern fließen, gleichzeitig erreicht eine warme Welle Ihre Brustwarzen.

***Das Gesicht des Babys** hat die ideale Form für das Saugen: eine Stupsnase, ein fliehendes Kinn und einen Mund, der sich weit öffnet und die Brustwarze fest umschließt.*

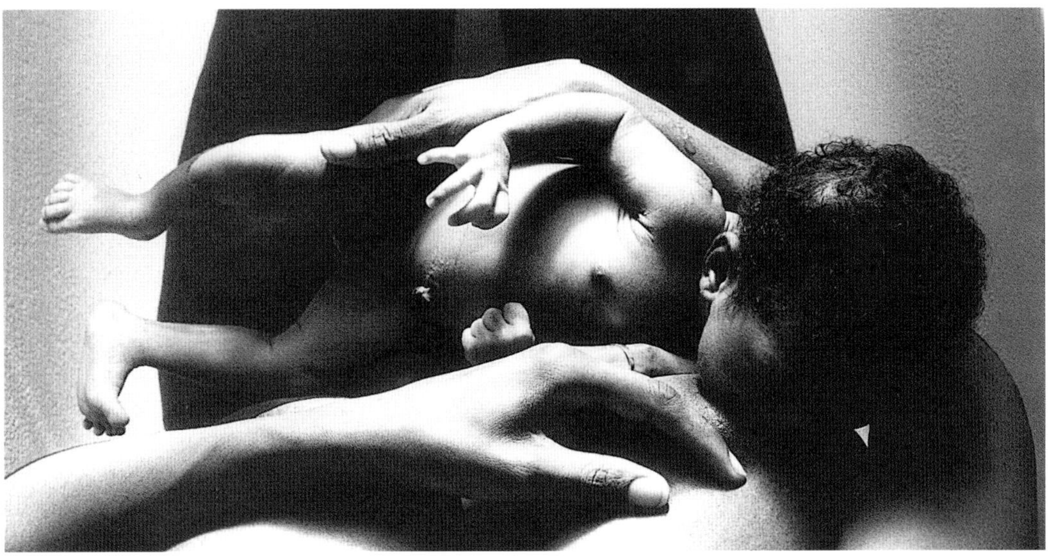

Die Kiefergelenke des Babys beginnen zu arbeiten, und auch der Kieferknochen ganz nah beim Ohr bewegt sich kräftig und regelmäßig, wenn es zugleich saugt und schluckt. Es kommt vor, dass Milch einschießt, wenn Sie nur ans Stillen denken oder das Weinen des Babys hören. Wenn Sie mit der Handfläche fest gegen die Brustwarze drücken, hört der Milchfluss, bei dem langsam Milch aus den Brustwarzen heraustropft, wieder auf.

Der Unterschied zwischen Nuckeln und Saugen

Zur Ernährung reicht es nicht aus, wenn Ihr Baby nur an Ihrer Brust nuckelt, auch wenn ihm das großen Spaß macht. Es muss *saugen*, um ausreichend Nahrung zu bekommen. In den Kliniken ist man jetzt hinsichtlich der Dauer des Anlegens gelassener als früher, wenn es aber begrenzte Stillzeiten gibt, dann zählen Sie erst von dem Augenblick an, wo das Baby wirklich saugt, und nicht schon, wenn es nur nuckelt.

Schon vor Einsetzen des Milchflussreflexes bekommt das Baby etwas Milch, die sich in den Milchgängen hinter der Brustwarze gesammelt hat. Sie ist sehr eiweißreich und stellt das Kind normalerweise so lange zufrieden, bis die Milch richtig fließt. Bekommt es aber nur diese Vormilch, weil es nicht lange genug saugt, geht die Milchbildung zurück oder kommt nie richtig in Gang.

Wenn Sie beim Stillen Hemmungen haben, befangen, besorgt, ängstlich oder wütend sind, setzt der Milchflussreflex später oder gar nicht ein. Deshalb ist die entspannte Atmosphäre beim Stillen in den ersten Tagen nach der Geburt sehr wichtig und emotionale Unterstützung äußerst hilfreich. Die Brust ist nicht mit einem Krug zu vergleichen, der allmählich zur Neige geht, sondern produziert vielmehr ständig Milch, jedoch ist der richtige Saugreiz erforderlich.

Lieber häufige Mahlzeiten

Wenn Sie können, behalten Sie Ihr Baby rund um die Uhr bei sich und stillen es, wann immer es will. Falls Sie befürchten, dass Ihr Kind nicht genug bekommt, dann vergessen Sie nicht, dass häufiges Anlegen wichtiger ist als langes Nuckelnlassen. Schauen Sie sich das zusammengeballte Fäustchen Ihres Babys an: So klein ist ungefähr sein Magen. Manche Kinder genießen es zwar, besonders in den ersten vier bis sechs Lebenswochen, zu bestimmten Tageszeiten fast ständig zu saugen, doch die Hauptnahrungsmenge bekommt es in den ersten fünf bis sieben Minuten. Deshalb sind häufige kurze Mahlzeiten, zwischen denen das Baby immer wieder einschläft, in diesen ersten Wochen oft am besten. Vielleicht können Sie zwischendurch Ihre Brust sanft befreien, indem Sie mit dem Finger etwas dagegen drücken oder Ihren kleinen Finger vorsichtig in den Mundwinkel des Babys schieben, um den Saugschluss zu lösen – ziehen Sie Ihre Brustwarze jedoch auf keinen Fall abrupt heraus.

Saugen zur Beruhigung

Langes, sich ewig hinziehendes Stillen kann Sie emotional sehr auslaugen. Wenn Sie müde sind und das Baby fortwährend gestillt werden möchte, glauben Sie vielleicht, dass es nie satt werden würde. Doch viele Kinder wollen ständig saugen, weil ihnen das so gut gefällt, nicht weil sie hungrig sind. Erholen Sie sich, indem Sie das Baby nach etwa zehn Minuten hinlegen oder es Ihrem Partner oder einer befreundeten Person zum Herumtragen geben. Ruhen Sie sich aus, und geben Sie ihm dann die Brust, in der sich im Moment mehr Milch befindet.

Jedes Baby hat seinen Rhythmus

Gestillte Babys saugen nicht ständig während einer Mahlzeit. Sie trinken gerne heftig, hören dann auf und fangen anschließend erneut zu saugen an.

Stellen Sie sich vor, dass jede Stillmahlzeit aus verschiedenen Gängen besteht. Ein Festmahl kann sechs bis acht Gänge haben, manchmal gibt es aber nur zwei. Allmählich werden Sie herausfinden, wann das Baby gern seine Hauptmahlzeiten möchte, so dass Sie sich mit Ihrem Tagesablauf darauf einstellen können. Wenn Sie solche Zeiten vorausahnen und sich darauf vorbereiten, kommen Sie besser damit zurecht und sind vielleicht nachher nicht so erschöpft.

Genügt Muttermilch allein?

Vielleicht fragen Sie sich, ob und wann Ihr Baby außer Muttermilch andere Nahrung braucht, besonders, wenn Sie das Gefühl haben, dass es nicht genug bekommt.

Wasser Manche Kliniken geben immer noch Wasser oder Zuckerwasser. Wenn Ihr Baby innerhalb von 24 Stunden sechsmal oder häufiger nasse Windeln hat und der Urin leicht gelb oder farblos ist, dann bekommt es genug an Muttermilch.

Auch wenn Sie mehr Durst als sonst haben, sollten Sie bedenken, dass die Milchmenge durch übermäßiges Trinken nicht zunimmt. Es kann einem Neugeborenen sogar schaden, wenn es etwas anderes bekommt als Muttermilch.

Zufüttern Wenn Sie anfangen, Ihrem Baby Flaschennahrung zuzufüttern, geht Ihre Milch zurück, denn die Nachfrage bestimmt das Angebot.

Feste Nahrung Wenn Sie Ihrem Kind Breimahlzeiten geben, wird Ihre Milch automatisch zurückgehen. Deshalb ist das frühe Anbieten von solchen festen Mahlzeiten nicht zweckmäßig. In der für das Baby äußerst wichtigen Muttermilch sind alle notwendigen Inhaltsstoffe enthalten. Zusätzliche Nahrung braucht es erst im Alter von etwa sechs Monaten. Der Appetit von Kindern kann unmöglich gleichzeitig mit dem Zusatzangebot an Babynahrung gewachsen sein. Oft sind die Hersteller dieser so genannten »Säuglingsnahrung« für die Stillschwierigkeiten verantwortlich, die im dritten oder vierten Monat auftreten, zu einem Zeitpunkt, an dem viele Mütter plötzlich feststellen, dass sie nicht mehr genug Milch haben.

Gewichtskontrolle Das Wiegen vor und nach jeder Mahlzeit zeigt an, wie viel Muttermilch Ihr Baby bekommen hat. Das Wiegen hat nur über einen Zeitraum von 24 Stunden Sinn. Lassen Sie sich von den jedes Mal unterschiedlichen Gewichtsanzeigen nicht verunsichern. Bessere Beweise für das Wohlbefinden Ihres Babys sind ein guter Muskeltonus, Wachheit und Lebhaftigkeit.

Häufigeres Anlegen Wollen Sie Ihre Milchproduktion steigern, so legen Sie häufiger an. Wenn das Baby weder zu- noch abgenommen hat, stillen Sie es über einen Zeitraum von 24 Stunden jedes Mal, wenn es sich bewegt. Bei sehr schläfrigen Kindern ist es ratsam, sie möglichst alle zwei Stunden zu wecken, außer nachts. Nehmen Sie es zu sich, sprechen Sie mit ihm, »umwerben« Sie es mit der Brust. Ich bezeichne das als »24-Stunden-Höchstproduktionsplan«; er funktioniert in den ersten Wochen nach der Geburt und um die sechste Woche.

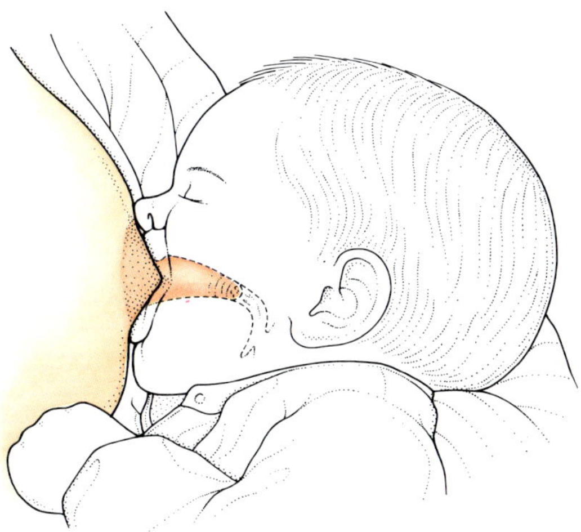

Stillen
Damit das Stillen gut klappt, muss Ihr Baby möglichst viel von der Brust in den Mund nehmen, nicht nur die Brustwarze. Diese saugt das Kind tief in seinen Mund hinein; die Kiefern drücken auf den Warzenhof, um die Milch herauszupumpen.

STILLSCHWIERIGKEITEN

Milchstau Bei vielen Frauen kommt es am dritten oder vierten Tag nach der Geburt zu einem Milchstau. Je länger die Pausen zwischen den Stillmahlzeiten sind, umso eher kommt es zu diesem schmerzhaften Stau. Eine kalte Kompresse, z.B. in Windeln eingeschlagene Eisstücke, die Sie auf die Brust legen, lindert den Druckschmerz, und wenn Sie das Baby oft anlegen, ist dieses schwierige Übergangsstadium bald überstanden. Die Klinik stellt Ihnen eine elektrische Milchpumpe zur Verfügung, wenn Sie Milch abpumpen möchten und Ihnen das Ausdrücken mit der Hand schwer fällt. Pumpen Sie aber nur so viel, bis Sie sich erleichtert fühlen.

Wunde Brustwarzen kommen in den ersten Wochen häufig vor, besonders wenn das Baby oft und heftig saugt. Deswegen brauchen Sie das Stillen nicht aufzugeben. Untersuchungen haben ergeben, dass unter den Frauen, die das Stillen später sehr genossen haben, viele anfangs große Schwierigkeiten mit wunden Brustwarzen und Rhagaden (kleine Hautrisse) hatten. Setzen Sie die Brustwarzen möglichst oft der Luft aus, und benutzen

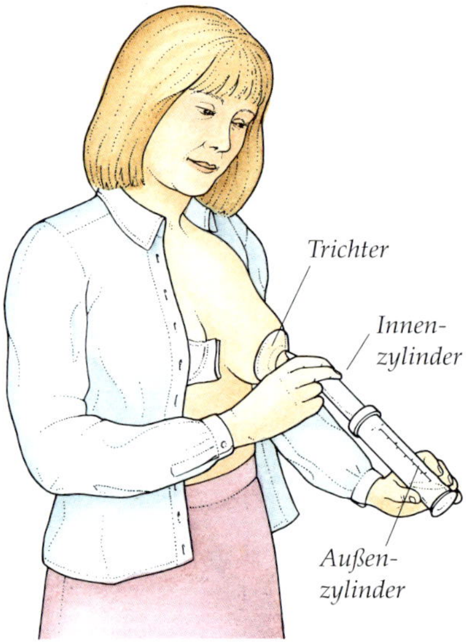

Eine Brustpumpe benutzen

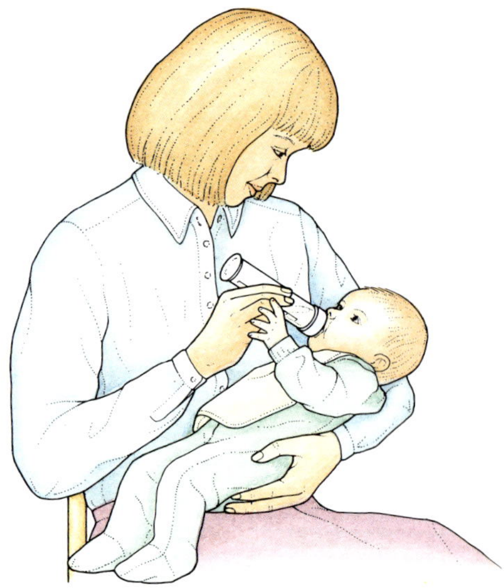

Abgepumpte Milch geben

Milch abpumpen
Manchmal füllen sich die Brüste so prall mit Milch, dass das Baby sie nicht mehr richtig mit dem Mund umschließen kann. Dann können Sie entweder mit der Hand oder mit einer Milchpumpe etwas Milch abdrücken.

Sie weder Seife noch Alkohol. Lassen Sie die Brustwarzen nach dem Stillen an der warmen Luft trocknen, ohne Handtuch oder Watte zu verwenden, deren Fasern gern auf der Haut kleben bleiben.

Aufgesprungene Brustwarzen Manchmal reißt die Haut an der Übergangsstelle zwischen Brustwarze und Warzenhof, und es entstehen Rhagaden. Das liegt fast immer daran, dass das Baby den Warzenhof nicht mit erfasst hat. Wenn Ihr Kind nur am oberen Teil der Warze saugt und sie nicht bis an den Gaumen hinein zieht, bekommen Sie wunde Warzen und Risse, und das Baby erhält nach dem ersten Schwall nicht mehr genug Milch.

Ein weiches, flexibles Brusthütchen aus Gummi mit einem breiten Rand kann bei wunden Brustwarzen helfen und das Stillen erträglicher machen, bis die Risse geheilt sind. Benutzen Sie keine Stilleinlagen mit Kunststoff, denn wenn Milch herausläuft, sind Ihre Brustwarzen ständig feucht, da keine Luft herankommt.

Berührungsempfindlichkeit der Brüste Entsteht auf der Brust eine rote Stelle, bringt häufigeres Stillen oft Hilfe. Achten Sie darauf, dass das Baby gut anliegt. Machen Sie Armübungen, um den Kreislauf in Ihrer Brust anzuregen (siehe S. 401). Kommt es außerdem zu einer Infektion und zu Fieber, dann helfen kalte Kompressen und vom Arzt verschriebene Antibiotika. Stillen Sie weiter, denn meist kann ein Abszess verhindert werden.

Unruhige Babys Manche Babys sind beim Trinken sehr unruhig, spucken Milch wieder aus und verschlucken sich. In den ersten

Wochen nehmen sie vielleicht plötzlich den Kopf zurück und ziehen dabei an der Warze. Oder sie lassen sie einen Moment lang los und ergreifen sie dann wieder. Vielleicht ziehen sie dann gerade an der Stelle, wo die Brustwarze in den Warzenhof übergeht. Bleiben Sie ruhig, sprechen Sie tröstende Worte, legen Sie Ihr Kind immer wieder richtig an, und halten Sie es fest und sicher im Arm. Wenn Ihre Milch nach dem Milchflussreflex mit einem plötzlichen Schwall kommt, dann versuchen Sie das Baby mit etwas abgekochtem Wasser oder Pfefferminztee aus der Flasche vorher zu beruhigen. Wenn Ihre Milch sehr stark fließt, müssen Sie vielleicht vor jedem Anlegen etwas abdrücken.

Schmerzen am Bauch Nach einem Kaiserschnitt kann das Stillen schwierig sein, weil Sie keine Lage finden, in der das Baby nicht auf die Wunde drückt. Probieren Sie es mit einem Kissen auf der Wunde, und legen Sie sich auf die Seite, oder nehmen Sie im Sitzen die Beine des Kindes auf der Seite unter Ihren Arm, auf der Sie stillen.

Muttermilch aus der Flasche

Wenn Sie dringend Schlaf brauchen und Ihr Partner das Baby für einige Mahlzeiten übernehmen will, dann können Sie nach jedem Stillen etwas Milch abdrücken und im Kühlschrank aufbewahren (bedenkenlos zwei bis drei Tage lang). Verwenden Sie dazu einen sterilisierten Kunststoffbehälter. Eingefroren hält sich die Milch länger. Wenn es aus der einen Brust heraustropft, während das Baby an der anderen trinkt, könnten Sie diese Milch auffangen. Gelingt das Abdrücken mit der Hand nicht, nehmen Sie eine elektrische Pumpe oder eine Handpumpe, von denen verschiedene Fabrikate angeboten werden. Warten Sie aber nicht länger als eine halbe Stunde nach jeder Mahlzeit.

Immer wieder stoßen Frauen beim Stillen auf Widerstände und begegnen in der Öffentlichkeit sogar Reaktionen von Abscheu; sie geraten in Konflikt mit einer Gesellschaft, in der Brüste ausschließlich als Spielzeug für Männer betrachtet werden und in der die lebenspendende Milch, mit der sie ihr Baby ernähren, als unappetitliche körperliche Aussonderung gilt. Stillen ist eine persönliche Erfahrung der Intimität, eine Art, Liebe zu geben. Sobald Mutter und Baby gut aufeinander eingespielt sind, entstehen beim Stillen oft sinnliche Gefühle der Nähe und Lust. Wenn Frauen nicht stillen können, hat das vielleicht weniger mit Problemen der Stilltechnik zu tun als damit, dass Stillen oft zum einsamen Kampf wird, da sich Mütter genieren, natürlich damit umzugehen.

Es hilft, sich mit anderen stillenden Frauen zu treffen, um über Erfahrungen und Probleme, aber auch über persönliche Bewältigungsstrategien zu sprechen. Organisationen, über die Sie Kontakt zu anderen stillenden Müttern bekommen können, finden Sie auf den Seiten 413–414.

Ernährung aus dem Fläschchen

Wenn Sie nicht stillen möchten, sollten Sie dennoch keine Medikamente zur Unterdrückung der Milchbildung nehmen. Bromocriptin, das früher häufig zu diesem Zweck eingesetzt wurde, kann gefährliche Nebenwirkungen haben. Einige Frauen haben nach der Einnahme Schlag- oder Krampfanfälle bekommen. Wenn Sie die Flaschenernährung vorziehen oder gelegentlich mit Flasche zufüttern, sollten Sie sich für eine Milch entscheiden, die der Muttermilch möglichst ähnlich ist. Obwohl es bisher keinem Hersteller gelungen ist, Muttermilch zu ersetzen, stellt künstliche Säuglingsnahrung jedoch einen großen Fortschritt gegenüber Kuhmilch dar, da der Gehalt an Fett, Zucker und Spurenelementen dem der Muttermilch angeglichen ist.

Verschiedene Typen von Säuglingsnahrung

Wenn in Ihrer Familie Allergien bekannt sind, ist Stillen die einfachste Methode, Ihr Baby gegen Ekzeme, Asthma und andere Allergien zu schützen, auch wenn es keine Garantie gibt, dass Ihr Kind daran nicht erkrankt. Manche Babys sind allergisch auf Kuhmilch-Protein. Deshalb entwickelten die Hersteller von Säuglingsnahrung Milch mit hydrolisiertem Protein, obwohl das Problem dadurch nicht immer beseitigt ist und manche Säuglinge davon krank werden. Eine weitere Alternative ist Sojamilch, die allerdings das Hundertfache an Östrogen enthält wie Muttermilch. Die von einem Baby dadurch täglich aufgenommene Östrogenmenge kann fünf Anti-Baby-Pillen entsprechen! Eine solche Überdosis kann sich toxisch auswirken.

Muttermilch enthält auch langkettige Fettsäuren, die die Entwicklung des Gehirns fördern.* Manche Hersteller setzen ihren Produkten heute langkettige Lipide auf der Basis von Eigelb oder biotechnisch hergestellter Hefe zu. Doch manche Babys reagieren auf diese Lipide allergisch. Sprechen Sie mit Arzt oder Hebamme über die verfügbaren Möglichkeiten.

Zubereitung der Flaschennahrung

Beim Zubereiten von Flaschennahrung müssen Sie auf peinlichste Hygiene achten. Die Küche und alle Geräte müssen sauber sein und Flaschen und Sauger sorgfältig sterilisiert werden. Befolgen Sie genau die Gebrauchsanweisungen. Sie können die Nahrung für 24 Stunden gleich in der Flasche zubereiten, sie gut verschließen und im Kühlschrank aufbewahren. Dann können Sie Ihr Baby immer gleich füttern, wenn es hungrig zu sein scheint.

Lassen Sie warme Milch nie länger als ein paar Minuten stehen, weil sich die Bakterien schnell vermehren. Gießen Sie nach dem Füttern übrig gebliebene Milch weg, waschen Sie die Flasche sofort aus, und legen Sie sie ins Sterilisationsbad. Bewahren Sie auch die Sauger in einem sterilisierten, verschließbaren Gefäß auf.

Nehmen Sie keine warme Milch mit, wenn Sie weggehen, sondern kalte, direkt aus dem Kühlschrank, die Sie dann im Wasserbad oder einem elektrischen Flaschenwärmer warm machen. Obwohl es verführerisch ist, die warme Flasche unter die Decke des Babys zu legen, um sie griffbereit zu haben, gehen Sie dadurch das Risiko ein, dass sich in der Flaschenmilch Bakterien angesammelt haben, die eine Erkrankung des Verdauungssystems hervorrufen können.

Die Milch muss nicht unbedingt warm sein. Wenn das Baby sehr hungrig ist und Sie es eilig haben, können Sie ihm auch mal nicht zu kalte Milch geben. Das Milchpulver muss jedoch sehr gut vermischt werden. Manche Sorten lösen sich besser als andere. Selbst der kleinste Klumpen kann das Loch im Sauger verstopfen, und wenn das Kind sich verschluckt oder spuckt, kann es Atemnot bekommen. Messen Sie das Milchpulver sorgfältig ab, und nehmen Sie niemals mehr davon, denn das Baby bekommt dann zu viele Mineralien, die sein Verdauungssystem nur schwer absorbieren kann.

Mit künstlicher Milch ernährte Babys machen meist längere Pausen zwischen den Mahlzeiten, da diese Milch nicht so schnell verdaut wird. Drängen Sie also Ihr Kind nicht, alles auszutrinken. Bei heißem Wetter sollten Sie Ihrem Baby auch Wasser und nach sechs Wochen schluckweise Fruchtsaft geben, weil ein Flaschenkind

Halten Sie Ihr Baby beim Füttern *mit dem Fläschchen immer dicht an Ihrem Körper. Lassen Sie es nie im Bettchen liegen, schon gar nicht allein mit hochgelagertem Fläschchen.*

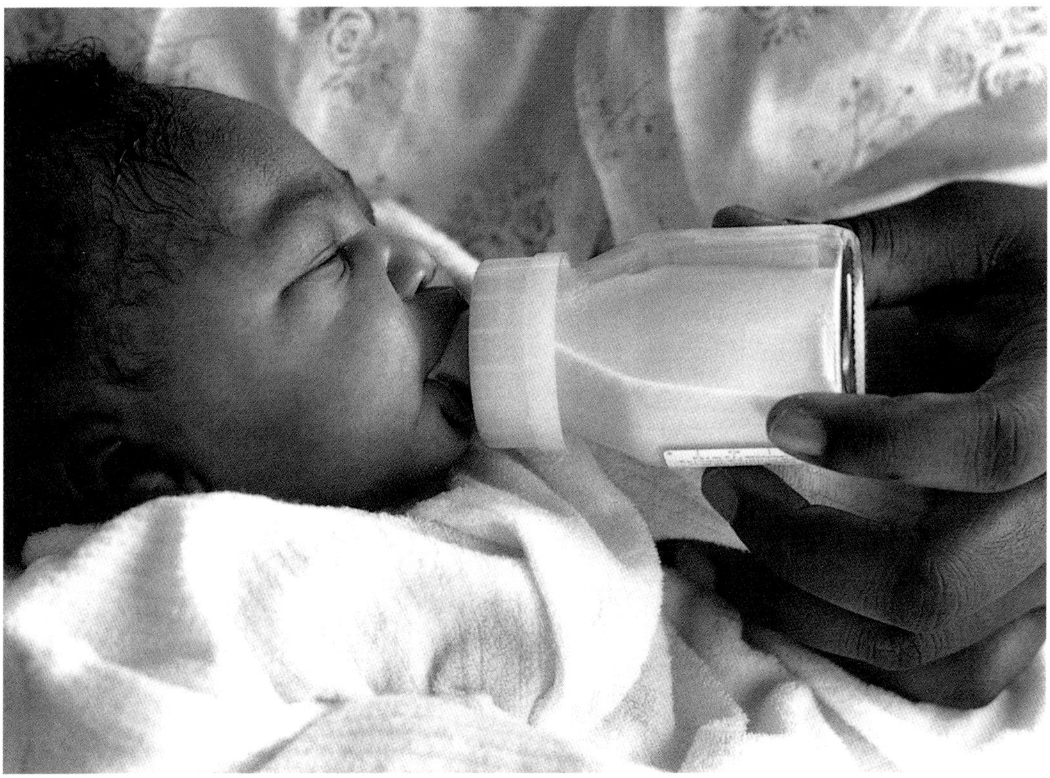

zusätzliches Vitamin C braucht. Wenn Ihr Arzt nicht ausdrücklich dazu rät, sollten Sie keine Vitaminpräparate geben, zumal Flaschennahrung auch einige Vitaminzusätze enthält. Achten Sie andernfalls darauf, die angegebene Dosis nicht zu überschreiten.

FÜTTERN MIT GENUSS

Denken Sie beim Fläschchengeben daran, Ihr Baby ganz nahe an Ihrem Körper mit seiner Wange an Ihrer Brust zu halten wie beim Stillen. Das Kind schmiegt sich auch gern an die nackte Haut Ihres Partners; Väter, die ihr Baby in der Nacht so füttern, berichten, wie sehr sie das genießen. Lassen Sie das Kind niemals mit der Flasche allein, auch wenn Sie noch so in Eile sind.

Schlafen und Schreien

Nachdem das Baby etwa eine Stunde lang nach der Geburt wach war und die Augen weit offen hatte, versinkt es oft in tiefen Schlaf, aus dem es nur aufwacht, um zu saugen und gleich wieder einzuschlafen. Auf diese Zeitspanne von 24 Stunden folgt dann meist eine ebenso lange Periode, in der das Kind beinahe unablässig saugen will. Dieser Ablauf ist normal. Durch häufiges Saugen wird die Milchbildung angeregt. Manche Babys saugen hastig, werden müde und saugen dann wieder. Andere saugen länger und schlafen zwischendurch zwei bis drei Stunden. Manche Kinder werden mit einer oder zwei Wochen abends regelmäßig sehr unruhig. Das kann drei Monate lang so gehen und ist sehr anstrengend für Sie, jedoch nicht ungewöhnlich. Möglicherweise ist es ein Zeichen, dass Ihr Baby zu vielen Reizen ausgesetzt ist und seine Spannungen entladen muss.

DER SCHLAFRHYTHMUS NEUGEBORENER

Wenn Ihr Baby schläft, zucken manchmal seine Augenlider, und die Augäpfel bewegen sich. Dann ist es im REM-Schlaf (Rapid Eye Movement) und träumt ähnlich wie Erwachsene. Man hat herausgefunden, dass REM-Schlaf für seelisches Wohlergehen unerlässlich ist und Unruhe verhindert.* Durch die Augenbewegungen wird außerdem die Blutversorgung des Gehirns angeregt. Auch wenn sich das Kind bewegt oder Geräusche macht, sollten Sie es nicht wecken. Diese Phase des Schlafs ist für Babys genauso wichtig wie für Erwachsene.

WAS DAS SCHREIEN IHRES BABYS BEDEUTET

Ein weiterer angeborener biologischer Mechanismus ist das Schreien Ihres Babys beim Aufwachen, das ein Signal für Sie ist, es zu versorgen. Vielleicht schreit das Kind auch jedes Mal, wenn Sie es ausziehen. Das kostet Nerven, besonders, wenn Sie es gerade baden wollen. Vergessen Sie nicht, dass das Baby im Bauch von der

Gebärmutter fest umfangen und geborgen war. Wenn es auch beim Windeln zappelt und schreit, dann achten Sie auf langsame, feste Bewegungen. Halten Sie mit einer Hand die Arme des Kindes über seiner Brust gekreuzt fest, so wie sie am Ende der Schwangerschaft auch in der Gebärmutter zusammengefaltet waren, und sprechen Sie beruhigend mit ihm.

Sie werden bald bemerken, dass das Baby bei verschiedenen Bedürfnissen unterschiedlich schreit. In den ersten Wochen bedeutet Schreien jedoch meistens *Hunger.* Eine nasse oder schmutzige Windel macht ihm in diesem Alter wenig aus.

Praktische Säuglingspflege

Es ist ein großer Unterschied, ob Sie sich Kenntnisse über Lesen oder durch Praxis aneignen. Probieren Sie aus, was Ihnen zusagt.

Baden

Es ist unwichtig, auf welche Weise Sie Ihr Baby baden, solange es den Kopf über Wasser hat und warm bleibt. Viele Kinder lassen sich in den ersten Wochen ungern ausziehen und verabscheuen das Baden, so dass Sie sich jedes Mal wie ein Unmensch vorkommen. Und aus seinem Weinen schließen Sie, dass Sie als Mutter hoffnungslos unfähig sind. Das brauchen Sie aber nicht! Das Wichtigste ist, dass Sie mit Ihrem Baby sprechen, während Sie es an- und ausziehen oder baden.

Wenn Sie für sich selbst ein nicht zu warmes Bad vorbereiten, können Sie Ihr Baby zu sich in die Wanne nehmen. Dann hat es ein eigenes kleines Schwimmbad. Legen Sie es zuerst mit dem Gesicht zu Ihnen gewandt gegen Ihre Knie, und unterhalten Sie sich mit ihm. Sie werden entdecken, dass Sie gemeinsam kleine Spiele erfinden können, und Ihr Baby wird bald Spaß am Planschen haben. Legen Sie ein vorgewärmtes Badetuch bereit, und machen Sie auch aus dem Abtrocknen ein Vergnügen.

Windeln

Als Erstes müssen Sie sich zwischen Stoff- und Wegwerfwindeln entscheiden. Stoffwindeln sind ökologisch gesehen die bessere Wahl, und für viele Frauen ist die Extrawäsche keine Last, sondern wird bei etwas zusätzlicher Planung bald Routine. In Stoffwindeln müssen Sie zwar anfangs mehr investieren, auf lange Sicht sind sie aber billiger. Trotzdem sollten Sie vor der Geburt ein Paket Fertigwindeln besorgen, die man ab und zu einfach braucht, wenn man mit dem Kind unterwegs ist.

Vor, während und nach einer Mahlzeit machen Babys besonders gern in die Windeln. Und da viele anfangs alle zwei bis drei Stunden trinken, brauchen Sie womöglich in 24 Stunden bis zu 24 Windeln – nicht gerade wenig Wäsche und möglicherweise nicht ganz

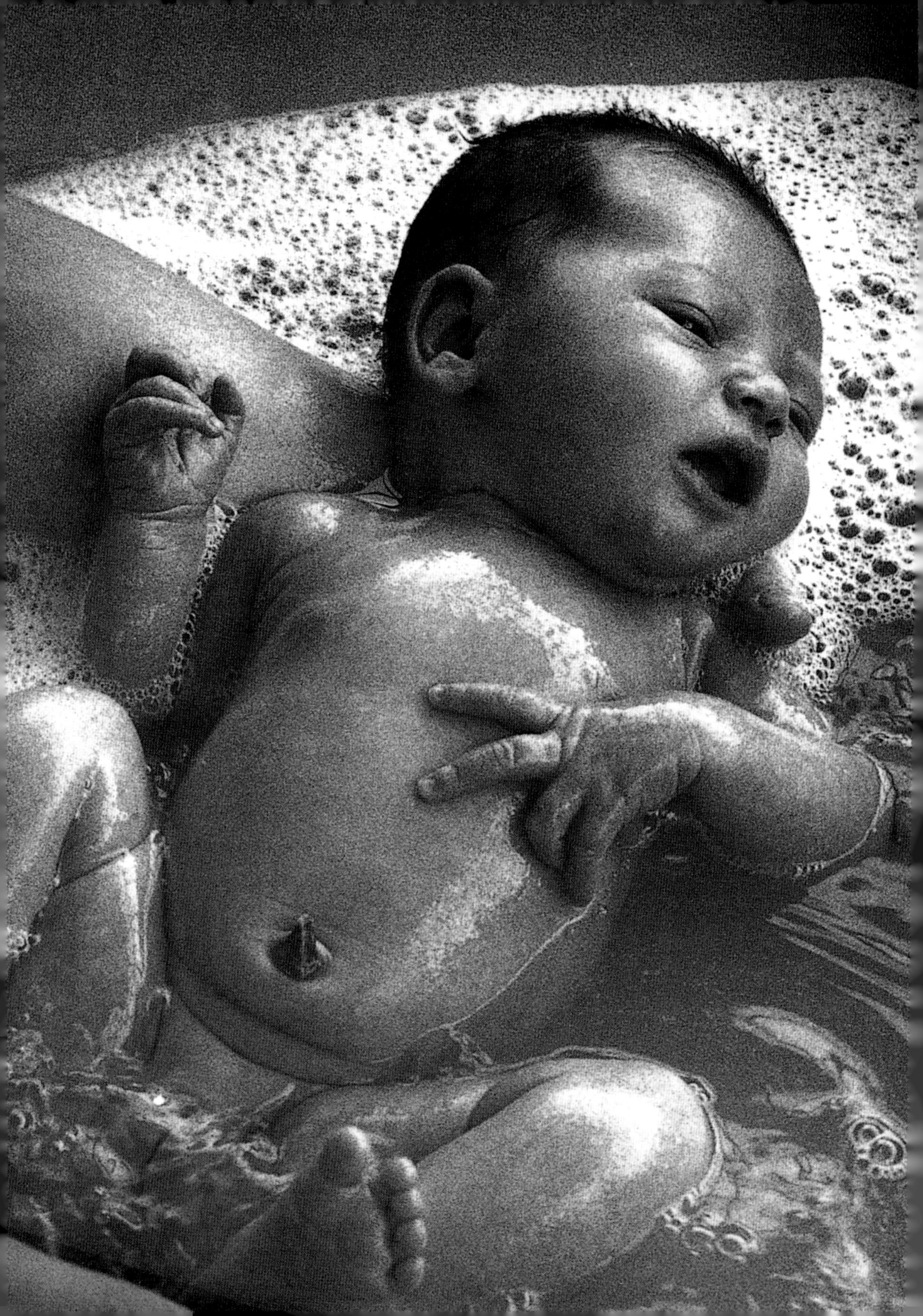

unproblematisch, wenn Sie keinen Trockner haben. Etwas Wäsche können Sie sich sparen, wenn Sie Wegwerfwindel-Einlagen und Plastikhöschen kaufen. Vielleicht ist ein Windeldienst die Lösung aller Probleme.

Andererseits sparen Wegwerfwindeln Zeit und Mühe. Es stehen keine Eimer herum, in denen schmutzige Windeln weichen, es gibt keine hektische Suche nach sauberen Windeln an Tagen, an denen Sie mit dem Waschen im Rückstand sind, kein Warten, bis die Windeln trocken sind. Mütter wechseln die Windeln meistens öfter, wenn sie dazu nur Fertigwindeln aus einem Paket zu nehmen brauchen, was auch für die Babys angenehmer ist. Doch letzten Endes sind diese Einmalprodukte teurer, und es gibt noch keine, die vollständig abbaubar sind.

Behinderte Mütter

Wenn Sie eine Behinderung haben, die es Ihnen erschwert, Ihr Baby zu versorgen, können Ihnen spezielle Hilfsmittel die Arbeit erleichtern. Eine Frau im Rollstuhl wird z. B. gern auf einen höhenverstellbaren Ständer für Bettchen und Badewanne zurückgreifen, der unten so viel Raum bietet, dass sie nahe an ihr Kind heranfahren kann. Wer an Rückenschmerzen leidet, kann sich durch spezielle Hilfen viel Bücken und Heben ersparen. Sprechen Sie mit Beratungsstellen in Ihrer Nähe, z. B. Pro Familia (Kontaktadressen siehe S. 413–414).

Bekleidung

Neugeborene verlieren viel Wärme und müssen gut eingehüllt sein. Mehrere dünne Schichten wärmen besser als eine dicke. Nehmen Sie keine Hemdchen, die über den Kopf gezogen werden müssen, denn die meisten Babys mögen das nicht. Bei kühlem Wetter sollten Sie Ihrem Kind draußen ein Mützchen aufsetzen.

Vermeiden Sie Kleidung mit Bändern und Schleifen in Reichweite des Mundes und der Hände sowie gestrickte Jacken und Schals mit Lochmuster, in dem das Baby mit seinen kleinen Fingern und Zehen hängen bleiben kann. Wahrscheinlich bekommen Sie viele kleine Schühchen und Fäustlinge geschenkt, doch gehen sie leicht verloren, fallen in den Schmutz und sind dann voller Keime. Besser sind elastische Strampler mit Füßen dran; auch sollte ein Baby seine Finger immer erreichen können, um mit ihnen zu spielen.

Ein Tragetuch kann für Ihre eigene Beweglichkeit äußerst wichtig sein. Nützliche Kleidungsstücke für Sie sind ein weiter Mantel, ein Cape oder etwas anderes Geräumiges zum Überziehen. Sie können dann das Baby im Tragetuch ganz nahe am Körper halten und haben zugleich die Gewissheit, dass Ihre eigene Körperwärme das Kind umgibt und von Ihrem Mantel oder Cape gespeichert wird. Statt Tuch können Sie auch einen Tragesitz verwenden, bei dem Sie Ihr Baby, dessen Köpfchen abgestützt sein muss, vor dem Oberkörper tragen.

Die meisten Babys baden sehr gerne, *wenn die Mutter behutsam vorgeht und ihrem Kind Sicherheit vermittelt; vielleicht muss es sich aber erst allmählich daran gewöhnen (Abb. links).*

Beginn der Elternschaft

Die meisten Frauen freuen sich sehr darauf, nach einer Klinikgeburt ihr Baby endlich mit nach Hause nehmen zu können, wo es einen wichtigen Platz im Familienleben einnehmen wird. Doch die ersten Tage daheim mit dem Neugeborenen können von Unsicherheit und Angst erfüllt sein. Vielleicht haben Sie plötzlich das Gefühl, überfordert zu sein, wenn Sie versuchen, die Bedürfnisse dieses kleinen Wesens zu verstehen und zu befriedigen. Sehr bald werden Sie jedoch zwischen den verschiedenen Arten des Schreiens unterscheiden lernen und genau verstehen, was Ihnen Ihr Baby mitteilen will.

Hebammenbesuche und Hauspflege

Die Krankenkasse zahlt normalerweise zehn Hausbesuche einer niedergelassenen Hebamme, wenn Sie diese Leistungen nicht in der Klinik in Anspruch genommen haben. Nach einer Hausgeburt oder einer ambulanten Geburt haben Sie also bis zu zehn Tage Anspruch auf Kostenübernahme. Auch eine Hilfe im Haushalt wird bezahlt, wenn niemand aus Ihrer Familie Sie versorgen kann. Frei niedergelassene Hebammen, die die Nachpflege übernehmen, sind allerdings nicht immer leicht zu finden, weil viele von ihnen in Kliniken arbeiten und die Hausbetreuung sehr schlecht bezahlt wird.

Die Nachsorge

Fünf oder sechs Wochen nach der Geburt bekommen Sie bei Ihrem Arzt einen Termin zur Nachuntersuchung. Das ist wichtig, um sicherzugehen, dass die körperliche Rückbildung nach der Geburt gut verlaufen ist. Sie werden vaginal untersucht, um festzustellen, ob der Tonus Ihrer Beckenbodenmuskulatur wiederhergestellt ist und Gebärmutter sowie Blase die richtige Lage eingenommen haben. Ihr Dammgewebe wird untersucht. Wenn Geschlechtsverkehr für Sie schmerzhaft ist, Sie deprimiert und unglücklich sind oder Sie noch weitere Erklärungen wünschen, dann nutzen Sie die Gelegenheit, das mit Ihrem Arzt zu besprechen.

Sexualität nach der Geburt

Bei vielen Frauen kehrt die sexuelle Leidenschaft nach der Geburt nur sehr allmählich zurück. Mit Ihrem Körper und Ihren Gefühlen ist so viel passiert, so dass Sie erst wieder zu sich selbst finden müssen. Wenn Sie die Wehen als schwierig und die Geburt als traumatisch erfahren haben, brauchen Sie viel Zeit, bis Sie Ihrem Körper wieder vertrauen können.

Wenn Sie eine Dammnaht haben, befürchten Sie anfangs, nie wieder Spaß an der Liebe zu haben. Wenn Sie zu den wenigen Frauen gehören, bei denen nicht genäht werden musste, dann können Sie das sexuelle Zusammensein mit Ihrem Partner vielleicht kaum erwarten. Die Stimmungen sind also unterschiedlich und hängen sehr vom körperlichen Zustand ab. Die Dammwunde braucht oft zwei Wochen und länger zur Heilung, und auch danach spüren Sie seitlich oder unterhalb Ihrer Scheide immer noch Narbengewebe.

Den Körper des Partners wieder entdecken

Lassen Sie Ihren Partner von Anfang an wissen, welche Bereiche Ihnen wehtun, und helfen Sie ihm herauszufinden, was Sie als angenehm empfinden. Versuchen Sie anfangs nicht zwanghaft, Geschlechtsverkehr zu haben – Sie müssen sich nichts beweisen. Warten Sie eine ruhigere Zeit ab, vielleicht nach dem Füttern, wenn Sie denken, dass Ihr Baby schläft. Verwenden Sie etwas gleitfähiges Gel oder Salbe, und führen Sie die Hand Ihres Partners, um ihm zu zeigen, wo Sie berührt werden möchten. Viele Paare müssen sich zunächst einmal auf diese Weise erkunden, bevor sie genug Selbstvertrauen und Leidenschaft entwickeln, um wieder richtig miteinander zu schlafen. Wenn Sie das forcieren, kann es unerwartet zu unangenehmen Empfindungen kommen. Sie verspannen Ihren Beckenboden, und es wird beim nächsten Mal noch mehr wehtun.

»Ich hatte noch Schmerzen und auch ein bisschen Angst. Unser Baby bewies ein geradezu unheimliches Gespür dafür, wann wir uns liebten, und wollte immer genau dann gestillt werden.«

Nehmen Sie eine Haltung ein, bei der das Gewicht Ihres Partners nicht auf Ihren Scheideneingang drückt oder auf Ihrer Brust lastet. Wenn Sie z.B. an der Bettkante liegen oder sitzen, wobei die Füße den Boden berühren, kann Ihr Partner sanft in Sie eindringen, ohne empfindliches Gewebe zu belasten. Versuchen Sie sich in der *Kehle* zu entspannen, dann sind auch Ihre Muskeln um die Scheide herum gelöster. Gewöhnlich ist es in den Wochen nach der Geburt sehr viel angenehmer, wenn Ihr Partner erst zum Orgasmus kommt und dann sein Glied noch eine Weile in Ihrer Scheide lässt, bis Sie auch einen Orgasmus haben.

Gewöhnung an Ihren veränderten Körper

Sie werden nach der Geburt sehr viel Neues übereinander erfahren, und manchmal wird Ihr Geschlechtsleben komisch, manchmal zärtlich und gelegentlich auch leidenschaftlich sein. Auch wenn Ihnen Ihr Liebesleben in den ersten Monaten nach der Geburt nicht besonders erfolgreich vorkommt, tut es Ihnen und Ihrem Baby gut, weil Oxytozin freigesetzt wird, das die Rückbildung fördert und den Milchfluss unterstützt. Bei einem Orgasmus schießt die Milch manchmal richtig aus den Brustwarzen.

Ihr Körper hat sich nach dem ersten Baby verändert. Die Schamlippen sind weicher und fleischiger, und an der von der Dammnaht

Rückbildungsübungen

Viele der für die Schwangerschaft empfohlenen Übungen eignen sich auch nach der Geburt dazu, wieder in Form zu kommen. Wichtig ist jedoch, sich langsam zu steigern. Die ersten ein bis zwei Tage sollten Sie nur ganz sanfte Übungen machen, dann gehen Sie allmählich zu anstrengenderen über. Machen Sie nie Übungen, bei denen Sie Schmerzen haben.

Beckenwiegen

Sie liegen mit dem Rücken auf dem Boden, die Knie sind angezogen, die Füße flach aufgestellt; Ihr Baby liegt zwischen Ihren Beinen auf Ihrem Bauch. Atmen Sie aus, und drücken Sie mit den Füßen gegen den Boden. Kippen Sie Ihr Becken nach oben, so dass das Kreuz gegen den Boden gedrückt wird. Dann lockern Sie die Füße und das Becken, so dass der Druck vom Kreuz weicht. Spüren Sie nach, wie diese Bewegung sich entlang der Wirbelsäule bis zum Kopf fortsetzt und wie Ihr Rücken flach wird, wenn sich Ihr Kinn von der Brust weghebt, und wie er sich wölbt, wenn das Kinn wieder zur Brust sinkt.

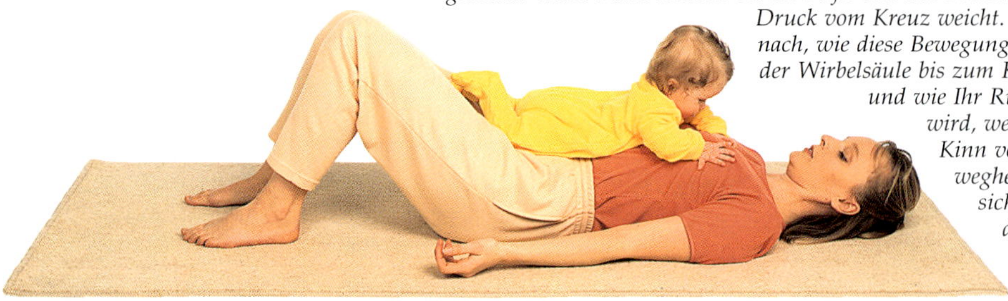

Gleiten mit den Beinen

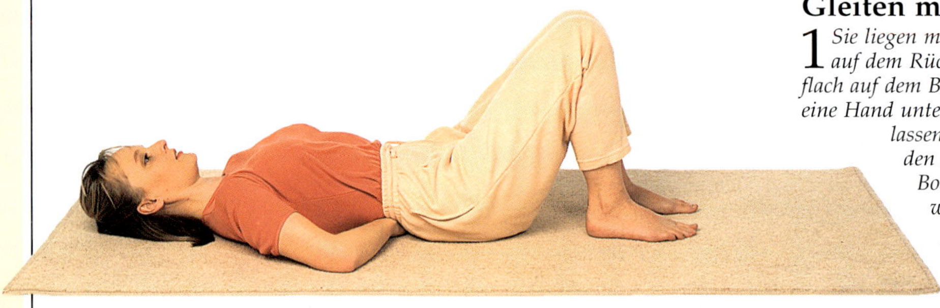

1 Sie liegen mit angezogenen Knien auf dem Rücken, die Füße stehen flach auf dem Boden. Schieben Sie eine Hand unters Kreuz. Brust loslassen. Drücken Sie mit den Füßen gegen den Boden, und spüren Sie, wie Ihr Kreuz dabei gegen Ihre Hand drückt.

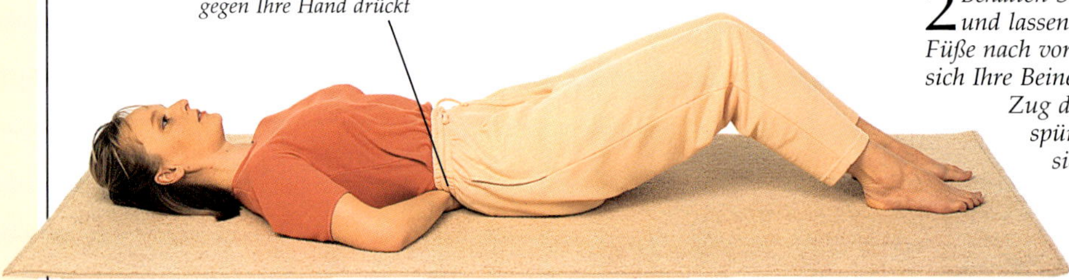

2 Behalten Sie diesen Druck bei, und lassen Sie langsam beide Füße nach vorne gleiten, so dass sich Ihre Beine strecken und Sie den Zug der Bauchmuskeln spüren. Die Zehen heben sich vom Boden. Normal weiteratmen.

Auf- und Zuklappen

1 Sie sitzen mit angezogenen, geschlossenen Knien auf dem Boden, die Fußsohlen sind flach aufgestellt, die Arme über der Brust verschränkt. Entspannen Sie die Brustpartie, und lassen Sie den Rücken langsam ein Stück nach hinten sinken, während die Beine nach vorne rutschen. Spüren Sie, wie ein Kreuzwirbel nach dem anderen gegen den Boden drückt.

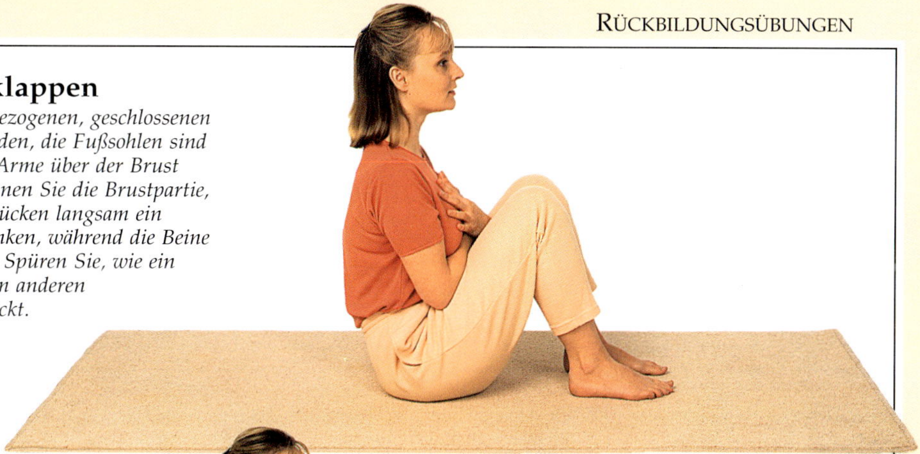

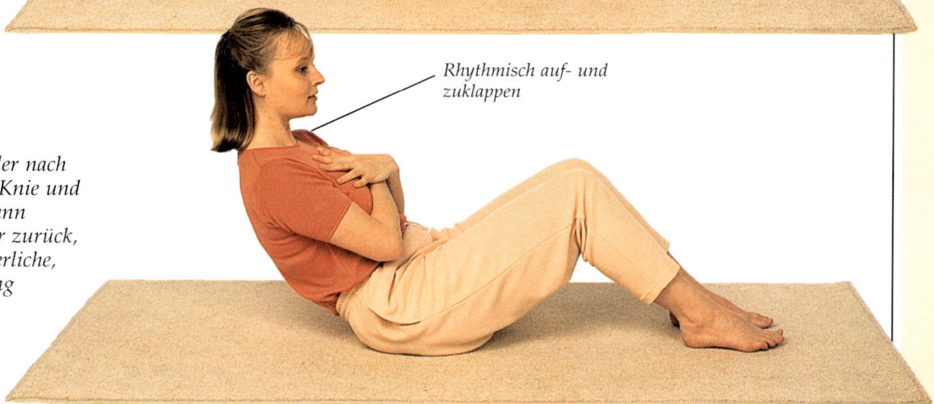

2 Kommen Sie wieder nach oben: Führen Sie Knie und Nase einander zu. Dann lehnen Sie sich wieder zurück, so dass eine kontinuierliche, rhythmische Bewegung beginnt.

Seitlich zusammenrollen

1 Sie liegen mit angezogenen Knien auf dem Rücken und schieben die linke Hand unter den Kopf. Einatmen, ausatmen. Lassen Sie die Brustpartie weich werden, heben Sie Kopf und Schultern und gleichzeitig Ihr linkes Knie.

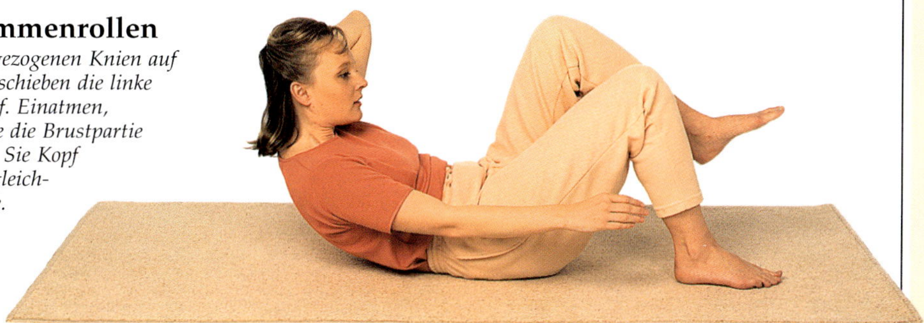

2 Heben Sie das Knie weiter, bis es den Ellenbogen berührt. Bleiben Sie einige Sekunden in dieser Haltung, und atmen Sie weich. Dann kehren Sie langsam in die Ausgangsposition zurück. Dasselbe rechts wiederholen, dann wieder links usw.

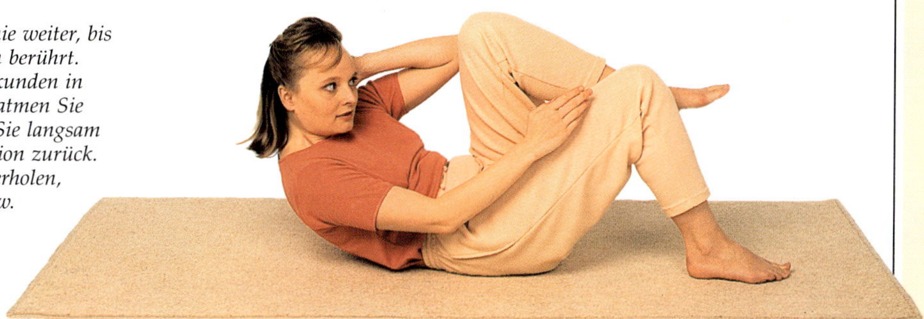

Drehung

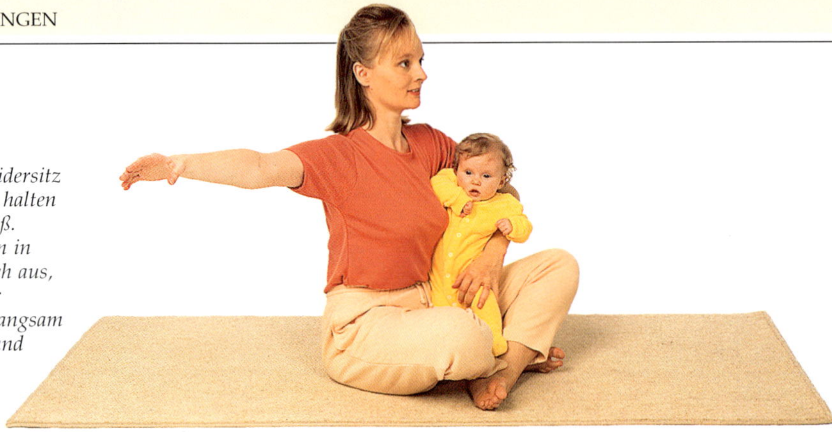

1 Sie sitzen im Schneidersitz auf dem Boden und halten Ihr Baby auf dem Schoß. Strecken Sie einen Arm in Schulterhöhe hinter sich aus, so dass sich Ihr Körper mitdreht. Drehen Sie langsam den Kopf, um Ihrer Hand nachzusehen.

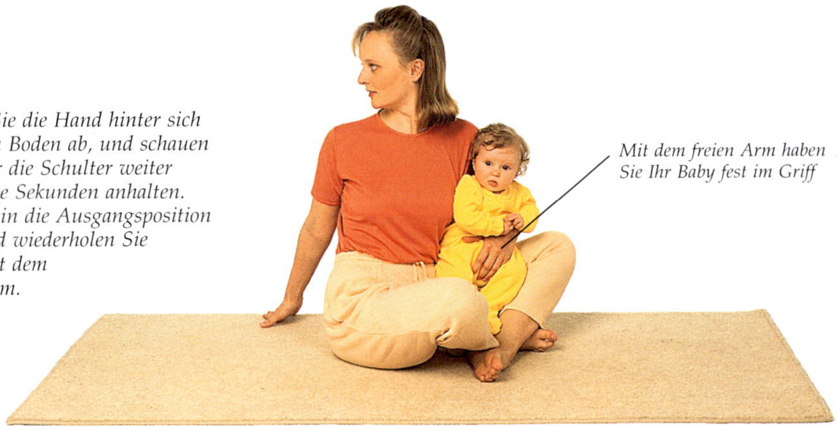

2 Legen Sie die Hand hinter sich auf dem Boden ab, und schauen Sie ihr über die Schulter weiter nach. Einige Sekunden anhalten. Kehren Sie in die Ausgangsposition zurück, und wiederholen Sie dasselbe mit dem anderen Arm.

Mit dem freien Arm haben Sie Ihr Baby fest im Griff

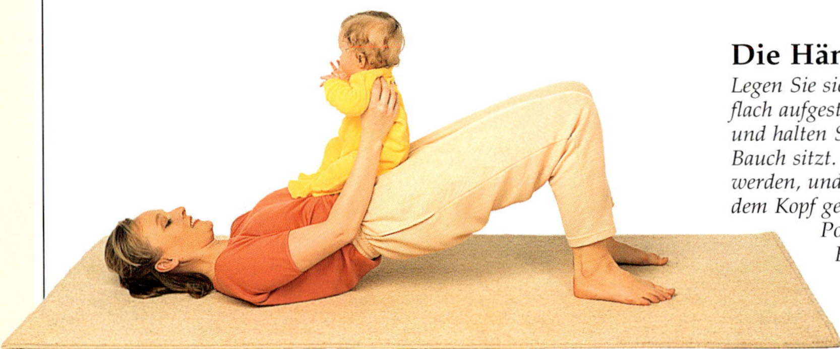

Die Hängematte

Legen Sie sich mit angezogenen Knien und flach aufgestellten Füßen auf den Rücken, und halten Sie Ihr Baby fest, das auf Ihrem Bauch sitzt. Lassen Sie die Brust weich werden, und drücken Sie mit den Füßen und dem Kopf gegen den Boden, so dass sich Ihr Po hebt. Schwingen Sie mit Ihrem Baby in dieser Haltung von einer Seite zur anderen. Dann entspannen Sie Ihren Körper und lassen den Po wieder zu Boden sinken.

Mit dem Baby schaukeln

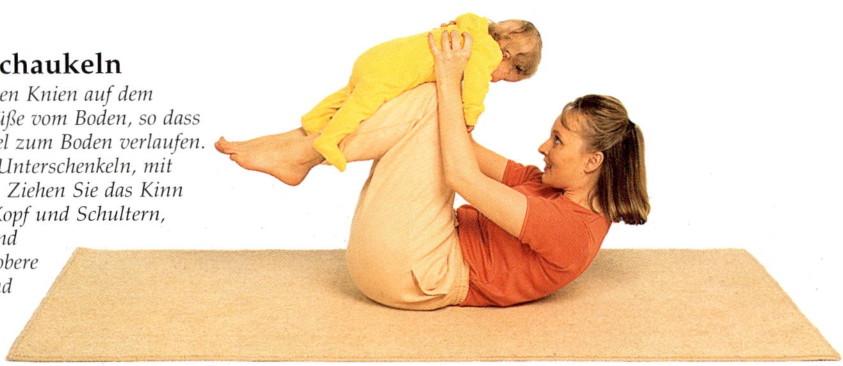

Sie liegen mit angezogenen Knien auf dem Rücken und heben die Füße vom Boden, so dass die Unterschenkel parallel zum Boden verlaufen. Ihr Baby liegt auf Ihren Unterschenkeln, mit dem Gesicht nach unten. Ziehen Sie das Kinn ein, heben Sie langsam Kopf und Schultern, und schaukeln Sie vor und zurück, so dass sich die obere Rückenpartie abwechselnd vom Boden hebt und senkt.

Ganze Schaukel

1 Sie liegen mit angezogenen Knien auf dem Rücken, heben die Füße vom Boden und umfassen die Kniekehlen. Schaukeln Sie vor und zurück, mit rundem Rücken, wobei der Abstand zwischen Knien und Nase immer gleich bleibt.

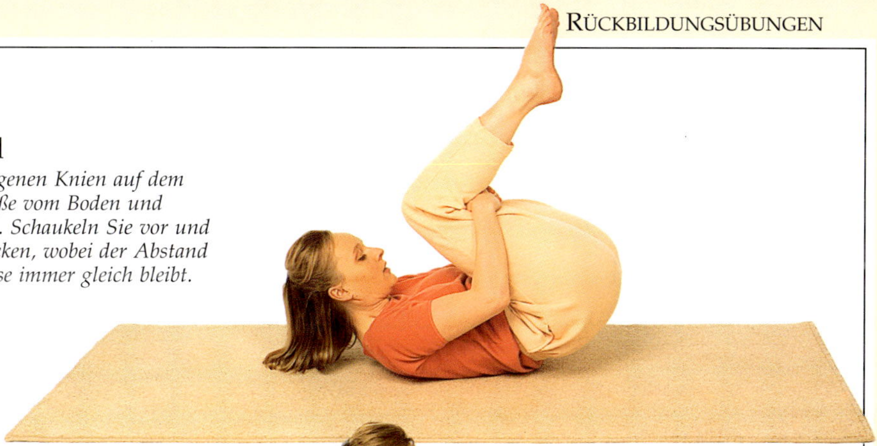

2 Vielleicht kommen Sie so in Schwung, dass Sie bis zum Sitzen hochschaukeln, aber erzwingen Sie nichts.

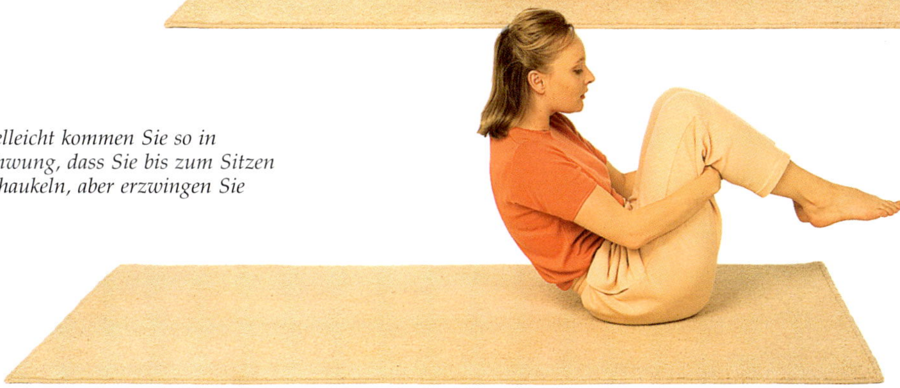

Sich hochrollen

Sie liegen mit angezogenen Knien auf dem Rücken, umfassen Ihre Schienbeine und schieben die Ellenbogen nach vorne. Lassen Sie Kopf und Knie aufeinander zurollen, wieder auseinander, dann wieder aufeinander zu, in einer kontinuierlichen Schaukelbewegung. Vielleicht rollen Sie bis zum Sitzen hoch, erzwingen Sie aber nichts. Sie können bei dieser Übung auch die Hände hinter dem Kopf verschränken.

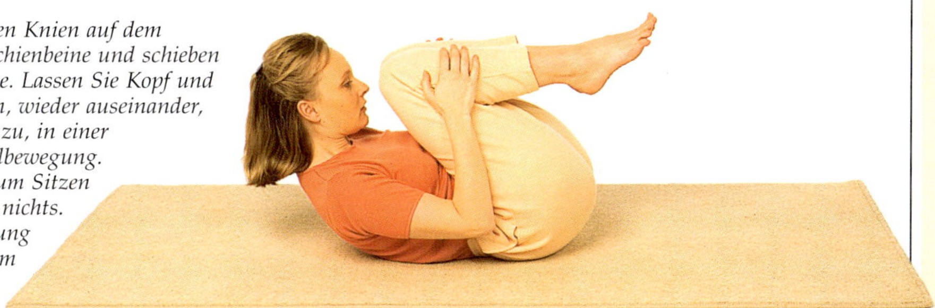

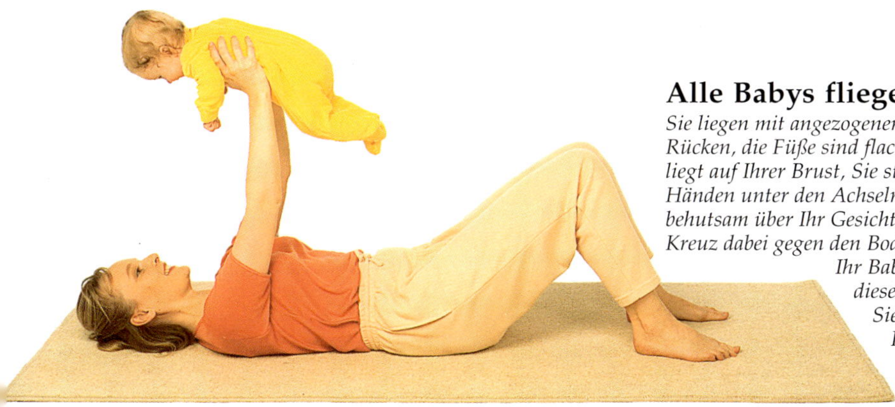

Alle Babys fliegen hoch …

Sie liegen mit angezogenen Knien auf dem Rücken, die Füße sind flach aufgestellt. Ihr Baby liegt auf Ihrer Brust, Sie stützen es mit den Händen unter den Achseln ab. Heben Sie Ihr Kind behutsam über Ihr Gesicht, und spüren Sie, wie Ihr Kreuz dabei gegen den Boden drückt. Halten Sie Ihr Baby einige Sekunden in dieser Position. Dann lassen Sie es langsam wieder auf Ihre Brust sinken und wiegen es sanft.

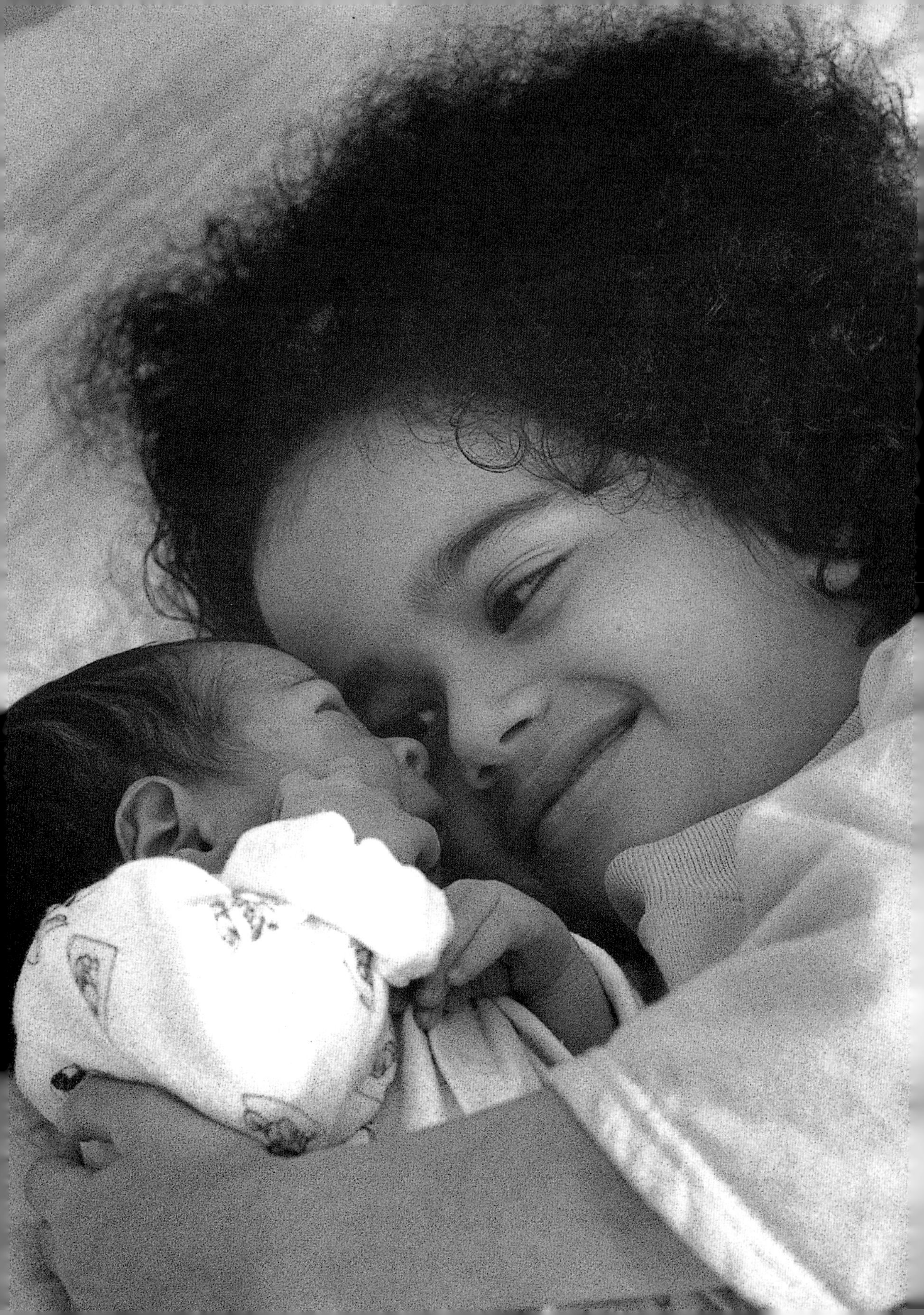

abgewandten Seite ist Ihr Scheideneingang elastischer. Wenn sich Ihre Gebärmutter noch zurückbildet, spüren Sie nach dem Geschlechtsverkehr Nachwehen. Das ist ein gutes Zeichen. Wenn die Wehen schmerzhaft sind, dann legen Sie sich eine Wärmflasche auf den Unterbauch oder auf den Rücken.

Auch wenn Sie Spaß beim Sex hatten, kann sich Ihr Scheidenbereich nach der Erregung wund anfühlen. Das ist durchaus normal. Eine kalte Hamameliskompresse kann lindernd wirken.

Schmerzen beim Sex

Manche Frauen empfinden Geschlechtsverkehr nach der Geburt als sehr schmerzhaft, und alle Versuche, sich zu entspannen, helfen nicht. Das wird als »Dyspareunie« bezeichnet. Dazu kann es kommen, wenn der Scheideneingang zu eng vernäht worden und das umgebende Gewebe angeschwollen und vielleicht entzündet ist. Gehen Sie zum Arzt. Manchmal brauchen nur ein paar Nähte durchtrennt zu werden; unter Umständen müssen Sie Antibiotika nehmen. Wenn Sie den Schmerz weiter oben an Ihrem Muttermund spüren, kann es sein, dass die Aufhängebänder des Gebärmutterhalses gerissen sind, und die Heilung wird lange dauern. Gehen Sie bei solchen Schmerzen unbedingt zum Arzt.

Viele Frauen machen sich Sorgen, dass sie »frigide« geworden sind. Oft ist mangelndes sexuelles Interesse auf Müdigkeit zurückzuführen. Ruhen Sie sich mit hochgelagerten Beinen aus, und schlafen Sie nach Möglichkeit tagsüber, wenn auch das Baby schläft. Selbst die unruhigsten Kinder schlafen irgendwann. Finden Sie den Rhythmus Ihres Babys heraus, und machen Sie ihn sich zu Nutze. Wenn Sie auch noch ein Kleinkind haben, ist das Schlafen schwieriger, doch viele schmusen gern im Bett.

Vielleicht haben Sie längere Zeit nach der Geburt kein Bedürfnis nach Sex. Sie können das bei der Nachuntersuchung mit Ihrem Arzt besprechen. Die meisten Frauen hoffen, dass das Problem von selbst verschwindet, wenn sie ihm nicht zu viel Bedeutung beimessen. Schreiben Sie sich auf, wann und wo Sie Schmerzen haben, und teilen Sie dies Ihrem Arzt mit.

Geschlechtsverkehr nach der Geburt ist wie eine Entdeckungsreise, auf der Sie die Tiefe und Bedeutung Ihrer sexuellen Gefühle intensiver erleben können: Für Sie beide entsteht eine neue Nähe und Zärtlichkeit als Eltern eines Babys, das aus Ihrer Liebe hervorgegangen ist.

Empfängnisverhütung nach der Geburt

***Eltern sein heißt lernen.** Doch auch Geschwister bekommen durch ein Baby neue Entwicklungschancen (Abb. links).*

Eine befriedigende Lösung für die Empfängnisverhütung nach der Geburt ist nicht einfach. Was einem Paar gefällt, kann für ein anderes völlig ungeeignet sein. Viele Paare machen sich schon zeitig

Gedanken, damit sie ohne Bedenken miteinander schlafen können, wenn sie dazu bereit sind.

Vielleicht wollen Sie mehrere Verhütungsmethoden kombinieren. Beachten Sie jedoch immer die Benutzungsanweisungen. Grämen Sie sich nicht über eine mögliche weitere Schwangerschaft, wenn Sie gerade das Ergebnis der letzten zu genießen beginnen!*

Stillen

Wenn Sie stillen, haben Sie Ihre Periode vielleicht erst wieder beim Abstillen oder wenn Sie feste Nahrung zufüttern. Zu einem Eisprung und damit also zur möglichen Befruchtung kann es schon einige Wochen *vor* der ersten Blutung kommen. Stillen verringert zwar meist die Fruchtbarkeit, doch ist es keine wirksame Empfängnisverhütung, es sei denn, Ihr Baby saugt fast den ganzen Tag über und erhält keine andere Nahrung. Wenn eine Frau voll stillt, bekommt sie vielleicht ein Jahr lang keine Periode. In vielen Gesellschaften der Dritten Welt werden die Frauen in der Stillzeit selten schwanger. Da ihre Kinder drei Jahre oder länger gestillt werden, ist dies eine effektive Methode der Familienplanung. Allerdings kommt hinzu, dass in vielen dieser Kulturen der Geschlechtsverkehr in der Stillzeit verboten ist.

Coitus interruptus

Diese Methode, bei der Ihr Partner seinen Penis vorzeitig aus Ihrer Scheide herauszieht und den Samen außerhalb ergießt, ist, wenn auch sehr verbreitet, nicht verlässlich. Sie erfordert sehr viel Kontrolle und kann für beide unbefriedigend sein. Schon *vor* dem Samenerguss kann Samenflüssigkeit herausfließen, und wenn Sie innerhalb kurzer Zeit wieder Geschlechtsverkehr haben, kann in der Harnröhre noch Samenflüssigkeit vorhanden sein, die dann vor dem Samenerguss in Ihre Scheide gelangt. Der Samenerguss braucht nicht in der Scheide stattzufinden, damit Sie schwanger werden. Es genügt schon, wenn mehrere Tropfen Samenflüssigkeit an Ihren Schamlippen haften.

Natürliche Empfängnisverhütung

Hierbei kommt es darauf an, Ihre fruchtbaren Tage in der Zeit des Eisprungs herauszufinden und in diesen Tagen keinen Geschlechtsverkehr zu haben. Mit Hilfe eines Kalenders allein lässt sich der Eisprung unmöglich genau berechnen. Die herkömmliche Knaus-Ogino-Methode, die einzige Verhütungsmethode, die die katholische Kirche offiziell gelten lässt, beruht darauf, dass Sie genaue Aufzeichnungen über Ihren Zyklus führen und jeden Morgen mit einem speziellen Thermometer die Basaltemperatur messen. Erfolg versprechender ist die Schleimstruktur-Methode, bei der neben den Temperaturaufzeichnungen alle Veränderungen des Zervikalschleims, der während der fruchtbaren Tage dünner wird, genau beobachtet werden müssen. Das hat jedoch auch Nachteile: Im ersten Jahr nach der Geburt ist der Zyklus meist noch nicht regelmäßig, und es kann schwierig sein, die beobachteten körperlichen Veränderungen richtig zu beurteilen. Die natürliche Empfängnisverhütung erfordert eine systematische Anleitung, und beide Partner müssen überzeugt danach handeln.

Eisprungtest Es gibt – leider sehr teure – Tests zum Selbermachen, die anzeigen, ob und wann Sie einen Eisprung haben. Sie werden ähnlich wie Schwangerschaftstests (siehe S. 19) durchgeführt und zeigen durch eine Farbveränderung das Vorhandensein des luteinisierenden Hormons in Ihrem Urin an, das einige Tage vor dem Eisprung zunimmt. Mehrere Tage nach Periodenbeginn beginnen Sie mit den Urintests und messen dann täglich zur gleichen Zeit, wobei Sie genau festhalten, wann eine Zunahme des luteinisierenden Hormons auftritt. Vier Stunden vor Sammeln des Urins sollte die Blase nicht entleert werden. Zwei oder drei Tage nach Auftreten der Farbveränderung ist Ihre fruchtbarste Zeit.

KONDOM

Das Kondom (Präservativ) aus Latex oder Polyurethan (für Latex-Allergiker) ist das am weitesten verbreitete Verhütungsmittel und bei richtiger Anwendung relativ sicher (Pearl-Index 3 ohne Spermizid, 1 mit Spermizid). Es hat keine schädlichen Nebenwirkungen. Ein großer Nachteil besteht darin, dass Ihre Scheide vermutlich nach der Geburt nicht sehr gleitfähig und wegen der Dammnaht empfindlich ist. Wenn Sie kein Gleitmittel benutzen, kann das den Genuss und das Sicherheitsgefühl verringern. Nehmen Sie deshalb am besten Spermizid-Creme, -Gel oder Mineralöl, jedoch nicht Vaseline, die Gummi angreift. Verwenden Sie keine alten Kondome; ihre Lebensdauer beträgt nur zwei Jahre.

DIAPHRAGMA (SCHEIDENPESSAR)

Wenn Sie schon vor der Schwangerschaft ein Diaphragma verwendet haben, brauchen Sie nach der Geburt wahrscheinlich ein größeres. Ihr Arzt wird es Ihnen etwa sechs Wochen nach der Geburt anpassen. Das Diaphragma sollte mindestens sechs Stunden nach dem Verkehr an seinem Platz bleiben, jedoch nicht länger als acht Stunden, falls Sie in der Schwangerschaft oder nach der Geburt eine Blasenentzündung hatten, denn der Druck des Gummirandes gegen Ihre Blase kann zu Reizungen führen und eine Entzündung verstärken. Geben Sie einen Teelöffel samenabtötende Creme in die Schale des Diaphragmas, nie Vaseline. Stäuben Sie es nach Gebrauch nicht mit Talkum ein, wie einige Hersteller das empfehlen, da manche Puder Krebs erregende Substanzen enthalten. Maisstärke ist ein guter

»Als unser Baby da war, ging ich zu mechanischen Verhütungsmitteln über – Kondom und Diaphragma, je nachdem, was uns gerade lieber war. Solange ich stillte, wollte ich keine chemischen Substanzen in meinen Körper einschleusen, die dem Baby vielleicht geschadet hätten.«

Ersatz. Das Diaphragma können Sie bedenkenlos anwenden, wenn Sie stillen, und die samenabtötende Creme schadet, wenn Sie zufällig schwanger werden sollten, dem Ungeborenen nicht. Die Sicherheit des Diaphragmas differiert zwischen 4 und 29 Schwangerschaften auf 100 Frauenjahre (Pearl-Index) und hängt sehr von der Motivation und Sorgfalt ab, mit der es angewendet wird.

Manchmal sind die um den Muttermund herum verlaufenden Bänder nach der Geburt schlaff, so dass das Diaphragma sich nicht um den Muttermund legt, sondern verrutscht, besonders, wenn Sie nach unten pressen.

Portiokappe (Okklusivpessar)

Dabei handelt es sich um eine feste, fingerhutförmige Gummikappe, die durch Adhäsionskräfte direkt auf der Portio sitzt und von Ihnen mit etwas Spermizidmittel gefüllt und sehr sorgfältig eingesetzt werden muss. Sie kann zwei bis drei Tage auf der Portio bleiben und hat etwa die gleiche Sicherheit wie das Diaphragma. Portiokappen sind nicht immer leicht erhältlich, und manche Ärzte sind nicht geschult darin, sie anzupassen. Der Pearl-Index beträgt bei Frauen, die bereits geboren haben, etwa 26. Die Kappe verhütet wirksamer (etwa so gut wie ein Diaphragma) bei Frauen, die noch kein Baby hatten (Pearl-Index 7).

Verhütungsschwämmchen

Das ist ein weicher runder Schwamm aus Polyurethan, der ein Spermizid enthält. Das Verhütungsschwämmchen wird tief in die Scheide eingeführt, um den Muttermund abzudecken. Es wird nur einmal benutzt. Nach dem Verkehr muss es mindestens sechs Stunden lang an seinem Platz bleiben. Die Sicherheit ist noch fraglich, momentan ist es nur in Amerika zugelassen.

Spermizide

Samenabtötender Schaum wirkt besser als Cremes oder Gel, da er in jedes Fältchen eindringt. Doch vielleicht fühlen Sie sich gerade dadurch in Ihrem Genuss beim Geschlechtsverkehr beeinträchtigt. Spermizide in Form von Schaumtabletten oder -zäpfchen sind nicht so zuverlässig, weil die Frauen sie häufig nicht weit genug in die Scheide einführen. Sie müssen genügend Zeit einplanen, damit sich die Tabletten vor der Ejakulation vollständig in der Scheide auflösen. Wenn Sie bei einer bestimmten Sorte Reizungen in der Scheide spüren, versuchen Sie es mit einer anderen.

Manche Schaumsorten sind schon in Applikatoren abgefüllt, andere müssen erst eingefüllt werden. Sie sollten dabei auf dem Rücken liegen, damit das Mittel nicht vorher herausfließt. Am sichersten sind Spermizide in Verbindung mit Diaphragma, Portiokappe oder Kondom. Die Schwangerschaftshäufigkeit beträgt zwischen 5 und 30 auf 100 Frauenjahre, je nachdem, wie sorgfältig sie verwendet werden.

Verschiedene Verhütungsmittel

Das Angebot an Verhütungsmitteln ist groß. Verschaffen Sie sich einen Überblick, und finden Sie heraus, was Ihnen und Ihrem Partner am meisten zusagt.

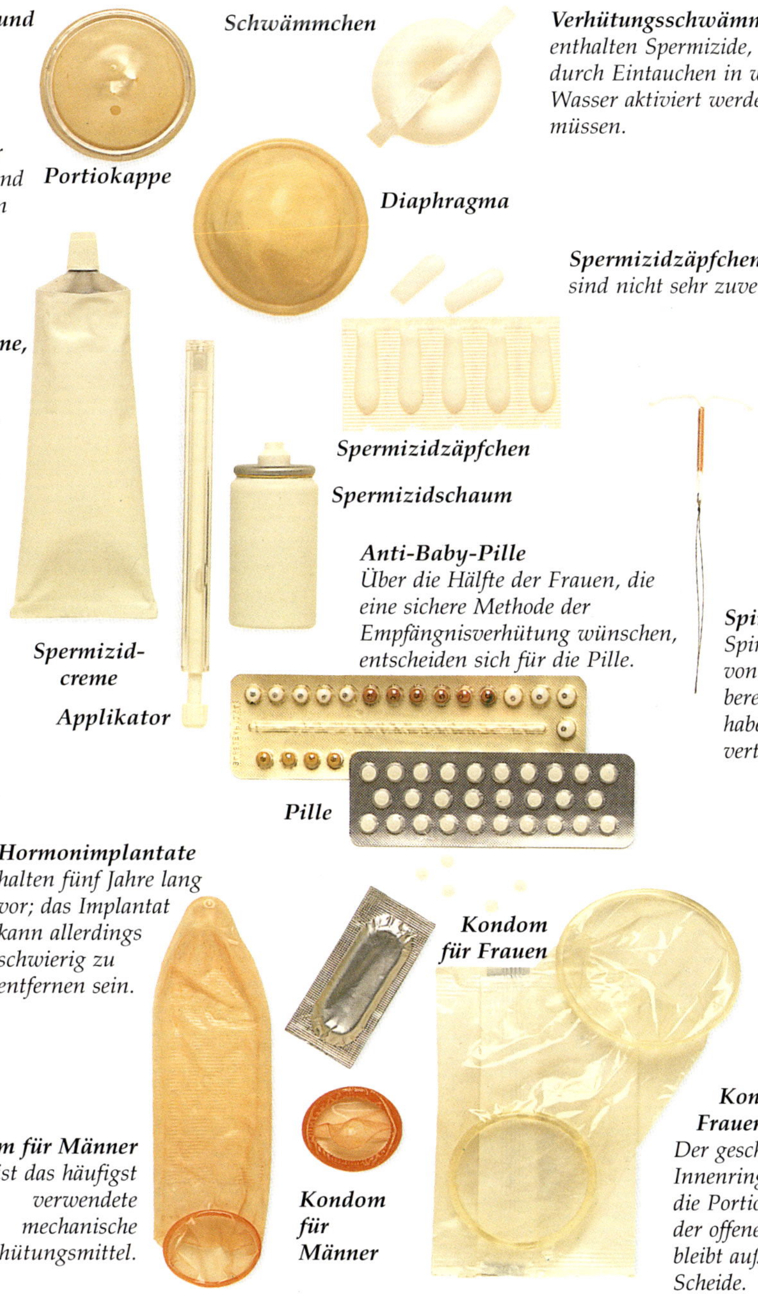

Portiokappe und Diaphragma *Das korrekte Einsetzen ist entscheidend. Bei sorgfältiger Anwendung sind beide Methoden effektiv.*

Verhütungsschwämmchen *enthalten Spermizide, die durch Eintauchen in warmes Wasser aktiviert werden müssen.*

Spermizidzäpfchen *allein sind nicht sehr zuverlässig.*

Spermizidcreme, -schaum und Applikator *Ein Applikator muss bis oben gefüllt und bis dicht zum Muttermund eingeführt werden.*

Anti-Baby-Pille *Über die Hälfte der Frauen, die eine sichere Methode der Empfängnisverhütung wünschen, entscheiden sich für die Pille.*

Spirale *Spiralen werden von Frauen, die bereits geboren haben, besser vertragen.*

Hormonimplantate *halten fünf Jahre lang vor; das Implantat kann allerdings schwierig zu entfernen sein.*

Kondom für Männer *Dies ist das häufigst verwendete mechanische Verhütungsmittel.*

Kondom für Frauen *Der geschlossene Innenring wird über die Portio gestülpt, der offene Außenring bleibt außerhalb der Scheide.*

Spirale (Intrauterinpessar, IUP)

Eine Spirale lässt sich leichter in die Gebärmutter einsetzen und löst darüber hinaus weniger Krämpfe aus, wenn Sie bereits geboren haben. Die Sicherheit differiert zwischen einer und fünf Schwangerschaften auf 100 Frauenjahre, je nach der Fachkundigkeit, mit der sie eingesetzt wurden. Nach dem Einsetzen ist Ihnen vielleicht übel. In den ersten fünf Tagen sollten Sie keinen Geschlechtsverkehr haben. Im ersten Monat kann es nach dem Verkehr zu leichten Blutungen kommen. Pessare, die Progesteron freisetzen, müssen jährlich erneuert werden, Kupferspiralen alle zwei Jahre. Spiralen aus Kunststoff können je nach Art bis zu sieben Jahren in der Gebärmutter bleiben. Viele Probleme werden auf das Einsetzen zurückgeführt; je länger also die Spirale an ihrem Platz bleiben kann, umso sicherer und angenehmer ist das für Sie.

Bei einer Spirale kommt es innerhalb der ersten drei Wochen bis drei Monate nach dem Einsetzen häufiger zu Unterleibsentzündungen, danach kaum noch. Bedenken Sie, dass Antibiotika in die Milch übergehen und das Baby dann sehr lockeren Stuhl haben kann.

In ganz seltenen Fällen wird die Gebärmutter von der Spirale durchbohrt, besonders wenn sie kurz nach der Geburt eingesetzt wird, weil die Gebärmutterwand dann noch dünn und weich ist. Bei einer Spirale mit gerundeten Kanten ist diese Gefahr geringer.

Es gibt auch eine Spirale, die 20 Mikrogramm Levonorgestrel, ein stark wirksames Gestagen, freisetzt. Sie bietet einen wirksamen Empfängnisschutz und hat weniger Nebenwirkungen als viele andere Arten von Spiralen, die allgemein erhältlich sind.

Anti-Baby-Pille

Die Pille ist zwar bisher die sicherste Verhütungsmethode, doch bei bestimmten Störungen, von denen sich manche erst während der Schwangerschaft zeigen, z. B. hoher Blutdruck oder aber Diabetes mellitus, muss von der Pille abgeraten werden. Auch bei schwerer Wochenbettdepression lassen Sie die Pille besser weg. Wenn Sie in der Schwangerschaft Krampfadern hatten, sollten Sie auf Schmerzen in den Beinen achten, die Zeichen für ein Blutgerinnsel sein könnten. Nehmen Sie die Pille *nicht*, wenn Sie einen Blutpfropf in einer Vene hatten (Thrombophlebitis).

Durch Gestagen verändert sich die Scheidenflora, und manche Frauen bekommen eine Pilzinfektion, wenn sie die Minipille nehmen. Sollten Sie schon einmal eine Pilzinfektion gehabt haben, dann ist die Pille vermutlich nicht die richtige Empfängnisverhütung für Sie.

Nach einer bestimmten Zeit sollten Sie die Pilleneinnahme überdenken. Wenn Sie über 35 Jahre sind, besteht ein erhöhtes Risiko von Herzgefäßstörungen. Wenn Sie außerdem stark rauchen, sollten Sie ebenfalls auf andere Verhütungsmethoden ausweichen.

Die Kombinationspille aus Östrogen und Gestagen enthält und eine fast 100%ige Sicherheit bietet, kommt *nicht* in Frage, solange Sie stillen. Sie beeinträchtigt Ihren Stoffwechsel und damit indirekt auch den des Babys. Sowohl die Beschaffenheit als auch die Menge der Milch kann sich dadurch verändern und mögliche Langzeitwirkungen verursachen.

Die Minipille wird vielen Frauen während der Stillzeit verschrieben, da sie ausschließlich Gestagen enthält. Da sie östrogenfrei ist, unterdrückt sie den Eisprung nicht, sondern verändert nur den Muttermundpfropf, so dass die Samenzellen nicht hindurch können. Sie verhindert die normalerweise vor sich gehenden Veränderungen der Gebärmutterschleimhaut, so dass sich kein Ei einnisten kann. Diese Pille ist nicht so sicher wie die Kombinationspille, hat aber weniger Nebenwirkungen. Der Pearl-Index beträgt eins bis vier (Schwangerschaften auf 100 Frauenjahre). Sie muss täglich ohne Unterbrechung um etwa dieselbe Uhrzeit eingenommen werden.

Viele Frauen berichten, dass ihre Milch zwar ein paar Tage lang nach Einnahmebeginn zurückgegangen ist, dass sie durch beinahe pausenloses Stillen die Milchbildung nach ein bis zwei Tagen aber wieder voll anregen konnten. Auf der anderen Seite ist nicht bekannt, welche Auswirkungen diese starken synthetischen Hormone möglicherweise auf das Baby haben können.

Die Pille danach (Postkoitalpille) Innerhalb von drei Tagen nach einem ungeschützten Verkehr werden mehrere stark hormonhaltige Verhütungspillen eingenommen. Zwei sollten so bald wie möglich nach dem Verkehr eingenommen werden, weitere zwei 12 Stunden später. In Notfällen ist diese Pille zwar sinnvoll, doch wegen der hohen Hormondosis nicht empfehlenswert. Oft kommt es zu Übelkeit. Die Tabletten sind verschreibungspflichtig.

HORMONIMPLANTATE

Ein Implantat besteht aus sechs streichholzgroßen Stäbchen, die bei örtlicher Betäubung unter die Armhaut eingesetzt werden und fünf Jahre lang Progesteron ins Blut abgeben. Etwa die Hälfte aller Frauen, die diese Methode der Verhütung benutzen, haben keinen Eisprung mehr. Bei der anderen Hälfte findet der Eisprung noch statt, doch Muttermund und Uterus werden durch die Hormone zu einer unwirtlichen Umgebung für das Sperma, in der sich kein befruchtetes Ei einnisten kann. Bis zu 80% der Anwenderinnen haben längere Perioden, unregelmäßige Blutungen oder überhaupt keine Menstruation mehr. Die Stäbchen können chirurgisch entfernt werden; die Fruchtbarkeit stellt sich schon nach zwei bis drei Tagen wieder ein. Die Sicherheit ist annähernd 100%. (Hormonimplantate finden in Deutschland i. d. R. keine Anwendung.)

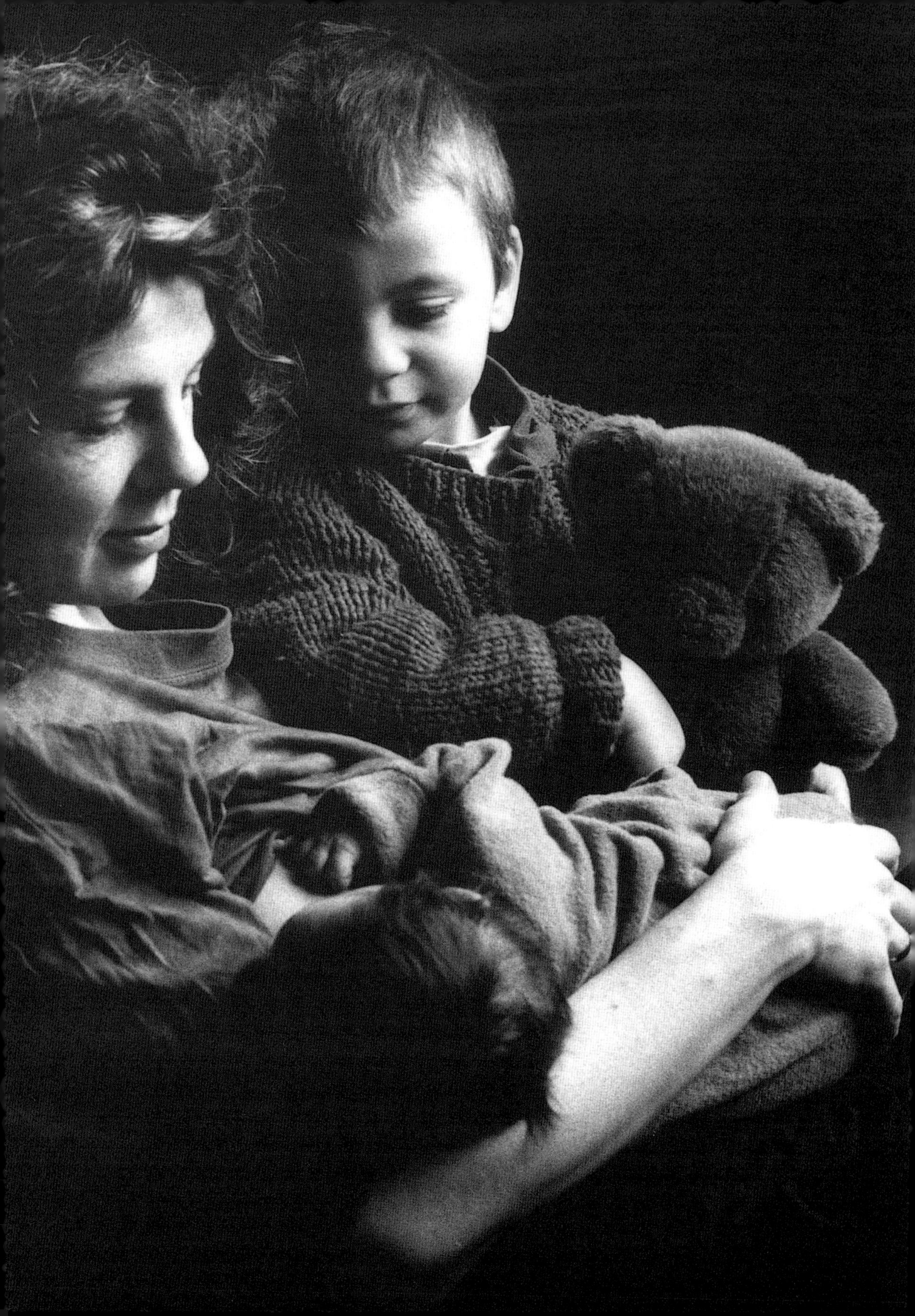

Sie gewinnen Selbstvertrauen als Eltern

In unserer Gesellschaft haben viele Frauen keinerlei Erfahrung mit Babys. Sie haben Angst, nicht einschätzen zu können, wann Ihr Kind hungrig ist; sie befürchten, es im Bad ertrinken zu lassen oder dass es aufgehört hat zu atmen, wenn es nicht mehr schreit. Oft ist es jungen Müttern peinlich, solche Gefühle zu äußern, und vielleicht lassen sie sie überhaupt nicht zu. Sprechen Sie am besten mit anderen Müttern darüber, dann sind Sie mit solchen Ängsten nicht mehr allein. Sprechen Sie auch über Ihre schönen Gefühle, wenn das Baby zufrieden in Ihren Armen eingeschlafen ist und sein weicher Kopf an Ihrem Hals ruht oder wenn es die Augen weit aufmacht und Sie aufmerksam anschaut oder wenn Sie zuschauen, wie es zufrieden an Ihrer Brust nuckelt.

Sie sind nicht nur die Betreuungsperson Ihres Babys, sondern Partnerin in einer einzigartigen, lebendigen Beziehung. Sie beide wissen anfangs sehr wenig voneinander und lernen jeden Tag mehr, weil Sie sich aufeinander einstellen wie zwei Tanzende. Sie beide reagieren meist ganz spontan auf nonverbale Ausdrucksmittel, auf das Mienenspiel, die Augenbewegungen, Muskelanspannungen und sogar die Atmung. Und dann *machen Sie intuitiv das Richtige.* Wenn Sie zu befangen und kritisch sind, machen Sie bei dem Tanz einen falschen Schritt und werden unsicher.

Das Entstehen der Mutter-Kind-Beziehung ist ein Vorgang, der Zeit braucht, damit sich die Beziehung entfalten und aufblühen kann, wobei sie den Gesetzen der ihr innewohnenden Energie folgt.

Auch der Vater des Babys hat eine ganz besondere Beziehung zu seinem Kind wie auch zu Ihnen. Wenn er sich ganz auf das Baby einlässt, Freude an ihm hat und auf seine Bedürfnisse eingeht, entsteht eine ganz besondere Vertrautheit, und die Beziehung wird noch aufregender.

Eine gemeinsame Aufgabe

In der Vergangenheit haben Väter die ersten Monate ihres Babys nicht mitbekommen. Interesse an ihren Kindern wurde von ihnen erst im Spiel- und Sprechalter erwartet. Babys haben erstaunlich starke und schon von den ersten Wochen an sehr unterschiedliche Persönlichkeiten. Wenn ein Vater sich dieser frühen Möglichkeit des Kennenlernens verschließt, vernachlässigt er dabei vielleicht eine wichtige Seite an sich selbst.

Elternsein bedeutet nicht nur Arbeit und große Verantwortung, auch wenn es Ihnen manchmal so vorkommt. Eltern werden ist vergleichbar mit einer Entdeckungsreise – Sie erkunden die Persönlichkeit Ihres Babys, sich selbst, Ihren Partner und erleben, wohin Sie sich alle gemeinsam *entwickeln.*

Sie brauchen Zeit *und eine entspannte, friedliche Umgebung, damit die Liebe zwischen Ihnen und Ihrem Baby aufblüht.*

Literatur

Adam, Michael/Daimler, Renate/Korbei, Volker, *Rund ums Kinderkriegen. Das Wichtigste auf einen Blick*, Kösel, München, 1997.

Albrecht-Engel, Ines, *Wo bringe ich unser Kind zur Welt? Geburtshaus, Klinik, zu Hause: Vorteile und Risiken*, Rowohlt, Reinbek, 1996.

Albrecht-Engel, Ines/Albrecht, Manfred, *Kaiserschnitt-Geburt. Vorbereitung, Eingriff, Nachsorge*, Rowohlt, Reinbek, 1995.

Albrodt, Dirk/Glowsky, Brigitte, *Blütenessenzen in der Schwangerschaft. Wohltuende Wirkung für mich und mein Baby*, Kösel, München, 1998.

Balaskas, Janet, *Aktive Geburt. Ein praktischer Ratgeber für junge Eltern*, Kösel, München, 1993.

Balaskas, Janet, *Väter begleiten die Aktive Geburt. Gemeinsam Schwangerschaft und Geburt erleben*, Kösel, München, 1994.

Balaskas, Janet, *Fit durch die 9 Monate – Fit für die Geburt. Leichte Übungen, die Spaß machen*, Kösel, München, 1997.

Balaskas, Janet, *Yoga für Schwangere. Übungsprogramm mit Tonkassetten*, Kösel, München, 1996.

Balaskas, Janet, *Yoga für werdende Mütter*, Kösel, München, 1995.

Balaskas, Janet/Gordon, Yehudi, *Alles über die Wassergeburt. Der umfassende Ratgeber für werdende Eltern*, Kösel, München, 1996.

Berryman, Julia/Thorpe, Karen/Windridge, Kate, *Mut zur späten Schwangerschaft. Mutter werden ab 35*, Kösel, München, 1997.

Blume, Angelika/Bopp, Annette (Hrsg.), *Das erste Jahr. Das umfassende Handbuch für die junge Familie*, Kösel, München, 1993.

Borelius, Maria, *So geht's mir gut nach der Geburt. Was junge Mütter für ihr körperliches und seelisches Wohlbefinden tun können*, Kösel, München, 1996.

Chamberlain, David, *Woran Babys sich erinnern. Die Anfänge unseres Bewusstseins im Mutterleib*, 3. Aufl., Kösel, München, 1994.

Charlish, Anne, *Gesund und entspannt in der Schwangerschaft. Sanfte Heilmethoden*, Kösel, München, 1996.

Doyle, Wendy, *Gesund leben für mein Baby. Ernährung und Wohlbefinden in der Schwangerschaft*, Kösel, München, 1998.

Fischer-Rizzi, Susanne, *Himmlische Düfte. Aromatherapie, Anwendung wohlriechender Pflanzenessenzen und ihre Wirkung auf Körper und Seele*, 11. Aufl., Hugendubel, München, 1995.

Geisel, Elisabeth, *Tränen nach der Geburt. Wie depressive Stimmungen bewältigt werden können*, Kösel, München, 1997.

Hauenschild, Lydia, *Zwillinge – die doppelte süße Last. Ein Ratgeber für die Monate vor und nach der Geburt*, Holtzmeyer, Braunschweig, 1994.

Kitzinger, Sheila, *Bereit zur Geburt. Das Übungsprogramm mit Tonkassette*, Kösel, München, 1986.

Kitzinger, Sheila, *Hausgeburt. Ein Ratgeber für werdende Eltern*, Kösel, München, 1994.

Kitzinger, Sheila, *Das Jahr nach der Geburt. Ein Überlebenshandbuch für Mütter*, Droemer Knaur, München, 1995.

Klaus, Marshall H./Kennell, John H./Klaus, Phyllis H., *Der erste Bund fürs Leben. Bonding. Die gelungene Eltern-Kind-Beziehung und was Mütter und Väter dazu beitragen können*, Rowohlt, Reinbek, 1997.

Lothrop, Hanna, *Gute Hoffnung – jähes Ende. Fehlgeburt, Totgeburt und Verluste in der frühen Lebenszeit. Begleitung und neue Hoffnung für Eltern*. 6. Aufl., Kösel, München, 1998.

Lothrop, Hanna, *Das Stillbuch*, 22. Aufl., Kösel, München, 1997.

Ludington-Hoe, Susan M./Golant, Susan K., *Liebe geht durch die Haut. Eltern helfen ihrem frühgeborenen Baby durch die Känguruh-Methode*, Kösel, München, 1994.

Nilsson, Lennart, *Ein Kind entsteht. Bilddokumentation über die Entwicklung des Kindes im Mutterleib*, Mosaik, München, 1990.

Odent, Michel/Johnson, Jessica, *Wir alle sind Kinder des Wassers*, Kösel, München, 1995.

Peterson, Gayle, *9 Monate ... und viele Fragen. Wie ich mich emotional auf die Geburt vorbereite*, Kösel, München, 1995.

Przyklenk, Andrea, *Liebe und Sex junger Eltern. Ein Ratgeber für die Schwangerschaft und die Zeit danach*, Kösel, München, 1996.

Scheffer, Mechthild, *Selbsthilfe durch Bach-Blüten-Therapie*, Heyne, München, 1996.

Stillerman, Elaine, *Wohltuende Massagen in der Schwangerschaft*, Kösel, München, 1996.

Strobel, Kornelia, *Frühgeborene brauchen Liebe. Was Eltern für ihr »Frühchen« tun können*, 4. Aufl., Kösel, München, 1998.

Stukane, Eileen, *Träume in der Schwangerschaft. Eine Hilfe für werdende Eltern, sich selbst und ihr Baby besser zu verstehen*, Kösel, München, 1996.

Trienekens, Frauke, *Das Still-Video*, Kösel, München, 1997.

Weed, Susun S., *Naturheilkunde für schwangere Frauen und Säuglinge. Ein Handbuch*, 2. Aufl., Orlanda Frauenverlag, Berlin, 1992.

Williams, Frances, *Babypflege leichtgemacht. Schritt für Schritt erklärt und illustriert*, Kösel, München, 1997.

Adressen

Beratung und Hilfe

Deutschland:

Mütterzentren Bundesverband e.V.
Geschäftsstelle:
Müggenkampstr. 30 a
20257 Hamburg

Netzwerk zur Förderung der Idee der Geburtshäuser in Europa e.V.
Elke Löffler
Balthasar-Neumann-Str. 19
53127 Bonn
(Mo + Di 10–13 h)

Doula – Verein für Geburt in Würde und Menschlichkeit e.V.
c/o Monika Brühl
Hausdorffstr. 172
53219 Bonn

GfG – Gesellschaft für Geburtsvorbereitung Bundesverband e.V.
Postfach 22 01 06
40608 Düsseldorf

Notmütterdienst, Familien- und Altenhilfe e.V.
Sophienstr. 28
60487 Frankfurt

Verband alleinerziehender Mütter und Väter e.V. (VAMV)
Beethovenallee 7
53173 Bonn

Pro Familia, Deutsche Gesellschaft für Familienplanung, Sexualpädagogik und Sexualberatung e.V., Bundesverband
Stresemannallee 3
60596 Frankfurt

Aktionskomitee «Kind im Krankenhaus» e.V.
Kirchstr. 34
61440 Oberursel

Bundeszentrale für gesundheitliche Aufklärung (BZgA)
Postfach 91 01 52
51071 Köln

CARA e.V. – Kritische Beratungsstelle zur vorgeburtlichen Diagnostik e.V.
Große Johannisstr. 110
28199 Bremen

Bundesarbeitsgemeinschaft »Hilfe für Behinderte« e.V.
Kirchfeldstr. 149
40215 Düsseldorf

Österreich:

NANAYA – Beratungsstelle für natürliche Geburt und Leben mit Kindern
Zollergasse 37
1070 Wien

Verein WEGE – Beratungsstelle für natürliche Geburt, Elternschaft und ganzheitliches Wachstum e.V.
Eva und Roman Schreuer
Rankar 12
4692 Niederthalheim

Eltern-Kind-Zentrum
Hauptstr. 20
2340 Mödling

Eltern-Kind-Zentrum
Figulystr. 5
4020 Linz

Eltern-Kind-Zentrum
Herrengasse 30/1
5020 Salzburg

Eltern-Kind-Zentrum
Adamgasse 4
6020 Innsbruck

Eltern-Kind-Zentrum
Laimgrubengasse 6
6900 Bregenz

Eltern-Kind-Zentrum
Bergmanngasse 5
8010 Graz

Eltern-Kind-Zentrum
Rechter Iselweg 5
9900 Lienz

Schweiz:

Marie-Meierhofer-Institut für das Kind
Schulhausstr. 64
8002 Zürich

SVM/ASISP Schweizerischer Verein der Mütterberatungsschwestern
Seehofstr. 15
8024 Zürich (Do + Fr)

Dachverband Schweizerischer Mütterzentren
Muristr. 27
3006 Bern

Selbsthilfegruppen

Nationale Kontakt- und Informationsstelle zur Anregung und Unterstützung von Selbsthilfegruppen
Albrecht-Achilles-Str. 65
D-10709 Berlin
(Informationen zur Gründung von Selbsthilfegruppen und Versand von »Grüne Adressen«, Broschüre mit Adressen von Selbsthilfevereinigungen und relevanten Institutionen, gegen DM 3,– Porto in Briefmarken)

Hebammenverbände

Bund freiberuflicher Hebammen Deutschlands e.V.
Clea Nuss-Troles
Geschäftsstelle:
Am Alten Nordkanal 9
D-41748 Viersen

Bund Deutscher Hebammen e.V.
Geschäftsstelle:
Postfach 1724
D-76006 Karlsruhe

Österreichisches Hebammengremium
Postfach 584
A-1061 Wien

Schweizerischer Hebammen-
Verband, Zentralsekretariat
Flurstr. 26
CH-3000 Bern 22

Stillgruppen

La Leche Liga Deutschland e.V.
Postfach 65 00 96
D-81214 München

LLL-Österreich
Postfach
A-6500 Landeck

LLL-Schweiz
Postfach 197
CH-8053 Zürich

Arbeitsgemeinschaft
Freier Stillgruppen (AFS)
Geschäftsstelle:
Gertraudgasse 4
D-97070 Würzburg

Frühgeborene

Förderkreis für Früh- und
Risikogeborene e.V.
Oberarzt Dr. Friedrich Porz
Kinderklinik am Zentralklinikum
Augsburg
Stenglinstraße
D-86156 Augsburg

Mehrlinge

ABC-Club e.V., Internationale
Drillings- und Mehrlingsinitiative
Strohweg 55
64297 Darmstadt

Tod eines Kindes

Initiative REGENBOGEN
»Glücklose Schwangerschaft e.V.«
Adressenvermittlung:
Konstanze Tofahrn-Lange
Charlottenstr. 39
26486 Wangerooge

Initiative REGENBOGEN
»Verein zur Hilfestellung bei
glückloser Schwangerschaft«
Ulrike Kern
Zirkusgasse 28/9
A-1020 Wien

REGENBOGEN Schweiz –
Eltern, die um ein verstorbenes
Kind trauern
Sekretariat:
Krähenbergstr. 13
CH-2643 Lengnau bei Biel

Bezugsquellen

Sonne, Mond & Sterne
Mühlackerstr. 49
D-75447 Diefenbach

(Diverse Artikel für Mütter und
Babys – Stillhilfen, Tragesäcke
und -tücher u.v.m. – sowie
Kursangebote)

Naturproduktehaus Feige
Altenkirchener Str. 27
53567 Asbach

(Stilleinlagen aus Wolle, Seide
oder Baumwolle, Tragetücher,
Babylammfelle)

Firma Rümamed Medizintechnik
Birkenstr. 6–8
D-72116 Mössingen

(Brustpumpen; Informationen
über Verleihstellen in Deutsch-
land, Österreich und der
Schweiz)

DIDYMOS® Erika Hoffmann
GmbH
Solitudestr. 55
D-71638 Ludwigsburg

(Bezugsadresse für DIDYMOS®-
Tragetücher auch für Österreich;
Bezugsadresse für die Schweiz
dort erfragen)

Lotties Babynaturversand
Postfach 40
D-93354 Biburg

(Umweltschonende, unbelastete,
kostengünstige Wickelsysteme
für Babys als umweltbewusste
Alternative zu Wegwerfwindeln)

Theo Kleinheyer
Luisenstr. 88
D-47799 Krefeld

(Verleih von Geburtsbecken)

Aqua Birth Pools
Kastanienweg 3
CH-6353 Weggis

(Verleih von Geburtsbecken)

Anmerkungen

Die Anmerkungen beziehen sich auf die Verweise* im Haupttext. Bei Textseiten mit mehr als einem Sternchen auf einer Seite erscheinen sie hier in der ensprechenden Reihenfolge, jeweils mit einer neuen Zeile und einem Punkt beginnend.

S. 36 R. Melzack, E. Bélanger, R. Lacroix, »Labor pain: effect of maternal position on front and back pain«, *Journal of Pain Symptom Management,* 6, 8, 476–480, 1991.
• S.-Z. Chen, K. Aisaka, H. Mori et al., »Effects of sitting position on uterine activity during labor«, *Obstetrics and Gynecology,* 69, 1, 67–73, 1987.
• *Pregnancy and Childbirth,* Cochrane Database, Cochrane Institute, Oxford. Erhältlich über: BMJ Publishing Group, P. O. Box 295, London WC1H 9TE.
• U. Waldenström, K. Gottvall, »A randomized trial of birthing stool or conventional semirecumbent position for second-stage labor«, *Birth,* 18, 1, 5–10, 1991.

S. 42 »Changing Childbirth, Part 1: Report of the Expert Maternity Group«, Department of Health, London, 1993.
• Christine McCourt, Lesley Page, »The Evaluation of One to One Midwifery Practice«, Centre for Midwifery Practice, Thames Valley University, 1996.
• »Position Statement on Waterbirths«, UKCC, London, 1994.

S. 43 M. Enkin, I. Chalmers (Hrsg.), *Effectiveness and Satisfaction in Antenatal Care,* Spastics International Medical Publications, 1982. Ann Oakley, *The Captured Womb,* Blackwell, Oxford, 1984.

S. 45 »Routine iron supplements in pregnancy are unnecessary«, *Drug and Therapeutics Bulletin,* 32, 4, 30–31, 1994.
• Jon F. R. Barrett et al., »Absorption of non-hem iron from food during normal pregnancy«, *British Medical Journal,* 309, 79–81, 1994.

S. 47 Sheila Kitzinger, *Wie soll mein Kind geboren werden,* Kösel, München, 1986.

S. 52 J. G. Thornton, R. J. Lilford, »Active management of labour: current knowledge and research issues«, *British Medical Journal,* 309, 366–369, 1994.

S. 74 Marion H. Hall et al., »Is routine antenatal care worthwhile?«, *Lancet,* 2, 78–80, 1980.

S. 75 A. Saari-Kemppainen, O. Karjalainen, P. Ylöstalo et al., »Ultrasound screening and perinatal mortality: controlled trial of systematic one-stage screening in pregnancy: the Helsinki ultrasound trial«, *Lancet,* 336, 8712, 387–391, 1990. J. P. Newnham, S. F. Evans, C. A. Michael et al., »Effects of frequent ultrasound during pregnancy: a randomized controlled trial«, *Lancet,* 342, 8876, 887–891, 1993.

S. 88 *Pregnancy and Childbirth,* Cochrane Database, a. a. O.

S. 93 Sir Dugald Baird, *Journal of Biosocial Science,* 1, 113, 1974.
• R. W. Smithells et al., »Maternal nutrition in early pregnancy«, *British Journal of Nutrition,* 38, 3, 497–506, 1977. *Nutrition and Fetal Development,* (Hrsg. M. Winick), John Wiley & Sons, 1974. H. A. Kaminetzky, H. Baker, »Micronutrients in Pregnancy«, *Clinical Obstetrics and Gynecology,* 20, 2, 363–380, 1977. R. M. Pitkin, »Nutritional support in obstetrics and gynecology«, *Clinical Obstetrics and Gynecology,* 19, 3, 489–513, 1976.
• P. J. Illingworth, R. T. Jung, P. W. Howie, T. E. Isles. »Reduction in postprandial energy expenditure during pregnancy«, *British Medical Journal,* 294, 1573–1576, Juni 1987.

S. 94 Gary K. Oakes, Ronald A. Chez, »Nutrition in Pregnancy«, *Contemporary Obstetrics and Gynecology,* 4, 147–150, 1974.

S. 95 M. D.G. Gillmer, »Obesity in pregnancy – physical and metabolic effects«, in: *Nutrition in Pregnancy: Proceedings of the Tenth Study Group of the Royal College of Obstetricians and Gynaecologists,* 213–230, RCOG, London, 1983.
• Anni Somerville, *Field of Greens,* Bantam, New York, 1993.

S. 97 The MRC Vitamin Study Group, »Prevention of neural tube defects: results of the Medical Research Council vitamin study«, *Lancet,* 238, 131–137, 1991. Nicholas J. Wald, Carol Bower, »Folic acid and the prevention of neural tube defects«, *British Medical Journal,* 310, 1019–1020, 1995.

S. 99 A. Malhotri, R. S. Sawers, *British Medical Journal,* 293, 465–466, 1986.
• M. Puig-Abuli et al., »Zinc and uterine muscle contractivity«, Beitrag anlässlich des European Congress of Perinatal Medicine, Dublin, 1984.
• M. Robinson, »Salt in Pregnancy«, *Lancet,* 1, 178–181, 1958.
• B. S. Worthington, J. Vermeersch, S. R. Williams, *Nutrition in Pregnancy and Lactation,* Mosby, 1977.

S. 100 Ebd.
• Peter C. Rubin, »Prescribing in pregnancy: general principles«, *British Medical Journal,* 293, 1415–1417, 1986. Martin J. Whittle, Kevin P. Hanretty, »Identifying abnormalities«, *British Medical Journal,* 293, 1485–1486, 1986.
• Jonathan Scher, Carol Dix, *Pregnancy,* Penguin, London, 1983.

S. 101 G. M. Stirrat, *Obstetrics,* Grant McIntyre Ltd., 1981.

S. 102 *Federal Register,* 43, 114, U. S. Department of Health, Education and Welfare, 1978.

S. 103 *Perinatal Problems,* (Hrsg. N. R. Butler, E. D. Alberman), Livingstone, 1969.
• M. B. Meyer, »How does maternal smoking affect birth weight and maternal weight gain?«, *American Journal of Obstetrics and Gynecology,* 131, 888–893, 1978.
• F. D. Martinez et al., »The effect of peternal smoking on the birth weight of newborns whose moth-

ers did not smoke«, *American Journal of Public Health,* 84, 9, 1489–1491, 1994.
• J. Kline et al., »Smoking: a risk factor for spontaneous abortion«, *New England Journal of Medicine,* 297, 793–795, 1977. R. L. Naeye, »Relationship of cigarette smoking to congenital anomalies and perinatal death«, *American Journal of Pathology,* 90, 289–297, 1978.
• M. B. Meyer, J. A. Tonascia, »Maternal smoking, pregnancy complications and perinatal mortality«, *American Journal of Obstetrics and Gynecology,* 128, 494–502, 1977.

S. 105 I. J. Chasnoff et al., »Cocaine Use in Pregnancy«, *New England Journal of Medicine,* 313, 666–669, 1985.
• Cree et al., *British Medical Journal,* 4, 251, 1973.

S. 107 Peter Parish, *Medicines: a Guide for Everybody,* Penguin, London, 1976.

S. 108 *Federal Register,* 41, 115, 1976.
• J. Moore-Gillon, »Asthma in pregnancy«, *British Journal of Obstetrics and Gynaecology,* 1018, 658–660, 1994.

S. 110 Roger Hoag, »Perinatal psychology«, *Birth and the Family Journal,* 113, 1974.
• P. Parish, a. a. O.

S. 111 In England und Wales ergaben Untersuchungen bei Babys, die zwischen 1943 und 1965 geboren wurden, dass die Wahrscheinlichkeit, noch vor dem 10. Lebensjahr an Leukämie zu erkranken, bei Kindern von Müttern, deren Unterleib während der Schwangerschaft geröntgt worden war, doppelt so hoch war wie bei Kindern nicht geröntgter Mütter. Das größte Risiko besteht in den ersten Wochen, wenn die Mutter vielleicht nicht einmal weiß, dass sie schwanger ist. Das Krebsrisiko erhöhte sich um das 15-fache, wenn in den ersten drei Schwangerschaftsmonaten eine Röntgenaufnahme gemacht worden war. Siehe: A. Stewart, G. W. Kneale, »Radiation dose effects in relation to obstetric X-rays and childhood cancers«, *Lancet,* 1, 1495, 1970.
• David W. Smith, Sterling K. Clarren, Mary Ann Sedgwick Harvey, »Hyperthermia as a possible teratogenic agent«, *Journal of Pediatrics,* 92, 6, 878–883, Juni, 1978. Peter Miller, David W. Smith, Thomas H. Shepard, »Maternal hyperthermia as a possible cause of anencephaly«, *Lancet,* 1, 8063, 519–521, 1978.

S. 115 *British Journal of Obstetrics and Gynaecology,* 91, 724–730, 1984.
• *Pregnancy and Childbirth,* Cochrane Database, a. a. O.
• Ebd.

S. 119 Sarah Key, *Body in Action,* Penguin, London, 1995. Für die in diesem Abschnitt enthaltenen Informationen und bildlichen Darstellungen zur Wirbelsäule bin ich Sarah Key zu Dank verpflichtet.

S. 127 Aidan MacFarlane, *Die Geburt,* Klett-Cotta, Stuttgart, 1978.

S. 130 E. Noble, *Essential Exercises for the Childbearing Year,* 3. Aufl., Houghton Mifflin, Boston, 1988.

S. 132 *Pregnancy and Childbirth,* Cochrane Database, a. a. O.

S. 135 Ebd.

S. 137 Fraser R. Watson, »Bleeding during the later half of pregnancy«, in: I. Chalmers, M. Enkin, M. J. N. C. Keirse (Hrsg.), *Effective Care in Pregnancy and Childbirth,* Vol. 1, Oxford University Press, Oxford, 594–611, 1989.

S. 139 Baha M. Sibai et al., »Prevention of preeclampsia with low-dose aspirin in healthy, nulliparous pregnant women«, *New England Journal of Medicine,* 329, 17, 1213–1218, 1993.
• Christopher Redman, »Old-fashioned alertness is the key«, *General Practitioner,* 1979.

S. 140 *Pregnancy and Childbirth,* Cochrane Database, a. a. O.

S. 143 Henci Goer, *Obstetric Myths versus Research Realities: A Guide to the Medical Literature,* Bergin and Garvey, Westport Connecticut, 1995, 157–178. R. J. Jarrett, »Gestational diabets: a non-entity?«, *British Medical Journal,* 306, 37–38, 1993.
• P. Steer, M.A. Alam, J. Wadsworth et al., »Relation between maternal hemoglobin concentration and birth weight in different ethnic groups«, *British Mecical Journal,* 310, 489–491,1995.
• Bei Schwangeren tritt oft eine »physiologische« Anämie auf. Da die Blutmenge im Kreislauf zugenommen hat, sind die roten Blutkörperchen stärker verteilt. Das ist normal und kein Hinweis auf Anämie. Zusätzliche, nicht notwendige Eisenpräparate können mehr schaden als nützen; durch überschüssiges Eisen vergrößern sich die roten Blutkörperchen so sehr, dass sie zum Passieren einiger Kapillare des mütterlichen und kindlichen Kreislaufs zu groß sind. Dadurch gehen dem Baby wertvolle Nährstoffe verloren, was sein Wachstum hemmen kann. Siehe: T. Lind, *British Journal of Obstetrics and Gynaecology,* 83, 760, 1976.

S. 172 Sherry L. Jimenez, Linda C. Jones, Ruth G. Jungman, »Prenatal classes for repeat parents«, *MCN,* 4, 305–308, Sept./Okt., 1979.

S. 176 Penny Simkin, »Just another day in a woman's life? Part I: Women's long-term preconceptions of their first birth experiences«, *Birth,* 18, 4, 203–210, 1991. Penny Simkin, »Just another day in a woman's life? Part II: Nature and consistency of women's long-term memories of their first birth experiences«, *Birth,* 19, 2, 64–81, 1992.

S. 179 Grantly Dick-Read, *Childbirth Without Fear,* Pan, London, 1969.
• Erna Wright, *The New Childbirth,* Tandem, London, 1969.

S. 180 Janet Balaskas, *Aktive Geburt,* Kösel, München, 1993.

S. 184 Marshall H. Klaus, John H. Kennel, Phyllis H. Klaus, *Mothering the Mother – How a Doula Can Help You Have a Shorter, Easier and Healthier Birth,* Addison Wesley, New York, 1993.
• *Pregnancy and Childbirth,* Cochrane Database, a. a. O.

S. 200 Beide Gedichte zitiert in: Rosemary Palmeira (Hrsg.), *The Gold of Flesh: Poems of Birth and Motherhood,* The Womens's Press, London, 1990.

S. 202 Sheila Kitzinger, *Frauen als Mütter,* Kösel, München, 1980.

S. 220 Christine Gosden, Kypros Nicolaides, Vanessa Whitting, *Is My Baby All Right? A Guide for Expectant Parents,* Oxford University Press, Oxford, 1994.

S. 226 Aktualisierte Meldungen Nr. 4 der britischen Gesundheitsbehörden: Mitteilung vom Obersten Amtsarzt an alle Ärzte, London, November 1994.

S. 228 *Pregnancy and Childbirth,* Cochrane Database, a. a. O.

S. 229 Medical Research Council (britische Institution zur Förderung der medizinischen Forschung), Arbeitsgruppe zur Evaluierung der Chorionzottenbiopsie; Medical Research Council, Projekt Klinische Erprobung der Chorionzottenbiopsie in Europa, *Lancet,* 3, 37, 1491–1499, 1991.
• G. Kolata, »Fetuses treated through umbilical cords«, *The New York Times,* 29. März 1988.

S. 234 F. Chenia, Ch.B., C. A. Crowther, »Does advice to assume knee-chest position reduce the incidence of breech presentation at delivery? A randomized clinical trial«, *Birth,* 14, 2, 75–78, Juni 1987.
• *Pregnancy and Childbirth,* Cochrane Database, a. a. O.
• J. P. VanDorsten, B. S. Schifrin, R. L. Wallace, »Randomized controlled trial of external cephalic version with tocolysis in late pregnancy«, *American Journal of Obstetrics and Gynecology,* 141, 417, 1981.

S. 237 *Pregnancy and Childbirth,* Cochrane Database, a. a. O.

S. 243 S. L.B. Duncan, S. Beckley, »Prelabour rupture of membranes – why hurry?«, *British Journal of Obstetrics and Gynaecology,* 99, 543–545, 1992.
• J. Grant, M. J.N. C. Keirse, »Prelabour rupture of membranes at term«, in: I. Chalmers, M. Enkin, M. J.N. C. Keirse (Hrsg.), *Effective Care in Pregnancy and Childbirth,* Oxford University Press, Oxford, 1112–1117, 1989.

S. 247 Professor Mendez-Bauer hat festgestellt, dass die Eröffnung des Muttermundes und die Wehenwirksamkeit stärker sind, wenn eine Frau sich aufrecht hält und nicht auf dem Rücken liegt. Die Gebärmuttertätigkeit ist fast doppelt so wirksam. (Siehe: Peter M. Dunn, »Obstetric delivery today«, *Lancet,* 1, 7963, 790–793, 1976.)
Professor Caldeyro-Barcia hat beobachtet, dass die Wehen genauso häufig kommen, wenn die Frau steht, statt flach auf dem Rücken zu liegen – sie sind jedoch sehr viel stärker. Er kam zu dem Ergebnis, dass eine Frau sich in aufrechter Haltung befinden sollte, damit die Gebärmuttertätigkeit die größte Wirkung erzielt. (Siehe: R. Caldeyro-Barcia et al., »Effects of position changes on the intensity and frequency of uterine contractions during labour«, *American Journal of Obstetric Gynecology,* 80, 284, 1960; Yuen Chou-liu, »Effects of an upright position during labour«, *American Journal of Nursing,* Dezember 1974.)
Elf Kliniken in sieben südamerikanischen Staaten untersuchten die Auswirkungen der Haltung einer Frau während der Wehen. In jeder Klinik wurde die eine Hälfte der Mütter angewiesen, während der Eröffnungsphase im Bett zu liegen, und die andere Hälfte ermuntert, nach Belieben aufzustehen, zu sitzen oder zu liegen. Es stellte sich heraus, dass 95% der Frauen nicht das Bedürfnis hatten zu liegen. Die Fruchtblase wurde nicht gesprengt, und in 85% der Fälle kam es gegen Ende der Eröffnungsphase oder bei Beginn der Austreibung zu einem Blasensprung. Erstgebärende, die aufblieben, hatten eine kürzere Eröffnungsphase als Frauen, die lagen. Die Mehrzahl der Frauen fühlte sich in aufrechter Haltung wohler.
Um festzustellen, ob eine aufrechte Haltung zu traumatischem Druck auf den kindlichen Kopf führen könnte, untersuchte man die Häufigkeit von Geburtsgeschwulsten und die Auswirkungen auf die kindlichen Herztöne. Es ergab sich, dass im Stehen Geburtsgeschwülste und eine Verlangsamung der Herztöne nicht häufiger auftraten. Man kam zu dem Schluss, dass die aufrechte Haltung der Mutter die Geburt verkürzt, den Schmerz verringert und dem Baby gut bekommt. (Siehe: R. L. Schwarcz et al., »Fetal heart rate patterns in labors with intact and with ruptured membranes«, *Journal of Perinatal Medicine,* 1, 153, 1973.)
Weitere Untersuchungen am Queen Elizabeth Hospital in Birmingham brachten die gleichen Ergebnisse. (Siehe: A. M. Flynn, J. Kelly, G. Hollins, P. F. Lynch, »Ambulation in labour«, *British Medical Journal,* 11, 591–593, 26. August 1978.)

S. 251 *Pregnancy and Childbirth,* Cochrane Database, a. a. O.

S. 253 Ebd.

S. 264 C. M. Andrews, E. C. Andrews, »Nursing, maternal postures and foetal position«, *Nursing Research,* 32, 336–341, 1983.

S. 272 S. A. Huchcroft, M. P. Wearing, C. W. Buck, »Late results of cesarean and vaginal deliveries in cases of breech presentation«, *Canadian Medical Association Journal,* 125, 726, 1982.

S. 274 J. G.B. Russel, »Moulding of the pelvic outlet«, *Journal of Obstetrics and Gynaecology, British Commonwealth,* 76, 817, 1967.
• Michel Odent, *Erfahrungen mit der sanften Geburt,* Kösel, München, 1986.

S. 275 Emanuel A. Friedman, *Labor: Clinical Evaluation and Management,* Meredith Publishing Co., 1967.

S. 276 K. S. Olah, J. P. Neilson, »Failure to progress in the management of labour«, *British Journal of Obstetrics and Gynaecology,* 101.1, 1–3, 1994.

S. 277 Marshall H. Klaus, John H. Kennell, Steven S. Robertson, Roberto Sosa, »Effects of social support during parturition and infant morbidity«, *British Medical Journal,* 293, 585–587, 1986.

S. 295 Ronald Melzack, *The Puzzle of Pain,* Penguin, London, 1973.

S. 296 Ebd.
• Ebd.
• Ebd.

S. 300 Josephine A. Williamson, »Hypnosis in obstetrics«, *Nursing Mirror,* 27. November 1975.

• Sharon Yellard, »Using acupuncture in midwifery care«, *Modern Midwife*, 5, 1, 8–11, 1995.
• Song Meiyu, »Acupuncture anaesthesia for caesarean section«, *Midwives' Chronicle*, April 1985.

S. 301 I. F. Skelton, »Acupuncture in labour«, *Society of Bio-physical Medicine*, Juni 1985.

S. 303 Peter Webb, *Homoeopathy for Midwives*, British Homoeopathic Association, London, 1992, 30–31.

S. 304 Christine Brown, »Therapeutic effects of bathing during labour«, *Journal of Nurse-Midwifery*, 27, 1, 1982.

S. 305 F. Alderdice et al., »Labour and birth in water in England and Wales«, *British Medical Journal*, 310, 837, 1995.
• Paul Johnson, »Birth under water: to breathe or not to breathe«, *British Journal of Obstetrics and Gynaecology*, 103, 3, 202–208, 1995.

S. 307 M. Rosen, »Patient controlled analgesia«, *British Medical Journal*, 289, 640–641, 1984.

S. 308 Bertil Jacobson et al., »Opiate addiction in adult offspring through possible imprinting after obstetric treatment«, *British Medical Journal*, 301, 1067–1070, 1990.

S. 309 Michael Rosen, »Pain and its relief«, in: T. Chard, M. Richards (Hrsg.), *Benefits and Hazards of the New Obstetrics*, William Heinemann, 1977.

S. 310 M. B. Wingate, »Effects of epidural analgesia on fetal and neonatal status«, *American Journal of Obstetrics and Gynecology*, 119, 1101–1106, 1974. B. S. Schiffrin, »Fetal heart rate patterns following epidural anaesthesia and oxytocin infusion during labour«, *Journal of Obstetrics and Gynaecology, British Commonwealth*, 79, 332, 1972.

S. 311 *Pregnancy and Childbirth*, Cochrane Database, a. a. O.
• Andrew Doughty, *Journal of Royal Society of Medicine*, Dezember 1978.
• J. A. Thorp et al., »The effect of intrapartum epidural analgesia on nulliparous labor: a randomized controlled prospective trial«, *American Journal of Obstetrics and Gynecology*, 169, 851–858, 1993.
• M. Maresh, K. H. Choong, R. W. Beard, »Delayed pushing with lumbar epidural analgesia in labour«, *British Journal of Obstetrics and Gynaecology*, 90, 623–627, 1983.
• C. MacArthur, M. Lewis, E. G. Knox, J. S. Crawford, »Epidural anaesthesia and longterm backache after childbirth«, *British Medical Journal*, 301, 9–12, 1990. C.MacArthur, M. Lewis, E. G. Knox, *Health After Childbirth: An Investigation of Long-term Health Problems Beginning After Childbirth in 11,701 Women*, HMSO, London, 1991.
• A. D. Noble et al., »Continuous lumbar epidural using bupivacaine«, *Journal of Obstetrics and Gynaecology, British Commonwealth*, 78, 559, 1971.
• Kay Standley et al., »Local-regional anaesthesia during childbirth: effect on newborn behaviors«, *Science*, 186, 15. November 1974.

S. 312 Barbara Morgan, *Journal of Obstetric Anaesthesia*, in Vorbereitung.
• Sheila Kitzinger, *Some Women's Experiences of Epidurals*, National Childbirth Trust, London, 1987.

S. 313 Michael Rosen, a. a. O.

S. 314 Josephine M. Green, Vanessa A. Coupland, Jenny V. Kitzinger, »Expectations, experiences and psychological outcomes of childbirth: a prospective study of 825 women«, *Birth*, 17, 1, 15–23, 1990.

S. 315 Kieran O'Driscoll, Declan Meagher, *Active Management of Labour*, 3. Aufl., Mosby Yearbook, Times/Mirror, London, 1993.

S. 316 *Pregnancy and Childbirth*, Cochrane Database, a. a. O.

S. 317 R. Caldeyro-Barcia et al., »Adverse perinatal effects of early amniotomy during labour«, in: L. Gluck (Hrsg.), *Modern Perinatal Medicine*, 431–439, Yearbook Medical Publishers, Chicago, 1974.

S. 318 A. Huch et al., »Continuous transcutaneous monitoring of fetal oxygen tension during labour«, *British Journal of Obstetrics and Gynaecology*, 84, Suppl. 1, 1977.
• G. C. Gunn et al., »Premature rupture of the fetal membranes«, *American Journal of Obstetrics and Gynecology*, 106, 469–477, 1970.
• P. J. Steer et al., »The effect of membrane rupture on fetal heart in induced labour«, *British Journal of Obstetrics and Gynaecology*, 83, 454–459, Juni 1976.

S. 320 *Pregnancy and Childbirth*, Cochrane Database, a. a. O.

S. 321 Ebd.

S. 322 M. S. Klein, R. C. Gaultier, J. Robbins et al., »Relation of episiotomy to perineal trauma and morbidity, sexual dysfunction and pelvic floor relaxation«, *American Journal of Obstetrics and Gynecology*, 1, 71, 3, 591–598, 1994. Argentine Episiotomy Trial Collaborative Group, »Routine vs. selective episiotomy: a randomized controlled trial«, *Lancet*, 342, 1, 517–518, 1993.
• R. F. Harrison et al., »Is routine episiotomy necessary?«, *British Medical Journal*, 288, 1971–1975, 1984.
• J. Sleep et al., »West Berkshire perineal management trial«, *British Medical Journal*, 289, 587–590, 1984.
• S. Kitzinger, R. Walters, *Some Women's Experiences of Episiotomy*, 2. Aufl., National Childbirth Trust, London, 1993. Erhältlich über: Sheila Kitzinger, The Manor, Standlake, Nr. Witney, Oxon OX8 7RH, UK. S. Kitzinger, P. Simkin (Hrsg.), *Episiotomy and the Second Stage of Labor*, ICEA, Minneapolis, 1984.

S. 326 Linda Cardozo, »Is routine induction of labour at term ever justified?«, *British Medical Journal*, 306, 840–841, 1993.
• »Caesarean Childbirth«, Zusammenfassung einer Stellungnahme des National Institute of Health, *British Medical Journal*, 1981.

S. 327 A. W. Linston, A. J. Campbell, »Danger of oxytocin-induced labour to fetuses«, *British Medical Journal*, 3, 606–607, 1974.

S. 328 *Reducing the Risk*, Department of Health and Social Security, London, 1977.

S. 329 Kieran O'Driscoll, Declan Meagher, a. a. O.
• J. G. Thornton, R. J. Lilford, »Active management of labour: current knowledge and research issues«, *British Medical Journal*, 309, 6951, 366–369, 1994.

S. 331 D. A. Luthy, K. K. Shy, G. van Belle et al., »A randomized trial of electronic fetal monitoring in preterm labor«, *Obstetrics and Gynecology*, 69, 5, 687–695, 1987. D. MacDonald, A. Grant, M. Sheridan Pereira et al., »The Dublin randomised controlled trial of intrapartum fetal heart rate monitoring«, *American Journal of Obstetrics and Gynecology*, 152, 5, 524–539, 1985.
• K. J. Leveno, F. G. Cunningham, S. Nelson et al., »A prospective comparison of selective and universal electronic fetal monitoring in 34,995 pregnancies«, *New England Journal of Medicine*, 315, 10, 615–619, 1986.
• A. D. Haverkamp, M. Orleans, S. Langendoerfer et al., »A controlled trial of the differential effects of intrapartum fetal monitoring«, *American Journal of Obstetrics and Gynecology*, 134, 4, 399–412, 1979. I. M. Kelso, R. J. Parson, G. F. Lawrence et al., »An assessment of continuous fetal heart rate monitoring in labor: a randomised trial«, *American Journal of Obstetrics and Gynecology*, 131, 5, 526–532, 1978.
• S. Neldam, M. Osler, P. K. Hanse et al., »Intrapartum fetal heart rate monitoring in a combined low- and high-risk population: a controlled risk trial«, *European Journal of Obstetrics, Gynaecology and Reproductive Biology*, 23, 1–11, 1986.

S. 333 D. M. Okada, A. W. Chow, »Neonatal scalp abscess following intrapartum fetal monitoring«, *American Journal of Obstetrics and Gynecology*, 127, 875, 1977.

S. 334 G. S. Sykes et al., »Fetal distress and the condition of newborn infants«, *British Medical Journal*, 287, 943–945, Oktober 1983. P. W. Howe, »Fetal monitoring in labour«, *British Medical Journal*, 292, 6518, 427–428, Februar 1986.

S. 335 *Pregnancy and Childbirth*, Cochrane Database, a. a. O.

S. 337 Ebd.
• T. Henriksen et al., »Caesarean section in twin pregnancies in two Danish counties and different section rates«, *Acta Obstetrica Gynaecologica Scandinavica*, 73, 123–128, 1994.

S. 338 *Pregnancy and Childbirth*, Cochrane Database, a. a. O.
• Stuart Campbell, *Sharing*, Maternal Health Committee of Social Planning and Review Council of British Columbia, Sommer 1979.

S. 340 *Pregnancy and Childbirth*, Cochrane Database, a. a. O.

S. 345 Frédérick Leboyer, *Geburt ohne Gewalt*, 8. Aufl., Kösel, München, 1995.

S. 346 Hugo Lagercrantz, Theodore A. Slotkin, »The ›stress‹ of being born«, *Scientific American*, 4, 86, 100–107, 1986.

S. 353 Michel Odent, *Erfahrungen mit der sanften Geburt*, Kösel, München, 1986, und *Die Geburt des Menschen*, Kösel, München, 1980.
• Johnson's Baby Newsline, Herbst 1978.

S. 358 Viele der grundlegenden Forschungen hierzu wurden mit Affen durchgeführt: Robert Hinde stellte fest, dass Rhesusaffenbabys, die gleich nach der Geburt von ihren Müttern getrennt worden waren, sehr darunter litten und sich in einer Ecke des Käfigs verkrochen. Er nimmt an, dass eine Trennung von der Mutter auch für ein Menschenbaby schlimm sein müsse. (Siehe: Robert Hinde, *Proceedings of the Royal Society*, 196, 29, 1977.)
Andere Forschungen kommen sogar zu dem Ergebnis, dass der Intelligenzquotient von Kindern, die als Babys und in der frühen Kindheit mehr Kontakt zu ihren Müttern hatten, im Alter von fünf Jahren wesentlich über dem Durchschnitt lag. (Siehe: F. S.W. Brimblecombe, *Separation and Special Care Baby Units*, W. Heinemann, London, 1978.)
Die Befürworter einer Bindung zwischen Mutter und Baby bei der Geburt halten den Hautkontakt für wichtig. Es ist die Kritik laut geworden, dass das Neugeborene auskühlen könnte, doch eine Untersuchung über den Wärmeverlust im Wärmebett im Vergleich zu dem am Körper der Mutter hat keine wesentlichen Unterschiede ergeben. (Siehe: C. N. Phillipps, »Neonatal heat loss in heated cribs vs. mother's arms«, *Journal of Obstetrical, Gynecological and Neonatal Nursing*, 6, 11–15, 1974.)
• Marshall Klaus, John Kennell, *Mutter-Kind-Bindung*, Kösel, München, 1983.

S. 364 Ebd.

S. 366 L. Silverman, W. A. Silverman, J. C. Sinclair, *Pediatrics*, 41, 1033, 1969.

S. 368 E. Jones, »Breastfeeding in the premature infant«, *Modern Midwife*, 4, 1, 22–26, 1994.

S. 370 P. A. und J. P. Davies, *Lancet*, 2, 1216, 1970.

S. 373 *Pregnancy and Childbirth*, Cochrane Database, a. a. O.
• Kevin Forbes, »Management of first trimester spontaneous abortions«, *British Medical Journal*, 310, 1426, 1995.

S. 376 Cicely Williams, Derrick B. Jelliffe, *Mother and Child Health*, Oxford University Press, Oxford, 1972.

S. 378 Harriet Sarnoff Schiff, *The Bereaved Parent*, G. K. Hall, 1977.

S. 384 H. Varendi et al., »Does the newborn baby find the nipple by smell?«, *Lancet*, 344, 8, 989–990, 1994.

S. 390 F. Cockburn et al., »Effect of diet on the fatty acid composition of the major phospholipids of the infant cerebral cortex«, *Archives of Disease in Childhood*, 72, 198–203, 1995.

S. 392 Rudolph Schaffer, *Mothering*, Fontana, London, 1977.

S. 404 Wenn eine Frau gegen Röteln nicht immun ist, rät ihr der Arzt nach der Geburt vielleicht zu einer Impfung. Da ein innerhalb der nächsten drei Monate nach der Impfung empfangenes Baby geschädigt würde, darf sie in dieser Zeit nicht schwanger werden.

Worterklärungen

Abdomen Bauch

Abort (Fehlgeburt) Vorzeitiges Ausstoßen des Fetus mit einem Geburtsgewicht unter 500 g (entspricht ca. 23. Schwangerschaftswoche)

Abruptio placentae Vorzeitige Lösung der normal sitzenden Plazenta in der Spätschwangerschaft, die mit starken Blutungen verbunden sein kann

Äußere Wendung Wenn sich der Fetus in Beckenendlage befindet, wird er mit sanftem Druck in die Kopflage geschoben. Dieser Eingriff kann von einem Gynäkologen zwischen der 32. und 34. Woche vorgenommen werden

AIDS (acquired immune deficiency syndrome) Erworbenes Immundefektsyndrom infolge einer Infektion mit dem HI-Virus (Humanes Immundefekt-Virus)

Aktive Geburt Hierbei geht es um Übungen und Haltungen, die das Becken weiten, und um eine »offene« und aufrechte Geburtsposition. Diese Methode der Geburtsvorbereitung wurde von Janet Balaskas entwickelt (siehe auch Literatur)

Aktive Geburtsleitung Ständige Überwachung und technische Beeinflussung oder Einleitung der Geburt

Albumin (ALB) Ein in der Leber synthetisiertes Eiweiß; bildet den Hauptanteil des Gesamteiweißes im Blut. Im Urin einer Schwangeren kann es ein Anzeichen für Präeklampsie sein

Alpha-Feto-Protein (AFP) Wird vom embryonalen Dottersack und später von der Leber und vom Darm des Fetus gebildet und tritt im Verlauf der Schwangerschaft in den Kreislauf der Mutter ein. Hohe Werte weisen auf eine Entwicklungsstörung des fetalen Neuralrohrs (z. B. Spina bifida) oder auf eine Mehrlingsschwangerschaft hin, erniedrigte z. B. auf Down-Syndrom (Mongolismus)

Alveole (»kleine Mulde«) Allgemeiner anatomischer Begriff. Bei der weiblichen Brust: Ende der Milchgänge, in denen die Milchdrüsen liegen. Diese werden durch Prolaktinstimulation zur Milchproduktion angeregt

Ambulante Geburt Die Frau bringt ihr Kind in der Klinik zur Welt und wird drei bis vier Tage später nach Hause entlassen, wo sie bis zu zehn Tagen die Betreuung einer Hebamme in Anspruch nehmen kann

Amenorrhö Das Ausbleiben der Regelblutung über einen Zeitraum von mehr als drei Monaten

Aminosäuren Bausteine des Eiweißes

Ammoniumchlorid *siehe* Diuretika

Amnesie Gedächtnisstörung, gewöhnlich vorübergehend, kann als Nebenwirkung bestimmter Medikamente, z. B. bei Valium, auftreten

Amnion Sog. Schafshaut. Auskleidung der Amnionhöhle (Fruchtsack) und Produktionsort des Fruchtwassers

Amnioskopie Beobachtung des Fruchtwassers durch ein Instrument mit Lichtquelle und Spiegeloptik, das durch die Scheide und den Muttermund bis zur intakt bleibenden Fruchtblase eingeführt wird

Amniotomie Das Eröffnen der Fruchtblase mit einem Instrument wird manchmal durchgeführt, um die Geburt zu beschleunigen

Amniozentese Punktion durch die Bauchdecke der Schwangeren zur Entnahme von Fruchtwasser; dient zur Feststellung von kindlichen Fehlentwicklungen oder der Reife des Fetus

Analgetika Schmerzmittel

Anämie Mangel an Hämoglobin (roter Blutfarbstoff in den roten Blutkörperchen zum Transport von Sauerstoff). Diese Störung wird mit Eisenpräparaten behandelt

Anästhesie Teilweise oder völlige Unempfindlichkeit gegenüber Schmerz, Berührung und Temperatur

Anenzephalie Angeborene Gehirnschädigung, bei der Teile des Gehirns fehlen

Antibiotika Stoffe, die das Wachstum von Mikroorganismen, besonders von Bakterien, zerstören oder eindämmen können

Anticholinergika Durch Unterdrückung des sog. Parasympathikus (Teil des autonomen Nervensystems) zeigen sie unterschiedliche Wirkungen gegen Übelkeit, Erbrechen, Erregung und Schwindel

Antihistaminika Beruhigungsmittel zur Behandlung von Übelkeit, Erbrechen und bestimmten Allergien

Antikoagulantien Medikamente zur Verminderung der Blutgerinnung, z. B. Heparin

Antikörper Von bestimmten Blutzellen gebildete Gammaglobuline (spezielle Art des Eiweißes) zur Abwehr von fremden (z. B. Bakterien, Viren, Gifte) und körpereigenen (z. B. Tumorzellen) Stoffen

Antikonvulsiva Pharmaka zur Verhinderung oder Abschwächung zentral bedingter Anfälle (z. B. Epilepsie)

Apgar-Index Untersuchung des Babys gleich nach der Geburt, bei der Herzfrequenz, Atmung, Muskeltonus, Hautfarbe und Reflexe geprüft werden

Apnoe Atemstillstand; kann bei Frühgeborenen und Babys mit geringem Geburtsgewicht auftreten

Areola Warzenhof; dunkel pigmentierte Haut rings um die Brustwarze

Aspirin (Wirkstoff: Acetylsalicylsäure) Ein Schmerzmittel, das in der Schwangerschaft eingenommen jedoch die Gerinnungsfähigkeit des fetalen Blutes stören und Neugeborenengelbsucht hervorrufen kann

Atemnot-Syndrom *siehe* Membran-Syndrom

Ausschabung *siehe* Kürettage

Barbiturate Starke und äußerst suchterregende Beruhigungsmittel

Becken Die Knochen, aus denen sich der über den Hüftgelenken sitzende Beckengürtel zusammensetzt

Beckenboden Die Muskelstrukturen im Unterleib, die die untere Beckenöffnung verschließen und die Blase und die Gebärmutter abstützen

Beckenendlage Hierbei ist der vorangehende Teil des Kindes das Becken und nicht der Kopf (in 4% aller Fälle)

Befruchtung Zusammenfassender Begriff für die Empfängnis (Konzeption), die Imprägnation (Eindringen der Samenzelle in die Eizelle) und die Konjugation (Verschmelzen der beiden Zellkerne)

Beschneidung Operative Entfernung der Penisvorhaut

Bilirubin Abbauprodukt des Hämoglobins, das normalerweise von der Leber in eine ausscheidbare Form umgewandelt wird. Bei manchen Neugeborenen sind die Bilirubinwerte so hoch, dass die Leber mit der Umwandlung nicht nachkommt. *Siehe auch* Neugeborenengelbsucht

Blasenmole Seltener primär gutartiger Tumor, der von den Zotten der Plazenta ausgeht. Nach dem Einnisten kommt es zu keiner Entwicklung des Eies, und es entsteht kein Baby, obwohl die Plazenta und die Chorionzotten sich ausbilden. Wenn es zu keiner natürlichen Fehlgeburt kommt, muss dieses Fehlei entfernt werden, weil der Tumor sonst entarten könnte

Blastozyste Frühes Entwicklungsstadium des befruchteten Eies (ca. 4.–6. Tag), das sich in eine Zellgruppe aufgeteilt hat

Blutentnahme aus der Nabelschnurvene Eine dünne Nadel wird durch die Bauchdecke der Mutter in die Nabelschnurvene des Fetus eingeführt. Diese Methode ermöglicht eine Untersuchung des kindlichen Blutes sowie direkte Medikamenteninjektion und erleichtert intrauterine Bluttransfusionen

Blutkörperchen Unterteilt in Blutplättchen, den roten und weißen Blutkörperchen

Bonding Mutter-Kind-Beziehung

Bradykardie Abnorm niedrige Herzfrequenz; beim Fetus und Neugeborenen entspricht das weniger als 120 Schlägen pro Minute. *Vergleiche* Tachykardie

Braunes Fett Fettgewebe, dessen Farbe von einer hohen Konzentration von Zellbestandteilen herrührt, die für den Stoffwechsel und damit auch für die Wärmeerzeugung verantwortlich sind

Candida *siehe* Soor

Caput *siehe* Geburtsgeschwulst

Cerclage Um den Muttermund wird eine »Tabaksbeutelnaht« gelegt, die zusammengezogen wird, um die Gebärmutter bei *Zervixinsuffizienz* zu verschließen

Chloasma uterinum Farbveränderung der Haut ab ca. 2. Monat der Schwangerschaft, meist im Gesicht, die auch als »Mutterflecken« bezeichnet wird

Chloralhydrat-Medikamente Beruhigungs- und Schlafmittel, die zu den Nicht-Barbituraten gehören. *Siehe auch* Tranquilizer

Chlorpromazin Antihistaminikum mit beruhigender Wirkung

Chorion Äußeres Gewebe der Fruchtblase; umgibt den Fetus und die Plazenta

Choriongonadotropin (HCG) Hormon; kann etwa acht Tage nach der Empfängnis im Blutserum, später auch im Urin nachgewiesen werden

Chorionzotten Sie liegen in größerer Anzahl an jener Stelle, wo die Nabelschnur an der Plazenta ansetzt. Aus ihnen entwickelt sich das Chorion frondosum, der spätere fetale Plazentaanteil

Chorionzottenbiopsie Eine Methode zur vorgeburtlichen Diagnose von Erbkrankheiten durch Analyse von Zottengewebe am Chorion frondosum (belaubte Zottenhaut) der Keimblase, wo sich später die Plazenta bildet. Das Gewebe wird durch Einführen einer Kanüle durch Scheide und Muttermund entnommen

Chromosomen Träger der genetischen Informationen, die sich im Zellkern befinden und paarweise angeordnete Gene enthalten. Die Zellen des Menschen bestehen jeweils aus 23 Paaren. *Siehe auch* Gen

Codein (ist Methylmorphin) Suchterzeugendes Schmerzmittel aus der Gruppe der Opiate

Cordozentese *siehe* Blutentnahme aus der Nabelschnurvene

Corpus luteum Gelbkörper; eine gelbe (Karotinfarbstoff) drüsenartige Masse, die aus dem gesprungenen Follikel im Eierstock hervorgeht; produziert Östrogene und Progesteron; ca. zwei Wochen, im Falle einer Befruchtung etwa vier Monate existent, danach bindegewebige Degeneration

Cortison Ein Steroid, das von der Nebennierenrinde gebildet wird und unmittelbar vor Geburtsbeginn im Fruchtwasser auftritt

CTG *siehe* Kardiotokogramm

Damm Der Bereich zwischen äußeren Geschlechtsteilen und dem Steißbein. Der After trennt ihn in Vorder- und Hinterdamm

Dammschnitt (Episiotomie) Zur Vergrößerung der Scheidenöffnung wird in das Dammgewebe eingeschnitten

Dehnungsstreifen *siehe* Striae

Dehydrieren Übermäßiger Verlust von Körperflüssigkeit

Dextrose Glukoselösung zur Anhebung des Blutzuckerspiegels; wird normalerweise durch intravenösen Tropf verabreicht

Dextrostix Test zur Bestimmung des Blutzuckerspiegels im Urin

Diabetes mellitus Zuckerkrankheit. Aufgrund verminderter oder fehlender Wirkung des Hormons Insulin kommt es zu erhöhten Zuckerkonzentrationen in Blut und Urin

Diastole Entspannungsphase des Herzens mit Füllung seiner Kammern mit Blut; führt zur kurzfristigen Verminderung des Blutdrucks (diastolischer Blutdruck). *Siehe auch* Systole

Diazepam (Valium) *siehe* Tranquilizer

Distokie der Schultern Bei der Geburt bleiben die Schultern des Babys im Geburtskanal stecken

Distress *siehe* Fetaler Distress

Diuretika Harntreibende Medikamente, die zu einer vermehrten Urinausscheidung führen

Dizygot *siehe* Zwillinge

Doppler-Verfahren Mittels Ultraschallwellen können sich bewegende Körper (z.B. Blutfluss und Herzbewegung) bildlich dargestellt werden. *Vergleiche* Sonographie *und* Ultraschall

Dottersack Bläschen, das das befruchtete Ei ernährt

Doula Geburtsbegleiterin, die darin erfahren ist, Frauen während der Geburtsarbeit zu unterstützen

Down-Syndrom (Mongolismus) Schwere angeborene Missbildung, die zu geistiger Behinderung führt

Dura Kräftige Umhüllund von Gehirn (harte Hirnhaut) und Rückenmark (harte Rückenmarkhaut)

Eierstöcke (Ovarien) Zwei weibliche Geschlechtsdrüsen am Eingang der Eileiter, in denen regelmäßig Eier heranreifen

Eihäute Die kindliche Eihaut, bestehend aus Amnion und Chorion, umschließt die Fruchtblase mit der Frucht. Die mütterliche Eihaut liegt auf der kindlichen auf

Eileiter Nachdem im Eierstock ein Eisprung stattgefunden hat, gelangt das reife Ei über den Eileiter in die Gebärmutter

Eineiige Zwillinge *siehe* Zwillinge

Einlauf Einführen von Flüssigkeit in den Mastdarm zum Ausscheiden des Darminhalts

Einleitung Künstliche Auslösung von Wehen mittels sog. Wehenmittel

EKB Erste Kindsbewegungen

Eklampsie Schwere Form einer Präeklampsie; charakteristisch sind stark erhöhter Blutdruck, Kopfschmerzen, Flimmern vor den Augen und Krämpfe. Sie kann tödlich enden; tritt heute selten auf, weil Symptome einer Präeklampsie umgehend behandelt werden

Ektopische Schwangerschaft Eileiter- oder Bauchhöhlenschwangerschaft, wobei sich das Ei nicht in der Gebärmutter, sondern im Eileiter oder der Bauchhöhle einnistet. Es kommt entweder zu einem fast unbemerkten Abort, oder die Mutter spürt zwischen der 6. und 12. Schwangerschaftswoche starke Schmerzen an einer Bauchseite. Dann ist ein Schwangerschaftsabbruch notwendig

Elektrode Kleiner elektrischer Leiter; dient z.B. zur Überwachung und Aufzeichnung der kindlichen Herztöne

Embryo Bezeichnung des sich entwickelnden Organismus etwa vom 18. Tag der Befruchtung bis zur 12. Woche, danach spricht man vom Fetus

Empfängnis (Konzeption) Führt zur Befruchtung des Eies

Endometrium Schleimhaut; innere Schicht der Gebärmutter

Enges Becken Der Kopf des Babys ist größer als der Beckenraum der Mutter. Das Kind muss durch Kaiserschnitt entbunden werden

EPH-Gestose (Präeklampsie) Eine Bezeichnung, die sich auf die drei Hauptsymptome bezieht: E = (edema) Ödem, P = Proteinurie (Eiweiß im Urin) und H = Hypertonie (Bluthochdruck). Häufig kommt es auch zu einer übermäßigen Gewichtszunahme

Epiduralanästhesie *siehe* Periduralanästhesie

Episiotomie *siehe* Dammschnitt

ET Errechneter (Geburts-)Termin

Faseroptik Übertragung von Licht über flexible Glasfaserbündel; das Gerät wird zur Betrachtung des Fetus in die Gebärmutter eingeführt

Fehlgeburt *siehe* Abort

Fetaler Distress Verminderte Sauerstoffzufuhr zum Kind; kann zahlreiche Ursachen haben

Fetoskopie Ein dünner Schlauch wird operativ in die Gebärmutter eingeführt, um den Fetus zur Feststellung von Schädigungen zu fotografieren

Fetus Bezeichnung des Kindes nach Abschluss des Embryonalstadiums um die 12. Woche bis zur Geburt

Folsäure Wichtig für Zellen mit hoher Stoffwechselleistung (z. B. Blutzellen) zur Produktion von Eiweiß und Teilen der Erbsubstanz. Bei einem Mangel kann es zu Missbildungen kommen. Manchmal werden in der Schwangerschaft Folsäurepräparate verschrieben

Fontanellen Lücken zwischen den Schädelknochen des kindlichen Kopfes, die sich später schließen

Frühgeburt Wenn ein Baby zwischen der 29. und 37. Woche geboren wird bzw. unter 2,27 kg wiegt (internat. Def.)

Fundus Oberer Teil der Gebärmutter

Funduspalpation Durch die Bauchdecke wird der Fundus ertastet, um seine Höhe festzustellen

Gammaglobuline *siehe* Antikörper

Gaumenspalte Angeborene Missbildung des Gaumens

Geburtsgeschwulst (Caput succedaneum) Entsteht am vorangehenden Teil des kindliches Kopfes, wenn er gegen den noch nicht vollständig eröffneten Muttermund gepresst wird. Nicht therapiebedürftig; bildet sich nach ein bis zwei Tagen zurück

Geburtskanal Entspricht der Scheide

Geburtstermin Ende der Schwangerschaft nach 40 Wochen (entspricht 280 Tage vom ersten Tag der letzten Periode an gerechnet)

Geburtsverformung Das Zusammenschieben der Schädelknochen des Babys beim Passieren des Geburtskanals

Gelbkörper *siehe* Corpus luteum

Gen Abschnitt des Chromosoms als Träger einer oder mehrerer bestimmter Erbinformationen

Gesichtslage Hierbei gleitet das Baby mit dem Gesicht voran durch den Muttermund

Gestation Schwangerschaft

Glukose Traubenzucker; wichtigste Form des Zuckers. Entscheidend ist seine Konzentration im Blut (Blutzucker)

Glykogen Speicherform der Glykose in Leber und Muskel

Hämoglobin (Hb) Roter Blutfarbstoff; Bestandteil der roten Blutkörperchen, enthält Eisen und transportiert Sauerstoff zu den Zellen

Hämorrhagie Starke Blutung

Hämorrhoiden Knotenförmige Erweiterungen von Blutgefäßen an After und Mastdarm

Hefepilz *siehe* Soor

Hegar-(Schwangerschafts-)Zeichen Allmähliche Auflockerung des unteren Teils der Gebärmutter in den ersten sechs Schwangerschaftswochen

Hintere Hinterhauptslage Hierbei zeigt der Hinterkopf des Babys in der Gebärmutter zum Rücken der Mutter. *Vergleiche* Vordere Hinterhauptslage

Hodenhochstand Ein oder beide Hoden sind nicht von selbst aus dem unteren Bauchraum in den Hodensack hinuntergewandert

Hoher Blutdruck In der Schwangerschaft kann hoher Blutdruck die Blutversorgung des Fetus hemmen

Hormon Chemischer Signalgeber im Blut, der verschiedene Organfunktionen auslöst

Hormonelle Veränderungen Die Absonderungen der Hormondrüsen verändern sich während Schwangerschaft und Geburt

Hormonelle Wehenverstärkung *siehe* Einleitung

Humanes Choriongonadotropin (HCG) *siehe* Choriongonadotropin

Hydramnion (Polyhydramnion) Abnorme Vermehrung der Fruchtwassermenge

Hydrozephalus Wasserkopf; angeborene Schädigung; der Kopf des Babys ist durch Wasseransammlungen angeschwollen

Hyperemesis gravidarum Krankhafter Zustand, der in Dauer und Stärke über das normale Schwangerschaftserbrechen hinausgeht

Hyperventilieren Übermäßig heftige Atmung, bei der zu viel Kohlendioxid abgeatmet wird, so dass das chemische Gleichgewicht des Blutes gestört ist; kann zu Bewusstlosigkeit führen

Hypnose Zustand geistiger Passivität, der durch eine bestimmte Technik künstlich herbeigeführt wird. Mit Hilfe von verbaler Suggestion wird sie als Betäubungsmethode eingesetzt; auch Selbstsuggestion möglich

Hypnotika Schlafmittel. *Siehe* Tranquilizer

Hypoglykämie Niedrige Konzentration an Blutzucker; tritt manchmal bei Babys auf, die eine schwere Geburt hatten, außerdem bei Frühgeborenen und Babys von Diabetikerinnen. Dieser Zustand kann künstlich hervorgerufen werden, indem die Mutter während der Geburt intravenös Glukose verabreicht bekommt. Dadurch erhöht sich die Insulinausschüttung, was den Zuckerspiegel des Kindes vermindert

Hypophyse Hirnanhangdrüse. Hier wird die Sekretion der verschiedenen im Menstruationszyklus vorkommenden Hormone beeinflusst und gesteuert. Gegen Ende der Schwangerschaft wird das Hormon Prolaktin zur Anregung der Milchdrüsen produziert

Hypothermie Sehr niedrige Körpertemperatur

Implantation *siehe* Nidation

Inkubator Brutkasten

Insulin Von der Bauchspeicheldrüse gebildetes Hormon; reguliert den Stoffwechsel vor allem von Kohlehydraten und Fetten im Körper; kann zur Behandlung von Diabetes eingesetzt werden. *Siehe auch* Diabetes mellitus

Interne Herztonüberwachung *siehe* Kardiotokogramm

Intramuskuläre Injektion Einspritzen einer Flüssigkeit in den Muskel

Intravenöse Injektion Einspritzen einer Flüssigkeit in die Vene

Intravenöser Wehentropf Die Infusion von Flüssigkeit erfolgt direkt in den Blutkreislauf über einen dünnen Katheter, der in die Vene eingeführt wird

Kaiserschnitt Schnittentbindung (sog. Sectio); Entbindung des Babys durch einen Schnitt in die Bauchdecke und die Gebärmutterwand

Kardiotokogramm (CTG) Elektronische Herzton-Wehen-Überwachung; fortlaufende Aufzeichnung der fetalen Herzschlagfrequenz und der Wehentätigkeit

Karpaltunnel-Syndrom Taubheit und Prickeln in den Händen, hervorgerufen durch den Druck auf einen bestimmten Nerv im Handgelenk. In der Schwangerschaft sind Wasseransammlungen im Körper die Ursache

Katheter Dünner Plastikschlauch, der in den Körper entweder auf natürlichem Weg (z.B. zur Entleerung der Blase) oder mittels einer Punktion durch die Hautdecke (z.B. Infusion in die Vene) eingeführt wird

Kaudalanästhesie Betäubung, bei der das Anästhetikum in der Kreuzbeingegend in den Rückenmarkkanal gespritzt wird; Sonderform der *Periduralanästhesie*

Kephalhämatom (»Kopfblutgeschwulst«) Vorübergehender Bluterguss (max. bis 16. Lebenswoche) am Kopf des Kindes, der durch Verschiebung der Kopfschwarte gegen den Schädelknochen entsteht und sich erst einige Tage nach der Geburt ausbildet

Ketose Ansammlung von Abbauprodukten von Fettsäuren in verschiedenen Körpergeweben und -flüssigkeiten, die sich z.B. durch Azeton im Urin bemerkbar macht

Klitoris (Kitzler) Sehr empfindsames Organ am oberen Ende der weiblichen Geschlechtsteile unterhalb des Schambeins zwischen den Falten der kleinen Schamlippen

Klumpfuß Angeborene Fehlstellung des Fußes

Kolostrum Vormilch; wird schon ab der 6. Schwangerschaftswoche produziert und kann gegen Ende der Schwangerschaft abgesondert werden. Sie wird in der ersten Woche nach der Geburt allmählich zur reifen Muttermilch, von der sie sich bezüglich der Menge der Inhaltsstoffe etwas unterscheidet

Kongenitale Missbildung Eine angeborene Schädigung, die auf ein schadhaftes Gen oder die Auswirkung bestimmter Medikamente oder Krankheiten während der Schwangerschaft zurückzuführen ist

Kontraktion Zusammenziehung, z.B. eines Muskels wie der Gebärmutter (Wehen); dient der Austreibung des Kindes durch den Geburtskanal

Kopflage (Schädellage) Der vorangehende Teil des Babys ist der Kopf (in 95% der Fälle, d.h., es liegt mit dem Kopf nach unten in der Gebärmutter)

Kopfschwartenelektrode *siehe* Kardiotokogramm

Kreuzbein Ein aus fünf miteinander verknöcherten Kreuzwirbeln bestehender Teil der unteren Wirbelsäule

Kürettage Auskratzung der Gebärmutterhöhle mittels einer Kürette

Labien Lippen, z.B. Schamlippen

Lachgas Kurzzeitig wirkendes Anästhetikum; wird auf Wunsch der Frau bei der Geburt zur Betäubung eingeatmet. *Siehe auch* Anästhesie

Lage Verhältnis der Längsachse des Kindes zum Geburtskanal; auch gebräuchlich für Position des Kindes in der Gebärmutter (Poleinstellung)

Lanugohaare Flaumhaare am Körper des Fetus, die sich kurz vor der Geburt zum Teil zu Wollhaaren entwickeln

Laxativa Abführmittel

Leboyer-Geburt *siehe* Sanfte Geburt

Let-down-Reflex *siehe* Milchflussreflex, Milchspendereflex

Lochien Wochenfluss; in den ersten Tagen nach der Geburt blutig; dauert max. sechs Wochen an

Lokalanästhesie Örtliche Betäubung. *Siehe auch* Kaudal- *und* Periduralanästhesie *sowie* Parazervikalblock

Magensonde Flexibler Katheter, der durch die Nase in den Magen eingeführt wird, um Nahrung in den Verdauungstrakt gelangen zu lassen oder Verdauungssäfte abzusaugen

Mangelgeburt Ein Kind, das von der Plazenta nicht ausreichend versorgt wurde und ein geringes Geburtsgewicht hat, obwohl es voll ausgetragen ist. *Siehe auch* Plazentainsuffizienz

Mekonium (Kindspech) Die ersten, noch sterilen Ausscheidungen des Neugeborenen, meist noch am Tag der Geburt. Schon vor der Geburt hat der Fetus Mekonium im Darm. Wenn es im Fruchtwasser nachgewiesen wird (grünliche Färbung), gilt das fast immer als ein krankhaftes Zeichen (meist Sauerstoffmangel des Fetus)

Membran-Syndrom (Idiopathisches Atemnot-Syndrom) Atemschwierigkeiten bei manchen Frühgeborenen u.a. aufgrund fehlender Oberflächenflüssigkeit in den Lungen, die für deren Entfaltung notwendig ist

Milchflussreflex, Milchspendereflex Angeborener Reflex, der bewirkt, dass die Milch von den Milchgängen freigegeben wird und in die Brustwarze strömt

Milchpumpe Elektrische oder mechanische Vorrichtung zum Absaugen der Muttermilch

Milchstau In zu langen Stillpausen kann ein schmerzhafter Milchstau entstehen, der durch Anlegen des Babys oder Abpumpen der überschüssigen Milch behoben werden kann

Mongolismus *siehe* Down-Syndrom

Monilia *siehe* Soor

Monozygot *siehe* Zwillinge

Montgomery-Drüsen Kleine Erhebungen auf dem Warzenhof der Brustwarze. Sie scheiden eine Flüssigkeit aus, um die Haut beim Saugen gleitfähig zu machen

Morphium Narkotisches Opiumderivat, das als Schmerzmittel verwendet wird

Morula Das Wachstumsstadium des befruchteten Eies am 3. und 4. Tag nach der Empfängnis, das aus 16 Zellen besteht

Multigravida Eine Frau, die zum zweiten oder wiederholten Male schwanger ist

Mutation Veränderungen der Erbanlagen. Dazu kann es auf natürliche Weise oder als Folge von äußeren Einwirkungen (z.B. Strahlung) kommen

Narkotikum Allgemeinanästhetikum; ein Medikament, das mittels Inhalation oder Injektion zur Narkose führt

Neugeborenengelbsucht Häufige Erscheinung bei Neugeborenen; die Leber kann die überschüssigen Zerfallsprodukte des Hämoglobins in den roten Blutkörperchen nicht ausreichend abbauen. *Siehe auch* Bilirubin

Neuralrohrschädigungen Fehlentwicklungen des zentralen Nervensystems. *Siehe auch* Anenzephalie, Hydrozephalus, Spina bifida

Nidation Einnisten des befruchteten Eies in der Gebärmutterwand, etwa am 6./7. Tag nach der Empfängnis

Nikotin Im Tabak enthaltene hochgiftige Substanz. Sie geht in den Blutkreislauf über und beeinträchtigt in der Schwangerschaft bei einer Raucherin die Plazentafunktion, so dass es zu einer Mangelgeburt kommen kann

Notochord Rückenstrang; Zellen, aus denen die Anlagen für das Nervensystem bestehen

Oberflächenfaktor (Surfaktant) Cremige Flüssigkeit, die die Oberflächenspannung in den Lungen herabsetzt, so dass die Lungenbläschen beim Ausatmen nicht zusammenkleben. Frühgeborene können Atemschwierigkeiten haben, weil sich noch nicht genug Oberflächenfaktor gebildet hat. *Siehe auch* Membran-Syndrom

Ödeme Wasseransammlungen, durch die das Körpergewebe anschwillt

Östriol Eine Form des Östrogens. Durch einen Test des Östriolspiegels in Blut oder Urin kann in der Spätschwangerschaft festgestellt werden, ob die Plazenta ihre Funktion noch ausreichend erfüllt

Östrogen Ein v.a. in den Eierstöcken produziertes weibliches Sexualhormon

Ovar/Ovarien *siehe* Eierstöcke

Oxygenierung Sauerstoffzufuhr

Oxytozin Ein von der Hirnanhangdrüse produziertes Hormon; regt die Wehentätigkeit an und fördert den Transport der Muttermilch durch Kontraktion der Ausführungsgänge der Brust

Oxytozin-Belastungstest Test zur Beurteilung des Zustands des Babys in der Plazenta, bei dem Oxytozin in den Blutkreislauf der Mutter geleitet wird. Daraufhin werden die Reaktionen der kindlichen Herztöne auf die Gebärmutterkontraktionen festgestellt

Palpation Betasten, z.B. die Körperteile des Babys durch die mütterliche Bauchdecke

Parazervikalblock Form der Anästhesie. Das Betäubungsmittel wird bei der Geburt mehrmals um den Muttermund herum eingespritzt

Partogramm Eine Tabelle, in die der Geburtsfortgang und der Zustand des Babys eingetragen werden

PDA *siehe* Periduralanästhesie

Pearl-Index (PI) Anzahl der Schwangerschaftan auf 100 Frauenjahre; das entspricht etwa 1200 Zyklen. Er gibt die Sicherheit verschiedener Verhütungsmittel an

Periduralanästhesie (Epiduralanästhesie) Lokale Betäubung; wird während der Geburt oder bei einem Kaiserschnitt angewendet. Ein Anästhetikum wird durch einen Katheter im unteren Teil der Wirbelsäule in Höhe des Beckenkamms in den Periduralraum injiziert. *Vergleiche* Spinalanästhesie *und* Kaudalanästhesie

Perinatal Der Zeitraum von der 28. Schwangerschaftswoche bis zur 1. Woche nach der Geburt

Phototherapie Eine Behandlung durch Bestrahlung bei Neugeborenengelbsucht mit sehr hohen Bilirubinwerten

Plazenta (»Mutterkuchen«) Dieses Organ entwickelt sich an der Innenwand der Gebärmutter und versorgt den Fetus mit allen lebenswichtigen Stoffen. Die Abfallprodukte werden in den Kreislauf der Mutter zurückbefördert. Das Ausstoßen der etwa 500 g schweren Plazenta bis etwa eine halbe Stunde nach der Geburt nennt man Nachgeburt

Placenta praevia Hierbei liegt die Plazenta vor dem Baby am oder über dem Muttermund. Dieser Bereich der Gebärmutter dehnt sich in den letzten Schwangerschaftswochen. Wenn sich die Plazenta nicht mitdehnt, löst sie sich unter Umständen ab, so dass es zu vorgeburtlichen Blutungen kommt. Bei einer Placenta praevia totalis, d.h., der innere Muttermund ist vollständig von der Plazenta bedeckt, ist ein Kaiserschnitt notwendig

Plazentafunktionstest Ein Test zur Überprüfung des Zustands und der Leistungsfähigkeit der Plazenta. *Siehe auch* Östriol *und* Oxytozin-Belastungstest

Plazentainsuffizienz Der Fetus wird von der Plazenta nicht mehr ausreichend versorgt, das Baby ist einem besonderen Risiko ausgesetzt

Pluripara Eine Frau, die bereits eines oder mehrere Babys geboren hat

Polyhydramnie *siehe* Hydramnion

Portio Der durch die Scheide sichtbare Teil des Gebärmutterhalses. *Siehe auch* Zervix

Postpartum Zeit nach der Entbindung

Präeklampsie *siehe* EPH-Gestose

Primigravida Eine Frau, die zum ersten Mal schwanger ist

Primipara Eine Frau, die ihr erstes Kind zur Welt bringt

Progesteron Ein zunächst v.a. vom Gelbkörper und im Falle einer Schwangerschaft dann von der Plazenta produziertes weibliches Sexualhormon

Prostaglandin Hormonähnliche Substanz, die in fast allen Organen natürlich vorkommt und wehenauslösend (Wehenmittel) wirken kann. Prostaglandin-Gel wird häufig zur Auflockerung des Muttermundes und zur Weheneinleitung verwendet

Psychoprophylaxe Eine Methode der Geburtsvorbereitung

Pudendusblock Injektion zur Betäubung der Nerven im Damm

Puerperium (Wochenbett/Kindbett) Die ersten sechs bis acht Wochen nach der Geburt

Pyelitis Nierenbeckenentzündung; wird mit einer Reihe von Antibiotika behandelt

Pyridoxin Vitamin B 6

Quellmittel/Füllungsmittel Wirken als Abführmittel (Laxanz), wie z.B. Methylcellulose, Weizenkleie und Leinsamen

Rektusmuskel Gerade Bauchmuskeln; verlaufen längs der Bauchmitte vom inneren Teil der unteren Rippen und vom Brustbein zum Schambein

REM-Schlaf REM = Rapid Eye Movement; schnelles Bewegen der Augäpfel im Schlaf. In dieser Schlafphase kommt es meist zum Anstieg der Herz- und Atemfrequenz, zur Anschwellung von Penis bzw. Klitoris, zu raschen Gesichts- und Fingerzuckungen bei allgemein gering angespannter Muskulatur. In dieser Schlafphase wird geträumt

Rhesusfaktor Neben dem sog. AB0-System ein weiteres System erblicher Blutkörperchenmerkmale. Alle Menschen haben entweder Rhesus-positives oder Rhesus-negatives Blut

Röteln Eine ansonsten harmlose Virusinfektion, die aber während einer Schwangerschaft beim Kind zu angeborenen Schädigungen (v.a. des Herzens, der Gefäße, des Innenohrs und der Netzhaut) führen kann, wenn die Mutter sich in den ersten 12 Schwangerschaftswochen ansteckt

Rückbildung Vorgang, bei dem die Gebärmutter nach der Schwangerschaft (etwa 1000 g) wieder ihre ursprüngliche Form (ca. 60 g) annimmt

Sanfte Geburt Die von Frédérick Leboyer propagierte Art der Geburt, die den Geburtsschock für das Baby möglichst gering halten will. Das Neugeborene wird von liebevollen Händen, mit Hautkontakt und sanftem Licht empfangen und kann sich in einem warmen Bad mit reichlich Wasser selbst entdecken

Schilddrüse Eine Drüse vor dem Kehlkopf gelegen, die Hormone zur Stoffwechselregulierung erzeugt

Schwangerschaftsabbruch (Abtreibung) Künstlich herbeigeführte Beendigung der Schwangerschaft

Schwangerschaftsstreifen *siehe* Striae

Schwangerschaftswehen Schmerzlose Wehen, die etwa ab der 10. Woche auftreten, aber erst gegen Schwangerschaftsende deutlich bemerkbar werden. Es sind Übungswehen für die Gebärmutter; ab der 36./37. Woche spricht man von Vorwehen (Senkwehen)

Sektio *siehe* Kaiserschnitt

Senkwehen (Vorwehen) Schwangerschaftswehen, die mehr oder weniger deutlich beim Senken des Kindes ins Becken drei bis vier Wochen vor dem Geburtstermin auftreten

Senna Derivat des Kassiamarks und Bestandteil zahlreicher Abführmittel

Shirodkar Methode, um den Muttermund durch eine Naht bei Zervixinsuffizienz zu verschließen

Sonographie Technisch erzeugte Ultraschallwellen werden auf den Körper abgegeben und dort teilweise reflektiert. Anhand dieser Echos, die durch einen Schallempfänger registriert werden, können bildliche Darstellungen der Organe angefertigt werden. *Vergleiche* Doppler-Verfahren *und* Ultraschall

Soor (Candidosis) Infektion mit dem Hefepilz Candida albicans, v.a. im Mund und an den Geschlechtsteilen auftretend

Spermien Männliche Samenzellen, die ggf. ein Ei befruchten können

Spina bifida (Spaltwirbel) Angeborene Schädigung des Neuralrohrs, die oft zu einer Ausstülpung der Rückenmarkhäute und/oder des Rückenmarks führen

Spinalanästhesie Injektion eines örtlichen Betäubungsmittel in die zerebrospinale Flüssigkeit im unteren Wirbelsäulenbereich in Höhe des Beckenkamms. *Vergleiche* Periduralanästhesie

Spontaner Abgang *siehe* Abort

Stanislawski-Methode Übungen aus der Schauspieltechnik für eine erhöhte Körperwahrnehmung und Muskelkontrolle

Steinschnitthaltung Die Frau liegt mit gespreizten, angehobenen und in Beinhaltern befestigten Beinen flach auf dem Rücken

Steißlage Sonderform der Beckenendlage. Hierbei ist der vorangehende Teil des Kindes das Steißbein

Steroide Bestimmte Gruppe chemischer Substanzen. Zu ihr gehören z.B. die Gallensäure, Vitamin D und Hormone (Kortison, Testosteron, Östrogene, Progesteron). Sie werden als Medikamente für eine Vielzahl von Erkrankungen eingesetzt, können aber beim Fetus Missbildungen hervorrufen, wenn sie in der Schwangerschaft in hohen Dosen verabreicht werden

Stethoskop Röhrenförmiges Instrument, um Töne aus dem Körperinneren wahrzunehmen (z.B. kindliche Herztöne)

Stirnlage Sonderform der Kopflage. Die Stirn ist der vorangehende Teil des Kindes

Streptomyzin Antibiotikum, das gegen bestimmte Bakterien eingesetzt wird; darf in der Schwangerschaft nicht genommen werden, da es v.a. bei Kinder u.a. zu Schwerhörigkeit führen kann

Striae (distensae) Schwangerschaftsdehnungsstreifen, z.B. an Brüsten, Bauch und Hüfte

Suchreflex Das Streichen über die Mundgegend des Kindes führt zum Suchen des berührenden Gegenstandes, z.B. der Brustwarze, mit dem Mund. Der Reflex dauert bis zum 6. Lebensmonat an

Sulfonamide Antibiothika, die das Wachstum von Bakterien eindämmen oder beseitigen können

Syntocinon Synthetische Form von Oxytozin, das zur Geburtseinleitung oder Wehenverstärkung angewendet wird

Systole Kontraktionsphase des Herzens, wobei das Blut aus seinen Kammern in den Kreislauf gepumpt wird; führt zu einem kurzfristigen Anstieg des Blutdrucks (systolischer Blutdruck). *Vergleiche* Diastole

Tachykardie Abnorm hohe Herzfrequenz; beim Fetus und Neugeborenen entspricht das über 160 Schlägen pro Minute. *Vergleiche* Bradykardie

Telemetrie Fernübertragung von Messgrößen, z.B. die Methode der Herzton-Wehen-Überwachung mit Radiowellen. *Siehe auch* Kardiotokogramm

Teratogen Eigenschaft schädigender Stoffe, die, wenn sie während der Schwangerschaft auf das Kind einwirken, Missbildungen hervorrufen können

Tetrazykline Breitenspektrum-Antibiotikum; darf während der Schwangerschaft nicht angewendet werden, da es sich schädlich auf die Zahn- und Knochenbildung des Fetus auswirken kann. *Siehe auch* Antibiotika

Thrombose Ein Blutpfropf bildet sich an der Innenwand der Blutgefäße und kann diese verstopfen

Totgeburt Wenn ein Baby mit einem Körpergewicht von über 500 g im Leib der Mutter oder unter der Geburt stirbt

Toxisch Giftig

Toxoplasmose Parasitäre Krankheit, die durch Katzenkot verbreitet werden kann. Wenn sie in den ersten 12 Schwangerschaftswochen über die Plazenta auf den Embryo übergeht, kann das zu Blindheit führen

Tranquilizer Medikamente gegen Ängste oder Spannungszustände. Zu ihnen gehören auch viele Schlafmittel. Mildere Tranquilizer wie Valium können während der Schwangerschaft verordnet werden, jedoch nicht während der Geburt, da sie beim Kind zum Atemnot-Syndrom führen können. Starke Tranquilizer (und auch Antihistaminika) sollten während der Schwangerschaft nicht eingenommen werden. *Siehe auch* Barbiturate

Tropf *siehe* Intravenöser Tropf

Übergangsphase Zeitspanne zwischen Eröffnungs- und Austreibungsphase, wenn der Muttermund 7 bis 8 cm eröffnet ist

Übertragung Wenn die Schwangerschaft die 42. Woche überschritten hat. Die Haut des Babys kann dann trocken und schuppig sein, es hat »Waschfrauenhände« und sehr lange Fingernägel

Ultraschall Ultraschalluntersuchungen während der Schwangerschaft dienen dazu, die Entwicklung des Babys in der Gebärmutter zu überwachen. *Siehe* Doppler-Verfahren *und* Sonographie

Uterus Gebärmutter

Vagina Scheide

Vakuumextraktor Saugglocke; ein Instrument, das anstelle der (Geburts-) Zange verwendet werden kann. Ein Saugnapf wird am Schädel des Babys befestigt und ein Vakuum hergestellt. Zusammen mit den Pressbemühungen der Mutter wird es eingesetzt, um das Kind aus der Scheide herauszuziehen

Vernix (Käseschmiere) Eine aus Talg, Wollhaaren und Epithelzellen bestehende cremeartige Substanz, die die Haut des Babys in der Gebärmutter schützt

Vordere Hinterhauptslage Hierbei zeigt der Hinterkopf des Babys in der Gebärmutter zum Bauch der Mutter. *Vergleiche* Hintere Hinterhauptslage

Vorwehen *siehe* Senkwehen

Vulva Die äußeren Teile der weiblichen Fortpflanzungsorgane

Wassergeburt Das Baby wird geboren, während sich die Mutter im Wasser befindet

Wasseransammlungen *siehe* Ödeme

XX/XY-Chromosomen Chromosomen, durch die das Geschlecht des Kindes bestimmt wird

Zeichnen (Zeichnungsblutung) Blutiger Schleimausfluss aus der Scheide vor Einsetzen der Geburtswehen, da beim Eröffnen des Muttermundes der Schleimpfropf abgeht – ein Zeichen für den Geburtsbeginn

Zellkern Teil der Zelle, der die Erbinformation enthält

Zerklage *siehe* Cerclage

Zervix Muttermund, der Eingang zur Gebärmutter

Zervixinsuffizienz Störung der Muttermundfunktion, die gewöhnlich auf einen Schwangerschaftsabbruch in fortgeschrittenem Stadium oder eine Verletzung des Muttermundes bei einer vorangegangenen Geburt zurückzuführen ist. Der Muttermund öffnet sich zu früh, was zu einer Fehlgeburt führen kann. Dem wird häufig durch eine Cerclage vorgebeugt

Zweieiige Zwillinge *siehe* Zwillinge

Zweimilchernährung Säuglingsernährung mit Muttermilch unter Zufütterung künstlicher Säuglingsnahrung

Zwillinge Gleichzeitige Entwicklung von zwei Babys in der Gebärmutter, entweder dadurch entstanden, dass zwei reife Eier unabhängig voneinander von je einer Samenzelle befruchtet worden sind – dizygote (zweieiige) Zwillinge – oder dadurch, dass ein befruchtetes Ei sich so geteilt hat, dass sich monozygote (eineiige) Zwillinge entwickeln, was seltener vorkommt

Zystitis Blasenentzündung; befällt die Blasenschleimhaut und die Harnröhre; brennt beim Wasserlassen

Register

A

B

C

H

I/J

K

L

Dank

Redaktion
Colette Conolly, Jo Evans, Samantha Gray, Sasha Heseltine, Annabel Morgan, Joanna Warwick, Anna Youle

Herstellung
Stephen Croucher, Ellen Harris, Darren Hill, Philip Ormerod, Karl Thurston-Brown

Zusätzliche Illustrationen
Vanessa Luff

DTP
Jason Little

Zusätzliche Fotos (Assistenz)
Pauline Naylor

Schwarz-weiß-Fotos
Debbie Sears

Register
Sue Lightfoot

Bildrecherche
Alison McKittrick, Damian Smith

Bildnachweis
CNRI: 220 u; Antonia Deutsch: 407; Sally Greenhill: 323 o; National Medical Slide Bank: 62 ul; Science Foto Library, Andy Walker, Midlands Fertility Service: 135 ur; Debi Treloar: 135, 407 mr.

Dorling Kindersley Limited dankt allen Eltern und künftigen Eltern, die sich und ihre Kinder für dieses Buch fotografieren ließen. Besonders danken möchte Marcia May den Eltern, die sich so großzügig bereit erklärten, sie an der Geburt ihrer Babys teilhaben zu lassen.

Der Verlag und die Fotografin sind auch den Schwestern, Ärzten und Hebammen für ihre freundliche Hilfe und Beratung zu tiefem Dank verpflichtet. Besonderer Dank gilt dem Personal der Entbindungsstation im Londoner King's College Hospital. Dank auch an Blooming Marvellous Ltd., die uns die Ausrüstung für die Studioaufnahmen zur Verfügung stellten.

Eltern, Kinder und Hebammen:
Abigail Akinola, Jane und Steve Bassett, Amanda Browning, Stephanie Chocieszynska, John Clarke, Rosaline Cole, Michelle Davidson, Luke und Rufus Dye-Montefiore, Jane Evans, Claire Farman, Jeronima Garcia, Louise Gardner, Jayne Heaton-Harris, Nathalie Hennequin, Sue Holt, Shoonagh Hubble, Angela Hutcheson, Deborah Jones, Carmel Lacy, Dave Lambert, Nicky Leap, Rachel Lewis, Anne Magee, Stephanie und George Marden, Pauline und Clifton McDonald, Linda Miller, Lucinda Montefiore, Julia Morrissy-Swan, Damilola Mercy Oye-Akinola, Susan Ray, Becky Reed, Alison Retout, Adrian Richardson, Simone und Ricardo Roberts, Hugo Robins, Imogen Poppy Robins, Lisa Scott, John Stewart, Polly und Lucy Stewart, Julia Terrila und Isaac Acheampong und ihr Baby Una, Max und Sophie Toocaram, Mr. und Mrs. Trew und Patsy Tummings.